有害事象	Grade				
	1	2	3	4	5
顔面浮腫	顔面に局在する浮腫	顔面に局在する中等度の浮腫；身の回り以外の日常生活動作の制限	高度の腫脹；身の回りの日常生活動作の制限	—	—
疲労	休息により軽快する疲労	休息によって軽快しない疲労；身の回り以外の日常生活動作の制限	休息によって軽快しない疲労；身の回りの日常生活動作の制限を要する	—	—
発熱	38.0-39.0℃ (100.4-102.2°F)	>39.0-40.0℃ (102.3-104.0°F)	>40.0℃ (>104.0°F) が≦24時間持続	>40.0℃ (>104.0°F) が>24時間持続	死亡
注射部位反応	関連症状（例：熱感，紅斑，そう痒）を伴う/伴わない圧痛	疼痛；脂肪変性；浮腫；静脈炎	潰瘍または壊死；高度の組織損傷；外科的処置を要する	生命を脅かす；緊急処置を要する	死亡
限局性浮腫	限局性で障害や機能低下を伴わない	中等度の限局性浮腫で治療を要する；身の回り以外の日常生活動作の制限	高度の限局性浮腫で治療を要する；身の回りの日常生活動作の制限	—	—
倦怠感	だるさがある，または元気がない	身の回り以外の日常生活動作を制限するだるさがある，または元気がない状態	身の回りの日常生活動作を制限するだるさがある，または元気がない状態	—	—
疼痛	軽度の疼痛	中等度の疼痛；身の回り以外の日常生活動作の制限	高度の疼痛；身の回りの日常生活動作の制限	—	—
免疫系障害 Immune system disorders					
アレルギー反応	全身的治療を要さない	内服治療を要する	気管支攣縮；続発症により入院を要する；静脈内投与による治療を要する	生命を脅かす；緊急処置を要する	死亡
アナフィラキシー	—	—	蕁麻疹の有無によらず症状のある気管支攣縮；非経口的治療を要する；アレルギーによる浮腫/血管性浮腫；血圧低下	生命を脅かす；緊急処置を要する	死亡
感染症および寄生虫症 Infections and infestations					
爪囲炎	爪襞の浮腫や紅斑；角質の剝脱	局所的治療を要する；内服治療を要する（例：抗菌薬，抗真菌薬/抗ウイルス薬）；疼痛を伴う爪襞の浮腫や紅斑；滲出液や爪の分離を伴う；身の回り以外の日常生活動作の制限	外科的処置を要する；抗菌薬の静脈内投与を要する；身の回りの日常生活動作の制限	—	—
臨床検査 Investigations					
アラニンアミノトランスフェラーゼ増加	ベースラインが基準範囲内の場合 >ULN-3.0×ULN；ベースラインが異常値の場合 1.5-3.0×ベースライン	ベースラインが基準範囲内の場合>3.0-5.0×ULN；ベースラインが異常値の場合>3.0-5.0×ベースライン	ベースラインが基準範囲内の場合>5.0-20.0×ULN；ベースラインが異常値の場合>5.0-20.0×ベースライン	ベースラインが基準範囲内の場合>20.0×ULN；ベースラインが異常値の場合>20.0×ベースライン	—
アスパラギン酸アミノトランスフェラーゼ増加	ベースラインが基準範囲内の場合 >ULN-3.0×ULN；ベースラインが異常値の場合 1.5-3.0×ベースライン	ベースラインが基準範囲内の場合>3.0-5.0×ULN；ベースラインが異常値の場合>3.0-5.0×ベースライン	ベースラインが基準範囲内の場合>5.0-20.0×ULN；ベースラインが異常値の場合>5.0-20.0×ベースライン	ベースラインが基準範囲内の場合>20.0×ULN；ベースラインが異常値の場合>20.0×ベースライン	—
血中ビリルビン増加	ベースラインが基準範囲内の場合 >ULN-1.5×ULN；ベースラインが異常値の場合>1.0-1.5×ベースライン	ベースラインが基準範囲内の場合>1.5-3.0×ULN；ベースラインが異常値の場合>1.5-3.0×ベースライン	ベースラインが基準範囲内の場合>3.0-10.0×ULN；ベースラインが異常値の場合>3.0-10.0×ベースライン	ベースラインが基準範囲内の場合>10.0×ULN；ベースラインが異常値の場合>10.0×ベースライン	—
コレステロール高値	>ULN-300mg/dL；>ULN-7.75 mmol/L	>300-400mg/dL；>7.75-10.34mmol/L		>500mg/dL；	—
クレアチニン増加	>ULN-1.5×ULN	>1.5-3.0×ULN			
GGT増加	ベースラインが基準範囲内の場合 >ULN-2.5×ULN；ベースラインが異常値の場合>2.0-2.5×ベースライン	ベースラインが基準範囲内の場合>2.5-5.0×ULN；ベースラインが異常値の場合>2.5-5.0×ベースライン			

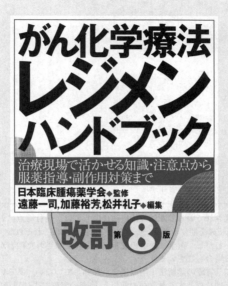

Treatment Regimens for Cancer Chemotherapy

謹告

本書に記載されている診断法・治療法に関しては，発行時点における最新の情報に基づき，正確を期するよう，著者ならびに出版社はそれぞれ最善の努力を払っております．しかし，医学，医療の進歩により，記載された内容が正確かつ完全ではなくなる場合もございます．

したがって，実際の診断法・治療法で，熟知していない，あるいは汎用されていない新薬をはじめとする医薬品の使用，検査の実施および判読にあたっては，まず医薬品添付文書や機器および試薬の説明書で確認され，また診療技術に関しては十分考慮されたうえで，常に細心の注意を払われるようお願いいたします．

本書記載の診断法・治療法・医薬品・検査法・疾患への適応などが，その後の医学研究ならびに医療の進歩により本書発行後に変更された場合，その診断法・治療法・医薬品・検査法・疾患への適応などによる不測の事故に対して，著者ならびに出版社はその責を負いかねますのでご了承ください．

❖本書関連情報のメール通知サービスをご利用ください

メール通知サービスにご登録いただいた方には，本書に関する下記情報を，メールにてお知らせいたしますので，ご登録ください．

ご登録はこちらから

・本書発行後の更新情報や修正情報（正誤表情報）
・本書の改訂情報
・本書に関連した書籍やコンテンツ，セミナーなどに関する情報

※ご登録の際は，羊土社会員のログイン/新規登録が必要です

改訂第8版の序

　がん薬物療法を行う際に，医療者が患者に丁寧に説明・指導することは，今では必須のことになっています．そのことによって治療の有効性や安全性が高まり，患者が安心して治療に参加できることから，診療報酬や調剤報酬においても評価されています．がん患者の精神的なケアや抗がん薬の副作用などの管理の重要性から継続的な指導管理を評価した「がん患者指導管理料」，患者にレジメンを提供し，患者の状態を踏まえた指導を行うことなどを評価した「連携充実加算」，薬剤師がレジメンなどを把握し必要な服薬指導を行い，次回診療時までの患者の状況を確認し，その結果を病院などの医師に情報提供することを評価した「特定薬剤管理指導加算2」，さらには，医師の診察前に薬剤師が服薬状況や副作用の発現状況などを確認・評価し，医師に情報提供や処方提案などを行ういわゆる薬剤師外来を評価した「がん薬物療法体制充実加算」があります．これら患者への説明や指導などを行うには，レジメンの正しい理解が重要となります．

　本書はエビデンスのある262のレジメンの投与スケジュール，チェックポイント，副作用対策，服薬指導のポイントなどを薬剤師の視点で分かりやすく丁寧に解説していますので，患者への説明や指導に直ちに活用できます．今回の改訂では，抗がん薬の新たな承認や適応追加，ガイドラインの改訂などに伴うレジメンの追加や修正，さらには，新たな知見に基づいた内容の追加，修正も行っています．

　がん診療連携拠点病院やがん領域の専門医療機関連携薬局に勤務する医療従事者だけでなく，さまざまな医療機関や薬局でがん患者に対応する医師や薬剤師，看護師，さらにはがん治療を学んでいる医学生や薬学生などにも本書が有用な一冊になることを願っています．

2025年2月

日本臨床腫瘍薬学会 顧問
北海道薬剤師会 副会長
遠藤　一司

初版の序

　国立がんセンターでは，がん医療に精通した薬剤師を養成するため，2006年度から薬剤師レジデント制度をスタートさせました．薬剤師レジデントは，がんを専門とする医師や薬剤師と一緒に化学療法や緩和医療に積極的に取り組んでいます．将来，がん医療に関わる薬剤師のリーダーとなってくれることを期待しています．一方，がん医療の均てん化を目的に日本病院薬剤師会が実施する3カ月間のがん専門薬剤師研修制度を受講した薬剤師が500名を超えました．全国のがん診療連携拠点病院などでの活躍が期待されています．

　がん化学療法は，医師や薬剤師，看護師などからなるチーム医療として行われ，そのなかで薬剤師は安全で効果的な薬物治療を行うために，薬学的知識・技術を駆使し最適な薬物治療を提案することになります．がん化学療法は，院内で管理されたレジメンから患者にあった最適なレジメンを選択し，そのレジメンに基づき治療を開始することになります．薬剤師は，レジメン登録の際のレジメン管理，抗がん剤調製の際のレジメンチェック，患者への治療内容や副作用の説明・指導，副作用対策などを担当します．化学療法を安全かつ効果的に行うための薬剤師の役割は大変重要で，薬剤師への期待も日増しに大きくなっています．薬剤師が積極的にがん治療に関わるためには，レジメンを深く理解して，患者指導，抗がん剤調製を行う必要があります．

　薬剤師がレジメンを理解するため，がん医療に関わる薬剤師の視点からレジメンを解説した書物が必要と考え，編集したのが「がん化学療法レジメンハンドブック」です．本書は，日々，がん化学療法に携わっているがん専門薬剤師やがん薬物療法認定薬剤師が，がん化学療法の解説，服薬指導のポイント，抗がん剤調製時の注意点などについて丁寧に解説していますので，レジメンを理解するうえで有用なハンドブックです．

　本書が，がん化学療法医療チームの一員として活躍している薬剤師をはじめ，医師，看護師の方々の参考となり，化学療法の向上の一助となれば幸いです．

2008年12月

国立がんセンター東病院 薬剤部長

遠藤　一司

改訂第8版

がん化学療法
レジメンハンドブック

治療現場で活かせる知識・注意点から
服薬指導・副作用対策まで

改訂第8版の序

初版の序

抗悪性腫瘍薬 略号一覧

1. 肺がん

●化学療法の概要 20

1) 小細胞肺がん
- PE（CDDP + ETP）療法 24
- PI（CDDP + CPT-11）療法 28
- CBDCA + ETP 療法 32
- Atezolizumab + CBDCA + ETP 療法 35
- Durvalumab + CDDP or CBDCA + ETP 療法 44
- AMR 単独療法 50

2) 非小細胞肺がん
- Nivolumab + CBDCA + PTX 療法 52
- Nivolumab + CDDP or CBDCA + GEM 療法 55
- Nivolumab + CDDP or CBDCA + Pemetrexed 療法 60
- NP（VNR + CDDP）療法 66
- CBDCA + RT（放射線）療法 70
- Durvalumab 単独療法 72
- Atezolizumab + CBDCA or CDDP + Pemetrexed 療法 76
- Atezolizumab + BV + CBDCA + PTX 療法 82
- Atezolizumab + CBDCA + nab-PTX 療法 88
- Nivolumab + Ipilimumab 療法 93
- Nivolumab + Ipilimumab + CBDCA or CDDP +
  Pemetrexed 療法 97
- Nivolumab + Ipilimumab + CBDCA + PTX 療法 103
- Nivolumab + CBDCA + PTX + BV 療法 107
- Pembrolizumab + CBDCA + Pemetrexed 療法 111

contents

- Pembrolizumab + CBDCA + nab-PTX or PTX 療法 …… 117
- Durvalumab + Tremelimumab + CBDCA or CDDP + Pemetrexed 療法 …… 122
- Durvalumab + Tremelimumab + CBDCA + nab-PTX 療法 …… 132
- Durvalumab + Tremelimumab + CBDCA or CDDP + GEM 療法 …… 136
- Pembrolizumab 単独療法 …… 141
- Atezolizumab 単独療法 …… 145
- CDDP + Pemetrexed 療法 …… 148
- TC（PTX + CBDCA）± BV 療法 …… 153
- Nedaplatin + DTX 療法 …… 158
- CDDP + GEM + Necitumumab 療法 …… 162
- Pemetrexed 単独療法 …… 169
- Ramucirumab + DTX 療法 …… 172
- nab-PTX 単独療法 …… 178
- Nivolumab 単独療法 …… 181
- Gefitinib 単独療法 …… 185
- Gefitinib + CBDCA + Pemetrexed 療法 …… 187
- Osimertinib + CBDCA + Pemetrexed 療法 …… 191
- Amivantamab + CBDCA + Pemetrexed 療法 …… 196
- Erlotinib ± BV 療法 …… 204
- Erlotinib + Ramucirumab 療法 …… 208
- Afatinib 単独療法 …… 214
- Osimertinib 単独療法 …… 217
- Lorlatinib 単独療法 …… 221
- Alectinib 単独療法 …… 227
- Brigatinib 単独療法 …… 231
- Ceritinib 単独療法 …… 236
- Crizotinib 単独療法 …… 240
- Entrectinib 単独療法 …… 243
- Repotrectinib 単独療法 …… 247
- Dabrafenib + Trametinib 療法 …… 251
- Larotrectinib 単独療法 …… 255
- Tepotinib 単独療法 …… 258
- Capmatinib 単独療法 …… 261
- Gumarontinib 単独療法 …… 265
- Selpercatinib 単独療法 …… 268
- Sotorasib 単独療法 …… 273
- Trastuzumab Deruxtecan 単独療法 …… 276

3) 悪性胸膜中皮腫
- Nivolumab + Ipilimumab 療法 ································· 278
- CDDP + Pemetrexed 療法 ································· 280
- Nivolumab 単独療法 ································· 282

4) 胸腺がん
- Lenvatinib 単独療法 ································· 284

2. 乳がん

●化学療法の概要 ································· 288
- AC（DXR + CPA）療法 /dose-dense AC followed by PTX 療法 ································· 301
- Trastuzumab 単独療法 ································· 307
- Trastuzumab + DTX + CBDCA ± Pertuzumab 療法 ································· 311
- Pembrolizumab + CBDCA + PTX 療法 ································· 318
- Pembrolizumab + AC（DXR + CPA）療法 ································· 323
- Pembrolizumab 単独療法（術後） ································· 326
- TC（DTX + CPA）療法 ································· 328
- CMF（CPA + MTX + 5-FU）療法 ································· 332
- S-1 + 内分泌（AI or TAM）療法 ································· 335
- Abemaciclib + 内分泌（Fulvestrant or AI or TAM）療法 ································· 339
- Palbociclib + Letrozole or Fulvestrant 療法 ································· 345
- Everolimus + Exemestane 療法 ································· 349
- S-1 単独療法 ································· 351
- Capecitabine 単独療法 ································· 353
- nab-PTX 単独療法 ································· 358
- BV + PTX 療法 ································· 361
- Pertuzumab + Trastuzumab + DTX 療法／DTX 単独療法 ································· 365
- Pertuzumab + Trastuzumab + Weekly PTX 療法／Weekly PTX 単独療法 ································· 374
- Lapatinib + AI 療法 ································· 381
- Trastuzumab Deruxtecan（T-DXd）単独療法 ································· 385
- Trastuzumab Emtansine（T-DM1）単独療法 ································· 391
- Lapatinib + Capecitabine 療法 ································· 396
- Pertuzumab + Trastuzumab + Eribulin 療法／Eribulin 単独療法 ································· 402
- Pertuzumab + Trastuzumab + GEM 療法／GEM 単独療法 ································· 407
- Pertuzumab + Trastuzumab + VNR 療法／VNR 単独療法 ································· 412
- Atezolizumab + nab-PTX 療法 ································· 416
- Pembrolizumab + nab-PTX 療法 ································· 423
- Pembrolizumab + Weekly PTX 療法 ································· 427

contents

- Pembrolizumab ＋ CBDCA ＋ GEM 療法 ⋯⋯⋯⋯⋯⋯ 431
- Olaparib 単独療法 ⋯⋯⋯⋯⋯⋯⋯⋯⋯⋯ 434

3. 胃がん

●化学療法の概要 ⋯⋯⋯⋯⋯⋯⋯⋯⋯⋯⋯⋯⋯⋯ 438
- S-1 単独療法 ⋯⋯⋯⋯⋯⋯⋯⋯⋯⋯⋯⋯ 442
- S-1 ＋ DTX 療法 ⋯⋯⋯⋯⋯⋯⋯⋯⋯⋯ 447
- SOX（S-1 ＋ L-OHP）療法 ⋯⋯⋯⋯⋯⋯⋯ 454
- Nivolumab ＋ SOX（S-1 ＋ L-OHP）療法 ⋯⋯⋯ 459
- S-1 ＋ CDDP 療法 ⋯⋯⋯⋯⋯⋯⋯⋯⋯⋯ 464
- mFOLFOX6（5-FU ＋ ℓ -LV ＋ L-OHP）療法 ⋯⋯ 470
- XP（Capecitabine ＋ CDDP）± Trastuzumab 療法 ⋯ 474
- Ramucirumab ± PTX 療法 ⋯⋯⋯⋯⋯⋯⋯⋯ 481
- Ramucirumab ＋ Weekly nab-PTX 療法 ⋯⋯⋯⋯ 486
- Weekly nab-PTX療法／Tri-weekly nab-PTX 療法 ⋯ 492
- Trifluridine/Tipiracil（FTD/TPI）単独療法 ⋯⋯ 497
- Nivolumab 単独療法 ⋯⋯⋯⋯⋯⋯⋯⋯⋯ 501
- Trastuzumab Deruxtecan 単独療法 ⋯⋯⋯⋯⋯ 503

4. 食道がん

●化学療法の概要 ⋯⋯⋯⋯⋯⋯⋯⋯⋯⋯⋯⋯⋯⋯ 508
- DCF（DTX ＋ CDDP ＋ 5-FU）療法 ⋯⋯⋯⋯ 513
- FP（5-FU ＋ CDDP）± RT（放射線）療法／
  FP ＋ Pembrolizumab or Nivolumab 療法 ⋯⋯⋯⋯ 518
- Nivolumab ＋ Ipilimumab 療法 ⋯⋯⋯⋯⋯⋯ 527
- FOLFOX（5-FU ＋ ℓ -LV ＋ L-OHP）± RT（放射線）療法 ⋯ 529
- Nedaplatin ＋ 5-FU 療法 ⋯⋯⋯⋯⋯⋯⋯⋯ 534
- Weekly PTX 単独療法 ⋯⋯⋯⋯⋯⋯⋯⋯⋯ 537
- DTX 単独療法 ⋯⋯⋯⋯⋯⋯⋯⋯⋯⋯⋯⋯ 541
- Nivolumab 単独療法 ⋯⋯⋯⋯⋯⋯⋯⋯⋯ 544
- Pembrolizumab 単独療法 ⋯⋯⋯⋯⋯⋯⋯⋯ 546

5. 大腸がん

●化学療法の概要 ⋯⋯⋯⋯⋯⋯⋯⋯⋯⋯⋯⋯⋯⋯ 548
- mFOLFOX6（5-FU ＋ ℓ -LV ＋ L-OHP）± BV 療法 ⋯ 552
- CAPOX（Capecitabine ＋ L-OHP）± BV 療法 ⋯⋯ 557
- Capecitabine ＋ RT（放射線）療法 ⋯⋯⋯⋯⋯ 563
- SOX（S-1 ＋ L-OHP）＋ BV 療法 ⋯⋯⋯⋯⋯ 566
- FOLFIRI（5-FU ＋ ℓ -LV ＋ CPT-11）± BV 療法 ⋯ 571
- IRIS（CPT-11 ＋ S-1）± BV 療法 ⋯⋯⋯⋯⋯ 575

- FOLFOXIRI（5-FU + ℓ -LV + L-OHP + CPT-11）± BV 療法 582
- CAPIRI（Capecitabine + CPT-11）+ BV 療法 587
- FOLFIRI（5-FU + ℓ -LV + CPT-11）+ Ramucirumab 療法 592
- FOLFIRI（5-FU + ℓ -LV + CPT-11）+ Aflibercept 療法 596
- Panitumumab ± mFOLFOX6 or FOLFIRI 療法 601
- Cetuximab + mFOLFOX6 or FOLFIRI 療法 606
- CPT-11 + Cetuximab 療法 611
- CPT-11 + Panitumumab 療法 615
- Cetuximab 単独療法 618
- Trifluridine／Tipiracil（TAS-102）± BV 療法 620
- Regorafenib 単独療法 624
- Cetuximab + Encorafenib + Binimetinib 療法 628
- Nivolumab 単独療法（MSI-High） 636
- Nivolumab + Ipilimumab 療法（MSI-High） 638
- Pertuzumab + Trastuzumab 療法 641

6. 肝・胆・膵がん

●化学療法の概要 645

1) 肝細胞がん
- Atezolizumab + BV 療法 648
- Durvalumab + Tremelimumab 療法 654
- Sorafenib 単独療法 656
- Lenvatinib 単独療法 658
- Durvalumab 単独療法 663
- Regorafenib 単独療法 665
- Ramucirumab 単独療法 667
- Cabozantinib 単独療法 670

2) 胆道がん
- GCD（GEM + CDDP + Durvalumab）療法 674
- GS（GEM + S-1）療法 678
- GCS（GEM + CDDP + S-1）療法 683
- S-1 単独療法 688
- Pemigatinib 単独療法 690
- Futibatinib 単独療法 693

3) 膵がん
- GEM + S-1 療法（術前） 697
- S-1 単独療法 701

contents

- ・GEM 単独療法 ……………………………………………… 703
- ・GEM + nab-PTX 療法 ………………………………… 706
- ・FOLFIRINOX（5-FU + ℓ -LV + CPT-11 + L-OHP）療法 …… 710
- ・nal-IRI + 5-FU + ℓ -LV 療法 ………………………… 716
- ・Olaparib 単独療法 …………………………………… 720

4) 膵神経内分泌腫瘍

- ・Everolimus 単独療法 ………………………………… 723
- ・Sunitinib 単独療法 …………………………………… 725
- ・STZ ± DXR 療法 ……………………………………… 729
- ・STZ ± 5-FU 療法 ……………………………………… 733
- ・Lutetium-oxodotreotide（^{177}Lu）（^{177}Lu-DOTATATE）
  単独療法 …………………………………………………… 737

7. 婦人科がん

●化学療法の概要 ………………………………………… 741

1) 子宮頸がん

- ・CDDP + RT（放射線）療法 ………………………… 744
- ・TP（PTX + CDDP）± BV 療法 …………………… 747
- ・TC（PTX + CBDCA）療法 ………………………… 752
- ・TC（PTX + CBDCA）+ Pembrolizumab + BV 療法 …… 756
- ・Cemiplimab 単独療法 ………………………………… 759

2) 子宮体がん

- ・AP（DXR + CDDP）療法 …………………………… 764
- ・Pembrolizumab + Lenvatinib 療法 ………………… 768

3) 卵巣がん（上皮性卵巣がん）

- ・TC（PTX + CBDCA）療法 ………………………… 771
- ・dose-dense TC（Weekly PTX + CBDCA）療法 …… 774
- ・TC（PTX + CBDCA）+ BV 療法 ………………… 777
- ・DC（DTX + CBDCA）療法 ………………………… 781
- ・Olaparib + BV 療法 …………………………………… 784
- ・GC（GEM + CBDCA）+ BV 療法 ………………… 787
- ・PLD + CBDCA + BV 療法 ………………………… 790
- ・Olaparib 単独療法 …………………………………… 794
- ・Niraparib 単独療法 …………………………………… 798
- ・CPT-11 単独療法 ……………………………………… 802
- ・PLD + BV 療法 ………………………………………… 805
- ・GEM 単独療法 ………………………………………… 809
- ・ETP 単独療法 ………………………………………… 812

8. 泌尿器がん

●化学療法の概要 ………… 814

1) 膀胱がん
- GC（GEM + CDDP）療法 ………… 823
- Avelumab 単独療法 ………… 826
- Pembrolizumab 単独療法 ………… 831
- Enfortumab Vedotin 単独療法 ………… 835

2) 前立腺がん
- DP（DTX + PSL）療法 ………… 840
- Cabazitaxel + PSL 療法 ………… 843
- Abiraterone + PSL 療法 ………… 847
- Enzalutamide 単独療法 ………… 850
- Olaparib + Abiraterone + PSL 療法 ………… 853
- Olaparib 単独療法 ………… 857
- Darolutamide + DTX 療法 ………… 860
- Darolutamide 単独療法 ………… 864
- Apalutamide 単独療法 ………… 866

3) 胚細胞腫瘍
- BEP（CDDP + VP-16 + BLM）療法 ………… 870
- EP（CDDP + VP-16）療法 ………… 875
- VIP（CDDP + VP-16 + IFM）療法 ………… 879
- VelP（CDDP + IFM + VLB）療法 ………… 883

4) 腎細胞がん
- Pembrolizumab + Axitinib 療法 ………… 886
- Avelumab + Axitinib 療法 ………… 892
- Nivolumab + Cabozantinib 療法 ………… 896
- Pembrolizumab + Lenvatinib 療法 ………… 901
- Nivolumab + Ipilimumab 療法 ………… 905
- Sunitinib 単独療法 ………… 908
- Pazopanib 単独療法 ………… 911
- Cabozantinib 単独療法 ………… 917
- Nivolumab 単独療法 ………… 919
- Axitinib 単独療法 ………… 921
- Sorafenib 単独療法 ………… 926
- Everolimus 単独療法 ………… 930
- Temsirolimus 単独療法 ………… 935
- IFN-α 単独療法 ………… 940

contents

9. 造血器腫瘍

●化学療法の概要 942

1) 慢性骨髄性白血病
- Imatinib 単独療法 944
- Dasatinib 単独療法 948
- Nilotinib 単独療法 952
- Bosutinib 単独療法 958
- Ponatinib 単独療法 964
- Asciminib 単独療法 970

2) 骨髄異形成症候群
- Azacitidine 単独療法 974
- Lenalidomide 単独療法 977

3) 多発性骨髄腫
- BLd（Bortezomib + Lenalidomide + Dexamethasone）療法 980
- VDC（Bortezomib + Dexamethasone + CPA）療法 984
- Bd（Bortezomib + Dexamethasone）療法 988
- Ld（Lenalidomide + Dexamethasone）療法 993
- DMPB（Daratumumab + L-PAM + PSL + Bortezomib）療法 999
- DBd（Daratumumab + Bortezomib + Dexamethasone）療法 1006
- PBd（Pomalidomide + Bortezomib + Dexamethasone）療法 1012
- DLd（Daratumumab + Lenalidomide + Dexamethasone）療法 1017
- ELd（Elotuzumab + Lenalidomide + Dexamethasone）療法 1024
- KRd（Carfilzomib + Lenalidomide + Dexamethasone）療法 1029
- IRd（Ixazomib + Lenalidomide + Dexamethasone）療法 1036
- DCd（Daratumumab + Carfilzomib + Dexamethasone）療法 1041
- IPd（Isatuximab + Pomalidomide + Dexamethasone）療法 1049
- Pd（Pomalidomide + Dexamethasone）療法 1054

4) 悪性リンパ腫
- R-CHOP（Rituximab + CPA + DXR + VCR + PSL）療法 1058
- Pola-R-CHP（Polatuzumab Vedotin + Rituximab + CPA + DXR + PSL）療法 1064
- ESHAP（VP-16 + mPSL + Ara-C + CDDP）± Rituximab 療法 1070
- ICE（IFM + CBDCA + VP-16）± Rituximab 療法 1075
- DA-EPOCH（VP-16 + PSL + VCR + CPA + DXR）± Rituximab 療法 1078
- Pola-BR（Polatuzumab Vedotin + Bendamustine + Rituximab）療法 1084

- ・Epcoritamab 単独療法 1089
- ・ABVD（DXR + BLM + VLB + DTIC）療法 1094
- ・Brentuximab Vedotin 単独療法 1098
- ・Nivolumab 単独療法 1101
- ・Bendamustine ± Rituximab 療法 1103
- ・Obinutuzumab + Bendamustine 療法 1107
- ・Obinutuzumab + CHOP（CPA + DXR + VCR + PSL）療法 1112
- ・Rituximab + Lenalidomide 療法 1115
- ・BV-CHP（Brentuximab Vedotin + CPA + DXR + PSL）療法 1119
- ・Pralatrexate 単独療法 1124
- ・Romidepsin 単独療法 1128

10. 頭頸部がん（甲状腺がんを含む）

●化学療法の概要 1132

- ・DCF（DTX + CDDP + 5-FU）導入化学療法 1136
- ・PCE（PTX + CBDCA + Cetuximab）療法 1142
- ・CDDP + RT（放射線）療法 1148
- ・Cetuximab + RT（放射線）療法 1155
- ・Cetuximab Sarotalocan 単独療法 1160
- ・Pembrolizumab 単独療法 1164
- ・Pembrolizumab + CDDP or CBDCA + 5-FU 療法 1167
- ・Cetuximab + CDDP or CBDCA + 5-FU 療法 1173
- ・PTX ± Cetuximab 療法 1178
- ・Nivolumab 単独療法 1182
- ・DTX 単独療法 1184
- ・Lenvatinib 単独療法 1186

付　録

1. 調製時の注意点 1191
2. HBV 再活性化の対策 1207
3. サイトカイン放出症候群（CRS）：Grade 分類および管理ガイダンス 1212
4. 免疫エフェクター細胞関連神経毒性症候群（ICANS）：管理ガイダンス 1215
5. 体表面積換算表 1220
6. 抗悪性腫瘍薬一覧表 1224

索　引 1234

contents

臓器横断的な固形がんに適応をもつ薬剤

以下の薬剤については，本書内では特定のがん種に記載されているが，種々のがん種横断的な固形がんに対して適応を有する．

【*NTRK*融合遺伝子陽性】
Entrectinib（ロズリートレク®）
Larotrectinib（ヴァイトラックビ®）
▶適応：*NTRK*融合遺伝子陽性の進行・再発の固形癌

【MSI-High】
Pembrolizumab（キイトルーダ®）
▶適応：がん化学療法後に増悪した進行・再発の高頻度マイクロサテライト不安定性（MSI-High）を有する固形癌（標準的な治療が困難な場合に限る）

【TMB-High】
Pembrolizumab（キイトルーダ®）
▶適応：がん化学療法後に増悪した高い腫瘍遺伝子変異量（TMB-High）を有する進行・再発の固形癌（標準的な治療が困難な場合に限る）

【*BRAF*遺伝子変異】
Dabrafenib（タフィンラー®）
Trametinib（メキニスト®）
▶適応：標準的な治療が困難な*BRAF*遺伝子変異を有する進行・再発の固形腫瘍（結腸・直腸癌を除く）

【その他】
Lutetium-oxodotreotide（^{177}Lu）（ルタテラ®）
▶適応：ソマトスタチン受容体陽性の神経内分泌腫瘍

抗悪性腫瘍薬 略号一覧

商品名は先発医薬品名を中心に掲載

略号	一般名	商品名
5-FU	fluorouracil（フルオロウラシル）	5-FU
AI	aromatase inhibitor（アロマターゼ阻害薬）： 　anastrozole（アナストロゾール） 　letrozole（レトロゾール） 　exemestane（エキセメスタン）	アリミデックス フェマーラ アロマシン
AMR	amrubicin（アムルビシン）	カルセド
Ara-C	cytarabine（シタラビン）	キロサイド
BLM	bleomycin（ブレオマイシン）	ブレオ
BV	bevacizumab（ベバシズマブ）	アバスチン
CBDCA	carboplatin（カルボプラチン）	パラプラチン
CDDP	cisplatin（シスプラチン）	ランダ
CPA	cyclophosphamide（シクロホスファミド）	エンドキサン
CPT-11	irinotecan（イリノテカン）	トポテシン／カンプト
DTIC	dacarbazine（ダカルバジン）	ダカルバジン
DTX	docetaxel（ドセタキセル）	タキソテール
DXR	doxorubicin（ドキソルビシン）	アドリアシン
ETP, VP-16	etoposide（エトポシド）	ベプシド／ラステット
FTD/TPI, TAS-102	trifluridine/tipiracil （トリフルリジン・チピラシル）	ロンサーフ
GEM	gemcitabine（ゲムシタビン）	ジェムザール
IFM	ifosfamide（イホスファミド）	イホマイド
IFN-α	interferon alfa （インターフェロン アルファ）	スミフェロン
ℓ-LV	levofolinate（レボホリナート）	アイソボリン

略号	一般名	商品名
L-OHP	oxaliplatin（オキサリプラチン）	エルプラット
L-PAM	melphalan（メルファラン）	アルケラン
¹⁷⁷Lu-DOTATATE	Lutetium-oxodotreotide（ルテチウム・オキソドトレオチド）	ルタテラ
mPSL	methylprednisolone（メチルプレドニゾロン）	ソル・メドロール
MTX	methotrexate（メトトレキサート）	メソトレキセート
nab-PTX	nanoparticle albumin bound paclitaxel〔パクリタキセル（アルブミン懸濁型）〕	アブラキサン
nal-IRI	nanoliposomal irinotecan（イリノテカンリポソーム製剤）	オニバイド
PLD	pegylated liposomal doxorubicin（リポソーム化ドキソルビシン）	ドキシル
PSL	prednisolone（プレドニゾロン）	プレドニン
PTX	paclitaxel（パクリタキセル）	タキソール
S-1	tegafur/gimeracil/oteracil（テガフール・ギメラシル・オテラシル）	ティーエスワン
STZ	streptozocin（ストレプトゾシン）	ザノサー
TAM	tamoxifen（タモキシフェン）	ノルバデックス
T-DM1	trastuzumab emtansine（トラスツズマブエムタンシン）	カドサイラ
T-DXd	trastuzumab deruxtecan（トラスツズマブ デルクステカン）	エンハーツ
VCR	vincristine（ビンクリスチン）	オンコビン
VLB	vinblastine（ビンブラスチン）	エクザール
VNR	vinorelbine（ビノレルビン）	ロゼウス

執筆者一覧

■ 監修

一般社団法人 日本臨床腫瘍薬学会

■ 編集

遠藤　一司　（北海道薬剤師会）

加藤　裕芳　（薬局共創未来人財育成機構）

松井　礼子　（国立国際医療研究センター病院薬剤部）

■ 執筆者 (掲載順)

遠藤　一司　（北海道薬剤師会）

川澄　賢司　（国立がん研究センター東病院薬剤部）

佐野　慶行　（国立がん研究センター革新的がん研究支援室）

池見　泰明　（京都大学医学部附属病院薬剤部）

山本　紗織　（中頭病院薬剤部）

野村　久祥　（京都大学医学部附属病院薬剤部）

小暮　友毅　（国立病院機構東広島医療センター薬剤部）

玉木　慎也　（KKR 札幌医療センター薬剤科）

湊川　紘子　（聖マリアンナ医科大学病院薬剤部）

野村　充俊　（相澤病院薬剤センター）

竹野美沙樹　（国立がん研究センター東病院薬剤部）

鈴木　秀隆　（国立がん研究センター東病院薬剤部）

縄田　修一　（昭和大学横浜市北部病院薬剤部）

高田　慎也　（国立病院機構北海道がんセンター薬剤部）

今井　千晶　（千葉大学医学部附属病院薬剤部）

櫻井　洋臣　（慶應義塾大学病院薬剤部）

鈴木　真也　（国立がん研究センター東病院薬剤部）

加藤　裕芳　（薬局共創未来人財育成機構）

松井　礼子　（国立国際医療研究センター病院薬剤部）

**改訂第8版
がん化学療法
レジメンハンドブック**

肺がん	1
乳がん	2
胃がん	3
食道がん	4
大腸がん	5
肝・胆・膵がん	6
婦人科がん	7
泌尿器がん	8
造血器腫瘍	9
頭頸部がん （甲状腺がんを含む）	10

1. 肺がん

化学療法の概要

　肺がんの化学療法は小細胞肺がんと非小細胞肺がんでは治療方法が大きく異なる.

　小細胞肺がんの化学療法は主に, 限局型小細胞肺がん（LD-SCLC）における化学放射線療法, および進展型小細胞肺がん（ED-SCLC）における全身化学療法がある. 限局型および進展型いずれにおいてもプラチナ製剤併用の化学療法が標準的であり, 進展型では免疫チェックポイント阻害薬の上乗せも推奨されている.

　非小細胞肺がんの化学療法には, 術前後の補助化学療法と化学放射線療法ならびに切除不能進行再発肺がんを対象として全身化学療法がある. 切除不能進行再発の非小細胞肺がんにおいては, 扁平上皮がんと非扁平上皮がんで治療方針が異なることや, *EGFR*遺伝子変異や*ALK*遺伝子転座など遺伝子変異のタイプによって治療方法が大きく異なることから, 治療前に組織型や遺伝子異常の情報を得ることが重要である. 近年, 免疫チェックポイント阻害薬の併用がどの段階でも推奨されるようになってきており, PD-L1の発現の有無の情報も治療戦略を立てるうえでは非常に重要となってきている.

1) 小細胞肺がんの化学療法（進展型小細胞肺がんの場合）

　進展型小細胞肺がんの初回治療としては, CDDP＋ETP療法（PE療法）またはCDDP＋CPT-11療法（PI療法）が選択される. 高齢者またはPS不良患者においては, CBDCA＋ETP療法（CE療法）または分割CDDP＋ETP療法（SPE療法）が選択される場合がある. またPS良好（0〜1）例に対しては, CDDP＋ETP療法（PE療法）にPD-L1阻害薬の上乗せの有用性が示されており, 現在AtezolizumabとDurvalumabがプラチナ製剤併用療法と併用されている.

　再発小細胞肺がんに対する化学療法としては, アムルビシン（AMR）療法, ノギテカン（NGT）療法, CDDP＋ETP＋CPT-11（PEI）療法が行われることがある. 初回化学療法が奏効し, かつ

初回治療終了後から再発までの期間が長い患者（60〜90日以上の場合が多い）には，初回化学療法が再度行われる場合もある．また全身状態良好（PS 0〜1）な再発小細胞肺がんの三次治療以降には，二重特異性T細胞誘導（BiTE®）抗体であるTarlatamabが使用可能である．

2）非小細胞肺がんの化学療法（切除不能進行再発の場合）

非小細胞肺がんの全身化学療法は，EGFR遺伝子変異やALK遺伝子転座の有無などのドライバー遺伝子変異によって使用できる治療戦略が大きく異なる．

● 表1　ドライバー遺伝子変異／転座陽性の場合の一次治療に使用するレジメン

EGFR遺伝子変異陽性の治療（エクソン19欠失またはL858R変異陽性）

Osimertinib（推奨の強さ：1，エビデンスの強さ：A）
Gefitinib＋CBDCA＋Pemetrexed（推奨の強さ：2，エビデンスの強さ：A）
Erlotinib＋血管新生阻害薬（推奨の強さ：2，エビデンスの強さ：A）
Osimertinib＋プラチナ製剤＋Pemetrexed（推奨の強さ：2，エビデンスの強さ：B）

ALK融合遺伝子陽性の治療

Alectinib（推奨の強さ：1，エビデンスの強さ：A）
Lorlatinib（推奨の強さ：1，エビデンスの強さ：B）
Brigatinib（推奨の強さ：2，エビデンスの強さ：B）

ROS1融合遺伝子陽性の治療

ROS1-TKI単剤療法（推奨の強さ：1，エビデンスの強さ：C）
Crizotinib, Entrectinib, Repotrectinib

BRAF遺伝子V600E変異陽性の治療

Dabrafenib＋Trametinib（推奨の強さ：1，エビデンスの強さ：C）

MET遺伝子変異陽性の治療

MET-TKI単剤療法（推奨の強さ：1，エビデンスの強さ：C）
Tepotinib, Capmatinib, Gumarontinib

NTRK融合遺伝子陽性の治療

TRK-TKI単剤療法（推奨の強さ：1，エビデンスの強さ：D）
Entrectinib, Larotrectinib

RET融合遺伝子陽性の治療

Selpercatinib（推奨の強さ：1，エビデンスの強さ：B）

● 改訂第8版 がん化学療法レジメンハンドブック

◆ ドライバー遺伝子変異/転座陽性の場合

　　各ドライバー遺伝子変異/転座陽性の場合は，各キナーゼ阻害薬の使用が優先される（表1）．例えば*EGFR*遺伝子変異陽性例にはOsimertinibなどのEGFR-TKI（EGFRチロシンキナーゼ阻害薬）が初回治療として実施される．肺がん全体の中でも稀ではあるが*ALK*融合遺伝子陽性の場合は，AlectinibやLorlatinibなどのTKIが初回治療として実施される．近年では*ROS1*融合遺伝子，*BRAF*遺伝子変異，*MET*遺伝子変異などの場合にも各キナーゼ阻害薬が発売され，ガイドラインでも推奨されている．

　　二次治療では，*KRAS*遺伝子G12C変異陽性例ではSotorasib，*HER2*遺伝子変異陽性例ではTrastuzumab Deruxtecanが使用可能である．

● 表2　ドライバー遺伝子変異/転座陰性の場合に使用されるレジメン例

プラチナ製剤併用レジメンの例	
CDDP + Pemetrexed ± BV	CBDCA + Pemetrexed ± BV
CDDP + GEM ± Necitumumab	CBDCA + PTX ± BV
CDDP + VNR	CBDCA + GEM
CDDP + S-1	CBDCA + S-1
	CBDCA + nab-PTX

免疫チェックポイント阻害薬+プラチナ製剤併用レジメンの例
Atezolizumab + CBDCA + nab-PTX
Atezolizumab + CBDCA + PTX + BV
Pembrolizumab + CBDCA + Pemetrexed
Pembrolizumab + CBDCA + PTX
Nivolumab + Ipilimumab + CBDCA + Pemetrexed
Nivolumab + Ipilimumab + CBDCA + PTX
Durvalumab + Tremelimumab + CBDCA + nab-PTX
Durvalumab + Tremelimumab + CBDCA + Pemetrexed

非プラチナ製剤単剤レジメンの例	
細胞障害性抗がん薬	免疫チェックポイント阻害薬
Pemetrexed	
GEM	
DTX ± Ramucirumab	Pembrolizumab
VNR	Atezolizumab
nab-PTX	Nivolumab
S-1	Nivolumab + Ipilimumab

◆ ドライバー遺伝子変異／転座陰性の場合

　各ドライバー遺伝子変異／転座陰性の場合は，PD-L1 ≧ 50 ％例に対してはPembrolizumab 単剤療法またはAtezolizumab 単剤療法が推奨されている．またプラチナ製剤併用療法にPD-1/PD-L1阻害薬の併用の有効性も報告されており，一次治療からの使用が推奨されている．Nivolumab と CTLA4 阻害薬の Ipilimumab の併用療法も使用可能だが推奨度は高くない．

　PD-L1 ＜ 50 ％で全身状態が良好（PS 0 〜 1）な場合は，プラチナ製剤併用療法にPD-1/PD-L1阻害薬を併用した治療が最も推奨されている．プラチナ製剤併用化学療法を4 〜 6 コース実施後に，病勢進行を認めず毒性も忍容可能な症例に対して，病勢進行まで継続する維持療法が推奨される．

　またPD-L1 が1 ％未満で全身状態が良好（PS 0 〜 1）な場合にも，プラチナ製剤併用療法にPD-1/PD-L1 阻害薬を併用した治療が最も推奨されている．

　ドライバー遺伝子変異／転座陰性の場合に使用されるレジメン例について表2に示した．

◆ 二次治療以降

　二次治療以降は，各ドライバー遺伝子変異をターゲットとする薬剤が未使用の場合は使用が推奨される．ドライバー遺伝子変異陰性かつ免疫チェックポイント阻害薬未使用例に対しては，PD-1/PD-L1 阻害薬の使用が推奨される．免疫チェックポイント阻害薬既治療例に対しては，従来からの細胞障害性抗がん薬の使用が推奨される．

【文　献】
1)　「肺癌診療ガイドライン－悪性胸膜中皮腫・胸腺腫瘍含む－ 2024 年版（Web 版）」，日本肺癌学会，2024

<川澄賢司>

1. 肺がん 1）小細胞肺がん

PE（CDDP + ETP）療法

	Day 1	2	3	8	15	21
CDDP 80 mg/m² 点滴静注（2時間以上）	↓					
ETP 100 mg/m² 点滴静注（30〜60分）	↓	↓	↓			

3〜4週間ごと　4コース
（放射線療法と併用の場合は4週間ごと）

限局型（limited disease：LD）症例：放射線 1.5 Gy/回，1日2回（合計 45 Gy）併用

【投与前】
Day 1：1,000〜2,000 mL の輸液

【制吐対策】
① 5-HT₃受容体拮抗薬（Day 1）② アプレピタント※ 125 mg（Day 1），80 mg（Day 2〜3）③ デキサメタゾン 9.9 mg IV（Day 1），8 mg PO（Day 2〜4），④ オランザピン 5 mg（Day 1〜4）（糖尿病患者には禁忌）

【投与後】
Day 1：① 1,000〜2,000 mL の輸液　② 20％マンニトール 200〜300 mL，フロセミド注 10 mg（必要に応じ投与）

★ アプレピタント内服からホスアプレピタントへ変更する場合
【制吐対策】
① ホスアプレピタント 150 mg（Day 1）② 5-HT₃受容体拮抗薬（Day 1）③ デキサメタゾン 9.9 mg IV（Day 1），8 mg PO（Day 2〜4）④ オランザピン 5 mg（Day 1〜4）（糖尿病患者には禁忌）

【投与例】
（Day 1）
① ホスアプレピタント 150 mg ＋ 生理食塩液 100〜250 mL　点滴静注（30分）（抗がん剤開始1時間前）
② 5-HT₃受容体拮抗薬 ＋ デキサメタゾン 9.9 mg ＋ 生理食塩液 100 mL　点滴静注（30分）（抗がん剤開始30分前）
③ 抗がん剤投与開始

PE（CDDP＋ETP）療法 ●

★ **アプレピタント内服からホスネツピタントへ変更する場合**

【制吐対策】
① 5-HT$_3$受容体拮抗薬（Day 1）② ホスネツピタント 235 mg（Day 1）③ デキサメタゾン 9.9 mg IV（Day 1），8 mg PO（Day 2〜4）④ オランザピン 5 mg（Day 1〜4）（糖尿病患者は禁忌）

【投与例】
（Day 1）
① ホスネツピタント 235 mg ＋ 5-HT$_3$受容体拮抗薬＋デキサメタゾン 9.9 mg ＋生理食塩液 100 mL　点滴静注（30分）（抗がん剤開始30分前）
② 抗がん剤投与開始

基本事項

【適　応】

小細胞肺がん

・限局型（limited disease：LD）症例：放射線同時併用

・遠隔転移を伴う小細胞肺がん

・進展型（extensive disease：ED）症例

【奏効率】

LD症例[1]

奏効率	全生存期間（中央値）	2年生存率	5年生存率
完全奏効率　27 % 部分奏効率　65 %	21 カ月	35.1 %	18.3 %

ED症例[2]

奏効率	全生存期間（中央値）	1年生存率	2年生存率
67.5 %	9.4 カ月	37.7 %	5.2 %

【副作用】

LD症例[1]

	Grade 3	Grade 4
白血球減少	51 %	37 %
血小板減少	30 %	7 %
貧血	54 %	—
悪心，嘔吐	11 %	
食道炎	9 %	

● 改訂第8版 がん化学療法レジメンハンドブック

ED症例[2]

	Grade 2	Grade 3	Grade 4
好中球減少	5%	21%	50%
血小板減少	13%	14%	0%
貧血	43%	23%	—
悪心, 嘔吐	23%	5%	—
発熱	16%	2%	0%

レジメンチェックポイント

① 投与前の確認：輸液の前負荷，制吐薬
② 投与量の確認

＜CDDP：腎障害時の減量基準＞

GFR または Ccr (mL/min)	60〜30	30〜15	15＞
	25%減量	禁忌（添付文書）	
		50%減量	推奨されない. 必要な場合には 50〜75%減量

文献3

または

Ccr (mL/min)	60〜46	45〜31	30≧
	25%減量	50%減量	使用中止

文献4

＜ETP：肝障害時の減量基準＞

T-Bil 1.5〜3.0 mg/dL or AST＞3×ULN	T-Bil＞3.0 mg/dL
50%減量	投与中止

文献4

＜ETP：腎障害時の減量基準＞

血清クレアチニン (mg/dL)	＞1.4
	30%減量

文献5

または

Ccr (mL/min)	15〜50	15＞
	25%減量	さらなる減量調節が必要

米国添付文書

③ 点滴速度の確認

　　ETPは30〜60分かけてゆっくり点滴静注（添加剤としてポリ

PE（CDDP＋ETP）療法 ●

ソルベート80を含有し，急速静注により一過性の血圧低下，不整脈の報告がある）．

④ 相互作用

CDDP：アミノグリコシド系抗菌薬，バンコマイシン，フロセミドとの併用で腎障害，聴器障害リスク増大．
注射用アムホテリシンBとの併用で腎障害リスク増大．
フェニトインとの併用でフェニトインの血漿中濃度が低下したとの報告がある．

副作用対策と服薬指導のポイント

① 悪心，嘔吐：CDDPは90％に急性，30〜50％に遅発性の悪心，嘔吐の発現があり得る．患者の症状に留意し必要に応じて制吐薬の追加を行う．

② 腎障害：CDDPでは予防として水分の摂取を心がけるように伝える（目安：1.5〜2 L／日程度）．アミノグリコシド系抗菌薬との併用で増強されることがある．尿量の確保，体重測定を行い，適宜，利尿薬を併用する．

③ 神経障害：CDDPでは手足のしびれなどの末梢神経障害と4,000〜8,000 Hz付近の高音域聴力障害が問題とされている．一般的にCDDPの総投与量が300〜500 mg/m^{2}以上になると聴器障害の頻度が高くなると報告されており，軽度なものは投与中止により軽減することもあるが，不可逆的な場合も少なくない．

【文 献】

1) Takada M, et al：Phase III study of concurrent versus sequential thoracic radiotherapy in combination with cisplatin and etoposide for limited-stage small-cell lung cancer；Results of the Japan Clinical Oncology Group Study 9104. J Clin Oncol, 20：3054-3060, 2002

2) Noda K, et al：Irinotecan plus cisplatin compared with etoposide plus cisplatin for extensive small-cell lung cancer. N Engl J Med, 346：85-91, 2002

3) 「腎機能別薬剤投与量POCKET BOOK 第5版」（日本腎臓病薬物療法学会／編），じほう，2024

4) 「改訂第2版ハイリスクがん患者の化学療法ナビゲーター」（高野利実，尾崎由記範／編），メジカルビュー社，2017

5) Pflüger KH, et al：Pharmacokinetics of etooside：Correlation of pharmacokinetic parameters with clinical conditions. Cancer Chemother Pharmacol, 31：350-356, 1993

＜川澄賢司＞

1. 肺がん 1) 小細胞肺がん

PI（CDDP＋CPT-11）療法

		Day	1	8	15	22	28
CDDP	60 mg/m² 点滴静注（2時間以上）		↓				
CPT-11	60 mg/m² 点滴静注（90分以上）		↓	↓	↓		

4週間ごと　4コース

【投与前】
Day 1：1,000〜2,000 mL の輸液

【制吐対策】
① 5-HT₃受容体拮抗薬（Day 1，8，15）② アプレピタント[※1] 125 mg（Day 1），80 mg（Day 2〜3）③ デキサメタゾン 9.9 mg IV（Day 1，8，15），8 mg PO（Day 2〜4，9〜10，16〜17）[※2] ④オランザピン 5 mg（Day 1〜4）（糖尿病患者には禁忌）

※1 静注のNK₁受容体拮抗薬使用の場合は p.24 参照.
※2 5-HT₃受容体拮抗薬としてパロノセトロンを使用する場合は Day 9〜10，16〜17のデキサメタゾンは省略も可能.

【投与後】
Day 1：① 1,000〜2,000 mL の輸液 ② 20％マンニトール 200〜300 mL，フロセミド注 10 mg（必要に応じ投与）

基本事項

【適　応】
小細胞肺がん
・遠隔転移を伴う小細胞肺がん
・進展型（extensive disease：ED）症例

【奏効率[1]】

奏効率	全生存期間（中央値）	1年生存率	2年生存率
84.4％	12.8カ月	58.4％	19.5％

【副作用[1]】

	Grade 2	Grade 3	Grade 4
好中球減少	38％	17％	3％

次ページへ続く

PI（CDDP＋CPT-11）療法 ●

前ページの続き

	Grade 2	Grade 3	Grade 4
血小板減少	9％	1％	3％
貧血	38％	20％	—
悪心・嘔吐	28％	10％	—
下痢	21％	8％	4％
発熱	17％	1％	0％

レジメンチェックポイント

① 投与前の確認：輸液の前負荷，制吐薬

② 投与量の確認

＜CDDP：腎障害時の減量基準＞

GFRまたはCcr （mL/min）	60～30	30～15	15＞
25％減量		禁忌（添付文書）	
		50％減量	推奨されない． 必要な場合には 50～75％減量 文献2

または

Ccr（mL/min）	60～46	45～31	30≧
	25％減量	50％減量	使用中止 文献3

＜CPT-11[4]（投与当日）＞

・白血球数 3,000 /mm^3 未満または血小板数 10万 /mm^3 未満

・白血球数 3,000 /mm^3 以上かつ血小板数 10万 /mm^3 以上であっても，白血球数または血小板数が急激な減少傾向にあるなど，骨髄抑制が疑われる場合

上記の場合は，中止または延期．

③ 相互作用

＜CPT-11＞

併用禁忌：アタザナビル（UGT阻害作用によるCPT-11の代謝遅延により，副作用増強のおそれがある）

CYP3A4阻害薬：骨髄抑制，下痢などの副作用が増強するおそれがある．患者の状態を観察しながらCPT-11の投与量を減量するか，または投与間隔を延長する．

CYP3A4誘導薬：活性代謝物（SN-38）の血中濃度が低下し，作用が減弱するおそれがある．CPT-11投与期間中は対象となる薬剤・食品との併用を避けることが望ましい．

< CDDP >
アミノグリコシド系抗菌薬，バンコマイシン，フロセミドとの併用で腎障害，聴器障害リスク増大．

注射用アムホテリシンBとの併用で腎障害リスク増大．

フェニトインとの併用でフェニトインの血漿中濃度が低下したとの報告がある．

副作用対策と服薬指導のポイント

① **悪心，嘔吐**：CDDPは90％に急性，30～50％に遅発性の悪心，嘔吐の発現があり得る．CDDP，CPT-11では患者の症状に留意し必要に応じて制吐薬の追加を行う．

② **腎障害**：CDDPでは予防として水分の摂取を心がけるように伝える（目安：1.5～2 L/日程度）．アミノグリコシド系抗菌薬との併用で増強されることがある．尿量の確保，体重測定を行い，適宜，利尿薬を併用する．

③ **神経障害**：CDDPでは手足のしびれなどの末梢神経障害と4,000～8,000 Hz付近の高音域聴力障害が問題とされている．一般的にCDDPの総投与量が300～500 mg/m^{2}以上になると聴器障害の頻度が高くなると報告されており，軽度なものは投与中止により軽減することもあるが，不可逆的な場合も少なくない．

④ **下痢**[5]
早発型：CPT-11の投与中あるいは投与直後に発現．コリン作動性と考えられ，多くは一過性であり，副交感神経遮断薬の投与により緩和することがある．

遅発型：CPT-11の投与後24時間以降に発現．主にCPT-11の活性代謝物（SN-38）による腸管粘膜傷害に基づくものと考えられ，持続することがある．

高度な下痢の持続により，脱水および電解質異常などをきたし，特に重篤な白血球・好中球減少を伴った場合には，致命的な経過をたどることがある．

★ ロペラミド（2 mg/回，下痢が止まるまで2〜4時間ごと），そのほか止瀉薬の投与を行う（ロペラミドなどの予防的投与や漫然とした投与は行わない）．
★ 脱水を認めた場合には，輸液，電解質補充を行う．
★ 重篤な白血球・好中球減少を伴った場合には，適切な抗菌薬の投与を考慮する．

【文　献】

1) Noda K, et al：Irinotecan plus cisplatin compared with etoposide plus cisplatin for extensive small-cell lung cancer. N Engl J Med, 346：85-91, 2002
2) 「腎機能別薬剤投与量POCKET BOOK 第5版」（日本腎臓病薬物療法学会／編），じほう，2024
3) 「改訂第2版ハイリスクがん患者の化学療法ナビゲーター」（高野利実，尾崎由記範／編），メジカルビュー社，2017
4) カンプト®点滴静注 インタビューフォーム
5) 「がん診療レジデントマニュアル 第9版」（国立がん研究センター内科レジデント／編），医学書院，2022

〈川澄賢司〉

1. 肺がん 1) 小細胞肺がん

CBDCA＋ETP療法

	Day 1 2 3 8 15 21
CBDCA AUC 5 点滴静注（30分以上）	↓
ETP 80 mg/m² 点滴静注（30〜60分）	↓ ↓ ↓

3〜4週間ごと　4コース

【制吐対策】
① 5-HT₃受容体拮抗薬（Day 1）② アプレピタント※ 125 mg（Day 1），80 mg（Day 2〜3）③ デキサメタゾン 4.95 mg IV（Day 1），3.3 mg IV（Day 2〜3）　※静注のNK₁受容体拮抗薬使用の場合はp.24参照

基本事項

【適　応】

小細胞肺がん
・進展型小細胞肺がん（ED-SCLC）の71歳以上でPS 0〜2でシスプラチンの使用が困難な場合，およびPS 3の症例
・進展型（extensive disease：ED）症例

【奏効率】

ED症例[1]

奏効率	全生存期間（中央値）	1年生存率
21％	9.5カ月	26％

【副作用[1]】

	Grade 1	Grade 2	Grade 3	Grade 4
白血球減少	12％	39％	31％	12％
血小板減少	12％	21％	10％	2％
貧血	40％	29％	—	2％
悪心，嘔吐	10％	56％	25％	2％
倦怠感	14％	22％	62％	2％
注射部位反応	12％	10％	4％	2％
口内炎	8％	8％	—	—

レジメンチェックポイント

① 投与前の確認：制吐薬

② 投与量の確認

CBDCA：Calvert の式より算出.

[Calvert の式]

投与量（mg）＝目標 AUC（mg/mL × min）× ｛GFR（mL/min）＋ 25｝

[Cockcroft-Gault 法]

GFR（男性）＝ ｛(140 − 年齢) × 体重（kg)｝ / ｛72 × Scr（mg/dL)｝

GFR（女性）＝ 0.85 × GFR（男性）

＜ETP：腎障害時の減量基準＞

血清クレアチニン（mg/dL）	＞ 1.4
	30 ％減量

文献 2

または

Ccr（mL/min）	15 〜 50	15 ＞
	25 ％減量	さらなる減量調節が必要

米国添付文書

＜ETP：肝障害時の減量基準＞

T-Bil 1.5 〜 3.0 mg/dL or AST ＞ 3 × ULN	T-Bil ＞ 3.0 mg/dL
50 ％減量	投与中止

文献 3

③ 点滴速度の確認

ETP は 30 〜 60 分かけてゆっくり点滴静注（添加剤としてポリソルベート 80 を含有し，急速静注により一過性の血圧低下，不整脈の報告がある）.

④ 相互作用の確認（CBDCA）

腎毒性および聴器毒性を有する薬剤（アミノグリコシド系抗菌薬など）との併用で腎障害および聴器障害のリスク増大.

副作用対策と服薬指導のポイント

◇腎障害：予防として水分の摂取を心がける. CBDCA はアミノグリコシド系抗菌薬との併用で増強されることがある.

● 改訂第8版 がん化学療法レジメンハンドブック

【文　献】

1) Smith IE, et al：Carboplatin（Paraplatin；JM8）and Etoposide（VP-16）as first-line combination therapy for small-cell lung cancer. J Clin Oncol, 5：185-189, 1987

2) Pflüger KH, et al：Pharmacokinetics of etoposide：correlation of pharmacokinetic parameters with clinical conditions. Cancer Chemother Pharmacol, 31：350-356, 1993

3) 「改訂第2版ハイリスクがん患者の化学療法ナビゲーター」（高野利実，尾崎由記範／編），メジカルビュー社，2017

<川澄賢司>

1. 肺がん　1）小細胞肺がん

Atezolizumab ＋ CBDCA ＋ ETP 療法

＜1～4コース目＞

		Day	1	2	3	21
Atezolizumab	1,200 mg 点滴静注（初回60分）[1]		↓			
CBDCA	AUC 5 点滴静注（30分以上）		↓			
ETP	100 mg/m^2 点滴静注（30～60分）		↓	↓	↓	

3週間ごと　4コース

[1] 2回目以降は30分

【制吐対策】
① 5-HT$_3$受容体拮抗薬（Day 1）② アプレピタント[2] 125 mg（Day 1），80 mg（Day 2～3）③ デキサメタゾン 4.95 mg IV（Day 1），3.3 mg IV（Day 2～3）　[2] 静注のNK$_1$受容体拮抗薬使用の場合はp.24参照

＜5コース目以降＞

		Day	1	8	15	21
Atezolizumab	1,200 mg 点滴静注（30分）		↓			

3週間ごと　PD（増悪）まで

基本事項

【適　応】
進展型小細胞肺がん

【奏効率】IMpower133試験[1]

奏効率	無増悪生存期間（中央値）	全生存期間（中央値）
60.2 %	5.2カ月	12.3カ月

【副作用】IMpower133試験[1]

	All Grade	Grade 3以上
好中球減少	36.3 %	23.2 %

次ページへ続く

● 改訂第8版 がん化学療法レジメンハンドブック

前ページの続き

	All Grade	Grade 3以上
貧血	38.9 %	14.1 %
血小板減少	16.2 %	10.1 %
発熱性好中球減少症	3.0 %	3.0 %
悪心	31.8 %	0.5 %
食欲減退	20.7 %	1.0 %
疲労	21.2 %	1.5 %
下痢	9.6 %	2.0 %
脱毛	34.8 %	0 %
Infusion reaction	5.1 %	2.0 %

免疫関連有害事象

	All Grade	Grade 3以上
皮疹	18.7 %	2.0 %
甲状腺機能亢進症／低下症	5.6 %／12.6 %	0 %／0 %
肝炎	7.1 %	1.5 %
肺臓炎	2.0 %	0.5 %
大腸炎	1.5 %	1.0 %

■ レジメンチェックポイント

① 投与量，投与速度の確認

Atezolizumab：60分かけて点滴静注．なお，初回投与の忍容性が良好であれば，2回目以降の投与時間は30分まで短縮できる．

CBDCA：Calvertの式より算出する（p.33参照）．

ETP：腎機能および肝機能の影響を受けるので，以下の基準を参考にする．

＜ETP：腎障害時の減量基準＞

血清クレアチニン（mg/dL）	＞1.4
	30 %減量

文献2

または

Ccr（mL/min）	15～50	15＞
	25 %減量	さらなる減量調節が必要

米国添付文書

Atezolizumab + CBDCA + ETP療法 ●

＜ETP：肝障害時の減量基準＞

T-Bil 1.5～3.0 mg/dL or AST＞3×ULN	T-Bil＞3.0 mg/dL
50％減量	投与中止

文献3

② 相互作用の確認

CBDCA：腎毒性および聴器毒性を有する薬剤（アミノグリコシド系抗菌薬など）との併用で腎障害および聴器障害のリスク増大.

③ 休薬，中止基準の確認[4]

＜Atezolizumab＞

副作用	程度	処置
間質性肺疾患等の呼吸器障害	Grade 2	Grade 1以下に回復するまで休薬する. 12週間を超える休薬後もGrade 1以下まで回復しない場合には,本剤を中止する.
	Grade 3以上または再発性	本剤を中止する.
肝機能障害	Grade 2（ASTもしくはALTが基準値上限の3倍超かつ5倍以下または総ビリルビンが基準値上限の1.5倍超かつ3倍以下の増加）が5日を超えて継続する場合	Grade 1以下に回復するまで休薬する. 12週間を超える休薬後もGrade 1以下まで回復しない場合には本剤を中止する.
	Grade 3以上（ASTもしくはALTが基準値上限の5倍超または総ビリルビンが基準値上限の3倍超に増加）	本剤を中止する.

次ページへ続く

37

● 改訂第8版 がん化学療法レジメンハンドブック

前ページの続き

副作用	程度	処置
大腸炎／下痢	Grade 2 または3	Grade 1 以下に回復するまで，休薬する．12週間を超える休薬後もGrade 1 以下まで回復しない場合には本剤を中止する．
	Grade 4	本剤を中止する．
膵炎	・Grade 3 以上のアミラーゼまたはリパーゼ高値 ・Grade 2 または3の膵炎	Grade 1 以下に回復するまで，休薬する．12週間を超える休薬後もGrade 1 以下まで回復しない場合は本剤を中止する．
	Grade 4 または再発性の膵炎	本剤を中止する．
内分泌障害	Grade 3 以上の高血糖	血糖値が安定するまで休薬する．
	・症候性の甲状腺機能低下症 ・症候性の甲状腺機能亢進症，または甲状腺刺激ホルモン値0.1 mU/L未満の無症候性の甲状腺機能亢進症	左記の状態が回復するまで休薬する．
	Grade 2 以上の副腎機能不全	Grade 1 以下に回復するまで休薬する．12週間を超える休薬後もGrade 1 以下まで回復しない場合は本剤を中止する．
	・Grade 2 または3の下垂体炎 ・Grade 2 または3の下垂体機能低下症	Grade 1 以下に回復するまで休薬する．12週間を超える休薬後もGrade 1 以下まで回復しない場合は本剤を中止する．
	・Grade 4 または再発性の下垂体炎 ・Grade 4 または再発性の下垂体機能低下症	本剤を中止する．

次ページへ続く

前ページの続き

副作用	程度	処置
脳炎, 髄膜炎	全 Grade	本剤を中止する.
神経障害	Grade 2	Grade 1 以下に回復するまで休薬する. 12 週間を超える休薬後も Grade 1 以下まで回復しない場合は本剤を中止する.
	Grade 3 以上	本剤を中止する.
	全 Grade のギラン・バレー症候群	本剤を中止する.
重症筋無力症	全 Grade	本剤を中止する
皮膚障害	Grade 3	Grade 1 以下に回復するまで休薬する. 12 週間を超える休薬後も Grade 1 以下まで回復しない場合は本剤を中止する.
	Grade 4	本剤を中止する.
腎炎	Grade 2	Grade 1 以下に回復するまで休薬する. 12 週間を超える休薬後も Grade 1 以下まで回復しない場合は本剤を中止する.
	Grade 3 以上	本剤を中止する.
筋炎	Grade 2 または 3	Grade 1 以下に回復するまで休薬する. 12 週間を超える休薬後も Grade 1 以下まで回復しない場合は本剤を中止する.
	Grade 3 の再発または Grade 4	本剤を中止する.
心筋炎	Grade 2 以上	本剤を中止する.
血球貪食症候群	全 Grade	本剤を中止する.

次ページへ続く

前ページの続き

副作用	程度	処置
眼障害	Grade 2	Grade 1以下に回復するまで休薬する. 12週間を超える休薬後もGrade 1以下まで回復しない場合は本剤を中止する.
	Grade 3以上	本剤を中止する.
Infusion reaction	Grade 1	投与速度を50%に減速する.なお,軽快した後30分間経過観察し,再発しない場合には投与速度を元に戻すことができる.
	Grade 2	投与を中断し,軽快後に投与速度を50%に減速し再開する.
	Grade 3以上	直ちに中止する.

＜CBDCA, ETPの減量基準[5]＞

参考：第Ⅰ/Ⅲ相臨床試験（IMpower133試験）の基準

副作用	条件	CBDCA	ETP
血液毒性	好中球数＜500/mm³かつ血小板数≧50,000/mm³	前回用量の75%	前回用量の75%
	好中球数＜1,000/mm³かつ38.5℃以上の発熱		
	血小板数＜25,000/mm³		
	血小板数＜50,000/mm³かつGrade 2以上の出血	前回用量の50%	前回用量の50%
腎機能障害	Ccr＞50 mL/min	規定なし	用量変更なし
	Ccr 15～50 mL/min		元の用量の75%
下痢	Grade 3, 4（止瀉薬使用下）または入院を要する場合	前回用量の75%	規定なし
悪心/嘔吐	Grade 3, 4（制吐薬使用下）	前回用量の75%	規定なし

次ページへ続く

前ページの続き

副作用	条件	CBDCA	ETP
神経毒性	Grade 2	前回用量の75%	規定なし
	Grade 3, 4	前回用量の50%または中止	規定なし
AST, ALT上昇	Grade 3	前回用量の75%	規定なし
	Grade 4	中止	規定なし
他の非血液毒性	Grade 3, 4	前回用量の75%	規定なし

- 一度減量した場合，用量を100％に増量することはできない．
- 2回の減量後にGrade 3または4の毒性が発現した場合，もしくは毒性のために63日間を超えて投与を延期した場合は投与中止．
- 非血液毒性が発現した場合，ベースライン値以下（またはGrade 1以下）に回復するまで，最長63日間休薬する．
- 各コース開始時点で好中球数が1,500/mm^{3}以上かつ血小板数が100,000/mm^{3}以上に回復するまで，最長63日間休薬する．

副作用対策と服薬指導のポイント

【Atezolizumab】

　免疫チェックポイント阻害薬では，頻度は高くないものの多岐にわたる免疫関連有害事象（irAE）が報告されており，それぞれの特徴や初期症状を指導して，早期に発見・対処することが重要である．irAEとしては，間質性肺疾患，重症筋無力症，大腸炎，1型糖尿病，肝機能障害，甲状腺機能障害，神経障害，腎障害などが報告されており，発現時には速やかに専門医への相談を検討する必要がある．irAEの早期発見のためには，通常の検査項目に加えて，心電図・胸部Ｘ線・血糖・甲状腺機能・副腎皮質機能検査など医療機関内であらかじめ取り決めをしておくことも重要である．また，Atezolizumab投与終了後に重篤な副作用があらわれることもあるので，投与終了後も観察を十分に行う．

① 間質性肺炎

急性肺障害，間質性肺疾患があらわれることがあるので，患者には初期症状（息切れ，呼吸困難，咳嗽，発熱など）を伝え，早期の医療機関への受診について指導する．Grade 2の場合には，副腎皮質ステロイド（初回用量：プレドニゾロン換算1〜

● 改訂第8版 がん化学療法レジメンハンドブック

2 mg/kg) の投与を考慮する．Grade 3 〜 4 の重篤な症状の場合
で，ステロイドパルス療法などの治療にて48時間を超えても症
状が改善しない場合には，適応外使用であることを留意のうえ，
免疫抑制薬（インフリキシマブ，シクロホスファミド，ミコ
フェノール酸モフェチルなど）の投与を考慮する．

② 大腸炎，重度の下痢

脱水予防のための水分摂取について説明するとともに，症状の
急激な悪化または遷延時の医療機関への受診について指導する．
止瀉薬であるロペラミドを投与する場合は，irAE による下痢を
マスクする可能性があるため使用には十分注意が必要である．
Grade 3 以上の重症および Grade 2 でも遷延する場合にはステ
ロイド，またはインフリキシマブ 5 mg/kg（保険適用外）の投
与を考慮する．ただし腸穿孔，敗血症などの合併時にはインフ
リキシマブ投与は勧められない．

③ 1 型糖尿病

劇症 1 型糖尿病の報告もされているため，口渇，多飲，多尿な
どの高血糖症状や，激しい倦怠感，悪心嘔吐などの糖尿病性ケ
トアシドーシス症状および早期の医療機関への受診について指
導する．1 型糖尿病が疑われる場合には専門医と連携するとと
もに，Atezolizumab の投与を中止し補液や電解質補充，インス
リン投与を開始する．ステロイドの使用にはエビデンスはなく
推奨されていない．

④ 甲状腺機能障害

比較的頻度の高い irAE であること，甲状腺機能亢進症（動悸，
発汗，暑がり，軟便，体重減少，不眠，振戦，眼球突出）およ
び甲状腺機能低下症（易疲労・脱力感，寒がり，便秘，体重増
加，徐脈，眼瞼浮腫，こむら返り，嗄声）の症状を説明する．
甲状腺機能障害は，破壊性甲状腺炎に伴う甲状腺機能亢進症を
経由して甲状腺機能低下に至る症例も報告されている．甲状腺
機能障害は，無症状で進行することもあるため，TSH・遊離
T3・遊離 T4 を定期的に測定することを考慮する．なお，副腎
機能障害が併発している場合，ヒドロコルチゾンの投与を先行
させる．

⑤ 副腎皮質機能低下症

コルチゾール欠乏に伴う易疲労性，食欲不振，消化器症状など

やアルドステロン欠乏に伴う低ナトリウム血症，高カリウム血症，低血圧などの症状を伝え，自覚する場合には早期の医療機関への受診について指導する．副腎皮質機能低下を疑う場合には，ACTH，コルチゾールを測定し，内分泌専門医と連携するとともに，ヒドロコルチゾン10〜20 mg/日より開始し，患者の状態に合わせて調節する．ヒドロコルチゾン開始後は，副腎クリーゼ予防のために，自己判断で中断しないことを説明する．また発熱等で普段と違うストレスがかかる場合には，ヒドロコルチゾンを通常の1.5〜3倍量服用するなど対応方法を事前に確認しておく必要がある．

【文　献】

1) Horn L, et al：First-line atezolizumab plus chemotherapy in extensive-stage small-cell lung cancer. N Engl J Med, 379：2220-2229, 2018
2) Pfluger KH, et al：Pharmacokinetics of etoposide: Correlation pharmacokinetic parameters with clinical conditions. Cancer Chemother Pharmacol, 31：350-356, 1993
3) 「改訂第2版ハイリスクがん患者の化学療法ナビゲーター」（高野利実，尾崎由記範／編），メジカルビュー社，2017
4) テセントリク®点滴静注 添付文書
5) テセントリク®適正使用ガイド

<佐野慶行>

1. 肺がん　1）小細胞肺がん

Durvalumab ＋ CDDP or CBDCA ＋ ETP 療法

＜ Durvalumab ＋ CDDP ＋ ETP 療法＞
1 ～ 4 コース目

		Day	1	2	3		21
Durvalumab	1,500 mg[※1] 点滴静注（60分以上）		↓				
CDDP	75 ～ 80 mg/m^2 点滴静注（2時間以上）		↓				
ETP	80 ～ 100 mg/m^2 点滴静注（30 ～ 60分）		↓	↓	↓		

3 週間ごと　4 コース

※1 体重 30 kg 以下の場合は，1 回投与量は 20 mg/kg とする.

【投与前】
Day 1：1,000 ～ 2,000 mL の輸液

【制吐対策】
① 5-HT$_3$ 受容体拮抗薬（Day 1）② アプレピタント[※2] 125 mg（Day 1），80 mg（Day 2 ～ 3）③ デキサメタゾン 9.9 mg IV（Day 1），6.6 mg IV（Day 2 ～ 4）④ オランザピン 5 mg（Day 1 ～ 4）（糖尿病患者には禁忌）　※2 静注の NK$_1$ 受容体拮抗薬使用の場合は p.24 参照

【投与後】
Day 1：① 1,000 ～ 2,000 mL の輸液 ② 20％マンニトール 200 ～ 300 mL，フロセミド注 10 mg（必要に応じ投与）

5 コース目以降

		Day	1	8	15	22	28
Durvalumab	1,500 mg 点滴静注（60分以上）		↓				

4 週間ごと　PD（増悪）まで

Durvalumab + CDDP or CBCDA + ETP 療法 ●

1
肺がん

1
小細胞肺がん

＜ Durvalumab ＋ CBDCA ＋ ETP 療法＞
1〜4コース目

		Day	1	2	3	21
Durvalumab	1,500 mg[※3] 点滴静注（60分以上）		↓			
CBDCA	AUC 5〜6 点滴静注（30分以上）		↓			
ETP	80〜100 mg/m² 点滴静注（30〜60分）		↓	↓	↓	

3週間ごと　4コース

※3 体重30 kg以下の場合は，1回投与量は20 mg/kgとする.

【制吐対策】
① 5-HT$_3$受容体拮抗薬（Day 1）② アプレピタント[※4] 125 mg（Day 1），80 mg（Day 2〜3）③ デキサメタゾン 4.95 mg IV（Day 1），3.3 mg IV（Day 2〜3）　※4 静注のNK$_1$受容体拮抗薬使用の場合はp.24参照

5コース目以降

		Day	1	8	15	22	28
Durvalumab	1,500 mg 点滴静注（60分以上）		↓				

4週間ごと　PD（増悪）まで

基本事項

【適　応】

進展型小細胞肺がん

【奏効率】CASPIAN 試験[1]

奏効率	無増悪生存期間（中央値）	全生存期間（中央値）
79 %	5.1 カ月	13.0 カ月

【副作用】CASPIAN 試験[1]

	All Grade	Grade 3以上
好中球減少	42 %	24 %
貧血	38 %	9 %
血小板減少	15 %	6 %
発熱性好中球減少症	6 %	5 %
悪心	34 %	＜1 %

次ページへ続く

● 改訂第8版 がん化学療法レジメンハンドブック

前ページの続き

	All Grade	Grade 3以上
食欲減退	18%	1%
疲労	18%	2%
便秘	17%	1%
下痢	10%	1%
脱毛	31%	1%

免疫関連有害事象

	All Grade	Grade 3以上
甲状腺機能亢進症／低下症	5%／9%	0%／0%
肺臓炎	3%	1%
肝炎	3%	2%
大腸炎	2%	<1%
1型糖尿病	2%	2%
副腎機能不全	<1%	0%

レジメンチェックポイント

① 投与量の確認

CBDCA：Calvertの式より算出する（p.33参照）.

CDDP：腎機能の影響を受けるので，以下の基準を参考にする.

＜CDDP：腎障害時の減量基準＞

GFR または Ccr (mL/min)	60 ～30	30 ～15	15>
	25% 減量	禁忌（添付文書）	
		50% 減量	推奨されない. 必要な場合には50～75%減量

文献2

または

Ccr（mL/min）	46～60	31～45	30≧
	25%減量	50%減量	使用中止

文献3

ETP：腎機能および肝機能の影響を受けるので，以下の基準を参考にする.

＜ETP：腎障害時の減量基準＞

血清クレアチニン（mg/dL）	>1.4
	30%減量

文献4

46

Durvalumab + CDDP or CBDCA + ETP療法 ●

1

肺がん

1

小細胞肺がん

または

Ccr（mL/min）	15〜50	15＞
	25％減量	さらなる減量調節が必要

米国添付文書

＜ETP：肝障害時の減量基準＞

T-Bil 1.5〜3.0 mg/dL or AST＞3×ULN	T-Bil＞3.0 mg/dL
50％減量	投与中止

文献3

② 相互作用の確認

CBDCA：腎毒性および聴器毒性を有する薬剤（アミノグリコシド系抗菌薬等）との併用で腎障害および聴器障害のリスク増大.

CDDP：アミノグリコシド系抗菌薬，バンコマイシン，フロセミドとの併用で腎障害，聴器障害リスク増大.

注射用アムホテリシンBとの併用で腎障害リスク増大.

フェニトインとの併用でフェニトインの血漿中濃度が低下したとの報告がある.

③ 副作用に対するDurvalumab休薬，中止基準の確認

p.73参照.

副作用対策と服薬指導のポイント

【Durvalumab】

免疫チェックポイント阻害薬では，頻度は高くないものの多岐にわたる免疫関連有害事象（irAE）が報告されており，それぞれの特徴や初期症状を指導して，早期に発見・対処することが重要である．irAEとしては，間質性肺疾患，重症筋無力症，大腸炎，1型糖尿病，肝機能障害，甲状腺機能障害，神経障害，腎障害などが報告されており，発現時には速やかに専門医への相談を検討する必要がある．irAEの早期発見のためには，通常の検査項目に加えて，心電図・胸部X線・血糖・甲状腺機能・副腎皮質機能検査など医療機関内であらかじめ取り決めをしておくことも重要である．また，Durvalumab投与終了後に重篤な副作用があらわれることもあるので，投与終了後も観察を十分に行う.

① 間質性肺炎

急性肺障害，間質性肺疾患があらわれることがあるので，患者には初期症状（息切れ，呼吸困難，咳嗽，発熱など）を伝え，

47

早期の医療機関への受診について指導する．Grade 2の場合には，副腎皮質ステロイド（初回用量：プレドニゾロン換算1～2 mg/kg）の投与を考慮する．Grade 3～4の重篤な症状の場合で，ステロイドパルス療法などの治療にて48時間を超えても症状が改善しない場合には，適応外使用であることを留意のうえ，免疫抑制薬（インフリキシマブ，シクロホスファミド，ミコフェノール酸モフェチルなど）の投与を考慮する．

② 大腸炎，重度の下痢

脱水予防のための水分摂取について説明するとともに，症状の急激な悪化または遷延時の医療機関への受診について指導する．止瀉薬であるロペラミドを投与する場合は，irAEによる下痢をマスクする可能性があるため使用には十分注意が必要である．Grade 3以上の重症およびGrade 2でも遷延する場合にはステロイド，またはインフリキシマブ5 mg/kg（保険適用外）の投与を考慮する．ただし腸穿孔，敗血症などの合併時にはインフリキシマブ投与は勧められない．

③ 1型糖尿病

劇症1型糖尿病の報告もされているため，口渇，多飲，多尿などの高血糖症状や，激しい倦怠感，悪心嘔吐などの糖尿病性ケトアシドーシス症状および早期の医療機関への受診について指導する．1型糖尿病が疑われる場合には専門医と連携するとともに，Durvalumabの投与を中止し補液や電解質補充，インスリン投与を開始する．ステロイドの使用にはエビデンスはなく推奨されていない．

④ 甲状腺機能障害

比較的頻度の高いirAEであること，甲状腺機能亢進症（動悸，発汗，暑がり，軟便，体重減少，不眠，振戦，眼球突出）および甲状腺機能低下症（易疲労・脱力感，寒がり，便秘，体重増加，徐脈，眼瞼浮腫，こむら返り，嗄声）の症状を説明する．甲状腺機能障害は，破壊性甲状腺炎に伴う甲状腺機能亢進症を経由して甲状腺機能低下に至る症例も報告されている．甲状腺機能障害は，無症状で進行することもあるため，TSH・遊離T3・遊離T4を定期的に測定することを考慮する．なお，副腎機能障害が併発している場合，ヒドロコルチゾンの投与を先行させる．

⑤ **副腎皮質機能低下症**

コルチゾール欠乏に伴う易疲労性，食欲不振，消化器症状など
やアルドステロン欠乏に伴う低ナトリウム血症，高カリウム血
症，低血圧などの症状を伝え，自覚する場合には早期の医療機
関への受診について指導する．副腎皮質機能低下を疑う場合に
は，ACTH，コルチゾールを測定し，内分泌専門医と連携する
とともに，ヒドロコルチゾン10～20 mg/日より開始し，患者
の状態に合わせて調節する．ヒドロコルチゾン開始後は，副腎
クリーゼ予防のために，自己判断で中断しないことを説明する．
また発熱等で普段と違うストレスがかかる場合には，ヒドロコ
ルチゾンを通常の1.5～3倍量服用するなど対応方法を事前に確
認しておく必要がある．

【CDDP】

① **悪心，嘔吐**：CDDPは90％に急性，30～50％に遅発性の悪心，
嘔吐の発現があり得る．患者の症状に留意し必要に応じて制吐
薬の追加を行う．

② **腎機能障害**：CDDPでは腎障害が起こりやすいため予防として
水分の摂取がすすめられる．尿量の確保，体重の測定を行い，
適宜利尿薬を併用する．

③ **神経障害**：CDDPでは手足のしびれなどの末梢神経障害と4,000
～8,000 Hz付近の高音域聴力障害が問題とされている．一般的
にCDDPの総投与量が300～500 mg/m²以上になると発現頻度
が高くなるといわれ，症状が軽度なものは長期間のうちに回復
するが，不可逆的になることもある．

【文　献】

1) Paz-Ares L, et al：Durvalumab plus platinum-etoposide versus platinum-
   etoposide in first-line treatment of extensive-stage small-cell lung cancer
   (CASPIAN)：a randomised, controlled, open-label, phase 3 trial. Lancet, 394：
   1929-1939, 2019
2) 「腎機能別薬剤投与量POCKET BOOK 第5版」（日本腎臓病薬物療法学会／編），
   じほう，2024
3) 「改訂第2版ハイリスクがん患者の化学療法ナビゲーター」（高野利実，尾崎由記
   範／編），メジカルビュー社，2017
4) Pfluger KH, et al：Pharmacokinetics of etoposide: Correlation pharmacokinetic
   parameters with clinical conditions. Cancer Chemother Pharmacol, 31：350-
   356, 1993

＜佐野慶行＞

1. 肺がん　1）小細胞肺がん

AMR単独療法

	Day	1	2	3	8	15	21
AMR　40 mg/m² 静脈内投与（約5分間）							

3週間ごと　PD（増悪）まで

【制吐対策】
① 5-HT₃受容体拮抗薬（Day 1）② デキサメタゾン 9.9 mg IV（Day 1），8 mg PO（Day 2〜3）

基本事項

【適　応】

小細胞肺がん 再発症例

【奏効率[1]】

奏効率	全生存期間（中央値）
75.8 %	11.7カ月

【副作用[1]】

	発現頻度
白血球減少	93.9 %
好中球減少	95.0 %
ヘモグロビン減少	81.2 %
血小板減少	47.0 %
食欲不振	65.7 %

	発現頻度
悪心, 嘔吐	58.6 %
脱毛	70.4 %
ALT上昇	22.7 %
AST上昇	17.1 %
発熱	29.8 %

レジメンチェックポイント

① 投与前の確認：制吐薬
② 前治療の確認

　　ほかのアントラサイクリン系薬剤など心毒性を有する薬剤による前治療が限界量に達している患者は心筋障害があらわれるおそれがあるため禁忌．代表的なアントラサイクリン系薬剤の限界量は以下のとおり．

薬剤名	限界量
ダウノルビシン	総投与量 25 mg/kg
ドキソルビシン	総投与量 500 mg/m^2
エピルビシン	総投与量 900 mg/m^2
ピラルビシン	総投与量 950 mg/m^2

③ 投与量の確認[1]

<投与開始前の規定>

・初回投与時：投与前の臨床検査で白血球数 4,000/mm^3 以上 12,000/mm^3 以下，血小板数 100,000/mm^3 以上，ヘモグロビン値 10 g/dL 以上

・次コース以降の投与時：白血球数 3,000/mm^3 以上，血小板数 100,000/mm^3 以上

<減量規定>

投与後，白血球数 1,000/mm^3 未満が4日以上持続した場合，または血小板数の最低値が 50,000/mm^3 未満の場合には，次コースの投与量を前コースよりも 5 mg/m^2/日減量する．

副作用対策と服薬指導のポイント

① 高度な骨髄抑制：重篤な感染症（敗血症，肺炎など）の発現による死亡例が報告されている．投与中に感染徴候に十分留意し，感染予防について指導を行う．

② 心筋障害：ほかのアントラサイクリン系薬剤では，心筋障害，さらにうっ血性心不全などの症状があらわれるとの報告があるので，心機能に対する観察を十分に行い，異常が認められた場合には，休薬または投与を中止すること．特にほかのアントラサイクリン系薬剤など心毒性を有する薬剤による前治療歴のある患者に投与する場合には十分注意すること．

③ 血管外漏出：AMR は起壊死性抗がん剤であるため，血管から薬液が漏れている場合はすぐに申し出ることを伝える．血管外漏出時は治療薬デクスラゾキサンの投与を検討する（p.305 参照）．

【文　献】

1) カルセド®注射液 インタビューフォーム

<川澄賢司>

1. 肺がん 2) 非小細胞肺がん

Nivolumab + CBDCA + PTX療法

		Day	1	8	15	21
Nivolumab	360 mg 点滴静注（30分以上）		⬇			
CBDCA	AUC 5 or 6 点滴静注（30分以上）		⬇			
PTX	175 or 200 mg/m² 点滴静注（3時間）		⬇			

3週間ごと　3コース

【前投薬】
① 5-HT₃受容体拮抗薬（Day 1）② アプレピタント※125 mg（Day 1），80 mg（Day 2〜3）③ デキサメタゾン19.8 mg IV（Day 1）：PTX投与30分前まで，4 mg PO（Day 2〜3）④ ジフェンヒドラミン50 mg PO：PTX投与30分前まで ⑤ ファモチジン20 mg IV：PTX投与30分前まで ※ 静注のNK₁受容体拮抗薬使用の場合はp.24参照

基本事項

【適 応】

非小細胞肺がんにおける術前補助療法

・臨床試験においては，*EGFR*遺伝子変異陽性または*ALK*融合遺伝子陽性が判明している患者は除外（未測定の場合は組み入れ可能）とされていた.

【奏効率[1]】CheckMate 816試験

病理学的完全奏効率	無再発生存期間（中央値）
24.0 %	31.6カ月

Nivolumab + CDDP（or CBDCA）+ GEM療法，Nivolumab + CDDP（or CBDCA）+ Pemetrexed療法施行患者のデータも含む.

【副作用[1]】CheckMate 816試験

	All Grade	Grade 3以上
好中球減少	15.9 %	8.5 %
貧血	23.9 %	2.8 %
悪心	33.0 %	0.6 %

次ページへ続く

前ページの続き

	All Grade	Grade 3以上
食欲減退	16.5％	1.1％
便秘	21.0％	0％
皮疹	8.5％	1.7％
甲状腺機能亢進症／低下症	4.0％／2.3％	0％／0％
副腎不全	1.1％	1.1％
肺臓炎	1.1％	0％

免疫関連有害事象を含む.
Nivolumab＋CDDP（or CBDCA）＋GEM療法，Nivolumab＋CDDP（or CBDCA）＋Pemetrexed療法施行患者のデータも含む.

レジメンチェックポイント

① 投与量の確認

CBDCAの投与量は，Calvertの式より算出する（p.33参照）.
＜PTX：肝機能低下症例に対する減量の目安＞

AST・ALT		T-Bil	PTX投与量
10×ULN未満	かつ	1.26～2.0×ULN	25％減量
10×ULN未満	かつ	2.01～5.0×ULN	50％減量
10×ULN以上	または	5.0×ULNを超える	中止

米国添付文書より

② 副作用に対するPTX延期，減量基準の確認[2]

投与前の検査で，白血球4,000/mm³未満または好中球2,000/mm³未満であれば，投与を延期する．投与後，白血球1,000/mm³未満となった場合，また，重篤な末梢神経障害が発生した場合には，次回の投与量を減量する．

③ 相互作用の確認

Nivolumab：ワクチン接種（生ワクチン，弱毒生ワクチン，不活化ワクチン）の接種により過度の免疫反応が起こる可能性があるため注意する．

CBDCA：腎毒性および聴器毒性を有する薬剤（アミノグリコシド系抗菌薬など）との併用で腎障害および聴器障害のリスク増大．

PTX：エタノールを含有しているため，ジスルフィラム，シアナミド，プロカルバジンとの併用にてアルコール反応を起こすおそれがあるため併用禁忌．また，セフメタゾールなどのN-

メチルテトラゾールチオメチル基を有するセフェム系抗菌薬およびメトロニダゾールの併用でも同様のおそれがある.

ビタミンA, アゾール系抗真菌薬, マクロライド系抗菌薬, ステロイドホルモン剤, ジヒドロピリジン系カルシウム拮抗薬, シクロスポリン, ベラパミル, ミダゾラム, キニジンとの併用にてPTXの血中濃度が上昇するおそれがある（PTXの代謝酵素がCYP2C8, CYP3A4であるため）.

■ 副作用対策と服薬指導のポイント

Nivolumabについてはp.182参照.

【PTX, CBDCA】

① **アルコールに関する問診**：PTXはアルコールに過敏な患者は慎重投与. また, PTXでは自動車の運転など危険を伴う機械の操作に従事させないように注意すること. Tri-weeklyのPTX投与ではビール瓶中瓶1本程度のアルコールが含まれている.

② **アレルギー症状**：PTXにより皮膚の異常（蕁麻疹）, 顔面潮紅, 息苦しさ, 動悸などが発現した場合はすぐに申し出ることを伝える. CBDCAは投与回数が多くなるに伴い, アレルギー発現頻度が上昇するため注意する.

> ★PTXと溶解補助剤のポリオキシエチレンヒマシ油による過敏症およびショック

③ **末梢神経障害**：PTXにより手足のしびれ, 刺痛, 焼けるような痛みが出現した場合はすぐに申し出ることを伝える.

④ **脱毛**：PTXにより高頻度で出現し, 治療開始から1～3週間で抜け始めることが多い. 治療終了後には個人差はあるが回復する.

⑤ **腎障害**：CBDCA投与では予防として水分の摂取の励行を心がける.

【文 献】
1) Forde MP, et al：Neoadjuvant Nivolumab plus Chemotherapy in Resectable Lung Cancer. N Engl J Med, 386：1973-1985, 2022
2) タキソール®添付文書

<佐野慶行>

1. 肺がん　2）非小細胞肺がん

Nivolumab ＋ CDDP or CBDCA ＋ GEM 療法

＜ Nivolumab ＋ CDDP ＋ GEM 療法＞		Day	1	8	15	21
Nivolumab	360 mg 点滴静注（30分以上）		↓			
CDDP	75 mg/m² 点滴静注（2時間以上）		↓			
GEM	1,000 or 1,250 mg/m² 点滴静注（30分）		↓	↓		

術前補助療法：3週間ごと　3コース
進行・再発：3週間ごと　4コース[※1]

※1 進行・再発では，4コース後，増悪が認められるまでNivolumab 360 mg（点滴静注 30分以上）Day 1　3週間ごとを継続（臨床試験においては最長2年間）．

【投与前（4コースまで）】
Day 1：1,000～2,000 mLの輸液

【制吐対策（4コースまで）】
① 5-HT₃受容体拮抗薬（Day 1）② アプレピタント[※2] 125 mg（Day 1），80 mg（Day 2～3）③ デキサメタゾン9.9 mg IV（Day 1），8 mg PO（Day 2～4），6.6 mg IV（Day 8）④ オランザピン5 mg（Day 1～4）（糖尿病患者には禁忌）

※2 静注のNK₁受容体拮抗薬使用の場合はp.24参照

【投与後（4コースまで）】
Day 1：① 1,000～2,000 mLの輸液　② 20％マンニトール200～300 mL，フロセミド注10 mg（必要に応じ投与）

＜ Nivolumab ＋ CBDCA ＋ GEM 療法＞		Day	1	8	15	21
Nivolumab	360 mg 点滴静注（30分以上）		↓			
CBDCA	AUC 5 点滴静注（30分以上）		↓			
GEM	1,000 mg/m² 点滴静注（30分）		↓	↓		

術前補助療法：3週間ごと　3コース
進行・再発：3週間ごと　4コース[※3]

● 改訂第8版 がん化学療法レジメンハンドブック

※3 進行・再発では，4コース後，増悪が認められるまでNivolumab 360 mg（点滴静注 30分以上）Day 1　3週間ごとを継続（臨床試験においては最長2年間）

【制吐対策（4コースまで）】

① 5-HT$_3$受容体拮抗薬（Day 1）② アプレピタント※4 125 mg（Day 1），80 mg（Day 2〜3）③ デキサメタゾン 4.95 mg IV（Day 1），4 mg PO（Day 2〜3），6.6 mg IV（Day 8）

※4 静注のNK$_1$受容体拮抗薬使用の場合はp.24参照

基本事項

【適　応】

非小細胞肺がんにおける術前補助療法（扁平上皮がん）

切除不能な進行・再発の非小細胞肺がん（扁平上皮がん）

【奏効率】

術前補助療法（CheckMate 816試験）[1]

病理学的完全奏効率	無再発生存期間（中央値）
24.0 %	31.6カ月

Nivolumab + CDDP（or CBDCA）+ Pemetrexed療法，Nivolumab + CBDCA + PTX療法施行患者のデータも含む.

進行・再発（CheckMate 227試験 part1）[2]

奏効率	無増悪生存期間（中央値）	全生存期間（中央値）
37.9 %	5.6カ月	15.2カ月

Nivolumab + CDDP（or CBDCA）+ Pemetrexed療法施行患者のデータも含む.

【副作用】

術前補助療法（CheckMate 816試験）[1]

	All Grade	Grade 3以上
好中球減少	15.9 %	8.5 %
貧血	23.9 %	2.8 %
悪心	33.0 %	0.6 %
食欲減退	16.5 %	1.1 %
便秘	21.0 %	0 %
皮疹	8.5 %	1.7 %
甲状腺機能亢進症／低下症	4.0 %／2.3 %	0 %／0 %
副腎不全	1.1 %	1.1 %
肺臓炎	1.1 %	0 %

免疫関連有害事象を含む.
Nivolumab + CDDP（or CBDCA）+ Pemetrexed療法，Nivolumab + CBDCA + PTX療法施行患者のデータも含む.

Nivolumab + CDDP or CBDCA + GEM療法 ●

進行・再発（CheckMate 227試験 part1）[2]

	All Grade	Grade 3以上
好中球減少	23.8%	13.4%
貧血	40.7%	17.4%
嘔吐	15.1%	2.3%
悪心	39.0%	2.3%
食欲減退	22.7%	2.3%
疲労	25.0%	4.7%
便秘	22.1%	0%
下痢	9.9%	1.2%
皮疹	15.1%	0.6%

免疫関連有害事象を含む.
Nivolumab + CDDP（or CBDCA）+ Pemetrexed療法施行患者のデータも含む.

■ レジメンチェックポイント

① 治療スケジュールの確認

　術前補助療法は3コースで治療終了となる（Nivolumab継続投与はなし）.

　進行・再発では，4コース終了後にNivolumabを継続する.

② （進行・再発）PD-L1発現の有無の確認

　PD-L1発現率が1%未満であることを確認する.

③ （術前補助療法）プラチナ製剤の確認

　臨床試験（CheckMate 816試験）では，CDDPに対する忍容性がないと判断された場合のみCDDPからCBDCAへの変更が可能と規定されていた.

④ 投与量の確認

　CBDCAの投与量は，Calvertの式より算出する（p.33参照）.

　CDDPは腎機能の影響を受けるので，以下の基準を参考にする.

＜CDDP：腎障害時の減量基準＞

GFRまたはCcr (mL/min)	60〜30	30〜15	15>
		禁忌（添付文書）	
	25%減量	50%減量	推奨されない. 必要な場合には 50〜75%減量

文献3

57

● 改訂第8版 がん化学療法レジメンハンドブック

または

Ccr（mL/min）	60～46	45～31	30≧
	25％減量	50％減量	使用中止

文献4

⑤ GEMは，胸部放射線照射の施行中は禁忌（重篤な食道炎，肺臓炎が発現し，死亡に至った例が報告されている）.

⑥ 副作用に対するGEMの投与基準
投与当日の白血球数が2,000/mm³未満または血小板数が70,000/mm³未満であれば，骨髄機能が回復するまで投与延期.

⑦ 相互作用の確認
Nivolumab：ワクチン接種（生ワクチン，弱毒生ワクチン，不活化ワクチン）の接種により過度の免疫反応が起こる可能性があるため注意する.
CBDCA：腎毒性および聴器毒性を有する薬剤（アミノグリコシド系抗菌薬など）との併用で腎障害および聴器障害のリスク増大.
CDDP：アミノグリコシド系抗菌薬，バンコマイシン，フロセミドとの併用で腎障害・聴器障害リスク増大.
注射用アムホテリシンBとの併用で腎障害リスク増大.
フェニトインとの併用でフェニトインの血漿中濃度が低下したとの報告がある.

▌副作用対策と服薬指導のポイント

Nivolumabについてはp.182参照.

【CDDP，GEM】

① 腎機能障害：CDDPでは腎障害が起こりやすいため予防として水分の摂取がすすめられる. 尿量の確保，体重の測定を行い，適宜利尿薬を併用する.

② 悪心，嘔吐：CDDPは90％以上に急性，30～50％に遅発性の悪心，嘔吐の発現があり得る. 患者の症状に留意し必要に応じて制吐薬の追加を行う.

③ 神経障害：CDDPでは手足のしびれなどの末梢神経障害と4,000～8,000 Hz付近の高音域聴力障害が問題とされている. 一般的にCDDPの総投与量が300～500 mg/m²以上になると発現頻度が高くなるといわれ，症状が軽度なものは長期間のうちに回復するが，不可逆的になることもある.

58

④ **発熱, 発疹**：GEMは発熱, 発疹が好発するため, ステロイド前投与が有効とされている.

⑤ **注射部位反応**：GEMは注射部位の静脈炎, 疼痛, 紅斑の発現頻度が高い. 症状の訴えがあった場合は, 5％ブドウ糖液の輸液に変更すると軽減されるとの報告がある.

【文 献】

1) Ferde MP, et al：Neoadjuvant Nivolumab plus Chemotherapy in Resectable Lung Cancer. N Engl J Med, 386：1973-1985, 2022

2) Hellmann DM, et al：Nivolumab plus Ipilimumab in Advanced Non–Small–Cell Lung Cancer. N Engl J Med, 381：2020-2031, 2019

3) 「腎機能別薬剤投与量POCKET BOOK 第5版」(日本腎臓病薬物療法学会／編), じほう, 2024

4) 「改訂第2版ハイリスクがん患者の化学療法ナビゲーター」(高野利美, 尾崎由紀範／編), メジカルビュー社, 2017

＜佐野慶行＞

1. 肺がん　2）非小細胞肺がん

Nivolumab＋CDDP or CBDCA＋Pemetrexed療法

＜Nivolumab＋CDDP＋Pemetrexed療法＞		Day	1	8	15	21
Nivolumab	360 mg 点滴静注（30分以上）		⬇			
CDDP	75 mg/m² 点滴静注（2時間以上）		⬇			
Pemetrexed	500 mg/m² 点滴静注（10分）		⬇			

術前補助療法：3週間ごと　3コース
進行・再発：3週間ごと　4コース[1]

※1 進行・再発では，4コース後，増悪が認められるまでNivolumab 360 mg（点滴静注 30分以上）Day 1およびPemetrexed 500 mg/m²（点滴静注 10分）Day 1　3週間ごとを継続．〔制吐対策：デキサメタゾン 6.6 mg IV（Day 1）〕

【投与前（4コースまで）】
Day 1：1,000〜2,000 mLの輸液

【制吐対策（4コースまで）】
① 5-HT₃受容体拮抗薬（Day 1）② アプレピタント[2] 125 mg（Day 1），80 mg（Day 2〜3）③ デキサメタゾン 9.9 mg IV（Day 1），8 mg PO（Day 2〜4）④ オランザピン 5 mg（Day 1〜4）（糖尿病患者には禁忌）　※2 静注のNK₁受容体拮抗薬使用の場合はp.24参照

【投与後（4コースまで）】
Day 1：① 1,000〜2,000 mLの輸液　② 20％マンニトール 200〜300 mL，フロセミド注 10 mg（必要に応じ投与）

【Pemetrexedに関連した支持療法】
葉酸：Pemetrexed初回投与の7日以上前からパンビタン®1 g（葉酸として0.5 mg）を連日経口投与．
ビタミンB₁₂：Pemetrexed初回投与の少なくとも7日前およびその後9週間ごとに1回1 mgを筋肉内投与．
＊葉酸，ビタミンB₁₂ともにPemetrexed最終投与日から22日目まで投与．

Nivolumab + CDDP or CBDCA + Pemetrexed療法 ●

1 肺がん

2 非小細胞肺がん

＜ Nivolumab ＋ CBDCA ＋ Pemetrexed療法＞

		Day	1	8	15	21
Nivolumab	360 mg 点滴静注（30分以上）		↓			
CBDCA	AUC 5 or 6 点滴静注（30分以上）		↓			
Pemetrexed	500 mg/m^2 点滴静注（10分）		↓			

術前補助療法：3週間ごと 3コース
進行・再発：3週間ごと 4コース※3

※3 進行・再発では，4コース後，増悪が認められるまでNivolumab 360 mg（点滴静注 30分以上）Day 1およびPemetrexed 500 mg/m^2（点滴静注 10分）Day 1 3週間ごとを継続〔制吐対策：デキサメタゾン 6.6 mg IV（Day 1）〕

【制吐対策（4コースまで）】
① 5-HT$_3$受容体拮抗薬（Day 1）② アプレピタント※4 125 mg（Day 1），80 mg（Day 2〜3）③ デキサメタゾン 4.95 mg IV（Day 1），4 mg PO（Day 2〜3）　※4 静注のNK$_1$受容体拮抗薬使用の場合はp.24参照

【Pemetrexedに関連した支持療法】
前ページ参照

基本事項

【適　応】

扁平上皮がんを除く非小細胞肺がんにおける術前補助療法
・臨床試験においては，*EGFR*遺伝子変異陽性または*ALK*融合遺伝子陽性が判明している患者は除外（未測定の場合は組み入れ可能）とされていた．
扁平上皮がんを除く切除不能な進行・再発の非小細胞肺がん
・臨床試験においては，*EGFR*遺伝子変異陰性および*ALK*融合遺伝子陰性例のみが組み入れられていた．

【奏効率】

術前補助療法（CheckMate 816試験）[1]

病理学的完全奏効率	無再発生存期間（中央値）
24.0 %	31.6カ月

Nivolumab ＋ CDDP（or CBDCA）＋ GEM療法，Nivolumab ＋ CBDCA ＋ PTX療法施行患者のデータを含む．

● 改訂第8版 がん化学療法レジメンハンドブック

進行・再発（CheckMate 227試験 part1）[2]

奏効率	無増悪生存期間（中央値）	全生存期間（中央値）
37.9%	5.6カ月	15.2カ月

Nivolumab + CDDP（or CBDCA）+ GEM療法施行患者のデータを含む.

【副作用】

術前補助療法（CheckMate 816試験）[1]

	All Grade	Grade 3以上
好中球減少	15.9%	8.5%
貧血	23.9%	2.8%
悪心	33.0%	0.6%
食欲減退	16.5%	1.1%
便秘	21.0%	0%
皮疹	8.5%	1.7%
甲状腺機能亢進症／低下症	4.0%／2.3%	0%／0%
副腎不全	1.1%	1.1%
肺臓炎	1.1%	0%

免疫関連有害事象を含む.
Nivolumab + CDDP（or CBDCA）+ GEM療法，Nivolumab + CBDCA +
PTX療法施行患者のデータを含む.

進行・再発（CheckMate 227試験 part1）[2]

	All Grade	Grade 3以上
好中球減少	23.8%	13.4%
貧血	40.7%	17.4%
嘔吐	15.1%	2.3%
悪心	39.0%	2.3%
食欲減退	22.7%	2.3%
疲労	25.0%	4.7%
便秘	22.1%	0%
下痢	9.9%	1.2%
皮疹	15.1%	0.6%

免疫関連有害事象を含む.
Nivolumab + CDDP（or CBDCA）+ GEM療法施行患者のデータを含む.

Nivolumab + CDDP or CBDCA + Pemetrexed療法 ●

レジメンチェックポイント

① 治療スケジュールの確認

術前補助療法は3コースで治療終了となる（Nivolumab継続投与はなし）．

進行・再発では，4コース終了後にNivolumabおよびPemetrexedを継続する．

②（進行・再発）PD-L1発現の有無の確認

PD-L1発現率が1％未満であることを確認すること．

③（術前補助療法）プラチナ製剤の確認

臨床試験（CheckMate 816試験）では，CDDPに対する忍容性がないと判断された場合のみCDDPからCBDCAへの変更が可能と規定されていた．

④ 投与量の確認

CBDCAの投与量は，Calvertの式より算出する（p.33参照）．

CDDPは腎機能の影響を受けるので，以下の基準を参考にする．

＜CDDP：腎障害時の減量基準＞

GFRまたはCcr (mL/min)	60〜30	30〜15	15＞
		禁忌（添付文書）	
	25％減量	50％減量	推奨されない．必要な場合には50〜75％減量 文献3

または

Ccr（mL/min）	60〜46	45〜31	30≧
	25％減量	50％減量	使用中止 文献4

⑤ Pemetrexedの重篤な副作用の発現を軽減するため，葉酸とビタミンB_{12}の投与を確認する．

⑥ 相互作用の確認

Nivolumab：ワクチン接種（生ワクチン，弱毒生ワクチン，不活化ワクチン）の接種により過度の免疫反応が起こる可能性があるため注意する．

CBDCA：腎毒性および聴器毒性を有する薬剤（アミノグリコシド系抗菌薬など）との併用で腎障害および聴器障害のリスク増大．

CDDP：アミノグリコシド系抗菌薬，バンコマイシン，フロセ

ミドとの併用で腎障害・聴器障害リスク増大.

注射用アムホテリシンBとの併用で腎障害リスク増大.

フェニトインとの併用でフェニトインの血漿中濃度が低下したとの報告がある.

Pemetrexed：NSAIDs，腎毒性を有する薬剤または腎排泄型薬剤との併用は，Pemetrexedの血中濃度が上昇するおそれがある.

⑦ 副作用に対する CDDP および Pemetrexed 減量基準の確認[5]

<血液毒性>

	CDDP および Pemetrexed の用量
最低好中球数＜ 500/mm^3 および 最低血小板数≧ 50,000/mm^3	前回の用量の 75 %
最低好中球数にかかわらず 最低血小板数＜ 50,000/mm^3	
最低好中球数にかかわらず 出血を伴う最低血小板数＜ 50,000/mm^3	前回の用量の 50 %

2 回の減量後に Grade3 もしくは 4 の血液毒性が認められた場合は直ちに投与を中止する.

<非血液毒性（神経毒性を除く）>

Grade 3 以上の非血液毒性が発現した場合には，投与開始前の値以下に回復するまで Pemetrexed の投与を控えること.

	CDDP の用量	Pemetrexed の用量
粘膜炎を除く Grade 3 または 4 の毒性	前回の用量 の 75 %	前回の用量 の 75 %
入院を要する下痢 （Grade は問わない） または Grade 3 または 4 の下痢		
Grade 3 または 4 の粘膜炎	前回の用量 の 100 %	前回の用量 の 50 %

2 回の減量後に Grade 3 もしくは 4 の非血液毒性が認められた場合は直ちに投与を中止する.

<神経毒性>

	CDDP の用量	Pemetrexed の用量
Grade 2	前回の用量の 50 %	前回の用量の 100 %
Grade 3 または 4	中止	中止

副作用対策と服薬指導のポイント

Nivolumabについてはp.182参照.

【CDDP】

① 悪心，嘔吐：CDDPは90％以上に急性，30〜50％に遅発性の悪心，嘔吐の発現があり得る．患者の症状に留意し必要に応じて制吐薬の追加を行う．

② 腎機能障害：CDDPでは腎障害が起こりやすいため予防として水分の摂取がすすめられる．尿量の確保，体重の測定を行い，適宜利尿薬を併用する．

③ 神経障害：CDDPでは手足のしびれなどの末梢神経障害と4,000〜8,000 Hz付近の高音域聴力障害が問題とされている．一般的にCDDPの総投与量が300〜500 mg/m^{2}以上になると発現頻度が高くなるといわれ，症状が軽度なものは長期間のうちに回復するが，不可逆的になることもある．

【Pemetrexed，CBDCA】

① 急性肺障害，間質性肺炎：Pemetrexedでは急性肺障害，間質性肺炎があらわれることがあるので，胸部X線検査などの観察を十分行う．また，患者には初期症状（発熱，息切れ，空咳）を伝え，症状発現時は早期の医療機関への受診を指導する．

② 腎障害：CBDCA投与では予防として水分摂取の励行を心がける．

③ Pemetrexedによる毒性軽減の目的のため葉酸およびビタミンB$_{12}$製剤を併用していることを指導し，葉酸の服薬アドヒアランス低下を回避する．

【文　献】

1) Ferde MP, et al：Neoadjuvant Nivolumab plus Chemotherapy in Resectable Lung Cancer. N Engl J Med, 386：1973-1985, 2022

2) Hellmann DM, et al：Nivolumab plus Ipilimumab in Advanced Non-Small-Cell Lung Cancer. N Engl J Med, 381：2020-2031, 2019

3) 「腎機能別薬剤投与量POCKET BOOK第5版」（日本腎臓病薬物療法学会／編），じほう，2024

4) 「改訂第2版ハイリスクがん患者の化学療法ナビゲーター」（高野利美，尾崎由紀範／編），メジカルビュー社，2017

5) アリムタ®注射用 添付文書

〈佐野慶行〉

1. 肺がん　2）非小細胞肺がん

NP（VNR＋CDDP）療法

		Day	1	8	15	21
CDDP	80 mg/m² 点滴静注（2時間以上）		⬇			
VNR	25 mg/m² 静脈注射（10分以内）		⬇	⬇		

3週間ごと　4（〜6）コース

＜放射線併用時＞

		Day	1	8	15	22	28
CDDP	80 mg/m² 点滴静注（2時間以上）		⬇				
VNR	20 mg/m² 静脈注射（10分以内）		⬇	⬇			
放射線	2 Gy/回 1日1回　合計60 Gy						

4週間ごと　4コース

【投与前】
Day 1：1,000〜2,000 mLの輸液
【制吐対策】
① 5-HT₃受容体拮抗薬（Day 1）② アプレピタント※ 125 mg（Day 1），80 mg（Day 2〜3）③ デキサメタゾン 9.9 mg IV（Day 1），8 mg PO（Day 2〜4），④オランザピン 5 mg（Day 1〜4）（糖尿病患者には禁忌）　※静注のNK₁受容体拮抗薬使用の場合はp.24参照
【投与後】
Day 1：① 1,000〜2,000 mLの輸液 ② 20％マンニトール 200〜300 mL，フロセミド注 10 mg（必要に応じ投与）
Day 8（VNR単剤投与の場合）：VNR投与直後に 200 mL程度の生理食塩液などの輸液で血管内を流す.

★ VNRは血管痛および静脈炎の頻度が高く，予防する必要がある.

NP（VNR ＋ CDDP）療法 ●

1 肺がん

2 非小細胞肺がん

基本事項

【適　応】

非小細胞肺がん

・Stage Ⅲ B および Stage Ⅳ

・放射線併用：Stage Ⅲ a T1-3N2M0 の外科的切除不能症例およ
　び Stage Ⅲ B

【奏効率[1]】

奏効率	全生存期間（中央値）	1 年生存率	2 年生存率
33.1 %	11.4 カ月	48.3 %	21.4 %

【副作用[1]】

	Grade 2	Grade 3	Grade 4
白血球減少	25 %	51 %	16 %
貧血	43 %	25 %	5 %
悪心	33 %	14 %	—
嘔吐	29 %	7 %	0 %
食欲不振	29 %	20 %	1 %
便秘	40 %	14 %	0 %
倦怠感	23 %	3 %	0 %
注射部位反応	27 %	0 %	—

▌レジメンチェックポイント

① 投与前の確認：輸液の前負荷，制吐薬

② 投与量の確認

＜ CDDP：腎障害時の減量基準＞

GFR または Ccr (mL/min)	60 〜 30	30 〜 15	15 ＞
25 % 減量	50 % 減量	禁忌（添付文書）	
		推奨されない. 必要な場合には 50 〜 75 % 減量	

文献2

または

Ccr（mL/min）	60 〜 46	45 〜 31	30 ≧
	25 % 減量	50 % 減量	使用中止

文献3

67

＜VNR：肝障害時の減量基準＞

T-Bil	VNR投与量
2.1〜3.0 mg/dL	50％減量
＞3.0 mg/dL	75％減量

米国添付文書より

＜VNR＞

投与前の白血球数が2,000/mm³ 未満の場合には投与を延期し，2,000/mm³ 以上に回復するのを待って投与する．

③ 相互作用

VNR[4]：アゾール系抗真菌薬，マクロライド系抗菌薬，カルシウム拮抗薬，ベンゾジアゼピン系薬剤など，CYP3A4阻害薬の併用により代謝が阻害され副作用が強くあらわれることがある．

CDDP：アミノグリコシド系抗菌薬，バンコマイシン，フロセミドとの併用で腎障害，聴器障害リスク増大．

注射用アムホテリシンBとの併用で腎障害リスク増大．

フェニトインとの併用でフェニトインの血漿中濃度が低下したとの報告がある．

▍副作用対策と服薬指導のポイント

① 悪心，嘔吐：CDDPは90％に急性，30〜50％に遅発性の悪心，嘔吐の発現があり得る．患者の症状に留意し必要に応じて制吐薬の追加を行う．また，デキサメタゾン，アプレピタント，オランザピンの服用意義を説明する．

② 腎障害：CDDPでは予防として水分の摂取を心がけるように伝える（目安：1.5〜2 L/日程度）．アミノグリコシド系抗菌薬との併用で増強されることがある．尿量の確保，体重測定を行い，適宜，利尿薬を併用する．

③ 神経障害：CDDPでは手足のしびれなどの末梢神経障害と4,000〜8,000 Hz付近の高音域聴力障害が問題とされている．一般的にCDDPの総投与量が300〜500 mg/m² 以上になると聴器障害の頻度が高くなると報告されており，軽度なものは投与中止により軽減することもあるが，不可逆的な場合も少なくない．

④ 血管外漏出（VNR）：血管外漏出時は冷却は避け，保温が望ましい．

⑤ イレウス，便秘：VNRではイレウス，便秘の頻度が高いため，激しい腹痛，嘔吐などの発現があり得る．排便コントロールを

行うなどの患者観察が必要である.

⑥ **白血球・好中球減少**：VNRの用量規制因子は白血球・好中球減少であり，重篤な白血球減少に起因した治療関連死が認められている．そのため，頻回に臨床検査を行うなど，患者の状態を十分に観察し，患者には感染予防（手洗い，うがい，マスクの着用など）の励行を指導する必要がある．

【文　献】

1) Ohe Y, et al：Randomized phase Ⅲ study of cisplatin plus irinotecan versus carboplatin plus paclitaxel, cisplatin plus gemcitabine, and cisplatin plus vinorelbine for advanced non-small-cell lung cancer：Four-Arm Cooperative Study in Japan. Ann Oncol, 18：317-323, 2007

2) 「腎機能別薬剤投与量POCKET BOOK第5版」（日本腎臓病薬物療法学会／編），じほう，2024

3) 「改訂第2版ハイリスクがん患者の化学療法ナビゲーター」（高野利実，尾崎由記範／編），メジカルビュー社，2017

4) ロゼウス®静注液 インタビューフォーム

<川澄賢司>

1. 肺がん 2) 非小細胞肺がん

CBDCA＋RT（放射線）療法

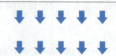

	Day	1	2	3	4	5	6	7
CBDCA 30 mg/m² 点滴静注（30分）		↓	↓	↓	↓	↓		
放射線照射		↓	↓	↓	↓	↓		

・放射線治療は週5回，2 Gy/Day 計60 Gy（30回）照射する．
・CBDCAは放射線照射日のみ点滴（施設によって照射日は異なるため確認が必要）．
・CBDCAの投与は最初の20回のみ併用して，残り10回は放射線単独の治療となる．
・CBDCAは放射線治療の1時間前に点滴終了とする．

【制吐対策】
CBDCAは中等度催吐性リスクの薬剤であるが，低用量であり制吐薬は未使用で実施される場合が多い．
＊連日投与における予防的制吐薬の使用についてのエビデンスは確立されていない．

基本事項

【適応】
高齢者切除不能局所進行非小細胞肺がん Stage Ⅲ期

【奏効率】JCOG0301試験[1]

奏効率	無増悪生存期間（中央値）	全生存期間（中央値）
51.5％	8.9カ月	22.4カ月

【副作用】JCOG0301試験[1]

	Grade 1	Grade 2	Grade 3	Grade 4
好中球減少	10.4％	20.8％	34.4％	22.9％
血小板減少	18.8％	23.9％	29.2％	0％
貧血	27.1％	34.4％	4.2％	1％
発熱性好中球減少症	―	―	2.1％	0％
悪心	19％	2.1％	0％	0％
食欲不振	36.5％	7.3％	1％	1％

次ページへ続く

前ページの続き

	Grade 1	Grade 2	Grade 3	Grade 4
皮膚炎	54.2 %	2.1 %	0 %	0 %
倦怠感，疲労	35.4 %	2.1 %	0 %	1 %
肺臓炎	13.5 %	6.3 %	1 %	0 %

■ レジメンチェックポイント

① CBDCAの投与量の確認

通常CBDCAの投与量はCalvertの式より算出されるが，本治療においては体表面積あたりの投与量で計算されるため注意する．

② CBDCAの投与タイミング

臨床試験のときにはCBDCAは放射線治療の1時間前に点滴静注終了とされていたため，放射線治療の時間を考慮して投与タイミングを調節する．

CBDCAは生理食塩液に希釈後8時間までの安定を示すデータはあるが，放射線治療のタイミングによっては調製時間の調節が必要である．

③ 併用薬の確認

CBDCA：腎毒性および聴器毒性を有する薬剤（アミノグリコシド系抗菌薬等）との併用で腎障害および聴器障害のリスク増大．

■ 副作用対策と服薬指導のポイント

① 骨髄抑制：手洗い，うがいなどの感染予防対策の指導を行う．

② 放射線肺臓炎：照射時期よりも遅れて生じてくる場合が多いため，治療終了後も発熱，咳，呼吸状態の変化などを発見したら速やかに医療機関に連絡するように指導する．

【文 献】

1) Atagi S, et al：Thoracic radiotherapy with or without daily low-dose carboplatin in elderly patients with non-small-cell lung cancer: a randomised, controlled, phase 3 trial by the Japan Clinical Oncology Group (JCOG0301). Lancet Oncol, 13：671-678, 2012

＜川澄賢司＞

1. 肺がん 2) 非小細胞肺がん

Durvalumab 単独療法

		Day	1	8	15	22	28
Durvalumab	1,500 mg※ 点滴静注（60 分以上）						
		4 週間ごと　12 カ月間まで					

※体重 30 kg 以下の場合は 20 mg/kg とする.

基本事項

【適　応】

切除不能な局所進行の非小細胞肺がんにおける根治的化学放射線療法後の維持療法

【奏効率】PACIFIC 試験[1]

奏効率	無増悪生存期間 （中央値）	無増悪生存率 （12 カ月時点）
28.4 %	16.8 カ月	55.9 %

【副作用】[2] PACIFIC 試験[1]

	全症例（475 例）		日本人症例（72 例）	
	All Grade	Grade 3 以上	All Grade	Grade 3 以上
咳嗽	35.4 %	0.4 %	11.1 %	0 %
疲労	23.8 %	0.2 %	13.9 %	0 %
放射線肺臓炎	20.2 %	1.7 %	54.2 %	5.6 %
下痢	18.3 %	0.6 %	12.5 %	0 %
発熱	14.7 %	0.2 %	11.1 %	0 %
食欲減退	14.3 %	0.2 %	15.3 %	0 %
掻痒症	12.2 %	0 %	19.4 %	0 %
肺臓炎	10.7 %	1.7 %	12.5 %	1.4 %
甲状腺機能低下症	11.6 %	0.2 %	9.7 %	0 %
甲状腺機能亢進症	2.7 %	0 %	4.2 %	0 %

Durvalumab単独療法 ●

■レジメンチェックポイント

◇ 副作用に対する休薬，中止基準の確認[3] [4]

副作用	程度	処置
間質性肺疾患	Grade 2	Grade 1以下に回復するまで休薬する．
	Grade 3または4	投与を中止する．
肝機能障害	ASTもしくはALTが基準値上限の3〜10倍，または総ビリルビンが基準値上限の1.5〜3倍まで増加した場合	Grade 1以下に回復するまで休薬する．
	・ASTもしくはALTが基準値上限の10倍超，または総ビリルビンが基準値上限の3倍超まで増加した場合 ・ASTもしくはALTが基準値上限の3倍超，かつ総ビリルビンが基準値上限の2倍超まで増加し，本剤以外に原因がない場合	投与を中止する．
肝機能障害（ベースラインのASTもしくはALTが基準値上限を超えている肝悪性腫瘍を有する患者）	・ASTもしくはALTがベースラインの2.5〜7倍，かつ基準値上限の20倍以下に増加した場合 ・ASTもしくはALTがベースラインの2.5〜5倍，かつ基準値上限の20倍以下に増加し，加えて総ビリルビンが基準値上限の1.5〜2倍に増加し，本剤以外に原因がない場合	ベースラインの2.5倍未満に回復するまで休薬する．
	・ASTもしくはALTがベースラインの7倍超，または基準値上限の20倍超に増加した場合 ・総ビリルビンが基準値上限の3倍超まで増加した場合 ・ASTもしくはALTがベースラインの2.5倍超，かつ総ビリルビンが基準値上限の2倍超まで増加し，本剤以外に原因がない場合	投与を中止する．

次ページへ続く

● 改訂第8版 がん化学療法レジメンハンドブック

前ページの続き

副作用	程度	処置
大腸炎・下痢	Grade 2 または 3	Grade 1 以下に回復するまで休薬する.
	Grade 4	投与を中止する.
消化管穿孔	全 Grade	投与を中止する.
甲状腺機能亢進症,副腎機能不全,下垂体機能低下症	Grade 2～4	症状が安定するまで休薬する.
腎機能障害	血清クレアチニンが基準値上限またはベースラインの1.5～3倍まで増加した場合	Grade 1 以下に回復するまで休薬する.
	血清クレアチニンが基準値上限またはベースラインの3倍超まで増加した場合	投与を中止する.
筋炎	Grade 2 または 3	Grade 1 以下に回復するまで休薬する. 30 日以内に Grade 1 以下まで回復しない場合または呼吸機能不全の徴候があらわれた場合は,投与を中止する.
	Grade 4	投与を中止する.
心筋炎	Grade 2～4	投与を中止する.
重症筋無力症	Grade 2～4	投与を中止する.
脳炎	Grade 2～4	投与を中止する.
神経障害	Grade 2	Grade 1 以下に回復するまで休薬する. 30 日以内に Grade 1 以下まで回復しない場合または呼吸機能不全の徴候があらわれた場合は,投与を中止する.
	Grade 3 または 4	投与を中止する.

次ページへ続く

74

前ページの続き

副作用	程度	処置
皮膚障害	・Grade 2 で 1 週間以上継続した場合 ・Grade 3	Grade 1 以下に回復するまで休薬する.
	・Grade 4 ・皮膚粘膜眼症候群（Stevens-Johnson 症候群）または中毒性表皮壊死融解症（Toxic Epidermal Necrolysis：TEN）	投与を中止する.
Infusion reaction	Grade 1 または 2	投与を中断または投与速度を 50% 減速する.
	Grade 3 または 4	投与を中止する.
上記以外の副作用（甲状腺機能低下症, 1 型糖尿病を除く）	Grade 2 または 3	Grade 1 以下に回復するまで休薬する.
	Grade 4	投与を中止する.

▌副作用対策と服薬指導のポイント

p.47 参照.

【文　献】

1) Antonia SJ, et al：Durvalumab after chemoradiotherapy in stage Ⅲ non-small-cell lung cancer. N Engl J Med, 377：1919-1929, 2017
2) イミフィンジ® 総合製品情報概要
3) イミフィンジ® 点滴静注 適正使用ガイド
4) イミフィンジ® 点滴静注 添付文書

<川澄賢司>

1．肺がん　2）非小細胞肺がん

Atezolizumab ＋ CBDCA or CDDP ＋ Pemetrexed 療法

＜ Atezolizumab ＋ CBDCA ＋ Pemetrexed 療法＞		Day	1	8	15	21
Atezolizumab	1,200 mg 点滴静注（初回60分）※1		↓			
CBDCA	AUC 6 点滴静注（30分以上）		↓			
Pemetrexed	500 mg/m² 点滴静注（10分）		↓			

3週間ごと　4〜6コース

※1 2回目以降は30分

【制吐対策】
① 5-HT$_3$受容体拮抗薬（Day 1）② アプレピタント※2 125 mg（Day 1），80 mg（Day 2〜3）③ デキサメタゾン 4.95 mg IV（Day 1），4 mg PO（Day 2〜3）　※2 静注のNK$_1$受容体拮抗薬使用の場合はp.24参照

【Pemetrexed に関連した支持療法】
葉酸：Pemetrexed 初回投与の7日以上前からパンビタン®1 g（葉酸として0.5 mg）を連日経口投与
ビタミンB$_{12}$：Pemetrexed 初回投与の少なくとも7日前およびその後9週間ごと，1回1 mg を筋肉内投与
＊葉酸，ビタミンB$_{12}$ともにPemetrexed 最終投与日から22日目まで投与

4〜6コース後

		Day	1	8	15	21
Atezolizumab	1,200 mg 点滴静注（30分）		↓			
Pemetrexed	500 mg/m² 点滴静注（10分）		↓			

3週間ごと　PD（増悪）まで

【制吐対策】
デキサメタゾン 6.6 mg IV（Day 1）

Atezolizumab + CBDCA or CDDP + Pemetrexed 療法 ●

＜ Atezolizumab ＋ CDDP ＋ Pemetrexed 療法＞

		Day	1	8	15	21
Atezolizumab	1,200 mg 点滴静注（初回60分）※3		⬇			
CDDP	75 mg/m^2 点滴静注（2時間以上）		⬇			
Pemetrexed	500 mg/m^2 点滴静注（10分）		⬇			

3週間ごと　4〜6コース

※3 2回目以降は30分

【投与前】
Day 1：1,000〜2,000 mL の輸液

【制吐対策】
① 5-HT$_3$ 受容体拮抗薬（Day 1）② アプレピタント※4 125 mg（Day 1），80 mg（Day 2〜3）③ デキサメタゾン 9.9 mg IV（Day 1），8 mg PO（Day 2〜4）④ オランザピン 5 mg（Day 1〜4）（糖尿病患者には禁忌）　※4 静注のNK$_1$受容体拮抗薬使用の場合は p.24 参照

【投与後】
Day 1：① 1,000〜2,000 mL の輸液　② 20％マンニトール 200〜300 mL，フロセミド注 10 mg（必要に応じ投与）

【Pemetrexed に関連した支持療法】
前ページ参照

4〜6コース後

		Day	1	8	15	21
Atezolizumab	1,200 mg 点滴静注（30分）		⬇			
Pemetrexed	500 mg/m^2 点滴静注（10分）		⬇			

3週間ごと　PD（増悪）まで

【制吐対策】
デキサメタゾン 6.6 mg IV（Day 1）

基本事項

【適　応】
扁平上皮がんを除く切除不能な進行・再発の非小細胞肺がん
＊臨床試験においては，EGFR 遺伝子変異陰性および ALK 融合遺伝子陰性例のみが組み入れられていた．

● 改訂第8版 がん化学療法レジメンハンドブック

【奏効率】 IMpower 132 試験[1]

奏効率	無増悪生存期間（中央値）	全生存期間（中央値）
47%	7.6カ月	17.5カ月

【副作用[2]】 IMpower 132 試験

	All Grade
好中球減少	3.8%
貧血	14.8%
血小板減少	4.5%
発熱性好中球減少症	0.7%
悪心	13.4%
疲労	10.3%
下痢	11.0%
口内炎	4.5%
発疹	8.9%
ALT上昇	11.3%
AST上昇	11.0%
甲状腺機能亢進症／低下症	1.4%／5.2%
大腸炎	1.4%
肺臓炎	0.3%
1型糖尿病	0.3%

レジメンチェックポイント

① 投与量，投与速度の確認

Atezolizumab：60分かけて点滴静注．なお，初回投与の忍容性が良好であれば，2回目以降の投与時間は30分間まで短縮できる．

CBDCA：Calvert の式より算出する（p.33参照）．

CDDP：腎機能の影響を受けるので，以下の基準を参考にする．

＜CDDP：腎障害時の減量基準＞

GFRまたはCcr (mL/min)	60～30	30～15	15＞
	25%減量	禁忌（添付文書）	
		50%減量	推奨されない． 必要な場合には 50～75%減量

文献3

または

78

Ccr（mL/min）	60〜46	45〜31	30≧	
	25％減量	50％減量	使用中止	文献4

② Pemetrexedの重篤な副作用の発現を軽減するため，葉酸とビタミンB_{12}の投与を確認する．

③ 相互作用の確認

CBDCA：腎毒性および聴器毒性を有する薬剤（アミノグリコシド系抗菌薬等）との併用で腎障害および聴器障害のリスク増大．

CDDP：アミノグリコシド系抗菌薬，バンコマイシン，フロセミドとの併用で腎障害・聴器障害リスク増大．

注射用アムホテリシンBとの併用で腎障害リスク増大．

フェニトインとの併用でフェニトインの血漿中濃度が低下したとの報告がある．

Pemetrexed：NSAIDs，腎毒性を有する薬剤または腎排泄型薬剤との併用は，Pemetrexedの血中濃度が上昇するおそれがある．

④ 副作用に対するAtezolizumab休薬，中止基準の確認

p.37参照．

⑤ 副作用に対するCDDPおよびPemetrexed減量基準の確認[5]

＜血液毒性＞

	CDDP※およびPemetrexedの用量
最低好中球数＜500/mm^3 および 最低血小板数≧50,000/mm^3	前回の用量の75％
最低好中球数にかかわらず 最低血小板数＜50,000/mm^3	
最低好中球数にかかわらず 出血を伴う最低血小板数＜50,000/mm^3	前回の用量の50％

2回の減量後にGrade 3もしくは4の血液毒性が認められた場合は，直ちに投与を中止する．

※臨床試験（IMpower132）においてCBDCAの減量基準はCDDPと同様であった[6]．

＜非血液毒性（神経毒性を除く）＞

Grade 3以上の非血液毒性が発現した場合には，投与開始前の値以下に回復するまでPemetrexedの投与を控えること．

● 改訂第8版 がん化学療法レジメンハンドブック

	CDDP※の用量	Pemetrexedの用量
粘膜炎を除くGrade 3 または4の毒性	前回の用量 の75%	前回の用量 の75%
入院を要する下痢 （Gradeは問わない） またはGrade 3 または4の下痢		
Grade 3または4の 粘膜炎	前回の用量 の100%	前回の用量 の50%

2回の減量後にGrade 3もしくは4の非血液毒性が認められた場合は直ちに投与を中止する.
※臨床試験（IMpower132）において，トランスアミナーゼ上昇を除き，CBDCAの減量基準はCDDPと同様であった[6]（トランスアミナーゼ上昇はCDDP：規定なし，CBDCA：Grade 3では前回用量の75%，Grade 4では中止）.

<神経毒性>

	CDDPの用量	Pemetrexedの用量
Grade 2	前回の用量の50%	前回の用量の100%
Grade 3または4	中止	中止

臨床試験（IMpower132）ではPemetrexed，CDDP，CBDCAいずれもGrade 2：前回用量の75%，Grade 3, 4：前回用量の50%または中止であった.

副作用対策と服薬指導のポイント

Atezolizumabについてはp.41参照.

【CDDP】
① 悪心，嘔吐：CDDPは90%に急性，30～50%に遅発性の悪心，嘔吐の発現があり得る．患者の症状に留意し必要に応じて制吐薬の追加を行う.
② 腎機能障害：CDDPでは腎障害が起こりやすいため予防として水分の摂取がすすめられる．尿量の確保，体重の測定を行い，適宜利尿薬を併用する.
③ 神経障害：CDDPでは手足のしびれなどの末梢神経障害と4,000～8,000 Hz付近の高音域聴力障害が問題とされている．一般的にCDDPの総投与量が300～500 mg/m^{2}以上になると発現頻度が高くなるといわれ，症状が軽度なものは長期間のうちに回復するが，不可逆的になることもある.

【Pemetrexed，CBDCA】
① 急性肺障害，間質性肺炎：Pemetrexedでは急性肺障害，間質

性肺炎があらわれることがあるので，胸部X線検査などの観察を十分行う．また，患者には初期症状（発熱，息切れ，空咳）を伝え，症状発現時は早期の医療機関への受診を指導する．

② **腎障害**：CBDCA投与では予防として水分摂取の励行を心がける．

③ Pemetrexedによる毒性軽減の目的のため葉酸およびビタミンB$_{12}$製剤を併用していることを指導し，葉酸の服薬アドヒアランス低下を回避する．

【文　献】

1) Nishio M, et al：Atezolizumab plus chemotherapy for first-line treatment of nonsquamous NSCLC: Results from the randomized phase 3 IMpower132 Trial. J Thorac Oncol, 16：653-664, 2020

2) テセントリク®点滴静注 インタビューフォーム

3) 「腎機能別薬剤投与量POCKET BOOK 第5版」（日本腎臓病薬物療法学会／編），じほう，2024

4) 「改訂第2版ハイリスクがん患者の化学療法ナビゲーター」（高野利実，尾崎由記範／編），メジカルビュー社，2017

5) アリムタ®注射用 添付文書

6) テセントリク®適正使用ガイド

<佐野慶行>

1. 肺がん　2）非小細胞肺がん

Atezolizumab ＋ BV ＋ CBDCA ＋ PTX 療法

		Day	1	8	15	21
Atezolizumab	1,200 mg 点滴静注（初回60分）[※1]		⬇			
CBDCA	AUC 6 点滴静注（30分以上）		⬇			
PTX	175 mg/m² 点滴静注（3時間）		⬇			
BV	15 mg/kg 点滴静注（初回90分）[※2]		⬇			

3週間ごと　4〜6コース

※1 2回目以降は30分
※2 2回目は60分，3回目以降は30分

【前投薬】
① 5-HT$_3$受容体拮抗薬（Day 1）② アプレピタント[※3] 125 mg（Day 1），80 mg（Day 2〜3）③ デキサメタゾン 19.8 mg IV（Day 1）：PTX投与30分前まで，4 mg PO（Day 2〜3）④ ジフェンヒドラミン 50 mg PO：PTX投与30分前まで ⑤ ファモチジン 20 mg IV：PTX投与30分前まで

※3 静注のNK$_1$受容体拮抗薬使用の場合は p.24 参照

＜4〜6コース後＞

		Day	1	8	15	21
Atezolizumab	1,200 mg 点滴静注（30分）		⬇			
BV	15 mg/kg 点滴静注（30分）		⬇			

3週間ごと　PD（増悪）まで

基本事項

【適　応】

扁平上皮がんを除く切除不能な進行・再発の非小細胞肺がん
※臨床試験においては，遺伝子異常（*EGFR*遺伝子変異または*ALK*融合遺伝子）がある患者はその遺伝子異常に対する治療歴がある場合は組み入れられていた．しかし，遺伝子異常がある患者を除外した集団で有効性が認められていることに留意する．

Atezolizumab + BV + CBDCA + PTX 療法 ●

【奏効率】 IMpower 150 試験[1]

奏効率	無増悪生存期間（中央値）	全生存期間（中央値）
63.5 %	8.3 カ月	19.2 カ月

EGFR 遺伝子変異陽性または *ALK* 融合遺伝子陽性の患者を除いた ITT 集団

【副作用】 IMpower 150 試験[1]

	All Grade	Grade 3 以上
好中球減少	18.3 %	13.7 %
貧血	23.9 %	6.1 %
血小板減少	13.2 %	4.1 %
発熱性好中球減少症	9.7 %	9.2 %
悪心	34.1 %	3.8 %
食欲減退	22.1 %	2.5 %
疲労	25.7 %	3.3 %
下痢	20.6 %	2.8 %
便秘	16.5 %	0 %
口内炎	11.9 %	1.0 %
脱毛	46.6 %	0 %
末梢神経障害	38.7 %	2.8 %
関節痛	16.8 %	0.8 %
筋肉痛	13.5 %	0.5 %
皮疹	13.2 %	1.3 %
血圧上昇	19.1 %	6.4 %
鼻出血	13.7 %	1.0 %
蛋白尿	13.0 %	2.5 %

免疫関連有害事象

	All Grade	Grade 3 以上
甲状腺機能亢進症／低下症	4.1 % /12.7 %	0.3 % /0.3 %
肝炎（検査値異常）	12.0 %	4.1 %
肺臓炎	2.8 %	1.5 %
大腸炎	2.3 %	1.3 %
副腎不全	0.5 %	0.3 %

レジメンチェックポイント

① 点滴速度の確認

Atezolizumab：60 分かけて点滴静注．なお，初回投与の忍容性

● 改訂第8版 がん化学療法レジメンハンドブック

が良好であれば，2回目以降の投与時間は30分間まで短縮できる．

BV：初回投与時は90分かけて点滴静注．忍容性が良好であれば，2回目の投与は60分間，3回目以降の投与は30分間投与とする．

② 投与量の確認

CBDCA：Calvertの式より算出する（p.33参照）．

＜PTX＞

・テセントリク®の添付文書の臨床成績では200 mg/m²と記載があるが，非アジア人患者に比べ，アジア人患者において血液毒性の発現率が高かったことから，アジア人患者では試験の途中で175 mg/m²に変更された．

・投与前の検査で白血球 4,000/mm³未満または好中球 2,000/mm³未満であれば，投与を延期する．投与後，白血球 1,000/mm³未満となった場合，また重篤な末梢神経障害が発生した場合には次回の投与量を減量する．

＜PTX：肝機能低下症例に対する減量の目安＞

AST・ALT		T-Bil	PTX投与量
10×ULN未満	かつ	1.26〜2.0×ULN	25%減量
10×ULN未満	かつ	2.01〜5.0×ULN	50%減量
10×ULN以上	または	5.0×ULNを超える	中止

米国添付文書

③ 副作用に対する休薬，減量，中止基準の確認

＜Atezolizumab＞

p.37参照

＜BV[2]＞

参考：第Ⅲ相臨床試験（IMpower 150試験）より一部抜粋

副作用	Grade	BV
高血圧	2	休薬（薬物療法により150/100 mmHg未満になれば投与再開可）
	3	薬物療法で150/100 mmHgまでコントロールできない場合は中止．
	4（高血圧性脳症を含む）	中止
出血(肺,脳,脊髄除く)	3	休薬（Grade 3の出血イベントを反復した場合は中止）
	4	中止

次ページへ続く

84

前ページの続き

副作用	Grade	BV
出血（肺, 脳, 脊髄）	1	休薬
	2～4	中止
静脈血栓塞栓イベント	3, 4（無症候性）	休薬
	4（症候性）	中止
動脈血栓塞栓イベント	All	中止
うっ血性心不全	3	休薬
	4	中止
蛋白尿	2	尿試験紙検査で3+ かつ24時間尿で2 g を超える場合は休薬
	3	休薬
	4	中止

< CBDCA, PTX[2] >

参考：第Ⅲ相臨床試験（IMpower 150 試験）

条件	CBDCA	PTX
発熱性好中球減少症[※1]		
発現	1回目：AUC 4.5 に減量 2回目：前回用量の75 % 3回目：中止	1回目：150 mg/m² に減量 2回目：前回用量の75 % 3回目：中止
血小板数減少[※1]		
< 25,000/mm³	1回目：AUC 4.5 に減量 2回目：前回用量の75 % 3回目：中止	1回目：150 mg/m² に減量 2回目：前回用量の75 % 3回目：中止
< 50,000/mm³（出血を伴うまたは輸血を必要とする場合）		
下痢[※2]		
Grade 3～4	前回用量の75 %	前回用量の75 %
口腔粘膜炎 / 口内炎[※2, 3]		
Grade 3～4	前回用量の75 %	前回用量の75 %
悪心 / 嘔吐[※2, 4]		
Grade 3～4（制吐薬使用下）	前回用量の75 %	前回用量の75 %

次ページへ続く

● 改訂第8版 がん化学療法レジメンハンドブック

前ページの続き

条件	CBDCA	PTX
肝毒性※5		
AST＜10×ULNかつビリルビン≦1.25×ULN		用量変更なし※6
AST＜10×ULNかつビリルビン1.26～2.0×ULN	規定なし※6	初回用量の75％※6
AST＜10×ULNかつビリルビン2.01～5.0×ULN		初回用量の50％※6
AST＞10×ULNまたはビリルビン＞5.0×ULN	中止	中止
心血管系毒性		
投与中の症候性不整脈	規定なし	中止
胸痛/症候性低血圧（90/60 mmHg未満または補液を要する場合）		
神経毒性（感覚ニューロパチー）※5		
Grade 0～1		用量変更なし
Grade 2	規定なし	75％用量※6
Grade 3～4		50％用量※6
アレルギー反応/過敏症反応		
中等度の症状	規定なし	中断し，症状消失後再開※7，再発時中止
生命を脅かす高度の症状		中止
他の毒性※5		
Grade 3	75％用量※6	75％用量※6
Grade 4	50％用量※6	50％用量※6

※1 各コース開始時点で好中球数が1,500/mm³以上かつ血小板数が100,000/mm³以上に回復するまで休薬．63日間を超えて延期した場合は投与中止．
※2 ベースライン値以下に回復するまで休薬．
※3 各コース1日目時点で口腔粘膜炎/口内炎が認められる場合は消失するまで休薬．3週間以内に消失しない場合は投与中止．急性のGrade 3の口腔粘膜炎が発現した場合は完全に消失してから75％用量で投与．
※4 減量後，忍容性が認められた場合は用量を100％に戻す．
※5 3週間以内にGrade 1以下に回復しない場合は投与中止．
※6 Grade 1以下に回復するまで休薬．
※7 20 mL/hrで再開して15分間投与，続いて40 mL/hrで15分間投与する．新たな症状が認められなければ終了まで通常の速度で投与．

④ 相互作用の確認

＜ CBDCA ＞

腎毒性および聴器毒性を有する薬剤（アミノグリコシド系抗菌薬など）との併用で腎障害および聴器障害のリスク増大.

＜ PTX ＞

・エタノールを含有しているため，ジスルフィラム，シアナミド，プロカルバジンとの併用にて，アルコール反応を起こすおそれがあるため，併用禁忌. また，セフメタゾールなどのN-メチルテトラゾールチオメチル基を有するセフェム系抗菌薬およびメトロニダゾールの併用でも同様のおそれがある.

・ビタミンA，アゾール系抗真菌薬，マクロライド系抗菌薬，ステロイド系ホルモン剤，ジヒドロピリジン系カルシウム拮抗薬，シクロスポリン，ベラパミル，ミダゾラム，キニジンとの併用にてPTXの血中濃度が上昇するおそれがある（PTXの代謝酵素がCYP2C8，CYP3A4であるため）.

副作用対策と服薬指導のポイント

Atezolizumab については p.41 参照.

BV，CBDCA，PTX については p.155 参照.

【文　献】

1) Socinski MA, et al：Atezolizumab for first-line treatment of metastatic non-squamous NSCLC. N Engl J Med, 378：2288-2301, 2018

2) テセントリク® 適正使用ガイド

＜佐野慶行＞

1．肺がん　2）非小細胞肺がん

Atezolizumab ＋ CBDCA ＋ nab-PTX 療法

		Day	1	8	15	21
Atezolizumab	1,200 mg 点滴静注（初回60分）[※1]		↓			
CBDCA	AUC 6 点滴静注（30分以上）		↓			
nab-PTX	100 mg/m² 点滴静注（30分）		↓	↓	↓	

3週間ごと　4〜6コース

※1　2回目以降は30分

【制吐対策】

① 5-HT$_3$受容体拮抗薬（Day 1）② アプレピタント[※2] 125 mg（Day 1），80 mg（Day 2〜3）③ デキサメタゾン 4.95 mg IV（Day 1），4 mg PO（Day 2〜3），6.6 mg IV（Day 8, 15）

※2　静注のNK$_1$受容体拮抗薬使用の場合はp.24参照

＜4〜6コース後＞

	Day	1	8	15	21
Atezolizumab 1,200 mg 点滴静注（30分）		↓			

3週間ごと　PD（増悪）まで

基本事項

【適　応】

扁平上皮がんを除く切除不能な進行・再発の非小細胞肺がん

＊臨床試験においては，遺伝子異常（*EGFR*遺伝子変異または*ALK*融合遺伝子）がある患者はその遺伝子異常に対する治療歴がある場合は組み入れられていた．しかし，遺伝子異常がある患者を除外した集団で有効性が認められていることに留意する．

【奏効率】IMpower 130 試験[1]

奏効率	無増悪生存期間（中央値）	全生存期間（中央値）
49.2 %	7.0 カ月	18.6 カ月

EGFR 遺伝子変異陽性または *ALK* 融合遺伝子陽性の患者を除いた ITT 集団

Atezolizumab + CBDCA + nab-PTX療法 ●

【副作用】 IMpower 130 試験[1]

	All Grade	Grade 3 以上
好中球減少	46.5 %	32.3 %
貧血	56.0 %	31.9 %
血小板減少	28.1 %	9.9 %
発熱性好中球減少症	2.5 %	2.5 %
悪心	49.5 %	3.4 %
食欲減退	30.0 %	2.1 %
嘔吐	27.1 %	2.7 %
疲労	47.1 %	7.6 %
下痢	42.5 %	5.3 %
便秘	36.2 %	1.1 %
口内炎	8.0 %	0.2 %
皮疹	14.0 %	0.4 %
関節痛	15.2 %	1.7 %
末梢性感覚ニューロパチー	12.7 %	1.3 %
脱毛	31.9 %	0 %
肺臓炎	5.3 %	0.4 %
甲状腺機能亢進症／低下症	4.9 %／11.2 %	0.2 %／0.4 %
大腸炎	0.6 %	0.6 %
1 型糖尿病	0.4 %	0.2 %
Infusion reaction	2.3 %	0.2 %

▌レジメンチェックポイント

① 投与量，投与スケジュールの確認

Atezolizumab：60分かけて点滴静注．なお，初回投与の忍容性が良好であれば，2回目以降の投与時間は30分間まで短縮できる．
CBDCA：Calvertの式より算出する（p.33参照）．

② 相互作用の確認

CBDCA：腎毒性および聴器毒性を有する薬剤（アミノグリコシド系抗菌薬等）との併用で腎障害および聴器障害のリスク増大．
nab-PTX：ビタミンA，アゾール系抗真菌薬，マクロライド系抗菌薬，ステロイド系ホルモン剤，ジヒドロピリジン系カルシウム拮抗薬，シクロスポリン，ベラパミル，ミダゾラム，キニジンとの併用にてPTXの血中濃度が上昇するおそれがある（PTXの代謝酵素がCYP2C8，CYP3A4であるため）．

89

● 改訂第8版 がん化学療法レジメンハンドブック

③ 減量，開始基準の確認（nab-PTX）[2]

	減量基準	Day 1 開始基準	Day 8, 15 開始基準
好中球数	＜500/mm^3 が 7日間以上継続 または Day 1 開始が7日間 以上延期	≧1,500/mm^3	≧500/mm^3
血小板数	＜50,000/mm^3	≧100,000/mm^3	≧50,000/mm^3
発熱性好中球 減少	発現	回復	回復
末梢神経障害	≧Grade 3	≦Grade 1	≦Grade 1

減量の目安

	CBDCA	nab-PTX
通常投与量	AUC 6	100 mg/m^2
1段階減量	AUC 4.5	75 mg/m^2
2段階減量	AUC 3	50 mg/m^2

④ 副作用に対する休薬，減量，中止基準の確認

＜Atezolizumab＞

p.37参照.

＜CBDCA, nab-PTX[3]＞

参考：第Ⅲ相臨床試験（IMpower 130試験）

条件	CBDCA	nab-PTX
好中球数減少[※1]		
発熱性好中球減少症 （＜500/mm^3 かつ ＞38℃の発熱）	1回目： AUC 4.5に減量 2回目： AUC 3に減量 3回目：中止	1回目： 75 mg/m^2 に減量 2回目： 50 mg/m^2 に減量 3回目：中止
＜1,500/mm^3 （次回投与日が7日を 超えて遅延）		
＜500/mm^3 が7日 を超えて続く		
血小板数減少[※1]		
＜50,000/mm^3	1回目： AUC 4.5に減量 2回目：中止	1回目： 75 mg/m^2 に減量 2回目：中止

次ページへ続く

90

Atezolizumab + CBDCA + nab-PTX療法 ●

前ページの続き

条件	CBDCA	nab-PTX
下痢[※2]		
Grade 3	1回目： 前回用量の75% 2回目： 前回用量の50% 3回目：中止	1回目： 前回用量の75% 2回目： 前回用量の50% 3回目：中止
Grade 4	中止	中止
口腔粘膜炎／口内炎[※2, 3]		
Grade 3	1回目： 前回用量の75% 2回目： 前回用量の50% 3回目：中止	1回目： 前回用量の75% 2回目： 前回用量の50% 3回目：中止
Grade 4	中止	中止
悪心／嘔吐[※2]		
Grade 3〜4 （制吐薬使用下）	1回目： 前回用量の75% 2回目： 前回用量の50% 3回目：中止	1回目： 前回用量の75% 2回目： 前回用量の50% 3回目：中止
神経毒性（感覚ニューロパチー）[※4]		
Grade 3〜4	1回目： AUC 4.5に減量 2回目： AUC 3に減量 3回目：中止	1回目： $75\ mg/m^2$に減量 2回目： $50\ mg/m^2$に減量 3回目：中止
肝毒性[※5]		
総ビリルビン＞1.5〜 5.0×ULN または ALT および／または AST 5〜10×ULN	規定なし	初回用量の80%
総ビリルビン＞5× ULN または AST＞10×ULN	中止	中止
肺事象／肺臓炎		
全 Grade	規定なし	中止

次ページへ続く

● 改訂第8版 がん化学療法レジメンハンドブック

前ページの続き

条件	CBDCA	nab-PTX
他の毒性※6		
Grade 3～4	1回目：AUC 4.5 に減量 2回目：AUC 3 に減量 3回目：中止	1回目：75 mg/m² に減量 2回目：50 mg/m² に減量 3回目：中止

※1 各コース1日目時点で好中球数が1,500/mm³以上かつ血小板数が100,000/mm³以上に回復するまで休薬. 各コース1日目にnab-PTXを投与した場合の8または15日目については好中球数が500/mm³以上かつ血小板数が50,000/mm³以上に回復するまで投与すべきでない.

※2 ベースライン値以下に回復するまで休薬.

※3 各コース1日目で口腔粘膜炎／口内炎が認められる場合は消失するまで休薬. 口腔粘膜炎／口内炎が3週間以内に消失しない場合は投与中止.

※4 休薬し, Grade 1以下に回復後, 減量して再開.

※5 ベースライン時の肝転移がない場合, 重度の肝酵素上昇（ALTおよび／またはAST ≧ 5 × ULN, または総ビリルビン ≧ 3 × ULN）の際にはnab-PTX, CBDCAともに休薬. また3週間以内にベースライン値に回復しない場合は投与中止.

※6 休薬し, Grade 1以下に回復後, 減量して再開. 3週間以内にGrade 1以下に回復しない場合は投与中止.

副作用対策と服薬指導のポイント

Atezolizumab については p.41 参照.

nab-PTX については p.179 参照.

【文 献】

1) West H, et al：Atezolizumab in combination with carboplatin plus nab-paclitaxel chemotherapy compared with chemotherapy alone as first-line treatment for metastatic non-squamous non-small-cell lung cancer (IMpower130)：a multicentre, randomised, open-label, phase 3 trial. Lancet Oncol, 20：924-937, 2019

2) アブラキサン® 点滴静注用 添付文書

3) テセントリク® 適正使用ガイド

＜佐野慶行＞

1. 肺がん　2）非小細胞肺がん

Nivolumab + Ipilimumab 療法

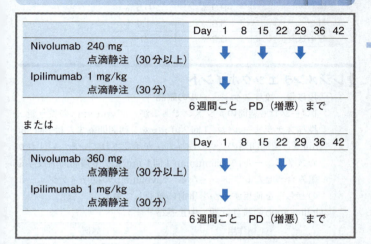

基本事項

【適　応】

切除不能な進行・再発の非小細胞肺がん

- PS 0～1，ドライバー遺伝子変異/転座陰性，PD-L1 TPS 50％以上に対する一次治療
- 75歳未満，PS 0～1，ドライバー遺伝子変異/転座陰性，PD-L1 TPS 1～49％に対する一次治療

【奏効率】CheckMate 227 Part1 試験[1]

奏効率	無増悪生存期間（中央値）	全生存期間（中央値）
33.1％	5.1カ月	17.1カ月

【副作用】CheckMate 227 Part1 試験[1]

	All Grade	Grade 3～4
下痢	17.0％	1.7％
発疹	17.0％	1.6％
疲労	14.4％	1.7％

次ページへ続く

● 改訂第8版 がん化学療法レジメンハンドブック

前ページの続き

	All Grade	Grade 3～4
食欲不振	13.2％	0.7％
悪心	9.9％	0.5％
貧血	3.8％	1.4％
好中球減少	0.2％	0％

レジメンチェックポイント

① 投与量，投与スケジュールの確認

1コースは6週間のレジメンであるが，Nivolumabの投与量・投与スケジュールは，1回240mgを2週間間隔または1回360mgを3週間間隔の2つの投与方法が承認されている．いずれかのスケジュールにIpilimumab 1回1mg/kg，6週間間隔投与を組み合わせたレジメンとなる．Nivolumabの投与スケジュールのどちらを使用するかを事前に確認しておく．

② Ipilimumabの投与延期，中止基準[2]

副作用	処置
・Grade 2の副作用（内分泌障害および皮膚障害を除く） ・Grade 3の皮膚障害 ・症候性の内分泌障害	Grade 1以下またはベースラインに回復するまで投与を延期する．内分泌障害については，症状が回復するまで投与を延期する．上記基準まで回復しない場合は，投与を中止する．
・Grade 3以上の副作用（内分泌障害および皮膚障害を除く） ・局所的な免疫抑制療法が有効でないGrade 2以上の眼障害 ・Grade 4の皮膚障害	投与を中止する．

③ 相互作用[3]

Nivolumab：《併用注意》生ワクチン，弱毒生ワクチン，不活化ワクチンの接種により過度の免疫反応が起こる可能性がある．

副作用対策と服薬指導のポイント

免疫チェックポイント阻害薬では，頻度は高くないものの多岐にわたる免疫関連有害事象（irAE）が報告されており，それぞれの特徴や初期症状を指導して，早期に発見・対処することが重要

94

である．irAEとしては，間質性肺疾患，重症筋無力症，大腸炎，1型糖尿病，肝機能障害，甲状腺機能障害，神経障害，腎障害などが報告されており，発現時には速やかに専門医への相談を検討する必要がある．irAEの早期発見のためには，通常の検査項目に加えて，心電図・胸部X線・血糖・甲状腺機能・副腎皮質機能検査など医療機関内であらかじめ取り決めをしておくことも重要である．また，本剤投与終了後に重篤な副作用があらわれることもあるので，投与終了後も観察を十分に行う．

また，免疫チェックポイント阻害薬単剤治療時と比較し，免疫チェックポイント阻害薬同士を併用した場合の方が，免疫関連有害事象の毒性の増加が報告[1]されており，毒性管理には注意が必要である．

① 間質性肺炎

急性肺障害，間質性肺疾患があらわれることがあるので，患者には初期症状（息切れ，呼吸困難，咳嗽，発熱など）を伝え，早期の医療機関への受診について指導する．Grade 2の場合には，副腎皮質ステロイド（初回用量：プレドニゾロン換算1〜2 mg/kg）の投与を考慮する．Grade 3〜4の重篤な症状の場合で，ステロイドパルス療法などの治療にて48時間を超えても症状が改善しない場合には，適応外使用であることを留意のうえ，免疫抑制薬（インフリキシマブ，シクロホスファミド，ミコフェノール酸モフェチルなど）の投与を考慮する．

② 大腸炎，重度の下痢

脱水予防のための水分摂取について説明するとともに，症状の急激な悪化または遷延時の医療機関への受診について指導する．止瀉薬であるロペラミドを投与する場合は，irAEによる下痢をマスクする可能性があるため使用には十分注意が必要である．Grade 3以上の重症およびGrade 2でも遷延する場合にはステロイド，またはインフリキシマブ5 mg/kg（保険適用外）の投与を考慮する．ただし腸穿孔，敗血症などの合併時にはインフリキシマブ投与は勧められない．

③ 1型糖尿病

劇症1型糖尿病の報告もされているため，口渇，多飲，多尿などの高血糖症状や，激しい倦怠感，悪心嘔吐などの糖尿病性ケトアシドーシス症状および早期の医療機関への受診につい

● 改訂第8版 がん化学療法レジメンハンドブック

て指導する．1型糖尿病が疑われる場合には専門医と連携するとともに，投与を中止し補液や電解質補充，インスリン投与を開始する．ステロイドの使用にはエビデンスはなく推奨されていない．

④ 甲状腺機能障害

比較的頻度の高いirAEであること，甲状腺機能亢進症（動悸，発汗，暑がり，軟便，体重減少，不眠，振戦，眼球突出）および甲状腺機能低下症（易疲労・脱力感，寒がり，便秘，体重増加，徐脈，眼瞼浮腫，こむら返り，嗄声）の症状を説明する．甲状腺機能障害は，破壊性甲状腺炎に伴う甲状腺機能亢進症を経由して甲状腺機能低下に至る症例も報告されている．甲状腺機能障害は，無症状で進行することもあるため，TSH・遊離T3・遊離T4を定期的に測定することを考慮する．なお，副腎機能障害が併発している場合，ヒドロコルチゾンの投与を先行させる．

⑤ 副腎皮質機能低下症

コルチゾール欠乏に伴う易疲労性，食欲不振，消化器症状などやアルドステロン欠乏に伴う低ナトリウム血症，高カリウム血症，低血圧などの症状を伝え，自覚する場合には早期の医療機関への受診について指導する．副腎皮質機能低下を疑う場合には，ACTH，コルチゾールを測定し，内分泌専門医と連携するとともに，ヒドロコルチゾン10～20 mg/日より開始し，患者の状態に合わせて調節する．ヒドロコルチゾン開始後は，副腎クリーゼ予防のために，自己判断で中断しないことを説明する．また発熱等で普段と違うストレスがかかる場合には，ヒドロコルチゾンを通常の1.5～3倍量服用するなど対応方法を事前に確認しておく必要がある．

【文　献】

1) Hellmann MD, et al：Nivolumab plus ipilimumab in advanced non-small-cell lung cancer. N Engl J Med, 381：2020-2031, 2019
2) ヤーボイ® 点滴静注液 添付文書
3) オプジーボ® 点滴静注 添付文書
・ オプジーボ®・ヤーボイ® 適正使用ガイド

<池見泰明>

1．肺がん　2）非小細胞肺がん

Nivolumab + Ipilimumab + CBDCA or CDDP + Pemetrexed療法

< Nivolumab + Ipilimumab + CBDCA + Pemetrexed療法>
1コース目

		Day	1	8	15	22	29	36	42
Nivolumab	360 mg 点滴静注（30分以上）		↓			↓			
Ipilimumab	1 mg/kg 点滴静注（30分）		↓						
Pemetrexed	500 mg/m² 点滴静注（10分）		↓			↓			
CBDCA	AUC 5 or 6 点滴静注（60分）		↓			↓			

6週間　1コース

【制吐対策】
① 5-HT₃受容体拮抗薬（Day 1，22）② アプレピタント※125 mg（Day 1，22），80 mg（Day 2～3，23～24）③ デキサメタゾン 4.95 mg IV（Day 1，22），4 mg PO（Day 2～3，23～24）
※静注のNK₁受容体拮抗薬使用の場合はp.24参照

【Pemetrexed投与に関連した支持療法】
① 葉酸の投与：Pemetrexed初回投与7日前よりパンビタン®1 g（葉酸として0.5 mg）1日1回 連日 経口投与
② ビタミンB₁₂製剤：Pemetrexed初回投与の7日前に1回1 mg 筋肉内投与
①はPemetrexed最終投与日から22日目まで投与

2コース目以降

		Day	1	8	15	22	29	36	42
Nivolumab	360 mg 点滴静注（30分以上）		↓			↓			
Ipilimumab	1 mg/kg 点滴静注（30分）		↓						

または

		Day	1	8	15	22	29	36	42
Nivolumab	240 mg 点滴静注（30分以上）		↓	↓		↓			
Ipilimumab	1 mg/kg 点滴静注（30分）		↓						

6週間ごと　PD（増悪）まで

＜ Nivolumab ＋ Ipilimumab ＋ CDDP ＋ Pemetrexed療法＞
1コース目

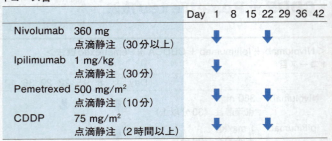

6週間　1コース

【投与前】
Day 1：1,000〜2,000 mLの輸液
【制吐対策】
① 5-HT$_3$受容体拮抗薬（Day 1，22）② アプレピタント※ 125 mg（Day 1，22），80 mg（Day 2〜3，23〜24）③ デキサメタゾン 9.9 mg IV（Day 1，22），8 mg PO（Day 2〜4，23〜25）④ オランザピン 5 mg（Day 1〜4，22〜25）（糖尿病患者には禁忌）
※静注のNK$_1$受容体拮抗薬使用の場合はp.24参照
【投与後】
Day 1：① 1,000〜2,000 mLの輸液 ② 20％マンニトール 200〜300 mL，フロセミド注 10 mg（必要に応じて投与）
【Pemetrexed投与に関連した支持療法】
前ページ参照

2コース目以降

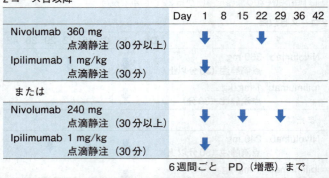

6週間ごと　PD（増悪）まで

Nivolumab + Ipilimumab + CBDCA or CDDP + Pemetrexed療法 ●

1
肺がん

2
非小細胞肺がん

基本事項

【適 応】

切除不能な進行・再発の非小細胞肺がん（非扁平上皮がん）

・化学療法未治療の Stage Ⅳ または再発例

・ドライバー遺伝子変異 / 転座陰性，PS 0 〜 1

【奏効率】 CheckMate 9LA 試験[1]

奏効率	無増悪生存期間（中央値）	全生存期間（中央値）
38.2 %	6.7 カ月	15.6 カ月

【副作用】 CheckMate 9LA 試験[1]

	All Grade	Grade 3 〜 4
貧血	23.2 %	5.9 %
好中球減少	9.8 %	6.7 %
脱毛	8.9 %	0.8 %
血小板減少	4.7 %	2.8 %
粘膜炎	4.2 %	0.6 %
発熱性好中球減少症	3.9 %	3.9 %
末梢神経障害	2.5 %	0 %
汎血球減少	0.6 %	0.3 %

レジメンチェックポイント

① 投与前の確認：輸液の前負荷，制吐薬

② CBDCA の投与量は，Calvert の式より算出する（p.33 参照）.

③ Pemetrexed の重篤な副作用の発現を軽減するため，葉酸とビタミン B_{12} の投与を確認する.

④ 投与量の確認

＜ Ipilimumab の投与延期，中止基準の確認[2] ＞

副作用	処置
・Grade 2 の副作用（内分泌障害および皮膚障害を除く） ・Grade 3 の皮膚障害 ・症候性の内分泌障害	Grade 1 以下またはベースラインに回復するまで投与を延期する．内分泌障害については症状が回復するまで投与を延期する．上記基準まで回復しない場合は，投与を中止する．

次ページへ続く

99

● 改訂第8版 がん化学療法レジメンハンドブック

前ページの続き

副作用	処置
・Grade 3以上の副作用（内分泌障害および皮膚障害を除く） ・局所的な免疫抑制療法が有効でない Grade 2以上の眼障害 ・Grade 4の皮膚障害	投与を中止する．

< CDDP, Pemetrexed の減量基準 [3] >

血液毒性

	CDDP および Pemetrexed の用量
最低好中球数＜500/mm^3 および 最低血小板数≧50,000/mm^3	前回の用量の75％
最低好中球数にかかわらず 最低血小板数＜50,000/mm^3	
最低好中球数にかかわらず 出血を伴う最低血小板数 ＜50,000/mm^3	前回の用量の50％

2回の減量後に Grade 3もしくは4の血液毒性が認められた場合は直ちに投与を中止する．

非血液毒性

Grade 3以上の非血液毒性が発現した場合は投与開始前の値以下に回復するまで投与を控えること．投与再開は以下に従う．

	CDDP の用量	Pemetrexed の用量
粘膜炎を除く Grade 3または4の毒性	前回の用量の75％	前回の用量の75％
入院を要する下痢（Grade は問わない）または Grade 3もしくは4の下痢		
Grade 3または4の粘膜炎	前回の用量の100％	前回の用量の50％

2回の減量後に Grade 3もしくは4の非血液毒性が認められた場合は直ちに投与を中止する．

神経毒性

CTCAE グレード	CDDP の用量	Pemetrexed の用量
0〜1	前回の用量の100%	前回の用量の100%
2	前回の用量の50%	
3〜4	中止	中止

＜CDDP：腎障害時の減量基準＞

GFR または Ccr (mL/min)	60〜30	30〜15	15＞
	25%減量	禁忌（添付文書）	
		50%減量	推奨されない．必要な場合には50〜75%減量 文献4

または

Ccr（mL/min）	60〜46	45〜31	30≧
	25%減量	50%減量	使用中止 文献5

⑤ 相互作用

CDDP：アミノグリコシド系抗菌薬，バンコマイシン，フロセミドとの併用により腎障害および聴器障害が増強することがある．フェニトインとの併用によりフェニトインの血漿中濃度が低下した報告があるため，慎重に投与する（併用注意）．

CBDCA：アミノグリコシド系抗菌薬との併用により腎障害および聴器障害が増強することがある（併用注意）．

Pemetrexed：NSAIDs との併用によりクリアランスの低下が認められており，血中濃度が増加し，副作用が増強する．腎毒性を有する薬剤または腎排泄型薬剤（プロベネシド，ペニシリン）との併用により腎排泄を競合的に阻害し，クリアランスを遅延させ，その結果血中濃度が増加し，副作用が増強する（併用注意）．

Nivolumab：ワクチン接種（生ワクチン，弱毒生ワクチン，不活化ワクチン）により過度の免疫反応が起こる可能性がある（併用注意）．

副作用対策と服薬指導のポイント

【Nivolumab，Ipilimumab】

p.94 参照．

● 改訂第8版 がん化学療法レジメンハンドブック

【CDDP, CBDCA, Pemetrexed】

① 悪心，嘔吐：CDDPは90％に急性，30〜50％に遅発性の悪心，嘔吐の発現があり得る．患者の症状に留意し必要に応じて制吐薬を追加する．

② 腎機能障害：CDDPでは予防として水分摂取の励行（1.5〜2 L/日程度）を心がけるよう患者に指導する．尿量の確保，体重測定を行い，必要に応じて利尿薬の追加投与を行う．

③ 聴力低下・難聴，耳鳴：CDDPでは高音域（4,000〜8,000 Hz）の聴力低下，難聴，耳鳴などがあらわれることがある．投与量の増加（1日投与量80 mg/m^{2}以上，総投与量300 mg/m^{2}を超える場合）に伴い聴器障害の発現頻度が高くなるため注意深くモニタリングを行う．

④ 腎障害：CBDCA投与では予防として水分摂取の励行を心がける．

⑤ 急性肺障害，間質性肺炎：Pemetrexedでは急性肺障害，間質性肺炎があらわれることがあるので，胸部X線検査などの観察を十分行う．また，患者には初期症状（発熱，息切れ，空咳）を伝え，症状発現時は早期の医療機関への受診を指導する．

⑥ Pemetrexedによる毒性軽減の目的のため，葉酸およびビタミンB$_{12}$製剤を併用していることを患者に指導し，葉酸の服薬アドヒアランス低下を回避する．

【文 献】

1) Luis Paz-Ares, et al：First-line nivolumab plus ipilimumab combined with two cycles of chemotherapy in patients with non-small-cell lung cancer (CheckMate 9LA)：an international, randomised, open-label, phase 3 trial. Lancet Oncol, 22：198-211, 2021

2) ヤーボイ®点滴静注液 添付文書

3) アリムタ®注射用 添付文書

4) 「腎機能別薬剤投与量POCKET BOOK 第5版」（日本腎臓病薬物療法学会／編），じほう，2024

5) 「改訂第2版ハイリスクがん患者の化学療法ナビゲーター」（高野利実，尾崎由記範／編），メジカルビュー社，2017

<池見泰明>

1. 肺がん　2）非小細胞肺がん

Nivolumab + Ipilimumab + CBDCA + PTX療法

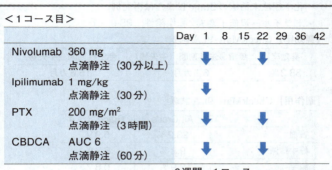

<1コース目>

	Day	1	8	15	22	29	36	42
Nivolumab 360 mg 点滴静注（30分以上）		↓			↓			
Ipilimumab 1 mg/kg 点滴静注（30分）		↓						
PTX 200 mg/m² 点滴静注（3時間）		↓			↓			
CBDCA AUC 6 点滴静注（60分）		↓			↓			

6週間　1コース

【前投薬】
① 5-HT₃受容体拮抗薬（Day 1, 22）② アプレピタント※125 mg（Day 1, 22），80 mg（Day 2～3, 23～24）③ デキサメタゾン 19.8 mg IV（Day 1, 22）：PTX投与30分前まで，4 mg PO（Day 2～3, 23～24）④ ジフェンヒドラミン 50 mg PO（Day 1, 22）：PTX投与30分前まで ⑤ ファモチジン 20 mg IV（Day 1, 22）：PTX投与30分前まで
※静注のNK₁受容体拮抗薬使用の場合はp.24参照

<2コース目以降>

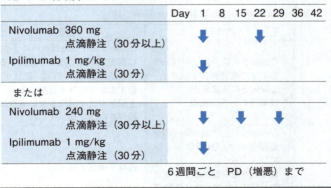

	Day	1	8	15	22	29	36	42
Nivolumab 360 mg 点滴静注（30分以上）		↓			↓			
Ipilimumab 1 mg/kg 点滴静注（30分）		↓						
または								
Nivolumab 240 mg 点滴静注（30分以上）		↓		↓		↓		
Ipilimumab 1 mg/kg 点滴静注（30分）		↓						

6週間ごと　PD（増悪）まで

● 改訂第8版 がん化学療法レジメンハンドブック

基本事項

【適　応】

切除不能な進行・再発の非小細胞肺がん（扁平上皮がん）

・化学療法未治療の Stage Ⅳ または再発例
・ドライバー遺伝子変異 / 転座陰性，PS 0～1

【奏効率】CheckMate 9LA 試験[1]

奏効率	無増悪生存期間（中央値）	全生存期間（中央値）
38.2％	6.7カ月	15.6カ月

【副作用】CheckMate 9LA 試験[1]

	All Grade	Grade 3～4
貧血	23.2％	5.9％
好中球減少	9.8％	6.7％
脱毛	8.9％	0.8％
血小板減少	4.7％	2.8％
粘膜炎	4.2％	0.6％
発熱性好中球減少症	3.9％	3.9％
末梢神経障害	2.5％	0％
汎血球減少	0.6％	0.3％

▌レジメンチェックポイント

① CBDCA の投与量は，Calvert の式より算出する（p.33参照）.
② Ipilimumab の投与延期，中止基準の確認[2]

副作用	処置
・Grade 2 の副作用（内分泌障害および皮膚障害を除く） ・Grade 3 の皮膚障害 ・症候性の内分泌障害	Grade 1 以下またはベースラインに回復するまで投与を延期する. 内分泌障害については，症状が回復するまで投与を延期する. 上記基準まで回復しない場合は，投与を中止する.
・Grade 3 以上の副作用（内分泌障害および皮膚障害を除く） ・局所的な免疫抑制療法が有効でない Grade 2 以上の眼障害 ・Grade 4 の皮膚障害	投与を中止する.

104

③ PTX の休薬, 減量基準の確認[3]

白血球数が4,000/mm^{3}未満または好中球数が2,000/mm^{3}未満で
あれば, 骨髄機能が回復するまで投与を延期する. 投与後, 白
血球数が1,000/mm^{3}未満となった場合には次回の投与量を減量
する.

減量段階	投与量
通常投与量	200 mg/m^2
1段階減量	180 mg/m^2
2段階減量	150 mg/m^2
3段階減量	135 mg/m^2

＜肝機能低下症例に対する減量の目安＞

AST・ALT		T-Bil	PTX 投与量
10×ULN未満	かつ	1.26〜2.0×ULN	25％減量
10×ULN未満	かつ	2.01〜5.0×ULN	50％減量
10×ULN以上	または	5.0×ULN を超える	中止

米国添付文書より

④ 相互作用

＜Nivolumab＞
《併用注意》生ワクチン, 弱毒生ワクチン, 不活化ワクチン（接
種により過度の免疫反応が起こる可能性がある）

＜PTX＞
《併用禁忌》ジスルフィラム, シアナミド, プロカルバジン〔ア
ルコール反応（顔面潮紅, 血圧低下, 悪心, 頻脈, めまい, 呼
吸困難, 視力低下など）を起こすおそれがある〕
《併用注意》ビタミンA, アゾール系抗真菌薬, マクロライド
系抗菌薬, ステロイド系ホルモン, ジヒドロピリジン系Ca拮
抗薬, シクロスポリン, ベラパミル, キニジン, ミダゾラム
（CYP2C8, CYP3A4を阻害し, PTXの代謝が阻害され, 血中
濃度が上昇する）
N-メチルテトラゾールチオメチル基を有するセフェム系抗菌
薬, メトロニダゾール〔アルコール反応（顔面潮紅, 悪心, 頻
脈, 多汗, 頭痛など）を起こすおそれがある〕

＜CBDCA＞
《併用注意》アミノグリコシド系抗菌薬（併用により腎障害お
よび聴器障害が増強することがある）

● 改訂第8版 がん化学療法レジメンハンドブック

副作用対策と服薬指導のポイント

【Nivolumab, Ipilimumab】

p.94 参照.

【PTX, CBDCA】

① アルコール含有製剤使用に伴う問診：PTX はアルコールに過敏な患者への投与は慎重投与である．前投薬で投与されるジフェンヒドラミンとアルコールの相互作用による中枢神経抑制作用の増強があるため，投与後の患者の経過を観察し，自動車の運転等の危険を伴う機械の操作に従事させないよう注意すること．

② アレルギー症状：PTX 投与開始後に皮膚の異常（蕁麻疹），顔面潮紅，息苦しさ，動悸などが発現した場合はすぐに申し出ることを伝える．CBDCA は投与回数が多くなるに伴いアレルギー発現頻度が上昇するため注意する．

③ 末梢神経障害：PTX 投与により手足のしびれ，刺痛，焼けるような痛みが出現した場合はすぐに申し出ることを伝える．基準に従い適切に減量・休薬を行う．

④ 脱毛：PTX 投与により高頻度で出現し，治療開始後2〜3週間で抜け始め，投薬終了後は回復する．

⑤ 腎障害：CBDCA 投与では予防として水分摂取の励行を心がける．

【文　献】

1) Paz-Ares L, et al：First-line nivolumab plus ipilimumab combined with two cycles of chemotherapy in patients with non-small-cell lung cancer (CheckMate 9LA)：an international, randomised, open-label, phase 3 trial. Lancet Oncol, 22：198-211, 2021

2) ヤーボイ® 点滴静注液 添付文書

3) タキソール® 注射液 インタビューフォーム

<池見泰明>

1. 肺がん　2）非小細胞肺がん

Nivolumab ＋ CBDCA ＋ PTX ＋ BV 療法

		Day	1	8	15	21
Nivolumab	360 mg 点滴静注（30分以上）		↓			
CBDCA	AUC 6 点滴静注（30分以上）		↓			
PTX	200 mg/m^2 点滴静注（3時間）		↓			
BV	15 mg/kg 点滴静注（初回90分）[※1]		↓			

3週間ごと　4〜6コース

※1 2回目は60分，3回目以降は30分

【前投薬】
① 5-HT$_3$受容体拮抗薬（Day 1）② アプレピタント[※2] 125 mg（Day 1），80 mg（Day 2〜3）③ デキサメタゾン19.8 mg IV（Day 1）：PTX投与30分前まで，4 mg PO（Day 2〜3）④ ジフェンヒドラミン 50 mg PO：PTX投与30分前まで　⑤ ファモチジン20 mg IV：PTX投与30分前まで　※2 静注のNK$_1$受容体拮抗薬使用の場合はp.24参照

＜4〜6コース後＞

		Day	1	8	15	21
Nivolumab	360 mg 点滴静注（30分以上）		↓			
BV	15 mg/kg 点滴静注（30分）		↓			

3週間ごと　PD（増悪）まで

基本事項

【適　応】

扁平上皮がんを除く切除不能な進行・再発の非小細胞肺がん
・臨床試験においては，*EGFR*遺伝子変異陰性および*ALK*融合遺伝子陰性，*ROS-1*融合遺伝子陰性例のみが組み入れられていた．

● 改訂第8版 がん化学療法レジメンハンドブック

【奏効率 1)】 ONO-4538-52 試験

奏効率	無増悪生存期間（中央値）	全生存期間（中央値）
61.5%	12.1カ月	25.4カ月

【副作用 1)】 ONO-4538-52 試験

	All Grade	Grade 3以上
好中球減少	42.5%	31.9%
貧血	28.6%	5.5%
血小板減少	21.6%	5.9%
発熱性好中球減少症	15.8%	15.0%
悪心	24.9%	1.1%
食欲減退	29.7%	2.9%
倦怠感	24.9%	0.4%
便秘	31.1%	1.1%
口内炎	18.3%	0.7%
関節痛	25.3%	0%
末梢性感覚ニューロパチー	44.0%	1.1%
脱毛	52.4%	0%
高血圧	23.8%	13.6%
鼻出血	15.8%	0%
蛋白尿	23.8%	4.8%

免疫関連有害事象

	All Grade	Grade 3以上
皮疹	41.0%	12.5%
甲状腺機能亢進症／低下症	5.5%／10.3%	0%／0.4%
肺臓炎	7.3%	2.6%
大腸炎	6.2%	3.7%
副腎機能不全	5.5%	1.5%
肝炎	1.5%	1.1%

▍レジメンチェックポイント

① 投与速度の確認

BV は初回投与時は90分かけて点滴静注．忍容性が良好であれ
ば，2回目の投与は60分間，3回目以降の投与は30分間投与と
する．

② 投与量の確認

CBDCAの投与量は，Calvertの式より算出する（p.33参照）．

＜PTXの休薬，減量基準の確認[2]＞

白血球数が4,000/mm³未満または好中球数が2,000/mm³未満であれば，骨髄機能が回復するまでは投与を延期すること．投与後，白血球数が1,000/mm³未満となった場合，また重篤な末梢神経障害が発生した場合には次回の投与量を減量する．

減量段階	投与量
通常投与量	200 mg/m²
1段階減量	180 mg/m²
2段階減量	150 mg/m²
3段階減量	135 mg/m²

＜PTX：肝機能低下症例に対する減量の目安＞

AST・ALT		T-Bil	PTX投与量
10×ULN未満	かつ	1.26～2.0×ULN	25％減量
10×ULN未満	かつ	2.01～5.0×ULN	50％減量
10×ULN以上	または	5.0×ULNを超える	中止

米国添付文書

③ 相互作用の確認

Nivolumab：ワクチン接種（生ワクチン，弱毒生ワクチン，不活化ワクチン）の接種により過度の免疫反応が起こる可能性があるため注意する．

CBDCA：腎毒性および聴器毒性を有する薬剤（アミノグリコシド系抗菌薬など）との併用で腎障害および聴器障害のリスク増大．

PTX：エタノールを含有しているため，ジスルフィラム，シアナミド，プロカルバジンとの併用にてアルコール反応を起こすおそれがあるため併用禁忌．また，セフメタゾールなどのN-メチルテトラゾールチオメチル基を有するセフェム系抗菌薬およびメトロニダゾールの併用でも同様のおそれがある．

ビタミンA，アゾール系抗真菌薬，マクロライド系抗菌薬，ステロイドホルモン剤，ジヒドロピリジン系カルシウム拮抗薬，シクロスポリン，ベラパミル，ミダゾラム，キニジンとの併用にてPTXの血中濃度が上昇するおそれがある（PTXの代謝酵素がCYP2C8，CYP3A4であるため）．

● 改訂第8版 がん化学療法レジメンハンドブック

副作用対策と服薬指導のポイント

Nivolumab については p.182 参照.
PTX, CBDCA, BV については p.155 参照.

【文 献】

1) Sugawara S, et al：Nivolumab with carboplatin, paclitaxel, and bevacizumab for first-line treatment of advanced nonsquamous non-small-cell lung cancer. Ann Oncol, 32：1137-1147, 2021
2) タキソール® 添付文書

＜佐野慶行＞

1. 肺がん 2）非小細胞肺がん

Pembrolizumab ＋ CBDCA ＋ Pemetrexed療法

＜1～4コース目＞

		Day	1	8	15	21
Pembrolizumab	200 mg 点滴静注（30分）		⬇			
Pemetrexed	500 mg/m^2 点滴静注（10分）		⬇			
CBDCA	AUC 5 点滴静注（30分以上）		⬇			

3週間ごと　4コース

【制吐対策】
① 5-HT$_3$受容体拮抗薬（Day 1）② アプレピタント※125 mg（Day 1），80 mg（Day 2～3）③ デキサメタゾン 4.95 mg IV（Day 1），4 mg PO（Day 2～3）
※静注のNK$_1$受容体拮抗薬使用の場合はp.24参照

【Pemetrexed投与に関連した支持療法】
① 葉酸の投与：Pemetrexed初回投与7日前よりパンビタン®1 g（葉酸として0.5 mg）1日1回 連日 経口投与
② ビタミンB$_{12}$製剤：Pemetrexed初回投与の7日前，投与期間中9週間ごと，1回1 mg 筋肉内投与
①②ともにPemetrexed最終投与日から22日目まで投与

＜5コース目以降＞

		Day	1	8	15	21
Pembrolizumab	200 mg 点滴静注（30分）		⬇			
Pemetrexed	500 mg/m^2 点滴静注（10分）		⬇			

3週間ごと　PD（増悪）まで

【制吐対策】
デキサメタゾン 6.6 mg IV（Day 1）

● 改訂第8版 がん化学療法レジメンハンドブック

基本事項

【適　応】

切除不能な進行・再発の非小細胞肺がん（非扁平上皮がん）

・ドライバー遺伝子変異/転座陰性症例

・PS 0〜1，Stage Ⅳ

【奏効率】KEYNOTE 189 試験[1]

奏効率	5年無増悪生存率	5年生存率	無増悪生存期間（中央値）	全生存期間（中央値）
48.3%	7.5%	19.4%	9.0カ月	22.0カ月

【副作用】KEYNOTE 189 試験[2]

	All Grade	Grade 3 以上
悪心	55.6%	3.5%
貧血	46.2%	16.3%
疲労	40.7%	5.7%
便秘	34.8%	1.0%
下痢	30.9%	5.2%
食欲減退	28.1%	1.5%
好中球減少	27.2%	15.8%
嘔吐	24.2%	3.7%
咳嗽	21.5%	0%
呼吸困難	21.2%	3.7%
無力症	20.5%	6.2%
発疹	20.2%	1.7%
発熱	19.5%	0.2%
末梢性浮腫	19.3%	0.2%
血小板減少	18.0%	7.9%
流涙増加	17.0%	0%

免疫関連有害事象

	All Grade	Grade 3 以上
甲状腺機能低下症	6.7%	0.5%
肺臓炎	4.4%	2.7%
甲状腺機能亢進症	4.0%	0%
Infusion reaction	2.5%	0.2%
大腸炎	2.2%	0.7%

次ページへ続く

Pembrolizumab + CBDCA + Pemetrexed療法 ●

前ページの続き

	All Grade	Grade 3以上
重篤な皮膚障害	2.0 %	2.0 %
腎炎	1.7 %	1.5 %
肝炎	1.2 %	1.0 %

▌レジメンチェックポイント

① CBDCA の投与量は，Calvert の式より算出する（p.33参照）.

② Pemetrexed の重篤な副作用の発現を軽減するため，葉酸とビタミン B_{12} の投与を確認する.

③ Pembrolizumab の休薬，中止基準[3)]

副作用	程度	処置
間質性肺疾患	Grade 2	Grade 1 以下に回復するまで休薬する. 12週間を超える休薬後もGrade 1 以下まで回復しない場合には中止する.
	Grade 3 以上または再発性の Grade 2	中止する.
大腸炎／下痢	Grade 2 または 3	Grade 1 以下に回復するまで休薬する. 12週間を超える休薬後もGrade 1 以下まで回復しない場合には中止する.
	Grade 4 または再発性の Grade 3	中止する.

次ページへ続く

113

● 改訂第8版 がん化学療法レジメンハンドブック

前ページの続き

副作用	程度	処置
肝機能障害	・ASTもしくはALTが基準値上限の3～5倍または総ビリルビンが基準値上限の1.5～3倍に増加した場合	Grade 1以下に回復するまで休薬する. 12週間を超える休薬後もGrade 1以下まで回復しない場合には中止する.
	・ASTもしくはALTが基準値上限の5倍超または総ビリルビンが基準値上限の3倍超に増加した場合 ・肝転移がある患者では,ASTまたはALTが治療開始時にGrade 2で,かつベースラインから50％以上の増加が1週間以上持続する場合	中止する.
腎機能障害	Grade 2	Grade 1以下に回復するまで休薬する. 12週間を超える休薬後もGrade 1以下まで回復しない場合には中止する.
	Grade 3以上	中止する.
内分泌障害	・Grade 2以上の下垂体炎 ・症候性の内分泌障害（甲状腺機能低下症を除く） ・Grade 3以上の甲状腺機能障害 ・Grade 3以上の高血糖 ・1型糖尿病	Grade 1以下に回復するまで休薬する. 12週間を超える休薬後もGrade 1以下まで回復しない場合には中止を検討する.
Infusion reaction	Grade 2	投与を直ちに中止する. 1時間以内に回復する場合には, 投与速度を50％減速して再開する.
	Grade 3以上または再発性のGrade 2	直ちに中止し, 再投与しない.

次ページへ続く

114

Pembrolizumab + CBDCA + Pemetrexed療法 ●

前ページの続き

副作用	程度	処置
上記以外の副作用	・Grade 4または再発性のGrade 3の副作用 ・Grade 3以上の心筋炎，脳炎，ギラン・バレー症候群 ・副作用の処置としての副腎皮質ホルモン剤をプレドニゾロン換算で10 mg/日相当量以下まで12週間以内に減量できない場合 ・12週間を超える休薬後もGrade 1以下まで回復しない場合	中止する．

④ Pemetrexedの減量基準[4]

血液毒性

	用量
最低好中球数＜500/mm^3 および 最低血小板数≧50,000/mm^3	前回の用量の75％
最低好中球数にかかわらず 最低血小板数＜50,000/mm^3	
最低好中球数にかかわらず 出血を伴う最低血小板数＜50,000/mm^3	前回の用量の50％

2回の減量後にGrade 3もしくは4の血液毒性が認められた場合は直ちに投与を中止する．

非血液毒性

Grade 3以上の非血液毒性が発現した場合は投与開始前の値以下に回復するまで投与を控えること．投与再開は以下に従う．

	用量
粘膜炎を除くGrade 3または4の毒性	前回の用量の75％
入院を要する下痢（Gradeは問わない） またはGrade 3もしくは4の下痢	
Grade 3または4の粘膜炎	前回の用量の50％

2回の減量後にGrade 3もしくは4の非血液毒性が認められた場合は直ちに投与を中止する．

1 肺がん 2 非小細胞肺がん

115

● 改訂第8版 がん化学療法レジメンハンドブック

神経毒性

Grade 3〜4	投与中止

⑤ 相互作用

< CBDCA >

《併用注意》アミノグリコシド系抗菌薬（併用により腎障害および聴器障害が増強することがある）

< Pemetrexed >

《併用注意》NSAIDs（クリアランスの低下が認められており，血中濃度が増加し，副作用が増強する），腎毒性を有する薬剤または腎排泄型薬剤（プロベネシド，ペニシリンなどは腎排泄を競合的に阻害し，クリアランスを遅延させ，その結果血中濃度が増加し，副作用が増強する）

副作用対策と服薬指導のポイント

【Pembrolizumab】

p.142参照.

【Pemetrexed, CBDCA】

① 急性肺障害，間質性肺炎：Pemetrexedでは急性肺障害，間質性肺炎があらわれることがあるので，胸部X線検査などの観察を十分行う．また，患者には初期症状（発熱，息切れ，空咳）を伝え，症状発現時は早期の医療機関への受診を指導する．

② 腎障害：CBDCA投与では予防として水分摂取の励行を心がける.

③ Pemetrexedによる毒性軽減の目的のため葉酸およびビタミンB$_{12}$製剤を併用していることを指導し，葉酸の服薬アドヒアランス低下を回避する.

【文　献】

1) Garassino MC, et al : Pembrolizumab Plus Pemetrexed and Platinum in Nonsquamous Non-Small-Cell Lung Cancer : 5-Year Outcomes From the Phase 3 KEYNOTE-189 Study. J Clin Oncol, 41 : 1992-1998, 2023

2) Gandhi L, et al : Pembrolizumab plus chemotherapy in metastatic non-small-cell lung cancer. N Engl J Med, 378 : 2078-2092, 2018

3) キイトルーダ®点滴静注100 mg 添付文書

4) アリムタ®注射用 添付文書

・ キイトルーダ®点滴静注100 mg 適正使用ガイド

<池見泰明>

1. 肺がん　2）非小細胞肺がん

Pembrolizumab ＋ CBDCA ＋ nab-PTX or PTX療法

＜ Pembrolizumab ＋ CBDCA ＋ nab-PTX療法＞
1〜4コース目

		Day	1	8	15	21
Pembrolizumab 200 mg	点滴静注（30分）		⬇			
nab-PTX	100 mg/m^2 点滴静注（30分）		⬇	⬇	⬇	
CBDCA	AUC 6 点滴静注（30分以上）		⬇			

3週間ごと　4コース

【制吐対策】
① 5-HT$_3$受容体拮抗薬（Day 1）② アプレピタント※125 mg（Day 1），80 mg（Day 2〜3）③ デキサメタゾン 4.95 mg IV（Day 1），4 mg PO（Day 2〜3），6.6 mg IV（Day 8, 15）
※静注のNK$_1$受容体拮抗薬使用の場合はp.24参照

5コース目以降

		Day	1	8	15	21
Pembrolizumab 200 mg	点滴静注（30分）		⬇			

3週間ごと　PD（増悪）まで

＜ Pembrolizumab ＋ CBDCA ＋ PTX療法＞
1〜4コース目

		Day	1	8	15	21
Pembrolizumab 200 mg	点滴静注（30分）		⬇			
PTX	200 mg/m^2 点滴静注（3時間）		⬇			
CBDCA	AUC 6 点滴静注（30分以上）		⬇			

3週間ごと　4コース

● 改訂第8版 がん化学療法レジメンハンドブック

【前投薬】
① 5-HT$_3$受容体拮抗薬（Day 1）② アプレピタント※125 mg（Day 1），80 mg（Day 2～3）③ デキサメタゾン 19.8 mg IV（Day 1）：PTX投与30分前まで，4 mg PO（Day 2～3）④ ジフェンヒドラミン 50 mg PO：PTX投与30分前まで ⑤ ファモチジン 20 mg IV：PTX投与30分前まで
※静注のNK$_1$受容体拮抗薬使用の場合はp.24参照

5コース目以降

	Day	1	8	15	21
Pembrolizumab 200 mg 点滴静注（30分）		⬇			
		3週間ごと　PD（増悪）まで			

基本事項

【適　応】
切除不能な進行・再発の非小細胞肺がん（扁平上皮がん）
・PS 0～1，Stage Ⅳ

【奏効率】KEYNOTE-407試験[1]

奏効率	5年無増悪生存率	5年生存率	無増悪生存期間（中央値）	全生存期間（中央値）
62.2%	10.8%	18.4%	8.0カ月	17.2カ月

【副作用】KEYNOTE-407試験[2]

	All Grade	Grade 3以上
貧血	53.2%	15.5%
脱毛	46.0%	0.4%
好中球減少	37.8%	22.7%
悪心	35.6%	1.1%
血小板減少	30.6%	6.8%
下痢	29.9%	4.0%
食欲減退	24.5%	2.2%
便秘	23.0%	0.7%
疲労	22.7%	3.2%
無力症	21.6%	2.2%
関節痛	20.5%	1.4%
末梢神経障害	20.5%	1.1%
嘔吐	16.2%	0.4%

Pembrolizumab + CBDCA + nab-PTX or PTX療法 ●

免疫関連有害事象

	All Grade	Grade 3 以上
甲状腺機能低下症	7.9 %	0.4 %
甲状腺機能亢進症	7.2 %	0.4 %
肺臓炎	6.5 %	2.5 %
Infusion reaction	2.9 %	1.4 %
口内炎	2.5 %	2.2 %
肝炎	1.8 %	1.8 %
重度の皮膚障害	1.8 %	1.1 %

レジメンチェックポイント

① CBDCA の投与量は，Calvert の式より算出する（p.33 参照）.
② Pembrolizumab の休薬，中止基準
　p.113 参照.
③ 投与量の確認
　< nab-PTX の減量，再開基準[3] >

項目	減量基準	Day 1 開始基準	Day 8, 15 開始基準
好中球数	< 500/mm^3 が7日間以上継続または Day1 開始が7日間以上延期	≧ 1,500/mm^3	≧ 500/mm^3
血小板数	< 50,000/mm^3	≧ 100,000/mm^3	≧ 50,000/mm^3
発熱性好中球減少	発現	回復	回復
末梢神経障害	≧ Grade 3	≦ Grade 1	≦ Grade 1

< nab-PTX，CBDCA 減量の目安[4] >

減量段階	Pembrolizumab	nab-PTX	CBDCA
通常投与量		100 mg/m^2	AUC 6
1 段階減量	200mg	75 mg/m^2	AUC 4.5
2 段階減量		50 mg/m^2	AUC 3

< PTX の休薬，減量基準[5] >

白血球数が4,000/mm^3 未満または好中球数が2,000/mm^3 未満で

あれば，骨髄機能が回復するまでは投与を延期すること．投与後，白血球数が1,000/mm³ 未満となった場合には次回の投与量を減量する．

減量段階	PTX 投与量
通常投与量	200 mg/m²
1段階減量	180 mg/m²
2段階減量	150 mg/m²
3段階減量	135 mg/m²

肝機能低下症例に対する減量の目安

AST・ALT		T-Bil	PTX 投与量
10×ULN 未満	かつ	1.26～2.0×ULN	25％減量
10×ULN 未満	かつ	2.01～5.0×ULN	50％減量
10×ULN 以上	または	5.0×ULN を超える	中止

米国添付文書より

④ 相互作用

CBDCA：アミノグリコシド系抗菌薬との併用により腎障害および聴器障害が増強することがある（併用注意）．

nab-PTX，PTX：ビタミンA，アゾール系抗真菌薬，マクロライド系抗菌薬，ステロイド系ホルモン剤，ジヒドロピリジン系カルシウム拮抗薬，シクロスポリン，ベラパミル，キニジン，ミダゾラムとの併用によりCYP2C8，CYP3A4を阻害し，PTXの代謝が阻害され，血中濃度が上昇する（併用注意）．

PTX：ジスルフィラム，シアナミド，プロカルバジンとの併用によりアルコール反応（顔面潮紅，血圧低下，悪心，頻脈，めまい，呼吸困難，視力低下など）を起こすおそれがある（併用禁忌）．N-メチルテトラゾールチオメチル基を有するセフェム系抗菌薬，メトロニダゾールとの併用によりアルコール反応（顔面潮紅，悪心，頻脈，多汗，頭痛など）を起こすおそれがある（併用注意）．

副作用対策と服薬指導のポイント

【Pembrolizumab】

p.142参照．

【nab-PTX，PTX，CBDCA】

① 人血清アルブミン投与に関する注意事項（nab-PTX）：特定生

物由来製品に該当しており，感染症伝播を防止するための安全対策が講じられているが，リスクを完全に排除することができないことを患者に十分に説明する．また，使用記録（医薬品名，製造番号，ロット番号，使用年月日，患者氏名，住所など）を少なくとも20年間保存する．

② 末梢神経障害（nab-PTX, PTX）：手足のしびれ，刺痛，焼けるような痛みが出現した場合はすぐに申し出ることを伝える．基準に従い適切に減量，休薬を行う．

③ 脱毛（nab-PTX, PTX）：高頻度で出現し，治療開始後2～3週間で抜け始め，投薬終了後は回復する．

④ 眼の異常（nab-PTX）：視力障害，眼痛，眼乾燥，角膜炎，結膜炎，流涙，黄斑浮腫などが発現することがある．黄斑浮腫は治療が遅れると視力の回復が困難になる可能性があるため注意が必要である．視力低下，霧視，物が歪んで見えるなどの症状を認めた場合は速やかに連絡するよう伝える．

⑤ アルコール含有製剤使用に伴う問診（PTX）：アルコールに過敏な患者への投与は慎重投与である．前投薬で投与されるジフェンヒドラミンとアルコールの相互作用による中枢神経抑制作用の増強があるため，投与後の患者の経過を観察し，自動車の運転等の危険を伴う機械の操作に従事させないよう注意する．

⑥ アレルギー症状（PTX, CBDCA）：PTX投与開始後に皮膚の異常（蕁麻疹），顔面潮紅，息苦しさ，動悸などが発現した場合はすぐに申し出ることを伝える．CBDCAは投与回数が多くなるに伴い，アレルギー発現頻度が上昇するため注意する．

⑦ 腎障害（CBDCA）：CBDCA投与では予防として水分の摂取の励行を心がける．

【文 献】

1) Novello S, et al.：Pembrolizumab Plus Chemotherapy in Squamous Non-Small-Cell Lung Cancer：5-Year Update of the Phase III KEYNOTE-407 Study. J Clin Oncol, 41：1999-2006, 2023

2) Paz-Ares L, et al：Pembrolizumab plus Chemotherapy for Squamous Non-Small-Cell Lung Cancer. N Engl J Med, 379：2040-2051, 2018

3) アブラキサン® 点滴静注用 添付文書

4) アブラキサン®点滴静注用 適正使用ガイド（非小細胞肺癌）

5) タキソール®注射液 インタビューフォーム

<池見泰明>

1. 肺がん　2）非小細胞肺がん

Durvalumab＋Tremelimumab＋CBDCA or CDDP＋Pemetrexed療法

＜Durvalumab＋Tremelimumab＋CBDCA＋Pemetrexed療法＞ 1～4コース目	Day	1	8	15	21
Durvalumab	1,500 mg[1] 点滴静注（60分以上）	↓			
Tremelimumab	75 mg 点滴静注（60分以上）	↓			
CBDCA	AUC 5 or 6 点滴静注（30分以上）	↓			
Pemetrexed	500 mg/m^2 点滴静注（10分）	↓			

3週間ごと　4コース

[1] 体重30 kg以下の場合は，1回投与量は20 mg/kgとする．

【制吐対策】
① 5-HT_3受容体拮抗薬（Day 1）② アプレピタント[2] 125 mg（Day 1），80 mg（Day 2～3）③ デキサメタゾン4.95 mg IV（Day 1），4 mg PO（Day 2～3）※2 静注のNK₁受容体拮抗薬使用の場合はp.24参照

【Pemetrexedに関連した支持療法】
葉酸：Pemetrexed初回投与の7日以上前からパンビタン®1 g（葉酸として0.5 mg）を連日経口投与．
ビタミンB_{12}：Pemetrexed初回投与の少なくとも7日前およびその後9週間ごとに1回1 mgを筋肉内投与．
＊葉酸，ビタミンB_{12}ともにPemetrexed最終投与日から22日目まで投与．

5コース目以降

		Day	1	8	15	22	28
Durvalumab	1,500 mg 点滴静注（60分以上）		↓				
Pemetrexed	500 mg/m^2 点滴静注（10分）		↓				
Tremelimumab	75 mg 点滴静注（60分以上）		（↓） 6コース目 のみ[3]				

4週間ごと　PD（増悪）まで

[3] 維持療法において，Tremelimumabは，6コース目（維持療法2コース目）Day 1のみ投与（Tremelimumabは全5回投与）．

Durvalumab + Tremelimumab + CBDCA or CDDP + Pemetrexed療法 ●

【制吐対策】
デキサメタゾン 6.6 mg IV（Day 1）

< Durvalumab ＋ Tremelimumab ＋ CDDP ＋ Pemetrexed 療法>
1～4コース目

		Day	1	8	15	21
Durvalumab	1,500 mg[※4] 点滴静注（60分以上）		↓			
Tremelimumab	75 mg 点滴静注（60分以上）		↓			
CDDP	75 mg/m² 点滴静注（2時間以上）		↓			
Pemetrexed	500 mg/m² 点滴静注（10分）		↓			

3週間ごと　4コース

※4 体重30 kg以下の場合は，1回投与量は20 mg/kgとする．

【投与前】
Day 1：1,000～2,000 mLの輸液

【制吐対策】
① 5-HT₃受容体拮抗薬（Day 1）② アプレピタント[※5] 125 mg（Day 1），80 mg（Day 2～3）③ デキサメタゾン9.9 mg IV（Day 1），8 mg PO（Day 2～4）④ オランザピン5 mg（Day 1～4）（糖尿病患者には禁忌）　※5 静注のNK₁受容体拮抗薬使用の場合はp.24参照

【投与後】
Day 1：① 1,000～2,000 mLの輸液　② 20％マンニトール200～300 mL，フロセミド注10 mg（必要に応じ投与）

【Pemetrexed に関連した支持療法】
前ページ参照

5コース目以降

		Day	1	8	15	22	28
Durvalumab	1,500 mg 点滴静注（60分以上）		↓				
Pemetrexed	500 mg/m² 点滴静注（10分）		↓				
Tremelimumab	75 mg 点滴静注（60分以上）		(↓) 6コース目 のみ[※6]				

4週間ごと　PD（増悪）まで

※6 維持療法において，Tremelimumabは，6コース目（維持療法2コース目）Day 1のみ投与（Tremelimumab は全5回投与）．

123

● 改訂第8版 がん化学療法レジメンハンドブック

【制吐対策】
デキサメタゾン 6.6 mg IV（Day 1）

基本事項

【適 応】

扁平上皮がんを除く切除不能な進行・再発の非小細胞肺がん

・臨床試験においては，*EGFR* 遺伝子変異陰性かつ*ALK* 融合遺伝子陰性患者（*KRAS* 遺伝子変異陽性の場合は陰性確認は不要）が組み入れられていた.

【奏効率[1]】POSEIDON 試験

奏効率	無増悪生存期間（中央値）	全生存期間（中央値）
46.3 %	6.2 カ月	14.0 カ月

Durvalumab + Tremelimumab + CBDCA + nab-PTX療法, Durvalumab + Tremelimumab + CDDP (or CBDCA) + GEM療法施行患者を含む.

【副作用[1]】POSEIDON 試験

	All Grade	Grade 3 以上
好中球減少	29.1 %	16.1 %
貧血	43.6 %	17.3 %
血小板減少	16.1 %	5.5 %
悪心	37.6 %	1.2 %
食欲減退	20.9 %	1.5 %
疲労	19.7 %	1.5 %
便秘	8.2 %	0 %
皮疹	15.8 %	1.2 %

免疫関連有害事象

	All Grade	Grade 3 以上
甲状腺機能亢進症／低下症	2.7 % /8.2 %	0 % /0 %
大腸炎	3.9 %	1.5 %
肝炎	3.6 %	2.1 %
肺臓炎	3.6 %	0.9 %
副腎不全	2.4 %	0.6 %

Durvalumab + Tremelimumab + CBDCA + nab-PTX療法, Durvalumab + Tremelimumab + CDDP (or CBDCA) + GEM療法施行患者を含む.

Durvalumab + Tremelimumab + CBDCA or CDDP + Pemetrexed療法 ●

▌レジメンチェックポイント

① 投与スケジュールの確認

DurvalumabおよびPemetrexedの投与スケジュールは，プラチナ系薬剤併用時は3週間隔投与であるが，維持療法時は4週間隔投与と，投与間隔が異なることに注意する．また，Tremelimumabはプラチナ系薬剤併用時に4回，Durvalumab維持療法時（2コース目）に1回の計5回の投与となる．

② 投与量の確認

CBDCAの投与量は，Calvertの式より算出する（p.33参照）．CDDPは腎機能の影響を受けるので，以下の基準を参考にする．

＜CDDP：腎障害時の減量基準＞

GFR または Ccr (mL/min)	60～30	30～15	15＞
		禁忌（添付文書）	
	25%減量	50%減量	推奨されない．必要な場合には50～75%減量 文献2

または

Ccr （mL/min）	60～46	45～31	30≧
	25%減量	50%減量	使用中止 文献3

③ Pemetrexedの重篤な副作用の発現を軽減するため，葉酸とビタミン B_{12} の投与を確認する．

④ 相互作用の確認

CBDCA：腎毒性および聴器毒性を有する薬剤（アミノグリコシド系抗菌薬など）との併用で腎障害および聴器障害のリスク増大．

CDDP：アミノグリコシド系抗菌薬，バンコマイシン，フロセミドとの併用で腎障害，聴器障害リスク増大．

注射用アムホテリシンBとの併用で腎障害リスク増大．

フェニトインとの併用でフェニトインの血漿中濃度が低下したとの報告がある．

Pemetrexed：NSAIDs，腎毒性を有する薬剤または腎排泄型薬剤との併用は，Pemetrexedの血中濃度が上昇するおそれがある．

● 改訂第8版 がん化学療法レジメンハンドブック

⑤ 副作用に対する CDDP および Pemetrexed 減量基準の確認[4]

<血液毒性>

	CDDP および Pemetrexed の用量
最低好中球数＜ 500/mm³ および 最低血小板数≧ 50,000/mm³	前回の用量の 75 %
最低好中球数にかかわらず 最低血小板数＜ 50,000/mm³	
最低好中球数にかかわらず 出血を伴う最低血小板数＜ 50,000/mm³	前回の用量の 50 %

2回の減量後に Grade 3 もしくは 4 の血液毒性が認められた場合は，直ちに投与を中止する．

<非血液毒性（神経毒性を除く）>

Grade 3 以上の非血液毒性が発現した場合には，投与開始前の値以下に回復するまで Pemetrexed の投与を控えること．

	CDDP の用量	Pemetrexed の用量
粘膜炎を除く Grade 3 または 4 の毒性	前回の用量 の 75 %	前回の用量 の 75 %
入院を要する下痢 （Grade は問わない） または Grade 3 もしくは 4 の下痢		
Grade 3 または 4 の粘膜炎	前回の用量 の 100 %	前回の用量 の 50 %

2回の減量後に Grade 3 もしくは 4 の非血液毒性が認められた場合は，直ちに投与を中止する．

<神経毒性>

	CDDP の用量	Pemetrexed の用量
Grade 2	前回の用量の 50 %	前回の用量の 100 %
Grade 3 または 4	中止	中止

Durvalumab + Tremelimumab + CBDCA or CDDP + Pemetrexed療法 ●

⑥ 副作用に対する Durvalumab および Tremelimumab の休薬，中止基準の確認[5][6]

副作用	程度	処置
間質性肺疾患	Grade 2	Grade 1 以下に回復するまで両剤を休薬する．
	Grade 3 または 4	両剤の投与を中止する．
肝機能障害	AST もしくは ALT が基準値上限の 3～5 倍，または総ビリルビンが基準値上限の 1.5～3 倍まで増加した場合	Grade 1 以下に回復するまで両剤を休薬する．
	AST もしくは ALT が基準値上限の 5～10 倍まで増加した場合	Grade 1 以下に回復するまで，Durvalumab を休薬する．Tremelimumab を中止する．
	・AST もしくは ALT が基準値上限の 10 倍超，または総ビリルビンが基準値上限の 3 倍超まで増加した場合 ・AST もしくは ALT が基準値上限の 3 倍超，かつ総ビリルビンが基準値上限の 2 倍超まで増加し，両剤以外に原因がない場合	両剤を中止する．

次ページへ続く

127

● 改訂第8版 がん化学療法レジメンハンドブック

前ページの続き

副作用	程度	処置
肝機能障害（ベースラインのASTもしくはALTが基準値上限を超えている肝悪性腫瘍を有する患者）	ASTもしくはALTがベースラインの2.5～5倍以下かつ基準値上限の20倍以下	ベースラインの2.5倍未満になるまで両剤を休薬する.
	ASTもしくはALTがベースラインの5～7倍以下かつ基準値上限の20倍以下	ベースラインの2.5倍未満になるまでDurvalumabを休薬する.Tremelimumabの投与を中止する.
	以下をすべて満たし，両剤以外に原因が考えられない場合・ASTもしくはALTがベースラインの2.5～5倍以下かつ基準値上限の20倍以下・総ビリルビンが基準値上限の1.5～2倍未満	
	以下のいずれかを満たす場合・ASTもしくはALTがベースラインの7倍超・ASTもしくはALTが基準値上限の20倍超・総ビリルビンが基準値上限の3倍超	両剤の投与を中止する.
	以下をすべて満たし，両剤以外に原因が考えられない場合・ASTもしくはALTがベースラインの2.5倍超・総ビリルビンが基準値上限の2倍超	
大腸炎, 下痢	Grade 2	Grade 1以下に回復するまで両剤を休薬する.
	Grade 3または4	両剤の投与を中止する.
消化管穿孔	全Grade	両剤の投与を中止する.

次ページへ続く

128

Durvalumab + Tremelimumab + CBDCA or CDDP + Pemetrexed療法 ●

前ページの続き

副作用	程度	処置
甲状腺機能亢進症，副腎機能不全，下垂体機能低下症	Grade 2〜4	症状が安定するまで両剤を休薬する．
腎機能障害	血清クレアチニンが基準値上限またはベースラインの1.5〜3倍まで増加した場合	Grade 1以下に回復するまで両剤を休薬する．
	血清クレアチニンが基準値上限またはベースラインの3倍超まで増加した場合	両剤の投与を中止する．
筋炎	Grade 2または3	Grade 1以下に回復するまで両剤を休薬する．30日以内にGrade 1以下まで回復しない場合または呼吸機能不全の徴候があらわれた場合は，両剤の投与を中止する．
	Grade 4	両剤の投与を中止する．
心筋炎	Grade 2〜4	両剤の投与を中止する．
重症筋無力症	Grade 2〜4	両剤の投与を中止する．
脳炎	Grade 2〜4	両剤の投与を中止する．

次ページへ続く

● 改訂第8版 がん化学療法レジメンハンドブック

前ページの続き

副作用	程度	処置
神経障害	Grade 2	Grade 1 以下に回復するまで両剤を休薬する. 30 日以内に Grade 1 以下まで回復しない場合または呼吸機能不全の徴候があらわれた場合は, 両剤の投与を中止する.
	Grade 3 または 4	両剤の投与を中止する.
皮膚障害	・Grade 2 で 1 週間以上継続した場合 ・Grade 3	Grade 1 以下に回復するまで両剤を休薬する.
	・Grade 4 ・皮膚粘膜眼症候群（Stevens-Johnson症候群）または中毒性表皮壊死融解症（Toxic Epidermal Necrolysis：TEN）	両剤の投与を中止する.
Infusion reaction	Grade 1 または 2	該当薬剤の投与を中断もしくは投与速度を50%減速する.
	Grade 3 または 4	該当薬剤の投与を中止する.
上記以外の副作用（甲状腺機能低下症, 1 型糖尿病を除く）	Grade 2 または 3	Grade 1 以下に回復するまで両剤を休薬する.
	Grade 4	両剤の投与を中止する.

副作用対策と服薬指導のポイント

免疫チェックポイント阻害薬については, p.47 参照.

【CDDP】

① 悪心, 嘔吐：CDDP は 90% 以上に急性, 30〜50% に遅発性の悪心, 嘔吐の発現があり得る. 患者の症状に留意し, 必要に応じて制吐薬の追加を行う.

130

② **腎機能障害**：CDDPでは腎障害が起こりやすいため予防として水分の摂取がすすめられる．尿量の確保，体重の測定を行い，適宜利尿薬を併用する．

③ **神経障害**：CDDPでは手足のしびれなどの末梢神経障害と4,000～8,000 Hz付近の高音域聴力障害が問題とされている．一般的にCDDPの総投与量が300～500 mg/m²以上になると発現頻度が高くなるといわれ，症状が軽度なものは長期間のうちに回復するが，不可逆的になることもある．

【Pemetrexed，CBDCA】

① **急性肺障害，間質性肺炎**：Pemetrexedでは急性肺障害，間質性肺炎があらわれることがあるので，胸部X線検査などの観察を十分行う．また，患者には初期症状（発熱，息切れ，空咳）を伝え，症状発現時は早期の医療機関への受診を指導する．

② **腎障害**：CBDCA投与では予防として水分摂取の励行を心がける．

③ Pemetrexedによる毒性軽減の目的のため葉酸およびビタミンB₁₂製剤を併用していることを指導し，葉酸の服薬アドヒアランス低下を回避する．

【文　献】

1) Johnson ML, et al：Durvalumab With or Without Tremelimumab in Combination With Chemotherapy as First-Line Therapy for Metastatic Non-Small-Cell Lung Cancer: The Phase Ⅲ POSEIDON Study. J Clin Oncol, 41：1213-1227, 2023

2) 「腎機能別薬剤投与量POCKET BOOK 第5版」（日本腎臓病薬物療法学会／編），じほう，2024

3) 「改訂第2版ハイリスクがん患者の化学療法ナビゲーター」（高野利実，尾崎由紀範／編），メジカルビュー社，2017

4) アリムタ®注射用 添付文書

5) イミフィンジ®点滴静注 添付文書

6) イジュド®点滴静注 添付文書

<佐野慶行>

1．肺がん　2）非小細胞肺がん

Durvalumab＋Tremelimumab＋ CBDCA＋nab-PTX療法

＜1～4コース目＞

		Day	1	8	15	21
Durvalumab	1,500 mg[※1] 点滴静注（60分以上）		⬇			
Tremelimumab	75 mg 点滴静注（60分以上）		⬇			
CBDCA	AUC 5 or 6 点滴静注（30分以上）		⬇			
nab-PTX	100 mg/m² 点滴静注（30分）		⬇	⬇	⬇	

3週間ごと　4コース

※1 体重30 kg以下の場合は，1回投与量は20 mg/kgとする．

【制吐対策】
① 5-HT₃受容体拮抗薬（Day 1）② アプレピタント[※2] 125 mg（Day 1），80 mg（Day 2～3）③ デキサメタゾン4.95 mg IV（Day 1），4 mg PO（Day 2～3），6.6 mg IV（Day 8, 15）

※2 静注のNK₁受容体拮抗薬使用の場合はp.24参照

＜5コース目以降＞

		Day	1	8	15	22	28
Durvalumab	1,500 mg 点滴静注（60分以上）		⬇				
Tremelimumab	75 mg 点滴静注（60分以上）		(⬇) 6コース目 のみ[※3]				

4週間ごと　PD（増悪）まで

※3 維持療法において，Tremelimumabは，6コース目（維持療法2コース目）Day 1のみ投与（Tremelimumabは全5回投与）．

基本事項

【適　応】
切除不能な進行・再発の非小細胞肺がん
・臨床試験においては，*EGFR*遺伝子変異陰性かつ*ALK*融合遺伝

Durvalumab + Tremelimumab + CBDCA + nab-PTX療法 ●

子陰性患者（扁平上皮がん患者または*KRAS*遺伝子変異陽性の場合，陰性確認不要）が組み入れられていた．

【奏効率[1]】 POSEIDON試験

奏効率	無増悪生存期間（中央値）	全生存期間（中央値）
46.3%	6.2カ月	14.0カ月

Durvalumab + Tremelimumab + CDDP (or CBDCA) + Pemetrexed療法，
Durvalumab + Tremelimumab + CDDP (or CBDCA) + GEM療法施行患者のデータを含む．

【副作用[1]】 POSEIDON試験

	All Grade	Grade 3以上
好中球減少	29.1%	16.1%
貧血	43.6%	17.3%
血小板減少	16.1%	5.5%
悪心	37.6%	1.2%
食欲減退	20.9%	1.5%
疲労	19.7%	1.5%
便秘	8.2%	0%
皮疹	15.8%	1.2%

免疫関連有害事象

	All Grade	Grade 3以上
甲状腺機能亢進症／低下症	2.7%／8.2%	0%／0%
大腸炎	3.9%	1.5%
肝炎	3.6%	2.1%
肺臓炎	3.6%	0.9%
副腎不全	2.4%	0.6%

Durvalumab + Tremelimumab + CDDP (or CBDCA) + Pemetrexed療法，
Durvalumab + Tremelimumab + CDDP (or CBDCA) + GEM療法施行患者のデータを含む．

■ レジメンチェックポイント

① 投与スケジュールの確認

Durvalumabの投与スケジュールは，プラチナ系薬剤併用時は3週間隔投与であるが，維持療法時は4週間隔投与と，投与間隔が異なることに注意する．また，Tremelimumabはプラチナ系薬剤併用時に4回，Durvalumab維持療法時（2コース目）に1回の計5回の投与となる．

● 改訂第8版 がん化学療法レジメンハンドブック

② 投与量の確認

CBDCAの投与量は，Calvertの式より算出する（p.33参照）．

③ 相互作用の確認

CBDCA：腎毒性および聴器毒性を有する薬剤（アミノグリコシド系抗菌薬など）との併用で腎障害および聴器障害のリスク増大．

nab-PTX：ビタミンA，アゾール系抗真菌薬，マクロライド系抗菌薬，ステロイド系ホルモン剤，ジヒドロピリジン系カルシウム拮抗薬，シクロスポリン，ベラパミル，ミダゾラム，キニジンとの併用にてPTXの血中濃度が上昇するおそれがある（PTXの代謝酵素がCYP2C8，CYP3A4であるため）．

④ 副作用に対するnab-PTX減量，開始基準の確認[2]

	減量基準	Day 1 開始基準	Day 8, 15 開始基準
好中球数	$< 500/mm^3$ が7日間以上継続またはDay1開始が7日間以上延期	$\geq 1,500/mm^3$	$\geq 500/mm^3$
血小板数	$< 50,000/mm^3$	$\geq 100,000/mm^3$	$\geq 50,000/mm^3$
発熱性好中球減少	発現	回復	回復
末梢神経障害	$\geq$ Grade 3	$\leq$ Grade 1	$\leq$ Grade 1

⑤ 減量の目安[3]

減量段階	nab-PTX	CBDCA
通常投与量	$100\ mg/m^2$	AUC 6
1段階減量	$75\ mg/m^2$	AUC 4.5
2段階減量	$50\ mg/m^2$	AUC 3

⑥ 副作用に対するDurvalumabおよびTremelimumab休薬，中止基準の確認

p.127参照．

副作用対策と服薬指導のポイント

免疫チェックポイント阻害薬についてはp.47参照．

134

nab-PTX については p.179 参照.

【文　献】

1) Johnson ML, et al：Durvalumab With or Without Tremelimumab in Combination With Chemotherapy as First-Line Therapy for Metastatic Non-Small-Cell Lung Cancer: The Phase Ⅲ POSEIDON Study. J Clin Oncol, 41：1213-1227, 2023

2) アブラキサン® 点滴静注用 添付文書

3) アブラキサン® 適正使用ガイド

＜佐野慶行＞

1. 肺がん　2) 非小細胞肺がん

Durvalumab + Tremelimumab + CBDCA or CDDP + GEM 療法

＜ Durvalumab + Tremelimumab + CBDCA + GEM 療法＞
1～4コース目

		Day	1	8	15	21
Durvalumab	1,500 mg※1 点滴静注（60分以上）		⬇			
Tremelimumab	75 mg 点滴静注（60分以上）		⬇			
CBDCA	AUC 5 or 6 点滴静注（30分以上）		⬇			
GEM	1,000 or 1,250 mg/m^2 点滴静注（30分）		⬇	⬇		

3週間ごと　4コース

※1 体重30 kg以下の場合は，1回投与量は20 mg/kgとする．

【制吐対策】
① 5-HT$_3$受容体拮抗薬（Day 1）② アプレピタント※2 125 mg（Day 1），80 mg（Day 2～3）③ デキサメタゾン4.95 mg IV（Day 1），4 mg PO（Day 2～3），6.6 mg IV（Day 8）

※2 静注のNK$_1$受容体拮抗薬使用の場合はp.24参照．

5コース目以降

		Day	1	8	15	22	28
Durvalumab	1,500 mg 点滴静注（60分以上）		⬇				
Tremelimumab	75 mg 点滴静注（60分以上）		（⬇） 6コース目 のみ※3				

4週間ごと　PD（増悪）まで

※3 維持療法において，Tremelimumabは，6コース目（維持療法2コース目）Day 1のみ投与（Tremelimumabは全5回投与）．

Durvalumab + Tremelimumab + CBDCA or CDDP + GEM療法 ●

＜ Durvalumab ＋ Tremelimumab ＋ CDDP ＋ GEM療法＞
1〜4コース目

		Day	1	8	15	21
Durvalumab	1,500 mg[※4] 点滴静注（60分以上）		⬇			
Tremelimumab	75 mg 点滴静注（60分以上）		⬇			
CDDP	75 mg/m² 点滴静注（2時間以上）		⬇			
GEM	1,000 or 1,250 mg/m² 点滴静注（30分）		⬇	⬇		

3週間ごと　4コース

※4 体重30 kg以下の場合は，1回投与量は20 mg/kgとする．

【投与前】
Day 1：1,000〜2,000 mLの輸液

【制吐対策】
① 5-HT_3受容体拮抗薬（Day 1）② アプレピタント[※5] 125 mg（Day 1），80 mg（Day 2〜3）③ デキサメタゾン9.9 mg IV（Day 1），8 mg PO（Day 2〜4），6.6 mg IV（Day 8）④ オランザピン5 mg（Day 1〜4）（糖尿病患者には禁忌）

※5 静注のNK_1受容体拮抗薬使用の場合はp.24参照

【投与後】
Day 1：① 1,000〜2,000 mLの輸液　② 20％マンニトール200〜300 mL，フロセミド注10 mg（必要に応じ投与）

5コース目以降

		Day	1	8	15	22	28
Durvalumab	1,500 mg 点滴静注（60分以上）		⬇				
Tremelimumab	75 mg 点滴静注（60分以上）		(⬇) 6コース目 のみ[※6]				

4週間ごと　PD（増悪）まで

※6 維持療法において，Tremelimumabは，6コース目（維持療法2コース目）Day 1のみ投与（Tremelimumabは全5回投与）．

1
肺がん

2
非小細胞肺がん

137

● 改訂第8版 がん化学療法レジメンハンドブック

基本事項

【適 応】

切除不能な進行・再発の非小細胞肺がん（扁平上皮がん）

【奏効率[1]】POSEIDON 試験

奏効率	無増悪生存期間（中央値）	全生存期間（中央値）
46.3 %	6.2 カ月	14.0 カ月

Durvalumab + Tremelimumab + CDDP（or CBDCA）+ Pemetrexed 療法,
Durvalumab + Tremelimumab + CBDCA + nab-PTX 療法施行患者のデータ
を含む.

【副作用[1]】POSEIDON 試験

	All Grade	Grade 3 以上
好中球減少	29.1 %	16.1 %
貧血	43.6 %	17.3 %
血小板減少	16.1 %	5.5 %
悪心	37.6 %	1.2 %
食欲減退	20.9 %	1.5 %
疲労	19.7 %	1.5 %
便秘	8.2 %	0 %
皮疹	15.8 %	1.2 %

免疫関連有害事象

	All Grade	Grade 3 以上
甲状腺機能亢進症／低下症	2.7 %／8.2 %	0 %／0 %
大腸炎	3.9 %	1.5 %
肝炎	3.6 %	2.1 %
肺臓炎	3.6 %	0.9 %
副腎不全	2.4 %	0.6 %

Durvalumab + Tremelimumab + CDDP（or CBDCA）+ Pemetrexed 療法,
Durvalumab + Tremelimumab + CBDCA + nab-PTX 療法施行患者のデータを
含む.

▌レジメンチェックポイント

① 投与スケジュールの確認

Durvalumab の投与スケジュールは，プラチナ系薬剤併用時は
3週間隔投与であるが，維持療法時は4週間隔投与と，投与間
隔が異なることに注意する．また，Tremelimumab はプラチナ
系薬剤併用時に4回，Durvalumab 維持療法時（2コース目）に

Durvalumab + Tremelimumab + CBDCA or CDDP + GEM療法 ●

1回の計5回の投与となる.

② 投与量の確認

CBDCAの投与量は，Calvertの式より算出する（p.33参照）.
CDDPは腎機能の影響を受けるので，以下の基準を参考にする.

＜CDDP：腎障害時の減量基準＞

GFRまたはCcr （mL/min）	60〜30	30〜15	15＞
	25%減量	禁忌（添付文書）	
		50%減量	推奨されない. 必要な場合には 50〜75%減量

文献2

または

Ccr（mL/min）	60〜46	45〜31	30≧
	25%減量	50%減量	使用中止

文献3

③ 副作用に対するGEMの投与基準 [4]

投与当日の白血球数が2,000/mm^{3}未満または血小板数が70,000/mm^{3}未満であれば骨髄機能が回復するまで投与延期.

④ 副作用に対するDurvalumabおよびTremelimumabの休薬，中止基準の確認

p.127参照.

⑤ 相互作用の確認

CBDCA：腎毒性および聴器毒性を有する薬剤（アミノグリコシド系抗菌薬など）との併用で腎障害および聴器障害のリスク増大.

CDDP：アミノグリコシド系抗菌薬，バンコマイシン，フロセミドとの併用で腎障害，聴器障害リスク増大.

注射用アムホテリシンBとの併用で腎障害リスク増大.

フェニトインとの併用でフェニトインの血漿中濃度が低下したとの報告がある.

GEM：胸部放射線照射の施行中は禁忌（重篤な食道炎，肺臓炎が発現し，死亡に至った例が報告されている）.

▋副作用対策と服薬指導のポイント

免疫チェックポイント阻害薬については p.47参照.

● 改訂第8版 がん化学療法レジメンハンドブック

【CDDP, GEM】

① **悪心，嘔吐**：CDDPは90％以上に急性，30～50％に遅発性の悪心，嘔吐の発現があり得る．患者の症状に留意し必要に応じて制吐薬の追加を行う．

② **腎機能障害**：CDDPでは腎障害が起こりやすいため，予防として水分の摂取がすすめられる．尿量の確保，体重の測定を行い，適宜利尿薬を併用する．

③ **神経障害**：CDDPでは手足のしびれなどの末梢神経障害と4,000～8,000 Hz付近の高音域聴力障害が問題とされている．一般的にCDDPの総投与量が300～500 mg/m^{2}以上になると発現頻度が高くなるといわれ，症状が軽度なものは長期間のうちに回復するが，不可逆的になることもある．

④ **発熱，発疹**：GEMは発熱，発疹が好発するため，ステロイド前投与が有効とされている．

⑤ **注射部位反応**：GEMは注射部位の静脈炎，疼痛，紅斑の発現頻度が高い．症状の訴えがあった場合は，5％ブドウ糖液の輸液に変更すると軽減されるとの報告がある．

【文　献】

1) Johnson ML, et al：Durvalumab With or Without Tremelimumab in Combination With Chemotherapy as First-Line Therapy for Metastatic Non-Small-Cell Lung Cancer：The Phase Ⅲ POSEIDON Study. J Clin Oncol, 41：1213-1227, 2023

2) 「腎機能別薬剤投与量POCKET BOOK第5版」（日本腎臓病薬物療法学会／編），じほう，2024

3) 「改訂第2版ハイリスクがん患者の化学療法ナビゲーター」（高野利美，尾崎由紀範／編），メジカルビュー社，2017

4) ジェムザール®注射用 添付文書

＜佐野慶行＞

1. 肺がん　2）非小細胞肺がん

Pembrolizumab 単独療法

	Day	1	8	15	21
Pembrolizumab 200 mg 点滴静注（30分）		↓			
	3週間ごと　PD（増悪）まで				

または

	Day	1	8	15	22	29	36	42
Pembrolizumab 400 mg 点滴静注（30分）		↓						
	6週間ごと　PD（増悪）まで							

基本事項

【適　応】
切除不能な進行・再発の非小細胞肺がん

【奏効率】

	奏効率	無増悪生存期間 （中央値）	全生存期間 （中央値）
KEYNOTE-024 試験（一次治療： PD-L1 ≧ 50 %）[1,2]	44.8 %	10.3 カ月	30.0 カ月
KEYNOTE-042 試験（一次治療： PD-L1 ≧ 1%）[3]	27 %	5.4 カ月	16.7 カ月
KEYNOTE-010 試験（二次治療）[4]	62 % （2 mg/kg） 64 % （10 mg/kg）	3.9 カ月 （2 mg/kg） 4.0 カ月 （10 mg/kg）	10.4 カ月 （2 mg/kg） 12.7 カ月 （10 mg/kg）

【副作用】KEYNOTE-024 試験[1]

	All Grade	Grade 3 以上
下痢	14.3 %	3.9 %
悪心	9.7 %	0 %

次ページへ続く

● 改訂第8版 がん化学療法レジメンハンドブック

前ページの続き

	All Grade	Grade 3 以上
疲労	10.4 %	1.3 %
貧血	5.2 %	1.9 %
甲状腺機能亢進症／低下症	7.8 %／9.1 %	0 %
肺臓炎	5.8 %	2.6 %
重篤な皮膚障害	3.9 %	3.9 %
Infusion reaction	4.5 %	0 %
1 型糖尿病	0.6 %	0.6 %
大腸炎	1.9 %	1.3 %

▌レジメンチェックポイント

① PD-L1 発現の有無の確認

PD-L1 ≧ 1 % 以上であることを確認する. PD-L1 の発現した腫瘍細胞が占める割合と治療効果については，各臨床試験の内容を確認して投与する.

② 投与量，投与スケジュールの確認／③ 副作用に対する休薬，中止基準の確認

p.832 参照.

▌副作用対策と服薬指導のポイント

免疫チェックポイント阻害薬では，頻度は高くないものの多岐にわたる免疫関連有害事象（irAE）が報告されており，それぞれの特徴や初期症状を指導して，早期に発見・対処することが重要である. irAE としては，間質性肺疾患，重症筋無力症，大腸炎，1 型糖尿病，肝機能障害，甲状腺機能障害，神経障害，腎障害などが報告されており，発現時には速やかに専門医への相談を検討する必要がある. irAE の早期発見のためには，通常の検査項目に加えて，心電図・胸部 X 線・血糖・甲状腺機能・副腎皮質機能検査など医療機関内であらかじめ取り決めをしておくことも重要である. また，Pembrolizumab 投与終了後に重篤な副作用があらわれることもあるので，投与終了後も観察を十分に行う.

① 間質性肺炎

急性肺障害，間質性肺疾患があらわれることがあるので，患者には初期症状（息切れ，呼吸困難，咳嗽，発熱など）を伝え，

早期の医療機関への受診について指導する．Grade 2の場合には，副腎皮質ステロイド（初回用量：プレドニゾロン換算1〜2 mg/kg）の投与を考慮する．Grade 3〜4の重篤な症状の場合で，ステロイドパルス療法などの治療にて48時間を超えても症状が改善しない場合には，適応外使用であることを留意のうえ，免疫抑制薬（インフリキシマブ，シクロホスファミド，ミコフェノール酸モフェチルなど）の投与を考慮する．

② 大腸炎，重度の下痢

脱水予防のための水分摂取について説明するとともに，症状の急激な悪化または遷延時の医療機関への受診について指導する．止瀉薬であるロペラミドを投与する場合は，irAEによる下痢をマスクする可能性があるため使用には十分注意が必要である．Grade 3以上の重症およびGrade 2でも遷延する場合にはステロイド，またはインフリキシマブ5 mg/kg（保険適用外）の投与を考慮する．ただし腸穿孔，敗血症などの合併時にはインフリキシマブ投与は勧められない．

③ 1型糖尿病

劇症1型糖尿病の報告もされているため，口渇，多飲，多尿などの高血糖症状や，激しい倦怠感，悪心嘔吐などの糖尿病性ケトアシドーシス症状および早期の医療機関への受診について指導する．1型糖尿病が疑われる場合には専門医と連携するとともに，Pembrolizumabの投与を中止し補液や電解質補充，インスリン投与を開始する．ステロイドの使用にはエビデンスはなく推奨されていない．

④ 甲状腺機能障害

比較的頻度の高いirAEであること，甲状腺機能亢進症（動悸，発汗，暑がり，軟便，体重減少，不眠，振戦，眼球突出）および甲状腺機能低下症（易疲労・脱力感，寒がり，便秘，体重増加，徐脈，眼瞼浮腫，こむら返り，嗄声）の症状を説明する．甲状腺機能障害は，破壊性甲状腺炎に伴う甲状腺機能亢進症を経由して甲状腺機能低下に至る症例も報告されている．甲状腺機能障害は，無症状で進行することもあるため，TSH・遊離T3・遊離T4を定期的に測定することを考慮する．なお，副腎機能障害が併発している場合，ヒドロコルチゾンの投与を先行させる．

● 改訂第8版 がん化学療法レジメンハンドブック

⑤ 副腎皮質機能低下症

コルチゾール欠乏に伴う易疲労性，食欲不振，消化器症状など
やアルドステロン欠乏に伴う低ナトリウム血症，高カリウム血
症，低血圧などの症状を伝え，自覚する場合には早期の医療機
関への受診について指導する．副腎皮質機能低下を疑う場合に
は，ACTH，コルチゾールを測定し，内分泌専門医と連携する
とともに，ヒドロコルチゾン10〜20 mg/日より開始し，患者
の状態に合わせて調節する．ヒドロコルチゾン開始後は，副腎
クリーゼ予防のために，自己判断で中断しないことを説明する．
また発熱等で普段と違うストレスがかかる場合には，ヒドロコ
ルチゾンを通常の1.5〜3倍量服用するなど対応方法を事前に確
認しておく必要がある．

【文　献】

1) Reck M, et al：Pembrolizumab versus chemotherapy for PD-L1-positive non-small-cell lung cancer. N Engl J Med, 375：1823-1833, 2016

2) Reck M, et al：Updated analysis of KEYNOTE-024：pembrolizumab versus platinum-based chemotherapy for advanced non-small-cell lung cancer with PD-L1 tumor proportion score of 50% or greater. J Clin Oncol, 37：537-546, 2019

3) Mok TS, et al：Pembrolizumab versus chemotherapy for previously untreated, PD-L1-expressing, locally advanced or metastatic non-small-cell lung cancer （KEYNOTE-042）：a randomised, open-label, controlled, phase 3 trial. Lancet, 393：1819-1830, 2019

4) Herbst RS, et al：Pembrolizumab versus docetaxel for previously treated, PD-L1-positive, advanced non-small-cell lung cancer （KEYNOTE-010）：a randomised controlled trial. Lancet, 387：1540-1550, 2016

＜佐野慶行＞

1. 肺がん 2) 非小細胞肺がん

Atezolizumab単独療法

	Day	1	8	15	21
Atezolizumab 1,200 mg 点滴静注（初回60分※）					

※2回目以降30分

術後補助療法：3週間ごと　16コース
進行・再発：3週間ごと　PD（増悪）まで

基本事項

【適応】

切除不能な進行・再発の非小細胞肺がん
PD-L1陽性の非小細胞肺がんにおける術後補助療法
・Stage Ⅱ～ⅢAでプラチナ製剤を含む術後化学療法後

【奏効率】

進行・再発：IMpower 110試験[1]（一次治療）/OAK試験[2]（二次治療）

	奏効率	無増悪生存期間 （中央値）	全生存期間 （中央値）
IMpower 110試験※	38.3%	8.1カ月	20.2カ月
OAK試験	14.0%	2.8カ月	13.8カ月

※ *EGFR*遺伝子変異陽性または*ALK*融合遺伝子陽性の患者を除いたPD-L1陽性（腫瘍細胞または腫瘍浸潤免疫細胞におけるPD-L1発現率がそれぞれ50％以上または10％以上）のITT集団

術後補助療法：IMpower 010試験[3]

3年無病生存率（中央値）	3年生存率（中央値）
60.0%	82.1%

【副作用】IMpower 110試験[1]

	All Grade	Grade 3以上
貧血	15.4%	1.7%
疲労	12.9%	0.7%
食欲減退	15.4%	0.7%

次ページへ続く

● 改訂第8版 がん化学療法レジメンハンドブック

前ページの続き

	All Grade	Grade 3以上
悪心	13.6%	0.3%
下痢	11.2%	0%
発熱	13.6%	0%
肝炎	16.1%	4.2%
皮疹	15.4%	1.0%
甲状腺機能亢進症／低下症	4.5%／9.4%	0%
肺臓炎	3.8%	0.7%
大腸炎	1.0%	0.7%
Infusion reaction	1.4%	0%

▎レジメンチェックポイント

① PD-L1 発現の有無等の確認

術後補助療法（IMpower 010試験）においては，PD-L1陽性
〔腫瘍細胞におけるPD-L1発現率（TC）が1%以上〕であるこ
とを確認する．ただし，TC＜50%の患者集団における全生存
期間が，支持療法群と比較して下回る傾向が認められているこ
とに留意する．

一次治療（IMpower 110試験）においては，*EGFR*遺伝子変異
陽性または*ALK*融合遺伝子陽性の患者を除いたPD-L1強陽性
（腫瘍細胞または腫瘍浸潤免疫細胞におけるPD-L1発現率がそ
れぞれ50%以上または10%以上と判定された）に対しての有効
性が認められている．一方，二次治療（OAK試験）において
は，PD-L1の発現の有無にかかわらず有効性が認められている．
また，一次治療および二次治療ともに，遺伝子（*EGFR*遺伝子
変異または*ALK*融合遺伝子）異常がある場合は，その異常に
対する阻害薬の治療歴のある患者のみが組み入れられていたこ
とに留意する．

② 投与速度の確認：60分かけて点滴静注．なお，初回投与の忍容
性が良好であれば，2回目以降の投与時間は30分間まで短縮で
きる．

③ 副作用に対する Atezolizumab 休薬，中止基準の確認
p.37参照.

副作用対策と服薬指導のポイント

p.41 参照.

【文　献】

1) Herbst SR, et al：Atezolizumab for first-line treatment of PD-L1-selected patients with NSCLC. N Engl J Med, 383：1328-1339, 2020

2) Rittmeyer A, et al：Atezolizumab versus docetaxel in patients with previously treated non-small-cell lung cancer（OAK）：a phase 3, open-label, multicentre randomized controlled trial. Lancet, 389：255-265, 2017

3) Felip E, et al：Adjuvant atezolizumab after adjuvant chemotherapy in resected stage ⅠB-ⅢA non-small-cell lung cancer（IMpower010）：a randomized, multicentre, open-label, phase 3 trial. Lancet, 398：1344-1357, 2021

＜佐野慶行＞

1. 肺がん　2) 非小細胞肺がん

CDDP＋Pemetrexed療法

＜1～4コース目＞

		Day	1	8	15	21
CDDP	75 mg/m^2 点滴静注（2時間以上）		⬇			
Pemetrexed	500 mg/m^2 点滴静注（10分）		⬇			

3週間ごと　4コース

【Pemetrexedに関連した支持療法】
葉酸の投与：Pemetrexed投与7日前よりパンビタン®1 g（葉酸として0.5 mg）1日1回 連日 経口投与
ビタミンB$_{12}$製剤：Pemetrexed初回投与の7日前，投与期間中9週間（3コース）ごと，1回1 mg 筋肉内投与
＊葉酸，ビタミンB$_{12}$ともにPemetrexed最終投与日から22日目まで投与
【投与前】
Day 1：1,000～2,000 mLの輸液
【制吐対策】
① 5-HT$_3$受容体拮抗薬（Day 1）② アプレピタント※ 125 mg（Day 1），80 mg（Day 2～3）③ デキサメタゾン 9.9 mg IV（Day 1），8 mg PO（Day 2～4），④ オランザピン 5 mg（Day 1～4）（糖尿病患者には禁忌）　※ 静注のNK$_1$受容体拮抗薬使用の場合はp.24参照
【投与後】
Day 1：① 1,000～2,000 mLの輸液 ② 20％マンニトール 200～300 mL，フロセミド注 10 mg（必要に応じ投与）

＜5コース目以降＞

		Day	1	8	15	21
Pemetrexed	500 mg/m^2 点滴静注（10分）		⬇			

3週間ごと　PD（増悪）まで

【制吐対策】
デキサメタゾン 6.6 mg IV（Day 1）

CDDP + Pemetrexed 療法 ●

基本事項

【適　応】
・切除不能な進行・再発 非小細胞肺がん（非扁平上皮がん）
・Stage ⅢB および Stage Ⅳ

【奏効率】非扁平上皮がん

CDDP + Pemetrexed [1]

無増悪生存期間（中央値）	全生存期間（中央値）
4.8 カ月	11.8 カ月

CDDP + Pemetrexed followed by Pemetrexed [2][3]

無増悪生存期間（中央値）	全生存期間（中央値）
4.1 カ月	13.9 カ月

【副作用】非小細胞肺がん [2]

	All Grade		Grade 3〜4
悪心	55.5 %	好中球減少	15.1 %
嘔吐	39.7 %	白血球減少	4.8 %
倦怠感	28.7 %	血小板減少	4.1 %
下痢	12.5 %		
口内炎	7.9 %		
便秘	20.4 %		
発疹	6.3 %		

レジメンチェックポイント

① 投与前の確認：輸液の前負荷，制吐薬
② Pemetrexed の重篤な副作用の発現を軽減するため，葉酸とビタミン B_{12} の投与を確認する．
③ 投与量の確認

＜CDDP：腎障害時の減量基準＞

GFR または Ccr (mL/min)	60〜30	30〜15	15＞
	25%減量	禁忌（添付文書）	
		50%減量	推奨されない．必要な場合には 50〜75%減量

文献2

149

● 改訂第8版 がん化学療法レジメンハンドブック

または

Ccr (mL/min)	60～46	45～31	30≧
	25％減量	50％減量	使用中止

文献5

< CDDP，Pemetrexed併用での減量基準[6] >
血液毒性

	CDDP および Pemetrexedの用量
最低好中球数＜500/mm^3 および 最低血小板数≧50,000/mm^3	前回の用量の75％
最低好中球数にかかわらず 最低血小板数＜50,000/mm^3	前回の用量の75％
最低好中球数にかかわらず 出血を伴う最低血小板数＜50,000/mm^3	前回の用量の50％

非血液毒性
Grade 3以上の非血液毒性が発現した場合，投与開始前の値以下に回復するまで休薬する．再開時の投与量は以下に従う．

	CDDPの用量	Pemetrexedの用量
粘膜炎を除く Grade 3 または4の毒性	前回の用量 の75％	前回の用量 の75％
入院を要する下痢 （Grade は問わない） または Grade 3 もしくは4の下痢	前回の用量 の75％	前回の用量 の75％
Grade 3または4の 粘膜炎	前回の用量 の100％	前回の用量 の50％

神経毒性

CTC Grade	CDDPの用量	Pemetrexedの用量
0～1	前回の用量の100％	前回の用量の100％
2	前回の用量の50％	前回の用量の100％
3～4	投与中止	

150

CDDP + Pemetrexed 療法 ●

1 肺がん

2 非小細胞肺がん

★ 2回の減量後にGrade 3もしくは4の血液毒性あるいは非血液毒性が認められた場合，またはGrade 3もしくは4の神経毒性が観察された場合は直ちにPemetrexedの投与を中止.

④ 相互作用

Pemetrexed：NSAIDsとの併用により，Pemetrexedの血中濃度が上昇して，副作用が増強するおそれがあるため，併用する場合には注意する.

CDDP：アミノグリコシド系抗菌薬，バンコマイシン，フロセミドとの併用で腎障害，聴器障害リスク増大.

注射用アムホテリシンBとの併用で腎障害リスク増大.

フェニトインとの併用でフェニトインの血漿中濃度が低下したとの報告がある.

副作用対策と服薬指導のポイント

① 悪心，嘔吐：CDDPは90％に急性，30～50％に遅発性の悪心，嘔吐の発現があり得る．患者の症状に留意し，必要に応じて制吐薬の追加を行う.

② 腎機能障害：CDDPでは予防として水分の摂取を心がけるように伝える（目安：$1.5 \sim 2$ L/日程度）．アミノグリコシド系抗菌薬との併用で増強されることがある．尿量の確保，体重測定を行い，適宜，利尿薬を併用する.

③ 神経障害：CDDPでは手足のしびれなどの末梢神経障害と4,000～8,000 Hz付近の高音域聴力障害が問題とされている．一般的にCDDPの総投与量が$300 \sim 500$ mg/m² 以上になると聴器障害の頻度が高くなると報告されており，軽度なものは投与中止により軽減することもあるが不可逆的な場合も少なくない.

④ 急性肺障害，間質性肺炎：Pemetrexedでは急性肺障害，間質性肺炎があらわれることがあるので，胸部X線検査などの観察を十分に行う．また，患者には初期症状（風邪のような症状：発熱，息切れ，咳）を伝え，早期の医療機関への受診を指導する.

⑤ 発疹：発疹の発現および重症化を軽減する目的で，海外臨床試験時にはPemetrexed投与前日から投与翌日の3日間，デキサメタゾンを1回4mg，1日2回経口投与されており，患者の状況を考慮して追加を検討する.

151

● 改訂第8版 がん化学療法レジメンハンドブック

⑥ Pemetrexedによる毒性軽減の目的を伝え，パンビタン®1日1
g（葉酸として0.5 mg）服薬のアドヒアランスの維持を指導す
る．

【文　献】

1) Scagliotti GV, et al：Phase Ⅲ study comparing cisplatin plus gemcitabine with cisplatin plus pemetrexed in chemotherapy-naive patients with advanced-stage non-small-cell lung cancer. J Clin Oncol, 26：3543-3551, 2008

2) Paz-Ares L, et al：Maintenance therapy with pemetrexed plus best supportive care versus placebo plus best supportive care after induction therapy with pemetrexed plus cisplatin for advanced non-squamous non-small-cell lung cancer（PARAMOUNT）：a double-blind, phase 3, randomised controlled trial. Lancet Oncol, 13：247-255, 2012

3) Paz-Ares L, et al：PARAMOUNT：Final overall survival results of the phase Ⅲ study of maintenance pemetrexed versus placebo immediately after induction treatment with pemetrexed plus cisplatin for advanced nonsquamous non-small-cell lung cancer. J Clin Oncol, 31：2895-2902, 2013

4) 「腎機能別薬剤投与量POCKET BOOK 第5版」（日本腎臓病薬物療法学会／編），じほう，2024

5) 「改訂第2版ハイリスクがん患者の化学療法ナビゲーター」（高野利実，尾崎由記範／編），メジカルビュー社，2017

6) アリムタ®注射用100 mg，500 mg インタビューフォーム

<川澄賢司>

1. 肺がん　2）非小細胞肺がん

TC（PTX＋CBDCA）± BV療法

＜1〜4コース目＞

		Day	1	8	15	21
CBDCA	AUC 6 点滴静注（30分以上）		↓			
PTX	200 mg/m² 点滴静注（3時間）		↓			
BV[※1]	15 mg/kg 点滴静注（初回90分）[※2]		↓			

3週間ごと　4コース

※1 BVは必要に応じ投与
※2 2回目60分，3回目以降は30分

【前投薬】
① 5-HT$_3$受容体拮抗薬（Day 1）② デキサメタゾン 19.8 mg IV（Day 1）：PTX投与30分前まで，4 mg PO（Day 2〜3）③ ジフェンヒドラミン 50 mg PO：PTX投与30分前まで ④ ファモチジン 20 mg IV：PTX投与30分前まで ⑤ アプレピタント[※3] 125 mg（Day 1），80 mg（Day 2〜3）

※3 静注のNK$_1$受容体拮抗薬使用の場合はp.24参照

＜5コース目以降＞

		Day	1	8	15	21
BV[※1]	15 mg/kg 点滴静注（30分）		↓			

3週間ごと　PD（増悪）まで

基本事項

【適　応】

進行非小細胞肺がん
・Stage ⅣおよびStage ⅢB（がん性胸膜炎，対側肺門リンパ節転移症例）の初期治療
・PS：0〜1

【奏効率[1]】

CBDCA + PTX

奏効率	無増悪生存期間（中央値）
31.0 %	5.9 カ月

CBDCA + PTX + BV followed by BV 療法

奏効率	無増悪生存期間（中央値）
60.7 %	6.9 カ月

【副作用[1]】

Grade 3 以上	TC	TC + BV
好中球減少	84.5 %	91.2 %
血小板減少	8.6 %	4.8 %
発熱性好中球減少症	6.9 %	8.8 %
高血圧	0 %	11.2 %
食欲不振	1.7 %	5.6 %

■ レジメンチェックポイント

① 前投薬の確認：制吐薬，重篤な過敏症状の発現を防止.

② 投与量の確認

CBDCA：Calvert の式より算出する（p.33 参照）.

PTX：白血球 4,000/mm^3 未満または好中球 2,000/mm^3 未満であれば，投与を延期する. 白血球 1,000/mm^3 未満となった場合，また重篤な末梢神経障害が発生した場合には，次回の投与量を減量する.

＜PTX：減量の目安[2]＞

通常投与量	1段階減量	2段階減量	3段階減量
210 mg/m^2	180 mg/m^2	150 mg/m^2	135 mg/m^2

＜PTX：肝機能低下症例に対する減量の目安＞

AST・ALT	T-Bil	PTX投与量
10×ULN 未満　かつ	1.26～2.0×ULN	25％減量
10×ULN 未満　かつ	2.01～5.0×ULN	50％減量
10×ULN 以上 または 5.0×ULN を超える		中止

米国添付文書

③ 点滴速度の確認

PTX：白血球減少は24時間投与の方が重篤であり，血中濃度0.05〜0.1μmol/L以上の持続時間が長いと重篤化するとの報告があるため，投与時間の延長には要注意.

BV：初回投与時は90分かけて点滴静注する．忍容性が良好であれば，2回目の投与は60分間，それ以降の投与は30分間投与とする.

④ 投与ルートの確認：希釈液は，過飽和状態にあるためPTXが結晶として析出する可能性があるので，投与時には，0.22μm以下のメンブランフィルターを用いたインラインフィルターを通して投与する．また点滴用セットなどで本剤の溶解液が接触する部分に，可塑剤としてDEHPを含有しているものの使用を避けること.

⑤ 併用薬の確認

＜PTX＞

併用禁忌：ジスルフィラム，シアナミド，プロカルバジン〔併用によるアルコール反応（顔面潮紅，血圧降下，悪心，頻脈，めまい，呼吸困難，視力低下など）を起こすおそれがある〕.

ビタミンA，アゾール系抗真菌薬，マクロライド系抗菌薬，ニフェジピン，シクロスポリン，ベラパミル，ミダゾラム（PTXの代謝酵素がCYP2C8，CYP3A4であるためPTXの血中濃度が上昇）.

＜CBDCA＞

腎毒性および聴器毒性を有する薬剤（アミノグリコシド系抗菌薬など）との併用で腎障害および聴器障害のリスク増大.

副作用対策と服薬指導のポイント

① アルコールに関する問診（アルコールに過敏な患者は慎重投与）：PTXでは自動車の運転など危険を伴う機械の操作に従事させないように注意すること．Tri-WeeklyのPTX投与ではビール瓶中瓶1本程度のアルコールが含まれている.

② アレルギー症状：PTXにより皮膚の異常（蕁麻疹），顔面潮紅，息苦しさ，動悸などが発現した場合はすぐに申し出ることを伝える.

● 改訂第8版 がん化学療法レジメンハンドブック

★ PTXと溶解補助剤のポリオキシエチレンヒマシ油による過敏症およびショック.

③ **末梢神経障害**：PTXにより手足のしびれ，刺痛，焼けるような痛みが発現した場合はすぐに申し出ることを伝える．PTXによる末梢神経障害は，高頻度に起こるため，適切に減量，休薬などを行う．

★ 末梢神経障害は，PTXの総投与量が250 mg/m^2を超えるとほぼ必発する.

④ **脱毛**：PTXでは高頻度で発現し，治療後1〜3週間で抜け始め，全治療終了後は回復する．

⑤ **腎障害**：CBDCAでは予防として水分の摂取を心がける．アミノグリコシド系抗菌薬との併用で増強されることがある．

【BV併用時】

① **高血圧**：自宅で血圧測定および記録を行うよう指導する．高血圧による嘔気や頭痛，呼吸苦，胸痛，めまいなどの症状が認められた場合，または収縮期血圧180 mmHg以上，拡張期血圧110 mmHg以上の場合には速やかに連絡するよう伝える．降圧薬は積極的適応，禁忌もしくは慎重投与，薬物相互作用を考慮し，個々の患者の臨床状況に応じて選択する．

② **出血**：鼻血や歯肉，膣などの粘膜から軽度の出血がみられることがある．10〜15分経っても止まらない場合は連絡するよう伝える．

③ **血栓塞栓症，うっ血性心不全**：意識消失やめまい，胸痛，息切れ，手足のむくみ，ろれつが回らないなどの症状が認められた場合は速やかに連絡するよう伝える．

④ **創傷治癒遅延**：手術前後4週間はBVの投与を避ける．ポート挿入などの小手術は可能．

⑤ **消化管穿孔**：発現頻度は2%未満で，3カ月以内の発現が最も多い．激しい腹痛などの症状があればすぐに連絡するよう伝える．

⑥ **尿蛋白**：ネフローゼ症候群，蛋白尿があらわれることがあるので，投与期間中は尿蛋白を定期的に検査する．

⑦ **喀血**（2.5 mL以上の鮮血の喀出）の既往のある患者は禁忌である（肺出血があらわれるおそれがあるため）．治療前，治療中を含め患者の観察が必要である．

156

【文　献】

1) Niho S, et al：Randomized phase Ⅱ study of first-line carboplatin-paclitaxel with or without bevacizumab in Japanese patients with advanced non-squamous non-small-cell lung cancer. Lung Cancer, 76：362-367, 2012

2) タキソール®注射液 インタビューフォーム

<川澄賢司>

1. 肺がん　2）非小細胞肺がん

Nedaplatin + DTX 療法

	Day	1	8	15	21
Nedaplatin 100 mg/m² 点滴静注（60〜90分）		⬇			
DTX 60 mg/m² 点滴静注（60分）		⬇			

3週間ごと　4〜6コース

【制吐対策】
① 5-HT₃受容体拮抗薬（Day 1）② デキサメタゾン 9.9 mg IV（Day 1），8 mg PO（Day 2〜3）※

※ 5-HT₃受容体拮抗薬としてパロノセトロンを使用する場合はDay 2〜3のデキサメタゾンは省略も可能.

【投与前後】
補液 1,000 mL（Day 1）

基本事項

【適　応】
切除不能・進行再発非小細胞肺がん（扁平上皮がん）一次治療

【奏効率】WJOG5208L 試験[1]

無増悪生存期間（中央値）	全生存期間（中央値）	1年生存率	2年生存率
4.9カ月	13.6カ月	55.9 %	27.1 %

【副作用】WJOG5208L 試験[1]

	All Grade	Grade 3 以上
好中球減少	94.4 %	82.5 %
貧血	74.0 %	11.3 %
血小板減少	42.4 %	9.0 %
発熱性好中球減少症	13.6 %	13.6 %
悪心	71.2 %	4.0 %
食欲不振	80.8 %	13.0 %
下痢	41.8 %	4.0 %

次ページへ続く

Nedaplatin + DTX療法 ●

前ページの続き

	All Grade	Grade 3以上
低ナトリウム血症	61.6 %	13.6 %
倦怠感	69.5 %	3.4 %
ALT上昇	41.8 %	1.7 %
AST上昇	40.7 %	1.1 %

▌レジメンチェックポイント

① 前投薬の確認：輸液負荷，制吐薬

② 投与量の確認

＜Nedaplatin＞

明確な減量基準はないが，血清クレアチニン値 ≥ 1.5 mg/dLで
は25 mg/m^{2}減量するとされている．また高齢者では80 mg/m^2
に減量することが推奨されている[2]．重篤な腎機能障害がある
場合は禁忌．

＜DTX＞

投与当日の好中球数が2,000/mm^{3}未満であれば投与の延期を考
慮する．

＜DTX：肝障害時の投与基準＞

T-Bil＞ULNで投与中止．AST，ALT＞1.5×ULNかつ
ALP＞2.5×ULNで投与中止（米国添付文書より）．

③ アルコール過敏症の確認：DTX（タキソテール®）の添付溶解
液にはエタノールが含まれているので，アルコールに過敏な患
者に投与する場合は，添付溶解液を使用せずに生理食塩液また
は5％ブドウ糖液で溶解すること．アルコールで希釈された製
剤では，アルコールを抜くことはできないため注意する．なお
現在はプレミックス製剤でも，アルコールを含有しない製剤も
発売されている．

★ DTX製剤について
現在本邦においては，アルコールを含む添付溶解液にて希
釈後使用する製剤と，すでにアルコールなどで希釈された
製剤，およびアルコールを含有しない液体製剤などが販売
されており，濃度，アルコール含有量が異なるため注意が
必要である．

1

肺がん

2

非小細胞肺がん

159

● 改訂第8版 がん化学療法レジメンハンドブック

薬品名	エタノール含有量 DTX 100 mg換算
タキソテール®点滴静注用	添付溶解液13％日局エタノール　955.5 mg
ワンタキソテール®点滴静注	無水エタノール　1.975 g
ドセタキセル点滴静注「トーワ」 ドセタキセル点滴静注液「NK」 ドセタキセル点滴静注液「サワイ」	無水エタノール　1.975 g
ドセタキセル点滴静注液「サンド」	エタノール　2759.0 mg
ドセタキセル点滴静注液 「ホスピーラ」	無水エタノール　2.3 mL
ドセタキセル点滴静注用「サワイ」	日局エタノール　955.5 mg
ドセタキセル点滴静注「ニプロ」 ドセタキセル点滴静注「ヤクルト」 ドセタキセル点滴静注「EE」	アルコールフリー

④ 相互作用（DTX）：アゾール系抗真菌薬（ミコナゾールなど）やエリスロマイシン，クラリスロマイシン，シクロスポリン，ミダゾラムの併用によりCYP3A4を阻害，またはDTXとの競合により，DTXの血中濃度が上昇し副作用が強くあらわれることが考えられる.

▌副作用対策と服薬指導のポイント

① アルコールに関する問診（DTX）：自動車の運転など危険を伴う機械の操作に従事させないように注意すること.

② アレルギー症状（DTX）：皮膚の異常（蕁麻疹），顔面潮紅，息苦しさ，動悸などが出現した場合はすぐに申し出ることを伝える.

　★ DTXの溶解補助剤のポリソルベート80による過敏症およびショック.

③ 白血球減少：DTXの用量規制因子は白血球（主に好中球）減少であり，重篤な白血球減少に起因した治療関連死が認められている. 患者には感染予防（手洗い，うがい，マスクの着用など）の励行を指導する必要がある. また，発熱性好中球減少症の治療として抗菌薬の投与を迅速に行う体制を整えておく必要がある.

④ 脱毛（DTX）：高頻度で出現し，治療開始から1～3週間で抜け

始めることが多い．治療終了後には個人差はあるが回復する．

⑤ 浮腫（DTX）：浮腫などの体液貯留が高頻度にみられ，総投与量が350～400 mg/m² を超えると発現頻度が上がるため，足のむくみなどの症状が出れば申し出るように伝える．浮腫の発症は毛細血管漏出症候群によるもので，発症後はデキサメタゾンなどを投与する．

【文　献】

1) Shukuya T, et al：Nedaplatin plus docetaxel versus cisplatin plus docetaxel for advanced or relapsed squamous cell carcinoma of the lung（WJOG5208L）：a randomised, open-label, phase 3 trial. Lancet Oncol, 16：1630-1638, 2015

2) アクプラ® 静注用 添付文書

＜川澄賢司＞

1. 肺がん　2）非小細胞肺がん

CDDP ＋ GEM ＋ Necitumumab 療法

＜1〜4コース目＞

		Day	1	8	15	21
CDDP	75 mg/m^2 点滴静注（2時間）		⬇			
GEM	1,250 mg/m^2 点滴静注（30分）		⬇	⬇		
Necitumumab	800 mg 点滴静注（60分）		⬇	⬇		

3週間ごと　4コース

【投与前】
Day 1：1,000〜2,000 mLの輸液

【制吐対策】
① 5-HT$_3$受容体拮抗薬（Day 1）② アプレピタント※ 125 mg（Day 1），80 mg（Day 2〜3）③ デキサメタゾン 9.9 mg IV（Day 1），8 mg PO（Day 2〜4），3.3 mg IV（Day 8）④ オランザピン 5 mg（Day 1〜4）（糖尿病患者には禁忌）

※静注のNK$_1$受容体拮抗薬使用の場合はp.24参照

【投与後】
Day 1：① 1,000〜2,000 mLの輸液 ② 20％マンニトール 200〜300 mL，フロセミド注 10 mg（必要に応じ投与）

＜5コース目以降＞

		Day	1	8	15	21
Necitumumab	800 mg 点滴静注（60分）		⬇	⬇		

3週間ごと　PD（増悪）まで

基本事項

【適　応】
切除不能な進行・再発の扁平上皮非小細胞肺がん

CDDP + GEM + Necitumumab 療法 ●

【奏効率】

	奏効率 （CR + PR）	無増悪生存期間 （中央値）	全生存期間 （中央値）
国内第Ⅰb／Ⅱ相試験 （JFCM 試験）[1]	51.1%	4.21 カ月	14.9 カ月
海外第Ⅲ相試験 （SQUIRE 試験）[2]	31.2%	5.7 カ月	11.5 カ月

【副作用】

	JFCM 試験[1]		SQUIRE 試験[2]	
	All Grade	Grade 3 以上	All Grade	Grade 3 以上
発疹	11.1%	0%	43.7%	3.7%
ざ瘡様皮膚炎	80.0%	5.6%	15.1%	1.3%
皮膚乾燥	53.3%	0%	6.5%	0%
爪囲炎	48.9%	4.4%	6.7%	0.4%
掻痒	8.9%	0%	7.1%	0.2%
口内炎	38.9%	1.1%	10.0%	0.9%
悪心	60.0%	2.2%	48.3%	2.6%
嘔吐	12.2%	1.1%	26.8%	2.6%
食欲減退	66.7%	10.0%	24.7%	0.6%
下痢	12.2%	3.3%	10.6%	1.3%
動脈血栓塞栓症	6.7%	1.1%	5.4%	3.9%
静脈血栓塞栓症	5.6%	2.2%	9.1%	5.0%
低マグネシウム血症	38.9%	4.4%	31.2%	9.3%
間質性肺疾患	3.3%	1.1%	0.9%	0.4%

国内と海外の臨床試験における副作用の頻度が大きく異なるため，参考とすべき両試験を併記して記載.

■ レジメンチェックポイント

① 投与前の確認：輸液の前負荷，制吐薬

② 投与量の確認

＜ CDDP：腎障害時の減量基準＞

GFR または Ccr （mL/min）	60 〜30	30 〜15	15 ＞	
	25% 減量	禁忌（添付文書）		
		50% 減量	推奨されない. 必要な場合には 50 〜 75 % 減量	

文献3

163

● 改訂第8版 がん化学療法レジメンハンドブック

または

Ccr（mL/min）	60～46	45～31	30≧
	25％減量	50％減量	使用中止

文献4

＜GEM＞

投与当日の白血球数が2,000/mm³未満または血小板数が7万/mm³未満であれば骨髄機能が回復するまで投与延期.

③ GEMは胸部への放射線療法を施行している患者では禁忌.

④ 休薬，中止基準の確認

＜Necitumumab [5]＞

副作用，程度		処置
Infusion reaction	Grade 1	投与速度を50％減速する. 減速した場合は，その後のすべての投与においても減速した投与速度で投与することが望ましい. また，投与時間は2時間を超えないこと.
	Grade 2	Grade 1以下に回復するまで中断する. 再開する場合は，投与速度を50％減速する. 減速した場合は，その後のすべての投与においても減速した投与速度で投与することが望ましい. また，投与時間は2時間を超えないこと.
	Grade 3 または4	直ちに投与を中止し，再投与しない.

次ページへ続く

CDDP + GEM + Necitumumab療法 ●

前ページの続き

副作用, 程度		処置
皮膚障害	Grade 3	休薬する. ・6週間以内にGrade 2以下に回復した場合,400 mgに減量して再開する. (1) 再開後,1コースの間Grade 3以上の症状が発現しなければ,600 mgに増量してもよい.600 mgに増量後,1コースの間Grade 3以上の症状が発現しなければ,800 mgに増量してもよい. (2) 再開後,400 mgでGrade 3以上の症状が発現する,または忍容性に問題がある場合は,投与を中止し,再投与しない. ・6週間以内にGrade 2以下に回復しなかった場合は,投与を中止し,再投与しない.
	Grade 3の硬結または線維化	直ちに投与を中止し,再投与しない.
	Grade 4	直ちに投与を中止し,再投与しない.
低マグネシウム血症	Grade 3または4	Grade 2以下に回復するまで休薬する.
上記以外の副作用	Grade 3または4	休薬する. ・6週間以内にGrade 2以下に回復した場合,600 mgに減量して再開する. (1) 600 mgでGrade 3または4の症状が発現する場合は,400 mgに減量する. (2) 400 mgでGrade 3または4の症状が発現する場合は,投与を中止し,再投与しない. ・6週間以内にGrade 2以下に回復しなかった場合は,投与を中止し,再投与しない.

● 改訂第8版 がん化学療法レジメンハンドブック

＜参考：国内第Ⅰb/Ⅱ相試験（JFCM試験）における用量調整
基準[6]＞

GEM および CDDP の減量

用量レベル	GEM	CDDP
開始用量	1,250 mg/m²	75 mg/m²
1段階減量（75%）	950 mg/m²	56 mg/m²
2段階減量（50%）	625 mg/m²	38 mg/m²

非血液毒性による用量調整

前のコース中の薬剤関連毒性		GEM	CDDP
粘膜炎／胃炎	≧ Grade 3	1段階減量	―
神経毒性	Grade 0〜1	―	―
	Grade 2	―	2段階減量
	Grade 3〜4	投与中止	投与中止
中毒性難聴	Grade 2〜4	―	中止を検討
その他※	≧ Grade 3	1段階減量	1段階減量

※ Grade 3の悪心／嘔吐，減量の必要のないGrade 3の爪囲炎を除く．

血液毒性による用量調整

前のコース中の薬剤関連毒性		GEM	CDDP
好中球数	Grade 4（7日間を超えて持続する場合）	1段階減量	1段階減量
血小板数	Grade 3（輸血を必要とする場合）	1段階減量	1段階減量
	Grade 4	1段階減量	1段階減量

⑤ 相互作用（CDDP）

アミノグリコシド系抗菌薬，バンコマイシン，フロセミドとの
併用で腎障害，聴器障害リスク増大．

注射用アムホテリシンBとの併用で腎障害リスク増大．

フェニトインとの併用でフェニトインの血漿中濃度が低下した
との報告がある．

副作用対策と服薬指導のポイント

① 悪心，嘔吐：CDDPは90％に急性，30〜50％に遅発性の悪心，
嘔吐の発現があり得る．患者の症状に留意し必要に応じて制吐
薬の追加を行う．また，デキサメタゾン，アプレピタント，オ

166

ランザピンの服用意義を説明する.

② 腎障害：CDDPでは予防として水分の摂取を心がけるように伝える（目安：1.5～2 L/日程度）. アミノグリコシド系抗菌薬との併用で増強されることがある. 尿量の確保, 体重測定を行い, 適宜, 利尿薬を併用する.

③ 神経障害：CDDPでは手足のしびれなどの末梢神経障害と4,000～8,000 Hz付近の高音域聴力障害が問題とされている. 一般的にCDDPの総投与量が300～500 mg/m²以上になると聴器障害の頻度が高くなると報告されており, 軽度なものは投与中止により軽減することもあるが, 不可逆的な場合も少なくない.

④ 急性肺障害, 間質性肺炎（Necitumumab）：急性肺障害, 間質性肺炎があらわれることがあるので, 胸部X線検査などの観察を十分に行う. また, 患者には初期症状（風邪のような症状：発熱, 息切れ, 咳）を伝え, 早期の医療機関への受診について指導する.

⑤ 皮膚障害（Necitumumab）：発疹, ざ瘡様皮疹が強くあらわれることが多いため, あらかじめ症状などを説明しておく必要がある（初回発現までの期間中央値は, 発疹：6日, 皮膚乾燥：12日, 掻痒感：9日）. 対応については, 以下のアルゴリズムを参照[7].

＜ざ瘡様皮疹の治療指針＞

（軽症）

副腎皮質ステロイド外用薬を用いる. 部位により, medium～very strongの軟膏, クリーム, ローション基剤を選択する. 頭部はローション剤, 顔面・体幹は軟膏・クリーム剤が使いやすいが, ローション剤やクリーム剤は時に刺激を感じることがあり, 基剤選択にも留意する. なお, ミノサイクリンの予防内服も有用である. 原疾患の治療は継続可能である.

（中等症）

軽症よりランクアップした副腎皮質ステロイド外用薬を用いる. なお, 掻痒を伴う場合は, 抗アレルギー薬を併用するが, 接触性皮膚炎や白癬を併発していることがあり, 悪化するときには皮膚科専門医の介入が必要である. なお, 原疾患の治療は継続可能である. ミノサイクリン100～200 mg/日内服が目安となる.

● 改訂第8版 がん化学療法レジメンハンドブック

（重症）
原疾患の治療薬を休薬のうえ，皮膚科専門医へ紹介する．基本的には，2週間を目安に副腎皮質ステロイドを内服で投与する．

⑥ **動脈・静脈血栓塞栓症（Necitumumab）**：意識消失やめまい，胸痛，息切れ，手足のむくみ，ろれつが回らないなどの症状が認められた場合は速やかに連絡するよう指導する．

⑦ **低マグネシウム血症（Necitumumab）**：投与開始前，投与中および投与終了後は血清中電解質（マグネシウム，カルシウム，およびリン）が定期的に測定されていることを確認する．倦怠感，筋痙縮，振戦などを伴う低マグネシウム血症があらわれた場合には，医療機関に相談するように指導する．マグネシウムの補充については，注射製剤の投与が原則であり，補正用硫酸マグネシウム液の補充が推奨されている．

【文 献】

1) Watanabe S, et al：Necitumumab plus gemcitabine and cisplatin versus gemcitabine and cisplatin alone as first-line treatment for stage IV squamous non-small cell lung cancer：A phase 1b and randomized, open-label, multicenter, phase 2 trial in Japan. Lung Cancer, 129：55-62, 2019

2) Thatcher N, et al：Necitumumab plus gemcitabine and cisplatin versus gemcitabine and cisplatin alone as first-line therapy in patients with stage IV squamous non-small-cell lung cancer（SQUIRE）：an open-label, randomised, controlled phase 3 trial. Lancet Oncol, 16：763-774, 2015

3) 「腎機能別薬剤投与量POCKET BOOK第5版」（日本腎臓病薬物療法学会／編），じほう，2024

4) 「改訂第2版ハイリスクがん患者の化学療法ナビゲーター」（高野利実，尾崎由記範／編），メジカルビュー社，2017

5) ポートラーザ®点滴静注液800 mg 添付文書

6) ポートラーザ®適正使用ガイド

7) 「がん薬物療法に伴う皮膚障害アトラス＆マネジメント」（日本がんサポーティブケア学会／編），金原出版，2018

〈川澄賢司〉

1. 肺がん　2）非小細胞肺がん

Pemetrexed 単独療法

	Day	1	8	15	21
Pemetrexed　500 mg/m² 点滴静注（10分間）		↓			

3〜4週間ごと　PD（増悪）まで

【投与前】
葉酸の投与：Pemetrexed 投与7日前よりパンビタン®1 g（葉酸として0.5 mg）1日1回 連日 経口投与
ビタミンB₁₂製剤：Pemetrexed 初回投与の7日前，投与期間中9週間ごと（3コースごと）1回1 mg　筋肉内投与
＊葉酸，ビタミンB₁₂ともにPemetrexed 最終投与日から22日目まで投与

【制吐対策】
デキサメタゾン 6.6 mg IV（Day 1）

基本事項

【適　応】
切除不能な進行・再発の非小細胞肺がん

【奏効率[1]】

奏効率	全生存期間（中央値）	1年生存率
9.1 %	8.3カ月	29.7 %

【副作用[1]】

	All Grade		Grade 3 〜 4
悪心	30.2 %	好中球減少	5.3 %
疲労	24.5 %	貧血	4.2 %
嘔吐	16.2 %	血小板減少	1.9 %
下痢	12.8 %		
発疹	12.1 %		
口内炎	7.2 %		

● 改訂第8版 がん化学療法レジメンハンドブック

■レジメンチェックポイント

① 投与前の確認：制吐薬，前投薬
② Pemetrexed の重篤な副作用の発現を軽減するため，葉酸とビタミン B_{12} の投与を確認する．
③ 投与量の確認

＜次コース開始基準[2]＞

項目	基準
骨髄機能	ヘモグロビン：9 g/dL 以上 好中球数：2,000/mm^3 以上 血小板数：10 万/mm^3 以上
肝機能	AST および ALT ≦2.5 × ULN 総ビリルビン≦1.5 × ULN
腎機能	血清クレアチニン≦1.2 mg/dL
非血液毒性	Grade 2 以下（悪心，嘔吐，疲労，食欲不振については医師の判断により投与可能）

＜減量基準[3]＞

血液毒性

	本剤の用量
最低好中球数＜500/mm^3 および 最低血小板数≧50,000/mm^3	前回の用量の 75 %
最低好中球数にかかわらず 最低血小板数＜50,000/mm^3	前回の用量の 75 %
最低好中球数にかかわらず 出血を伴う最低血小板数＜50,000/mm^3	前回の用量の 50 %

非血液毒性

Grade 3 以上の非血液毒性が発現した場合，投与開始前の値以下に回復するまで休薬する．再開時の投与量は以下に従う．

	本剤の用量
粘膜炎を除く Grade 3 または 4 の毒性	前回の用量の 75 %
入院を要する下痢（Grade は問わない） または Grade 3 もしくは 4 の下痢	前回の用量の 75 %
Grade 3 または 4 の粘膜炎	前回の用量の 50 %

神経毒性

CTC Grade	本剤の用量
Grade 0～1	前回の用量の100％
Grade 2	前回の用量の100％
Grade 3～4	投与中止

★ 2回の減量後にGrade 3もしくは4の血液毒性あるいは非血液毒性が認められた場合，またはGrade 3もしくは4の神経毒性が観察された場合は直ちに本剤の投与を中止．

④ 併用薬の確認

NSAIDsとの併用により，Pemetrexedの血中濃度が上昇して，副作用が増強するおそれがあるため，併用する場合には注意する．

副作用対策と服薬指導のポイント

① 急性肺障害，間質性肺炎：急性肺障害，間質性肺炎があらわれることがあるので，胸部X線検査などの観察を十分に行う．また，患者には初期症状（風邪のような症状：発熱，息切れ，咳）を伝え，早期の医療機関への受診について指導する．

② 発疹：発疹の発現および重症化を軽減する目的で，海外臨床試験時にはPemetrexed投与前日から投与翌日の3日間，デキサメタゾンを1回4 mg，1日2回経口投与されており，患者の状況を考慮して追加を検討する．

③ 毒性軽減の目的を伝え，1日1回パンビタン®1 g（葉酸として0.5 mg）服薬のアドヒアランスの維持を指導する．

【文　献】

1) Hanna N, et al：Randomized phase Ⅲ trial of pemetrexed versus docetaxel in patients with non-small-cell lung cancer previously treated with chemo-therapy. J Clin Oncol, 22：1589-1597, 2004

2) アリムタ®適正使用ガイド

3) アリムタ®注射用100 mg，500 mg インタビューフォーム

<川澄賢司>

1. 肺がん　2）非小細胞肺がん

Ramucirumab＋DTX療法

		Day	1	8	15	21
Ramucirumab	10 mg/kg 点滴静注（60分※）		⬇			
DTX	60 mg/m² （海外75 mg/m²） 点滴静注（60分）		⬇			

3週間ごと　PD（増悪）まで

※忍容性良好であれば2回目以降は30分まで短縮可能

【制吐・アレルギー対策】
① d-クロルフェニラミン 5 mg IV（Day 1）
② デキサメタゾン 6.6 mg IV（Day 1）

基本事項

【適　応】
切除不能な進行・再発の非小細胞肺がん　二次治療以降

【奏効率】REVEL試験[1]

無増悪生存期間 （中央値）	全生存期間 （中央値）	病勢コントロール率 （CR＋PR＋SD）
4.5カ月	10.5カ月	64％

【副作用】REVEL試験[1]

	All Grade	Grade 3以上
好中球減少	38.9％	34.9％
貧血	20.9％	2.9％
血小板減少	8.3％	1.9％
発熱性好中球減少症	15.9％	15.9％
悪心	27.0％	1.1％
食欲減退	29.0％	2.2％
疲労感	46.1％	11.3％
下痢	31.7％	4.6％
高血圧	10.2％	5.4％

次ページへ続く

前ページの続き

	All Grade	Grade 3 以上
末梢性感覚ニューロパチー	11.6％	2.1％
出血	9.6％	＜1％
静脈血栓症	2.6％	1.8％
蛋白尿	3.3％	＜1％
Infusion reaction	3.7％	＜1％
間質性肺疾患	2.1％	0.8％

▌レジメンチェックポイント

① 前投薬の確認：Infusion reactionを軽減させるため，Ramucirumab投与前に，抗ヒスタミン薬（d-クロルフェニラミンなど）の前投与を考慮すること.

② 投与量の確認

＜次コースの投与開始基準[2]＞

参考：国内第Ⅱ相ランダム化比較試験（JVCG試験）

項目	基準
総ビリルビン	1.5 mg/dL 以下
AST/ALT	2.5×ULN 以下
好中球数	1,500/mm^3 以上
血小板数	100,000/mm^3 以上
Ramucirumab または DTX との関連性がある有害事象	Grade＜2 またはベースライン時の重症度まで回復している.

＜Ramucirumab：減量，休薬，中止基準[3]＞

副作用		処置
高血圧	症候性の Grade 2，または Grade 3 以上	降圧薬による治療を行い，血圧がコントロールできるようになるまで休薬する. 降圧薬による治療を行ってもコントロールできない場合には，投与を中止する.

次ページへ続く

● 改訂第8版 がん化学療法レジメンハンドブック

前ページの続き

副作用		処置
蛋白尿	1日尿蛋白量2g以上	初回発現時：1日尿蛋白量2g未満に低下するまで休薬し，再開する場合には以下のように減量する． ・本剤初回投与量が8 mg/kgの場合は，6 mg/kgに減量する． ・本剤初回投与量が10 mg/kgの場合は，8 mg/kgに減量する．
		2回目以降の発現時：1日尿蛋白量2g未満に低下するまで休薬し，再開する場合には以下のように減量する． ・本剤初回投与量が8 mg/kgの場合は，5 mg/kgに減量する． ・本剤初回投与量が10 mg/kgの場合は，6 mg/kgに減量する．
	1日尿蛋白量3g以上，またはネフローゼ症候群を発現	投与を中止する．

< Ramucirumab：上記以外の減量，中止基準[2] >
参考：国内第 II 相ランダム化比較試験（JVCG 試験）

有害事象	回数	投与量
生命を脅かさない Grade 3 の有害事象（疲労，食欲不振，発熱など）	1回目	8 mg/kg に減量または減量なし可
	2回目	6 mg/kg に減量（1回目に減量ない場合は 8 mg/kg）
Grade 4 の発熱または臨床検査値異常	1回目	減量なし可
	2回目	8 mg/kg に減量
	3回目	6 mg/kg に減量
発熱または臨床検査値異常以外の Grade 4 の有害事象	1回目	投与中止

< DTX：肝障害時の投与基準>

T-Bil > ULN で投与中止． AST， ALT > 1.5 × ULN かつ
ALP > 2.5 × ULN で投与中止（米国添付文書より）

174

＜DTX＞

投与当日の好中球数が2,000/mm^{3}未満であれば投与の延期を考慮する.

③ **投与速度の確認（Ramucirumab）**

初回はおよそ60分かけて点滴静注し，2回目以降は忍容性が良好であれば30分まで投与時間が短縮可能である．Grade 1, 2の Infusion reaction が発現した場合は，投与速度を50％減速し，次回以降も初回発現時同様，50％減速にて投与する．Grade 3, 4の場合は投与を直ちに中止し，再投与しない.

④ **アルコール過敏症の確認**：DTX（タキソテール®）の添付溶解液にはエタノールが含まれているので，アルコールに過敏な患者に投与する場合は，添付溶解液を使用せずに生理食塩液または5％ブドウ糖液で溶解すること．アルコールで希釈された製剤では，アルコールを抜くことはできないため注意する．なお現在はプレミックス製剤でも，アルコールを含有しない製剤も発売されている（p.160参照）.

> ★ **DTX製剤について**
> 現在本邦においては，アルコールを含む添付溶解液にて希釈後使用する製剤と，すでにアルコールなどで希釈された製剤，およびアルコールを含有しない液体製剤などが販売されており，濃度，アルコール含有量が異なるため注意が必要である.

⑤ **相互作用（DTX）**：アゾール系抗真菌薬（ミコナゾールなど）やエリスロマイシン，クラリスロマイシン，シクロスポリン，ミダゾラムの併用によりCYP3A4を阻害，またはDTXとの競合により，DTXの血中濃度が上昇し副作用が強くあらわれることが考えられる.

副作用対策と服薬指導のポイント

① **発熱性好中球減少症（FN）**：DTX単独療法と比較して，Ramucirumab併用療法では好中球減少症の頻度が高まるため，患者には感染予防（手洗い，うがい，マスクの着用など）の励行を指導する必要がある．日本人ではFNの頻度が34％と高いこともあり，FNリスクなどを考慮してG-CSF製剤の一次予防投与も考慮する.

● 改訂第8版 がん化学療法レジメンハンドブック

② Infusion reaction（Ramucirumab）：悪寒，潮紅，低血圧，呼吸困難，気管支痙攣などがあらわれることがある．Infusion reaction軽減のため，Ramucirumab投与前には抗ヒスタミン薬の投与を考慮する．Grade 1または2の症状が続く場合には，抗ヒスタミン薬に加えて解熱鎮痛薬（アセトアミノフェンなど）および副腎皮質ホルモンの前投与も考慮する．Ramucirumab投与後は患者の状態を十分に観察する．皮膚異常（蕁麻疹），顔面潮紅，呼吸困難感，動悸などが出現した場合はすぐに申し出るよう伝える．

③ アルコールに関する問診（DTX）：自動車の運転など危険を伴う機械の操作に従事させないように注意すること．

④ アレルギー症状（DTX）：皮膚の異常（蕁麻疹），顔面潮紅，息苦しさ，動悸などが出現した場合はすぐに申し出ることを伝える．

> ★ DTXの溶解補助剤のポリソルベート80による過敏症およびショック.

⑤ 高血圧（Ramucirumab）：自宅で血圧測定および記録を行うよう指導する．高血圧による嘔気や頭痛，呼吸苦，胸痛，めまいなどの症状が認められた場合，または収縮期血圧180 mmHg以上，拡張期血圧110 mmHg以上の場合には速やかに連絡するよう伝える．降圧薬は積極的適応，禁忌もしくは慎重投与，薬物相互作用を考慮し，個々の患者の臨床状況に応じて選択する．

⑥ 血栓・塞栓症（Ramucirumab）：意識消失やめまい，胸痛，息切れ，手足のむくみ，ろれつが回らないなどの症状が認められた場合は速やかに連絡するよう伝える．

⑦ 脱毛（DTX）：高頻度で出現し，治療開始から1～3週間で抜け始めることが多い．治療終了後には個人差はあるが回復する．

⑧ 浮腫（DTX）：浮腫などの体液貯留が高頻度にみられ，総投与量が350～400 mg/m^{2}を超えると発現頻度が上がるため，足のむくみなどの症状が出れば申し出るように伝える．浮腫の発症は毛細血管漏出症候群によるもので，発症後はデキサメタゾンなどを投与する．

⑨ 出血（Ramucirumab）：鼻血や歯肉出血，喀血，血尿などの出血症状が認められることがある．15分以上止まらない場合は連絡するよう伝える．

176

⑩ 創傷治癒障害（Ramucirumab）：手術前後少なくとも4週間は
Ramucirumabの投与を避ける.

⑪ 尿蛋白（Ramucirumab）：ネフローゼ症候群，蛋白尿があらわ
れることがあるので，投与期間中は尿蛋白を定期的に検査し，
定性検査で2＋以上の場合には，定量検査の実施を検討する.
24時間蓄尿による定量検査が困難な場合，随時尿による尿中の
「蛋白／クレアチニン比（UPC比）」が用いられる場合がある[3].
UPC比2.0未満の場合は，1日尿蛋白量が2g未満と推定されて
いる.

【文　献】

1) Garon EB, et al：Ramucirumab plus docetaxel versus placebo plus docetaxel
for second-line treatment of stage IV non-small-cell lung cancer after disease
progression on platinum-based therapy（REVEL）：a multicentre, dou-
ble-blind, randomised phase 3 trial. Lancet, 384：665-673, 2014

2) サイラムザ®適正使用ガイド 化学療法既治療の切除不能な進行・再発の非小細
胞肺癌＜ドセタキセル併用投与＞

3) サイラムザ®点滴静注液 添付文書

　　　　　　　　　　　　　　　　　　　　　　　　　　＜川澄賢司＞

1. 肺がん 2) 非小細胞肺がん

nab-PTX 単独療法

		Day	1	8	15	21
nab-PTX	100 mg/m² 点滴静注 (30分)		↓	↓	↓	
		3週間ごと PD (増悪) まで				

【制吐対策】
デキサメタゾン 6.6 mg IV (Day 1, 8, 15)

基本事項

【適 応】
切除不能な進行・再発の非小細胞肺がん

【奏効率[1]】J-AXEL 試験

奏効率	無増悪生存期間 (中央値)	全生存期間 (中央値)
29.9%	4.2カ月	16.2カ月

【副作用[1]】J-AXEL 試験

	All Grade	Grade 3以上
好中球減少	80.8%	39.6%
貧血	97.6%	4.9%
血小板減少	23.7%	0%
発熱性好中球減少症	2.0%	2.0%
食欲減退	38.8%	2.4%
疲労	55.9%	6.5%
末梢神経障害	55.5%	9.8%
間質性肺疾患	9.4%	4.1%

▌レジメンチェックポイント

① 相互作用の確認

　　ビタミンA，アゾール系抗真菌薬，マクロライド系抗菌薬，ステロイド系ホルモン剤，ジヒドロピリジン系カルシウム拮抗薬，シクロスポリン，ベラパミル，ミダゾラム，キニジンとの併用

にてPTXの血中濃度が上昇するおそれがある（PTXの代謝酵素がCYP2C8, CYP3A4であるため）.

② 副作用に対するnab-PTX減量, 開始基準の確認[2)]

前回投与以降に減量基準に合致した副作用が認められた場合は開始基準に回復したことを確認し, 減量方法を参考に減量して投与する.

	減量基準	Day 1 開始基準	Day 8, 15 開始基準
好中球数	$< 500/mm^3$ が7日間以上継続またはDay 1開始が7日間以上延期	$\geq 1,500/mm^3$	$\geq 500/mm^3$
血小板数	$< 50,000/mm^3$	$\geq 100,000/mm^3$	$\geq 50,000/mm^3$
発熱性好中球減少	発現	回復	回復
末梢神経障害	$\geq$ Grade 3	$\leq$ Grade 1	$\leq$ Grade 1

＜減量方法＞

通常投与量	$100 \ mg/m^2$
1段階減量	$75 \ mg/m^2$
2段階減量	$50 \ mg/m^2$

副作用対策と服薬指導のポイント

① 特定生物由来製品の説明：nab-PTXは, ヒト血清アルブミンを用いた特定生物由来製品であり, そのリスクなどを十分に説明する必要がある（特定生物由来製品のため, 医薬品名, 製造番号またはロット番号, 使用年月日, 使用した患者の氏名, 住所などを記録し, 少なくとも20年間保存する必要がある）.

② 末梢神経障害：手足のしびれ, 刺痛, 焼けるような痛みが出現した場合はすぐに申し出ることを伝える. nab-PTXはほかのPTX製剤と比べ, 末梢神経障害が出やすいことが知られている.

③ 脱毛：高頻度で出現し, 治療開始から1〜3週間で抜け始めることが多い. 治療終了後には個人差はあるが回復する.

④ 眼：視力異常, 眼痛, 眼乾燥, 角膜炎, 結膜炎, 流涙, 黄斑浮腫などが発現することがある. 黄斑浮腫は治療が遅れると視力

の回復が困難になる可能性があるため注意が必要である．視力低下，霧視，ものがゆがんで見えるなどの症状が認められた場合は，速やかに連絡するよう伝える．

【文　献】
1) Yoneshima Y, et al：Phase 3 Trial Comparing Nanoparticle Albumin-Bound Paclitaxel With Docetaxel for Previously Treated Advanced NSCLC. J Thorac Oncol, 16：1523-1532, 2021
2) アブラキサン®点滴静注用 添付文書

＜佐野慶行＞

1. 肺がん 2）非小細胞肺がん

Nivolumab 単独療法

	Day	1	8	14
Nivolumab 240 mg 点滴静注（30分以上）		⬇		
	2週間ごと PD（増悪）まで			

または

	Day	1	8	15	22	28
Nivolumab 480 mg 点滴静注（30分以上）		⬇				
	4週間ごと PD（増悪）まで					

基本事項

【適 応】

切除不能な進行・再発の非小細胞肺がん 二次治療以降

【奏効率】

	奏効率	無増悪生存期間 （中央値）	全生存期間 （中央値）
CheckMate 017 試験[1] （扁平上皮）	20.0 %	3.5 カ月	9.2 カ月
CheckMate 057 試験[2] （非扁平上皮）	19.2 %	2.3 カ月	12.2 カ月

【副作用】

CheckMate 017[1]（扁平上皮）／ CheckMate 057[2]（非扁平上皮）

	All Grade	Grade 3 以上
疲労	16.0 %	1.0 %
悪心	11.0 %	0.5 %
下痢	7.7 %	0.5 %
貧血	1.9 %	0.2 %
AST上昇	2.6 %	0.2 %
ALT上昇	2.6 %	0 %

次ページへ続く

● 改訂第8版 がん化学療法レジメンハンドブック

前ページの続き

	All Grade	Grade 3以上
肺臓炎	3.8%	1.0%
甲状腺機能亢進症／低下症	1.0%/5.7%	0%
Infusion reaction	2.2%	0%
大腸炎	0.7%	0.2%

▌レジメンチェックポイント

① 投与量，投与スケジュールの確認：Nivolumabの投与量・投与
スケジュールは，1回240 mgを2週間間隔または1回480 mgを
4週間間隔の2つの投与方法が承認されているため，投与前に
治療計画を熟知してチェックすること．

② 相互作用：ワクチン（生ワクチン，弱毒生ワクチン，不活化ワ
クチン）の接種により過度の免疫反応が起こる可能性があるた
め注意する．

▌副作用対策と服薬指導のポイント

　免疫チェックポイント阻害薬では，頻度は高くないものの多岐
にわたる免疫関連有害事象（irAE）が報告されており，それぞれ
の特徴や初期症状を指導して，早期に発見・対処することが重要
である．irAEとしては，間質性肺疾患，重症筋無力症，大腸炎，
1型糖尿病，肝機能障害，甲状腺機能障害，神経障害，腎障害など
が報告されており，発現時には速やかに専門医への相談を検討す
る必要がある．irAEの早期発見のためには，通常の検査項目に加
えて，心電図・胸部X線・血糖・甲状腺機能・副腎皮質機能検査
など医療機関内であらかじめ取り決めをしておくことも重要であ
る．また，Nivolumab投与終了後に重篤な副作用があらわれるこ
ともあるので，投与終了後も観察を十分に行う．

① 間質性肺炎
　急性肺障害，間質性肺疾患があらわれることがあるので，患者
には初期症状（息切れ，呼吸困難，咳嗽，発熱など）を伝え，
早期の医療機関への受診について指導する．Grade 2の場合に
は，副腎皮質ステロイド（初回用量：プレドニゾロン換算1〜
2 mg/kg）の投与を考慮する．Grade 3〜4の重篤な症状の場合
で，ステロイドパルス療法などの治療にて48時間を超えても症

状が改善しない場合には，適応外使用であることを留意のうえ，免疫抑制薬（インフリキシマブ，シクロホスファミド，ミコフェノール酸モフェチルなど）の投与を考慮する．

② **大腸炎，重度の下痢**

脱水予防のための水分摂取について説明するとともに，症状の急激な悪化または遷延時の医療機関への受診について指導する．止瀉薬であるロペラミドを投与する場合は，irAEによる下痢をマスクする可能性があるため使用には十分注意が必要である．Grade 3以上の重症およびGrade 2でも遷延する場合にはステロイド，またはインフリキシマブ5 mg/kg（保険適用外）の投与を考慮する．ただし腸穿孔，敗血症などの合併時にはインフリキシマブ投与は勧められない．

③ **1型糖尿病**

劇症1型糖尿病の報告もされているため，口渇，多飲，多尿などの高血糖症状や，激しい倦怠感，悪心嘔吐などの糖尿病性ケトアシドーシス症状および早期の医療機関への受診について指導する．1型糖尿病が疑われる場合には専門医と連携するとともに，Nivolumab投与を中止し補液や電解質補充，インスリン投与を開始する．ステロイドの使用にはエビデンスはなく推奨されていない．

④ **甲状腺機能障害**

比較的頻度の高いirAEであること，甲状腺機能亢進症（動悸，発汗，暑がり，軟便，体重減少，不眠，振戦，眼球突出）および甲状腺機能低下症（易疲労・脱力感，寒がり，便秘，体重増加，徐脈，眼瞼浮腫，こむら返り，嗄声）の症状を説明する．甲状腺機能障害は，破壊性甲状腺炎に伴う甲状腺機能亢進症を経由して甲状腺機能低下に至る症例も報告されている．甲状腺機能障害は，無症状で進行することもあるため，TSH・遊離T3・遊離T4を定期的に測定することを考慮する．なお，副腎機能障害が併発している場合，ヒドロコルチゾンの投与を先行させる．

⑤ **副腎皮質機能低下症**

コルチゾール欠乏に伴う易疲労性，食欲不振，消化器症状などやアルドステロン欠乏に伴う低ナトリウム血症，高カリウム血症，低血圧などの症状を伝え，自覚する場合には早期の医療機

● 改訂第8版 がん化学療法レジメンハンドブック

関への受診について指導する．副腎皮質機能低下を疑う場合には，ACTH，コルチゾールを測定し，内分泌専門医と連携するとともに，ヒドロコルチゾン10〜20 mg/日より開始し，患者の状態に合わせて調節する．ヒドロコルチゾン開始後は，副腎クリーゼ予防のために，自己判断で中断しないことを説明する．また発熱等で普段と違うストレスがかかる場合には，ヒドロコルチゾンを通常の1.5〜3倍量服用するなど対応方法を事前に確認しておく必要がある．

【文 献】

1) Brahmer J, et al : Nivolumab versus docetaxel in advanced squamous-cell non-small-cell lung cancer. N Engl J Med, 373 : 123-135, 2015

2) Borghaei H, et al : Nivolumab versus docetaxel in advanced nonsquamous non-small-cell lung cancer. N Engl J Med, 373 : 1627-1639, 2015

<佐野慶行>

1. 肺がん 2) 非小細胞肺がん

Gefitinib 単独療法

Gefitinib 1回 250 mg　1日1回　経口　連日投与　PD（増悪）まで

基本事項

【適 応】

EGFR 遺伝子変異陽性の手術不能または再発非小細胞肺がん

【奏効率[1]】 Stage ⅢBおよびStage Ⅳの*EGFR*遺伝子変異陽性例

奏効率	病勢コントロール率	無増悪生存期間（中央値）
62.1 %	93.1 %	9.2 カ月

【副作用[1]】

	All Grade	Grade 3以上
発疹	74 %	2 %
下痢	47 %	1 %
皮膚乾燥	47 %	0 %
疲労	34 %	2 %
爪囲炎	28 %	1 %
口内炎	19 %	0 %
悪心	15 %	1 %
便秘	14 %	0 %
AST上昇	61 %	14 %
ALT上昇	61 %	24 %

レジメンチェックポイント[2]

① 1日1回，食前・食後などの規制はないが，高齢者は無酸症が多いことから食後の服用が望ましい（低胃酸状態が持続する場合は吸収が低下し，血中濃度が減少し作用が減弱する）.

② 相互作用
- 制酸薬（プロトンポンプ阻害薬，H_2ブロッカー）を服用していないか確認する（胃内pH 5.0以上を持続した場合，AUCが約50 %減少した報告がある）.

● 改訂第8版 がん化学療法レジメンハンドブック

- アゾール系抗真菌薬，マクロライド系抗菌薬，カルシウム拮抗薬，ベンゾジアゼピン系薬剤など，CYP3A4阻害薬の併用により代謝が阻害され，血中濃度が増加し，副作用が強くあらわれることがある（イトラコナゾールとの併用でAUCが約80％増加した報告がある）.
- フェニトイン，カルバマゼピン，リファンピシン，バルビツール酸系薬物，セイヨウオトギリソウ（St. John's wort）など，CYP3A4誘導薬の併用により代謝が亢進され，血中濃度が低下し，効果が減弱することがある（リファンピシンとの併用でAUCが17％に減少した報告がある）.
- ワルファリンとの併用によりINR値増加や出血があらわれたとの報告があるため，定期的にプロトロンビン時間またはINR値のモニターを行う.

▌副作用対策と服薬指導のポイント

① **急性肺障害，間質性肺炎**：急性肺障害，間質性肺炎があらわれることがあるので，胸部X線検査などの観察を十分に行う.また，患者には初期症状（風邪のような症状：発熱，息切れ，咳）を伝え，早期の医療機関への受診について指導する（投与開始初期に発生し，致死的な転帰をたどる例が多い）.

② **皮膚障害**：発疹，ざ瘡様皮疹が強くあらわれることが多いため，あらかじめ症状などを説明しておく必要がある.対応については，p.167のアルゴリズムを参照.

③ **下痢**：重篤な下痢を発症する場合もあるため，患者観察時には脱水などの症状に留意し，早期の対症療法（整腸薬，ロペラミドなど）を行う.

④ 毎日決まった時間に服用することを指導し，飲み忘れに気が付いた場合はすぐ1錠服用し，2錠一度に服用しないように伝える.

【文　献】

1) Mitsudomi T, et al：Gefitinib versus cisplatin plus docetaxel in patients with non-small-cell lung cancer harbouring mutations of the epidermal growth factor receptor（WJTOG3405）：an open label, randomised phase 3 trial. Lancet Oncol, 11：121-128, 2010

2) イレッサ®錠250 インタビューフォーム

＜川澄賢司＞

1. 肺がん　2) 非小細胞肺がん

Gefitinib + CBDCA + Pemetrexed療法

<1〜6コース目>

		Day	1	8	15	21
CBDCA	AUC 5 点滴静注（30分以上）		↓			
Pemetrexed	500 mg/m² 点滴静注（10分）		↓			
Gefitinib	1回250 mg 1日1回　経口		→→→ 連日投与			

3週間ごと　6コース

【Pemetrexedに関連した支持療法】
葉酸の投与：Pemetrexed投与7日前よりパンビタン® 1 g（葉酸として0.5 mg）1日1回　連日　経口投与
ビタミンB_{12}製剤：Pemetrexed初回投与の7日前，投与期間中9週間（3コース）ごと，1回1 mg　筋肉内投与
＊葉酸, ビタミンB_{12}ともにPemetrexed最終投与日から22日目まで投与

【制吐対策】
① 5-HT_3受容体拮抗薬（Day 1）② アプレピタント※ 125 mg（Day 1），80 mg（Day 2〜3）③ デキサメタゾン 4.95 mg IV（Day 1），4 mg PO（Day 2〜3）　※静注のNK_1受容体拮抗薬使用の場合はp.24参照

<7コース目以降>

		Day	1	8	15	21
Pemetrexed	500 mg/m² 点滴静注（10分）		↓			
Gefitinib	1回250 mg 1日1回　経口		→→→ 連日投与			

3週間ごと　PD（増悪）まで

【制吐対策】
デキサメタゾン 6.6 mg IV（Day 1）

● 改訂第8版 がん化学療法レジメンハンドブック

基本事項

【適 応】

EGFR 遺伝子変異陽性の手術不能または再発非小細胞肺がん

【奏効率[1]】

	奏効率 （CR＋PR）	無増悪生存期間 （中央値）	全生存期間 （中央値）
国内第Ⅲ相試験 （NEJ009試験）	84%	20.9カ月	50.9カ月

【副作用[1]】

	All Grade	Grade 3以上
白血球減少	59.4%	21.2%
好中球減少	59.4%	31.2%
貧血	65.5%	21.2%
血小板減少	53.5%	17.1%
肝機能障害	60.6%	12.4%
血中ビリルビン上昇	8.8%	0%
クレアチニン上昇	25.3%	0%
低ナトリウム血症	20.0%	2.9%
下痢	35.3%	4.1%
嘔吐	15.9%	2.4%
口内炎	30.6%	0.6%
発疹	64.7%	4.1%
爪の変化	25.9%	2.9%
食欲不振	58.8%	7.1%
倦怠感	39.4%	4.1%

レジメンチェックポイント

① 投与前の確認：制吐薬，前投薬
  ・Pemetrexed：重篤な副作用発現を軽減するため，葉酸とビタミン B_{12} の投与を確認する.
  ・Gefitinib：1日1回，食前・食後などの規制はないが，高齢者は無酸症が多いことから食後の服用が望ましい.

② 投与量の確認
  CBDCAの投与量は，Calvertの式より算出する（p.33参照）.

＜Pemetrexed の減量基準[2]＞

血液毒性

最低好中球数＜500/mm³ および 最低血小板数≧50,000/mm³	前回の用量の75％
最低好中球数にかかわらず 最低血小板数＜50,000/mm³	前回の用量の75％
最低好中球数にかかわらず 出血を伴う最低血小板数＜50,000/mm³	前回の用量の50％

非血液毒性

Grade 3以上の非血液毒性が発現した場合，投与開始前の値以下に回復するまで休薬する．再開時の投与量は以下に従う．

粘膜炎を除く Grade 3または4の毒性	前回の用量の75％
入院を要する下痢（Grade は問わない） または Grade 3もしくは4の下痢	前回の用量の75％
Grade 3または4の粘膜炎	前回の用量の50％

神経毒性

Grade 0～1	前回の用量の100％
Grade 2	前回の用量の100％
Grade 3～4	投与中止

★ 2回の減量後に Grade 3もしくは4の血液毒性あるいは非血液毒性が認められた場合，または Grade 3もしくは4の神経毒性が観察された場合は，ただちに本剤の投与を中止．

③ 併用薬の確認

＜CBDCA＞

腎毒性および聴器毒性を有する薬剤（アミノグリコシド系抗菌薬など）との併用で腎障害および聴器障害のリスク増大．

＜Pemetrexed＞

NSAIDs との併用により Pemetrexed の血中濃度が上昇して副作用が増強するおそれがあるため，併用する場合は注意する．

＜Gefitinib[3]＞

・制酸薬（プロトンポンプ阻害薬，H_2 ブロッカー）を服用していないか確認する（胃内 pH 5.0以上を持続した場合，AUC が約50％減少した報告がある）．

● 改訂第8版 がん化学療法レジメンハンドブック

・アゾール系抗真菌薬，マクロライド系抗菌薬，カルシウム拮抗薬，ベンゾジアゼピン系薬剤など，CYP3A4阻害薬の併用により代謝が阻害され，血中濃度が増加し，副作用が強くあらわれることがある（イトラコナゾールとの併用でAUCが約80％増加した報告がある）．

・フェニトイン，カルバマゼピン，リファンピシン，バルビツール酸系薬物，セイヨウオトギリソウ（St. John's wort）など，CYP3A4誘導薬の併用により代謝が亢進され，血中濃度が低下し，効果が減弱することがある（リファンピシンとの併用でAUCが17％に減少した報告がある）．

・ワルファリンとの併用によりINR値増加や出血があらわれたとの報告があるため，定期的にプロトロンビン時間またはINR値のモニターを行う．

▌副作用対策と服薬指導のポイント

① 急性肺障害，間質性肺炎：急性肺障害，間質性肺炎があらわれることがあるので，胸部X線検査などの観察を十分に行う．また，患者には初期症状（風邪のような症状：発熱，息切れ，咳）を伝え，早期の医療機関への受診について指導する．

② 皮膚障害（Gefitinib）：発疹，ざ瘡様皮疹が強くあらわれることが多いため，あらかじめ症状などを説明しておく必要がある．対応については，p.167を参照．

③ 腎障害（CBDCA）：CBDCA投与では，予防として水分摂取の励行を心がける．

④ 葉酸製剤のアドヒアランスの確認（Pemetrexed）：毒性軽減の目的を伝え，1日1回パンビタン®1 g（葉酸として0.5 mg）服薬のアドヒアランスの維持を指導する．

【文 献】

1) Hosomi Y, et al：Gefitinib Alone Versus Gefitinib Plus Chemotherapy for Non-Small-Cell Lung Cancer With Mutated Epidermal Growth Factor Receptor：NEJ009 Study. J Clin Oncol, 38：115-123, 2020

2) アリムタ®適正使用ガイド

3) イレッサ®錠250インタビューフォーム

〈川澄賢司〉

Osimertinib + CBDCA + Pemetrexed 療法

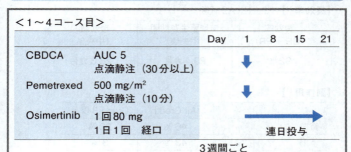

＜1〜4コース目＞

		Day	1	8	15	21
CBDCA	AUC 5 点滴静注（30分以上）		↓			
Pemetrexed	500 mg/m^2 点滴静注（10分）		↓			
Osimertinib	1回80 mg 1日1回 経口		連日投与 →→→			

3週間ごと

【Pemetrexedに関連した支持療法】
葉酸：Pemetrexed初回投与7日前よりパンビタン® 1 g（葉酸として0.5 mg）1日1回 連日 経口投与
ビタミンB$_{12}$製剤：Pemetrexed初回投与の7日前および投与期間中9週間（3コース）ごとに1回1 mgを筋肉内投与
＊葉酸，ビタミンB$_{12}$ともにPemetrexed最終投与日から22日目まで投与

【制吐対策】
① 5-HT$_3$受容体拮抗薬（Day 1） ② アプレピタント※ 125 mg（Day 1），80 mg（Day 2〜3） ③ デキサメタゾン 4.95 mg IV（Day 1），4 mg PO（Day 2〜3） ※ 静注のNK$_1$受容体拮抗薬使用の場合はp.24参照

＜5コース目以降＞

		Day	1	8	15	21
Pemetrexed	500 mg/m^2 点滴静注（10分）		↓			
Osimertinib	1回80 mg 1日1回 経口		連日投与 →→→			

3週間ごと　PD（増悪）まで

【制吐対策】
デキサメタゾン 6.6 mg IV（Day 1）

● 改訂第8版 がん化学療法レジメンハンドブック

基本事項

【適 応】

EGFR 遺伝子変異陽性の手術不能または再発非小細胞肺がん

【奏効率 1)】 FLAURA2試験

奏効率 （CR＋PR）	無増悪生存期間 （中央値）	奏効期間 （中央値）
92％	29.4カ月	28.3カ月

【副作用 1)】

	All Grade	Grade 3以上
貧血	46％	20％
下痢	43％	3％
悪心	43％	1％
食欲減退	31％	3％
便秘	29％	＜1％
発疹	28％	＜1％
疲労	28％	3％
嘔吐	26％	1％
口内炎	25％	＜1％
好中球減少症	25％	14％
爪囲炎	24％	1％
ALT上昇	20％	1％
血小板減少症	18％	7％
乾燥	18％	0％
クレアチニン上昇	17％	0％

▌レジメンチェックポイント

① 投与前の確認

制吐薬，前投薬，*EGFR* 遺伝子異常のタイプの確認.

・Pemetrexed：重篤な副作用発現を軽減するため，葉酸とビタミン B_{12} の投与を確認する.

・Osimertinib：*EGFR* 遺伝子変異の有無を確認する. FLAURA2試験では，エクソン19の欠失またはエクソン21の変異（L858R）が対象であった.

Osimertinib + CBDCA + Pemetrexed 療法 ●

② 投与量の確認

CBDCA の投与量は，Calvert の式より算出する（p.33 参照）.

＜ Pemetrexed，CBDCA の減量，休薬，中止基準
（参考：FLAURA2 試験）[2] ＞

減量レベル	Pemetrexed	CBDCA
開始用量	500 mg/m²	AUC 5，最大用量 750 mg
1 段階減量	375 mg/m²	AUC 3.75，最大用量 562.5 mg
2 段階減量	250 mg/m²	AUC 2.5，最大用量 375 mg
3 段階減量	投与中止	投与中止

各コースの Day 1 に以下のいずれかに該当する場合，休薬し，3 週間以内に Grade 1 以下に回復した場合は下記の減量基準に従って再開する．3 週間以内に Grade 1 以下に回復しない場合は投与中止.

血液毒性

程度	再開時の減量基準
血小板数 50,000 mm³ 以上 100,000 mm³ 未満かつ好中球数 500 mm³ 以上 1,500 mm³ 未満	用量調整なし
血小板数 50,000 mm³ 以上 100,000 mm³ 未満かつ好中球数 500 mm³ 未満	1 段階減量
血小板数 50,000 mm³ 以下（出血を伴わない）（好中球数は問わない）	1 段階減量
発熱性好中球減少症（血小板数は問わない）	1 段階減量
血小板数 50,000 mm³ 以下（Grade 2 以上の出血を伴う）（好中球数は問わない）	2 段階減量

非血液毒性

神経毒性（Grade 3/4）	投与中止
間質性肺疾患／肺臓炎	投与中止

程度	再開時の減量基準
下痢（入院を必要とする，または Grade 3/4）	Pemetrexed のみ 1 段階減量
粘膜炎（Grade 3/4）	Pemetrexed のみ 2 段階減量
神経毒性（Grade 2）	用量調整なし
その他の非血液毒性（Grade 3/4）	1 段階減量

● 改訂第8版 がん化学療法レジメンハンドブック

< Osimertinib の休薬，減量および中止基準[3] >
減量する場合は40 mgを1日1回とする.

副作用	程度	投与量調節
間質性肺疾患／肺臓炎	−	投与を中止する.
QT間隔延長	500 msecを超えるQTc値が認められる	休薬し，481 msec未満またはベースラインに回復した後，減量（1日1回40 mg）して再開する. 3週間以内に回復しない場合は投与を中止する.
	重篤な不整脈の症状／兆候を伴うQT間隔延長	投与を中止する.
その他の副作用	Grade 3以上	休薬し，Grade 2以下に回復した後，必要に応じて減量を考慮し再開する. 3週間以内にGrade 2以下に回復しない場合は投与を中止する.

③ 併用薬の確認

< CBDCA >
アミノグリコシド系抗菌薬，バンコマイシンなどの腎毒性および聴器毒性を有する薬剤との併用で腎障害，聴器障害リスクが増大する.

< Pemetrexed >
NSAIDs，腎毒性を有する薬剤，または腎排泄型薬剤との併用により，Pemetrexedの血中濃度が上昇して副作用が増強するおそれがあるため，併用する場合には注意する.

< Osimertinib >
・QT延長を引き起こしやすい薬剤（抗不整脈薬，向精神薬など）を使用している患者は，併用によりQT延長が増強する可能性があるため，特に注意が必要である.
・フェニトイン，リファンピシンなどのCYP3A誘導薬と併用することで，本剤の血中濃度が低下する可能性がある.
・BCRPを阻害することが示されているため，BCRPの基質であるロスバスタチン，サラゾスルファピリジンなどの血中濃

194

度を上昇させる可能性がある.

・P糖蛋白を阻害することが示されており，P糖蛋白の基質であるフェキソフェナジン，ジゴキシン，ダビガトランエテキシラート，アリスキレンなどの血中濃度を上昇させる可能性がある.

④ 注意喚起カード携帯の確認：担当医から「注意喚起カード（タグリッソを服用される患者さんへ）」を受け取っていることを確認する．調剤する際には，緊急時の連絡先が担当医より案内されていることを確認する.

副作用対策と服薬指導のポイント[2] [3]

① 急性肺障害，間質性肺炎：急性肺障害，間質性肺炎があらわれることがあるので，胸部X線検査などの観察を十分に行う．また，患者には初期症状（風邪のような症状：発熱，息切れ，咳）を伝え，早期の医療機関への受診について指導する.

② QT延長（Osimertinib）：QT延長を引き起こす可能性があるため，定期的に心電図や電解質検査を実施しているか確認する．特にQT延長を引き起こしやすい薬剤を併用している場合には，注意が必要である.

③ 皮膚障害（Osimertinib）：発疹，ざ瘡様皮疹が強くあらわれることが多いため，あらかじめ症状などを説明しておく必要がある．対応については，p.167を参照.

④ 腎障害（CBDCA）：CBDCA投与では予防として水分摂取の励行を心がける.

⑤ 葉酸製剤のアドヒアランスの確認（Pemetrexed）：毒性軽減の目的を伝え，1日1回 パンビタン® 1 g（葉酸として0.5 mg）服薬のアドヒアランスの維持を指導する.

【文 献】

1) Planchard D, et al：Osimertinib with or without Chemotherapy in EGFR-Mutated Advanced NSCLC. N Engl J Med, 389：1935-1948, 2023

2) タグリッソ®錠 適正使用ガイド

3) タグリッソ®錠 インタビューフォーム

＜川澄賢司＞

1．肺がん　2）非小細胞肺がん

Amivantamab ＋ CBDCA ＋ Pemetrexed 療法

＜1コース目＞

		Day 1	2	8	15	21
Amivantamab	350 mg 点滴静注[※1]	⬇				
	1,050 mg[※2] 点滴静注[※1]		⬇			
	1,400 mg[※3] 点滴静注[※1]			⬇	⬇	
CBDCA	AUC 5 点滴静注（30分以上）	⬇				
Pemetrexed	500 mg/m² 点滴静注（10分）	⬇				

[※1]　Amivantamab の投与速度はレジメンチェックポイントを参照．
[※2]　体重80 kg以上の場合は1,400 mg
[※3]　体重80 kg以上の場合は1,750 mg

【前投薬（1コース目）】
①5-HT₃受容体拮抗薬（Day 1）②アプレピタント[※4] 125 mg（Day 1），80 mg（Day 2～3）③デキサメタゾン20 mg IV（Day 1），10 mg IV（Day 2），4 mg PO（Day 3）④ジフェンヒドラミン25～50 mg IV or PO（Day 1～2，8，15）⑤アセトアミノフェン650～1,000 mg IV or PO（Day 1～2，8，15）．
必要に応じてデキサメタゾン10 mg IV（Day 8，15），ファモチジン20 mg IV（Day 1～2，8，15）を追加する．

[※4]　静注のNK₁受容体拮抗薬使用の場合はp.24参照．

【Pemetrexedに関連した支持療法】
葉酸：Pemetrexed初回投与の7日以上前からパンビタン® 1 g（葉酸として0.5 mg）1日1回 連日 経口投与．
ビタミンB₁₂：Pemetrexed初回投与の少なくとも7日前およびその後9週間ごとに1回1 mgを筋肉内投与．

＊葉酸，ビタミンB₁₂ともにPemetrexed最終投与日から22日目まで投与．

Amivantamab + CBDCA + Pemetrexed療法 ●

＜2コース目＞

		Day	1	8	15	21
Amivantamab	1,400 mg[※5] 点滴静注[※1]		↓			
CBDCA	AUC 5 点滴静注（30分以上）		↓			
Pemetrexed	500 mg/m^2 点滴静注（10分）		↓			

※5　体重80 kg以上の場合は1,750 mg

＜3～4コース目＞

		Day	1	8	15	21
Amivantamab	1,750 mg[※6] 点滴静注[※1]		↓			
CBDCA	AUC 5 点滴静注（30分以上）		↓			
Pemetrexed	500 mg/m^2 点滴静注（10分）		↓			

※6　体重80 kg以上の場合は2,100 mg　　**3週間ごと**

【前投薬（2～4コース目）】
①5-HT$_3$受容体拮抗薬（Day 1）②アプレピタント[※4] 125 mg（Day 1），80 mg（Day 2～3）③デキサメタゾン4.95 mg IV（Day 1），4 mg PO（Day 2～3）④ジフェンヒドラミン25～50 mg IV or PO（Day 1）⑤アセトアミノフェン 650～1,000 mg IV or PO（Day 1）．
必要に応じてデキサメタゾン10 mgへの増量，ファモチジン20 mg IV（Day 1）を追加する．

＜5コース目以降＞

		Day	1	8	15	21
Amivantamab	1,750 mg[※6] 点滴静注[※1]		↓			
Pemetrexed	500 mg/m^2 点滴静注（10分）		↓			

※6　体重80 kg以上の場合は2,100 mg　　**3週間ごと　PD（増悪）まで**

【前投薬（5コース目以降）】
①デキサメタゾン6.6 mg IV（Day 1）②ジフェンヒドラミン25～50 mg IV or PO（Day 1）③アセトアミノフェン650～1,000 mg IV or PO（Day 1）．

●改訂第8版 がん化学療法レジメンハンドブック

必要に応じてデキサメタゾン10 mgへの増量，ファモチジン20 mg IV（Day 1）を追加する．

基本事項

【適　応】

EGFR 遺伝子エクソン20挿入変異陽性の切除不能な進行・再発の非小細胞肺がん

【奏効率[1]】PAPILLON試験

奏効率	無増悪生存期間（中央値）
73％	11.4カ月

【副作用[1]】PAPILLON試験

	All Grade	Grade 3以上
好中球減少	59％	33％
爪囲炎	56％	7％
皮疹	54％	11％
貧血	50％	11％
Infusion reaction	42％	1％
低アルブミン血症	41％	4％
便秘	40％	0％
白血球減少	38％	11％
悪心	36％	1％
血小板減少	36％	10％
食欲不振	36％	3％
ALT上昇	33％	4％
AST上昇	31％	1％
ざ瘡様皮膚炎	31％	4％
末梢性浮腫	30％	1％
下痢	21％	3％
間質性肺炎	3％	3％

レジメンチェックポイント

① 治療スケジュールの確認（Amivantamab）

1コース目は毎週投与，2コース目以降は3週間ごとの投与となる．また，初回（1コース目）投与はDay 1とDay 2で分割し

Amivantamab + CBDCA + Pemetrexed療法 ●

て投与する.

② CBDCA の投与量は，Calvert の式より算出する（p.33参照）.

③ Pemetrexed の重篤な副作用の発現を軽減するため，葉酸とビタミン B_{12} の投与を確認する.

④ 投与速度の確認（Amivantamab）[2]

コース	投与日	投与量 (/250 mL)	投与速度	
			投与開始時	投与開始 2時間後※
体重80 kg 未満				
1コース目	Day 1	350 mg	50 mL/hr	75 mL/hr
	Day 2	1,050 mg	33 mL/hr	50 mL/hr
	Day 8	1,400 mg	65 mL/hr	
	Day 15	1,400 mg	85 mL/hr	
2コース目	Day 1	1,400 mg	125 mL/hr	
3コース目以降	Day 1	1,750 mg	125 mL/hr	
体重80 kg 以上				
1コース目	Day 1	350 mg	50 mL/hr	75 mL/hr
	Day 2	1,400 mg	25 mL/hr	50 mL/hr
	Day 8	1,750 mg	65 mL/hr	
	Day 15	1,750 mg	85 mL/hr	
2コース目	Day 1	1,750 mg	125 mL/hr	
3コース目以降	Day 1	2,100 mg	125 mL/hr	

※ Infusion reaction が認められない場合は，投与開始2時間後に投与速度を上げることができる.

⑤ 相互作用

CBDCA：腎毒性および聴器毒性を有する薬剤（アミノグリコシド系抗菌薬など）との併用で腎障害および聴器障害のリスク増大.

Pemetrexed：NSAIDs，腎毒性を有する薬剤または腎排泄型薬剤との併用は，Pemetrexed の血中濃度が上昇するおそれがある.

● 改訂第8版 がん化学療法レジメンハンドブック

⑥ 副作用に対する休薬, 減量, 中止基準（Amivantamab）[2]

副作用	重症度	処置
Infusion reaction	Grade 1～2	・投与を中断する. ・症状が回復した場合, 発現時の50％の投与速度で再開する. ・再開後の30分間にInfusion reactionの症状が認められない場合, 中断時の投与速度まで上げることができる. その後の2時間にInfusion reactionの症状が認められない場合, 同日に予定されていた最高速度まで上げることができる. ・Grade 2のInfusion reactionによる投与中断・再開後にGrade 2のInfusion reactionが再発した場合, 同日における投与は中止を検討する.
	Grade 3	・同日における投与を中止する. ・次回以降の投与可否は患者の状態に応じて判断し, 投与速度はGrade 2の場合を参考に患者の状態に応じて判断する. ・Grade 3のInfusion reactionが再発した場合, 投与を中止する.
	Grade 4	投与を中止する.
間質性肺疾患	疑い	休薬する.
	確定	投与を中止する.
皮膚障害または爪障害	Grade 1～2	2週間後に改善が認められない場合, 減量を検討する.
	Grade 3	・Grade 2以下に回復するまで休薬する. ・減量して投与を再開する.
	Grade 4	投与を中止する.
	重度の水疱性または剥脱性の皮膚障害	

次ページへ続く

200

前ページの続き

副作用	重症度	処置
その他の副作用	Grade 2	・休薬を検討する. ・1週間より後に回復した場合,減量して投与を再開することを検討する.
	Grade 3	・Grade 1 以下またはベースラインに回復するまで休薬する. ・1週間以内に回復した場合,同じ用量で投与を再開する. ・1週間より後に回復した場合,減量して投与を再開する. ・4週間以内に回復しない場合,投与の中止を検討する.
	Grade 4	原則として投与を中止する.

＜減量方法（Amivantamab）[2]＞

副作用発現時の投与量	1段階減量	2段階減量	3段階減量
1,050 mg	700 mg	350 mg	中止
1,400 mg	1,050 mg	700 mg	
1,750 mg	1,400 mg	1,050 mg	
2,100 mg	1,750 mg	1,400 mg	

⑦ CBDCA, Pemetrexed の減量基準（参考：PAPILLON 試験）[1]

血液毒性

好中球数＜1,500/mm^3,血小板数＜100,000/mm^3 の場合は回復するまで延期すること.

	CBDCA およびPemetrexed の用量
最低好中球数＜500/mm^3 および最低血小板数≧50,000/mm^3	前回の用量の75%
最低好中球数にかかわらず出血を伴わない最低血小板数＜50,000/mm^3	
発熱を伴う最低好中球数＜1,000/mm^3 および最低血小板数≧50,000/mm^3	
最低好中球数にかかわらず出血（≧Grade 2）を伴う最低血小板数＜50,000/mm^3	前回の用量の50%

Pemetrexed は2回の減量後に Grade 3 もしくは4の血液毒性が認められた場合は直ちに投与を中止する.

● 改訂第8版 がん化学療法レジメンハンドブック

非血液毒性（神経毒性を除く）

Grade 3以上の非血液毒性が発現した場合には，投与開始前の値以下に回復するまでPemetrexedの投与を控えること．

	CBDCAの用量	Pemetrexedの用量
粘膜炎を除くGrade 3または4の毒性	前回の用量の75％	前回の用量の75％
Grade 3または4の粘膜炎	前回の用量の100％	前回の用量の50％

Pemetrexedは2回の減量後にGrade 3もしくは4の非血液毒性が認められた場合は直ちに投与を中止する．

神経毒性

PemetrexedはGrade 3もしくは4の神経毒性が観察された場合は直ちに投与を中止する．

副作用対策と服薬指導のポイント[3]

① 急性肺障害，間質性肺炎：急性肺障害，間質性肺炎があらわれることがあるので，胸部X線検査などの観察を十分に行う．また，患者には初期症状（風邪のような症状：発熱，息切れ，咳）を伝え，早期の医療機関への受診について指導する．

② Infusion reaction（Amivantamab）：悪寒，潮紅，低血圧，呼吸困難，気管支痙攣などがあらわれることがある．Amivantamab投与中および投与後は患者の状態を十分に観察する．皮膚異常（蕁麻疹），顔面潮紅，呼吸困難感，動悸などが出現した場合はすぐに申し出るよう伝える．

③ 皮膚障害（Amivantamab）：発疹，ざ瘡様皮疹が強くあらわれることが多いため，あらかじめ症状などを説明しておく必要がある．好発部位は顔の皮脂が多い部位（脂漏部位）であり，進行すると頭部や体幹の脂漏部位に拡大する（対応についてはp.167を参照）．

また，爪囲炎は発赤や膨張がみられ，痛みを伴うことがある．重篤化すると浸潤液が出て，肉芽を形成するようになる．洗浄は重要であり，疼痛があってもしっかり行うように指導する．治療としてvery strongクラス以上のステロイド外用薬の塗布を行う．テーピングも有効な手段であるとされるが，難渋する場合は休薬や皮膚科受診が必要であると伝える．

④ **静脈血栓塞栓症（Amivantamab）**：意識消失やめまい，胸痛，息切れ，手足のむくみ，ろれつが回らないなどの症状が認められた場合は速やかに連絡するよう伝える．

⑤ **体液貯留（Amivantamab）**：末梢性浮腫や胸水貯留などの体液貯留が頻繁に認められるため，患者には急激な体重増加，呼吸困難などの異常が認められた場合は，速やかに医療機関に連絡するよう指導する．また，定期的な体重測定を実施して，記録を付けておくように指導する．

⑥ **下痢（Amivantamab）**：重篤な下痢を発症する場合もあるため，患者の観察時には脱水などの症状に留意し，早期の対症療法（整腸剤，ロペラミドなど）を行う．

⑦ **腎障害（CBDCA）**：CBDCA投与では予防として水分摂取の励行を心がける．

⑧ **葉酸製剤のアドヒアランスの確認（Pemetrexed）**：毒性軽減の目的を伝え，1日1回 パンビタン® 1 g（葉酸として 0.5 mg）服薬のアドヒアランスの維持を指導する．

【文　献】

1) Zhou C, et al：Amivantamab plus Chemotherapy in NSCLC with *EGFR* Exon 20 Insertions. N Engl J Med, 389：2039-2051, 2023

2) ライブリバント® 添付文書

3) ライブリバント® 適正使用ガイド

<佐野慶行>

1. 肺がん 2) 非小細胞肺がん

Erlotinib ± BV 療法

		Day	1	8	15	21
Erlotinib	1回150 mg 1日1回 経口[※1]			連日投与		
BV[※2]	15 mg/kg 点滴静注(初回90分)[※3]					
		3週間ごと　PD (増悪) まで				

※1 食事の1時間以上前または食後2時間以降に服用.
※2 BVは必要に応じ投与
※3 2回目は60分, 3回目以降は30分

基本事項

【適　応】

・切除不能な再発・進行性で, がん化学療法施行後に増悪した非小細胞肺がん
・EGFR遺伝子変異陽性の切除不能な再発・進行性で, がん化学療法未治療の非小細胞肺がん

【奏効率】JO25567試験[1)]

Erlotinib + BV

完全奏効率	部分奏効率	無増悪生存期間 (中央値)	全生存期間 (中央値)
4 %	65 %	16.0カ月	47.0カ月

Erlotinib 単剤

完全奏効率	部分奏効率	無増悪生存期間 (中央値)	全生存期間 (中央値)
1 %	62 %	9.7カ月	47.7カ月

【副作用】JO25567試験[1)]

	Erlotinib + BV		Erlotinib 単剤	
	All Grade	Grade 3以上	All Grade	Grade 3以上
発疹	99 %	25 %	99 %	19 %

次ページへ続く

前ページの続き

	Erlotinib + BV		Erlotinib 単剤	
	All Grade	Grade 3以上	All Grade	Grade 3以上
下痢	81％	1％	78％	1％
皮膚乾燥	75％	3％	58％	0％
爪囲炎	76％	3％	65％	4％
口内炎	63％	1％	60％	3％
高血圧	76％	60％	13％	10％
尿蛋白	52％	8％	4％	0％
出血	72％	3％	29％	0％

■ レジメンチェックポイント [2]

① Erlotinibは1日1回，服用時間は食事の1時間以上前または食後2時間以降の時間に設定する（高脂肪，高カロリーの食事の後に服用した場合，ErlotinibのAUCが増加する報告がある）．

② Erlotinibを副作用により減量する場合は，50mgずつ減量する．

③ 相互作用（Erlotinib）

・プロトンポンプ阻害薬やH$_2$ブロッカーの服用による胃内pH上昇により，吸収が低下する可能性がある（オメプラゾールを併用している場合，ErlotinibのAUCが46％減少した報告がある）．

・アゾール系抗真菌薬，マクロライド系抗菌薬など，CYP3A4阻害薬の併用によりErlotinibの代謝が阻害され，Erlotinibの血中濃度が増加することがある（海外において経口ケトコナゾールとの併用でAUCが86％，C$_{max}$が69％増加した報告がある）．

・フェニトイン，カルバマゼピン，リファンピシン，バルビツール酸系薬物，セイヨウオトギリソウ（St. John's wort）など，CYP3A4誘導薬の併用によりErlotinibの代謝が亢進され，Erlotinibの血中濃度が減少することがある（リファンピシンとの併用でAUCが約69％減少した報告がある）．

・シプロフロキサシンなど，CYP1A2およびCYP3A4を阻害する薬剤の併用によりErlotinibの代謝が阻害され，Erlotinibの血中濃度が増加することがある（シプロフロキサシンとの併用でAUCが39％，C$_{max}$が17％増加した報告がある）．

●改訂第8版 がん化学療法レジメンハンドブック

・ワルファリンとErlotinibとの併用によりINR値増加や出血があらわれたとの報告があるため，定期的にプロトロンビン時間またはINR値のモニターを行う．
・喫煙によりErlotinibのAUCが64％減少する報告がある．

④ 点滴速度の確認（BV）：Infusion reactionが発現しないよう，点滴速度に注意する．

★ 初回90分，忍容性があれば2回目60分，3回目以降30分

副作用対策と服薬指導のポイント

【Erlotinib】

① 急性肺障害，間質性肺炎：急性肺障害，間質性肺炎があらわれることがあるので，胸部X線検査などの観察を十分に行う．また，患者には初期症状（風邪のような症状：発熱，息切れ，咳）を伝え，早期の医療機関への受診について指導する．

★ 発生時期は不特定であり，死亡例も認められている．

② 皮膚障害：発疹，ざ瘡様皮疹が強くあらわれることが多いため，あらかじめ症状などを説明しておく必要がある．対応については，p.167を参照．

③ 下痢：重篤な下痢を発症する場合もあるため，患者観察時には脱水などの症状に留意し，早期の対症療法（整腸薬，ロペラミドなど）を行う．

★ 発現時期（中央値）：7日

④ 毎日決まった時間に服用することを指導し，飲み忘れに気が付いた場合はその日の空腹時に服用し（ただし，次に飲む時間が近い場合は1回とばす），2日分を一度に服用しないように伝える．

【BV併用時】

① 高血圧：自宅で血圧測定および記録を行うよう指導する．高血圧による嘔気や頭痛，呼吸苦，胸痛，めまいなどの症状が認められた場合，または収縮期血圧180 mmHg以上，拡張期血圧110 mmHg以上の場合には速やかに連絡するよう伝える．降圧薬は積極的適応，禁忌もしくは慎重投与，薬物相互作用を考慮

206

し，個々の患者の臨床状況に応じて選択する．

② 出血：鼻血や歯肉，膣などの粘膜から軽度の出血がみられることがある．10〜15分経っても止まらない場合は連絡するよう伝える．

③ 血栓塞栓症，うっ血性心不全：意識消失やめまい，胸痛，息切れ，手足のむくみ，ろれつが回らないなどの症状が認められた場合は速やかに連絡するよう伝える．

④ 創傷治癒遅延：手術前後4週間はBVの投与を避ける．ポート挿入などの小手術は可能．

⑤ 消化管穿孔：発現頻度は2％未満で，3カ月以内の発現が最も多い．激しい腹痛などの症状があればすぐに連絡するよう伝える．

⑥ 喀血（2.5 mL以上の鮮血の喀出）の既往のある患者は禁忌である（肺出血があらわれるおそれがあるため）．治療前，治療中を含め患者の観察が必要である．

⑦ 尿蛋白：ネフローゼ症候群，蛋白尿があらわれることがあるので，投与期間中は尿蛋白を定期的に検査し，定性検査で2＋以上の場合には，定量検査の実施を検討する．

【文　献】

1) Seto T, et al：Erlotinib alone or with bevacizumab as first-line therapy in patients with advanced non-squamous non-small-cell lung cancer harbouring EGFR mutations（JO25567）：an open-label, randomised, multicentre, phase 2 study. Lancet Oncol, 15：1236-1244, 2014

2) タルセバ®錠 インタビューフォーム

<川澄賢司>

1. 肺がん　2）非小細胞肺がん

Erlotinib ＋ Ramucirumab 療法

		Day	1	8	14
Erlotinib	1回 150 mg 1日1回　経口※1			連日投与	→
Ramucirumab 10 mg/kg	点滴静注（初回60分※2）		↓		

2週間ごと　PD（増悪）まで

※1 食事の1時間以上前または食後2時間以降に投与.
※2 2回目以降は30分

【アレルギー対策】
d-クロルフェニラミン 5 mg IV（Day 1）

基本事項

【適　応】
　EGFR 遺伝子変異陽性の切除不能な進行・再発の非小細胞肺がん

【奏効率】RELAY 試験[1]

奏効率	病勢コントロール率	無増悪生存期間（中央値）
76 %	95 %	19.4 カ月

【副作用】RELAY 試験[1]

	All Grade	Grade 3 以上
ざ瘡様皮疹	67 %	15 %
爪囲炎	53 %	4 %
皮膚乾燥	38 %	＜1 %
下痢	70 %	7 %
口内炎	42 %	2 %
脱毛	34 %	0 %
ALT上昇	43 %	9 %
AST上昇	42 %	5 %
高血圧	45 %	24 %
尿蛋白	34 %	3 %
鼻出血	33 %	0 %

次ページへ続く

前ページの続き

	All Grade	Grade 3以上
歯肉出血	9%	0%
Infusion reaction	3%	0%
間質性肺疾患	1%	<1%

▌レジメンチェックポイント

① 服用タイミングの確認：Erlotinibは1日1回，服用時間は食事の1時間以上前または食後2時間以降の内服であることを確認する．

② 相互作用（Erlotinib）

・プロトンポンプ阻害薬やH$_2$ブロッカーを服用していないか確認する（オメプラゾールとの併用で，胃内pH上昇により吸収が低下し，ErlotinibのAUCが46%減少した報告がある）．

・アゾール系抗真菌薬，マクロライド系抗菌薬などCYP3A4阻害薬の併用によりErlotinibの代謝が阻害され，Erlotinibの血中濃度が増加することがある（海外において経口ケトコナゾールとの併用でAUCが約86%，C$_{max}$が69%増加した報告がある）．

・フェニトイン，カルバマゼピン，リファンピシン，バルビツール酸系薬物，セイヨウオトギリソウ（St. John's wort）などCYP3A4誘導薬の併用によりErlotinibの代謝が亢進され，Erlotinibの血中濃度が減少することがある（リファンピシンとの併用でAUCが約69%減少した報告がある）．

・シプロフロキサシンなどCYP1A2およびCYP3A4を阻害する薬剤の併用によりErlotinibの代謝が阻害され，Erlotinibの血中濃度が増加することがある（シプロフロキサシンとの併用でAUCが39%，C$_{max}$が17%増加した報告がある）．

・ワルファリンとErlotinibとの併用によりINR値増加や出血があらわれたとの報告があるため，定期的にプロトロンビン時間またはINR値のモニターを行う．

・喫煙によりErlotinibのAUCが64%減少する報告がある．

③ 前投薬の確認：Infusion reactionを軽減させるため，Ramucirumab投与前に，抗ヒスタミン薬（d-クロルフェニラミンなど）の前投与を考慮すること．

● 改訂第8版 がん化学療法レジメンハンドブック

④ 投与速度の確認（Ramucirumab）：初回はおよそ60分かけて点滴静注し，2回目以降は忍容性が良好であれば30分まで投与時間が短縮可能である．Grade 1，2のInfusion reactionが発現した場合は，投与速度を50％減速し，次回以降も初回発現時同様，50％減速にて投与する．Grade 3，4の場合は投与を直ちに中止し，再投与しない．

⑤ 休薬，減量，中止基準の確認

＜ Ramucirumab [2] ＞

副作用		処置
高血圧	症候性のGrade 2，またはGrade 3以上	降圧薬による治療を行い，血圧がコントロールできるようになるまで休薬する．降圧薬による治療を行ってもコントロールできない場合には，投与を中止する．
蛋白尿	1日尿蛋白量2 g以上	初回発現時：1日尿蛋白量2 g未満に低下するまで休薬し，再開する場合には8 mg/kgに減量する．
		2回目以降の発現時：1日尿蛋白量2 g未満に低下するまで休薬し，再開する場合には6 mg/kgに減量する．
	1日尿蛋白量3 g以上，またはネフローゼ症候群を発現	投与を中止する．

＜ Erlotinib [3] ＞

参考：第Ⅰb/Ⅲ相試験（RELAY：パートB）における基準

副作用	程度	処置
間質性肺疾患	全Grade	投与を中止する．

次ページへ続く

210

前ページの続き

副作用	程度	処置
下痢	Grade 2	最適な医学的管理にもかかわらず下痢が48〜72時間持続する場合は減量する.
	Grade 3の下痢またはGradeを問わずロペラミドに反応しない下痢，もしくは脱水を引き起こす下痢	休薬し，Grade 1以下に回復した場合，1段階減量して投与を再開する. 再度増量しない.
	Grade 4	投与を中止する.
発疹	許容できない発疹	対症的管理に反応しない場合は，休薬または減量を検討する.
	Grade 4	投与を中止する.
重度の肝炎，肝不全，肝機能不全		休薬し，3週間以内に意味のある改善を示さない，または回復しない場合，投与を中止する.
肝機能検査異常（肝不全に至っていない肝炎）	Grade 2	最長3週間休薬し，休薬期間内にGrade 1以下に回復した場合，同用量で再開する.
	Grade 3	最長3週間休薬し，休薬期間内にGrade 1以下に回復した場合，50 mg減量して再開する.
	Grade 4	投与を中止する.

減量時の投与量（Erlotinib）[3]

開始用量	150 mg/ 日
1段階減量	100 mg/ 日
2段階減量	50 mg/ 日

● 改訂第8版 がん化学療法レジメンハンドブック

副作用対策と服薬指導のポイント

① 急性肺障害，間質性肺炎（Erlotinib）：急性肺障害，間質性肺炎があらわれることがあるので，胸部X線検査などの観察を十分に行う．また，患者には初期症状（風邪のような症状：発熱，息切れ，咳）を伝え，早期の医療機関への受診について指導する．

② 皮膚障害（Erlotinib）：発疹，ざ瘡様皮疹が強くあらわれることが多いため，あらかじめ症状などを説明しておく必要がある．対応については，p.167を参照．

③ 下痢（Erlotinib）：重篤な下痢を発症する場合もあるため，患者の観察時には脱水などの症状に留意し，早期の対症療法（整腸剤，ロペラミドなど）を行う．

④ Infusion reaction（Ramucirumab）：悪寒，潮紅，低血圧，呼吸困難，気管支痙攣などがあらわれることがある．
Grade 1または2の症状が続く場合には，抗ヒスタミン薬に加えて解熱鎮痛薬（アセトアミノフェンなど）および副腎皮質ホルモンの前投与も考慮する．Ramucirumab投与後は患者の状態を十分に観察する．皮膚異常（蕁麻疹），顔面潮紅，呼吸困難感，動悸などが出現した場合はすぐに申し出るよう伝える．

⑤ 高血圧（Ramucirumab）：自宅で血圧測定および記録を行うよう指導する．高血圧による嘔気や頭痛，呼吸苦，胸痛，めまいなどの症状が認められた場合，または収縮期血圧180 mmHg以上，拡張期血圧110 mmHg以上の場合には速やかに連絡するよう伝える．降圧薬は積極的適応，禁忌もしくは慎重投与，薬物相互作用を考慮し，個々の患者の臨床状況に応じて選択する．

⑥ 出血（Ramucirumab）：鼻血や歯肉出血，喀血，血尿などの出血症状が認められることがある．15分以上止まらない場合は連絡するよう伝える．

⑦ 血栓塞栓症，うっ血性心不全（Ramucirumab）：意識消失やめまい，胸痛，息切れ，手足のむくみ，ろれつが回らないなどの症状が認められた場合は速やかに連絡するよう伝える．

⑧ 創傷治癒障害（Ramucirumab）：手術前後少なくとも4週間はRamucirumabの投与を避ける．

⑨ 尿蛋白（Ramucirumab）：ネフローゼ症候群，蛋白尿があらわれることがあるので，投与期間中は尿蛋白を定期的に検査し，定性検査で2＋以上の場合には，定量検査の実施を検討する．

212

24時間蓄尿による定量検査が困難な場合，随時尿による尿中の「蛋白／クレアチニン比（UPC比）」が用いられる場合がある[2]．UPC比2.0未満の場合は，1日尿蛋白量が2g未満と推定されている．

【文　献】

1) Nakagawa K, et al：Ramucirumab plus erlotinib in patients with untreated, EGFR-mutated, advanced non-small-cell lung cancer（RELAY）：a randomised, double-blind, placebo-controlled phase 3 trial. Lancet Oncol, 20：1655-1669, 2019
2) サイラムザ® 点滴静注液 添付文書
3) サイラムザ® 適正使用ガイド

＜佐野慶行＞

1. 肺がん 2) 非小細胞肺がん

Afatinib 単独療法

Afatinib　1回40 mg[※1]　1日1回[※2]　経口　連日投与　PD（増悪）まで
※1 患者の状態により適宜増減するが，1日1回50 mgまで増量できる．
※2 空腹時に服用．

基本事項

【適　応】

EGFR 遺伝子変異陽性の手術不能または再発非小細胞肺がん

【奏効率[1]】

LUX-Lung 3試験

奏効率 (CR＋PR)	病勢コントロール率 (CR＋PR＋SD)	無増悪生存期間 (中央値)
56.1 %	90.0 %	11.1 カ月

【副作用[1]】 LUX-Lung 3試験

	All Grade	Grade 3以上
下痢	95.2 %	14.4 %
発疹／ざ瘡	89.1 %	16.2 %
口内炎	72.1 %	8.7 %
爪の異常	56.8 %	11.4 %
皮膚乾燥	29.3 %	0.4 %
食欲減退	20.5 %	3.1 %
嘔吐	17.0 %	3.1 %
眼障害	22.7 %	0.4 %
味覚障害	6.6 %	0 %
ALT上昇	7.4 %	0.4 %
AST上昇	5.2 %	0.4 %

▌レジメンチェックポイント

① 服用タイミングの確認：1日1回空腹時の内服であることを確認すること（食事の1時間前から食後3時間までの間の服用は避ける）．

Afatinib単独療法 ●

② 減量，休薬基準[2] の確認

Grade	休薬および減量基準
Grade 1 または 2	同一投与量を継続
Grade 2（症状が持続的[※1]または忍容できない場合）もしくは Grade 3 以上	症状が Grade 1 以下に回復するまで休薬する。 回復後は休薬前の投与量から 10 mg 減量して再開する[※2]。

※1 48時間を超える下痢または7日間を超える皮膚障害
※2 20 mgで，忍容性が認められない場合は投与中止を考慮する。いったん減量した後は増量を行わない。

・40 mgで3週間以上，下痢，皮膚障害，口内炎および他の
Grade 2以上の副作用が認められなければ50 mgに増量可能。

③ 併用薬の確認：P糖蛋白の基質であるため，P糖蛋白阻害薬（イトラコナゾール，ベラパミルなど）やP糖蛋白誘導薬（リファンピシン，カルバマゼピンなど）の併用により血中濃度の変動の可能性があるため注意する。

副作用対策と服薬指導のポイント

① **下痢**：早期から重篤な下痢が発現する可能性があるため（初回発現までの期間中央値：5日以内），下痢の発現にはロペラミドなどの止瀉薬をただちに使用する。水様性の下痢が続く場合は脱水症状を予防するため水分摂取を心がけるようにする。
またGrade 2の下痢で48時間を超えるものや忍容できないもの，またGrade 3以上の下痢が認められた場合は，Grade 1以下に回復するまで休薬する。

② **皮膚障害**：発疹，ざ瘡様皮疹が強くあらわれることが多いため，あらかじめ症状などを説明しておく必要がある。対応については，p.167を参照。

③ **間質性肺疾患**：急性肺障害，間質性肺疾患があらわれることがあるので，患者には初期症状（息切れ，呼吸困難，咳嗽，発熱など）を伝え，早期の医療機関への受診について指導する。

④ **食後**（高脂肪食）に服用した場合，C_{max}やAUCが低下するとの報告があるため，1日1回空腹時に内服するように指導する（食事の1時間前から食後3時間までの間の服用は避ける）。患者の食事スタイルについてはじめに聴取して，内服タイミングを相談する。

● 改訂第8版 がん化学療法レジメンハンドブック

⑤ 飲み忘れた場合，次の服用時間まで8時間以内の場合は服用せ
ずに次の決められた時間に1回分を服用する．8時間以上ある
場合は食後3時間以上経過し，次の食事まで1時間以上ある場
合は飲み忘れた分を服用できる．

【文　献】
1) Sequist LV, et al：Phase Ⅲ study of afatinib or cisplatin plus pemetrexed in
   patients with metastatic lung adenocarcinoma with EGFR mutations. J Clin
   Oncol, 31：3327-3334, 2013
2) ジオトリフ®錠 インタビューフォーム

<川澄賢司>

1. 肺がん 2) 非小細胞肺がん

Osimertinib 単独療法

＜進行・再発＞
Osimertinib　1回80 mg　1日1回　経口　連日投与　PD（増悪）まで
＜術後補助療法＞
Osimertinib　1回80 mg　1日1回　経口　連日投与　36カ月間まで

基本事項

【適　応】

・*EGFR* 遺伝子変異陽性の手術不能または再発非小細胞肺がん
・*EGFR* 遺伝子変異陽性の非小細胞肺がんにおける術後補助療法

【奏効率】

FLAURA 試験／AURA3 試験

	奏効率 （CR＋PR）	病勢コントロール率 （CR＋PR＋SD）	無増悪生存期間 （中央値）
FLAURA 試験[1] （一次治療）	80 %	97 %	18.9 カ月
AURA3 試験[2] （二次治療）	71 %	93 %	10.1 カ月

術後補助療法（ADAURA 試験）

4年無病生存率[3]	5年生存率[4]	無病生存期間（中央値）[3]
70 %	88 %	65.8 カ月

【副作用[2] [5]】

AURA3 試験（二次治療）

	All Grade	Grade 3 以上
発疹	34 %	1 %
皮膚乾燥	23 %	0 %
爪囲炎	22 %	0 %
下痢	41 %	1 %
口内炎	15 %	0 %
悪心	16 %	1 %

次ページへ続く

● 改訂第8版 がん化学療法レジメンハンドブック

前ページの続き

	All Grade	Grade 3以上
食欲減退	16％	1％
倦怠感	16％	1％
血小板減少	10％	＜1％
好中球減少	8％	1％
AST上昇	5％	1％
ALT上昇	6％	1％
QT延長	5.0％	0.9％
間質性肺疾患	3.7％	1.2％

■レジメンチェックポイント

① *EGFR* 遺伝子異常のタイプの確認

一次治療および術後補助療法の患者において，*EGFR* 遺伝子変異の有無を確認する．

他のEGFRチロシンキナーゼ阻害薬による治療歴を有し，病勢進行が確認されている患者では，*EGFR* T790M変異を確認する．

② 副作用に対する休薬，減量および中止基準の確認[6]

減量する場合は40 mgを1日1回とする．

副作用	程度	投与量調節
間質性肺疾患／肺臓炎	―	投与を中止する．
QT間隔延長	500 msecを超えるQTc値が認められる	481 msec未満またはベースラインに回復するまで休薬する．481 msec未満またはベースラインに回復した後，減量し投与を再開する．3週間以内に回復しない場合は投与を中止すること．
	重篤な不整脈の症状／兆候を伴うQT間隔延長	投与を中止する．
その他の副作用	Grade 3以上	Grade 2以下に改善するまで休薬する．Grade 2以下に回復した後，必要に応じて減量を考慮し，投与を再開する．3週間以内にGrade 2以下に回復しない場合は投与を中止すること．

Osimertinib単独療法 ●

③ 併用薬の確認
- QT延長を引き起こしやすい薬剤（抗不整脈薬，向精神薬など）を使用している患者は，併用によりQT延長が増強する可能性があるため，特に注意が必要である．
- フェニトイン，リファンピシンなどのCYP3A誘導薬と併用することで，本剤の血中濃度が低下する可能性がある．
- 本剤はbreast cancer resistance protein（BCRP）を阻害することが示されているため，BCRPの基質であるロスバスタチン，サラゾスルファピリジンなどの血中濃度を上昇させる可能性があるため注意する．
- 本剤はP糖蛋白を阻害することが示されており，P糖蛋白の基質であるフェキソフェナジン，ジゴキシン，ダビガトランエテキシラート，アリスキレンなどの血中濃度を上昇させる可能性があるため注意する．

④ 注意喚起カード携帯の確認：担当医から「注意喚起カード（タグリッソを服用される患者さんへ）」を受け取っていることを確認する．調剤する際には，緊急時の連絡先が担当医より案内されていることを確認する．

▌副作用対策と服薬指導のポイント

① 間質性肺疾患：急性肺障害，間質性肺疾患があらわれることがあるので，患者には初期症状（息切れ，呼吸困難，咳嗽，発熱など）を伝え，早期の医療機関への受診について指導する．

② QT延長：QT延長を引き起こす可能性があるため，定期的に心電図や電解質検査を実施しているか確認する．特にQT延長を引き起こしやすい薬剤を併用している場合には，注意が必要である．

③ 皮膚障害：発疹，ざ瘡様皮疹が強くあらわれることが多いため，あらかじめ症状などを説明しておく必要がある．対応については，p.167を参照．

④ 下痢：重篤な下痢を発症する場合もあるため，患者観察時には脱水などの症状に留意し，早期の対症療法（整腸薬，ロペラミドなど）を行う．

【文　献】
1) Soria JC, et al：Osimertinib in untreated EGFR-mutated advanced non-small-

cell lung cancer. N Engl J Med, 378：113-125, 2018

2) Mok TS, et al：Osimertinib or platinum-pemetrexed in EGFR T790M-positive lung cancer. N Engl J Med, 376：629-640, 2017

3) Herbst RS, et al：Adjuvant Osimertinib for Resected EGFR-Mutated Stage IB-IIIA Non-Small-Cell Lung Cancer: Updated Results From the Phase III Randomized ADAURA Trial. J Clin Oncol, 41：1830-1840, 2023

4) Tsuboi M, et al：Overall Survival with Osimertinib in Resected EGFR-Mutated NSCLC. N Engl J Med, 389：137-147, 2023

5) タグリッソ®錠 適正使用ガイド

6) タグリッソ®錠 インタビューフォーム

<川澄賢司>

1. 肺がん　2）非小細胞肺がん

Lorlatinib 単独療法

Lorlatinib　1回100 mg　1日1回　経口　連日投与　PD（増悪）まで

基本事項

【適　応】

ALK 融合遺伝子陽性の切除不能な進行・再発の非小細胞肺がん

【奏効率】

	客観的奏効率 （CR＋PR）	頭蓋内病変の 奏効率 （CR＋PR）	無増悪生存期間 （中央値）
国際共同第 I／II 相 試験（B7461001 試験） EXP2〜5パート[1] 既治療例	47.2％	53％	7.4 カ月 （5.6〜11.0）
国際共同第 III 相試験 CROWN 試験（B746 1006 試験）[2] 未治療例	81％	92％	未到達 （5年時点での無 増悪生存割合： 60％）

【副作用[1][3]】B7461001 試験

	All Grade	Grade 3 以上
高コレステロール血症	81.5％	41.4％
高トリグリセリド血症	60.4％	15.7％
浮腫	43.3％	2.2％
末梢性ニューロパチー	29.8％	1.8％
体重増加	18.2％	1.8％
認知機能障害	17.8％	1.1％
気分障害	14.9％	0.7％
言語障害	7.3％	0.4％
疲労	13.1％	0.4％
AST 上昇	10.2％	0.4％
関節痛	10.2％	0％
間質性肺疾患	0.4％	0.4％

● 改訂第8版 がん化学療法レジメンハンドブック

▌レジメンチェックポイント [3) 4)]

① 副作用に対する休薬，減量および中止基準の確認

<減量，中止する場合の投与量>

減量レベル	投与量
通常投与量	100 mg/日
1段階減量	75 mg/日
2段階減量	50 mg/日
中止	50 mg/日で忍容性が得られない場合は投与を中止すること

<副作用に対する休薬，減量，中止基準>

副作用	程度	処置
膵炎	アミラーゼおよびリパーゼの増加がGrade 2以下で，画像検査で膵炎の所見を認める場合	アミラーゼおよびリパーゼの増加がGrade 2以下で，画像検査でベースラインに回復するまで休薬し，回復後，1用量レベル減量して投与再開する．
	Grade 3または4	投与を中止する．
間質性肺疾患	Grade 1で，症候性の場合	・ベースラインに回復するまで休薬し，回復後，同一用量で投与再開する． ・再発または適切な治療を行っても6週間の休薬期間を超えて回復が認められない場合は投与中止する．
	Grade 2	・ベースラインに回復するまで休薬し，回復後，1用量レベル減量して投与再開する． ・再発または適切な治療を行っても6週間の休薬期間を超えて回復が認められない場合は投与中止する．
	Grade 3または4	投与を中止する．

次ページへ続く

前ページの続き

副作用	程度	処置
QT間隔延長	Grade 3	Grade 1以下に回復するまで休薬し、回復後、1用量レベル減量して投与再開する.
	Grade 4	投与を中止する.
左室駆出率低下	Grade 3または4	投与を中止する.
房室ブロック	第1度房室ブロック	症候性の場合：無症候性に回復するまで休薬し、回復後、同一用量または1用量レベル減量して投与再開する.
	第2度房室ブロック	・無症候性の場合：第2度房室ブロックが回復するまで休薬し、回復後、同一用量または1用量レベル減量して投与再開する. ・症候性の場合：無症候性かつ第1度房室ブロック以下に回復するまで休薬し、回復後、1用量レベル減量して投与再開する[※1].
	完全房室ブロック	無症候性かつPR間隔が200 msec未満に回復するまで休薬し、回復後、1用量レベル減量して投与再開する[※1].
中枢神経系障害（言語障害, 記憶障害, 認知障害等を含む）, 精神障害（気分障害, 幻覚等を含む）, 睡眠障害, 視覚障害	Grade 1	同一用量で投与継続する、またはベースラインに回復するまで休薬し、回復後、同一用量または1用量レベル減量して投与再開する.
	Grade 2または3	Grade 1以下に回復するまで休薬し、回復後、1用量レベル減量して投与再開する.
	Grade 4	投与を中止する.
高脂血症（総コレステロールまたはトリグリセリドの増加）	Grade 3	同一用量で投与継続する、またはGrade 2以下に回復するまで休薬し、回復後、同一用量で投与再開する.
	Grade 4	Grade 2以下に回復するまで休薬し、回復後、同一用量または1用量レベル減量して投与再開する.

次ページへ続く

● 改訂第8版 がん化学療法レジメンハンドブック

前ページの続き

副作用	程度	処置
高血圧	Grade 3	・Grade 1 以下に回復するまで休薬し，回復後，同一用量で投与再開する． ・再発の場合，Grade 1 以下に回復するまで休薬し，回復後，1 用量レベル減量して投与再開する． ・適切な治療を行っても高血圧が持続する場合は投与を中止する．
	Grade 4	・Grade 1 以下に回復するまで休薬し，回復後，1 用量レベル減量して投与再開または投与中止する． ・再発の場合は投与を中止する．
高血糖	Grade 3 または 4（適切な治療を行っても 250 mg/dL を超える高血糖が持続する場合）	・血糖がコントロールできるまで休薬し，回復後，1 用量レベル減量して投与再開する． ・適切な治療を行っても高血糖が持続する場合は投与を中止する．
その他の非血液学的毒性	Grade 3	Grade 1 以下またはベースラインに回復するまで休薬[※2]し，回復後，1 用量レベル減量または同一用量にて投与再開する．
	Grade 4	Grade 1 以下またはベースラインに回復するまで休薬[※2]し，回復後，1 用量レベル減量して投与再開または投与中止する．
リンパ球減少症	Grade 3 または 4	同一用量で投与継続する[※3]または Grade 1 以下もしくはベースライン値に回復するまで休薬し，回復後，同一用量または 1 用量レベル減量して投与再開する．
その他の血液学的毒性	Grade 3 または 4	Grade 1 以下またはベースライン値に回復するまで休薬し，回復後，1 用量レベル減量または同一用量にて投与再開する．

※1 ペースメーカーを留置した場合は，同一用量で投与再開する．
※2 無症候性の Grade 4 の高尿酸血症または Grade 3 の低リン酸血症は投与継続可とする．また，適切な治療を行っても Grade 3 または 4 の悪心，嘔吐または下痢が持続する場合は，用量調節を行う．
※3 感染またはその他の臨床的に重大な毒性所見がない場合．

224

② 重度腎機能障害（30 mL/min ＞ eGFR）は，血中濃度上昇により副作用の発現頻度および重症度が増加するおそれがあるため，減量を考慮する.

③ 併用薬の確認

・リファンピシン（リファジン®など）の併用によりAST・ALT上昇が示唆されているため併用禁忌である.

・フェニトイン，カルバマゼピンの併用によりAST・ALTが上昇するおそれがあるため，併用は可能な限り避ける.

・イトラコナゾールやクラリスロマイシン，グレープフルーツジュースなどの併用によりCYP3Aを阻害し，Lorlatinibの血中濃度が上昇して，副作用が強くあらわれることが考えられる. またフェニトイン，デキサメタゾンなどのCYP3A誘導薬の併用によりLorlatinibの血中濃度低下のおそれがある.

・LorlatinibはCYP3AとP糖蛋白の誘導作用を有するため，CYP3A基質（ミダゾラム，アトルバスタチン，フェンタニルなど）やP糖蛋白基質（ジゴキシン，エベロリムスなど）の血中濃度を低下させる可能性がある.

・QT間隔延長を起こすことが知られている薬剤（イミプラミン，クロルプロマジンなど）の併用にも注意する.

副作用対策と服薬指導のポイント[3]

① 間質性肺疾患：治療開始早期に急性肺障害，間質性肺疾患があらわれることがあるので，患者には初期症状（息切れ，呼吸困難，咳嗽，発熱などの有無）を伝え，早期の医療機関への受診について指導する.

② 中枢神経系障害：治療開始初期（1〜2カ月）にあらわれることが多いため，患者には認知障害（物忘れなど），気分障害（高揚感や気分の落ち込みなど）および言語障害（幻聴，ろれつが回らないなど）の症状について説明する. 自身では気付きにくい場合もあるため，患者家族にもLorlatinibの副作用である可能性を説明する.

③ 脂質代謝異常：高コレステロール血症，高トリグリセリド血症は高頻度で発現するため，投与前，投与期間中には定期的な検査が実施されているか確認する. 投与開始初期（1〜2週）から高頻度に発現するため，早期からの脂質降下薬による治療を

● 改訂第8版 がん化学療法レジメンハンドブック

考慮する．Lorlatinib はCYP3A 酵素の酵素活性に影響を及ぼすことが報告されていることから，CYP3A4の影響を受けにくいロスバスタチン，ピタバスタチン，プラバスタチンの選択が推奨されている．

④ QT間隔延長：QT間隔延長を引き起こす可能性があるため，定期的に心電図や電解質検査を実施しているか確認する．特にQT間隔延長を引き起こしやすい薬剤を併用している場合には，注意が必要である．

⑤ 末梢性ニューロパチー：運動性・感覚性のニューロパチーがあらわれることがあるため，手足のしびれ感，力が入りにくい，うまく歩行ができないなどの症状がある場合は申し出るように説明する．

⑥ 浮腫：末梢性浮腫が高頻度に認められるため，定期的な体重測定を実施して，日記などに記録を付けておくように指導する．

【文　献】

1) Solomon BJ, et al：Lorlatinib in patients with ALK-positive non-small-cell lung cancer：results from a global phase 2 study. Lancet Oncol, 19：1654-1667, 2018

2) Solomon BJ, et al：Lorlatinib Versus Crizotinib in Patients With Advanced ALK-Positive Non-Small Cell Lung Cancer: 5-Year Outcomes From the Phase III CROWN Study. J Clin Oncol, 42：3400-3409, 2024

3) ローブレナ®錠25 mg, 100 mg 適正使用ガイド

4) ローブレナ®錠25 mg, 100 mg インタビューフォーム

<川澄賢司>

1. 肺がん 2) 非小細胞肺がん

Alectinib単独療法

```
<進行・再発>
Alectinib　1回300 mg　1日2回　経口　連日投与
　　　　　　PD（増悪）まで
<術後補助療法>
Alectinib　1回600 mg　1日2回（食後※）　経口　連日投与
　　　　　　24カ月まで
※ 進行・再発（低用量）では食事に関係なく服用できるが，術後補助療法（高用量）
  では食後に服用する．
```

基本事項

【適　応】

*ALK*融合遺伝子陽性の切除不能な進行・再発の非小細胞肺がん
*ALK*融合遺伝子陽性の非小細胞肺がんにおける術後補助療法

【奏効率】

進行・再発

試験名	奏効率 (CR＋PR)	病勢コントロール率 (CR＋PR＋SD)	無増悪生存期間 （中央値）
J-ALEX試験[1)2)]	91.5％	96.4％	34.1カ月
ALEX試験[3)]	82.9％	88.8％	34.8カ月

術後補助療法

試験名	2年無病生存率	無病生存期間 （中央値）
ALINA試験[4)]	93.6％	未到達※

※対照群（化学療法）41.3カ月，化学療法に対するAlectinibのハザード比：0.24
［95％ CI：0.13〜0.43，p＜0.001］

【副作用】

	進行・再発[1)]		術後補助[4)]	
	All Grade	Grade 3以上	All Grade	Grade 3以上
発疹	13％	0％	14.1％	0.8％
便秘	35％	1％	42.2％	0.8％

次ページへ続く

● 改訂第8版 がん化学療法レジメンハンドブック

前ページの続き

	進行・再発[1]		術後補助[4]	
	All Grade	Grade 3以上	All Grade	Grade 3以上
悪心	11％	0％	7.8％	0％
嘔吐	6％	0％	7.0％	0％
口腔粘膜炎	12％	0％	―	―
AST上昇	11％	1％	41.4％	0.8％
ALT上昇	9％	1％	33.6％	1.6％
血清クレア チニン上昇	11％	0％	14.8％	0.8％
好中球減少	3％	2％	2.3％	0％

■ レジメンチェックポイント

① 減量，休薬，中止基準

＜進行・再発＞参考：JO28928試験[5]

	Grade 1	Grade 2	Grade 3	Grade 4
血液毒性[※1]	同一用量を継続			Grade 2以下に回復するまで休薬する．回復後は休薬前と同一用量で投与を再開する．
非血液毒性[※2]	同一用量を継続		Grade 2以下に回復するまで休薬する．回復後は休薬前と同一用量で投与を再開する．	

※1 リンパ球減少症を除く．
※2 間質性肺疾患が疑われる場合には，直ちに休薬する．

＜術後補助療法＞[5]

副作用	程度	処置
間質性 肺疾患	全Grade	投与を中止する．
肝機能 障害	総ビリルビン≦2× ULNかつALTまた はAST＞5×ULN	ALTまたはASTがベースラインまたは≦3×ULNに回復するまで休薬する．回復後は1用量レベル減量して投与再開できる．
	総ビリルビン＞2× ULNかつALTまた はAST＞3×ULN	投与を中止する．

次ページへ続く

前ページの続き

副作用	程度	処置
徐脈	Grade 2 または 3	Grade 1 以下または心拍数が60回/min以上に回復するまで休薬する．回復後は1用量レベル減量して投与再開できる．
	Grade 4	投与を中止する．
血中CK増加	CK > 5 × ULN	ベースラインまたは≦2.5×ULNに回復するまで休薬する．回復後は1用量レベル減量または同一用量で投与再開できる．
	CK > 10 × ULN	ベースラインまたは≦2.5×ULNに回復するまで休薬する．回復後は1用量レベル減量して投与再開できる．
溶血性貧血	ヘモグロビン< 10 g/dL	ヘモグロビン≧10 g/dLに回復するまで休薬する．回復後は1用量レベル減量して投与再開できる．

減量の目安

減量レベル	1回投与量
通常投与量	600 mg
1段階減量	450 mg
2段階減量	300 mg
3段階減量	投与中止

② 術後補助療法において，重度の肝機能障害患者（Child-Pugh分類C）に投与する際は減量を考慮する．

③ 相互作用の確認：CYP3A4によって代謝されるため，CYP3A4阻害薬や誘導薬と併用することで，Alectinibの血中濃度が増加／減少する可能性がある．

■ 副作用対策と服薬指導のポイント [5]

① 間質性肺疾患：急性肺障害，間質性肺疾患があらわれることがあるので，患者には初期症状（息切れ，呼吸困難，咳嗽，発熱など）を伝え，早期の医療機関への受診について指導する．

② Alectinibを術後補助療法で使用する場合は，食後に内服するように指導する．

● 改訂第8版 がん化学療法レジメンハンドブック

★ Alectinib 高用量（術後補助療法）で使用した場合，空腹時投与と比べて食後投与でAUCが2.9倍であったことより，臨床試験では「食後」投与を規定されている．
低用量（進行・再発）では食事による影響は軽微と報告されており，食後・空腹時に関係なく服用することができる．

③ 飲み忘れに気付いた場合は，飲み忘れた分は服用せず，次の服用時に1回分の量を服用する．

【文　献】

1) Hida T, et al：Alectinib versus crizotinib in patients with ALK-positive non-small-cell lung cancer（J-ALEX）：an open-label, randomised phase 3 trial. Lancet, 390：29-39, 2017

2) Nakagawa K, et al：Final progression-free survival results from the J-ALEX study of alectinib versus crizotinib in ALK-positive non-small-cell lung cancer. Lung Cancer, 139：195-199, 2020

3) Mok T, et al：Updated overall survival and final progression-free survival data for patients with treatment-naive advanced ALK-positive non-small-cell lung cancer in the ALEX study. Ann Oncol, 31：1056-1064, 2020

4) Yi-Long Wu, et al：Alectinib in Resected ALK-Positive Non-Small-Cell Lung Cancer. N Engl J Med, 390：1265-1276, 2024

5) アレセンサ®カプセル 適正使用ガイド

＜川澄賢司＞

1. 肺がん　2）非小細胞肺がん

Brigatinib 単独療法

Brigatinib	1回　90 mg　1日1回　経口　7日間　連日投与，その後
	1回 180 mg　1日1回　経口　連日投与
	PD（増悪）まで

基本事項

【適　応】

ALK 融合遺伝子陽性の切除不能な進行・再発の非小細胞肺がん

【奏効率】

	対象患者	客観的奏効率 （CR＋PR）	無増悪生存期間 （中央値）
海外第Ⅲ相臨床試験 ALTA-1L 試験[1]	未治療例	74%	24.0 カ月 （18.5～未到達）[*1]
国内第Ⅱ相臨床試験 J-ALTA 試験[2]	既治療例 未治療例 （一部）	29.8%	7.3 カ月 （3.7～9.3）[*2]

＊1 データカットオフ日時点（2019年6月28日）での値
＊2 データカットオフ日時点（2019年9月26日）での値

【副作用】ALTA-1L 試験[1] ／ J-ALTA 試験[2]

	ALTA-1L 試験		J-ALTA 試験	
	All Grade	Grade 3 以上	All Grade	Grade 3 以上
CK上昇	46%	24%	76%	19%
下痢	52%	2%	43%	0%
悪心	30%	2%	38%	0%
リパーゼ上昇	23%	14%	33%	14%
AST上昇	26%	4%	29%	1%
アミラーゼ上昇	18%	6%	31%	4%
ALT上昇	21%	4%	18%	0%
高血圧	32%	12%	40%	11%
間質性肺疾患	3%	＜1%	6.9%	1.4%

● 改訂第8版 がん化学療法レジメンハンドブック

■レジメンチェックポイント[3]

① 副作用に対する休薬，減量および中止基準の確認

1日1回90 mgを超える投与量の投与時において，14日間以上休薬し再開する場合，本剤の投与量は7日間は1日1回90 mgとする．7日間の投与後の投与量は，1日1回120 mgまたは180 mgとすることができる．

なお，臨床試験においては，投与7日目まで（90 mg/日投与時）に休薬または60 mg/日に減量した場合は，それ以上増量しないこととした．

＜用量レベル＞

用量レベル	Brigatinibの1日用量（1日1回投与）
レベル2	180 mg
レベル1	120 mg
レベル0	90 mg
レベルー1	60 mg
中止	60 mgで忍容性が得られない場合は，本剤の投与を中止すること．

＜副作用に対する休薬，減量，中止基準＞

副作用	程度	処置
間質性肺疾患	Grade 1	・ベースラインに回復するまで休薬する．回復後，同一用量で投与再開できる． ・再発した場合，投与中止する．
	Grade 2	・ベースラインに回復するまで休薬する．回復後，1用量レベル減量して投与再開できる． ・再発した場合，投与中止する．
	Grade 3または4	投与中止する．
高血圧	Grade 3	Grade 1以下に回復するまで休薬する．回復後，1用量レベル減量して投与再開できる．
	Grade 4	・Grade 1以下に回復するまで休薬する．回復後，1用量レベル減量して投与再開できる． ・再発した場合，投与中止する．

次ページへ続く

前ページの続き

副作用	程度	処置
徐脈	Grade 2 または 3	Grade 1以下または心拍数が60回/分以上に回復するまで休薬する. ・徐脈を起こすことが知られている併用薬があり,当該併用薬が投与中止または減量された場合,回復後,同一用量で投与再開できる. ・徐脈を起こすことが知られている併用薬が投与中止・減量されない場合,または当該併用薬がない場合,回復後,1用量レベル減量して投与再開できる.
	Grade 4	Grade 1以下または心拍数が60回/分以上に回復するまで休薬する. ・徐脈を起こすことが知られている併用薬があり,当該併用薬が投与中止または減量された場合,回復後,1用量レベル減量して投与再開できる. ・徐脈を起こすことが知られている併用薬がない場合,投与中止する. 再発した場合,投与中止する.
視覚障害	Grade 2 または 3	Grade 1以下に回復するまで休薬する.回復後,1用量レベル減量して投与再開できる.
	Grade 4	投与中止する.
クレアチンキナーゼ(CK)上昇	Grade 3 または 4(Grade 2以上の筋肉痛または脱力を伴う)	・Grade 1以下またはベースラインに回復するまで休薬する.回復後,同一用量または1用量レベル減量して投与再開できる. ・再発した場合,Grade 1以下またはベースラインに回復するまで休薬する.回復後,1用量レベル減量して投与再開できる.

次ページへ続く

● 改訂第8版 がん化学療法レジメンハンドブック

前ページの続き

副作用	程度	処置
リパーゼまたはアミラーゼ上昇	Grade 3	・Grade 1以下またはベースラインに回復するまで休薬する．回復後，同一用量で投与再開できる． ・再発した場合，Grade 1以下またはベースラインに回復するまで休薬する．回復後，1用量レベル減量して投与再開できる．
	Grade 4	Grade 1以下またはベースラインに回復するまで休薬する．回復後，1用量レベル減量して投与再開できる．
高血糖	適切な治療を行っても250mg/dLを超える高血糖が持続する場合	血糖がコントロールできるまで休薬する．回復後，1用量レベル減量して投与再開できる．
上記以外の副作用	Grade 3	・ベースラインに回復するまで休薬する．回復後，同一用量または1用量レベル減量して投与再開できる． ・再発した場合，Grade 1以下に回復するまで休薬する．回復後，1用量レベル減量して投与再開できる．
	Grade 4	・ベースラインに回復するまで休薬する．回復後，1用量レベル減量して投与再開できる． ・再発した場合，投与中止する．

② 重度の腎機能障害（eGFR 30 mL/min/1.73 m^{2}未満）のある患者は，減量を考慮する[3]．

③ 重度の肝機能障害（Child-Pugh分類C）のある患者は，減量を考慮する[3]．

④ 併用薬の確認

・CYP3A阻害薬〔アゾール系抗真菌薬（イトラコナゾールなど）やクラリスロマイシン〕，グレープフルーツ（ジュース）などの併用によりCYP3Aを阻害し，Brigatinibの血中濃度が上昇して，副作用が強くあらわれることが考えられる．

・CYP3A誘導薬（リファンピシンやフェニトインなど）によりBrigatinibの血中濃度低下のおそれがある．

234

副作用対策と服薬指導のポイント[4]

① **間質性肺疾患**：治療開始早期に急性肺障害，間質性肺疾患があらわれることがあるので，患者には初期症状（息切れ，呼吸困難，咳嗽，発熱などの有無）を伝え，早期の医療機関への受診について指導する．

② **高血圧**：治療開始早期（半数以上が4週以内）に高血圧があらわれることがあるため，患者には自宅で定期的に血圧を測定し記録を行うように指導する．高血圧による嘔気や頭痛，呼吸苦，胸痛，めまいなどの症状が認められた場合，または収縮期血圧180 mmHg以上，拡張期血圧110 mmHg以上の場合には速やかに連絡するよう伝える．

③ **下痢**：治療開始早期（半数以上が2週以内）に下痢があらわれることがあるが，重度の下痢の頻度は低い．下痢の発現時には脱水症状を予防するため水分摂取を心がけるように指導する．持続する場合には，ロペラミドなどの止瀉薬の使用を考慮する．

④ **クレアチンキナーゼ（CK）上昇**：比較的高頻度にCK上昇が生じるため，筋肉痛や脱力感が生じる場合には医療機関に相談するように促す．CK上昇を引き起こす可能性のあるスタチン系薬剤やフィブラート系薬剤などの脂質異常症治療薬や抗精神病薬，ARBなどの併用薬を確認しておく．

⑤ 飲み忘れた場合は，飲み忘れた分は服用せず，次の日の決められた時間に1回分だけ服用する．

【文 献】

1) Camidge DR, et al：Brigatinib versus crizotinib in advanced ALK inhibitor-naive ALK-positive non-small cell lung cancer：second interim analysis of the phase Ⅲ ALTA-1L trial. J Clin Oncol, 38：3592-3603, 2020

2) Nishio M, et al：Brigatinib in Japanese patients with ALK-positive NSCLC previously treated with alectinib and other tyrosine kinase inhibitors：outcomes of the phase 2 J-ALTA trial. J Thorac Oncol, 16：452-463, 2021

3) アルンブリグ®錠 30 mg，90 mg 添付文書

4) アルンブリグ®錠 30 mg，90 mg 適正使用の手引き

〈川澄賢司〉

1. 肺がん 2）非小細胞肺がん

Ceritinib 単独療法

Ceritinib 1回450 mg 1日1回 経口（食後） 連日投与
PD（増悪）まで

基本事項

【適 応】

ALK 融合遺伝子陽性の切除不能な進行・再発の非小細胞肺がん

【奏効率】 ASCEND-4試験[1]／ASCEND-5試験[2]

	奏効率 （CR + PR）	病勢 コントロール率 （CR + PR + SD）	無増悪 生存期間 （中央値）	全生存期間 （中央値）
ASCEND-4 （一次治療）	72.5 %	88.9 %	16.6 カ月	未到達
ASCEND-5 （二次治療）	39.1 %	76.5 %	5.4 カ月	18.1 カ月

【副作用[1] [3]】 ASCEND-4試験

	All Grade	Grade 3以上
悪心	69 %	3 %
嘔吐	66 %	5 %
下痢	85 %	5 %
食欲減退	34 %	1 %
疲労	29 %	4 %
AST上昇	53 %	17 %
ALT上昇	60 %	31 %
QT延長	9.1 %	1.2 %
好中球減少症	5 %	1 %
肺臓炎	1.3 %	0.9 %

副作用頻度は，1回750 mg 1日1回 空腹時内服の結果に基づく頻度

■ レジメンチェックポイント

① 服用タイミングの確認：Ceritinib は承認当初1回750 mg 1日1
回空腹時の内服であったが，後の検討にて1回750 mg 1日1回

空腹時の内服と1回450 mg1日1回食後の内服におけるC_{max}お
よびAUCが同程度で消化器毒性の発現も軽減することから，1
回450 mg1日1回食後の内服に変更となっている．

② 副作用に対する休薬，減量および中止基準の確認[3) 4)]

下記基準により1日150 mgで投与継続が困難な場合には，本剤
を中止すること．

副作用	基準	投与量調節
間質性肺疾患	Gradeを問わない	投与中止
肝機能障害	・Grade 1以下のAST増加またはALT増加，かつGrade 2の血中ビリルビン増加 ・Grade 2または3のAST増加またはALT増加，かつGrade 1以下の血中ビリルビン増加	AST増加，ALT増加および血中ビリルビン増加がGrade 1以下に回復するまで休薬する．投与再開時には，7日間以内に軽快した場合は休薬前と同じ投与量，7日間を超えて軽快した場合は150 mg減量する．
	・Grade 1以下のAST増加またはALT増加，かつGrade 3の血中ビリルビン増加 ・Grade 2以上のAST増加またはALT増加，かつ正常上限の1.5倍超，2倍以下の血中ビリルビン増加	AST増加，ALT増加および血中ビリルビン増加がGrade 1以下に回復するまで休薬する．7日間以内に軽快した場合は150 mg減量して投与再開する．7日間以内に軽快しない場合は，投与中止する．
	Grade 4のAST増加またはALT増加，かつGrade 1以下の血中ビリルビン増加	AST増加およびALT増加がGrade 1以下に回復するまで休薬する．投与再開時には150 mg減量する．
	・Grade 4の血中ビリルビン増加 ・Grade 2以上のAST増加またはALT増加，かつ正常上限の2倍超の血中ビリルビン増加	投与中止

次ページへ続く

● 改訂第8版 がん化学療法レジメンハンドブック

前ページの続き

副作用	基準	投与量調節
QT間隔延長	QTc 500 msec超が2回以上認められた場合	ベースラインまたは481 msec未満に回復するまで休薬する．投与再開時には150 mg減量する．
	QTc 500 msec超，またはベースラインからのQTc延長が60 msec超，かつTorsade de pointes，多形性心室性頻脈または重症不整脈の徴候・症状が認められた場合	投与中止
徐脈	症候性で治療を要する重篤な場合	無症候性または心拍数が60 bpm以上に回復するまで休薬する．投与再開時には150 mg減量する．
	生命の危険があり緊急治療を要する場合	投与中止
悪心・嘔吐・下痢	・Grade 3以上 ・適切な制吐薬または止瀉薬の使用にもかかわらずコントロールができない場合	Grade 1以下に回復するまで休薬する．投与再開時には150 mg減量する．
高血糖	適切な治療を行っても250 mg/dLを超える高血糖が持続する場合	血糖コントロールができるまで休薬する．投与再開時には150 mg減量する．
リパーゼまたはアミラーゼ増加	Grade 3以上	Grade 1以下に回復するまで休薬する．投与再開時には150 mg減量する．

③ 重度の肝機能障害のある患者は，減量を考慮する．

④ 併用薬の確認

・QT延長を引き起こしやすい薬剤（抗不整脈薬，向精神薬など）や徐脈を起こしやすい薬剤（β遮断薬など）を使用している患者は，併用によりこれらの副作用が増強する可能性があるため，特に注意が必要である．

・CYP3A阻害薬や誘導薬と併用することでCeritinibの血中濃度が上昇／低下するおそれがある．

238

Ceritinib 単独療法 ●

- CYP3A の基質となる薬剤と併用することで，これらの薬剤の血中濃度を上昇させ，副作用が強くあらわれるおそれがある.
- ワルファリンやフェニトインなどの CYP2C9 の基質となる薬剤の併用は，Ceritinib による CYP2C9 阻害による，血中濃度の上昇による副作用増強に注意する.
- プロトンポンプ阻害薬等の胃内 pH を上昇させる薬剤の併用により，Ceritinib の溶解性低下による血中濃度低下にも注意する.

⑤ リパーゼ，アミラーゼ上昇：本剤投与開始前および投与中は定期的に検査が実施されていることを確認する.

▌副作用対策と服薬指導のポイント

① 間質性肺疾患：急性肺障害，間質性肺疾患があらわれることがあるので，患者には初期症状（息切れ，呼吸困難，咳嗽，発熱など）を伝え，早期の医療機関への受診について指導する.

② QT 延長：QT 延長を引き起こす可能性があるため，定期的に心電図や電解質検査を実施しているか確認する.特に QT 延長を引き起こしやすい薬剤を併用している場合には，注意が必要である.

③ 悪心，嘔吐：開始後より悪心，嘔吐が生じる可能性があるため，無理せず医療従事者に相談するように説明する.必要に応じて制吐薬の使用を考慮する.

④ 下痢：下痢により脱水症状があらわれる可能性があるため，下痢の時は水分補給をするように促す.必要に応じてロペラミドなど下痢止めなどで対症療法を行う.

⑤ 飲み忘れた場合は，飲み忘れた分は服用せず，次の日の投与時間に1回分だけ服用する.

【文献】

1) Soria JC, et al：First-line ceritinib versus platinum-based chemotherapy in advanced ALK-rearranged non-small-cell lung cancer（ASCEND-4）：a randomised, open-label, phase 3 study. Lancet, 389：917-929, 2017

2) Shaw AT, et al：Ceritinib versus chemotherapy in patients with ALK-rearranged non-small-cell lung cancer previously given chemotherapy and crizotinib（ASCEND-5）：a randomised, controlled, open-label, phase 3 trial. Lancet Oncol, 18：874-886, 2017

3) ジカディア® カプセル 適正使用ガイド

4) ジカディア® カプセル インタビューフォーム

<川澄賢司>

1. 肺がん　2）非小細胞肺がん

Crizotinib 単独療法

Crizotinib　1回250 mg　1日2回　経口　連日投与　PD（増悪）まで

基本事項

【適　応】

ALK 融合遺伝子陽性，*ROS1* 融合遺伝子陽性の切除不能な進行・再発の非小細胞肺がん

【奏効率】

試験名	対象	奏効率 （CR＋PR）	無増悪生存期間 （中央値）	4年 生存率
国際共同第Ⅲ相試験（PROFILE 1014）[1) 2)]	*ALK* 融合遺伝子陽性初回治療	74 %	10.9カ月	56.6 %
国際共同第Ⅱ相試験（0012-01試験）[3)]	*ROS1* 融合遺伝子陽性既治療例	71.7 %	15.9カ月	データなし

【副作用[4) 5)]】PROFILE1001・1005・1007・1014試験

	All Grade	Grade 3以上
悪心	50.8 %	1.4 %
嘔吐	43.7 %	1.1 %
下痢	48.4 %	0.8 %
便秘	32.2 %	0.2 %
視力障害	44.0 %	0.1 %
発疹	9.3 %	0.1 %
末梢性浮腫	30.0 %	0.7 %
疲労	19.9 %	2.1 %
好中球減少症	20.9 %	12.0 %
味覚障害	20.0 %	0 %
ニューロパチー	12.0 %	0.4 %
AST/ALT上昇	29.9 %	9.1 %
QT延長	3.3 %	1.1 %
間質性肺疾患	2.1 %	1.0 %

┃レジメンチェックポイント

① 減量，休薬，中止基準の確認[4]

	Grade 1	Grade 2	Grade 3	Grade 4
血液系	同一用量を継続		Grade 2以下に回復するまで休薬．回復後は休薬前と同量で再開．	Grade 2以下に回復するまで休薬．回復後は1回200mg 1日2回から再開[※1]．
Grade 1以下のT-Bil上昇を伴うALTまたはAST上昇	同一用量を継続		Grade 1以下またはベースラインに回復するまで休薬．回復後は1回200mg 1日2回から再開[※2]．	
Grade 2〜4のT-Bil上昇を伴うALTまたはAST上昇	同一用量を継続	投与を中止する．		
間質性肺疾患	投与を中止する．			
QT間隔延長	同一用量を継続		Grade 1以下に回復するまで休薬．回復後は1回200mg 1日2回から再開[※2]．	投与を中止する．

※1 再発の場合，Grade 2以下に回復するまで休薬．回復後1回250mg 1日1回に減量して再開，その後Grade 4の再発が認められる場合は投与中止．

※2 再発の場合，Grade 1以下に回復するまで休薬．回復後は1回250mg 1日1回に減量して再開，その後Grade 3以上の再発が認められる場合は投与中止．

② **併用薬の確認**：QT延長を引き起こしやすい薬剤（抗不整脈薬，向精神薬など）を使用している患者は，併用によりQT延長が増強される可能性があるため，特に注意が必要である．

③ **相互作用**：CYP3A阻害作用により，ロミタピドの血中濃度が著しく増加するおそれがあるため，併用禁忌である．
CYP3A4/5によって代謝されるため，CYP3A4阻害薬や誘導薬と併用することで，Crizotinibの血中濃度が上昇／減少する可能性がある．

● 改訂第8版 がん化学療法レジメンハンドブック

▌副作用対策と服薬指導のポイント

① **間質性肺疾患**：急性肺障害，間質性肺疾患があらわれることがあるので，患者には初期症状（息切れ，呼吸困難，咳嗽，発熱など）を伝え，早期の医療機関への受診について指導する．

② **QT延長**：QT延長を引き起こす可能性があるため，定期的に心電図や電解質検査を実施しているか確認する．特にQT延長を引き起こしやすい薬剤を併用している場合には，注意が必要である．

③ **悪心，嘔吐**：開始後より悪心，嘔吐が生じる可能性があるため，無理せず医療従事者に相談するように説明する．必要に応じて制吐薬の使用を考慮する．

④ **視覚障害**：視覚障害を引き起こすことがあるため，自動車運転などの危険を伴う機械を操作する場合には十分注意することを指導する．視覚障害が継続するような場合には，眼科受診を勧める．

⑤ 食前・食後でも経口投与が可能であるが，可能な限り毎日同じ時刻に服用するように指導する．

> ★ 高脂肪標準食摂取下で$AUC_{0-\infty}$およびC_{max}は，空腹時と比較して約14％減少したが，臨床上意味ある変化ではないとされている．

⑥ 飲み忘れた場合は，気付いた時点で服用する．ただし，次の服用時間まで6時間以内の場合は服用せずに次の服用時間に1回分を服用する．

【文　献】

1) Solomon BJ, et al：First-line crizotinib versus chemotherapy in ALK-positive lung cancer. N Engl J Med, 371：2167-2177, 2014

2) Solomon BJ, et al：Final overall survival analysis from a study comparing first-line crizotinib versus chemotherapy in ALK-mutation-positive non-small-cell lung cancer. J Clin Oncol, 36：2251-2258, 2018

3) Wu YL, et al：Phase Ⅱ study of crizotinib in east asian patients with ROS1-positive advanced non-small-cell lung cancer. J Clin Oncol, 36：1405-1411, 2018

4) ザーコリ® カプセル インタビューフォーム

5) ザーコリ® カプセル 適正使用ガイド

＜川澄賢司＞

1. 肺がん　2）非小細胞肺がん

Entrectinib単独療法

Entrectinib　1回600 mg　1日1回　経口　連日投与　PD（増悪）まで

基本事項

【適　応】

ROS1 融合遺伝子陽性の切除不能な進行・再発の非小細胞肺がん

【奏効率[1) 2)]】STARTRK-2試験 ROS1 コホート

奏効率 （CR＋PR）	無増悪生存期間（中央値）	全生存期間（中央値）
75.8%	13.6カ月（8.3～未到達）	未到達

【副作用[2) 3)]】STARTRK-2試験 全コホート

	All Grade	Grade 3以上
便秘	53.4%	0.5%
味覚異常	46.1%	0.5%
下痢	38.8%	2.4%
浮動性めまい	37.9%	1.5%
疲労	36.9%	4.9%
末梢性浮腫	32.5%	1.0%
体重増加	30.6%	9.7%
貧血	29.6%	10.7%
血清クレアチニン増加	28.6%	1.5%
悪心	26.7%	0%
関節痛	22.3%	0.5%
心臓障害※	14.2%	4.7%
認知障害，運動失調※	36.3%	5.3%
間質性肺疾患※	2.4%	0.3%

※ ALKA試験，STARTRK-1試験，STARTRK-2試験の3試験の全安全性解析対象集団の結果

● 改訂第8版 がん化学療法レジメンハンドブック

レジメンチェックポイント[2) 3)]

① 副作用に対する休薬，減量および中止基準の確認

<用量レベル>

減量レベル	投与量
通常投与量	600 mg/日
1段階減量	400 mg/日
2段階減量	200 mg/日
中止	200 mg/日で忍容性が得られない場合，投与中止する．

<副作用に対する休薬，減量，中止基準>

副作用	Grade	処置（成人患者の場合）
心臓障害（QT間隔延長を除く）	全Grade	Grade 1以下またはベースラインに回復するまで休薬し，回復後，1用量レベル減量して投与再開する．
QT間隔延長	Grade 2	Grade 1以下またはベースラインに回復するまで休薬し，回復後，同一用量で投与再開する．
	Grade 3	Grade 1以下またはベースラインに回復するまで休薬し，回復後，1用量レベル減量して投与再開する．
	Grade 4	投与中止する．
認知障害，運動失調	Grade 2以上	・初発の場合，Grade 1以下またはベースラインに回復するまで休薬し，回復後，1用量レベル減量して投与再開する． ・再発した場合，さらに1用量レベル減量または投与中止する．
失神	全Grade	・初発の場合，ベースラインに回復するまで休薬し，回復後，1用量レベル減量して投与再開する． ・再発した場合，さらに1用量レベル減量または投与中止する．

次ページへ続く

前ページの続き

副作用	Grade	処置（成人患者の場合）
貧血または好中球減少	Grade 3	Grade 2以下またはベースラインに回復するまで休薬し，回復後，1用量レベル減量または同一用量で投与再開する．
	Grade 4	Grade 2以下またはベースラインに回復するまで休薬し，回復後，1用量レベル減量して投与再開する．
間質性肺疾患	Grade 1または2	・初発の場合，ベースラインに回復するまで休薬し，回復後，同一用量で投与再開する． ・再発した場合，投与中止する．
	Grade 3または4	投与中止する．
その他の非血液学的毒性	Grade 3または4	Grade 1以下またはベースラインに回復するまで休薬し，回復後，1用量レベル減量して投与再開する．

② 肝機能障害患者に投与する際は副作用が強くあらわれるおそれがあるため減量を考慮する．

③ 併用薬の確認
  ・主にCYP3Aによって代謝されるため，CYP3A阻害薬（イトラコナゾール，クラリスロマイシン，グレープフルーツジュースなど），CYP3A誘導薬（リファンピシン，フェニトインなど）の併用による血中濃度変化に注意する．
  ・CYP3A阻害作用を有するため，CYP3Aの基質となる薬剤（シンバスタチン，リバーロキサバンなど）の血中濃度を増加させて副作用を増強させる可能性がある．

④ 保管方法の確認：バラ包装（ボトル包装）の製品は，吸湿しやすいため，開栓後は湿気を避けて保存するように指導する．

副作用対策と服薬指導のポイント[3]

① 間質性肺疾患：治療開始早期に急性肺障害，間質性肺疾患があらわれることがあるので，患者には初期症状（息切れ，呼吸困難，咳嗽，発熱など）を伝え，早期の医療機関への受診について指導する．

② 心臓障害，QT間隔延長：心不全，心室性期外収縮，心筋炎な

● 改訂第8版 がん化学療法レジメンハンドブック

どの心臓障害があらわれることがあるため，開始前および適宜心機能検査が実施されているか確認する．またQT間隔延長があらわれることがあるため，必要に応じて心電図や電解質検査が実施されているかを確認する．労作時の息切れや動悸，脈の異常などの自覚症状があらわれた場合には，速やかに医療機関へ連絡するように指導する．

③ 認知障害，運動失調：健忘，注意力散漫，失語などの構音障害，幻覚や手足の動きがぎこちないなどの運動障害があらわれることがあるため，患者には事前に説明をしておく．上記症状があらわれた場合には，医療機関に相談するように促す．

【文 献】

1) Drilon A, et al：Entrectinib in ROS1 fusion-positive non-small-cell lung cancer：integrated analysis of three phase 1-2 trials. Lancet Oncol, 21：261-270, 2020

2) ロズリートレク®カプセル100 mg，200 mg インタビューフォーム

3) ロズリートレク®カプセル100 mg，200 mg 適正使用ガイド

<川澄賢司>

1. 肺がん　2）非小細胞肺がん

Repotrectinib 単独療法

Repotrectinib	1回160 mg　1日1回　経口　連日投与　（Day 1〜14）
	1回160 mg　1日2回　経口　連日投与　（Day 15以降）
	PD（増悪）まで

基本事項

【適　応】

ROS1 融合遺伝子陽性の切除不能な進行・再発の非小細胞肺がん

【奏効率[1]】TRIDENT-1 試験

	奏効率 （CR + PR）	奏効期間 （中央値 95 % CI）	無増悪生存期間 （中央値 95 % CI）
ROS1TKI 未治療例 71 例	79 %	34.1 カ月 （25.6〜未到達）	35.7 カ月 （27.4〜未到達）
ROS1TKI 既治療例 56 例	38 %	14.8 カ月 （7.6〜未到達）	9.0 カ月 （6.8〜19.6）

【副作用[1]】TRIDENT-1 試験

	All Grade	Grade 3 以上
めまい	62 %	3 %
味覚障害	53 %	0 %
末梢神経障害	34 %	1 %
運動失調	21 %	< 1 %
認知障害	15 %	< 1 %
便秘	38 %	< 1 %
悪心	20 %	1 %
呼吸困難	27 %	6 %
疲労	22 %	1 %
筋力低下	20 %	2 %
体重増加	16 %	3 %
ヘモグロビン減少	38 %	8 %
好中球減少	34 %	9 %
血中クレアチンキナーゼ上昇	18 %	4 %

次ページへ続く

● 改訂第8版 がん化学療法レジメンハンドブック

前ページの続き

	All Grade	Grade 3以上
AST上昇	21％	2％
ALT上昇	23％	2％

レジメンチェックポイント[2]

① *ROS1* 融合遺伝子の確認

ROS1 融合遺伝子陽性が確認された患者に投与すること．承認された体外診断用医薬品または医療機器を用いて *ROS1* 融合遺伝子の有無を確認すること．

② 投与開始後の14日間で忍容性が認められない場合は1日2回に増量しないこと．

③ 副作用に対する休薬，減量，中止基準の確認

＜減量レベル＞

減量レベル	投与量	
通常投与量	160 mg　1日1回	160 mg　1日2回
1段階減量	120 mg　1日1回	120 mg　1日2回
2段階減量	80 mg　1日1回	80 mg　1日2回

＜休薬，減量，中止基準＞

副作用	程度	処置
中枢神経系障害	Grade 2の浮動性めまい，運動失調または錯感覚	1段階減量，またはGrade 1以下もしくはベースラインに回復するまで休薬を検討する．休薬した場合，回復後，同一用量で再開できる．
	忍容不能なGrade 2（浮動性めまい，運動失調および錯感覚を除く）Grade 3	Grade 1以下またはベースラインに回復するまで休薬し，回復後に1段階減量して再開できる．
	Grade 4	投与を中止する．
間質性肺疾患	すべてのGrade	投与を中止する．

次ページへ続く

前ページの続き

副作用	程度	処置
上記 以外の 副作用	Grade 3	Grade 1以下またはベースラインに回復するまで休薬し，回復後に1段階減量して再開できる．
	Grade 4	投与を中止する，またはGrade 1以下もしくはベースラインに回復するまで休薬し，回復後に1段階減量して再開できる． 再発した場合は投与を中止する．

④ 併用薬の確認

Repotrectinib は主にCYP3A4によって代謝され，またP糖蛋白の基質である．また，CYP3Aに対して誘導作用を示す．

・イトラコナゾール，クラリスロマイシン，グレープフルーツ含有食品などのようなCYP3A阻害薬の併用により，Repotrectinibの血中濃度が上昇する可能性がある．

・アミオダロン，イトラコナゾールなどのようなP糖蛋白阻害薬の併用により，Repotrectinibの血中濃度が上昇する可能性がある．

・フェニトイン，リファンピシン，セイヨウオトギリソウ（St. John's wort）などのようなCYP3A誘導薬の併用により，Repotrectinibの血中濃度が低下する可能性がある．

・RepotrectinibがCYP3Aに対して誘導作用を有するため，ミダゾラムや経口避妊薬などのようなCYP3Aの基質となる薬剤の併用により，これらの薬剤の血中濃度が低下する可能性がある．

▌副作用対策と服薬指導のポイント [3)]

① 中枢神経系障害：めまい，頭痛，手足のしびれ，運動失調（ふらつき，言葉が聞き取りづらいなど），歩行障害（うまく歩けない），認知障害（集中力の低下，物忘れ，しゃべりにくいなど）が起こる可能性がある．これらの症状が認められた場合は自動車の運転，機械の操作など危険を伴う作業を避けるように指導する．

② 間質性肺疾患：急性肺障害，間質性肺疾患があらわれることがあるので，患者には初期症状（息切れ，呼吸困難，咳嗽，発熱

● 改訂第8版 がん化学療法レジメンハンドブック

など）を伝え，早期の医療機関への受診について指導する．

③ **飲み忘れ時の注意点**：服薬を忘れた場合は，一度に2回分を服用せず，気がついた時に1回分服用するように指導する．ただし，次の服用時間が近い場合は1回とばして，次の時間に服用するように指導する．臨床試験では1日1回投与の場合は12時間，1日2回投与の場合は6時間を超えて遅延した場合は投与をスキップとしている．

【文　献】

1) Drilon A, et al : Repotrectinib in ROS1 Fusion-Positive Non-Small-Cell Lung Cancer. N Engl J Med, 390 : 118-131, 2024
2) オータイロ®カプセル 添付文書
3) オータイロ®カプセル 適正使用ガイド

<川澄賢司>

1. 肺がん　2）非小細胞肺がん

Dabrafenib＋Trametinib療法

Dabrafenib　1回150 mg　1日2回　経口（空腹時※）　連日投与
Trametinib　1回2 mg　1日1回　経口（空腹時※）　連日投与
PD（増悪）まで
※食事の1時間前から食後2時間までの服用は避ける.

基本事項

【適　応】

*BRAF*遺伝子変異を有する切除不能な進行・再発の非小細胞肺がん

【奏効率[1] [2] [3]】

E2201試験

	奏効率	無増悪生存期間 （中央値95％CI）	全生存期間 （中央値95％CI）
プラチナ系抗悪性腫瘍薬を含む化学療法による治療歴のある患者[1] [3]	68.4％	10.2カ月 （6.9〜16.7カ月）	18.2カ月 （14.3〜28.6カ月）
化学療法歴のない患者[2] [3]	63.9％	10.8カ月 （7.0〜14.5カ月）	17.3カ月 （12.3〜40.2カ月）

【副作用[2] [4]】

E2201試験

	All Grade	Grade 3以上
発熱	49.5％	4.3％
悪心	56.0％	0％
下痢	36.1％	2.8％
嘔吐	33.3％	8.3％
肝機能障害	12.9％	5.4％
貧血	13.9％	2.8％
眼障害	11.8％	1.1％
発疹	22.2％	2.8％
心障害	8.6％	4.3％
間質性肺疾患	1.1％	0％

● 改訂第8版 がん化学療法レジメンハンドブック

レジメンチェックポイント

① 服用タイミングの確認（Dabrafenib, Trametinib共通）
空腹時の内服であることを確認すること（食事の1時間前から食後2時間までの間の服用は避ける）.

★ 食後（高脂肪食・高カロリー食）に服用した場合，C_{max}やAUCが低下するとの報告がある.

② 減量，休薬，中止基準の確認[4]（Dabrafenib, Trametinib共通）
副作用発現時には原則として両剤同時に減量，休薬，中止する.

Grade	休薬および減量基準
忍容不能なGrade 2またはGrade 3	休薬. Grade 1以下まで軽快後，1段階減量して投与を再開.
Grade 4	原則投与中止. 治療継続が患者にとって望ましいと判断された場合には，Grade 1以下まで軽快後，1段階減量して投与を再開.

＜減量の目安[4]＞

Dabrafenib		Trametinib	
用量調節段階	投与量	用量調節段階	投与量
通常投与量	1回150 mg（1日2回）	通常投与量	2 mg（1日1回）
1段階減量	1回100 mg（1日2回）	1段階減量	1.5 mg（1日1回）
2段階減量	1回75 mg（1日2回）	2段階減量	1 mg（1日1回）
3段階減量	1回50 mg（1日2回）	3段階減量	投与中止
4段階減量	投与中止		—

③ 発熱時の対応[4]
38℃以上の発熱が認められた場合，両剤を休薬する.
・回復後24時間以上発熱がなければ休薬前と同用量で両剤を再開（必要に応じて減量）.
・再開後，38℃未満の発熱，発熱の初期症状（悪寒，戦慄など）が認められた場合，両剤の休薬を検討（必要に応じて減量）.

252

休薬しても4週間以内に発熱がGrade 1以下またはベースラインに軽快しない場合は両剤を中止する.

④ Dabrafenibの相互作用
- アゾール系抗真菌薬,マクロライド系抗菌薬などのCYP3A4阻害薬の併用によりDabrafenibの代謝が阻害され,血中濃度が増加し,副作用が強くあらわれることがある(海外において経口ケトコナゾールとの併用でAUCが約70%増加したとの報告がある).
- リファンピシンやカルバマゼピンなどのCYP3A4誘導薬の併用によりDabrafenibの代謝が亢進され,血中濃度が低下し,効果が減弱することがある(リファンピシンとの併用でAUCが34%減少したとの報告がある).
- ロスバスタチンはOATP1B1およびOATP1B3の基質であり,併用によりロスバスタチンのAUCが22%増加したとの報告があるため,併用の有無を確認する.
- DabrafenibがCYP2C9を誘導するとの報告があり,CYP2C9で代謝される薬剤(ワルファリンなど)と併用する場合は,これらの薬剤の血中濃度が低下する可能性があるため,適切なモニタリングを実施する.

副作用対策と服薬指導のポイント

① Trametinibは遮光して,25℃以下で保存する.光および湿気を避けるため,乾燥剤を同封した元の容器に入れて保管する.

② 飲み忘れた場合の対応
Dabrafenib:飲み忘れに気付いた時間が,次の投与まで6時間以上ある場合には,すぐに服用する.ただし6時間を下回っている場合はその回の服用を止め,次の回の投与時間に1回分だけ服用する.
Trametinib:飲み忘れに気付いた時間が,次の投与まで12時間以上ある場合には,すぐに服用する.ただし,12時間を下回っている場合は,次の日の投与時間に1回分だけ服用する.

③ 心障害(Dabrafenib, Trametinib):心障害(心不全,左室機能不全,駆出率減少など)があらわれることがあるため,投与開始前に心機能(左室駆出率など)の評価を実施して,治療期間中も適宜心機能検査(心エコーなど)を確認する.

● 改訂第8版 がん化学療法レジメンハンドブック

④ **発熱（Dabrafenib, Trametinib）**：発熱が投与初期（1カ月以内）にあらわれやすいため，患者には早期からの発熱の可能性について指導する．感染症の有無を鑑別し，必要に応じてアセトアミノフェンなどの解熱薬で対応する．効果不十分のときは，経口ステロイドの投与も検討する．

⑤ **眼障害（Dabrafenib, Trametinib）**：眼障害があらわれることがあるので，投与中は定期的に視力低下，霧視，視野の変化，羞明などの眼の異常の有無を確認する．眼の異常が認められた場合には，速やかに眼科医を受診するよう指導する．

⑥ **皮膚障害（Dabrafenib, Trametinib）**：発疹，紅斑，手掌・足底発赤知覚不全症候群，丘疹性皮疹などの皮膚障害があらわれることがある．患者には，日焼け止めを使用し，できる限り日光を浴びないように指導する．必要に応じて，保湿剤などの皮膚ケアについて指導する．

⑦ **間質性肺疾患（Trametinib）**：急性肺障害，間質性肺疾患があらわれることがあるので，患者には初期症状（息切れ，呼吸困難，咳嗽，発熱など）を伝え，早期の医療機関への受診について指導する．

⑧ **二次性悪性腫瘍（Dabrafenib）**：稀に二次性悪性腫瘍（有棘細胞がん以外）が発現することがあるため，患者には全身の皮膚を観察して，異常に気付いた場合には速やかに相談するように指導する．

【文 献】

1) Planchard D, et al：Dabrafenib plus trametinib in patients with previously treated BRAF（V600E）-mutant metastatic non-small cell lung cancer：an open-label, multicentre phase 2 trial. Lancet Oncol, 17：984-993, 2016

2) Planchard D, et al：Dabrafenib plus trametinib in patients with previously untreated BRAF^V600E-mutant metastatic non-small-cell lung cancer：an open-label, phase 2 trial. Lancet Oncol, 18：1307-1316, 2017

3) Planchard D, et al：Phase 2 Study of Dabrafenib Plus Trametinib in Patients With BRAF V600E-Mutant Metastatic NSCLC: Updated 5-Year Survival Rates and Genomic Analysis. J Thorac Oncol, 17：103-115, 2022

4) タフィンラー®錠，メキニスト®錠 適正使用ガイド

＜川澄賢司＞

1. 肺がん　2）非小細胞肺がん

Larotrectinib 単独療法

Larotrectinib　1回100 mg[※]　**1日2回　経口　連日投与　PD（増悪）まで**
※小児には1回100 mg/m² を1日2回とする（ただし1回100 mg を超えないこと）.

基本事項

【適　応】

NTRK 融合遺伝子陽性の進行・再発の固形がん

【奏効率[1) 2)]】NAVIGATE 試験

	奏効率 （CR＋PR）	無増悪生存期間 （中央値 95％CI）	全生存期間 （中央値 95％CI）
全体症例[1)]	65.2％	23.36カ月 （9.23～未到達）	未到達 （33.41カ月～未到達）
非小細胞 肺がん例[2)]	73％	35.4カ月 （5.3～35.4）	40.7カ月 （17.2～未到達）

【副作用[1)]】

NAVIGATE 試験

	All Grade	Grade 3以上
浮動性めまい	27.6％	0％
ALT上昇	26.7％	4.3％
AST上昇	23.3％	1.8％
疲労	19.0％	0％
体重増加	12.1％	0％
筋肉痛	11.2％	0.9％
悪心	10.3％	0.9％
便秘	10.3％	0％
末梢性浮腫	8.6％	0％
関節痛	6.9％	0.9％
頭痛	6.0％	0.9％
味覚異常	6.0％	0％
貧血	5.2％	1.7％
白血球減少	6.0％	0％

レジメンチェックポイント[1) 3)]

① *NTRK* 融合遺伝子の確認

NTRK 融合遺伝子陽性が確認された患者に投与すること．承認された体外診断用医薬品※または医療機器を用いて *NTRK* 融合遺伝子の有無を確認すること．

※FoundationOne®CDx がんゲノムプロファイル

② 投与量の確認

中等度以上の肝機能障害患者（Child-Pugh 分類 B または C）では減量を考慮する．

③ 副作用に対する休薬，減量および中止基準の確認

＜用量レベル＞

用量調節段階	投与量（成人）	投与量（体表面積 1.0 m^2 未満の小児）
1 段階減量	1 回 75 mg 1 日 2 回	1 回 75 mg/m^2 1 日 2 回
2 段階減量	1 回 50 mg 1 日 2 回	1 回 50 mg/m^2 1 日 2 回
3 段階減量	1 回 100 mg 1 日 1 回	1 回 25 mg/m^2 1 日 2 回

3 段階を超える減量が必要な場合は投与を中止する．

＜副作用発現時の用量調節基準＞

程度	処置
Grade 2	慎重に経過観察し，休薬，減量を考慮する．
Grade 3 または 4	ベースラインまたは Grade 1 以下に回復するまで休薬する． ・4 週間以内に回復した場合は，1 段階減量して投与を再開できる． ・4 週間以内に回復しなかった場合は，投与を中止する．

④ 併用薬の確認

- Larotrectinib は CYP3A によって代謝されるため，イトラコナゾール，クラリスロマイシンなどのような CYP3A 阻害薬，グレープフルーツ含有食品の併用により，Larotrectinib の血中濃度が上昇する可能性がある．また，フェニトイン，リファンピシンなどのような CYP3A 誘導薬，セイヨウオトギリソウ（St. John's Wort）の併用により，Larotrectinib の血中濃度が低下する可能性がある．

・Larotrectinib が CYP3A に対して弱い阻害作用を有するため，シクロスポリンやキニジンなどのような CYP3A の基質となる薬剤の併用により，これらの薬剤の血中濃度が上昇する可能性がある.

副作用対策と服薬指導のポイント[3]

① 肝機能障害：重篤な肝機能障害の報告があるため，体がだるい，掻痒感，食欲不振，白目が黄色くなるなどの症状があらわれる場合は，早期の医療機関への受診について指導する. 中等度以上の肝機能障害患者（Child-Pugh 分類 B または C）では，減量を考慮するとともに，血中濃度が上昇し副作用が強くあらわれるおそれがあるため注意する.

② 中枢神経系障害：めまい，頭痛，手足のしびれ，運動失調（ふらつき，言葉が聞き取りづらいなど），歩行障害（うまく歩けない），認知障害（集中力の低下，物忘れ，しゃべりにくいなど）が起こる可能性がある. 自動車の運転，機械の操作など危険を伴う作業の際は自覚症状に十分注意するように指導する. 特に服用を始めて 3 カ月以内にあらわれることが多いとされている.

③ 骨髄抑制：貧血，好中球減少，リンパ球減少などが報告されている. 感染対策の励行について指導し，発熱性好中球減少症時には適切に抗菌薬を使用する体制を整えておく.

④ 飲み忘れ時の注意点：服薬を忘れた場合は，一度に 2 回分を服用せず，次の通常の服用時間に 1 回分を服用するよう患者に指導する. また，服用後に嘔吐した場合は追加の服用を行わないよう指導する.

【文　献】
1) ヴァイトラックビ® カプセル インタビューフォーム
2) Drilon A, et al：Efficacy and Safety of Larotrectinib in Patients With Tropomyosin Receptor Kinase Fusion-Positive Lung Cancers. JCO Precis Oncol, 6：e2100418, 2022
3) ヴァイトラックビ® カプセル 適正使用ガイド

<川澄賢司>

1. 肺がん　2）非小細胞肺がん

Tepotinib 単独療法

Tepotinib　1回500 mg　1日1回　経口（食後）　連日投与
PD（増悪）まで

基本事項

【適　応】

MET 遺伝子エクソン14スキッピング変異陽性の切除不能な進行・
再発の非小細胞肺がん

【奏効率[1) 2)]】VISION試験 コホート A

奏効率 （CR＋PR）	無増悪生存期間（中央値）	全生存期間（中央値）
42.4%	9.5カ月	19.1カ月

【副作用[2) 3)]】VISION試験 コホート A

	All Grade	Grade 3以上
末梢性浮腫	53.8%	7.7%
悪心	28.3%	0.8%
下痢	20.8%	0.8%
血中クレアチニン上昇	13.8%	0%
低アルブミン血症	10.8%	0.8%
アミラーゼ上昇	10.0%	2.3%
ALT上昇	8.5%	3.1%
AST上昇	7.7%	2.3%
リパーゼ上昇	6.9%	1.5%
間質性肺疾患	3.8%	1.5%
QT延長	1.5%	0%

Tepotinib 単独療法 ●

1
肺がん

2
非小細胞肺がん

レジメンチェックポイント[2]

① 副作用に対する休薬，減量および中止基準の確認

＜用量レベル＞

減量レベル	投与量
通常投与量	500 mg　1日1回
1段階減量	250 mg　1日1回
2段階減量	投与中止

＜副作用に対する休薬，減量，中止基準＞

副作用	程度	処置
間質性肺疾患	Grade 1 以上	投与中止
間質性肺疾患以外	Grade 3	Grade 2以下に回復するまで休薬または1段階減量して投与する．21日を超える休薬を要する場合には中止する．
	Grade 4	Grade 2以下に回復するまで休薬する．21日を超える休薬を要する場合には中止する．

② 併用薬の確認

P糖蛋白の阻害作用を有するため，P糖蛋白の基質となる薬剤（ダビガトランエテキシラート，ジゴキシン，フェキソフェナジンなど）の血中濃度を増加させて副作用を増強させる可能性がある．

③ 服用タイミングの確認

1日1回食後の内服であることを確認する．

> ★ 空腹時投与に対する高脂肪食後投与では，C_{max} および $AUC_{0-\infty}$ がそれぞれ2.00および1.63であった．臨床試験に準じて，食後内服が推奨されている．

副作用対策と服薬指導のポイント[3]

① 間質性肺疾患：治療開始早期に急性肺障害，間質性肺疾患があらわれることがあるので，患者には初期症状（息切れ，呼吸困難，咳嗽，発熱など）を伝え，早期の医療機関への受診について指導する．

259

● 改訂第8版 がん化学療法レジメンハンドブック

② **体液貯留**：末梢性浮腫や胸水貯留などの体液貯留が高頻度に認められるため，患者には急激な体重増加，呼吸困難などの異常が認められた場合は，速やかに医療機関に連絡するよう指導する．また定期的な体重測定を実施して，記録を付けておくように指導する．

【文　献】

1) Paik PK, et al：Tepotinib in non-small-cell lung cancer with MET exon 14 skipping mutations. N Engl J Med, 383：931-943, 2020
2) テプミトコ®錠250 mg 添付文書
3) テプミトコ®錠250 mg 適正使用ガイド

<川澄賢司>

1. 肺がん　2）非小細胞肺がん

Capmatinib 単独療法

Capmatinib　1回400 mg　1日2回　経口　連日投与　PD（増悪）まで

基本事項

【適　応】

MET 遺伝子エクソン14スキッピング変異陽性の切除不能な進行・再発の非小細胞肺がん

【奏効率[1][2]】 A2201/GEOMETRY mono-1試験，コホート4・5b

	奏効率 （CR + PR）	無増悪生存期間 （中央値）	全生存期間 （中央値）
コホート4 （化学療法歴あり）	40.6%	5.42カ月	13.57カ月
コホート5b （化学療法歴なし）	67.9%	12.42カ月	15.24カ月

【副作用[2][3]】 A2201/GEOMETRY mono-1試験，コホート4・5b

	All Grade	Grade 3以上
末梢性浮腫	51.5%	12.4%
悪心	37.1%	0%
血中クレアチニン上昇	25.8%	0%
嘔吐	18.6%	0%
食欲減退	15.5%	1.0%
疲労	12.4%	5.2%
下痢	11.3%	0%
ALT上昇	10.3%	7.2%
AST上昇	7.2%	3.1%
リパーゼ上昇	11.3%	8.2%
間質性肺疾患	6.2%	5.2%

● 改訂第8版 がん化学療法レジメンハンドブック

レジメンチェックポイント [2) 3)]

① 副作用に対する休薬，減量および中止基準の確認

＜用量レベル＞

減量レベル	投与量
通常投与量	1回 400 mg（1日2回）
1段階減量	1回 300 mg（1日2回）
2段階減量	1回 200 mg（1日2回）
中止	1回 200 mg（1日2回）で忍容不能な場合，投与を中止する．

＜副作用に対する休薬，減量，中止基準＞

副作用	基準	投与量調節
間質性肺疾患	Grade 1 以上	投与を中止する．
AST または ALT 増加 かつ 総ビリルビン増加	AST または ALT >3.0 × ULN かつ 総ビリルビン >2.0 × ULN	投与を中止する．
AST または ALT 増加	Grade 3	Grade 1 以下またはベースラインに回復するまで休薬する．7日以内に回復した場合は，同一用量で投与を再開する．7日を過ぎてから回復した場合は，1段階減量して投与を再開する．
	Grade 4	投与を中止する．
総ビリルビン増加	Grade 2	Grade 1 以下に回復するまで休薬する．7日以内に回復した場合は，同一用量で投与を再開する．7日を過ぎてから回復した場合は，1段階減量して投与を再開する．
	Grade 3	Grade 1 以下に回復するまで休薬する．7日以内に回復した場合は，1段階減量して投与を再開する．7日以内に回復しない場合は，投与を中止する．
	Grade 4	投与を中止する．

次ページへ続く

262

前ページの続き

副作用	基準	投与量調節
上記以外の副作用	Grade 2	管理困難で忍容不能な場合は、Grade 1以下に回復するまで休薬する. 休薬後に投与を再開する際には、1段階減量して投与を再開する.
	Grade 3	Grade 2以下に回復するまで休薬する. 休薬後に投与を再開する際には、1段階減量して投与を再開する.
	Grade 4	投与を中止する.

② 併用薬の確認
・主にCYP3Aによって代謝されるため、CYP3A阻害薬（イトラコナゾール、リトナビル、クラリスロマイシンなど）、CYP3A誘導薬（リファンピシン、カルバマゼピンなど）の併用による血中濃度変化に注意する.
・CYP1A2・P糖蛋白・BCRP阻害作用を有するため、CYP1A2の基質となる薬剤（テオフィリン、チザニジン、ピルフェニドンなど）、P糖蛋白の基質となる薬剤（ジゴキシン、フェンタニル、タクロリムスなど）、BCRPの基質となる薬剤（ロスバスタチン、アトルバスタチン、メトトレキサートなど）の血中濃度を増加させて副作用を増強させる可能性がある.
・胃内pH上昇により吸収の低下が示唆されているため、プロトンポンプ阻害薬やH_2ブロッカーなどの併用でCapmatinibの血中濃度を低下させる可能性がある.

副作用対策と服薬指導のポイント[3]

① 間質性肺疾患：治療開始早期に急性肺障害、間質性肺疾患があらわれることがあるので、患者には初期症状（息切れ、呼吸困難、咳嗽、発熱など）を伝え、早期の医療機関への受診について指導する.
② 体液貯留：末梢性浮腫や胸水貯留などの体液貯留が高頻度に認められるため、患者には急激な体重増加、呼吸困難などの異常が認められた場合は、速やかに医療機関に連絡するよう指導する. また定期的な体重測定を実施して、記録を付けておくよう

に指導する.

③ 光線過敏症：非臨床試験において，光感作性の可能性が示唆されているため，光線過敏症が発現する可能性がある．服用中は日光や紫外線への曝露を最小限に抑えるよう患者に指導する.

④ 飲み忘れた時の注意点：飲み忘れに気づいた時間が予定投与時間から4時間以内の場合はすぐに服用する．4時間を過ぎている場合はその回の服用は止め，次の投与時間に1回分だけ服用する[3].

【文　献】

1) Wolf J, et al：Capmatinib in MET exon 14-mutated or MET-amplified non-small-cell lung cancer. N Engl J Med, 383：944-957, 2020

2) タブレクタ®錠150 mg，200 mg インタビューフォーム

3) タブレクタ®錠150 mg，200 mg 適正使用ガイド

　　　　　　　　　　　　　　　　　　　　　　　　　　　　　　＜川澄賢司＞

1. 肺がん　2) 非小細胞肺がん

Gumarontinib 単独療法

Gumarontinib　1回300 mg　1日1回（空腹時※）　経口　連日投与
PD（増悪）まで

※ 食事の1時間前から食後2時間までの間の服用は避けること.

基本事項

【適　応】
MET 遺伝子エクソン14スキッピング変異陽性の切除不能な進行・再発の非小細胞肺がん

【奏効率[1]】GLORY 試験

奏効率	病勢コントロール率	無増悪生存期間（中央値）
66 %	84 %	8.5 カ月

【副作用[1]】GLORY 試験

	All Grade	Grade 3以上
浮腫	80 %	21 %
低アルブミン血症	38 %	0 %
頭痛	32 %	2 %
食欲不振	32 %	1 %
悪心	29 %	1 %
ビリルビン上昇	27 %	0 %
ALT上昇	26 %	1 %
嘔吐	24 %	1 %
AST上昇	21 %	1 %
高血糖	18 %	0 %
好中球減少	14 %	5 %
クレアチニン上昇	13 %	0 %
胸水	10 %	4 %
QT延長	10 %	4 %
間質性肺疾患	1 %	1 %

● 改訂第8版 がん化学療法レジメンハンドブック

レジメンチェックポイント

① 服用タイミングの確認

1日1回，服用時間は食事の1時間以上前または食後2時間以降の内服であることを確認すること．

② 相互作用

MATE1およびMATE2-Kに対する阻害作用を有するため，それらの基質となる薬剤（メトホルミンなど）の血中濃度が上昇する可能性がある．

③ 休薬，減量，中止基準の確認[2]

副作用	程度	処置
間質性肺疾患	Grade 1以上	投与を中止する．
肝機能障害	Grade 2の血中ビリルビン増加	Grade 1以下またはベースラインに回復するまで休薬する． 7日以内に回復した場合は，同一用量で投与を再開できる． 7日を過ぎてから回復した場合は，1段階減量して投与を再開できる．
	Grade 3の血中ビリルビン増加，ASTまたはALT増加	Grade 1以下またはベースラインに回復するまで休薬する．回復後，1段階減量して投与を再開できる．
	Grade 4	投与を中止する．
浮腫	Grade 2かつ対症療法により回復しない場合	Grade 1以下に回復するまで休薬する． 3〜5日以内に回復した場合は，同一用量で投与を再開できる．同一用量で再開後に再度Grade 2に悪化した場合は1段階減量する． 3〜5日を過ぎてから回復した場合は，1段階減量して投与を再開できる．
	Grade 3	Grade 2以下に回復するまで休薬し，1段階減量して投与を再開できる．
	Grade 4	投与を中止する．
血液障害	Grade 3または4	Grade 1以下に回復するまで休薬し，1段階減量して投与を再開できる．
上記以外の副作用	Grade 3	Grade 1以下に回復するまで休薬し，1段階減量して投与を再開できる．
	Grade 4	投与を中止する．

Gumarontinib 単独療法 ●

＜減量する場合の投与量＞

減量レベル	1回投与量
通常投与量	300 mg
1 段階減量	250 mg
2 段階減量	200 mg
3 段階減量	150 mg
中止	150 mg で忍容不能な場合，投与を中止する．

副作用対策と服薬指導のポイント

① 間質性肺疾患：間質性肺疾患があらわれることがあるので，胸部 X 線検査などの観察を十分に行う．また，患者には初期症状（風邪のような症状：発熱，息切れ，咳）を伝え，早期の医療機関への受診について指導する．

② 体液貯留：末梢性浮腫や胸水貯留などの体液貯留が頻繁に認められるため，患者には急激な体重増加，呼吸困難などの異常が認められた場合は，速やかに医療機関に連絡するよう指導する．また，定期的な体重測定を実施して，記録を付けておくように指導する．

③ QT 間隔延長：QT 間隔延長を引き起こす可能性があるため，定期的に心電図や電解質検査が実施されているかを確認する．特に QT 延長を引き起こしやすい薬剤を併用している場合には注意が必要である．

④ 飲み忘れた場合は服用予定時刻から 12 時間以内であれば服用し，12 時間以上経過している場合には服用せず翌日から 1 回分を服用する[3]．

【文 献】

1) Yu Y, et al : Gumarontinib in patients with non-small-cell lung cancer harbouring MET exon 14 skipping mutations: a multicentre, single-arm, open-label, phase 1b/2 trial. eClinicalMedicine, 59：101952, 2023

2) ハイイータン®錠 添付文書

3) ハイイータン®錠 適正使用ガイド

＜佐野慶行＞

1. 肺がん　2）非小細胞肺がん

Selpercatinib 単独療法

> Selpercatinib　1回160 mg　1日2回　経口　連日投与　PD（増悪）まで

基本事項

【適　応】

RET 融合遺伝子陽性の進行・再発の固形腫瘍

【奏効率[1][2]】LIBRETTO-001 試験

	奏効率 （CR＋PR）	12カ月時点での 無増悪生存率	12カ月時点での 全生存率
未治療例 44 例	70.5 %	67.9 %	89.7 %
既治療例 204 例	56.9%	73.0 %	87.7 %

【副作用[3][4]】LIBRETTO-001 試験

	All Grade	Grade 3以上
ALT 上昇	41.1 %	12.8 %
AST 上昇	40.0 %	8.9 %
血中 ALP 上昇	15.6 %	2.2 %
血中ビリルビン上昇	12.2 %	1.1 %
QT 延長	17.2 %	3.9 %
過敏症	11.7 %	3.9 %
高血圧	36.7 %	21.7 %
間質性肺疾患	0.6 %	0 %
出血関連有害事象	15.6 %	2.2 %
浮腫	30.9 %	0.6 %
下痢	27.3 %	2.0 %
倦怠感	27.8 %	2.1 %
口腔乾燥	38.2 %	0 %
悪心	12.3 %	0.4 %
血中クレアチニン上昇	15.4 %	0.3 %

Selpercatinib単独療法 ●

レジメンチェックポイント[1) 3)]

① RET 融合遺伝子の確認

RET 融合遺伝子陽性が確認された患者に投与すること．承認
された体外診断用医薬品または医療機器を用いて RET 融合遺
伝子の有無を確認すること．

② 副作用に対する休薬，減量および中止基準の確認

＜用量レベル＞

減量レベル	投与量
通常投与量	1回 160 mg　1日2回
1段階減量	1回 120 mg　1日2回
2段階減量	1回　80 mg　1日2回
3段階減量	1回　40 mg　1日2回

＜副作用発現時の用量調節基準＞

副作用	程度	処置
ALT または AST 増加	Grade 3 または 4	Grade 1 以下に回復するまで休薬し，回復後は2段階減量して投与再開できる． 再開後に2週間以上再発しない場合には，1段階増量することができる．さらに4週間以上再発しない場合には，もう1段階増量することができる． 減量した用量で投与中に再発した場合には，中止する．
QT 間隔延長	QTc 間隔 > 500 msec	QTc 間隔 < 470 msec に回復するまで休薬し，回復後は1段階減量して投与再開できる． 2段階減量した用量で投与中に再発した場合には，中止する．
	重篤な不整脈を疑う所見や症状が認められた場合	中止する．
高血圧	Grade 3 または 4	回復するまで休薬し，回復後は1段階減量して投与再開できる．

次ページへ続く

● 改訂第8版 がん化学療法レジメンハンドブック

前ページの続き

副作用	程度	処置
過敏症（アナフィラキシー等の重篤な過敏症を除く）	Grade 1〜4	回復するまで休薬し，副腎皮質ステロイドの全身投与を考慮する．回復後は副腎皮質ステロイドを併用しながら3段階減量して投与再開できる．再開後に7日以上再発しない場合には，1段階ずつ発現時の用量まで増量できる．増量後に7日以上再発しない場合には，副腎皮質ステロイドを漸減する．
間質性肺疾患	Grade 2	回復するまで休薬し，回復後は1段階減量して投与再開できる．
	Grade 3または4	中止する．
上記以外の副作用	Grade 3または4	回復するまで休薬し，回復後は1段階減量して投与再開できる．

③ 併用薬の確認

・Selpercatinib は CYP3A4 によって代謝されるため，イトラコナゾール，クラリスロマイシンなどのような CYP3A 阻害薬やグレープフルーツ含有食品の併用により，Selpercatinib の血中濃度が上昇する可能性がある．またフェニトイン，リファンピシンなどのような CYP3A 誘導薬やセイヨウオトギリソウ（St. John's Wort）の併用により，Selpercatinib の血中濃度が低下する可能性がある．

・Selpercatinib が CYP2C8 および 3A に対して阻害作用を有するため，CYP2C8 の基質であるレパグリニド，ピオグリタゾン，モンテルカストなどや CYP3A の基質であるミダゾラム，トリアゾラムなどとの併用により，これらの薬剤の血中濃度が上昇する可能性がある．

・胃内 pH を上昇させる薬剤（プロトンポンプ阻害薬や H_2 ブロッカー）との併用により Selpercatinib の溶解性が低下し，血中濃度が低下する可能性がある．やむを得ず併用する場合は下記の措置をとること．

270

Selpercatinib 単独療法 ●

併用薬剤	措置方法
プロトンポンプ阻害薬	Selpercatinib とともに食後に投与する.
H₂ ブロッカー	Selpercatinib と服用時間をずらすこと（H₂ ブロッカーは Selpercatinib 服用の 2 時間後に服用し，その後 10 時間あけて次の Selpercatinib を服用する）.
制酸薬	Selpercatinib と服用時間をずらすこと（制酸薬の前後 2 時間の間隔をあけて内服する）.

▌副作用対策と服薬指導のポイント[3]

① 肝機能障害：重篤な肝機能障害の報告があるため，体がだるい，掻痒感，食欲不振，白目が黄色くなるなどの症状があらわれる場合は，早期の医療機関への受診について指導する．重度の肝機能障害患者（Child-Pugh 分類 C）では，減量を考慮するとともに血中濃度が上昇し，副作用が強くあらわれるおそれがあるため注意する．

② QT 間隔延長：QT 間隔延長を引き起こす可能性があるため，定期的に心電図や電解質検査を実施しているか確認する（投与開始後 1 週間時点および投与開始後 6 カ月間は毎月 1 回が目安）．心電図 QT 延長は，多くが投与早期に認められる．めまいや動悸，不整脈症状がある場合は，早期の医療機関への受診について指導する．特に QT 間隔延長を引き起こしやすい薬剤を併用している場合には，注意が必要である．

③ 高血圧：自宅で血圧測定および記録を行うよう指導する．高血圧による嘔気や頭痛，呼吸苦，胸痛，めまいなどの症状が認められた場合，または収縮期血圧 180 mmHg 以上，拡張期血圧 110 mmHg 以上の場合には速やかに連絡するよう伝える．降圧薬は積極的適応，禁忌もしくは慎重投与，薬物相互作用を考慮し，個々の患者の臨床状況に応じて選択する．

④ 過敏症：投与早期（中央値 12.0 日）に発疹，発熱などの症状があらわれる可能性があるため，症状の変化に注意するように指導する．発現時は Selpercatinib を休薬するとともに副腎皮質ステロイドの投与を考慮する．減量再開時や増量時に再発しやすいため注意する．

⑤ 間質性肺疾患：治療開始早期に急性肺障害，間質性肺疾患があ

271

● 改訂第8版 がん化学療法レジメンハンドブック

らわれることがあるので，患者には初期症状（息切れ，呼吸困難，咳嗽，発熱など）を伝え，早期の医療機関への受診について指導する．

⑥ **飲み忘れ時の注意点**：飲み忘れに気づいた場合は1回とばして次の決められた時間に1回分だけ服用する．次の服用時間までに6時間以上の間隔がある場合には，1回分を服用することができる．

【文　献】

1) レットヴィモ®カプセル インタビューフォーム
2) Drilon A, et al：Efficacy of Selpercatinib in RET Fusion-Positive Non-Small-Cell Lung Cancer. N Engl J Med, 383：813-824, 2020
3) レットヴィモ®カプセル 適正使用ガイド
4) Drilon A, et al：Selpercatinib in Patients With RET Fusion-Positive Non-Small-Cell Lung Cancer：Updated Safety and Efficacy From the Registrational LIBRETTO-001 Phase I/II Trial. J Clin Oncol, 41：385-394, 2023

<川澄賢司>

1. 肺がん　2）非小細胞肺がん

Sotorasib 単独療法

Sotorasib　1回960 mg　1日1回　経口　連日投与　PD（増悪）まで

基本事項

【適　応】

がん化学療法後に増悪した *KRAS G12C* 変異陽性の切除不能な進行・再発の非小細胞肺がん

【奏効率[1) 2)]】

20170543 試験，CodeBreaK100 試験，CodeBreaK200 試験

	奏効率 （CR＋PR）	病勢コントロール率 （CR＋PR＋SD）	無増悪生存期間 （中央値 95％CI）	全生存期間 （中央値 95％CI）
20170543 試験， CodeBreaK100 試験	37.4％	80.5％	6.7 カ月 （4.9〜8.1）	12.0 カ月 （9.5〜 未達成）
CodeBreaK200 試験	28.1％	82.5％	5.6 カ月 （4.3〜7.8）	10.6 カ月 （8.9〜 14.0）

【副作用[1) 3)]】

20170543 試験，CodeBreaK100 試験

	All Grade	Grade 3 以上
下痢	27.9％	4.2％
悪心	16.3％	0.5％
嘔吐	7.4％	0.5％
疲労	11.1％	0％
ALT 上昇	16.3％	7.4％
AST 上昇	16.3％	5.8％
血中 ALP 上昇	7.9％	1.1％
間質性肺疾患	1.1％	―

● 改訂第8版 がん化学療法レジメンハンドブック

■レジメンチェックポイント [1] [3]

① KRAS G12C 遺伝子変異の確認

KRAS G12C 変異陽性が確認された患者に投与すること.

② 一次治療における有効性および安全性は確立しておらず，二次治療以降に使用されることを確認する.

③ 副作用に対する休薬，減量および中止基準の確認

<用量レベル>

減量レベル	投与量
通常投与量	960 mg/ 日
1段階減量	480 mg/ 日
2段階減量	240 mg/ 日

240 mg/ 日で，忍容性が認められない場合は投与を中止すること.

<副作用に対する休薬，減量および中止基準>

副作用	程度	投与量調節
肝機能障害	症候性の Grade 2の AST 増加もしくは ALT 増加 または Grade 3以上の AST 増加もしくは ALT 増加	Grade 1 以下またはベースラインに回復するまで休薬し，回復後は1段階減量して投与再開できる.
	正常値上限の3倍を超える AST 増加または ALT 増加，かつ正常値上限の2倍を超える総ビリルビン増加	投与を中止する.
間質性肺疾患	全 Grade	投与を中止する.
上記以外の副作用	Grade 3または4（ただし，悪心，嘔吐，下痢は適切な処置を行っても症状が継続する場合）	Grade 1 以下またはベースラインに回復するまで休薬し，回復後は1段階減量して投与再開できる.

④ 併用薬の確認

・Sotorasib は CYP3A の基質となり，CYP3A の誘導作用を有するため，フェニトイン，リファンピシンなどの CYP3A 誘導薬の併用により，Sotorasib の血中濃度が低下する可能性がある. また，ミダゾラム，トリアゾラムなどの CYP3A の基

質となる薬剤との併用により，これらの薬剤の血中濃度が低下する可能性がある．

・Sotorasibはタンパク質を阻害するため，治療域の狭いP糖蛋白の基質であるジゴキシンやエベロリムスなどの血中濃度を上昇させる可能性があるため注意する．

・SotorasibはBCRPを阻害するため，BCRPの基質であるロスバスタチン，アトルバスタチンなどの血中濃度を上昇させる可能性があるため注意する．

・胃内pHを上昇させる薬剤（プロトンポンプ阻害薬やH_2ブロッカー）との併用によりSotorasibの溶解性が低下し，血中濃度が低下する可能性がある．

副作用対策と服薬指導のポイント[3]

① **間質性肺疾患**：治療開始早期に急性肺障害，間質性肺疾患があらわれることがあるので，患者には初期症状（息切れ，呼吸困難，咳嗽，発熱など）を伝え，早期の医療機関への受診について指導する．

② **肝機能障害**：重篤な肝機能障害の報告があるため，体がだるい，掻痒感，食欲不振，白目が黄色くなるなどの症状があらわれる場合は，早期の医療機関への受診について指導する．中等度以上の肝機能障害患者（Child-Pugh分類BまたはC）では，減量を考慮するとともに，血中濃度が上昇し，副作用が強くあらわれるおそれがあるため注意する．

③ **飲み忘れ時の注意点**：予定服用時刻から6時間以上経過した場合はその日は服用せず次の日の服用時刻に1日分を服用する．服用予定時刻から6時間経つ前に気づいた場合は気づいた時点で服用する．

【文 献】
1) ルマケラス®錠 インタビューフォーム
2) de Langen AJ, et al：Sotorasib versus docetaxel for previously treated non-small-cell lung cancer with KRASG12C mutation: a randomised, open-label, phase 3 trial. Lancet, 401：733-746, 2023
3) ルマケラス®錠 適正使用ガイド

\<川澄賢司\>

1. 肺がん 2）非小細胞肺がん

Trastuzumab Deruxtecan 単独療法

	Day	1	8	15	21
Trastuzumab Deruxtecan	5.4 mg/kg 点滴静注（90分※1）				

3週間ごと　PD（増悪）まで

※1 2回目以降は30分

【制吐対策】
① 5-HT$_3$ 受容体拮抗薬（Day 1）② デキサメタゾン 9.9 mg IV（Day 1），8 mg PO（Day 2～3）※2

※2 5-HT$_3$ 受容体拮抗薬としてパロノセトロンを使用する場合は Day 2～3 のデキサメタゾンは省略も可能.

基本事項

【適　応】

がん化学療法後に増悪した HER2（ERBB2）遺伝子変異陽性の切除不能な進行・再発の非小細胞肺がん

【奏効率[1]】DESTINY-Lung 02 試験

奏効率	無増悪生存期間（中央値）	全生存期間（中央値）
49.0%	9.9カ月	19.5カ月

【副作用[1]】DESTINY-Lung 02 試験

	All Grade	Grade 3 以上
好中球減少	42.6%	18.8%
貧血	36.6%	10.9%
血小板減少	27.7%	5.9%
嘔吐	31.7%	3.0%
悪心	67.3%	4.0%
食欲減退	39.6%	2.0%
疲労	44.6%	7.9%
便秘	36.6%	1.0%
下痢	22.8%	1.0%
脱毛	21.8%	0%

Trastuzumab Deruxtecan単独療法 ●

レジメンチェックポイント

① 投与速度の確認

90分かけて点滴静注．なお，初回投与の忍容性が良好であれば，2回目以降の投与時間は30分まで短縮可能．

② 投与前の確認

間質性肺疾患：胸部CT検査，胸部X線検査，動脈血酸素飽和度（SpO$_2$）検査の実施確認．

心機能：左室駆出率（LVEF）を含む心機能の確認．

③ 投与量の確認

切除不能な進行・再発の肺がんにおける本剤の用法用量は5.4 mg/kgを3週間ごとである．がん種次第では6.4 mg/kgを3週間ごととなることもあるため，適応を確認する．

★類似名称の製剤であるTrastuzumab，Trastuzumab emtansineとの混同に注意する．

④ 副作用に対する休薬，減量および中止基準

p.387参照．

＜減量方法[2]＞

通常投与量	5.4 mg/kg
1段階減量	4.4 mg/kg
2段階減量	3.2 mg/kg
中止	3.2 mg/kgで忍容性が得られない場合，投与を中止する．

副作用対策と服薬指導のポイント

p.389参照．

【文 献】

1) Goto K：Trastuzumab Deruxtecan in Patients With HER2-Mutant Metastatic NSCLC: Primary Results From the Randomized, Phase Ⅱ DESTINY-Lung 02 Trial. J Clin Oncol, 41：4852–4863, 2023

2) エンハーツ®点滴静注 添付文書

＜佐野慶行＞

1. 肺がん 3）悪性胸膜中皮腫

Nivolumab＋Ipilimumab療法

	Day	1	8	15	22	29	36	42
Nivolumab 240 mg 点滴静注（30分以上）		↓		↓		↓		
Ipilimumab 1 mg/kg 点滴静注（30分）		↓						

6週間ごと　PD（増悪）まで

または

	Day	1	8	15	22	29	36	42
Nivolumab 360 mg 点滴静注（30分以上）		↓			↓			
Ipilimumab 1 mg/kg 点滴静注（30分）		↓						

6週間ごと　PD（増悪）まで

基本事項

【適　応】

切除不能な進行・再発の悪性胸膜中皮腫

【奏効率[1]】CheckMate 743試験

奏効率	無増悪生存期間（中央値）	全生存期間（中央値）
40％	6.8カ月	18.1カ月

【副作用[1]】CheckMate 743試験

	All Grade	Grade 3以上
悪心	10％	＜1％
食欲減退	10％	1％
疲労	14％	1％
下痢	21％	3％
皮疹	14％	1％
甲状腺機能低下症	11％	0％
大腸炎	3％	2％
肺臓炎	2％	＜1％

Nivolumab + Ipilimumab療法 ●

レジメンチェックポイント

① 投与量, 投与スケジュールの確認

Nivolumabの投与量・投与スケジュールは, 1回240 mgを2週間間隔または1回360mgを3週間間隔の2つの投与方法が承認されているため, 投与前に治療計画を熟知してチェックすること.

② 相互作用

ワクチン（生ワクチン, 弱毒生ワクチン, 不活化ワクチン）の接種により過度の免疫反応が起こる可能性があるため注意する.

③ Ipilimumabの投与延期, 中止基準[2]

副作用	処置
・Grade 2の副作用（内分泌障害および皮膚障害を除く） ・Grade 3の皮膚障害 ・症候性の内分泌障害	Grade 1以下またはベースラインに回復するまで投与を延期する. 内分泌障害については, 症状が回復するまで投与を延期する. 上記基準まで回復しない場合は, 投与を中止する.
・Grade 3以上の副作用（内分泌障害および皮膚障害を除く） ・局所的な免疫抑制療法が有効でないGrade 2以上の眼障害 ・Grade 4の皮膚障害	投与を中止する.

副作用対策と服薬指導のポイント

p.94参照.

【文　献】

1) Baas P, et al：First-line nivolumab plus ipilimumab in unresectable malignant pleural mesothelioma（CheckMate 743）：a multicentre, randomised, open-label, phase 3 trial. Lancet, 397：375-386, 2021

2) ヤーボイ®点滴静注液 添付文書

＜佐野慶行＞

1. 肺がん　3）悪性胸膜中皮腫

CDDP＋Pemetrexed療法

		Day	1	8	15	21
CDDP	75 mg/m² 点滴静注（2時間以上）		↓			
Pemetrexed	500 mg/m² 点滴静注（10分間）		↓			

3～4週間ごと　4コース

【Pemetrexed に関連した支持療法】
葉酸の投与：Pemetrexed 投与7日前よりパンビタン®1 g（葉酸として0.5 mg）1日1回 連日 経口投与
ビタミンB_{12}製剤：Pemetrexed 初回投与の7日前，投与期間中9週間（3コース）ごと，1回1 mg 筋肉内投与
＊葉酸，ビタミンB_{12}ともに Pemetrexed 最終投与日から22日目まで投与
【投与前】
Day 1：1,000～2,000 mL の輸液
【制吐対策】
① 5-HT_3受容体拮抗薬（Day 1）② アプレピタント※ 125 mg（Day 1），80 mg（Day 2～3）③ デキサメタゾン 9.9 mg IV（Day 1），8 mg PO（Day 2～4）④ オランザピン 5 mg（Day 1～4）（糖尿病患者には禁忌）
※静注のNK_1受容体拮抗薬使用の場合は p.24 参照
【投与後】
Day 1：① 1,000～2,000 mL の輸液 ② 20％マンニトール 200～300 mL，フロセミド注 10 mg（必要に応じ投与）

基本事項

【適　応】
　悪性胸膜中皮腫
【奏効率[1]】

奏効率	全生存期間（中央値）	1年生存率
41.3％	12.1カ月	50.3％

CDDP + Pemetrexed療法 ●

【副作用[1]】

	All Grade		Grade 3〜4
悪心	82.1 %	好中球減少	23.2 %
嘔吐	56.5 %	白血球減少	14.9 %
倦怠感	47.6 %	血小板減少	5.4 %
下痢	16.7 %		
口内炎	23.2 %		
便秘	11.9 %		
発疹	16.1 %		

▌レジメンチェックポイント

　　p.149を参照.

▌副作用対策と服薬指導のポイント

　　p.151を参照.

【文　献】

1) Nicholas J, et al：Phase Ⅲ study of pemetrexed in combination with cisplatin versus cisplatin alone in patients with malignant pleural mesothelioma. J Clin Oncol, 21：2636-2644, 2003

<川澄賢司>

1. 肺がん 3）悪性胸膜中皮腫

Nivolumab 単独療法

	Day	1	8	14
Nivolumab 240 mg 点滴静注（30分以上）		↓		
	2週間ごと PD（増悪）まで			

または

	Day	1	8	15	22	28
Nivolumab 480 mg 点滴静注（30分以上）		↓				
	4週間ごと PD（増悪）まで					

基本事項

【適 応】

がん化学療法後に増悪した切除不能な進行・再発の悪性胸膜中皮腫

【奏効率[1]】CONFIRM 試験

奏効率	無増悪生存期間（中央値）	全生存期間（中央値）
11 %	3.0カ月	10.2カ月

【副作用[1]】CONFIRM 試験

	All Grade	Grade 3以上
疲労	27 %	1 %
下痢	16 %	3 %
悪心	15 %	0 %
搔痒	11 %	0 %
Infusion reaction	8 %	3 %
甲状腺機能低下症	5 %	1 %
口内炎	3 %	1 %
大腸炎	2 %	1 %
間質性肺疾患	1 %	1 %
肝障害	1 %	1 %

Nivolumab 単独療法 ●

1 肺がん

3 悪性胸膜中皮腫

▌レジメンチェックポイント

① 投与量, 投与スケジュールの確認：Nivolumab の投与量・投与スケジュールは, 1回240 mg を2週間間隔または1回480 mg を4週間間隔の2つの投与方法が承認されているため, 投与前に治療計画を熟知してチェックすること.

② 相互作用：ワクチン（生ワクチン, 弱毒生ワクチン, 不活化ワクチン）の接種により過度の免疫反応が起こる可能性があるため注意する.

▌副作用対策と服薬指導のポイント

p.182参照.

【文　献】

1) Fennell AD, et al：Nivolumab versus placebo in patients with relapsed malignant mesothelioma (CONFIRM)：a multicentre, double-blind, randomised, phase 3 trial. Lancet Oncol, 22：1530-1540, 2021

＜佐野慶行＞

1. 肺がん　4）胸腺がん

Lenvatinib 単独療法

Lenvatinib　1回24 mg　1日1回　経口　連日投与　PD（増悪）まで

基本事項

【適　応】

切除不能な胸腺がん

【奏効率[1]】

REMORA 試験

	奏効率 （CR + PR）	無増悪生存期間 （中央値 95 % CI）	全生存期間 （中央値 95 % CI）
国内第Ⅱ相試験 （REMORA 試験） 42 例	38.1 %	9.3 カ月 （7.7 〜 13.9）	未到達 （16.1 〜未到達）

【副作用[1] [2]】

REMORA 試験

	All Grade	Grade 3 以上
高血圧	88.1 %	64.3 %
蛋白尿	71.4 %	0 %
手掌・足底発赤知覚不全症候群	69.0 %	7.1 %
甲状腺機能低下症	64.3 %	0 %
血小板減少	52.4 %	4.8 %
下痢	50.0 %	4.8 %
食欲減退	42.9 %	2.4 %
体重減少	35.7 %	4.8 %
口内炎	33.3 %	0 %
倦怠感	33.3 %	0 %
発声障害	33.3 %	0 %
AST 上昇	26.2 %	0 %
ALT 上昇	23.8 %	0 %
好中球減少	19.0 %	4.8 %
肺臓炎	2.4 %	2.4 %

Lenvatinib 単独療法 ●

■レジメンチェックポイント [2) 3)]

① 副作用に対する休薬，減量および中止基準の確認

＜用量レベル＞

	投与量	カプセル数
開始用量	1日1回 24 mg	10 mg × 2 4 mg × 1
1段階減量	1日1回 20 mg	10 mg × 2
2段階減量	1日1回 14 mg	10 mg × 1 4 mg × 1
3段階減量	1日1回 10 mg	10 mg × 1
4段階減量	1日1回 8 mg	4 mg × 2
5段階減量	1日1回 4 mg	4 mg × 1

＜副作用発現時の用量調節基準＞

副作用	程度	処置
高血圧	収縮期血圧 140 mmHg 以上または拡張期血圧 90 mmHg 以上のとき	投与を継続し，降圧薬の投与を行う．
	降圧治療にもかかわらず，収縮期血圧 160 mmHg 以上または拡張期血圧 100 mmHg 以上のとき	収縮期血圧 150 mmHg 以下および拡張期血圧 95 mmHg 以下になるまで休薬し，降圧薬による治療を行う．再開する場合，1段階減量する．
	Grade 4	投与を中止する．
上記以外の副作用	忍容性がない Grade 2 または Grade 3	投与開始前の状態または Grade 1 以下に回復するまで休薬する（悪心・嘔吐・下痢に対しては休薬の前に適切な処置を行い，コントロールできない場合に本剤を休薬すること）．再開する場合，1段階減量する．
	Grade 4 （生命を脅かさない臨床検査値異常の場合は，Grade 3 の副作用と同じ処置とする）	投与を中止する．

② 肝機能障害

中等度以上の肝機能障害患者では，血中濃度上昇のおそれがあるため，減量を考慮するとともに，有害事象の発現に十分注意する.

③ 併用薬の確認

Lenvatinib はP糖蛋白およびCYP3Aの基質となる.

・P糖蛋白阻害薬（イトラコナゾール，クラリスロマイシン，シクロスポリンなど）との併用によりLenvatinibの血中濃度が上昇する可能性がある.

・CYP3A/P糖蛋白誘導薬〔リファンピシン，フェニトイン，セイヨウオトギリソウ（St. John's Wort）など〕との併用により，Lenvatinibの血中濃度が低下する可能性がある.

副作用対策と服薬指導のポイント[2]

① 高血圧：国内第Ⅱ相試験での高血圧発現までの期間の中央値は8日であり，治療開始早期から自宅で血圧測定および記録を行うよう指導する. 高血圧による嘔気や頭痛，呼吸苦，胸痛，めまいなどの症状が認められた場合，または収縮期血圧180 mmHg以上，拡張期血圧110 mmHg以上の場合には，速やかに連絡するよう伝える. 降圧薬は積極的適応，禁忌もしくは慎重投与，薬物相互作用を考慮し，個々の患者の臨床状況に応じて選択する.

② 尿蛋白：蛋白尿の頻度が高いため，投与期間中は尿蛋白を定期的に検査し，定性検査で2＋以上の場合には，定量検査の実施を検討する. 24時間蓄尿による定量検査が困難な場合，随時尿による尿中の「尿蛋白／クレアチニン比（UPC比）」が用いられる場合がある. Grade 3（3.5 g/日以上）の尿蛋白が発現した場合は，休薬しGrade 2以下に回復してから再開する.

③ 手掌・足底発赤知覚不全症候群：手や足の刺激を受けやすい部分に生じやすいことが知られているため，物理的な刺激などが生じやすい部分を確認し，長時間または反復して同じ部分に刺激がかからないように指導する. 予防として手や足の保湿を心がけるように指導する. 症状が出現した場合は，適切な支持療法を行い，症状に応じて減量・休薬を行う.

④ 血栓・塞栓症：意識消失やめまい，胸痛，息切れ，手足のむくみ，ろれつが回らないなどの症状が認められた場合は速やかに

連絡するよう伝える.

⑤ 出血：鼻血や歯肉出血，喀血，血尿などの出血症状が認められることがある. 15分以上止まらない場合は連絡するよう伝える.

⑥ 間質性肺疾患：治療開始早期に急性肺障害，間質性肺疾患があらわれることがあるので，患者には初期症状（息切れ，呼吸困難，咳嗽，発熱など）を伝え，早期の医療機関への受診について指導する.

【文　献】

1) Sato J, et al：Lenvatinib in patients with advanced or metastatic thymic carcinoma（REMORA）：a multicentre, phase 2 trial. Lancet Oncol, 21：843-850, 2020

2) レンビマ® カプセル 胸腺癌 適正使用ガイド

3) レンビマ® カプセル インタビューフォーム

<川澄賢司>

2. 乳がん

化学療法の概要

　乳がんの化学療法は，術後の再発抑制を目的とした術前・術後化学療法と転移・再発乳がんを対象とした全身化学療法がある．

　また，ホルモン陽性乳がんに対しても，術前・術後および転移・再発乳がんに対するホルモン療法がある．

　化学療法の内容は，HER2（human epidermal growth factor receptor 2）の発現状況やホルモン受容体の発現状況により異なる（術前・術後化学療法においては，腫瘍増殖能を示すKi-67も指標となる）．

　2022年に改訂された乳癌診療ガイドラインでは，術前・術後療法で「再発高リスク」と診断された場合のサブタイプに応じた薬物治療が追記され，免疫チェックポイント阻害薬との併用レジメンや，BRCA遺伝子病的バリアント陽性例の術後療法としてOlaparibが適応となった．また転移・再発乳がんにおいてもサブタイプに応じた薬物療法が推奨されている．

1）術前・術後化学療法

　術後の再発を抑制し，予後の改善を目的として行われる．術前化学療法と術後化学療法では，再発抑制効果は同等と考えられており，リスクや状況に応じて使い分けられる．腫瘍が大きく乳房温存術の適応とならない患者に対して，術前化学療法を行うことにより，温存術が可能になる場合もある．治療内容は病型分類（サブタイプ）や再発リスクに応じて異なる．

　使用されるレジメンは，アントラサイクリン系薬剤を含むレジメン±タキサンに，HER2陽性乳がんでは抗HER2薬を，ホルモン陽性乳がんでは化学療法後に内分泌療法を組み合わせて実施する．アントラサイクリン系レジメンは，これまでFEC（またはCEF）療法（フルオロウラシル＋エピルビシン＋シクロホスファミド）など静注フルオロウラシルを併用したレジメンが使用されてきたが，大規模臨床試験（GIM2試験，NSABP B-36試験）の結果から，EC療法に静注フルオロウラシルを追加したFEC療法は，AC（ア

ドリアマイシン＋シクロホスファミド）／EC（エピルビシン＋シクロホスファミド）療法と比較して予後を改善しなかった．このことからアントラサイクリン系レジメンとしてはAC/EC療法が推奨される（FEC療法はAC/EC療法のフルオロウラシルの上乗せ効果が認められないばかりではなく，フルオロウラシルによる有害事象の増加も危惧されるため勧められない）．

　術前化学療法で効果不十分とされた場合や，診断時の腫瘍径の大きさやリンパ節転移の個数などに応じて「再発高リスク」と診断された症例には，以下の治療が推奨されている．

○ホルモン陽性乳がん

腫瘍径やリンパ節転移個数などに応じて，内分泌療法にS-1またはAbemaciclibを併用．

○HER2陽性乳がん

術前化学療法で効果不十分とされた場合は，術後にT-DM1（Trastuzumab Emtansine）を14回投与．

○Triple negative乳がん

Stageに応じて術前化学療法より免疫チェックポイント阻害薬の併用レジメンを推奨．

○*BRCA*遺伝子病的バリアントのある乳がん

Olaparibを1年間服用．

2) 転移・再発乳がんを対象とした化学療法

　腫瘍増大の遅延による延命効果と症状コントロールを目的に実施する．ホルモン陽性乳がんにおいて，生命に危険を及ぼす転移がない場合，内分泌療法を先行する．HER2陰性例では，前治療（術前・術後化学療法）に化学療法が行われていない場合にはアントラサイクリン系またはタキサンを含むレジメンが推奨される．

【周術期でアントラサイクリン系やタキサンが投与されている場合】

○Luminal A-Like／Luminal B-Like

・ホルモン陽性乳がんにおいて生命に危険を及ぼす転移がない場合は内分泌療法を先行．

・内分泌療法無効後，*BRCA*遺伝子病的バリアント陽性例にはOlaparibを使用する．

○HER2陽性乳がん

抗HER2薬＋タキサンを一次治療に，T-DXd（Trastuzumab

● 改訂第8版 がん化学療法レジメンハンドブック

Deruxtecan）を二次治療に使用することを推奨.

○ Triple Negative 乳がん

PD-L1陽性では免疫チェックポイント阻害薬併用レジメンを推奨.

○化学療法歴のある HER2 低発現※乳がん

抗HER2薬のT-DXdの投与を推奨.

※ HER2低発現：HER2 に対する免疫組織化学染色（以下 IHC）で1+，または，IHC2+かつin situ hybridization（以下 ISH）陰性で定義される.

3) 本アルゴリズムにて記載している治療の内容

<化学療法>

アントラサイクリンを含むレジメン	AC療法, dose-dence AC療法※, EC療法　など
タキサン	Weekly PTX療法, DTX療法, dose-dence PTX療法※など

※ dose-dence AC療法・dose-dence PTX療法は，術前・術後化学療法にのみ使用

<内分泌療法>

アロマターゼ阻害薬	アナストロゾール, レトロゾール（非ステロイド性）エキセメスタン（ステロイド性）
LH-RHアゴニスト	リュープロレリン, ゴセレリン

(1) 化学療法

以下，浸潤性乳がんにおける術前・術後化学療法のアルゴリズムおよび転移・再発乳がんに対する化学療法のアルゴリズムを示す.

【乳がんサブタイプ分類と治療法】

2022年に改訂された乳癌診療ガイドラインでは，再発高リスクと診断された場合に，それぞれのサブタイプに応じた薬物治療が追記された. サブタイプによる治療選択を表に示す.

化学療法の概要 ●

● 表 乳がんの病型分類（サブタイプ）と治療法

	Luminal A-Like	Luminal B-Like	Luminal B-Like HER2＋	HER2 enriched	Triple Negative
ホルモン感受性	(＋)	(＋)		(－)	(－)
HER2	(－)	(－)	(＋)	(＋)	(－)
増殖能 (Ki-67)	(低値)	(高値)		－	－
組織核異型度	Grade 1〜2	Grade 2〜3		－	－
治療法	（原則）内分泌療法のみ	内分泌療法±化学療法	内分泌療法＋化学療法＋抗HER2療法	化学療法＋抗HER2療法	化学療法のみ
再発高リスク術後療法	内分泌療法＋S-1 S-1：1年間服用 または 内分泌療法＋Abemaciclib Abemaciclib：2年間服用		内分泌療法＋T-DM1 14回投与	T-DM1 14回投与	術前化学療法からPembrolizumabを併用
BRCA遺伝子病的バリアント陽性	Olaparib適応	Olaparib適応	－	－	Olaparib適応

【（臓器転移のない）浸潤性乳がんにおける術前・術後化学療法のアルゴリズム】

《手術》

腫瘍径の縮小化と治療効果判定を目的として化学療法施行後に手術を行うことが多い（腫瘍径が小さい場合や，術後療法でAbemaciclibの適応の可否を確認する目的で手術を先行することもある）.

《放射線療法》

・乳房温存術を施行された患者には，温存された乳房に照射する.

291

● 改訂第8版 がん化学療法レジメンハンドブック

・乳房全切除術を施行された患者でも，胸筋や領域リンパ節に浸潤している可能性がある場合は放射線療法の適応となる．
・HER2陽性の左側乳がんの場合，Trastuzumabの心毒性を考慮し，放射線療法中の抗HER2薬を休薬することがある．

① Luminal A-Like

> 内分泌療法
> ±放射線療法

○ 再発リスク中等度以上（Oncotype DX[※1]によるRSスコア中間リスクなど），または点滴化学療法の治療を希望しない場合

> 内分泌療法 ± S-1[※2] ／ Abemaciclib[※3]
> ± 放射線療法

○ 再発リスク高度：Oncotype DXによるRSスコア高値など

> アントラサイクリンを含むレジメン ± タキサン /TC/CMF ── 内分泌療法 ± S-1[※2] ／ Abemaciclib[※3] ± 放射線療法

※1 Oncotype DX：多遺伝子アッセイ検査．乳がん細胞における21種類の遺伝子の発現状況を解析し，再発率や化学療法の上乗せ効果を予測する．リンパ節転移3個以下のLuminal A-LikeやLuminal B-Likeを対象としており，再発スコアとして0〜100の数値で点数化される．
※2 1年間服用
※3 2年間服用
TC：ドセタキセル＋シクロホスファミド
CMF：シクロホスファミド＋メトトレキサート＋フルオロウラシル

＜化学療法＞

原則化学療法は行わない．しかし再発高リスクの患者や，リンパ節転移の状況，年齢，患者の希望などを考慮して化学療法を行うこともある．

＜内分泌療法＞

閉経後乳がんに対して，術前に内分泌療法を施行することがある（注意：閉経前乳がんには術前内分泌療法は推奨されていない）．

腫瘍径やリンパ節転移の個数に応じて「再発高リスク」とされた場合は，術後内分泌療法にS-1またはAbemaciclibの併用が推奨されている．

② Luminal B-Like

```
アントラサイクリンを含     →   内分泌療法 ± S-1※2／Abemaciclib※3
むレジメン ± タキサン          ± 放射線療法
/TC/CMF
```

○ 再発リスク低度（リンパ節転移陰性かつOncotype DXによるRSスコア低値），または点滴化学療法の治療を希望しない場合

```
内分泌療法        もしくは    内分泌療法 ± S-1※2／Abemaciclib※3
± 放射線療法                  ± 放射線療法
```

＜化学療法＞

原則として点滴化学療法を実施するが，再発低リスク（Oncotype DXを用いたTAILORx試験の結果より，リンパ節転移陰性でRSスコア25以下）となった場合は，術後化学療法を省略することが推奨されている（ただし，50歳以下かつRSスコア16〜25の女性は化学療法群で遠隔転移再発率の低下が示されており，化学療法を行うことを検討してもよい）．

＜内分泌療法＞

腫瘍径やリンパ節転移の個数に応じて「再発高リスク」とされた場合は，術後内分泌療法にS-1またはAbemaciclibの併用が推奨されている．

③ Luminal B-Like HER2 ＋

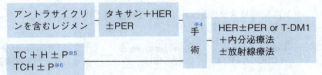

PER：ペルツズマブ，HER：トラスツズマブ，T-DM1：トラスツズマブ エムタンシン

※4 術前化学療法の場合，手術はタキサン＋抗HER2療法終了後に行う．
※5 TC＋H±P（Docetaxel/Cyclophosphamide＋Trastuzumab±Pertuzumab）
※6 TCH±P（Docetaxel/Carboplatin/Trastuzumab±Pertuzumab）
※5，6 TC療法・TCH療法では，レジメンの頭文字「C」に該当する薬剤が異なるので注意する．

＜抗HER2薬＞

・タキサン系薬剤と併用する抗HER2薬としてTrastuzumabを使

用し,リンパ節転移陽性など,再発リスクが高い患者においてはPertuzumabを併用する(投与期間は12カ月間までとする).
・T-DM1は術前療法により病理学的完全奏効(pCR)が認められなかった患者に投与する(投与回数は14回までとする).

<内分泌療法>

抗HER2薬と併用可〔T-DM1はTrastuzumabに細胞障害性抗がん薬(DM1)が結合しているが,術後療法への適応追加の根拠となったKATHERINE試験において内分泌療法との併用が許容されている〕.

④ HER2 enriched

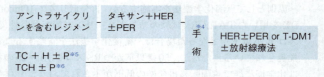

⑤ Triple Negative

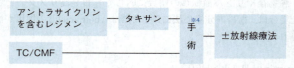

○ 再発高リスク(Stage ⅡA ~ Stage ⅢC)

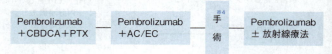

<化学療法>

Stage ⅡA以上の再発高リスク症例には術前化学療法に免疫チェックポイント阻害薬であるPembrolizumabを併用するレジメンが推奨されており,術後化学療法としてPembrolizumab単剤を投与する.

【転移・再発乳がんに対する化学療法のアルゴリズム】

　Triple Negative や生命を脅かす内臓転移のある（または内分泌療法無効の）Luminal タイプ（HER2陰性）に対する化学療法は原則として単剤療法となるが，周術期に化学療法が行われていない場合には，アントラサイクリン系またはタキサンを含むレジメンが推奨され，サブタイプや BRCA 遺伝子病的バリアント，PD-L1陽性の有無で使用するレジメンが異なる．

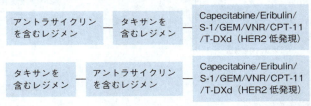

GEM：ゲムシタビン，VNR：ビノレルビン，CPT-11：イリノテカン，T-DXd：トラスツズマブ デルクステカン

○ HER2低発現（化学療法歴があること）
　T-DXd
○ BRCA 遺伝子変異陽性（かつ HER2陰性）
　Olaparib
○ Bevacizumab 併用（Triple Negative のみ）
　Bevacizumab + PTX
○ PD-L1陽性（Triple Negative のみ）
　Atezolizumab + nab-PTX
　Pembrolizumab +（CBDCA + GEM/PTX/nab-PTX）
○ 高頻度マイクロサテライト不安定性（MSI-High）を有する
　Pembrolizumab
○ NTRK 融合遺伝子陽性
　Entrectinib

① Luminal A-Like／Luminal B-Like

　Visceral crisis でなければ内分泌療法を先行．効果が確認できれば，増悪後も内分泌療法薬を変更して継続する．
　Visceral crisis：差し迫った生命の危機がある内臓転移（多発肝転移，肺転移など）

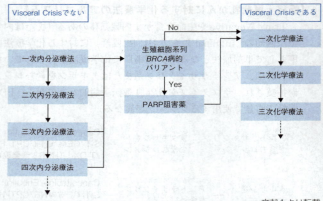

文献1より転載

② Luminal B-Like HER2＋, HER2 enriched

転移・再発乳がんにおいては，PertuzumabとTrastuzumabを併用する．DESTINY-Breast03試験の結果から，二次治療以降にT-DXdを使用することが推奨される．

Luminal B-Like HER2＋で化学療法が継続できない場合や高齢者などはPER＋HERに内分泌療法の併用を考慮してもよい．

```
PER＋HER＋タキサン                         T-DM1／
(Luminal B-Like HER2＋では ― T-DXd ― 前治療で使用していない
PER＋HER＋内分泌療法も可)                   化学療法＋抗HER2薬
```

③ Triple Negative

化学療法が推奨となる．PD-L1陽性例は一次化学療法と免疫チェックポイント阻害薬との併用が推奨される．PD-L1陽性例で*BRCA*遺伝子病的バリアント陽性を伴う場合，PARP阻害薬は，免疫チェックポイント阻害薬＋一次化学療法無効時に使用することが推奨される．

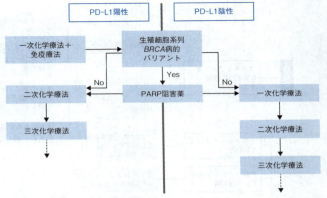

文献2より転載

(2) 内分泌療法

以下に，浸潤性乳がんにおける術後内分泌療法のアルゴリズムおよび転移・再発乳がんに対する内分泌療法のアルゴリズムを示す．

【浸潤性乳がんにおける術後内分泌療法のアルゴリズム】

① 閉経前乳がん

タモキシフェンにLH-RHアゴニストとの併用が推奨されるが，再発リスクが低い場合は併用の効果が小さいとされ，タモキシフェン単剤の投与が推奨される．

LH-RHアゴニストとアロマターゼ阻害薬の併用は実地臨床ではすでに広く使用されているが，添付文書上は保険適用外となっている．タモキシフェン服用後に閉経が確認された場合はアロマターゼ阻害薬への変更を考慮する．

② 閉経後乳がん

アロマターゼ阻害薬が第一選択薬となる．アロマターゼ阻害薬が使用できない場合や，有害事象が問題になる場合はタモキシフェンを推奨する．

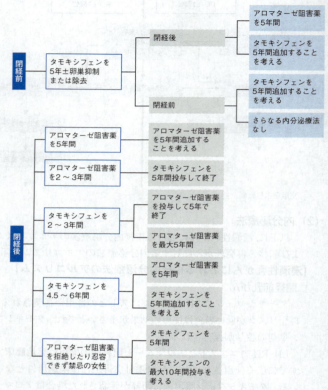

参考資料：文献3, 4

【転移・再発乳がんに対する内分泌療法のアルゴリズム】

① 閉経前ホルモン受容体陽性（HER2陰性）

前治療時にCDK4/6阻害薬が未使用の場合は，CDK4/6阻害薬の併用療法が第一に推奨される．生命を脅かす病変がなく，内分泌療法抵抗性でないと判断できる場合は，三次治療以降において内分泌療法を検討する．

【一次治療】	【二次治療】[※1]	【三次治療以降】
LH-RHアゴニスト + FUL or TAM or TOR ± CDK4/6i	LH-RHアゴニスト + AI + CDK4/6i	前治療の効果に応じて未使用の内分泌療法 EXE+EVE，AI，TOR，MPA，エストロゲン療法[※2] など

TAM：タモキシフェン，AI：アロマターゼ阻害薬，CDK4/6i：サイクリン依存性キナーゼ4/6阻害薬，FUL：フルベストラント，EXE：エキセメスタン，EVE：エベロリムス，TOR：トレミフェン，MPA：酢酸メドロキシプロゲステロン

[※1] 術後内分泌療法中もしくは終了後12カ月以内に再発した患者の再発一次内分泌療法も該当する．

[※2] エストロゲンを排除する内分泌療法により一定期間のエストロゲン枯渇状況下で腫瘍の遺伝子発現プロファイルが変化し，エストロゲンによりアポトーシスを誘導する可能性があるとされている（内分泌療法の最終手段として用いる）．

② 閉経後ホルモン受容体陽性

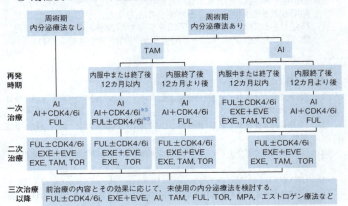

[※3] TAM内服中または終了後12カ月以内での再発時は，パルボシクリブはAIと，アベマシクリブはFULと併用となる．

文献5より転載

● 改訂第8版 がん化学療法レジメンハンドブック

★ 内分泌療法薬と薬物相互作用

内分泌療法は5〜10年と長期で施行されるため，相互作用に注意する．

【タモキシフェン】

<クマリン系抗凝固薬：ワルファリンなど>

ワルファリンで薬理活性の高い光学異性体（S体）はCYP2C9にのみ代謝され不活化するが，タモキシフェンにより代謝が阻害され作用が増強するとされている．

<選択的セロトニン再取り込み阻害薬（SSRI）：パロキセチンなど>

SSRIのCYP2D6阻害作用によりタモキシフェンの活性代謝物の血漿中濃度が低下するとされている．添付文書では「併用注意」であるが，併用により乳がんによる死亡リスクが増加した報告があるため，SSRIを他の薬剤に変更することを考慮する．

<リファンピシン>

リファンピシンによりCYP3A4が誘導され，代謝が促進されるためタモキシフェンの血中濃度が低下したとの報告がある．

【アロマターゼ阻害薬（アナストロゾール，レトロゾール，エキセメスタン）】

< SERM：タモキシフェン，ラロキシフェン，バゼドキシフェン>

タモキシフェンと同様に選択的エストロゲン受容体調節薬（SERM）であるラロキシフェン，バゼドキシフェンは閉経後女性における骨粗鬆症の治療薬として日本でも広く使用されている．しかし，ATAC試験においてタモキシフェンとアナストロゾールの併用で有害事象が増加し，さらにアナストロゾールの乳がん再発抑制効果を阻害することが明らかとなった．ラロキシフェンやバゼドキシフェンも理論上アロマターゼ阻害薬との相互作用が懸念されるため，アロマターゼ阻害薬使用時の併用は推奨されない．

【文 献】

1) 「乳癌診療ガイドライン 1. 治療編 2022年版」（日本乳癌学会／編），p45，金原出版，2022

2) 「乳癌診療ガイドライン 1. 治療編 2022年版」（日本乳癌学会／編），p47，金原出版，2022

3) 「乳癌診療ガイドライン 1. 治療編 2022年版」（日本乳癌学会／編），金原出版，2022

4) 「NCCN Clinical Practice Guidelines in Oncology：Breast Cancer ver2.0」2024

5) 「乳癌診療ガイドライン 2018年版（追補2019）」（日本乳癌学会／編），p48，金原出版，2019

<山本紗織>

2. 乳がん

AC（DXR＋CPA）療法 /
dose-dense AC followed by PTX療法

＜AC療法＞

		Day	1	8	15	21
DXR	60 mg/m^2 点滴静注（15分）		↓			
CPA	600 mg/m^2 点滴静注（30分）		↓			

術前・術後療法：3週間ごと　4コース

＜dose-dense AC療法＞

		Day	1	8	14
DXR	60 mg/m^2 点滴静注（15分）		↓		
CPA	600 mg/m^2 点滴静注（30分）		↓		

術前・術後療法：2週間ごと　4コース

【制吐対策】
① 5-HT$_3$受容体拮抗薬（Day 1）② アプレピタント[※1] 125 mg（Day 1），80 mg（Day 2〜3）③ デキサメタゾン 9.9 mg IV（Day 1），8 mg PO[※2]（Day 2〜4）④ オランザピン 5 mg PO（Day 1〜4）（糖尿病患者には禁忌）
[※1] 静注のNK$_1$受容体拮抗薬使用の場合はp.24参照
[※2] オランザピン併用時は内服デカドロン®は減量・中止を考慮してもよい

【G-CSF予防投与】
dose-dense AC療法ではG-CSFの一次予防投与が推奨される．臨床試験ではDay 3〜10に合計7回G-CSFが投与されており，日常診療においてもこれに準じる．また，ペグフィルグラスチムをDay 2以降に投与でも差し支えないと考えられる．

＜PTX[※3]療法（dose-dense AC療法に続いて）＞

		Day	1	8	14
PTX	175 mg/m^2 点滴静注（3時間）		↓		

術前・術後療法：2週間ごと　4コース

[※3] Weekly PTX（80 mg/m^2）1週間ごと12コースでも可

● 改訂第8版 がん化学療法レジメンハンドブック

【前投薬】
① デキサメタゾン 9.9 mg IV（次回以降減量可）：PTX投与30分前まで
② ジフェンヒドラミン 50 mg PO：PTX投与30分前まで ③ ファモチジン 20 mg IV：PTX投与30分前まで

【G-CSF予防投与】
臨床試験（CALGB9741試験）において，全例でG-CSFの一次予防的投与があり，ペグG-CSFの投与が推奨されている.

基本事項

＜AC療法＞

【適 応】

術前・術後療法

・Stage I～IIIの症例に推奨される.
・腋窩リンパ節転移陽性・陰性にかかわらず，効果が期待できる.
・必要に応じてAC後にタキサン（PTX，DTX）を投与する（p.365，p.374参照）. AC followed by タキサンでは，再発リスクの低減が期待できるが，リンパ節転移陰性患者に対して日常臨床で推奨する根拠はない.

転移・再発症例

・Stage IV，または再発症例に適応.
・一次治療およびアントラサイクリン系薬剤未使用患者に対する二次化学療法として効果が期待できる.

【奏効率】

術後療法[1]

3年間無病生存率
62％

転移・再発症例[2]

奏効率	全生存期間（中央値）
54％	20.5カ月

【副作用[1]】

白血球減少	Grade 3	3.4％
	Grade 4	0.3％
血小板減少	Grade 3	0％
	Grade 4	0.1％
悪心・嘔吐	悪心のみ	15.5％
	嘔吐≦12時間	34.4％
	嘔吐＞12時間	36.8％
	耐え難い嘔吐	4.7％

次ページへ続く

AC（DXR＋CPA）療法/dose-dense AC followed by PTX療法 ●

前ページの続き

脱毛	薄い（＜50％）	3％
	不完全（＞50％）	19.9％
	完全	69.5％
発熱	38〜40℃	5.1％
	＞40℃	0.4％

＜dose-dense AC followed by PTX療法＞

【適 応】

術前・術後療法

・Stage Ⅰ〜ⅢのTriple Negative

・Stage ⅡA〜ⅢのLuminal-B Like，（一部のLuminal-A Like）

・NCCNのガイドラインではHER2陰性患者に対する術前・術後療法の第一選択レジメンの一部である．

【奏効率[3]】

4年間無病生存率：82％

レジメンチェックポイント

① 前投薬の確認：制吐薬

② 投与量の確認

＜DXR＞

総投与量が500 mg/m^{2}を超えると心毒性のリスク増大のため，本治療以前の治療歴を含め，アントラサイクリン系薬剤の総投与量をチェックする．

＜アントラサイクリン系薬剤換算比＞

薬剤名	限界投与量	DXR換算比
ドキソルビシン	500 mg/m^2	1
ダウノルビシン	25 mg/kg	3/4
エピルビシン	900 mg/m^2	1/2
ピラルビシン	950 mg/m^2	1/2
ミトキサントロン	160 mg/m^2	3

＜DXR：肝機能低下症例に対する減量の目安＞

T-Bil（mg/dL）or AST（IU/L）	投与量
T-Bil 1.5〜3.0 or AST 60〜180	50％減量
T-Bil 3.1〜5.0 or AST ＞180	75％減量
T-Bil ＞5.0	中止

文献4

または

T-Bil （mg/dL）	投与量
1.2～3.0	50％減量
3.1～5.0	75％減量
＞5.0	中止

文献5

＜CPA：腎障害時の減量基準[6]＞

GFR （mL/min）	＜10
	25％減量

＜CPA：肝障害時の減量基準[7]＞

T-Bil 3.1～5.0 mg/dL or AST＞3×ULN	T-Bil＞5.0 mg/dL
25％減量	中止

＜PTX＞

白血球数または好中球数が以下の基準にあてはまれば，回復するまで投与を延期．投与後，白血球数が1,000/mm³未満となった場合には次回の投与量を減量すること．

白血球	好中球
4,000/mm³未満	2,000/mm³未満

タキソール®添付文書

効果を検証した臨床試験における投与基準は，好中球数≧1,000/mm³かつ血小板数≧100,000/mm³であった．

＜PTX：減量の目安[8]＞

副作用の状況に応じて25％をめどに減量．

＜PTX：肝機能低下症例に対する減量の目安＞

AST・ALT	T-Bil	PTX投与量
10×ULN未満　かつ	1.26～2.0×ULN	25％減量
10×ULN未満　かつ	2.01～5.0×ULN	50％減量
10×ULN以上　または	5.0×ULNを超える	中止

米国添付文書より

③ 併用薬の確認

PTX：ジスルフィラム，シアナミド，プロカルバジンは併用禁忌（顔面潮紅，血圧低下，悪心，頻脈，めまいなどのアルコール反応を起こすおそれがあるため）．

ビタミンA，アゾール系抗真菌薬，マクロライド系抗菌薬，ニフェジピン，シクロスポリン，ベラパミル，ミダゾラムなどは

併用注意（PTXの代謝酵素がCYP2C8，CYP3A4であるためPTXの血中濃度が上昇）.

CPA：ペントスタチンは併用禁忌（心毒性による死亡例が報告されているため）.

▋副作用対策と服薬指導のポイント

① 投与歴の確認（DXR）：既往歴と現在までの抗がん剤治療について確認し，総投与量の確認を行う.

② 着色尿（DXR）：1〜2日間尿が赤色に着色する.

③ 血管外漏出（DXR）：DXRは起壊死性抗がん剤であるため，血管から薬液が漏れている場合はすぐに申し出ることを伝える.血管外漏出時は治療薬デクスラゾキサンの投与を検討する.

> <デクスラゾキサン（サビーン®点滴静注用）>
> ・投与量　1,000 mg/m^2（Day 1, 2），500 mg/m^2（Day 3）を乳酸リンゲル液 500 mLに希釈し，1〜2時間かけて点滴静注（生理食塩液，5％ブドウ糖液よりpHが高く，注射部位局所の副作用の発現割合が低い）
> ・最大投与量　2,000 mg（Day 1, 2），1,000 mg（Day 3）
> ・血管外漏出後6時間以内に投与開始
> ・調製後150分以内に投与完了
> ・Ccr＜40 mL/minで50％減量
> ・血管外漏出部位を氷嚢などで冷却している場合は投与15分以上前から血管外漏出部位から取り外す.
> ・骨髄抑制があらわれることがあり，本剤の投与中および投与後は定期的に血液検査を行う.

④ 出血性膀胱炎（CPA）：予防として水分の摂取を心がける. 血尿が出た場合にはすぐに申し出るように伝える.

> ★ DXRの投与により尿が赤色に着色するため，色調による判断は難しい. 自覚症状（排尿困難，排尿時の灼熱感など）がある場合には，血尿を疑い，申し出るように伝える.

⑤ アルコールに関する問診（PTX）（アルコールに過敏な患者は慎重投与）：自動車の運転など危険を伴う機械の操作に従事させないように注意すること. WeeklyのPTX投与ではビール瓶中瓶1/2本程度のアルコールが含まれている.

⑥ アレルギー症状（PTX）：皮膚の異常（蕁麻疹），顔面潮紅，息苦しさ，動悸などが発現した場合はすぐに申し出ることを伝える.

● 改訂第8版 がん化学療法レジメンハンドブック

★ PTXと溶解補助剤のポリオキシエチレンヒマシ油による過敏症およびショック.

⑦ **末梢神経障害（PTX）**：手足のしびれ，刺痛，焼けるような痛みが発現した場合はすぐに申し出ることを伝える．PTXによる末梢神経障害は高頻度に起こり，適切に減量，休薬などを行う．

⑧ **脱毛（AC療法，PTX）**：高頻度で発現し，治療後1〜3週間で抜け始め，全治療終了後は回復する．

⑨ **筋肉痛，関節痛（PTX）**：PTX投与後数日続くことがある．特にG-CSF製剤のペグフィルグラスチムを使用する場合は疼痛が増悪することがあり，鎮痛薬（NSAIDsなど）の処方を検討してもよい．

【文　献】

1) Fisher B, et al.：Two months of doxorubicin-cyclophosphamide with and without interval reinduction therapy compared with 6 months of cyclophosphamide, methotrexate, and fluorouracil in positive-node breast cancer patients with tamoxifen-nonresponsive tumors: Results from the National Surgical Adjuvant Breast and Bowel Project B-15. J Clin Oncol, 8：1483-1496, 1990

2) Biganzoli L, et al：Doxorubicin and paclitaxel versus doxorubicin and cyclophosphamide as first-line chemotherapy in metastatic breast cancer: The European Organization for Research and Treatment of Cancer 10961 Multicenter Phase III Trial. J Clin Oncol, 20：3114-3121, 2002

3) Citron ML, et al：Randomized trial of dose-dense versus conventionally scheduled and sequential versus concurrent combination chemotherapy as postoperative adjuvant treatment of node-positive primary breast cancer：first report of Intergroup Trial C9741/Cancer and Leukemia Group B Trial 9741. J Clin Oncol, 21：1431-1439, 2003

4) アドリアシン®注 インタビューフォーム

5) Floyd J, et al：Hepatotoxicity of chemotherapy. Semin Oncol, 33：50-67, 2006

6) 「Drug Prescribing in Renal Failure」(Aronoff GR, et al, eds), American College of Physicians, 2007

7) Perry MC：Chemotherapeutic agents and hepatotoxicity. Semin Oncol, 19：551-565, 1992

8) タキソール®注射液 インタビューフォーム

＜山本紗織＞

2. 乳がん

Trastuzumab 単独療法

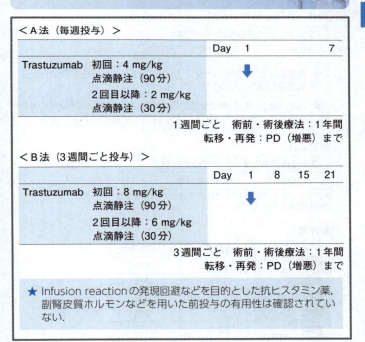

<A法（毎週投与）>

	Day	1			7
Trastuzumab 初回：4 mg/kg 点滴静注（90分） 2回目以降：2 mg/kg 点滴静注（30分）		↓			

1週間ごと　術前・術後療法：1年間
転移・再発：PD（増悪）まで

<B法（3週間ごと投与）>

	Day	1	8	15	21
Trastuzumab 初回：8 mg/kg 点滴静注（90分） 2回目以降：6 mg/kg 点滴静注（30分）		↓			

3週間ごと　術前・術後療法：1年間
転移・再発：PD（増悪）まで

★ Infusion reaction の発現回避などを目的とした抗ヒスタミン薬，副腎皮質ホルモンなどを用いた前投与の有用性は確認されていない．

基本事項

【適　応】
- 転移・再発症例
  HER2陽性（IHC3＋またはFISH陽性）の転移・再発乳がん．
- 術前・術後療法
  HER2陽性（IHC3＋またはFISH陽性）の乳がん．
＊術前・術後療法など初期治療における投与期間は1年間である．
　＜併用レジメンについて＞
　術後にほかの化学療法を行わずに（Trastuzumab 単独の前に化学療法を行わずに）Trastuzumab 単独療法を行うことの有用性を支持する根拠はない．

● 改訂第8版 がん化学療法レジメンハンドブック

★ HER2陰性症例には効果は期待できず，使用すべきではない．

【奏効率】

転移・再発症例[1]

奏効率	全生存期間（中央値）
26%	24.4カ月

★ 乳がんにおいては，メタアナリシスなどにより術前療法と術後療法の同等性が証明されている[2]．

★ Trastuzumab の術前療法での有用性は小規模の試験結果のみであるが，メタアナリシスにより有用性が証明されている[3]．

術後療法[4]

3年後無病生存率	3年後生存率
80.6%	92.4%

術前または術後療法後に12カ月の Trastuzumab を単独投与した場合のデータである

【副作用[1]】

	全症例	重篤例
疼痛	59%	8%
無力症	53%	7%
悪心	37%	3%
発熱	36%	2%
悪寒	22%	0%
下痢	36%	2%
頭痛	29%	3%

レジメンチェックポイント

① 投与量の確認

＜A法＞初回4 mg/kg，2回目以降2 mg/kg．

＜B法＞初回8 mg/kg，2回目以降6 mg/kg．

投与予定日より1週間を超えた後に投与する際は，改めて初回投与量（A法では4 mg/kg，B法では8 mg/kg）で投与を行う．

② 投与速度の確認

初回：90分．

投与2回目以降：Infusion reaction などのアレルギー反応がな

ければ30分まで短縮可能.

★ Infusion reactionは，本剤投与中および投与後24時間以内に多くあらわれ，主に初回投与時にあらわれやすい．したがって，初回投与時は90分以上かけて投与し，患者を十分に観察する必要がある．

③ 臨床試験※における心障害時の休薬，中止基準（参考）[5]

LVEF < 45	投与延期し，3週間以内に再評価	LVEF < 45 または 45 ≦ LVEF < 50 およびベースラインから10ポイント以上の低下	投与中止
		45 ≦ LVEF < 50 およびベースラインから10ポイント未満の低下または LVEF ≧ 50	投与再開
45 ≦ LVEF < 50	ベースラインから10ポイント未満の低下		投与継続
	ベースラインから10ポイント以上の低下の場合は投与を延期し，3週間以内に再評価	LVEF < 45 または 45 ≦ LVEF < 50 およびベースラインから10ポイント以上の低下	投与中止
		45 ≦ LVEF < 50 およびベースラインから10ポイント未満の低下または LVEF ≧ 50	投与再開

※ HERA試験（術後療法）

副作用対策と服薬指導のポイント

① 心障害：重大な副作用として，心障害がある．HERA試験の心障害解析では，重篤なうっ血性心不全が0.6％あったと報告され，心障害による投与中止が4.3％と報告されている．したがって，動悸や呼吸困難などの症状が出たらすぐに申し出るように伝える．また，投与中は適宜心エコーなどを行い，左室駆出率のモニターなどを行っていくことを伝える．特にアントラサイクリン系薬剤投与歴のある患者はリスクが高いと考えられるため注意が必要である（HERA試験においても，投与中は3カ月ごとに心機能評価が実施されている）．

●改訂第8版 がん化学療法レジメンハンドブック

> ★ Trastuzumab による心機能障害は可逆的であるため，投与中止により症状の改善が期待できる．

② **Infusion reaction**：Infusion reaction による死亡例も報告されていることから，特に初回では発熱，悪寒，呼吸困難などの違和感があればすぐに申し出るように伝える．

> ★ 初回投与時には軽度～中程度の Infusion reaction が約40％の患者に発現する．このような場合には，必要に応じ解熱鎮痛薬や抗ヒスタミン薬などの投与を行い，症状が回復するまで十分に患者を観察する．

【文 献】

1) Vogel CL, et al：Efficacy and safety of trastuzumab as a single agent in first-line treatment of HER2-overexpressing metastatic breast cancer. J Clin Oncol, 20：719-726, 2002

2) Mauri D, et al：Neoadjuvant versus adjuvant systemic treatment in breast cancer：a meta-analysis. J Natl Cancer Inst, 97：188-194, 2005

3) Valachis A, et al：Trastuzumab combined to neoadjuvant chemotherapy in patients with HER2-positive breast cancer：a systematic review and meta-analysis. Breast, 20：485-490, 2011

4) Smith I, et al：2-year follow-up of trastuzumab after adjuvant chemotherapy in HER2-positive breast cancer：a randomised controlled trial. Lancet, 369：29-36, 2007

5) ハーセプチン®適正使用ガイド

・ 「乳癌診療ガイドライン ①治療編 2022年版」（日本乳癌学会／編），金原出版，2022

<山本紗織>

2. 乳がん

Trastuzumab ＋ DTX ＋ CBDCA ± Pertuzumab療法

		Day	1	8	15	21
Pertuzumab[※1]	初回：840 mg 点滴静注（60分） 2回目以降：420 mg 点滴静注（30分）		↓			
Trastuzumab[※1]	初回：8 mg/kg 点滴静注（90分） 2回目以降：6 mg/kg 点滴静注（30分）		↓			
DTX	75 mg/m^2 点滴静注（60分）		↓			
CBDCA	AUC 6 点滴静注（60分）		↓			

3週間ごと　6コース

Pertuzumab，Trastuzumab は合わせて1年間投与

※1 Pertuzumab Trastuzumab Vorhyaluronidase Alfa を使用する場合は，初回投与時には Pertuzumab 1,200 mg・Trastuzumab 600 mg（フェスゴ®配合皮下注 IN），2回目以降は Pertuzumab 600 mg・Trastuzumab 600 mg（フェスゴ®配合皮下注 MA）を，初回投与時には8分以上，2回目以降は5分以上かけて3週間間隔で大腿部へ皮下投与する.

【制吐対策】

① 5-HT$_3$受容体拮抗薬（Day 1）② アプレピタント[※2]125 mg（Day 1），80 mg（Day 2〜3）③デキサメタゾン 4.95 mg IV（Day 1），4 mg PO（Day 2〜3）

※2 静注のNK$_1$受容体拮抗薬使用の場合は p.24参照.

★ Infusion reactionの予防に対する前投薬の有用性は確認されていない.
なお，主治医判断により，Infusion reaction 発現例に対しては，次回以降の投与前に，各試験において以下の前投薬が可能であった.
・CLEOPATRA試験：副腎皮質ホルモン，抗ヒスタミン薬，解熱薬
・APHINITY試験，FeDeriCa試験：抗ヒスタミン薬，解熱薬

● 改訂第8版 がん化学療法レジメンハンドブック

基本事項

【適 応】

HER2陽性乳がん術前・術後療法（Pertuzumab併用：再発高リスクの患者）

・アントラサイクリン系薬剤禁忌（心機能低下など）の患者

・高齢者

・挙児希望のある患者

　→アントラサイクリン系レジメンで併用するCPAが，強い卵巣機能抑制作用を示すため，再発リスクや患者の希望を考慮して選択されることがある．

【奏効率】

Trastuzumab + DTX + CBDCA 療法※（BCIRG 006試験：術後）[1]

無病生存率	全生存率
81 %	91 %

※本試験におけるTrastuzumabは，化学療法併用中は初回4 mg/kg，2回目以降2 mg/kg 1週間ごと，単独投与時は6 mg/kg 3週間ごとで投与された．

Trastuzumab + DTX + CBDCA + Pertuzumab 療法（TRYPHAENA 試験：術前）[2]

奏効率	無増悪生存率	無病生存率
89.6 %	87 %	90 %

【副作用】

BCIRG 006試験[1]

	Grade 3以上
好中球減少	65.9 %
白血球減少	48.2 %
発熱性好中球減少	9.6 %
好中球減少性感染症	11.2 %
貧血	5.8 %
血小板減少	6.1 %
急性白血病	0.1 %
関節痛	1.4 %
筋肉痛	1.8 %
手掌・足底発赤知覚不全症候群	0 %
口内炎	1.4 %

次ページへ続く

312

Trastuzumab + DTX + CBDCA ± Pertuzumab 療法 ●

前ページの続き

	Grade 3 以上
下痢	5.4 %
悪心	4.8 %
嘔吐	3.5 %
不正出血	26.5 %

TRYPHAENA 試験[2]

	All Grade	Grade 3 以上
下痢	72.4 %	11.8 %
悪心	44.7 %	0 %
好中球減少	48.7 %	46.1 %
脱毛症	53.9 %	0 %
嘔吐	39.5 %	5.3 %
疲労	42.1 %	3.9 %
消化不良	22.4 %	0 %
粘膜の炎症	17.1 %	1.3 %
白血球減少	17.1 %	11.8 %
頭痛	15.8 %	0 %
食欲減退	21.1 %	0 %
貧血	36.8 %	17.1 %
発疹	21.1 %	1.3 %
発熱性好中球減少症	17.1 %	17.1 %
便秘	15.8 %	0 %
筋肉痛	10.5 %	0 %
発熱	15.8 %	0 %
口内炎	11.8 %	0 %
不眠症	21.1 %	0 %
味覚異常	21.1 %	0 %
鼻出血	15.8 %	1.3 %
浮動性めまい	15.8 %	0 %
血小板減少	30.3 %	11.8 %

▌レジメンチェックポイント

① 投与順序の確認[3][4]
・TRYPHAENA 試験では，Trastuzumab → Pertuzumab →

CBDCA→DTXとなっており，抗HER2薬→化学療法の順となっているが，抗HER2薬ではPertuzumabを先に投与することや，化学療法ではDTXを先に投与することも可能としている．

・Pertuzumab Trastuzumab Vorhyaluronidase alfaは皮下注製剤であり，抗がん剤暴露の観点から，抗HER2 → 化学療法の順が望ましい．忍容性が良好であれば，抗HER2薬投与後の経過観察時間中に化学療法を開始することも可能としている．

★ CDDP→PTXの順で高度な骨髄抑制が起こる報告があることから，同分類薬剤であるDTXとCBDCAにおいてもDTX→CBDCAの順で投与されることが多い．

② 投与量の確認[4]〜[6]

< Pertuzumab，Trastuzumab >

・Pertuzumabは予定された投与が遅れた場合，前回投与から6週間未満のときは420 mgを投与する．前回投与から6週間以上のときは改めて初回投与量の840 mgで投与を行う．

・Trastuzumabは予定された投与が遅れた場合，投与予定日より1週間以内の遅れのときは6 mg/kg，予定より1週間を超えて遅れた場合は改めて8 mg/kgから開始．

< Pertuzumab Trastuzumab Vorhyaluronidase Alfa >

・初回と2回目以降で規格が異なるので注意する．
初回：IN 15 mL，2回目以降：MA 10 mL

・予定された投与が遅れた場合，前回投与時より6週間以上間隔があいている場合は，改めて初回投与量で施行する[6]．

・「Pertuzumab + Trastuzumab療法」から切り替える場合，
直近の投与日との間隔が6週間以上あいている場合
→初回用量（IN）
直近の投与日との間隔が6週間未満
→2回目以降の用量（MA）

< CBDCA >

CBDCAのクリアランスはGFRと相関することから，GFRを用いたCalvertの式で投与量を算出する（p.33参照）．

③ 休薬，中止基準

< DTX >

・投与当日の好中球数が2,000/mm^{3}未満であれば，投与の延期を考慮する．

・下記の肝機能異常があれば，投与中止（米国添付文書より）．

AST，ALT $> 1.5 \times$ ULN かつ ALP $> 2.5 \times$ ULN

T-Bil $>$ ULN

＜ Pertuzumab，Trastuzumab [3] ＞

LVEF 50 ％未満でベースラインからの LVEF の低下が 10 ％以上となった場合は，最低 3 週間，Pertuzumab と Trastuzumab の投与を延期する．3 週間以内に LVEF 再評価を行い，50 ％未満かつベースラインから 10 ％以上の低下があった場合は投与中止．50 ％以上またはベースラインからの低下が 10 ％未満の場合は投与を再開する．

④ **点滴速度の確認**

＜ Pertuzumab [3] ＞

初回 60 分，忍容性が良好であれば 2 回目以降 30 分

> ★ Pertuzumab 投与終了後には経過観察の時間をもち，Infusion reaction 症状があらわれていないことを確認する（CLEOPATRA 試験では，初回投与時に 60 分の経過観察を行い，Infusion reaction などの問題がなく，心機能など忍容性が良好であれば 2 コース以降は観察時間は 30 分まで短縮可能）．

＜ Trastuzumab ＞

初回 90 分，忍容性が良好であれば 2 回目以降 30 分

⑤ **注入部位／速度の確認（Pertuzumab Trastuzumab Vorhyaluronidase Alfa）[4]**

・投与部位：大腿部のみ

・注射部位反応が報告されているため，同一箇所へくり返し注射することは避け，左右の大腿部に交互に投与するなど，前回の注射部位から少なくとも 2.5 cm 離すこと．

・皮膚が敏感な部位，皮膚に異常のある部位（傷，発疹，発赤，硬結など）の投与は避ける．

・1 回で全量使用し，2 つのシリンジに分けることや，異なる 2 カ所への投与は行わない．

・皮下投与時の注射針の太さは，25 ～ 27 G が推奨．

＜注入速度＞

初回：IN 15 mL 8 分かけて皮下注

2 回目以降：MA 10 mL 5 分かけて皮下注

＊投与後 30 分は経過観察をすることとされているが，忍容性が

● 改訂第8版 がん化学療法レジメンハンドブック

　　　　　良好な場合は，2回目以降から経過観察時間を15分に短縮することができる．

⑥ アルコール過敏症の確認：DTX（タキソテール®）の添付溶解液にはエタノールが含まれているので，アルコールに過敏な患者に投与する場合は，添付溶解液を使用せずに生理食塩液または5％ブドウ糖液で溶解すること．アルコールで希釈された製剤では，アルコールを抜くことはできないため注意する．なお現在はプレミックス製剤でも，アルコールを含有しない製剤も発売されている（p.160参照）．

> ★ DTX製剤について
> 現在本邦においては，アルコールを含む添付溶解液にて希釈後使用する製剤と，すでにアルコールなどで希釈された製剤，およびアルコールを含有しない液体製剤などが販売されており，濃度，アルコール含有量が異なるため注意が必要である．

⑦ 相互作用
DTX：アゾール系抗真菌薬（ミコナゾールなど），エリスロマイシン，クラリスロマイシン，シクロスポリン，ミダゾラムの併用によりCYP3A4を阻害，またはDTXの競合により，DTXの代謝が阻害され，DTXの血中濃度が上昇することが考えられる．
CBDCA：アミノグリコシド系抗菌薬，バンコマイシンなど腎毒性および聴器毒性を有する薬剤との併用で腎障害，聴器障害リスク増大．

副作用対策と服薬指導のポイント

① 心機能低下：Trastuzumab，Pertuzumabの副作用であり，投与中は適宜心エコーなどの心機能検査を行う必要があり，左室駆出率（LVEF）の低下がないか確認する（HERA試験では3カ月ごとの心機能評価が実施されている）．動悸や呼吸困難などの自覚症状がある場合は申し出るよう伝える．

② Infusion reaction：TrastuzumabにおいてInfusion reactionによる死亡例の報告もあることから，特に初回投与時は発熱，悪寒，呼吸困難などの違和感があればすぐに申し出るように伝える．

③ 皮疹：TrastuzumabやPertuzumabの副作用であり，症状出現時には申し出るよう伝える．症状に応じて保湿剤の使用と，ステロイド外用薬の併用を検討することがある．

316

④ 下痢：症状に応じて止瀉薬を検討する．こまめな水分補給と，悪心などを併発して飲水困難な場合は，脱水を防ぐためにもすぐに連絡するよう伝える．

⑤ 脱毛：DTXにより発現し，治療後1〜3週間で抜け始め，治療終了後には回復する．

⑥ 浮腫：DTXでは浮腫などの体液貯留が高頻度にみられ，DTXの総投与量が350〜400 mg/m²を超えると発現頻度が高くなるため，足がむくむなどの症状が出れば申し出るように伝える．

⑦ 骨髄抑制：好中球減少はDTXの用量規制因子であり，他の抗がん剤に比べて比較的早期に起こり，投与開始8〜9日後にNadirとなり，6〜8日間で回復するとされている．感染予防対策の指導を行い，37.5℃以上の発熱時には主治医へ連絡するよう伝える．また発熱時に経口抗菌薬の内服を開始できるよう，あらかじめ処方されていることが望ましい．

⑧ アルコールに関する問診（DTX）：自動車の運転など危険を伴う機械の操作に従事させないように注意すること．

⑨ アレルギー症状（DTX）：皮膚の異常（蕁麻疹），顔面潮紅，息苦しさ，動悸などが出現した場合は，すぐに申し出ることを伝える．

★ DTX：溶解補助剤のポリソルベート80による過敏症およびショック．

【文 献】

1) Slamon D, et al：Adjuvant trastuzumab in HER2-positive breast cancer. N Engl J Med, 365：1273-1283, 2011

2) Schneeweiss A, et al：Pertuzumab plus trastuzumab in combination with standard neoadjuvant anthracycline-containing and anthracycline-free chemotherapy regimens in patients with HER2-positive early breast cancer：a randomized phase Ⅱ cardiac safety study（TRYPHAENA）. Ann Oncol, 24：2278-2284, 2013

3) パージェタ® 点滴静注 適正使用ガイド

4) フェスゴ® 適正使用ガイド

5) パージェタ® 点滴静注 添付文書

6) フェスゴ® 添付文書

〈山本紗織〉

2. 乳がん

Pembrolizumab ＋ CBDCA ＋ PTX療法

		Day	1	8	15	21
Pembrolizumab	200 mg 点滴静注（30分）		↓			
PTX	80 mg/m² 点滴静注（60分）		↓	↓	↓	
CBDCA	AUC 5※1 点滴静注（60分）		↓			

術前療法：3週間ごと　4コース

※1 AUC 1.5 点滴静注（60分）Day 1, 8, 15（3週間ごと，4コース）も可

【前投薬】（PTX投与日）
① ジフェンヒドラミン50 mg PO（PTX投与30分前まで）② ファモチジン20 mg IV（PTX投与30分前まで）③ デキサメタゾン9.9 mg IV（PTX投与30分前まで）

【制吐対策※2】
① 5-HT₃受容体拮抗薬（Day 1）② アプレピタント※3 125 mg（Day 1），80 mg（Day 2～3）③ デキサメタゾン4 mg PO（Day 2～3）

※2 CBDCA AUC1.5では，
　　① 5-HT₃受容体拮抗薬（Day 1, 8, 15）
　　② デキサメタゾン8 mg PO（Day 2～3, 9～10, 16～17）（5-HT₃受容体拮抗薬としてパロノセトロンを使用する場合は省略も可能.
※3 静注のNK₁受容体拮抗薬使用の場合はp.24参照

基本事項

【適　応】
　術前療法
　・再発高リスク（画像診断または臨床診断時にTNM分類でT1cかつN1～2またはT2～4かつN0～2に該当する遠隔転移を有しない）のTriple Negative乳がん.
　・術前療法として本レジメン施行後に「Pembrolizumab ＋ AC（or EC）療法」を行う.
　　＊PD-L1検査は不要（早期Triple Negative乳がんにおいてPD-L1検査がPembrolizumabの効果予測におけるバイオマーカーにならなかったため）

Pembrolizumab + CBDCA + PTX療法 ●

【奏効率[1][2]】

病理学的完全奏効率	36カ月無イベント生存率
64.8%	84.5%

KEYNOTE 522試験：本レジメン施行後に「Pembrolizumab + AC（EC）療法」，術後に「Pembrolizumab術後療法」を施行した患者における結果.

【副作用[1]】
主な副作用（術前療法期）

	All Grade	Grade 3以上
悪心	62.7%	3.3%
脱毛	60.3%	1.8%
貧血	55.1%	18.2%
好中球減少症	46.7%	34.6%
疲労	41.1%	3.5%
下痢	29.4%	2.2%
嘔吐	25.5%	2.3%
便秘	23.7%	0%
発疹	21.8%	0.9%
末梢性ニューロパチー	19.7%	1.9%
食欲減退	19.2%	0.9%
末梢性感覚ニューロパチー	19.0%	1.5%
発熱性好中球減少症	18.4%	17.7%
口内炎	16.6%	1.4%
味覚不全	15.7%	0%

免疫関連有害事象（術前療法期）

	All Grade	Grade 3以上
Infusion reaction	16.9%	2.6%
甲状腺機能低下症	13.7%	0.4%
甲状腺機能亢進症	4.6%	0.3%
重度の皮膚反応	4.4%	3.8%
副腎機能不全	2.3%	1.3%
下垂体炎	1.8%	1.0%
大腸炎	1.7%	0.9%
肝炎	1.4%	1.2%
肺臓炎	1.3%	0.4%

KEYNOTE 522試験：術前療法として，本レジメン施行後に「Pembrolizumab + AC（EC）療法」を施行した患者における結果

● 改訂第8版 がん化学療法レジメンハンドブック

レジメンチェックポイント

① 前投薬の確認：制吐薬，重篤な過敏症の発現防止．

② 投与順序の確認[3]

Pembrolizumab → PTX → CBDCA

Pembrolizumab は化学療法剤の前に投与することとされている．PTX のクリアランスは CDDP 投与後に投与すると 25 ％低下し，PTX に起因する骨髄抑制が強くなるとされていることから，CDDP と同じく CBDCA でも同様のリスクが想定されるため PTX → CBDCA の順で投与することが望ましい．

③ 投与量の確認

＜ CBDCA ＞

CBDCA のクリアランスは GFR と相関することから，GFR を用いた Calvert の式で投与量を算出する（p.33 参照）．

＜ PTX 減量の目安＞[4]

減量段階	投与量
通常投与量	80 mg/m²
1 段階減量	60 mg/m²

＜白血球・好中球数減少に対する PTX 減量の目安[4] ＞

白血球数または好中球数が以下の基準にあてはまれば，回復するまで投与を延期．投与後，白血球数が 1,000/mm³ 未満となった場合には次回の投与量を減量すること．

	白血球数	好中球数
初回コース	3,000/mm³ 未満	1,500/mm³ 未満
同一コース	2,000/mm³ 未満	1,000/mm³ 未満

＜肝機能低下に対する PTX 減量の目安＞

AST・ALT	T-Bil	PTX 投与量
10 × ULN 未満　かつ	1.26 〜 2.0 × ULN	25 ％減量
10 × ULN 未満　かつ	2.01 〜 5.0 × ULN	50 ％減量
10 × ULN 以上　または	5.0 × ULN を超える	中止

米国添付文書より

④ 副作用に対する休薬，中止基準

＜ Pembrolizumab ＞

p.832 参照

・重症またはGrade 3（肺炎はGrade 2）のirAE再発，または生命を脅かすイベント → 投与中止

・休薬後もGrade 2の症状が持続し，6週間以内でGrade 0〜1に回復しない場合 → 投与中止

【薬剤中止後のプロトコール[3]】

○ Pembrolizumab中止例

Pembrolizumabを抜いたCBDCA + PTX療法を継続 → AC（EC）療法 → 手術

＊術前療法でPembrolizumabの投与を中止した場合，手術後にPembrolizumabを投与することはない．

○ PTX中止例

本レジメンを中止 →「Pembrolizumab + AC（EC）療法」を4コース → 手術 → Pembrolizumab術後療法

○ CBDCA中止例

CBDCAを抜いたスケジュールで「Pembrolizumab + PTX療法」を継続 →「Pembrolizumab + AC（EC）療法」を4コース → 手術 → Pembrolizumab術後療法

⑤ 相互作用

PTX：ビタミンA，アゾール系抗真菌薬，マクロライド系抗菌薬，ニフェジピン，シクロスポリン，ベラパミル，ミダゾラムなど（CYP2C8，CYP3A4を阻害する薬剤でPTXの血中濃度が上昇することがある）．

ジスルフィラム，シアナミド，プロカルバジンはアルコール反応（顔面潮紅，血圧低下，悪心，頻脈など）を起こすおそれがあるため併用禁忌．

CBDCA：アミノグリコシド系抗菌薬，バンコマイシンなどとの併用で腎障害，聴器障害リスク増大．

▎副作用対策と服薬指導のポイント

① 末梢神経障害（PTX）：手足のしびれ，刺痛，焼けるような痛みが出現した場合は早めに申し出るよう伝える．

> ★ 神経障害は，中等度以上の場合，投与終了後も数カ月以上持続する場合もあるので，早めに対応する必要があり，患者にも予め説明する（手作業の仕事をしている患者では仕事に支障が出る場合がある）．

② アレルギー症状（PTX）：投与開始後，皮膚の異常（蕁麻疹，

● 改訂第8版 がん化学療法レジメンハンドブック

掻痒感など），顔面潮紅，息苦しさ，動悸など少しでも体調の変化を感じたらすぐに申し出るように伝える．また，CBDCAは投与回数8回以上でアレルギー症状の発現頻度が上昇する．

★ PTXと溶解補助剤のポリオキシエチレンヒマシ油による過敏症およびショックが報告されており，多くは初回，2回目の投与で投与開始10分以内に起こる．投与開始直後は，医療者がベッドサイドを離れないなど十分な注意が必要．前処置を行っていても発現することがある．

③ 脱毛（PTX）：高頻度に出現し，投与開始1～3週間で抜け始める．

④ アルコールに関する問診（PTX）：PTXは30 mgあたり約2.5 mLの無水エタノールを含有（120 mgでビール約180 mL相当）しているので，投与当日の車の運転など危険を伴う機械の操作を避けるよう指導する．

【Pembrolizumab】
p.142参照．

【文　献】

1) Schmid P, et al：KEYNOTE-522 Investigators. Pembrolizumab for early triple-negative breast cancer. N Engl J Med, 382：810-821, 2020

2) Schmid P, et al：Event-free Survival with Pembrolizumab in Early Triple-Negative Breast Cancer. N Engl J Med, 386：556-567, 2022

3) KEYNOTE522試験プロトコール

4) タキソール® インタビューフォーム

＜山本紗織＞

2. 乳がん

Pembrolizumab ＋ AC（DXR ＋ CPA）療法

		Day	1	8	15	21
Pembrolizumab	200 mg 点滴静注（30分）		↓			
DXR[※1]	60 mg/m² 点滴静注（15分）		↓			
CPA	600 mg/m² 点滴静注（30分）		↓			

術前療法：3週間ごと　4コース

【制吐対策】
① 5-HT$_3$受容体拮抗薬（Day 1）② アプレピタント[※2] 125 mg（Day 1），80 mg（Day 2～3）③ デキサメタゾン 9.9 mg IV（Day 1），8 mg PO[※3]（Day 2～4）④ オランザピン 5 mg PO（Day 1～4）（糖尿病患者には禁忌）

※1 エピルビシン 90 mg/m²（点滴静注 15分）も可（EC療法）
※2 静注の NK$_1$受容体拮抗薬使用の場合は p.24 参照．
※3 オランザピン併用時は内服デキサメタゾンは減量・中止を考慮してもよい．

基本事項

【適　応】
術前療法
・再発高リスク（画像診断または臨床診断時に TNM 分類で T1c かつ N1～2，または T2～4 かつ N0～2 に該当する遠隔転移を有しない）の Triple Negative 乳がん．
・術前療法として「Pembrolizumab ＋ CBDCA ＋ PTX 療法」を実施していること．
　＊ PD-L1 検査は不要（早期 Triple Negative 乳がんにおいて PD-L1 検査が Pembrolizumab の効果予測におけるバイオマーカーにならなかったため）

【奏効率】
p.319 参照．

【副作用】
p.319 参照．

● 改訂第8版 がん化学療法レジメンハンドブック

■レジメンチェックポイント

① 前投薬の確認：制吐薬

② 投与順序の確認[1]

Pembrolizumab → DXR → CPA

Pembrolizumabは化学療法剤の前に投与することとされている.

③ 投与間隔の確認

AC療法は3週間ごとの投与となる（dose-dense AC療法との併用は許容されていない）.

④ 投与量の確認

＜DXR＞

総投与量が500 mg/m²を超えると心毒性のリスク増大のため,本治療以前の治療歴を含め, アントラサイクリン系薬剤の総投与量をチェックする（p.303参照）.

＜DXR：肝機能低下症例に対する減量の目安＞

T-Bil（mg/dL）or AST（IU/L）	投与量
T-Bil 1.5〜3.0 or AST 60〜180	50％減量
T-Bil 3.1〜5.0 or AST＞180	75％減量
T-Bil＞5.0	中止

文献2

または

T-Bil（mg/dL）	投与量
1.2〜3.0	50％減量
3.1〜5.0	75％減量
＞5.0	中止

文献3

＜CPA：腎障害時の減量基準[4]＞

GFR（mL/min）	＜10
	25％減量

＜CPA：肝障害時の減量基準[5]＞

T-Bil 3.1〜5.0 mg/dL or AST＞3×ULN	T-Bil＞5.0 mg/dL
25％減量	中止

⑤ 副作用に対する休薬, 中止基準

＜Pembrolizumab＞

p.832を参照.

324

Pembrolizumab + AC（DXR + CPA）療法 ●

【薬剤中止後のプロトコール[1]】

○ DXR および / または CPA 中止例

Pembrolizumab を含むすべての試験治療を中止し，手術を行う．

○ Pembrolizumab 中止例

Pembrolizumab を抜いた AC 療法を継続 → 手術．

副作用対策と服薬指導のポイント

① **投与歴の確認（DXR）**：投与歴と現在までの抗がん剤治療について確認し，総投与量の確認を行う．

② **着色尿（DXR）**：1〜2日間尿が赤色に着色する．

③ **血管外漏出（DXR）**：DXR は起壊死性抗がん剤であるため，血管から薬液が漏れている場合（注射針周囲の疼痛・腫脹・発赤など）はすぐに申し出ることを伝える．血管外漏出時は治療薬デクスラゾキサンの投与を検討する（p.305 参照）．

④ **出血性膀胱炎（CPA）**：予防として水分の摂取を心がける．血尿が出た場合はすぐに申し出るよう伝える．

> ★ DXRの投与により尿が赤色に着色するため，色調による判断は難しい．自覚症状（排尿困難，排尿時の灼熱感など）がある場合には，血尿を疑い，申し出るように伝える．

⑤ **脱毛**：高頻度で出現し，治療後1〜3週間で抜け始め，術前化学療法終了後は回復する．

【Pembrolizumab】

p.142 参照．

【文　献】

1) KEYNOTE522 試験プロトコール
2) アドリアシン®注 インタビューフォーム
3) Floyd J, et al：Hepatotoxicity of chemotherapy. Semin Oncol, 33：50-67, 2006
4) 「Drug Prescribing in Renal Failure」(Aronoff GR, et al, eds)，American College of Physicians, 2007
5) Perry MC：Chemotherapeutic agents and hepatotoxicity. Semin Oncol, 19：551-565, 1992

＜山本紗織＞

2. 乳がん

Pembrolizumab 単独療法（術後）

		Day	1	8	15	21
Pembrolizumab	200 mg 点滴静注（30分）		↓			

術後療法：3週間ごと　9コース

または

		Day	1	8	15	22	29	36	42
Pembrolizumab	400 mg 点滴静注（30分）		↓						

術後療法：6週間ごと　5コース

基本事項

【適　応】

術後療法

- ・再発高リスク（画像診断または臨床診断時にTNM分類でT1cかつN1〜2，またはT2〜4かつN0〜2に該当する遠隔転移を有しない）のTriple Negative乳がん．
- ・術前療法として「Pembrolizumab + CBDCA + PTX療法」，「Pembrolizumab + AC（EC）療法」を施行し，切除術を実施していること．

＊PD-L1検査は不要（早期Triple Negative乳がんにおいてPD-L1検査がPembrolizumabの効果予測におけるバイオマーカーにならなかったため）

【奏効率】

p.319参照．

【副作用[1]】

主な副作用（術後療法期）

	All Grade	Grade 3以上
関節痛	8.5 %	0.2 %
発疹	6.0 %	0.5 %
搔痒症	5.1 %	0 %
無力症	4.6 %	0.5 %

Pembrolizumab 単独療法（術後）●

免疫関連など特に注目すべき有害事象（術後療法期）

	All Grade	Gade 3以上
甲状腺機能低下症	1.8 %	0.2 %
過敏症	1.0 %	0 %
薬物過敏症	0.5 %	0 %
Infusion reaction	1.8 %	0 %
重度の皮膚反応	1.6 %	0.7 %
肺臓炎	0.9 %	0.4 %
甲状腺機能亢進症	0.9 %	0 %
副腎機能不全	0.5 %	0 %

KEYNOTE 522試験：術前療法として「Pembrolizumab ＋ CBDCA ＋ PTX／Pembrolizumab ＋ AC（EC）療法」を施行し，術後に本レジメンを施行した患者における結果

▌レジメンチェックポイント

① 投与量と投与間隔の確認

200 mg：3週間ごと 9コースまで

400 mg：6週間ごと 5コースまで

② 副作用に対する休薬，中止基準

p.832参照.

▌副作用対策と服薬指導のポイント

p.142参照.

【文　献】

1) Schmid P, et al：KEYNOTE-522 Investigators. Pembrolizumab for early triple-negative breast cancer. N Engl J Med, 382：810-821, 2020

＜山本紗織＞

2. 乳がん

TC（DTX＋CPA）療法

		Day	1	8	15	21
DTX	75 mg/m² 点滴静注（1時間）		⬇			
CPA	600 mg/m² 点滴静注（30分）		⬇			

術後療法：3週間ごと　4または6コース

【制吐対策】
① 5-HT$_3$受容体拮抗薬（Day 1）② デキサメタゾン 9.9 mg IV（Day 1），8 mg PO（Day 2～3）※
※ 5-HT$_3$受容体拮抗薬としてパロノセトロンを使用する場合はDay 2～3のデキサメタゾンは省略も可能.

基本事項

【適　応】
術後療法
・Stage Ⅰ～Ⅲの症例に推奨される.
・腋窩リンパ節転移陽性・陰性にかかわらず効果が期待できる.
・アントラサイクリン系薬剤が使用できない患者や心毒性が懸念される患者に適している.

【奏効率】乳がん術後療法[1]
7年間無病生存率：81 %

【副作用[2]】

	Grade 1	Grade 2	Grade 3	Grade 4
貧血	3 %	2 %	＜1 %	＜1 %
好中球減少	＜1 %	1 %	10 %	51 %
血小板減少	＜1 %	＜1 %	0 %	＜1 %
無力症	43 %	32 %	3 %	＜1 %
浮腫	27 %	7 %	＜1 %	0 %
発熱	14 %	5 %	3 %	2 %
感染	8 %	4 %	7 %	＜1 %
筋肉痛	22 %	10 %	1 %	＜1 %

次ページへ続く

TC（DTX＋CPA）療法 ●

前ページの続き

	Grade 1	Grade 2	Grade 3	Grade 4
悪心	38％	13％	2％	＜1％
静脈炎	8％	3％	＜1％	0％
口内炎	23％	10％	＜1％	＜1％
嘔吐	9％	5％	＜1％	＜1％

■レジメンチェックポイント

① 前投薬の確認：制吐薬・DTX による浮腫予防.

② 投与量の確認（DTX）：本邦での適応は 75 mg/m² までである.

③ アルコール過敏症の確認：DTX（タキソテール®）の添付溶解液にはエタノールが含まれているので，アルコールに過敏な患者に投与する場合は，添付溶解液を使用せずに生理食塩液または 5％ブドウ糖液で溶解すること. アルコールで希釈された製剤では，アルコールを抜くことはできないため注意する. なお現在はプレミックス製剤でも，アルコールを含有しない製剤も発売されている（p.160 参照）.

> ★ DTX 製剤について
> 現在本邦においては，アルコールを含む添付溶解液にて希釈後使用する製剤と，すでにアルコールなどで希釈された製剤，およびアルコールを含有しない液体製剤などが販売されており，濃度，アルコール含有量が異なるため注意が必要である.

④ 減量，中止基準

＜DTX＞

投与当日の好中球数が 2,000/mm³ 未満であれば投与を延期する.

＜DTX：肝障害時の投与基準＞

T-Bil＞ULN で投与中止. AST，ALT＞1.5×ULN かつ ALP＞2.5×ULN で投与中止（米国添付文書より）.

＜DTX：神経障害時の中止基準＞

末梢神経障害	DTX 投与量
≧ Grade 3	中止

米国添付文書

● 改訂第8版 がん化学療法レジメンハンドブック

＜CPA：腎障害時の減量基準[3]＞

GFR（mL/min）	＜10
	25％減量

＜CPA：肝障害時の減量基準[4]＞

T-Bil 3.1〜5.0 mg/dL or AST＞3×ULN	T-Bil＞5.0 mg/dL
25％減量	中止

⑤ 相互作用

DTX：アゾール系抗真菌薬（ミコナゾールなど）やエリスロマイシン，クラリスロマイシン，シクロスポリン，ミダゾラムの併用によりCYP3A4の阻害，またはDTXとの競合により，DTXの血中濃度が上昇し副作用が強くあらわれることがある．

CPA：ペントスタチンとの併用により心毒性の増強による死亡例が報告されているため併用禁忌．

副作用対策と服薬指導のポイント

① アルコールに関する問診（DTX）：自動車の運転など危険を伴う機械の操作に従事させないように注意すること．

② アレルギー症状（DTX）：皮膚の異常（蕁麻疹），顔面潮紅，息苦しさ，動悸などが出現した場合はすぐに申し出ることを伝える．

★ DTX：溶解補助剤のポリソルベート80による過敏症およびショック．

③ 脱毛：DTX，CPAにより高頻度で発現し，治療後1〜3週間で抜け始め，全治療終了後は回復する．

④ 浮腫：DTXでは浮腫などの体液貯留が高頻度にみられ，DTXの総投与量が350〜400 mg/m²を超えると発現頻度が上がるため，足がむくむなどの症状が出れば申し出るように伝える．

★ 毛細血管漏出症候群によるもので，発症後はデキサメタゾンなどを投与する．

⑤ 骨髄抑制（DTX）：特に好中球減少は用量規制因子である．好中球減少はほかの抗がん剤に比べて比較的早期に起こり，投与開始後8〜9日後に最低値となり，6〜8日間で回復するといわれている．感染予防対策の指導を行う．37.5℃以上の発熱時に

330

は主治医に連絡する．また発熱時に経口抗菌薬の内服を開始できるよう処方されていることが望ましい．

⑥ **出血性膀胱炎**：CPA では予防として水分の摂取を心がける．血尿が出た場合にはすぐに申し出るように伝える．

⑦ **筋肉痛・関節痛**：投与後数日続くことがある．症状に応じて NSAIDs などの鎮痛薬を使用する．

⑧ **手掌・足底発赤知覚不全症候群，皮疹**：掌や足底に発赤や水疱の形成，手足に皮疹が出現することがある．ヘパリン類似物質などの保湿剤の予防的使用や症状出現時に対応できるよう，ステロイド外用剤（ジフルプレドナートなど）が処方されていることが望ましい．

【文 献】

1) Jones S, et al：Docetaxel with cyclophosphamide is associated with an overall survival benefit compared with doxorubicin and cyclophosphamide：7-year follow-up of US oncology research trial 9735. J Clin Oncol, 27：1177-1183, 2009

2) Jones SE, et al：Phase Ⅲ trial comparing doxorubicin plus cyclophosphamide with docetaxel plus cyclophosphamide as adjuvant therapy for operable breast cancer. J Clin Oncol, 24：5381-5387, 2006

3) 「Drug Prescribing in Renal Failure」(Aronoff GR, et al, eds), American College of Physicians, 2007

4) Perry MC：Chemotherapeutic agents and hepatotoxicity. Semin Oncol, 19：551-565, 1992

<山本紗織>

2. 乳がん

CMF（CPA＋MTX＋5-FU）療法

		Day	1	8	15	22	28
CPA	100 mg/m^2 経口（1日1回，朝）		14日間				
MTX	40 mg/m^2 点滴静注（20分）		↓	↓			
5-FU	600 mg/m^2 点滴静注（20分）		↓	↓			

4週間ごと　6コース

【制吐対策】
① 5-HT$_3$受容体拮抗薬（Day 1, 8）② デキサメタゾン 9.9 mg IV（Day 1, 8），8 mg PO（Day 2〜3, 9〜10）※
※ 5-HT$_3$受容体拮抗薬としてパロノセトロンを使用する場合はDay 2〜3, 9〜10のデキサメタゾンは省略も可能．

基本事項

【適　応】

術後療法

・NCCNガイドラインでは「特定の状況で有用」なレジメンとされている．アントラサイクリン系薬剤よりも脱毛，嘔気，白血球減少は弱い傾向にあるため，再発リスクの低い患者で，高齢もしくは脱毛を強く拒否する場合などに考慮する．

【奏効率[1]】

5年無再発率	5年無病生存率
88％	83％

【副作用[1]】

	Grade 3	Grade 4
顆粒球減少	13％	4％
感染	3％	0％
悪心	3％	－
嘔吐	1％	1％

次ページへ続く

CMF（CPA＋MTX＋5-FU）療法 ●

前ページの続き

	Grade 3	Grade 4	
下痢	2％	1％	
口内炎		＜1％	
脱毛	43％（All Grade）		
心血管障害※	＜1％	1％	死亡　＜1％

※不整脈，心機能低下，心臓虚血

レジメンチェックポイント

① 前投薬の確認：制吐薬
② 投与量の確認：CPA は内服投与の場合，体表面積 1.5 m² 未満は 100 mg，1.5 m² 以上は 150 mg/朝でも可.

＜CPA：腎障害時の減量基準[2]＞

GFR（mL/min）	＜10
	25％減量

＜CPA：肝障害時の減量基準[3]＞

T-Bil 3.1〜5.0 mg/dL or AST＞3×ULN	T-Bil＞5.0 mg/dL
25％減量	中止

＜MTX：腎障害時の減量基準＞

Ccr（mL/min）	46〜60	31〜45
	35％減量	50％減量

文献 4

または

Ccr（mL/min）	10〜50	＜10
	50％減量	中止

文献 2

＜MTX：肝障害時の減量基準[5]＞

T-Bil 3.1〜5.0 mg/dL or AST＞3×ULN	T-Bil＞5.0 mg/dL
25％減量	中止

＜5-FU＞

T-Bil が 5.0 mg/dL 以上の場合，投与中止.

③ 併用薬の確認
・5-FU は，テガフール・ギメラシル・オテラシルカリウム配合剤（ティーエスワン®）との併用によりフルオロウラシルの血

333

● 改訂第8版 がん化学療法レジメンハンドブック

中濃度が著しく上昇するため併用禁忌．投与されていないこ
と，および投与中止後7日以上あいていることを確認する．
・5-FUはフェニトインの血中濃度を上昇させ，中毒症状の発現
のおそれがあるため，併用時はフェニトインの血中濃度をモ
ニタリングする（併用注意）．
・5-FUはワルファリンの作用を増強させることがあり，併用時
は定期的にプロトロンビン時間活性をモニタリングする（併
用注意）．
・CPAはペントスタチンとの併用により心毒性の増強による死
亡例が報告されているため併用禁忌．

▍副作用対策と服薬指導のポイント

① 口内炎：MTX，5-FUはともに口内炎のリスクが高く，口腔内
の衛生管理に注意するように伝える．
② 出血性膀胱炎：CPAでは予防として水分の摂取を心がける．血
尿が出た場合にはすぐに申し出るように伝え，朝食後に服用す
る必要性を説明する．
③ 脱毛：CPA，MTXにより高頻度で発現し，治療後1～3週間で
抜け始め，全治療終了後は回復する．
④ 便秘，イレウス：便秘やイレウスを起こす場合があるため，排
便コントロールをしっかり行い，激しい腹痛があれば申し出る
ように伝える．

【文　献】

1) Fisher B, et al : Tamoxifen and chemotherapy for axillary node-negative,
estrogen receptor-negative breast cancer : findings from National Surgical
Adjuvant Breast and Bowel Project B-23. J Clin Oncol, 19 : 931-942, 2001

2) 「Drug Prescribing in Renal Failure」(Aronoff GR, et al, eds), American College
of Physicians, 2007

3) Perry MC : Chemotherapeutic agents and hepatotoxicity. Semin Oncol, 19 :
551-565, 1992

4) Kintzel PE & Dorr RT : Anticancer drug renal toxicity and elimination :
dosing guidelines for altered renal function. Cancer Treat Rev, 21 : 33-64, 1995

5) Justin F & Thomas AK : Chemotherapy hepatotoxicity and dose modification
in patients with liver disease. UpToDate, 2014

<山本紗織>

2. 乳がん

S-1 ＋ 内分泌（AI or TAM）療法

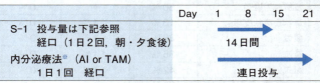

※臨床試験[1]は閉経前はTamoxifen 20 mg/dayまたはToremifene 40～120 mg/day，閉経後はAI（アロマターゼ阻害薬）：Anastrozole 1 mg/day，Letrozole 2.5 mg/dayまたはExemestane 25 mg/dayで行われた（Toremifeneは本邦では適応は閉経後のみである）．

【投与量】

体表面積	初回基準量（テガフール相当量）
1.25 m² 未満	80 mg/日（40 mg/回）
1.25 m² 以上 1.5 m² 未満	100 mg/日（50 mg/回）
1.5 m² 以上	120 mg/日（60 mg/回）

基本事項

【適　応】

術後療法（Stage Ⅰ～Ⅲ）

・ホルモン受容体陽性かつHER2陰性（Luminal A-Like／Luminal B-Like）で再発高リスク乳がんの術後内分泌療法にS-1の1年間内服を上乗せする．

【奏効率[1]】

5年無病生存率（IDFS）	全生存率
86.7 %	95.5 %

【副作用[1]】

	Grade 1～2	Grade 3	Grade 4
口腔粘膜炎	27 %	＜1 %	0 %
食欲不振	28 %	＜1 %	0 %

次ページへ続く

● 改訂第8版 がん化学療法レジメンハンドブック

前ページの続き

	Grade 1～2	Grade 3	Grade 4
悪心	34 %	＜1 %	0 %
下痢	30 %	2 %	0 %
皮膚色素過剰	50 %	―	0 %
斑状丘疹状皮疹	13 %	＜1 %	0 %
疲労	38 %	＜1 %	0 %
貧血	35 %	＜1 %	0 %
ALT 上昇	42 %	＜1 %	0 %
AST 上昇	38 %	＜1 %	0 %
ビリルビン上昇	40 %	＜1 %	0 %
クレアチニン上昇	14 %	0 %	0 %
好中球減少	34 %	7 %	＜1 %
血小板減少	32 %	＜1 %	＜1 %
白血球減少	53 %	1 %	＜1 %
味覚異常	11 %	0 %	0 %

レジメンチェックポイント

① 他のがん種と異なり，投与開始・減量基準が異なるので注意する.

＜S-1：休薬，減量基準[2]＞

検査項目	コース中の投与休止の目安	減量基準
白血球数※	2,000/mm^3 未満	1,000/mm^3 未満
好中球数※	1,000/mm^3 未満	500/mm^3 未満
血小板数	75,000/mm^3 未満	25,000/mm^3 未満
ヘモグロビン	8.0 g/dL 未満	7.0 g/dL 未満
総ビリルビン	3.0 mg/dL を超える	3.0 mg/dL を超える
AST/ALT	150 IU/L を超える	150 IU/L を超える
Ccr	50 mL/min 未満	―
食欲不振，悪心，嘔吐，下痢	Grade 2 以上	Grade 2 以上

※白血球数または好中球数いずれかを満たしていることを確認する.

S-1 ＋内分泌（AI or TAM）療法 ●

＜S-1：減量投与量[2]＞

開始投与量	1段階減量	2段階減量	3段階減量
60 mg/日	50 mg/日	40 mg/日	25 mg/日
80 mg/日	60 mg/日	50 mg/日	40 mg/日
100 mg/日	80 mg/日	60 mg/日	50 mg/日
120 mg/日	100 mg/日	80 mg/日	60 mg/日

＜S-1：腎機能に応じた治療開始用量[3]＞

$50 \text{ mL/min} \leqq \text{Ccr} < 80 \text{ mL/min}$ の場合には，次の投与量で開始する．

Ccr（mL/min）	体表面積	1回投与量 （テガフール相当量）
$50 \leqq \text{Ccr} < 80$	1.25 m² 未満	朝　20 mg/回 夕　40 mg/回
	1.25 m² 以上 1.5 m² 未満	40 mg/回
	1.5 m² 以上	50 mg/回

Ccr が 50 mL/min 未満の患者における有効性および安全性は確立していない.

★ 腎障害のある患者には，適切に減量が行われているか確認し，十分注意する（S-1に含まれるフルオロウラシルの異化代謝酵素阻害薬ギメラシルは腎排泄型であるため，結果として血中フルオロウラシル濃度が上昇し，骨髄抑制などの副作用が強くあらわれるおそれがある）.
★ 重篤な腎障害のある患者には禁忌である.

② 併用薬の確認（S-1）

・併用薬にフッ化ピリミジン系抗悪性腫瘍薬，フッ化ピリミジン系抗真菌薬が含まれていないことを確認する．また前治療にフッ化ピリミジン系抗悪性腫瘍薬，フッ化ピリミジン系抗真菌薬が含まれる場合は，適切な間隔（最低7日間）があいていることを確認する（併用禁忌：S-1中のギメラシルにより，併用されたフッ化ピリミジンから生成されたフルオロウラシルの代謝が阻害され，著しく血中フルオロウラシル濃度が上昇するため）.
・フェニトイン，ワルファリン服用の有無を確認する（併用注意：フェニトインの代謝が抑制され，フェニトインの血中濃度上昇のおそれがあるため，ワルファリンの作用を増強することがあるので，凝固能の変動に注意する）.

● 改訂第8版 がん化学療法レジメンハンドブック

副作用対策と服薬指導のポイント

p.446参照.

【文　献】

1) Toi M, et al：Adjuvant S-1 plus endocrine therapy for oestrogen receptor-positive, HER2-negative, primary breast cancer：a multicentre, open-label, randomised, controlled, phase 3 trial. Lancet Oncol. 22：74-84, 2021
2) ティーエスワン® 適正使用ガイド
3) ティーエスワン® 添付文書

＜山本紗織＞

2. 乳がん

Abemaciclib＋内分泌（Fulvestrant or AI or TAM）療法

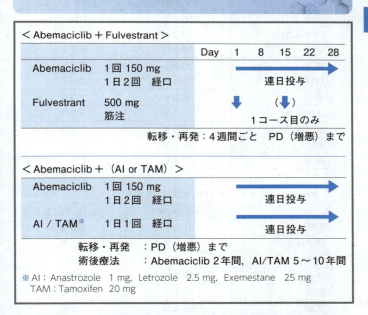

基本事項

【適 応】

ホルモン受容体陽性かつHER2陰性の手術不能または再発乳がん
ホルモン受容体陽性かつHER2陰性で再発高リスクの乳がんにおける術後療法

【奏効率】

＜転移・再発；Abemaciclib＋Fulvestrant療法[1]＞
無増悪生存期間（中央値）：16.4カ月
＜転移・再発；Abemaciclib＋非ステロイド性AI療法[2]＞
無増悪生存期間（中央値）：未到達
＜術後；Abemaciclib＋内分泌療法[3]＞
浸潤性無再発生存率（2年間）：92.2%
遠隔無再発生存率（2年間） ：93.6%

● 改訂第8版 がん化学療法レジメンハンドブック

【副作用】

< Abemaciclib + Fulvestrant 療法[1] >

	All Grade	Grade 3以上
下痢	86.4 %	13.4 %
好中球減少	46.0 %	26.5 %
悪心	45.1 %	2.7 %
疲労	39.9 %	2.7 %
腹痛	35.4 %	2.5 %
貧血	29.0 %	7.3 %
白血球減少	28.3 %	8.8 %
食欲減退	26.5 %	1.1 %
嘔吐	25.9 %	0.9 %
頭痛	20.2 %	0.7 %

< Abemaciclib + 非ステロイド性AI療法[2] >

	All Grade	Grade 3以上
下痢	81.3 %	9.5 %
好中球減少	41.3 %	21.1 %
疲労	40.1 %	1.8 %
悪心	38.5 %	0.9 %
腹痛	29.1 %	1.2 %
貧血	28.4 %	5.8 %
嘔吐	28.4 %	1.2 %
脱毛	26.6 %	―
食欲減退	24.5 %	1.2 %
白血球減少	20.8 %	7.6 %

< Abemaciclib + 術後内分泌療法[3]※ >

※術後内分泌療法薬：SERM (Tamoxifen, Toremifene), AI (Letrozole, Anastrozole, Exemestane), 卵巣機能抑制

	All Grade	Grade 3以上
下痢	82.2 %	7.6 %
好中球減少	44.6 %	18.6 %
倦怠感	38.4 %	2.8 %
白血球減少	36.8 %	10.9 %
腹痛	34.0 %	1.3 %
悪心	27.9 %	0.5 %

次ページへ続く

前ページの続き

	All Grade	Grade 3 以上
貧血	22.9 %	1.7 %
関節痛	20.5 %	0.2 %
ホットフラッシュ	14.1 %	0.1 %
リンパ球減少	13.3 %	5.1 %
血小板減少	12.2 %	1.1 %
嘔吐	16.3 %	0.5 %
便秘	10.3 %	0 %
上部呼吸器感染症	10.2 %	0.2 %
尿路感染症	10.2 %	0.5 %
食欲不振	11.2 %	0.5 %
頭痛	17.3 %	0.2 %
咳	12.1 %	0 %
リンパ浮腫	10.2 %	0.1 %
AST 上昇	9.2 %	1.6 %
ALT 上昇	9.5 %	2.3 %
脱毛症	9.1 %	0 %
静脈血栓塞栓症	2.3 %	1.2 %
間質性肺疾患	2.7 %	0.3 %

■ レジメンチェックポイント

① 投与期間の確認

術後療法：投与期間 2年間（内分泌療法薬は5～10年間）

② 減量，休薬，中止基準の確認（Abemaciclib）[4]

重度の肝機能障害（Child-Pugh 分類 C）患者では 150 mg 1 日 1 回に減量.

＜投与開始後の減量基準＞

減量レベル	投与量
1 段階減量	1 回 100 mg を 1 日 2 回
2 段階減量	1 回 50 mg を 1 日 2 回

＜間質性肺疾患＞

投与中止.

＜血液毒性（好中球減少および血小板減少）＞

投与開始後2カ月間は2週間に1回，その後2カ月間は月に1回，そ

● 改訂第8版 がん化学療法レジメンハンドブック

の後は必要に応じて骨髄機能モニタリングをすることを推奨する.

程度		対処方法
Grade 1 または2		同一用量で継続.
Grade 3	初発	休薬し，Grade 2以下に回復後，必要に応じて1段階減量して再開.
	再発	休薬し，Grade 2以下に回復後，1段階減量して再開.
Grade 4		

G-CSF 製剤を投与した場合は，G-CSF 投与後48時間以上経過し，かつGrade 2以下になるまで休薬する．再開時は1段階減量する.

＜AST上昇，ALT上昇＞

程度		対処方法
Grade 1 ＞ULN～3.0×ULN		同一用量で継続.
Grade 2 ＞3.0～5.0×ULN	初発／一過性	
	再発／持続	休薬後，ベースラインまたはGrade 1に回復後，1段階減量して再開.
Grade 3 ＞5.0～20.0×ULN		
Grade 2以上かつ 総ビリルビン＞2.0×ULN		投与中止
Grade 4 ＞20.0×ULN		

＜下痢＞

下痢の兆候（軟便傾向）が認められた場合には，ロペラミドなどの止痢薬および水分補給にて対処を行う.

	程度		対処方法
止痢薬（ロペラミドなど）および水分補給を開始	Grade 1		同一用量で継続.
	Grade 2	24時間以内にGrade 1以下に回復	
		24時間以上持続	主治医に連絡．その後休薬し，Grade 1以下に回復後，同一用量※1または1段階減量して再開.
	Grade 3 または4		主治医に連絡．その後休薬し，Grade 1以下に回復後，1段階減量して再開.

※1 同一用量で再開後にGrade 2の下痢が再発する場合には，Grade 1以下に回復するまで休薬し，1段階減量して再開.

342

Abemaciclib ＋内分泌（Fulvestrant or AI or TAM）療法 ●

＜静脈血栓塞栓症（術後療法の場合※2）＞

程度	対処方法
Grade 1	同一用量で継続.
Grade 2〜4	投与中止，または適切な治療を行い，状態が安定するまで休薬する．再開時は必要に応じて1段階減量.

※2　手術不能または再発乳がんの場合は，Grade 1〜2：同一用量で継続，Grade 3〜4：休薬し，状態が安定したら投与再開.

＜上記以外の副作用＞

程度		対処方法
Grade 1		同一用量で継続.
Grade 2	7日以内にベースラインまたはGrade 1に回復	
	治療しても症状が持続または再発	休薬し，ベースラインまたはGrade 1に回復後，必要に応じて1段階減量して再開.
Grade 3または4		休薬し，ベースラインまたはGrade 1に回復後，1段階減量して再開.

③ 併用薬の確認（Abemaciclib）

AbemaciclibはCYP3Aにより代謝されるため，イトラコナゾール，クラリスロマイシン，ジルチアゼム，ベラパミルなどのCYP3A阻害薬やグレープフルーツジュースとの併用により血中濃度が上昇し，副作用の発現頻度および重症度が増加する可能性がある．またリファンピシン，フェニトイン，カルバマゼピンなどの強いCYP3A誘導薬では血中濃度が低下し，有効性が減弱する可能性がある．CYP3Aの基質となる薬剤との併用は，併用薬の薬剤代謝が阻害される.

副作用対策と服薬指導のポイント

① 好中球減少（Abemaciclib）：本剤は内服薬にもかかわらず，重度の好中球低下が認められている（中央値29日[1]，33日[2]）．感染症対策を十分に注意する必要がある.

② 脱毛，悪心・嘔吐（Abemaciclib）：本剤は内服薬にもかかわらず，脱毛，悪心・嘔吐が起こる可能性があるため，治療前に副作用として脱毛，悪心・嘔吐が起こる可能性があることを伝える.

● 改訂第8版 がん化学療法レジメンハンドブック

③ 下痢（Abemaciclib）：高頻度に発現するため止瀉薬（ロペラミドなど）が適正に使用できるように事前に指導する．また水様性の下痢が続く場合は脱水症状を予防するため水分摂取を励行するように指導する．

④ 肝機能障害（Abemaciclib）：肝機能障害が発現することがある．体がだるい，かゆみ，食欲不振，白目が黄色くなるなどの症状があらわれた場合は，すぐに医療機関に連絡するよう伝える．

⑤ 間質性肺疾患（Abemaciclib）：間質性肺疾患の出現および死亡例の報告がある．投与にあたっては，初期症状〔呼吸苦，咳嗽（空咳），発熱など〕を確認し，X線検査などを定期的に実施する．

⑥ 静脈血栓塞栓症（Abemaciclib）：深部静脈血栓症や肺塞栓症などがあらわれることがある．深部静脈血栓症では手足（主に下肢）の発赤を伴う腫脹や疼痛，肺塞栓症では息切れ，呼吸困難感が出現した場合は，速やかに医療機関を受診するよう伝える．

⑦ 術後療法（服薬アドヒアランス維持）：再発高リスクの患者に対する治療であること，高頻度で下痢の副作用が出現するため止瀉薬を用いた下痢の副作用マネジメントが重要となる．病院薬剤師の薬剤師外来や保険調剤薬局におけるテレフォンフォローアップなどでアドヒアランス維持につながる介入が望ましい．

【文 献】

1) Sledge G, et al：MONARCH 2：abemaciclib in combination with fulvestrant in women with HR + /HER2 − advanced breast cancer who had progressed while receiving endocrine therapy. J Clin Oncol, 35：2875-2884, 2017

2) Goetz MP, et al：MONARCH 3：abemaciclib as initial therapy for advanced breast cancer. J Clin Oncol, 35：3638-3646, 2017

3) Johnston SRD, et al：monarchE Committee Members and Investigators. Abemaciclib combined with endocrine therapy for the adjuvant treatment of HR + , HER2 − , node-positive, high-risk, early breast cancer（monarchE）. J Clin Oncol, 38：3987-3998, 2020

4) ベージニオ®錠 適正使用ガイド

＜山本紗織＞

2. 乳がん

Palbociclib + Letrozole or Fulvestrant療法

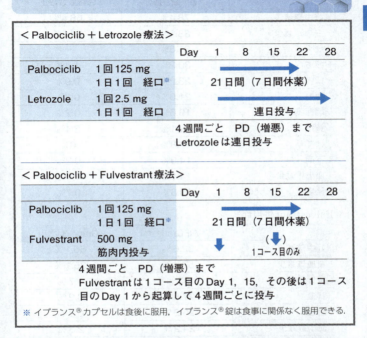

基本事項

【適応】

ホルモン受容体陽性かつHER2陰性の手術不能または再発乳がん（手術の補助療法としての有効性，安全性は確立していない）．

【奏効率】

Letrozole併用群[1]

無増悪生存期間（中央値）
24.8カ月

Fulvestrant併用群[2]

無増悪生存期間（中央値）
9.2カ月

● 改訂第8版 がん化学療法レジメンハンドブック

【副作用】

Letrozole 併用群[1]

	All Grade	Grade 3以上
好中球減少	78.4%	66.4%
白血球減少	38.5%	24.5%
脱毛	31.5%	—
疲労	30.2%	1.4%
口内炎	23.2%	0.9%
悪心	21.6%	0.2%
関節痛	19.6%	0.2%
貧血	19.1%	3.4%
ほてり	17.8%	0%
下痢	14.9%	0.2%
血小板減少	14.6%	1.4%
発疹	10.8%	0.7%

Fulvestrant 併用群[2]

	All Grade	Grade 3以上
好中球減少	82.6 %	66.1 %
白血球減少	57.4 %	35.1 %
疲労	33 %	1.7 %
貧血	27.8 %	3.2 %
悪心	25.2 %	0.3 %
血小板減少	24.2 %	2.3 %
口内炎	20.4 %	0.6 %
脱毛	16.5 %	—
感染症	14.5 %	1.2 %
下痢	13.0 %	0 %
ほてり	13 %	0 %
発疹	11.6 %	0.6 %
便秘	10.4 %	0 %

レジメンチェックポイント

① 減量，休薬基準の確認（Palbociclib）

   1）投与開始基準

     ・全身状態：ECOG PS が 0 ～ 2

Palbociclib + Letrozole or Fulvestrant療法 ●

・骨髄機能：好中球数 ≧ 1,500／mm³，血小板数 ≧ 100,000／mm³，Hb ≧ 9.0 g/dL
・肝機能検査：AST および ALT：3 × ULN 未満，T-Bil：1.5 × ULN 未満
重度な肝機能障害を有する患者（T-Bil ＞ 3 × ULN）については，減量（1回75 mg 1日1回での投与）を考慮する．
・腎機能障害による用量調節は不要

2）投与開始後の減量基準[3]

減量段階	Palbociclib 投与量
1 段階減量	1回100 mg を 1日1回
2 段階減量	1回75 mg を 1日1回

3）好中球減少症および血小板減少症に対する用量調節

副作用	処置
Grade 1 または 2	同一投与量を継続する．
Grade 3	休薬し，1週間以内に血液検査（血球数算定）を行う．Grade 2 以下に回復後，同一投与量で投与を再開する．Grade 3 の好中球減少の回復に日数を要する場合（1週間以上）や次コースで Grade 3 の好中球減少が再発する場合は，減量を考慮すること．
Grade 3 好中球減少に付随して 38.5℃以上の発熱または感染症がある場合	Grade 2 以下に回復するまで休薬する．回復後，1レベル減量し投与を再開する．
Grade 4	Grade 2 以下に回復するまで休薬する．回復後，1レベル減量し投与を再開する．

4）非血液系の副作用に対する用量調節

副作用	処置
Grade 1 または 2	同一投与量を継続する．
Grade 3 以上 治療しても症状が継続する場合	Grade 1 以下または Grade 2 で安全性に問題がない状態に回復するまで休薬する．回復後，1レベル減量し投与を再開する．

② 併用薬の確認：Palbociclib は CYP3A および SULT2A1 により

347

代謝されるため，イトラコナゾール，クラリスロマイシンなどのCYP3A阻害薬やグレープフルーツジュースとの併用により血中濃度が上昇し，副作用の発現頻度および重症度が増加する可能性がある．またフェニトイン，カルバマゼピン，リファンピシンなどの強いCYP3A誘導薬では血中濃度が低下し，有効性が減弱する可能性がある．ミダゾラム，フェンタニルなどのCYP3Aの基質となる薬剤との併用は，併用薬の代謝が阻害される．

▌副作用対策と服薬指導のポイント

① 服用するタイミング
＜イブランス®カプセル＞
食事による影響を検討した試験において，空腹時に投与した場合，著しく低い曝露量を示す被験者がいたため食後内服とする．
＜イブランス®錠＞
食事の有無に関係なく服用可能．

② 間質性肺炎：投与にあたっては，間質性肺疾患の初期症状（呼吸困難，咳嗽，発熱など）を確認し，胸部X線検査の実施など，患者の状態を十分に観察すること．また異常が認められた場合には，投与を中止し，必要に応じて胸部CT，血清マーカーなどの検査を実施するとともに適切な処置を行うこと．

③ 血液毒性：Palbociclibは内服薬にもかかわらず，重度な好中球減少，血小板減少が認められている（中央値15日）．感染症対策を十分に行うよう指導する．

④ 脱毛：Palbociclibは内服薬にもかかわらず，脱毛が起こる可能性があるため，治療前に副作用として脱毛が起こる可能性があることを伝える．

【文　献】

1) Finn RS, et al：Palbociclib and letrozole in advanced breast cancer. N Engl J Med, 375：1925-1936, 2016

2) Turner NC, et al：Palbociclib in hormone-receptor-positive advanced breast cancer. N Engl J Med, 373：209-219, 2015

3) イブランス®錠 添付文書

＜野村久祥＞

2. 乳がん

Everolimus + Exemestane療法

Everolimus　1回10 mg　1日1回　経口　連日投与　PD（増悪）まで
Exemestane　1回25 mg　1日1回　経口　連日投与　PD（増悪）まで

＊非ステロイド性アロマターゼ阻害薬による治療歴のない患者に対する安全性は確立していない.

基本事項

【適　応】

手術不能または再発乳がん（ホルモン受容体陽性かつHER2陰性で非ステロイド性アロマターゼ阻害薬に抵抗性の閉経後の患者. 術後補助療法としての有効性・安全性は確立していない）.

【奏効率[2]】

奏効率	無増悪生存期間（中央値）	全生存期間（中央値）
9.5％	6.9カ月	31.0カ月

【副作用[3]】

	All Grade	Grade 3以上
口内炎	59％	8％
発疹	35％	1％
疲労	25％	3％
下痢	20％	2％
食欲減退	20％	1％
味覚異常	19％	0％
悪心	19％	＜1％
肺臓炎	16％	3％
体重減少	15％	1％
貧血	12％	3％

▌レジメンチェックポイント

p.930参照.

● 改訂第8版 がん化学療法レジメンハンドブック

■副作用対策と服薬指導のポイント

① 服用時間：BOLERO-2試験では同一時刻，1日1回食後に投与していたため，乳がんにおいては食後30分以内に服用するよう伝える．

② 飲み忘れた場合：Everolimusの飲み忘れに気がついた時間が，いつもの投与時間より6時間以内であれば，すぐに内服するように指導を行う．6時間以上経過している場合は，その次の日の投与時間に1回分だけ服用するように伝える．決して2回分服用してはならないことを伝える．

③ グレープフルーツジュースを飲むと血中濃度が上がるおそれがあるため，Everolimus投与後の飲食は避けるよう伝える．

④ セイヨウオトギリソウ（St. John's Wort）を含有する健康食品によって，Everolimusの薬効が弱まる可能性があることを伝え，摂取を避けるよう説明する．また，服薬指導時に健康食品の使用の有無を確認する．

⑤ 肺臓炎，間質性肺炎：Everolimusは臨床試験において16％の患者に間質性肺炎がみられた．そのうちGrade 3/4は3％であった．本剤服用中に，咳嗽，呼吸困難，発熱などが認められた場合は，すぐに医療機関に連絡するように伝える．

⑥ 口内炎：Everolimusは臨床試験において59％の患者に口内炎の症状が発現している．開始前に，口内炎の予防対策の事前処方を行い，自宅での口腔内の清潔，清掃，保湿を行うように事前に説明する．

⑦ Everolimus使用時に易感染状態となることがあり，感染症にかかりやすくなることを説明する．人ごみを避けること，外出後の手洗い，うがいなどの具体的な感染予防対策について確認する．

【文　献】

1) Baselga J, et al：Everolimus in postmenopausal hormone-receptor-positive advanced breast cancer. N Engl J Med, 366：520-529, 2012

2) Piccart M, et al：Everolimus plus exemestane for hormonereceptor-positive, human epidermal growth factor receptor-2-negative advanced breast cancer: overall survival results from BOLERO-2. Ann Oncol, 25：2357-2362, 2014

3) アフィニトール® 適正使用ガイド

〈野村久祥〉

2. 乳がん

S-1 単独療法

	Day	1	8	15	22	29	36	42
S-1　投与量は下記参照								
1日2回 経口				28日間				

6週間ごと（4週間投与，2週間休薬）PD（増悪）まで

【投与量】

体表面積	初回投与量（テガフール相当量）
1.25 m² 未満	40 mg/ 回
1.25 m² 以上 1.5 m² 未満	50 mg/ 回
1.5 m² 以上	60 mg/ 回

基本事項

【適　応】

転移・再発症例

・Stage Ⅳ，または再発症例.

・一次および二次化学療法としてアントラサイクリン系薬剤および
　タキサン系薬剤使用後，三次化学療法として有用である可能
　性がある. しかし，Phase Ⅱ試験の結果からの推測であり，best
　supportive care と比較した結果はない.

【奏効率[1]】

治療成功期間	全生存期間（中央値）
8.0 カ月	35.0 カ月

【副作用[1]】

	Grade 1, 2	Grade 3	Grade 4
白血球減少	43 %	<1 %	0 %
好中球減少	35 %	6 %	<1 %
血小板減少	35 %	<1 %	<1 %
ヘモグロビン減少	50 %	1 %	0 %
ALT上昇	45 %	0 %	0 %
ビリルビン上昇	41 %	1 %	0 %

次ページへ続く

● 改訂第8版 がん化学療法レジメンハンドブック

前ページの続き

	Grade 1, 2	Grade 3	Grade 4
疲労	37 %	3 %	0 %
脱毛	5 %	—	—
浮腫	8 %	< 1 %	0 %
運動性ニューロパチー	3 %	< 1 %	0 %
感覚性ニューロパチー	9 %	< 1 %	0 %
関節痛	7 %	< 1 %	0 %
筋肉痛	11 %	0 %	0 %
アレルギー	4 %	0 %	0 %
発熱性好中球減少症	0 %	2 %	< 1 %
発熱	5 %	0 %	0 %
下痢	31 %	3 %	0 %
粘膜炎	24 %	1 %	0 %
悪心	31 %	1 %	0 %
嘔吐	10 %	< 1 %	0 %
食欲不振	35 %	3 %	0 %

▌レジメンチェックポイント

p.443 参照.

▌副作用対策と服薬指導のポイント

p.446 参照.

【文　献】

1) Takashima T, et al：Taxanes versus S-1 as the first-line chemotherapy for metastatic breast cancer（SELECT BC）：an open-label, non-inferiority, randomised phase 3 trial. Lancet Oncol, 17：90-98, 2016

＜山本紗織＞

2. 乳がん

Capecitabine 単独療法

<A法>

	Day	1	8	15	22	28
Capecitabine 投与量は下記参照 経口（1日2回，朝・夕食後30分以内）			21日間 →			

4週間ごと（3週間投与，1週間休薬） PD（増悪）まで

【投与量】（1日2回投与）

体表面積	1回用量
1.31 m² 未満	900 mg
1.31 m² 以上 1.64 m² 未満	1,200 mg
1.64 m² 以上	1,500 mg

<B法>

	Day	1	8	15	21
Capecitabine 投与量は下記参照 経口（1日2回，朝・夕食後30分以内）			14日間 →		

3週間ごと（2週間投与，1週間休薬） PD（増悪）まで

【投与量】（1日2回投与）

体表面積	1回用量
1.33 m² 未満	1,500 mg
1.33 m² 以上 1.57 m² 未満	1,800 mg
1.57 m² 以上 1.81 m² 未満	2,100 mg
1.81 m² 以上	2,400 mg

基本事項

【適 応】

転移・再発症例

・Stage Ⅳ，または再発症例．
・海外での試験はB法で行われている．
・一次および二次化学療法としてアントラサイクリン系薬剤，お

● 改訂第8版 がん化学療法レジメンハンドブック

よびタキサン系薬剤使用後，三次化学療法として有用である可能性がある．ただし，HER2陽性症例では，Lapatinibとの併用が推奨される〔比較試験において，単独群に比べ併用群ではTTP（無増悪期間）が2倍になった（4.4カ月 vs 8.4カ月）と報告されている〕．しかし，Phase II試験の結果からの推測であり，best supportive careと比較した結果はない．

・乳癌診療ガイドライン2022年版ではTriple Negative乳がんにおいて，術前化学療法後の組織学的治療効果判定でpCR（完全奏効）が得られなかった場合，術後療法としてCapecitabine 1,000〜1,250 mg/m² を1日2回 14日間内服，3週間ごとを6〜8コース施行することが推奨されているが，日本においては現在保険適用外である[1]．

【奏効率[2]】

奏効率	全生存期間（中央値）	1年生存率
28%	15.2カ月	62.3%

【副作用[2]】

	Grade 3	Grade 4
リンパ球減少	48%	10%
好中球減少	5%	1%
貧血	1%	2%
ビリルビン上昇	13%	2%
AST上昇	4%	0%
ALT上昇	2%	0%
	All Grade	
手掌・足底発赤知覚不全症候群	71%	
悪心	48%	
嘔吐	27%	
下痢	48%	
口内炎	25%	

■ レジメンチェックポイント

① 投与量の確認

＜腎障害の目安と対処法（参考）[3]＞

投与開始前のCcrが30 mL/min未満 → 投与禁忌

投与開始前のCcrが30〜50 mL/min → 75%用量（減量段階1）

投与開始前のCcrが51〜80 mL/min → 減量不要

＜減量の目安[3]＞

A法

体表面積	初回基準量（1回量）	減量段階1（1回量）
1.31 m² 未満	900 mg	600 mg
1.31 m² 以上 1.64 m² 未満	1,200 mg	900 mg
1.64 m² 以上	1,500 mg	1,200 mg

いったん減量した後は増量は行わないこと

B法

体表面積	減量段階1(1回量)	減量段階2(1回量)
1.13 m² 未満	900 mg	600 mg
1.13 m² 以上 1.21 m² 未満	1,200 mg	
1.21 m² 以上 1.45 m² 未満		
1.45 m² 以上 1.69 m² 未満	1,500 mg	900 mg
1.69 m² 以上 1.77 m² 未満		
1.77 m² 以上	1,800 mg	1,200 mg

いったん減量した後は増量は行わないこと

＜休薬，減量の規定＞

A法

NCI-CTCによる毒性のGrade判定		治療期間中の処置	治療再開時の投与量
Grade 1		休薬・減量不要	減量不要
Grade 2		Grade 0〜1に軽快するまで休薬	減量不要
Grade 3	初回発現	Grade 0〜1に軽快するまで休薬	減量不要
	2回目発現	Grade 0〜1に軽快するまで休薬．ただし，脱毛，全身倦怠感，味覚異常，コントロール可能な食欲不振，悪心嘔吐，リンパ球減少，総ビリルビン上昇（≦2.0 mg/dL）の場合，医師の判断により同一用量にて継続投与可	減量
Grade 4		投与中止，ただしGrade 4のリンパ球減少については，医師の判断により同一用量にて継続投与可	

本邦承認時の国内第Ⅱ相臨床試験での基準

● 改訂第8版 がん化学療法レジメンハンドブック

B法

NCI-CTCによる 毒性のGrade判定		治療期間中の処置	治療再開時 の投与量
Grade 1		休薬・減量不要	減量不要
Grade 2	初回発現	Grade 0〜1に軽快するまで休薬	減量不要
	2回目発現	Grade 0〜1に軽快するまで休薬	減量段階1
	3回目発現	Grade 0〜1に軽快するまで休薬	減量段階2
	4回目発現	投与中止・再投与不可	―
Grade 3	初回発現	Grade 0〜1に軽快するまで休薬	減量段階1
	2回目発現	Grade 0〜1に軽快するまで休薬	減量段階2
	3回目発現	投与中止・再投与不可	―
Grade 4	初回発現	投与中止・再投与不可，あるいは治療継続が患者にとって望ましいと判定された場合は，Grade 0〜1に軽快後，投与再開	減量段階2

② 併用薬の確認

・テガフール・ギメラシル・オテラシルカリウム配合剤（ティーエスワン®）は併用禁忌（ギメラシルによりCapecitabineの代謝活性体であるフルオロウラシルの代謝が阻害され，著しくフルオロウラシルの血中濃度が上昇するため）．投与されていないこと，および投与中止後7日以上あいていることを確認．

・フェニトインの血中濃度を上昇させ，中毒症状の発現のおそれがあるため，併用時はフェニトインの血中濃度をモニタリングする．

・ワルファリンの作用を増強させることがあり，併用時は定期的にプロトロンビン時間活性をモニタリングする．

★ CapecitabineがCYP2C9の酵素活性を低下させている可能性が考えられている．

副作用対策と服薬指導のポイント

① 手掌・足底発赤知覚不全症候群：発症頻度が高いため，手や足の裏に痛みや違和感などの症状があらわれたら申し出るように伝える．
皮膚の乾燥が症状を悪化させる要因の1つとされており，ヘパリン類似物質クリームなどの保湿剤を予防的に使用することが望ましい．

356

Capecitabine 単独療法 ●

② **下痢**：下痢により脱水症状があらわれる可能性があるため，下痢になった場合は，ぬるま湯などで水分補給を行うように伝える．特にひどい場合は申し出るように伝える．

③ **口内炎**：長期間の使用により口内炎などのリスクも高くなるため，口腔内の清潔保持について説明し，生活指導も含め理解してもらう．

④ 飲み忘れに気づいたときは飲み忘れた分は服用せず，次の服用時に1回分を服用する．決して2回分まとめて飲むことのないよう指導する．

【文 献】

1) Masuda N, et al.：Adjuvant capecitabine for breast cancer after preoperative chemotherapy. N Engl J Med, 376：2147-2159, 2017

2) Fumoleau P, et al：Multicentre, phase Ⅱ study evaluating capecitabine monotherapy in patients with anthracycline- and taxane-pretreated metastatic breast cancer. Eur J Cancer, 40：536-542, 2004

3) ゼローダ®錠300 適正使用ガイド

<山本紗織>

2. 乳がん

nab-PTX 単独療法

		Day	1	8	15	21
nab-PTX	260 mg/m² 点滴静注（30分）		↓			
		3週間ごと　PD（増悪）まで				

【制吐対策】
デキサメタゾン　6.6 mg IV（Day 1）（省略可）

基本事項

【適 応】

転移・再発症例
- Stage Ⅳ，または再発症例.
- 一次治療およびタキサン系薬剤未使用患者に対する二次化学療法として効果が期待できる.

【奏効率 [1]】

	奏効率	無増悪期間	全生存期間
全体	24%	23週	65週
一次治療	34%	—	71週

【副作用 [1]】

	All Grade	Grade 3以上
白血球減少	71.7%	6.6%
好中球減少	80.1%	34.1%
貧血	46.5%	1.3%
血小板減少	11.9%	0.4%
悪心	29.3%	2.6%
嘔吐	16.2%	2.2%
下痢	24.9%	0.4%
口内炎・咽頭炎	14.8%	1.7%
発熱（好中球数不明）	15.3%	3.5%

次ページへ続く

nab-PTX単独療法 ●

前ページの続き

	All Grade	Grade 3以上
関節痛	31.9％	6.1％
筋肉痛	26.6％	7.0％
その他の四肢痛	11.4％	0.9％
疲労	38.9％	6.1％
神経障害	71.2％	10.5％
脱毛	90.4％	－

■ レジメンチェックポイント

① 前投薬：省略可能

② 投与量の確認

＜減量・再開の目安[2]＞

	減量基準	再開基準
好中球数	＜500/mm^3[※1]	≧1,500/mm^3
発熱性好中球減少症	発現	回復
血小板数	＜50,000/mm^3	≧100,000/mm^3
肝機能値（AST，ALT）	医師が同一用量で投与継続困難と判断	≦2.5×ULN[※2]
末梢神経障害	≧Grade 3[※3]	≦Grade 1
皮膚障害	≧Grade 2	≦Grade 1
粘膜炎・下痢	≧Grade 3	≦Grade 1
その他非血液毒性（脱毛を除く）	≧Grade 3	≦Grade 2

※1 7日間以上500/mm^{3}未満の場合

※2 原疾患に起因または肝転移を有する場合は，5×ULNまで許容する

※3 Grade 2でも減量を考慮

＜減量の目安[2]＞

減量段階	投与量
通常投与量	260 mg/m^2
1段階減量	220 mg/m^2
2段階減量	180 mg/m^2

● 改訂第8版 がん化学療法レジメンハンドブック

＜参考：肝機能低下症例に対する減量の目安＞

AST・ALT	T-Bil	投与量
10×ULN 未満 かつ	1.26〜2.0×ULN	200 mg/m²
10×ULN 未満 かつ	2.01〜5.0×ULN	130 mg/m²
10×ULN 以上 または	5.0×ULN を超える	中止

CA037試験，海外データ

③ 併用薬の確認：ビタミンA，アゾール系抗真菌薬，マクロライド系抗菌薬，ニフェジピン，シクロスポリン，ベラパミル，ミダゾラム（PTXの代謝酵素がCYP2C8，CYP3A4であるためPTXの血中濃度が上昇）．

副作用対策と服薬指導のポイント

① 末梢神経障害：手足のしびれ，刺痛，焼けるような痛みが出現した場合はすぐに申し出ることを伝える．ほかのPTX製剤と比べ，末梢神経障害が出やすいことが知られている．

② 脱毛：高頻度で発現し，治療後1〜3週間で抜け始め，全治療終了後は回復する．

③ 本剤は，ヒト血清アルブミンを用いた特定生物由来製品であり，そのリスクなどを十分に説明する必要がある〔特定生物由来製品のため，医薬品名（販売名），製造番号または製造記号（ロット番号），使用年月日，使用した患者の氏名，住所などを記録し，少なくとも20年間保存する必要がある〕．

④ 脳神経麻痺：顔面神経麻痺，声帯麻痺などの脳神経麻痺が報告されており，異常があればすぐに申し出るよう伝える．

【文　献】

1) Gradishar WJ, et al：Phase Ⅲ trial of nanoparticle albumin-bound paclitaxel compared with polyethylated castor oil-based paclitaxel in women with breast cancer. J Clin Oncol, 23：7794-7803, 2005

2) アブラキサン®適正使用ガイド（乳癌について）

＜山本紗織＞

2. 乳がん

BV＋PTX療法

		Day	1	8	15	22	28
BV	10 mg/kg 点滴静注（初回90分※）		↓		↓		
PTX	90 mg/m^2 点滴静注（60分）		↓	↓	↓		

4週間ごと　PD（増悪）まで

※初回投与時間90分，2回目以降60分，それ以降は30分への短縮も可能.

【前投薬】
① デキサメタゾン 9.9 mg IV：PTX投与30分前まで
② ジフェンヒドラミン 50 mg PO：PTX投与30分前まで
③ ファモチジン 20 mg IV：PTX投与30分前まで

基本事項

【適　応】
手術不能または再発乳がん（延命効果は示されていない）

【奏効率[1]】

奏効率	無増悪生存期間（中央値）	全生存期間（中央値）
49.8％	11.3カ月	26.5カ月

【副作用[1]】

	Grade 3	Grade 4
アレルギー反応	3.0％	0.3％
感染症	8.8％	0.5％
倦怠感	8.8％	0.3％
悪心	3.3％	0％
神経障害	23.0％	0.5％
高血圧	14.5％	0.3％
蛋白尿	2.7％	0.8％

■レジメンチェックポイント

① 前投薬の確認：制吐薬，重篤な過敏症状の発現防止.

● 改訂第8版 がん化学療法レジメンハンドブック

② 投与禁忌患者の確認（BV）

喀血（2.5 mL 以上の鮮血の喀出）の既往のある患者.

③ 脳転移のある患者（BV）

脳出血のおそれがあるため投与に慎重な判断が必要である.

④ 投与速度の確認（BV）

Infusion reaction への注意のため, 初回, 2回目投与時は投与速度に注意する.

⑤ 減量, 休薬, 中止基準

＜参考：臨床試験における休薬, 中止基準（BV）[2]＞

副作用	程度	処置
高血圧	Grade 3	血圧がコントロール可能になるまで休薬（1カ月以上コントロール不能の場合, 投与中止）
	Grade 4	投与中止
蛋白尿	Grade 2～3	Grade 1以下に回復するまで休薬. ただし, Grade 2であっても24時間蓄尿による定量検査で蛋白量が2 g/24 h以下であれば投与可能.
	Grade 4	投与中止
出血	Grade 3以上	投与中止

＜参考：臨床試験[1]における減量, 休薬, 中止基準（PTX）[2]＞

好中球数≧1,500/mm³ かつ血小板数≧100,000/mm³	90 mg/m²（通常用量）を維持
好中球数 1,000～1,500/mm³ または血小板数 75,000～100,000/mm³	65 mg/m²に減量
好中球数 500～1,000/mm³ または血小板数 50,000～75,000/mm³	好中球数≧1,500/mm³ かつ血小板数≧100,000/mm³に回復するまで休薬. 3週超の休薬で改善がみられない場合は中止.
好中球数＜1,000/mm³ で発熱（≧38.5℃）を伴う	65 mg/m²に減量, その後は増量しない. 再開後に再発が認められた場合は中止.
好中球数≦500/mm³ が5日以上継続	
血小板数≦40,000/mm³ を伴う出血	
血小板数≦20,000/mm³	

次ページへ続く

BV + PTX療法 ●

前ページの続き

	AST ≦ 5 × ULN かつ ビリルビン≦ 1.5 mg/dL	90 mg/m² (通常用量) を維持
肝毒性	AST 5〜10 × ULN またはビリルビン 1.6〜2.5 mg/dL	65 mg/m² に減量
	AST > 10 × ULN または ビリルビン≧ 2.6 mg/dL	AST ≦ 10 × ULN かつビリルビン≦ 2.5 mg/dL に回復するまで休薬. 3週間を超える休薬で回復がみられない場合は中止.
末梢性 神経障害	Grade 3	Grade 1 以下に回復するまで休薬し, 回復後 65 mg/m² で再開. Grade 3 が 3週間を超えて遷延もしくは再発が認められた場合は中止.

⑥ 併用薬の確認 (PTX)
・ジスルフィラム, シアナミド, プロカルバジンは併用禁忌 (顔面潮紅, 血圧降下, 悪心, 頻脈などのアルコール反応を起こすおそれがあるため).
・ビタミンA, アゾール系抗真菌薬, マクロライド系抗菌薬, ニフェジピン, シクロスポリン, ベラパミル, ミダゾラムなど (PTX の代謝酵素が CYP2C8, CYP3A4 であるため PTX の血中濃度が上昇).

副作用対策と服薬指導のポイント

① アルコールに関する問診 (PTX):PTX はアルコールに過敏な患者は慎重投与. また, PTX では自動車の運転など危険を伴う機械の操作に従事させないように注意すること.
② アレルギー症状 (PTX):PTX により皮膚の異常 (蕁麻疹), 顔面潮紅, 息苦しさ, 動悸などが発現した場合はすぐに申し出ることを伝える.

★ PTX と溶解補助剤のポリオキシエチレンヒマシ油による過敏症およびショック.

③ 末梢神経障害 (PTX):手足のしびれ, 刺痛, 焼けるような痛

363

みが出現した場合はすぐに申し出ることを伝える.

④ **関節痛・筋肉痛**：PTXで高頻度に起こる. 一般に, 投与開始後2〜3日後にあらわれ, 数日間持続する. 早期より発現する傾向にある. 通常は軽度な痛みであるが, 鎮痛薬投与などを行う場合もある. 非蓄積毒性と考えられている.

⑤ **脱毛**：PTXで高頻度に発現する.

⑥ **高血圧（BV）**：患者には自宅で血圧測定および記録を行うよう指導する. 降圧薬は積極的適応, 禁忌もしくは慎重投与, 薬物相互作用などを考慮し, 個々の患者の臨床状況に応じて降圧薬を選択するよう配慮する. 血圧が高値で, 嘔気や頭痛, 胸・呼吸苦, めまいなどの症状を伴う場合, あるいは収縮期血圧180mmHg以上, 拡張期血圧110mmHg以上の場合には, すぐに病院へ連絡するよう伝える.

⑦ **出血**：BVにより鼻血や歯肉, 膣などの粘膜から軽度の出血がみられることがある. 10〜15分たっても止まらない場合は連絡するよう伝える.

⑧ **血栓塞栓症, うっ血性心不全（BV）**：意識消失やめまい, 胸痛, 息切れ, 手足のむくみ, ろれつが回らないなどの症状が認められた場合は速やかに連絡するよう伝える.

⑨ **創傷治癒遅延**：手術前後4週間はBVの投与を避ける. ポート挿入などの小手術は可能とされている.

⑩ **消化管穿孔**：BVによる発現頻度は2％未満で, 3カ月以内の発現が最も多い. 激しい腹痛などの症状があればすぐに連絡するよう伝える.

⑪ **尿蛋白（BV）**：ネフローゼ症候群, 蛋白尿があらわれることがあるので, 投与期間中は尿蛋白を定期的に検査する.

⑫ BVは喀血（2.5mL以上の鮮血の喀出）の既往のある患者は禁忌である（肺出血があらわれるおそれがあるため）. 治療前, 治療中を含め患者の観察が必要である.

【文　献】

1) Miller K, et al：Paclitaxel plus bevacizumab versus paclitaxel alone for metastatic breast cancer. N Engl J Med, 357：2666-2676, 2007

2) アバスチン®点滴静注用 適正使用ガイド

・ タキソール®注射液 インタビューフォーム

〈野村久祥〉

2. 乳がん

Pertuzumab ＋ Trastuzumab ＋ DTX療法 ／ DTX単独療法

2
乳がん

＜ Pertuzumab ＋ Trastuzumab ＋ DTX療法＞

	Day	1	8	15	21
Pertuzumab[※1] 初回：840 mg 点滴静注（60分） 2回目以降：420 mg 点滴静注（30分）		↓			
Trastuzumab[※1] 初回：8 mg/kg 点滴静注（90分） 2回目以降：6 mg/kg 点滴静注（30分）		↓			
DTX 75 mg/m^2 点滴静注（60分以上）		↓			

3週間ごと

術前・術後：4コース[※2]（Pertuzumab と Trastuzumab は合計1年間）
手術不能・再発：PD（増悪）まで

※1 Pertuzumab Trastuzumab Vorhyaluronidase Alfa を使用する場合は、初回投与時には Pertuzumab 1,200 mg・Trastuzumab 600 mg（フェスゴ®配合皮下注 IN）、2回目以降は Pertuzumab 600 mg・Trastuzumab 600 mg（フェスゴ®配合皮下注 MA）を、初回投与時には8分以上、2回目以降は5分以上かけて3週間間隔で大腿部へ皮下投与する.
※2 AC療法（p.301）4コース後に行う.

【制吐対策】デキサメタゾン6.6 mg IV（Day1）
【注意事項】
Pertuzumab を単独投与した場合の有効性および安全性は確立していない.

＜ DTX単独療法＞

		Day	1	8	15	21
DTX	60 mg/m^2 [※3] 点滴静注（60分以上）		↓			

3週間ごと　　術前・術後：4コース[※4]
転移・再発：PD（増悪）まで

※3 1回最高用量は 75 mg/m^2 までとする.
※4 AC followed by DTX療法としてAC療法（p.301）4コース後に行う.

【制吐対策】デキサメタゾン 6.6 mg IV（Day 1）

★ DTXの1回最大投与量を 100 mg/m^2 としている欧米では、デキサメタゾン〔16 mg（1回8 mg 1日2回）〕などをDTXの投与前日から3日間、単独経口投与することが望ましいとされている.

● 改訂第8版 がん化学療法レジメンハンドブック

基本事項

【適　応】

＜ Pertuzumab + Trastuzumab + DTX 療法＞

・HER2陽性の手術不能または再発乳がん

・HER2陽性の術前・術後療法（AC療法4コース後に実施）

＜ DTX 単独療法＞

・術前・術後療法（AC療法4コース後に実施）

・転移・再発症例

【奏効率】

＜ Pertuzumab + Trastuzumab + DTX 療法＞

HER2陽性の手術不能または再発乳がん[1][2]

奏効率	無増悪生存期間（中央値）	全生存期間（中央値）
80.2％	18.5カ月	56.5カ月

術前療法[3]

術後の乳房での病理学的完全奏効率	5年無増悪生存率
45.8％	86％

＜ DTX 単独療法＞

術前・術後療法[4]（AC followed by DTX 療法として）

5年無増悪生存率	5年全生存率
81.2％	87.3％

転移・再発症例[5]

奏効率	全生存期間（中央値）
47.8％	15カ月

【副作用】

＜ Pertuzumab + Trastuzumab + DTX 療法＞

HER2陽性の手術不能または再発乳がん[1]

	All Grade	Grade 3以上
下痢	66.8％	7.9％
脱毛	60.9％	—
好中球減少	52.8％	48.9％
悪心	42.3％	1.2％

次ページへ続く

Pertuzumab + Trastuzumab + DTX療法／DTX単独療法 ●

前ページの続き

	All Grade	Grade 3以上
疲労	37.6 %	2.2 %
発疹	33.7 %	0.7 %
食欲減退	29.2 %	1.7 %
粘膜の炎症	27.8 %	1.5 %
無力感	26.0 %	2.5 %
末梢性浮腫	23.1 %	0.5 %
便秘	15.0 %	0 %
発熱性好中球減少症	13.8 %	13.8 %
皮膚乾燥	10.6 %	0 %

術前療法[3]

	All Grade	Grade 3以上
脱毛症	63.6 %	4.7 %
好中球減少症	50.5 %	44.9 %
下痢	45.8 %	5.6 %
悪心	38.8 %	0 %
疲労	26.2 %	0.9 %
発疹	26.2 %	1.9 %
粘膜の炎症	26.2 %	1.9 %
筋肉痛	22.4 %	0 %
無力症	20.6 %	1.9 %
口内炎	17.8 %	0 %
発熱	16.8 %	0 %
味覚異常	15.0 %	0 %
食欲減退	14.0 %	0 %
嘔吐	13.1 %	0 %
頭痛	11.2 %	0 %
関節痛	10.3 %	0 %

＜DTX単独療法[4]＞

	Grade 3〜4
好中球減少	46 %
発熱性好中球減少症	16 %
感染	13 %

次ページへ続く

● 改訂第8版 がん化学療法レジメンハンドブック

前ページの続き

	Grade 3〜4
疲労	9%
筋肉痛	6%
関節痛	6%
口内炎	5%
神経障害	4%
流涙	<1%

レジメンチェックポイント

① 投与量，投与速度の確認（Pertuzumab, Trastuzumab）
- ・予定された投与が遅れた場合，Pertuzumab は前回投与から6週間未満のときは 420 mg を投与する．前回投与から6週間以上のときは改めて初回投与量の 840 mg で投与を行う．
- ・Trastuzumab は初回 8 mg/kg，2回目以降 6 mg/kg．予定より1週間を超えて遅れた場合は改めて 8 mg/kg から開始．
- ・Pertuzumab は初回 60 分かけて投与．初回投与の忍容性が良好であれば，2回目以降の投与時間は 30 分まで短縮できる．
- ・Trastuzumab は初回 90 分かけて投与，2回目以降 Infusion reaction などのアレルギー反応がなければ 30 分まで短縮可能．

② 投与量の確認（DTX）
国内において承認されている乳がんにおける DTX の用量は 60 mg/m² であるが，Pertuzumab + Trastuzumab + DTX 療法の国際臨床試験では 100 mg/m² または 75 mg/m² で行われ，本邦では 75 mg/m² で行われた．当レジメンにおいては添付文書を参考に，投与量は適宜増減を行う．

③ アルコール過敏症の確認（DTX）：DTX（タキソテール®）の添付溶解液にはエタノールが含まれているので，アルコールに過敏な患者に投与する場合は，添付溶解液を使用せずに生理食塩液または5%ブドウ糖液で溶解すること．アルコールで希釈された製剤では，アルコールを抜くことはできないため注意する．なお現在はプレミックス製剤でも，アルコールを含有しない製剤も発売されている（p.160 参照）．

Pertuzumab ＋ Trastuzumab ＋ DTX療法／DTX単独療法 ●

2

乳がん

> **★ DTX製剤について**
> 現在本邦においては，アルコールを含む添付溶解液にて希釈後使用する製剤と，すでにアルコールなどで希釈された製剤，およびアルコールを含有しない液体製剤などが販売されており，濃度，アルコール含有量が異なるため注意が必要である。

④ 休薬，減量，中止基準

【DTX単独療法】

・投与当日の好中球数が2,000/mm³未満であれば投与を延期する。

・T-Bil＞ULNで投与中止。AST，ALT＞1.5×ULNかつALP＞2.5×ULNで投与中止（米国添付文書より）。

【Pertuzumab ＋ Trastuzumab ＋ DTX：手術不能・再発[2)]】

＜Pertuzumab，Trastuzumab＞

毒性などにより2コースを超えて投与延期する場合は投与中止。

＜DTX＞

延期基準	
好中球数	1,500/mm³未満まで減少した場合，回復するまで投与延期。
血小板数	100,000/mm³未満まで減少した場合，回復するまで投与延期。

減量基準	
好中球数	発熱性好中球減少症または1週間を超えて持続する好中球数500/mm³未満の発現により投与延期した場合，再開時には55 mg/m²へ減量。
血小板数	100,000/mm³未満の減少により投与延期した場合，再開時には55 mg/m²へ減量。
皮膚反応	高度または次第に増悪する皮膚反応の発現の際は55 mg/m²へ減量。

中止基準	
3週間を超えて投与延期しても毒性の回復が認められない。	
好中球数	発熱性好中球減少症が回復しない。500/mm³まで回復しない。
血小板数	100,000/mm³以上まで回復しない。
過敏症	高度な過敏症
末梢神経障害	Grade 3以上

次ページへ続く

● 改訂第8版 がん化学療法レジメンハンドブック

前ページの続き

皮膚反応	55 mg/m² へ減量後も，高度または次第に増悪する皮膚反応が発現．
総ビリルビン	ULN以下まで回復しない．
肝酵素	AST，ALT値＞1.5×ULN かつ ALP値＞2.5×ULN

参考：CLEOPATRA試験における基準

【Pertuzumab ＋ Trastuzumab ＋ DTX：術後療法[2]】

< Pertuzumab, Trastuzumab >

毒性などにより2コースを超えて投与延期する場合は投与中止．

< DTX >

程度	1～7日間	＞7日間の継続または 次コースの延期に至る
錯異感覚／異常感覚		
Grade 2	用量維持	1段階減量
Grade 3	1回目：1段階減量 2回目：中止	中止

程度	1～7日間	＞7日間の継続または 次コースの延期に至る
鎮痛薬による管理不能な筋骨格痛		
Grade 2	用量維持	用量維持または1段階減量
Grade 3	1回目：1段階減量 2回目：中止	1回目：1段階減量または中止 2回目：中止

程度	コース途中で発現したが次コースの前に回復	コースの投与延期が必要
好中球減少		
Grade 2～4	同一用量	1,500/mm³ 以上に回復するまで中断． 回復までの期間が1～3週間の場合， 同一用量でG-CSFを追加． G-CSFを投与し回復までの期間が 以下の場合： ・1週間：同一用量 ・2～3週間：1段階減量

次ページへ続く

370

Pertuzumab + Trastuzumab + DTX療法／DTX単独療法 ●

前ページの続き

程度	コース途中で発現したが次コースの前に回復	コースの投与延期が必要
血小板減少		
Grade 2〜3	同一用量	75,000/mm³ 以上に回復するまで中断. 回復までの期間が以下の場合： ・1週間：同一用量 ・2〜3週間：1段階減量
Grade 4	1段階減量	1段階減量
発熱性好中球減少症		
Grade 3〜4	1段階減量，G-CSFの追加または中止	
下痢，口内炎		
Grade 2	同一用量	1段階減量
Grade 3	1段階減量	1段階減量
Grade 4	中止	中止
嘔吐（制吐薬の使用にもかかわらず）		
Grade 2	1段階減量	1段階減量
Grade 3〜4	中止	中止
ビリルビンまたはASTまたはALP		
Grade 2	1段階減量	ビリルビンがベースライン以下に回復するまで，およびAST，ALPがGrade 1以下に回復するまで中断. その後1段階減量
Grade 3〜4	中止	中止
その他の臨床上重要な有害事象		
Grade 3	1段階減量	1段階減量
Grade 4	中止	中止

参考：APHINITY試験における基準

減量の目安

減量段階	DTX投与量
開始用量	75 mg/m²
1段階減量	60 mg/m²
2段階減量	中止

● 改訂第8版 がん化学療法レジメンハンドブック

⑤ 心機能検査の確認[2]（Pertuzumab ＋ Trastuzumab）

＜手術不能・再発＞

LVEF 40％未満，あるいは40〜45％でベースラインから10％以上のLVEF低下を認めた場合は，最低3週間，Pertuzumabと Trastuzumab の投与を延期する．3週間以内にLVEF再評価を行い，＜40％または40〜45％かつベースラインから10％以上の低下があった場合は投与中止．＞45％または40〜45％かつベースラインからの低下が10％未満の場合は投与を再開する．

＜術前・術後＞

LVEF 50％未満でベースラインからのLVEFの低下が10％以上となった場合は，最低3週間，Pertuzumabと Trastuzumab の投与を延期する．3週間以内にLVEF再評価を行い，＜50％かつベースラインから10％以上の低下があった場合は投与中止．50％以上またはベースラインからの低下が10％未満の場合は投与を再開する．

⑥ 相互作用（DTX）

アゾール系抗真菌薬（ミコナゾールなど）やエリスロマイシン，クラリスロマイシン，シクロスポリン，ミダゾラムの併用によりCYP3A4を阻害，またはDTXとの競合により，DTXの血中濃度が上昇し副作用が強くあらわれることがある．

▌副作用対策と服薬指導のポイント

① Infusion reaction：Pertuzumab と Trastuzumab は投与24時間以内に Infusion reaction が報告されている．投与中に，悪寒，発熱，疲労，悪心，紅斑，高血圧や呼吸困難などがみられた場合は，医療者に申し出るように伝える．

第Ⅲ相臨床試験[1] において，軽度の Infusion reaction が起こった場合，次回以降の投与前に，副腎皮質ホルモン，抗ヒスタミン薬および解熱薬の前投与が許容された．

② 心機能モニタリング：Pertuzumab と Trastuzumab 投与により，心障害，うっ血性心不全が起こることがある．平らな道を歩いただけでも心臓がドキドキするような動悸，息切れ，または，脈が速くなる頻脈があった場合は，施設へ連絡するように伝える．投与中は通常患者で12週間ごと，無症候性心機能障害

372

患者で6～8週間ごとにLVEFのモニタリングを行う.

③ アルコールに関する問診（DTX）：自動車の運転など危険を伴う機械の操作に従事させないように注意すること.

④ DTXは添加剤としてポリソルベート80を含有しているため，重篤な過敏症の報告がある．患者観察には十分留意を要する.

⑤ 骨髄抑制（DTX）：DTXの用量規制因子は白血球（主に好中球）減少であり，重篤な白血球減少に起因した治療関連死が認められている．患者には感染予防（手洗い，うがい，マスクの着用など）の励行を指導する必要がある．また，発熱性好中球減少症の治療として抗菌薬の投与を迅速に行う体制を整えておく必要がある.

⑥ 脱毛（DTX）：投与開始2～3週間経過後に発現し，治療中止後半年～1年で回復することを伝える.

⑦ 浮腫（DTX）：浮腫などの体液貯留が高頻度にみられ，総投与量が350～400 mg/m^{2}を超えると発現頻度が上がるため，足のむくみなどの症状が出れば申し出るように伝える．浮腫の発症は毛細血管漏出症候群によるもので，発症後はデキサメタゾンなどを投与する.

【文献】

1) Swain SM, et al：Pertuzumab, trastuzumab, and docetaxel for HER2-positive metastatic breast cancer（CLEOPATRA study）：overall survival results from a randomised, double-blind, placebo-controlled, phase 3 study. Lancet Oncol, 14：461-471, 2013

2) パージェタ®点滴静注 適正使用ガイド

3) Gianni L, et al：5-year analysis of neoadjuvant pertuzumab and trastuzumab in patients with locally advanced, inflammatory, or early-stage HER2-positive breast cancer（NeoSphere）：a multicentre, open-label, phase 2 randomised trial. Lancet Oncol, 17：791-800, 2016

4) Sparano JA, et al：Weekly paclitaxel in the adjuvant treatment of breast cancer. N Engl J Med, 358：1663-1671, 2008

5) Chan S, et al：303 Study Group：Prospective randomized trial of docetaxel versus doxorubicin in patients with metastatic breast cancer. J Clin Oncol, 17：2341-2354, 1999

＜野村久祥＞

2. 乳がん

Pertuzumab ＋ Trastuzumab ＋ Weekly PTX 療法／Weekly PTX 単独療法

＜ Pertuzumab ＋ Trastuzumab ＋ Weekly PTX 療法＞		Day	1	8	15	21
Pertuzumab[※1]	初回：840 mg 点滴静注（60分） 2回目以降：420 mg 点滴静注（30分）		↓			
Trastuzumab[※1]	初回：8 mg/kg 点滴静注（90分） 2回目以降：6 mg/kg 点滴静注（30分）		↓			
PTX	80 mg/m^2 点滴静注（60分）		↓	↓	↓	

3週間ごと

術前・術後：4コース（Pertuzumab と Trastuzumab は合計1年間）

手術不能・再発：PD（増悪）まで

※1 Pertuzumab Trastuzumab Vorhyaluronidase Alfa を使用する場合は，初回投与時には Pertuzumab 1,200 mg・Trastuzumab 600 mg（フェスゴ®配合皮下注 IN），2回目以降は Pertuzumab 600 mg・Trastuzumab 600 mg（フェスゴ®配合皮下注 MA）を，初回投与時には8分以上，2回目以降は5分以上かけて3週間間隔で大腿部へ皮下投与する．

【前投薬】

① デキサメタゾン 9.9 mg IV：PTX投与約30分前まで

② ジフェンヒドラミン 50 mg PO：PTX投与約30分前まで

③ ファモチジン 20 mg IV：PTX投与約30分前まで

＜ Weekly PTX 単独療法＞		Day	1	7
PTX	80 mg/m^2 点滴静注（60分）		↓	

1週間ごと　術前・術後：12コース[※2]

転移・再発：PD（増悪）まで

※2 AC followed by Weekly PTX 療法として AC 療法（p.301）4コース後に行う．

【前投薬】

① デキサメタゾン 9.9 mg IV（次回以降減量可）：PTX投与30分前まで

② ジフェンヒドラミン 50 mg PO：PTX投与30分前まで

③ ファモチジン 20 mg IV：PTX投与30分前まで

基本事項

【適　応】

< Pertuzumab + Trastuzumab + Weekly PTX 療法 >

・HER2陽性の手術不能または再発乳がん

・HER2陽性の術前・術後療法（AC療法4コース後に実施）

< Weekly PTX 単独療法 >

・術前・術後療法（AC療法4コース後に実施）

・転移・再発症例

【奏効率】

< Pertuzumab + Trastuzumab + Weekly PTX 療法 >

転移・再発症例[1]

無増悪生存期間（中央値）	全生存期間（中央値）
23.2カ月	64.0カ月

術前療法[2]

5年無浸潤疾患生存率	5年全生存率
98%	98%

< Weekly PTX 療法 >

術前・術後療法[3]（AC followed by Weekly PTX 療法として）

5年無増悪生存率	5年全生存率
81.5%	89.7%

転移・再発症例[4]

奏効率	全生存期間（中央値）
42%	24カ月

【副作用】

Pertuzumab + Trastuzumab + Weekly PTX ※療法[1]

	All Grade	Grade 3～4
下痢	68%	8%
脱毛	48%	0%
悪心	36%	0.5%
疲労	32%	3%
無力症	30%	2%
発疹	25%	0.7%
嘔吐	24%	1%

次ページへ続く

● 改訂第8版 がん化学療法レジメンハンドブック

前ページの続き

	All Grade	Grade 3～4
関節痛	23％	0.5％
末梢神経障害	23％	2％
頭痛	23％	1％
貧血	22％	2％
搔痒感	20％	0.5％
粘膜炎症	20％	1％
筋肉痛	20％	0.7％

※タキサン系としてのデータ

Weekly PTX療法[3]

	Grade 3～4
好中球減少	2％
発熱性好中球減少症	1％
感染	3％
口内炎	0％
倦怠感	3％
筋肉痛	2％
関節痛	2％
流涙	0％
神経障害	8％

■ レジメンチェックポイント

① 前投薬の確認：制吐薬・重篤な過敏症状の発現防止.

② 投与量，投与速度の確認（Pertuzumab, Trastuzumab）

　・予定された投与が遅れた場合，Pertuzumabは前回投与から6週間未満のときは420 mgを投与する．前回投与から6週間以上のときは改めて初回投与量の840 mgで投与を行う.

　・Trastuzumabは初回8 mg/kg，2回目以降6 mg/kg．予定より1週間を超えて遅れた場合は改めて8 mg/kgから開始.

　・Pertuzumabは初回60分かけて投与．初回投与の忍容性が良好であれば，2回目以降の投与時間は30分まで短縮できる.

　・Trastuzumabは初回90分かけて投与，2回目以降Infusion reactionなどのアレルギー反応がなければ30分まで短縮可能.

③ 休薬，減量，中止基準

Pertuzumab + Trastuzumab + Weekly PTX療法／Weekly PTX単独療法 ●

【Weekly PTX単独療法】

減量の目安[5]

減量段階	PTX 投与量
通常投与量	80 mg/m^2
1 段階減量	60 mg/m^2

白血球数または好中球数が以下の基準にあてはまれば，回復するまで投与を延期．白血球数が1,000/mm^{3}未満となった場合には次回の投与量を減量すること[5]．

	白血球数	好中球数
初回コース	3,000/mm^3 未満	1,500/mm^3 未満
同一コース	2,000/mm^3 未満	1,000/mm^3 未満

肝機能低下に対する減量の目安

AST・ALT		T-Bil	PTX 投与量
10×ULN 未満	かつ	1.26〜2.0×ULN	25％減量
10×ULN 未満	かつ	2.01〜5.0×ULN	50％減量
10×ULN 以上	または	5.0×ULN を超える	中止

米国添付文書より

【Pertuzumab + Trastuzumab + Weekly PTX：術後療法[6]】

＜Pertuzumab，Trastuzumab＞

毒性などにより2コースを超えて投与延期する場合は投与中止．

＜PTX＞

程度	1〜7日間	＞7日間の継続または次コースの延期に至る
錯異感覚／異常感覚		
Grade 2	用量維持	1 段階減量
Grade 3	1回目：1段階減量 2回目：中止	中止

程度	1〜7日間	＞7日間の継続または次コースの延期に至る
鎮痛薬による管理不能な筋骨格痛		
Grade 2	用量維持	用量維持または1段階減量
Grade 3	1回目：1段階減量 2回目：中止	1回目：1段階減量または中止 2回目：中止

次ページへ続く

● 改訂第8版 がん化学療法レジメンハンドブック

前ページの続き

程度	コース途中で発現したが次コースの前に回復	コースの投与延期が必要
好中球減少		
Grade 2～4	同一用量	1,000/mm^{3}以上に回復するまで中断.回復までの期間が1～3週間の場合,同一用量でG-CSFを追加.G-CSFを投与し回復までの期間が以下の場合: ・1週間:同一用量 ・2～3週間:1段階減量
血小板減少		
Grade 2～3	同一用量	75,000/mm^{3}以上に回復するまで中断.回復までの期間が以下の場合: ・1週間:同一用量 ・2～3週間:1段階減量
Grade 4	1段階減量	1段階減量
発熱性好中球減少症		
Grade 3～4	1段階減量,G-CSFの追加または中止	
下痢,口内炎		
Grade 2	同一用量	1段階減量
Grade 3	1段階減量	1段階減量
Grade 4	中止	中止
嘔吐(制吐薬の使用にもかかわらず)		
Grade 2	1段階減量	1段階減量
Grade 3～4	中止	中止
ビリルビンまたはASTまたはALP		
Grade 2	1段階減量	ビリルビンがベースライン以下に回復するまで,およびASTおよびALPがGrade 1以下に回復するまで中断.その後1段階減量
Grade 3～4	中止	中止
その他の臨床上重要な有害事象		
Grade 3	1段階減量	1段階減量
Grade 4	中止	中止

参考:APHINITY試験における基準

減量の目安

減量段階	PTX 投与量
開始用量	80 mg/m^2
1 段階減量	64 mg/m^2
2 段階減量	中止

④ 心機能検査の確認[6]（Pertuzumab, Trastuzumab）

＜手術不能・再発＞

LVEF 40 ％未満，あるいは 40 〜 45 ％でベースラインから 10 ％以上の LVEF 低下を認めた場合は，最低 3 週間，Pertuzumab と Trastuzumab の投与を延期する．3 週間以内に LVEF 再評価を行い，＜ 40 ％または 40 〜 45 ％かつベースラインから 10 ％以上の低下があった場合は投与中止．＞ 45 ％または 40 〜 45 ％かつベースラインからの低下が 10 ％未満の場合は投与を再開する．

＜術前・術後＞

LVEF 50 ％未満でベースラインからの LVEF の低下が 10 ％以上となった場合は，最低 3 週間，Pertuzumab と Trastuzumab の投与を延期する．3 週間以内に LVEF 再評価を行い，＜ 50 ％かつベースラインから 10 ％以上の低下があった場合は投与中止．50 ％以上またはベースラインからの低下が 10 ％未満の場合は投与を再開する．

⑤ 併用薬の確認（PTX）

・ ジスルフィラム，シアナミド，プロカルバジンは併用禁忌（顔面潮紅，血圧降下，悪心，頻脈などのアルコール反応を起こすおそれがあるため）．

・ ビタミン A，アゾール系抗真菌薬，マクロライド系抗菌薬，ニフェジピン，シクロスポリン，ベラパミル，ミダゾラムは併用注意（PTX の代謝酵素が CYP2C8，CYP3A4 であるため PTX の血中濃度が上昇）

副作用対策と服薬指導のポイント

① Infusion reaction：Pertuzumab と Trastuzumab は投与 24 時間以内に Infusion reaction が報告されている．投与中に，悪寒，発熱，疲労，悪心，紅斑，高血圧や呼吸困難などがあらわれた場合は，医療者に申し出るよう伝える．

② 心機能モニタリング：Pertuzumab と Trastuzumab 投与によ

り，心障害，うっ血性心不全が起こることがある．平らな道を歩いただけでも心臓がドキドキするような動悸，息切れ，または脈が速くなる頻脈があった場合は施設へ連絡するよう伝える．

③ アルコールに関する問診（PTX）（アルコールに過敏な患者は慎重投与）：自動車の運転など危険を伴う機械の操作に従事させないように注意すること．Weekly PTX ではビール瓶中瓶1/2本程度（約250 mL）のアルコールが含まれている．

④ アレルギー症状（PTX）：皮膚の異常（蕁麻疹），顔面潮紅，息苦しさ，動悸などが発現した場合はすぐに申し出ることを伝える．

★ PTX と溶解補助剤のポリオキシエチレンヒマシ油による過敏症およびショック．

⑤ 末梢神経障害（PTX）：手足のしびれ，刺痛，焼けるような痛みが発現した場合はすぐに申し出ることを伝える．PTX による末梢神経障害は高頻度に起こり，適切に減量，休薬などを行う．

⑥ 脱毛（PTX）：高頻度で発現し，治療後1～3週間で抜け始め，全治療終了後は回復する．

【文 献】

1) Miles D, et al：Final results from the PERUSE study of first-line pertuzumab plus trastuzumab plus a taxane for HER2-positive locally recurrent or metastatic breast cancer, with a multivariable approach to guide prognostication. Ann Oncol, 32：1245-1255, 2021

2) Nitz U, et al：De-escalated neoadjuvant pertuzumab plus trastuzumab therapy with or without weekly paclitaxel in HER2-positive, hormone receptor-negative, early breast cancer (WSG-ADAPT-HER2+/HR-)：survival outcomes from a multicentre, open-label, randomised, phase 2 trial. Lancet Oncol, 23：625-635, 2022

3) Sparano JA, et al：Weekly paclitaxel in the adjuvant treatment of breast cancer. N Engl J Med, 358：1663-1671, 2008

4) Seidman AD, et al：Randomized phase Ⅲ trial of weekly compared with every-3-weeks paclitaxel for metastatic breast cancer, with trastuzumab for all HER-2 overexpressors and random assignment to trastuzumab or not in HER-2 nonoverexpressors：Final results of Cancer and Leukemia GroupB protocol 9840. J Clin Oncol, 26：1642-1649, 2008

5) タキソール® 注射液 インタビューフォーム

6) パージェタ® 点滴静注 適正使用ガイド

〈野村久祥〉

2. 乳がん

Lapatinib + AI療法

2
乳が
ん

Lapatinib　1回1,500 mg（6錠）　1日1回※1　経口　連日投与
アロマターゼ阻害薬（AI）※2　併用するアロマターゼ阻害薬の用法用
量に従って服用

※1 食事の前後1時間の服用は避けること．
※2 Letrozole, Anastrozole, Exemestane

基本事項

【適　応】

HER2過剰発現が確認された手術不能または再発乳がん（ホルモン
受容体陽性かつ閉経後の患者）

【奏効率[1]】

無増悪生存期間（中央値）
8.2カ月

【副作用[2]】

	All Grade	Grade 3〜4
下痢	53 %	8 %
発疹	37 %	1 %
悪心	20 %	< 1 %
皮膚乾燥	11 %	< 1 %
疲労	11 %	4 %
搔痒感	10 %	< 1 %
脱毛症	10 %	< 1 %
爪の障害	10 %	< 1 %
嘔吐	9 %	< 1 %
無力症	7 %	3 %

● 改訂第8版 がん化学療法レジメンハンドブック

■レジメンチェックポイント

① 減量，休薬，中止基準（Lapatinib）[3]

駆出率低下および間質性肺炎

有害事象	発現回数	処置		
無症候性駆出率低下（LVEFがベースラインより20％以上低下かつ施設基準値を下回った場合）	1回目	投与継続（1～2週後に再検）	回復：投与継続	
			持続：休薬（3週間以内に再検）	回復：1,250 mg/dayに減量して再開可能
				持続：中止
	2回目（減量前）	1回目に準じる		
	2回目（減量後）	中止		
Grade 3～4の症候性駆出率低下		中止		
Grade 3～4の間質性肺炎		中止		

肝機能検査値異常

有害事象		処置
総ビリルビン	ALT	
＞2.0×ULN（直接ビリルビン＞35％[※1]）	＞3.0×ULN	中止
上記以外	＞8.0×ULN	休薬（2週間後に再検）．有効性が得られている場合は，1,250 mg/dayに減量して再開可能．
	＞5.0×ULN[※2]（無症候性2週間継続）	
	＞3.0×ULN（症候性[※3]）	
	＞3.0×ULN（無症候性）	継続（1週間ごとに再検）．ALT＞3.0×ULNが4週間継続した場合は中止．
―	≦3.0×ULN	継続

※1 測定していない場合は ＞35％とみなす
※2 ALT＞5.0×ULN発現時点で3日以内に再検し，1週間ごとに検査
※3 肝炎または過敏症の徴候・症状（疲労，嘔気，嘔吐，右上腹部の痛み・圧痛，発熱，発疹または好酸球増加）のいずれかの発現または増悪

好中球数，血小板数，ヘモグロビン，クレアチニン，Ccr異常

有害事象	処置
$500/mm^3 \leqq$ 好中球数 $< 1,000/mm^3$ $25,000/mm^3 \leqq$ 血小板数 $< 75,000/mm^3$ $6.5\ g/dL \leqq Hb < 9.0\ g/dL$ $1.5\ mg/dL < Cre \leqq 6 \times ULN$ $Ccr < 40\ mL/min$	休薬（Grade 1以下に回復するまで最大14日間可能）した後， 1回目：減量せず再開． 2〜3回目：減量せずまたは，1,250 mg/dayに減量して再開．
好中球数 $< 500/mm^3$ 血小板数 $< 25,000/mm^3$ $Hb < 6.5\ g/dL$ $Cre > 6 \times ULN$	休薬（Grade 1以下に回復するまで最大14日間可能）した後，減量，継続，再開などは事象ごとに判断．

上記以外の有害事象

有害事象	処置
Grade 2	1〜2回目：減量せず継続． 3回目：減量せずまたは1,250 mg/dayに減量して継続． 4回目：1,250 mg/dayに減量して継続．
Grade 3	休薬（Grade 1以下に回復するまで最大14日間可能）した後，発現回数にかかわらず，減量せずまたは1,250 mg/dayに減量して再開可能．
Grade 4	休薬（Grade 1以下に回復するまで最大14日間可能）した後，減量，継続，再開などは事象ごとに判断．

＜アロマターゼ阻害薬＞

　重度の腎機能障害患者，肝機能障害患者には慎重投与である．

② 相互作用（Lapatinib）

　主にCYP3Aにより代謝され，P糖蛋白およびBCRPの基質であり，さらに，CYP3A4，CYP2C8，P糖蛋白，BCRPおよびOATP1B1に対する阻害作用が報告されている．下記薬剤は，血中濃度や分布に影響を与える可能性があるため注意が必要である．また，プロトンポンプ阻害薬の併用により胃内pHが上昇し，本剤の溶解度の低下により吸収が低下する可能性がある．

薬剤名	機序
CYP3A4を阻害する薬剤（イトラコナゾールなど）	CYP3A4が阻害されることで血中濃度が上昇する可能性がある．
グレープフルーツジュース	
CYP3A4を誘導する薬剤（カルバマゼピン，リファンピシン，フェニトインなど）	CYP3A4が誘導されることで血中濃度が低下する可能性がある．
P糖蛋白の基質薬剤（ジゴキシンなど）	P糖蛋白に対する阻害作用が示され，ジゴキシンのAUCが増加する報告がある．
P糖蛋白を阻害する薬剤（ベラパミル，イトラコナゾール，キニジン，シクロスポリン，エリスロマイシンなど） P糖蛋白を誘導する薬剤（リファンピシン，セイヨウオトギリソウ）	P糖蛋白の基質であることから，血中濃度や分布に影響を与える可能性がある．

■副作用対策と服薬指導のポイント

① Lapatinibは高脂肪食後内服によりAUCが4.3倍になるとの報告があり，食事の影響を受けやすいため，食事前後1時間は避けて内服する．

② Lapatinibにより間質性肺炎のリスクがあるため，息切れや呼吸困難などの症状があれば，直ちに申し出るように伝える．

③ 予定時刻に飲み忘れた場合は，その日は飲み忘れた分を服用せず，翌日に1日分を服用する．決して2回分を服用しないよう指導する．

【文　献】

1) Johnston S, et al：Lapatinib combined with letrozole versus letrozole and placebo as first-line therapy for postmenopausal hormone receptor-positive metastatic breast cancer. J Clin Oncol, 27：5538-5546, 2009

2) タイケルブ®錠 適正使用ガイド

3) タイケルブ®錠 添付文書

＜野村久祥＞

2. 乳がん

Trastuzumab Deruxtecan（T-DXd）
単独療法

	Day	1	8	15	21
Trastuzumab 5.4 mg/kg Deruxtecan 点滴静注（90分[※1]）		↓			
	3週間ごと　PD（増悪）まで				

※1 忍容性良好であれば2回目以降30分

【制吐対策】
① 5-HT$_3$受容体拮抗薬（Day 1）② デキサメタゾン 9.9 mg IV（Day 1），8 mg PO（Day 2～3）[※2]

※2 5-HT$_3$受容体拮抗薬としてパロノセトロンを使用する場合はDay 2～3のデキサメタゾンは省略も可能．

基本事項

【適　応】

化学療法歴のある HER2 陽性の手術不能または再発乳がん

・二次治療以降で推奨されている（Trastuzumab，タキサン系抗悪性腫瘍薬による治療歴がある患者に推奨）

化学療法歴のある HER2 低発現[※]の手術不能または再発乳がん

※HER2 に対する免疫組織化学染色（IHC）で1+，または，IHC2+かつ*in situ* hybridization（ISH）陰性で定義される．

【奏効率】

		奏効率	無増悪生存期間（中央値）	全生存期間（中央値）
HER2 陽性例 DESTINY-Breast 03 試験[1]		79 %	28.8 カ月	未到達（95% CI：40.5 カ月～NE）
HER2 低発現例 DESTINY-Breast 04 試験[2]	全例	52.3 %	9.9 カ月	23.4 カ月
	ホルモン受容体陽性例	52.6 %	10.1 カ月	23.9 カ月

【副作用[3]】HER2 陽性例（DESTINY-Breast 01 試験）

	All Grade	Grade 3 以上
悪心	77.2 %	7.6 %

次ページへ続く

● 改訂第8版 がん化学療法レジメンハンドブック

前ページの続き

	All Grade	Grade 3以上
疲労	59.8 %	6.5 %
脱毛	47.8 %	0.5 %
嘔吐	45.1 %	3.8 %
便秘	34.2 %	0.5 %
好中球減少	31.0 %	17.4 %
食欲減退	28.8 %	1.6 %
下痢	26.6 %	1.6 %
貧血	26.1 %	6.5 %
白血球減少	19.6 %	4.9 %
頭痛	19.0 %	0 %
血小板減少	17.4 %	3.3 %
咳嗽	17.4 %	0 %
腹痛	16.8 %	1.1 %
口内炎	14.1 %	1.1 %
上気道感染	13.6 %	0 %
呼吸困難	13.0 %	1.1 %
AST上昇	12.5 %	1.1 %
リンパ球数減少	12.5 %	5.4 %
鼻出血	12.0 %	0 %
消化不良	12.0 %	0 %
眼乾燥	10.9 %	0.5 %
低カリウム血症	10.3 %	3.3 %

■レジメンチェックポイント

① 投与患者の確認：二次治療以降（HER2陽性の手術不能または転移・再発乳がんでは，Trastuzumab，タキサン系抗悪性腫瘍薬による治療歴がある患者）

② 投与速度の確認

初回：90分かけて投与（前レジメンでTrastuzumabやTrastuzumab Emtansineを使用しても初回投与時間は厳守する）

2回目以降：忍容性が良好であれば30分まで短縮可

③ 投与前の確認

制吐薬：中等度催吐性リスク（催吐頻度 30～90 %）

間質性肺疾患：胸部CT検査，胸部X線検査，動脈血酸素飽和

度（SpO$_2$）検査の実施確認.

心機能：左室駆出率（LVEF）を含む心機能を確認.

④ 投与量の確認

減量・中止する場合の投与量[4]

通常投与量	5.4 mg/kg
1段階減量	4.4 mg/kg
2段階減量	3.2 mg/kg
中止	3.2 mg/kg で忍容性が得られない場合

★ 類似名称の製剤であるTrastuzumab, Trastuzumab Emtansine との混同に注意する.

⑤ 副作用に対する休薬，減量，中止基準[4]

副作用	程度		処置
間質性肺疾患	Grade 1		投与を中止し，原則として再開しない．ただし，すべての所見が消失し，かつ治療上の有益性が危険性を大きく上回ると判断された場合のみ，1用量レベル減量して投与再開することもできる．再発した場合は，投与を中止する．
	Grade 2 ～ 4		投与を中止する．
左室駆出率（LVEF）の低下	40 % ≦ LVEF ≦ 45 %	ベースラインからの絶対値の低下＜ 10 %	休薬を考慮する．3週間以内に再測定を行い，LVEF を確認する．
		ベースラインからの絶対値の低下≧ 10 % かつ≦ 20 %	休薬し，3週間以内に再測定を行い，LVEF のベースラインからの絶対値の低下＜ 10 % に回復しない場合は，投与を中止する．
	LVEF ＜ 40 % またはベースラインからの絶対値の低下＞ 20 %		休薬し，3週間以内に再測定を行い，再度 LVEF ＜ 40 % またはベースラインからの絶対値の低下＞ 20 % が認められた場合は，投与を中止する．

次ページへ続く

● 改訂第8版 がん化学療法レジメンハンドブック

前ページの続き

副作用	程度	処置
症候性うっ血性心不全		投与を中止する.
QT間隔延長	Grade 3	Grade 1以下に回復するまで休薬し, 回復後, 1用量レベル減量して投与再開する.
	Grade 4	投与を中止する.
Infusion reaction	Grade 1	投与速度を50％減速する. 他の症状が出現しない場合は, 次回以降は元の速度で投与する.
	Grade 2	Grade 1以下に回復するまで投与を中断する. 再開する場合は投与速度を50％減速する. 次回以降も減速した速度で投与する.
	Grade 3または4	投与を中止する.
好中球減少	Grade 3	Grade 2以下に回復するまで休薬し, 回復後, 1用量レベル減量または同一用量で投与再開する.
	Grade 4	Grade 2以下に回復するまで休薬し, 回復後, 1用量レベル減量して投与再開する.
発熱性好中球減少症		回復するまで休薬し, 回復後, 1用量レベル減量して投与再開する.
貧血	Grade 3	Grade 2以下に回復するまで休薬し, 回復後, 同一用量で投与再開する.
	Grade 4	Grade 2以下に回復するまで休薬し, 回復後, 1用量レベル減量して投与再開する.
血小板減少	Grade 3	Grade 1以下に回復するまで休薬する. 7日以内に回復した場合は, 同一用量で投与再開する. 7日を過ぎてから回復した場合は, 1用量レベル減量して投与再開する.
	Grade 4	Grade 1以下に回復するまで休薬し, 回復後, 1用量レベル減量して投与再開する.

次ページへ続く

388

前ページの続き

副作用	程度	処置
総ビリルビン増加	Grade 2	Grade 1以下に回復するまで休薬する. 7日以内に回復した場合は, 同一用量で投与再開する. 7日を過ぎてから回復した場合は, 1用量レベル減量して投与再開する.
	Grade 3	Grade 1以下に回復するまで休薬する. 7日以内に回復した場合は, 1用量レベル減量して投与再開する. 7日を過ぎてから回復した場合は, 投与を中止する.
	Grade 4	投与を中止する.
下痢または大腸炎	Grade 3	Grade 1以下に回復するまで休薬する. 3日以内に回復した場合は, 同一用量で投与再開する. 3日を過ぎてから回復した場合は, 1用量レベル減量して投与再開する.
	Grade 4	投与を中止する.
上記以外の副作用	Grade 3	Grade 1以下に回復するまで休薬する. 7日以内に回復した場合は, 同一用量で投与再開する. 7日を過ぎてから回復した場合は, 1用量レベル減量して投与再開する.
	Grade 4	投与を中止する.

副作用対策と服薬指導のポイント

① 間質性肺炎：適応となるすべてのがん種（乳がん，胃がん，非小細胞肺がん）の臨床試験においてGrade 3以上の発現が認められ，乳がんにおいてはU201試験で5例（2.7％），U301試験で2例（0.5％），U303試験で3例（0.8%），非小細胞肺がんのU206試験で1例（1.0％）の死亡例が報告されている．明確な好発時期はなく，治療期間を通じて発現する可能性があるため，発熱や咳嗽（特に空咳），息切れや呼吸苦などの症状があればすぐに申し出るように伝える．定期的なCT検査，胸部X線検査，動脈血酸素飽和度（SpO_2）検査が行われているか確認する.

② 骨髄抑制：感染予防のためのうがい・手洗い，37.5℃以上の発熱時の対応（医療機関への連絡や抗菌薬の内服など），貧血の

● 改訂第8版 がん化学療法レジメンハンドブック

対処，出血の予防についての説明を十分に行う．

③ Infusion reaction：発疹，顔面潮紅，呼吸困難感，動悸，悪寒，発熱などが出現した場合はすぐに申し出るよう伝える．

④ 心機能低下：左室駆出率（LVEF）が低下することがあるため，動悸や呼吸困難などの症状が出た場合はすぐに申し出るように伝える．また，投与中は適宜心エコー検査を行い，LVEFのモニタリングを行うことを伝える．特にアントラサイクリン系薬剤投与歴のある患者はリスクが高いとされているため注意が必要である．

⑤ 脱毛：投与後1〜3週間で抜け始め，全治療終了後は回復する．

⑥ 下痢：下痢により脱水症状があらわれる可能性があるため，下痢になった場合は，水分補給を行うように伝える．特にひどい場合や飲水困難な場合は速やかに医療機関を受診するよう伝える．

> ★ デルクステカンはカンプトテシンの新規誘導体だが，グルクロン酸抱合体は検出されておらず（*in vitro*および*in vivo*），また，ヒト肝ミクロソームを用いた検討（*in vitro*）からもUGT依存的な代謝は認められていないため，UGT1A1の遺伝子多型が有効性・安全性に影響する可能性は低いと考えられる[5]．

【文　献】

1) Hurvitz SA, et al：Trastuzumab deruxtecan versus trastuzumab emtansine in patients with HER2-positive metastatic breast cancer: updated results from DESTINY-Breast03, a randomised, open-label, phase 3 trial. Lancet, 401：105-117, 2023

2) Modi S, et al.：Trastuzumab Deruxtecan in Previously Treated HER2-Low Advanced Breast Cancer. N Engl J Med, 387：9-20, 2022

3) エンハーツ® 適正使用ガイド

4) エンハーツ® 添付文書

5) 第一三共HP　エンハーツ®製品情報「よくあるQ&A」

<山本紗織>

2. 乳がん

Trastuzumab Emtansine（T-DM1）単独療法

		Day	1	8	15	21
Trastuzumab Emtansine	3.6 mg/kg 点滴静注（初回90分※）		↓			

3週間ごと　手術不能・再発：PD（増悪）まで
術後：14コース

※忍容性が良好であれば2回目以降は30分

【制吐対策】
デキサメタゾン6.6 mg IV（Day 1）

基本事項

【適　応】
　HER2陽性の手術不能または再発乳がん
　HER2陽性の乳がんにおける術後療法

【奏効率[1]】手術不能または再発

奏効率	無増悪生存期間（中央値）	全生存期間（中央値）
43.6％	9.6カ月	30.9カ月

術後療法[2]

3年無浸潤疾患生存期間
88.3％

【副作用[1]】手術不能または再発

	All Grade	Grade 3以上
悪心	39.2％	0.8％
疲労	35.1％	2.4％
血小板減少	28.0％	12.9％
下痢	23.3％	1.6％
AST上昇	22.4％	4.3％
嘔吐	19.0％	0.8％
ALT上昇	16.9％	2.9％
貧血	10.4％	2.7％

次ページへ続く

● 改訂第8版 がん化学療法レジメンハンドブック

前ページの続き

	All Grade	Grade 3以上
低カリウム血症	8.6%	2.2%
粘膜の炎症	6.7%	0.2%
好中球減少	5.9%	2.0%
手掌・足底発赤知覚不全症候群	1.2%	0%

■ レジメンチェックポイント

① 投与後8日目付近で急激な血小板減少, 肝機能検査値低下の報告があるため, 各投与前および1コース目の8日目付近 (6~8日目) で血小板数, 肝機能の検査オーダーの確認を行う.

② 休薬, 減量および中止基準[3]

減量段階	投与量
1段階減量	3.0 mg/kg
2段階減量	2.4 mg/kg
3段階減量	投与中止

<手術不能または再発>

LVEF 低下		
40%≦LVEF≦45%	ベースラインからの絶対値変化<10%	継続[※1]
	ベースラインからの絶対値変化≧10%	休薬[※2]
LVEF<40%	休薬[※3]	
症候性うっ血性心不全	中止	
AST, ALT上昇[※4]		
Grade 2 (>3~5×ULN)	減量せず継続	
Grade 3 (>5~20×ULN)	休薬：Grade 2以下に回復後, 1段階減量して再開可能	
Grade 4 (>20×ULN)	中止	
高ビリルビン血症[※4]		
Grade 2 (>1.5~3×ULN)	休薬：Grade 1以下に回復後, 減量せずに再開可能	
Grade 3 (>3~10×ULN)	休薬：Grade 1以下に回復後, 1段階減量して再開可能	

次ページへ続く

前ページの続き

Grade 4（＞10×ULN）	中止
血小板減少	
Grade 3 （＜5万～2.5万/mm³）	休薬：Grade 1以下（7.5万/mm³ 以上）に回復後，減量せずに 再開可能
Grade 4（＜2.5万/mm³）	休薬：Grade 1以下（7.5万/mm³ 以上）に回復後，1段階減量 して再開可能
末梢神経障害	
Grade 3～4	休薬：Grade 2以下に回復後，減 量せずに再開可能

※1 3週間以内に再測定を行い，LVEFを確認
※2 3週間以内に再測定を行い，LVEFのベースラインからの絶対値変化＜10％に
　　回復しない場合は中止
※3 3週間以内に再測定を行い，再度LVEF＜40％の場合は中止
※4 ASTまたはALT＞3×ULNかつ総ビリルビン＞2×ULNの場合は中止する．

＜術後療法＞

LVEF低下		
LVEF≧50%	継続	
45%≦LVEF＜50%	ベースラインからの 絶対値変化＜10%	継続※5
	ベースラインからの 絶対値変化≧10%	休薬※6
LVEF＜45%	休薬※7	
・症候性うっ血性心不全 ・Grade 3または4の左室収 　縮機能不全（LVSD） ・Grade 3もしくは4の心不 　全，またはLVEF＜45％を 　伴うGrade 2の心不全	中止	
ALT上昇		
Grade 2または3 （＞3～20×ULN）	休薬：Grade 1以下に回復後，1段 階減量して再開可能	
Grade 4（＞20×ULN）	中止	
AST上昇		
Grade 2（＞3～5×ULN）	休薬：Grade 1以下に回復後，減量 せずに再開可能	

次ページへ続く

● 改訂第8版 がん化学療法レジメンハンドブック

前ページの続き

Grade 3（＞5～20×ULN）	休薬：Grade 1以下に回復後，1段階減量して再開可能
Grade 4（＞20×ULN）	中止
高ビリルビン血症	
T-Bil＞1.0～2.0×ULN	休薬：T-Bil≦1.0×ULNに回復後，1段階減量して再開可能
T-Bil＞2.0×ULN	中止
結節性再生性過形成（NRH）	
すべてのGrade	中止
血小板減少	
Grade 2または3 （＜7.5万～2.5万/mm³）	休薬：Grade 1以下（7.5万/mm³以上）に回復後，減量せずに再開可能※8
Grade 4（＜2.5万/mm³）	休薬：Grade 1以下（7.5万/mm³以上）に回復後，1段階減量して再開可能
末梢神経障害	
Grade 3または4	休薬：Grade 2以下に回復後，減量せずに再開可能
間質性肺疾患	
間質性肺疾患または肺臓炎と診断された場合	中止
放射線療法に関連する肺臓炎	
Grade 2	標準治療にて回復しない場合は中止
Grade 3または4	中止

※5 3週間以内に再測定を行い，LVEFを確認
※6 3週間以内に再測定を行い，LVEF＜50％が認められ，かつLVEFのベースラインからの絶対値変化＜10％に回復しない場合は中止
※7 3週間以内に再測定を行い，再度LVEF＜45％が認められた場合は中止
※8 血小板減少による2回目休薬後の再開においては1段階減量しての再開を考慮すること．

副作用対策と服薬指導のポイント

① 間質性肺炎：肺臓炎，間質性肺炎などの間質性肺疾患があらわれ，死亡に至る例も報告されている．また，術後療法において，放射線療法の併用により，放射線肺臓炎が報告されている．間質性肺疾患の初期症状（呼吸困難，咳嗽，倦怠感，発熱など）の確認，および胸部画像検査の実施など，観察を十分に行い，

異常が認められた場合には，投与中止などの適切な処置を行うこと．

② **血小板減少**：1コース目投与後6〜8日目で血小板の急激な低下が報告されている．8日目付近では，歯茎からの出血や鼻血，青あざなどが起こる可能性があることを伝える．

③ **肝機能異常**：肝機能が低下することがある．身体がだるい，かゆみ，食欲不振，白目が黄色くなるなどの症状があらわれた場合は，すぐに医療機関に連絡するように伝える．

④ **Infusion reaction**：投与24時間以内にInfusion reactionが報告されている．投与中に，悪寒，発熱，疲労，悪心，紅斑，高血圧や呼吸困難などがみられた場合は，申し出るように事前に伝える．

⑤ **心機能モニタリング**：心障害，うっ血性心不全が起こることがある．平らな道を歩いただけでも心臓がドキドキするような動悸，息切れ，または，脈が速くなったりする頻脈があった場合は，施設へ連絡するように伝える．投与中は通常患者で12週間ごと，無症候性心機能障害患者で6〜8週間ごとにLVEFのモニタリングを行う．

【文　献】

1) Verma S, et al：Trastuzumab emtansine for HER2-positive advanced breast cancer. N Engl J Med, 367：1783-1791, 2012

2) von Minckwitz G, et al：Trastuzumab Emtansine for Residual Invasive HER2-Positive Breast Cancer. N Engl J Med, 380：617-628, 2019

3) カドサイラ®点滴静注用 添付文書

<野村久祥>

2. 乳がん

Lapatinib + Capecitabine療法

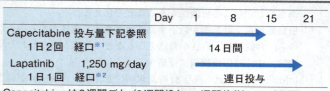

Capecitabineは3週間ごと（2週間投与，1週間休薬）PD（増悪）まで

【Capecitabine投与量】（1日2回投与）

体表面積	1回用量
1.36 m² 未満	1,200 mg
1.36 m² 以上 1.66 m² 未満	1,500 mg
1.66 m² 以上 1.96 m² 未満	1,800 mg
1.96 m² 以上	2,100 mg

※1 朝・夕食後30分以内に内服
※2 食事中・食事の前後1時間を避けて内服

基本事項

【適 応】

転移・再発症例
・HER2陽性（IHC3＋またはFISH陽性）で，アントラサイクリン系薬剤，タキサン系薬剤およびTrastuzumabによる治療後増悪例，もしくは再発症例

【奏効率[1]】

全生存期間（中央値）
75週

【副作用[2]】

	Grade 1	Grade 2	Grade 3	Grade 4
下痢	27 %	20 %	12 %	1 %
悪心	29 %	13 %	2 %	0 %
嘔吐	18 %	6 %	2 %	0 %
口内炎	10 %	4 %	0 %	0 %

次ページへ続く

前ページの続き

	Grade 1	Grade 2	Grade 3	Grade 4
手掌・足底発赤知覚不全症候群	10 %	32 %	7 %	0 %
腹痛	8 %	6 %	1 %	0 %
便秘	9 %	1 %	0 %	0 %
胃腸症状	8 %	3 %	0 %	0 %
皮疹	20 %	7 %	1 %	0 %
皮膚乾燥	11 %	0 %	0 %	0 %
倦怠感	10 %	6 %	2 %	0 %
粘膜炎	7 %	4 %	0 %	0 %
頭痛	5 %	4 %	0 %	0 %
四肢痛	8 %	4 %	< 1 %	0 %
背部痛	5 %	4 %	1 %	0 %
食欲不振	11 %	4 %	< 1 %	0 %
呼吸困難	5 %	3 %	3 %	0 %

■ レジメンチェックポイント

① 投与量の確認

< Capecitabine：減量の目安[3] >

体表面積	1回用量	
	減量段階1	減量段階2
1.41 m² 未満	900 mg	600 mg
1.41 m² 以上 1.51 m² 未満	1,200 mg	
1.51 m² 以上 1.81 m² 未満		900 mg
1.81 m² 以上 2.11 m² 未満	1,500 mg	
2.11 m² 以上		1,200 mg

いったん減量した後は増量は行わないこと

< Capecitabine：有害事象発現時の休薬・減量の規定[3] >

重症度	Capecitabine 投与	治療再開時の投与量			
		1回目	2回目	3回目	4回目
Grade 2	休薬（最大14日間）Grade 1 以下に回復後，右記に従う	減量不要または減量段階1	減量段階1	減量段階2	投与中止
Grade 3		減量段階1	減量段階2	投与中止	
Grade 4		減量，継続，再開などは事象ごとに判断			

● 改訂第8版 がん化学療法レジメンハンドブック

< Capecitabine：血液検査異常発現時の休薬・減量の規定[3] >

重症度	Capecitabine 投与	治療再開時の投与量			
		1回目	2回目	3回目	4回目
$500/mm^3 \leqq Neu < 1,000/mm^3$ $25,000/mm^3 \leqq Pt < 75,000/mm^3$ $6.5\,g/dL \leqq Hb < 9.0\,g/dL$ $1.5\,mg/dL < Cre \leqq 6 \times ULN$ $Ccr < 40\,mL/min$	休薬（最大14日間）Grade 1 以下に回復後，右記に従う	減量不要または減量段階1	減量段階1	減量段階2	投与中止
Grade 4		減量，継続，再開などは事象ごとに判断			

< Lapatinib：有害事象発現時の休薬・減量基準
（駆出率低下，間質性肺炎，肝機能検査値異常以外）[3] >

重症度	Lapatinib 投与	治療再開時の投与量			
		1回目	2回目	3回目	4回目
Grade 2	継続	減量不要		減量不要または減量（1,000 mg/day）	減量（1,000 mg/day）
Grade 3	休薬（最大14日間）	減量不要または減量（1,000 mg/day）して再開可能			
Grade 4	Grade 1 以下に回復後，右記に従う	減量，継続，再開などは事象ごとに判断			

< Lapatinib：血液検査異常発現時の休薬・減量の規定[3] >

重症度	Lapatinib 投与	治療再開時の投与量			
		1回目	2回目	3回目	4回目
$500/mm^3 \leqq Neu < 1,000/mm^3$ $25,000/mm^3 \leqq Pt < 75,000/mm^3$ $6.5\,g/dL \leqq Hb < 9.0\,g/dL$ $1.5\,mg/dL < Cre \leqq 6 \times ULN$ $Ccr < 40\,mL/min$	休薬（最大14日間）Grade 1 以下に回復後右記に従う	減量不要	減量不要または1,000 mg/day	減量不要または1,000 mg/day	投与中止
$Neu < 500/mm^3$ $Pt < 25,000/mm^3$ $Hb < 6.5\,g/dL$ $Cre > 6 \times ULN$		減量，継続，再開などは事象ごとに判断			

398

Lapatinib + Capecitabine 療法 ●

＜Lapatinib：肝機能検査値異常による休薬，減量および中止基準[3]＞

有害事象		処　置
T-Bil	ALT	
> 2.0 × ULN (D-Bil > 35 %[※1])	> 3.0 × ULN	中止
上記以外	> 8.0 × ULN	休薬（2週後に再検査），有効性が得られている場合，1,000 mg/day に減量して再開可能
	> 5.0 × ULN[※2]（無症候性にて2週間継続）	
	> 3.0 × ULN（症候性[※3]）	
	> 3.0 × ULN（無症候性）	継続（1週間ごとに再検査）ALT > 3.0 × ULN が4週間継続した場合は中止
−	≦ 3.0 × ULN	継続

※1　測定していない場合は > 35 % とみなす
※2　ALT > 5.0 × ULN 発現時点で3日以内に再検し，その後1週間ごとに検査
※3　肝炎または過敏症の徴候・症状（疲労，嘔気，嘔吐，右上腹部の痛みあるいは圧痛，発熱，発疹または好酸球増加）のいずれかの発現もしくは増悪

＜Lapatinib：駆出率低下および間質性肺炎による休薬，減量および中止基準[3]＞

有害事象	発現回数	処置		
無症候性の駆出率低下[※]	1回目	投与継続（1～2週後に再検査）	回復：投与継続	
			持続：休薬（3週以内に再検査）	回復：1,000 mg/day に減量して再開可能
				持続：中止
	2回目（減量前）	1回目に準じる		
	2回目（減量後）	中止		
症候性の駆出率低下，間質性肺炎（Grade 3，4）	−	中止		

※　LVEF がベースラインから20 %以上低下かつ施設基準値を下回った場合

● 改訂第8版 がん化学療法レジメンハンドブック

② 併用薬の確認

＜Capecitabine＞

・ワルファリンとの併用によりワルファリンの効果が強く出ることがある．またフェニトインとの併用によりフェニトインの血中濃度が上昇することがある（CapecitabineがCYP2C9の酵素活性を低下させると考えられる）．

・テガフール・ギメラシル・オテラシルカリウム配合剤（ティーエスワン®）は併用禁忌（ギメラシルによりCapecitabineの代謝活性体であるフルオロウラシルの代謝が阻害され，著しくフルオロウラシルの血中濃度が上昇するため）．投与されていないこと，および投与中止後7日以上あいていることを確認する．

＜Lapatinib＞

CYP3A4，CYP2C8，P糖タンパク，BCRP，OATP1B1の基質，もしくはこれらの阻害作用をもつため，これらの酵素や輸送タンパクに関連する薬剤との併用に注意する．特に抗不整脈薬は，併用によりQT間隔延長が発現または悪化する可能性があり，必要な観察を行うなど十分に注意する．

■ 副作用対策と服薬指導のポイント

① 服用のタイミング：Lapatinibは高脂肪食摂取後内服によりAUCが4.25倍になる（白色人種のデータ）との報告があり[4]，食事の影響を受けやすいため，食事前後1時間を避けて内服する．

服用期間中はグレープフルーツ食品を摂取しないように指導する（Lapatinibの血中濃度が上昇することがある）．

Capecitabineは食後30分以内に内服となっており，服用のタイミングが異なることから，Lapatinibは起床時に内服するなど，患者の理解を得られやすい用法を相談して決める．

② 手掌・足底発赤知覚不全症候群：LapatinibおよびCapecitabineは手掌・足底発赤知覚不全症候群の発症頻度が高いため，手や足の裏に痛みや違和感などの症状があらわれたら申し出るように伝える．

③ 下痢：LapatinibおよびCapecitabineは下痢により脱水症状があらわれる可能性があるため，下痢になった場合は，ぬるま湯などで水分補給を行うように伝える．特にひどい場合は申し出

るように伝える.

④ **皮膚症状（Lapatinib）**：発疹や掻痒，皮膚乾燥，爪の障害，手掌・足底発赤知覚不全症候群などの皮膚症状が高い頻度で認められている. 主に頭部・顔部を含む上半身での発現を認めるため，予防として保湿クリームの塗布などにより乾燥を防ぐこと，紫外線を避けることを説明する.

⑤ **間質性肺炎（Lapatinib）**：息切れや呼吸困難などの症状があれば，直ちに申し出るように伝える.

⑥ **口内炎（Capecitabine）**：長期間の使用により口内炎などのリスクも高くなるため，口腔内の清潔保持について説明し，生活指導も含め理解してもらう.

【文　献】

1) Cameron D, et al：Lapatinib plus capecitabine in women with HER-2-positive advanced breast cancer：final survival analysis of a phase Ⅲ randomized trial. Oncologist, 15：924-934, 2010

2) Geyer CE, et al：Lapatinib plus capecitabine for HER2-positive advanced breast cancer. N Engl J Med, 355：2733-2743, 2006

3) タイケルブ®錠250mg 適正使用ガイド

4) Koch KM, et al：Effects of food on the relative bioavailability of lapatinib in cancer patients. J Clin Oncol, 27：1191-1196, 2009

<山本紗織>

2. 乳がん

Pertuzumab + Trastuzumab + Eribulin療法／Eribulin単独療法

＜ Pertuzumab + Trastuzumab + Eribulin療法＞		Day	1	8	15	21
Pertuzumab※	初回：840 mg 点滴静注（60分） 2回目以降：420 mg 点滴静注（30分）		↓			
Trastuzumab※	初回：8 mg/kg 点滴静注（90分） 2回目以降：6 mg/kg 点滴静注（30分）		↓			
Eribulin	1.4 mg/m² 静注（2〜5分）		↓	↓		

3週間ごと　PD（増悪）まで

※Pertuzumab Trastuzumab Vorhyaluronidase Alfa を使用する場合は，初回投与時にはPertuzumab 1,200 mg・Trastuzumab 600 mg（フェスゴ®配合皮下注IN），2回目以降はPertuzumab 600 mg・Trastuzumab 600 mg（フェスゴ®配合皮下注 MA）を，初回投与時には8分以上，2回目以降は5分以上かけて3週間間隔で大腿部へ皮下投与する.

【制吐対策】
デキサメタゾン 6.6 mg IV（Day 1，8）

【注意事項】
Pertuzumabを単独で投与した場合の有効性および安全性は確立していない.

＜ Eribulin 単独療法＞		Day	1	8	15	21
Eribulin	1.4 mg/m² 静注（2〜5分）		↓	↓		

3週間ごと　PD（増悪）まで

【制吐対策】
デキサメタゾン 6.6 mg IV（Day 1，8）

Pertuzumab + Trastuzumab + Eribulin療法／Eribulin単独療法 ●

基本事項

【適 応】

＜ Pertuzumab + Trastuzumab + Eribulin療法＞

HER2陽性の手術不能または再発乳がん

＜ Eribulin単独療法＞

手術不能または再発乳がん

【奏効率】

Pertuzumab + Trastuzumab + Eribulin療法[1]

奏効率	無増悪生存期間（中央値）	全生存期間（中央値）
76.8％	14.0カ月	未到達

Eribulin単独療法[2]

奏効率	無増悪生存期間（中央値）	全生存期間（中央値）
12％	3.7カ月	13.1カ月

【副作用】

術前療法の安全性解析症例のPertuzumab + Trastuzumab群[3]

	All Grade	Grade 3以上
下痢	27.8％	0％
悪心	13.9％	0％
頭痛	13.9％	0％
疲労	12.0％	0％
発疹	11.1％	0％

Eribulin単独療法[2]

	All Grade	Grade 3〜4
白血球減少	23％	14％
好中球減少	52％	45％
貧血	19％	2％
疲労	54％	8.7％
末梢神経障害	35％	8.2％
悪心	35％	1％
嘔吐	18％	1％
便秘	25％	1％

次ページへ続く

●改訂第8版 がん化学療法レジメンハンドブック

前ページの続き

	All Grade	Grade 3～4
下痢	18％	―
脱毛	45％	―
体重減少	21％	0.5％
食欲不振	19％	0.4％
頭痛	19％	0.4％
筋肉痛	22％	0.4％
発熱	21％	0.2％
背部痛	16％	0.8％

▌レジメンチェックポイント

① 投与量，投与速度の確認（Pertuzumab，Trastuzumab）

・予定された投与が遅れた場合，Pertuzumab は前回投与から6週間未満のときは 420 mg を投与する．前回投与から6週間以上のときは改めて初回投与量の 840 mg で投与を行う．

・Trastuzumab は初回 8 mg/kg，2回目以降 6 mg/kg．予定より1週間を超えて遅れた場合は改めて 8 mg/kg から開始．

・Pertuzumab は初回 60 分かけて投与．初回投与の忍容性が良好であれば，2回目以降の投与時間は 30 分まで短縮できる．

・Trastuzumab は初回 90 分かけて投与，2回目以降 Infusion reaction などのアレルギー反応がなければ 30 分まで短縮可能．

② 減量，休薬，中止基準

【Eribulin[4]】

＜投与開始基準＞

下記の基準を満たさない場合は，投与を延期する．

・好中球数：1,000/mm^3 以上

・血小板数：75,000/mm^3 以上

・非血液毒性：Grade 2 以下

＜減量基準＞

減量段階	通常投与量	1段階減量	2段階減量
投与量	1.4 mg/m^2	1.1 mg/m^2	0.7 mg/m^2

404

前コースにおいて以下の副作用などが発現した場合，減量したうえで投与する．

・7日間を超えて継続する好中球減少（500/mm³ 未満）
・発熱または感染を伴う好中球減少（1,000/mm³ 未満）
・血小板数減少（25,000/mm³ 未満）
・輸血を要する血小板数減少（50,000/mm³ 未満）
・Grade 3以上の非血液毒性
・副作用などにより，2週目に休薬した場合

＜投与再開基準＞
投与延期後1週間以内に上記の投与開始基準を満たした場合，減量して投与する．

＜休薬基準＞
投与延期後1週間以内に上記の投与開始基準を満たさない場合は休薬する．

＜腎機能低下症例に対する減量の目安[5]＞

Ccr（mL/min）	＞50	15～49
投与量	1.4 mg/m²	1.1 mg/m²

＜肝機能低下症例に対する減量の目安[5]＞

Child-Pugh 分類	A	B	C
投与量	1.1 mg/m²	0.7 mg/m²	使用経験なし

【Pertuzumab，Trastuzumab [6]】
LVEF 40％未満，あるいは40～45％でベースラインから10％以上のLVEF低下を認めた場合は，最低3週間，PertuzumabとTrastuzumabの投与を延期する．3週間以内にLVEF再評価を行い，＜40％または40～45％かつベースラインから10％以上の低下があった場合は投与中止．＞45％または40～45％かつベースラインからの低下が10％未満の場合は投与を再開する．

■副作用対策と服薬指導のポイント

① Infusion reaction：Pertuzumab と Trastuzumab は投与24時間以内に Infusion reaction が報告されている．投与中に，悪寒，発熱，疲労，悪心，紅斑，高血圧や呼吸困難などがあらわれた場合は，医療者に申し出るよう伝える．

② 心機能モニタリング：Pertuzumab と Trastuzumab 投与によ

● 改訂第8版 がん化学療法レジメンハンドブック

り，心障害，うっ血性心不全が起こることがある．平らな道を
歩いただけでも心臓がドキドキするような動悸，息切れ，また
は脈が速くなる頻脈があった場合は，施設へ連絡するよう伝え
る．

③ 末梢神経障害（Eribulin）：手足のしびれ，刺痛，焼けるような
痛みが出現した場合はすぐに申し出ることを伝える．

④ 脱毛（Eribulin）：約半数で出現するが，重篤化することは少な
い．治療後1〜3週間で抜け始め，全治療終了後は回復する．

【文 献】

1) Yamashita T, et al：Trastuzumab and pertuzumab in combination with
eribulin mesylate or a taxane as first-line chemotherapeutic treatment for
HER2-positive, locally advanced or metastatic breast cancer：Results of a mul-
ticenter, randomized, non-inferiority phase 3 trial in Japan（JBCRG-M06/
EMERALD）．J Clin Oncol, 42：2024（suppl 16; abstr 1007）

2) Cortes J, et al：Eribulin monotherapy versus treatment of physician's choice in
patients with metastatic breast cancer（EMBRACE）：a phase 3 open-label
randomised study. Lancet, 377：914-923, 2011

3) Gianni L, et al：5-year analysis of neoadjuvant pertuzumab and trastuzumab
in patients with locally advanced, inflammatory, or early-stage HER2-positive
breast cancer（NeoSphere）：a multicentre, open-label, phase 2 randomised
trial. Lancet Oncol, 17：791-800, 2016

4) ハラヴェン® 静注1 mg インタビューフォーム

5) 米国添付文書

6) パージェタ® 点滴静注 適正使用ガイド

　　　　　　　　　　　　　　　　　　　　　　　　　　＜野村久祥＞

2. 乳がん

Pertuzumab + Trastuzumab + GEM療法／GEM単独療法

＜Pertuzumab + Trastuzumab + GEM療法＞

		Day	1	8	15	21
Pertuzumab※	初回：840 mg 点滴静注（60分） 2回目以降：420 mg 点滴静注（30分）		⬇			
Trastuzumab※	初回：8 mg/kg 点滴静注（90分） 2回目以降：6 mg/kg 点滴静注（30分）		⬇			
GEM	1,250 mg/m² 点滴静注（30分）		⬇	⬇		

3週間ごと　PD（増悪）まで

※ Pertuzumab Trastuzumab Vorhyaluronidase Alfa を使用する場合は，初回投与時には Pertuzumab 1,200 mg・Trastuzumab 600 mg（フェスゴ®配合皮下注 IN），2回目以降は Pertuzumab 600 mg・Trastuzumab 600 mg（フェスゴ®配合皮下注 MA）を，初回投与時には8分以上，2回目以降は5分以上かけて3週間間隔で大腿部へ皮下投与する．

【制吐対策】
デキサメタゾン 6.6 mg IV（Day 1，8）

【注意事項】
・Pertuzumab を単独で投与した場合の有効性および安全性は確立していない．
・GEMの投与量は，他のがん種と異なることに注意．

＜GEM単独療法＞

		Day	1	8	15	21
GEM	1,250 mg/m² 点滴静注（30分）		⬇	⬇		

3週間ごと　PD（増悪）まで

【制吐対策】
デキサメタゾン 6.6 mg IV（Day 1，8）

● 改訂第8版 がん化学療法レジメンハンドブック

基本事項

【適　応】

＜ Pertuzumab + Trastuzumab + GEM 療法＞

HER2 陽性の手術不能または再発乳がん

＜ GEM 単独療法＞

手術不能または再発乳がん

【奏効率】

Pertuzumab + Trastuzumab + GEM 療法[1]

3カ月無増悪生存率	無増悪生存期間（中央値）	全生存期間（中央値）
73.3％	5.5カ月	未到達

GEM 単独療法[2]

奏効率	1年生存率	全生存期間（中央値）
8.1％	67.7％	17.8カ月

【副作用】

Pertuzumab + Trastuzumab + GEM 療法[1]

	All Grade	Grade 3以上
倦怠感	93％	2％
貧血	87％	13％
好中球減少症	71％	51％
血小板減少症	65％	2％
末梢神経障害	64％	0％
ALT上昇	59％	4％
AST上昇	51％	2％
下痢	47％	2％
悪心	47％	2％
ALP上昇	40％	0％
咳	35％	0％
筋肉痛	29％	0％
関節痛	27％	0％
呼吸困難	24％	0％

GEM 単独療法[2]

	All Grade	Grade 3〜4
白血球減少	88.7 %	38.7 %
好中球減少	95.2 %	58.1 %
Hb減少	71.0 %	1.6 %
ALT上昇	77.4 %	12.9 %
AST上昇	64.5 %	4.8 %
食欲不振	45.2 %	1.6 %
倦怠感	45.2 %	1.6 %
発熱	29.0 %	1.6 %
下痢	16.1 %	1.6 %
四肢痛	16.1 %	1.6 %

レジメンチェックポイント

① 投与量，投与速度の確認（Pertuzumab，Trastuzumab）
- 予定された投与が遅れた場合，Pertuzumabは前回投与から6週間未満のときは420 mgを投与する．前回投与から6週間以上のときは改めて初回投与量の840 mgで投与を行う．
- Trastuzumabは初回8 mg/kg，2回目以降6 mg/kg．予定より1週間を超えて遅れた場合は改めて8 mg/kgから開始．
- Pertuzumabは初回60分かけて投与．初回投与の忍容性が良好であれば，2回目以降の投与時間は30分まで短縮できる．
- Trastuzumabは初回90分かけて投与，2回目以降Infusion reactionなどのアレルギー反応がなければ30分まで短縮可能．

② 前投薬の確認：制吐薬の確認

③ 減量，休薬，中止基準
【GEM】
- 他がん種と投与量，スケジュールが若干異なるので注意する．
- 投与当日の白血球数が2,000/mm³未満または血小板数が7万/mm³未満であれば骨髄機能が回復するまで投与延期．
＜GEM単独療法における減量の目安[2]＞
a. 発熱性好中球減少症
b. 血小板数＜25,000/mm³もしくは，血小板減少に伴う出血のため血小板輸血を実施した場合
c. 悪心，嘔吐，食欲不振を除く，非血液毒性≧Grade 3

● 改訂第8版 がん化学療法レジメンハンドブック

a～cのいずれかに当てはまれば次コースから1,000 mg/m² へ減量. 1,000 mg/m² で同様の事象が発生すれば，800 mg/m² へ減量. Day 8までの間に上記基準を満たせば，Day 8の投与は省略する.

【Pertuzumab，Trastuzumab 投与延期の目安[3]】

LVEF 40％未満，あるいは40～45％でベースラインから10％以上のLVEF低下を認めた場合は，最低3週間，Pertuzumabと Trastuzumab の投与を延期する. 3週間以内にLVEF再評価を行い，＜40％または40～45％かつベースラインから10％以上の低下があった場合は投与中止. ＞45％または40～45％かつベースラインからの低下が10％未満の場合は投与を再開する.

④ 点滴速度の確認（GEM）：30分間で点滴静注.

★ 海外の臨床試験で点滴速度を60分以上かけて行うと，副作用が増強した例が報告されている.

⑤ 特徴的禁忌（GEM）
・胸部X線写真にて明らかで，かつ臨床症状のある間質性肺炎または肺線維症のある患者
・胸部へ放射線治療を施行している患者

副作用対策と服薬指導のポイント

① Infusion reaction：Pertuzumab と Trastuzumab は投与24時間以内に Infusion reaction が報告されている. 投与中に，悪寒，発熱，疲労，悪心，紅斑，高血圧や呼吸困難などがあらわれた場合は，医療者に申し出るよう伝える.

② 心機能モニタリング：Pertuzumab と Trastuzumab 投与により，心障害，うっ血性心不全が起こることがある. 平らな道を歩いただけでも心臓がドキドキするような動悸，息切れ，または脈が速くなる頻脈があった場合は，施設へ連絡するよう伝える.

③ 血管痛（GEM）：血管痛があらわれる場合があるので，その際は患部を温めるなど指導する.

④ 発熱（GEM）：投与後，発熱する場合があるので，必要時は解熱薬を服用するよう指導する.

⑤ 間質性肺炎（GEM）：間質性肺炎があらわれることがあるので，胸部X線検査などを定期的に行うとともに症状（空咳，発熱など）に注意する.

410

【文　献】

1) Iyengar NM, et al : Efficacy and Safety of Gemcitabine With Trastuzumab and Pertuzumab After Prior Pertuzumab-Based Therapy Among Patients With Human Epidermal Growth Factor Receptor 2-Positive Metastatic Breast Cancer: A Phase 2 Clinical Trial. JAMA Netw Open, 2 : e1916211, 2019

2) Suzuki Y, et al : Phase II study of gemcitabine monotherapy as a salvage treatment for Japanese metastatic breast cancer patients after anthracycline and taxane treatment. Jpn J Clin Oncol, 39 : 699-706, 2009

3) パージェタ® 点滴静注 適正使用ガイド

＜野村久祥＞

2. 乳がん

Pertuzumab + Trastuzumab + VNR療法／VNR単独療法

＜ Pertuzumab + Trastuzumab + VNR療法＞		Day	1	8	15	21
Pertuzumab※	初回：840 mg 点滴静注（60分） 2回目以降：420 mg 点滴静注（30分）		↓			
Trastuzumab※	初回：8 mg/kg 点滴静注（90分） 2回目以降：6 mg/kg 点滴静注（30分）		↓			
VNR	25 mg/m^2 緩徐に静注（1～5分）		↓	↓		

3週間ごと　PD（増悪）まで

※ Pertuzumab Trastuzumab Vorhyaluronidase Alfaを使用する場合は，初回投与時にはPertuzumab 1,200 mg・Trastuzumab 600 mg（フェスゴ®配合皮下注IN），2回目以降はPertuzumab 600 mg・Trastuzumab 600 mg（フェスゴ®配合皮下注 MA）を，初回投与時には8分以上，2回目以降は5分以上かけて3週間間隔で大腿部へ皮下投与する．

【注意事項】
Pertuzumabを単独で投与した場合の有効性および安全性は確立していない．

＜ VNR単独療法＞		Day	1	8	15	21
VNR	25 mg/m^2 緩徐に静注（1～5分）		↓	↓		

3週間ごと　　PD（増悪）まで

基本事項

【適　応】
＜ Pertuzumab + Trastuzumab + VNR療法＞
HER2陽性の手術不能または再発乳がん
＜ VNR単独療法＞
手術不能または再発乳がん

Pertuzumab + Trastuzumab + VNR療法／VNR単独療法 ●

【奏効率】

VNR単独療法[1]

奏効率	治療効果持続期間（中央値）
20.0％	115日

【副作用】

術前療法の安全性解析症例のPertuzumab + Trastuzumab群[2]

	All Grade	Grade 3以上
下痢	27.8％	0％
悪心	13.9％	0％
頭痛	13.9％	0％
疲労	12.0％	0％
発疹	11.1％	0％

VNR単独療法[3]

	All Grade	Grade 3〜4
白血球減少	92％	62％
好中球減少	94％	74％
血小板減少	14％	2％
悪心	64％	2％
嘔吐	40％	2％
発熱性好中球減少症	12％	12％
静脈炎	60％	—
疲労	72％	4％
神経障害・知覚性	30％	0％
筋肉痛	26％	2％

■ レジメンチェックポイント

① 投与量，投与速度の確認（Pertuzumab，Trastuzumab）
・予定された投与が遅れた場合，Pertuzumabは前回投与から6週間未満のときは420 mgを投与する．前回投与から6週間以上のときは改めて初回投与量の840 mgで投与を行う．
・Trastuzumabは初回8 mg/kg，2回目以降6 mg/kg．予定より1週間を超えて遅れた場合は改めて8 mg/kgから開始．
・Pertuzumabは初回60分かけて投与．初回投与の忍容性が良

好であれば，2回目以降の投与時間は30分まで短縮できる.
・Trastuzumabは初回90分かけて投与，2回目以降Infusion reactionなどのアレルギー反応がなければ30分まで短縮可能.

② 投与経路の確認（VNR）

投与後のフラッシュ：静脈炎や血管外漏出の予防のためVNR投与終了直後に生理食塩液50〜200 mL程度で血管内の薬剤を洗い流す.

投与経路：静脈内注射のみに使用し，髄腔内に投与しないこと.

③ 休薬，減量，中止基準

＜Pertuzumab, Trastuzumab[4]＞

LVEF 40％未満，あるいは40〜45％でベースラインから10％以上のLVEF低下を認めた場合は，最低3週間，PertuzumabとTrastuzumabの投与を延期する．3週間以内にLVEF再評価を行い，＜40％または40〜45％かつベースラインから10％以上の低下があった場合は投与中止．＞45％または40〜45％かつベースラインからの低下が10％未満の場合は投与を再開する.

＜VNR＞

1コース目（Day 1, 8）の投与において，好中球減少を疑う所見があらわれた場合には，次コースにはVNRを20 mg/m^{2}に減量し，G-CSF製剤の投与を考慮する.

投与前の白血球数が2,000/mm^{3}未満であった場合には投与を延期し，2,000/mm^{3}以上に回復するのを待って投与する.

＜肝機能低下症例に対する減量の目安＞

T-Bil	VNR投与量
2.1〜3.0 mg/dL	通常量の50％に減量
＞3.0 mg/dL	通常量の25％に減量

米国添付文書

④ 点滴速度の確認（VNR）

a. ボーラス投与（約1分間）：VNRを約20 mLの生理食塩液などで希釈し，通常の点滴セットの側管または三方活栓を用いて約1分かけて注入する.

b. 点滴静注（約5分間）：VNRを約50 mLの生理食塩液などで希釈し，通常の点滴セットを用いて全開で滴下する(約5分間).

ボーラス投与（1分間）と点滴静注（6分間）における静脈炎および腰背痛の発現頻度を比較検討した報告では，静脈炎の発現頻度は短時間での投与方法の方が低くなる傾向（有意差なし）

があり，腰背痛の発現頻度はほとんど変わらなかった[3]．

⑤ 併用薬の確認（VNR）：アゾール系抗真菌薬，マクロライド系抗菌薬，カルシウム拮抗薬，ベンゾジアゼピン系薬剤など，CYP3A4阻害薬の併用により代謝が阻害され副作用が強くあらわれることがある．

副作用対策と服薬指導のポイント

① Infusion reaction：Pertuzumab と Trastuzumab は投与24時間以内に Infusion reaction が報告されている．投与中に，悪寒，発熱，疲労，悪心，紅斑，高血圧や呼吸困難などがあらわれた場合は，医療者に申し出るよう伝える．

② 心機能モニタリング：Pertuzumab と Trastuzumab投与により，心障害，うっ血性心不全が起こることがある．平らな道を歩いただけでも心臓がドキドキするような動悸，息切れ，または脈が速くなる頻脈があった場合は，施設へ連絡するよう伝える．

③ 血管外漏出（VNR）：血管外漏出時には冷却は避け保温が望ましい．

④ 白血球・好中球減少（VNR）：VNRの用量規制因子は白血球・好中球減少であり，重篤な白血球減少に起因した治療関連死が認められている．そのため，頻回に臨床検査を行うなど，患者の状態を十分に観察し，患者には感染予防（手洗い，うがい，マスクの着用など）の励行を指導する必要がある．

【文　献】

1) Toi M, et al：Late phase Ⅱ clinical study of vinorelbine monotherapy in advanced or recurrent breast cancer previously treated with anthracyclines and taxanes. Jpn J Clin Oncol, 35：310-315, 2005

2) Gianni L, et al：5-year analysis of neoadjuvant pertuzumab and trastuzumab in patients with locally advanced, inflammatory, or early-stage HER2-positive breast cancer（NeoSphere）：a multicentre, open-label, phase 2 randomised trial. Lancet Oncol, 17：791-800, 2016

3) ロゼウス® 静注液 インタビューフォーム

4) パージェタ® 点滴静注 適正使用ガイド

＜野村久祥＞

2. 乳がん

Atezolizumab ＋ nab-PTX 療法

		Day	1	8	15	22	28
Atezolizumab	840 mg 点滴静注（60分※）		↓		↓		
nab-PTX	100 mg/m² 点滴静注（30分）		↓	↓	↓		
		4週間ごと　PD（増悪）まで					

※忍容性良好であれば2回目以降30分まで短縮可能

基本事項

【適　応】

PD-L1陽性のホルモン受容体陰性かつHER2陰性の手術不能または再発乳がん

【奏効率[1]】

IMpassion130試験

奏効率	無増悪生存期間（中央値）	全生存期間（中央値）
56.0％	7.16カ月	20.99カ月

【副作用[2]】

	全症例	日本人症例
好中球減少	12.6％	44.1％
白血球減少	7.7％	29.4％
脱毛	56.0％	85.3％
発疹	13.1％	29.4％
搔痒症	10.2％	17.6％
皮膚乾燥	5.1％	11.8％
爪変色	7.5％	20.6％
斑状丘疹状皮疹	4.0％	2.9％
末梢感覚ニューロパチー	15.7％	58.8％
味覚異常	12.4％	23.5％
疲労	40.0％	23.5％
末梢性浮腫	9.1％	20.6％

次ページへ続く

Atezolizumab + nab-PTX療法 ●

前ページの続き

	全症例	日本人症例
悪心	41.2 %	47.1 %
口内炎	9.1 %	26.5 %
便秘	13.1 %	20.6 %
下痢	23.5 %	14.7 %
嘔吐	11.7 %	14.7 %
甲状腺機能低下症	12.6 %	11.8 %

2

乳
が
ん

■レジメンチェックポイント

① 投与量の確認（Atezolizumab）：乳がんは他のがん種と投与量が異なるので注意する.

② 副作用に対する減量，休薬，中止基準[3]

< Atezolizumab >

副作用	程度	処置
間質性肺疾患等の呼吸器障害	Grade 2	Grade 1 以下に回復するまで休薬する. 12週間を超える休薬後もGrade 1 以下まで回復しない場合は中止する.
	Grade 3 以上または再発性	中止する.
肝機能障害（切除不能な肝細胞がんを除く）	Grade 2（AST もしくはALT が基準値上限の3倍超かつ5倍以下，または総ビリルビンが基準値上限の1.5倍超かつ3倍以下の増加）が5日を超えて継続する場合	Grade 1 以下に回復するまで休薬する. 12週間を超える休薬後もGrade 1 以下まで回復しない場合は中止する.
	Grade 3 以上（AST もしくは ALT が基準値上限の5倍超または総ビリルビンが基準値上限の3倍超に増加）の場合	中止する.

次ページへ続く

417

● 改訂第8版 がん化学療法レジメンハンドブック

前ページの続き

副作用	程度	処置
大腸炎／下痢	Grade 2 または 3	Grade 1 以下に回復するまで休薬する。12週間を超える休薬後もGrade 1 以下まで回復しない場合は中止する。
	Grade 4	中止する。
膵炎	・Grade 3 以上のアミラーゼまたはリパーゼ高値 ・Grade 2 または 3 の膵炎	Grade 1 以下に回復するまで休薬する。12週間を超える休薬後もGrade 1 以下まで回復しない場合は中止する。
	Grade 4 または再発性の膵炎	中止する。
内分泌障害	Grade 3 以上の高血糖	血糖値が安定するまで休薬する。
	・症候性の甲状腺機能低下症 ・症候性の甲状腺機能亢進症，または甲状腺刺激ホルモン値0.1 mU/L 未満の無症候性の甲状腺機能亢進症	左記の状態が回復するまで休薬する。
	Grade 2 以上の副腎機能不全	Grade 1 以下に回復するまで休薬する。12週間を超える休薬後もGrade 1 以下まで回復しない場合は中止する。
	・Grade 2 または 3 の下垂体炎 ・Grade 2 または 3 の下垂体機能低下症	Grade 1 以下に回復するまで休薬する。12週間を超える休薬後もGrade 1 以下まで回復しない場合は中止する。
	・Grade 4 または再発性の下垂体炎 ・Grade 4 または再発性の下垂体機能低下症	中止する。
脳炎，髄膜炎	全 Grade	中止する。

次ページへ続く

前ページの続き

副作用	程度	処置
神経障害	Grade 2	Grade 1以下に回復するまで休薬する. 12週間を超える休薬後もGrade 1以下まで回復しない場合は中止する.
	Grade 3以上	中止する.
	全Gradeのギラン・バレー症候群	中止する.
重症筋無力症	全Grade	中止する.
皮膚障害	Grade 3	Grade 1以下に回復するまで休薬する. 12週間を超える休薬後もGrade 1以下まで回復しない場合は中止する.
	Grade 4	中止する.
腎炎	Grade 2	Grade 1以下に回復するまで休薬する. 12週間を超える休薬後もGrade 1以下まで回復しない場合は中止する.
	Grade 3以上	中止する.
筋炎	Grade 2または3	Grade 1以下に回復するまで休薬する. 12週間を超える休薬後もGrade 1以下まで回復しない場合は中止する.
	Grade 3の再発またはGrade 4	中止する.
心筋炎	Grade 2以上	中止する.
血球貪食症候群	全Grade	中止する.

次ページへ続く

●改訂第8版 がん化学療法レジメンハンドブック

前ページの続き

副作用	程度	処置
眼障害	Grade 2	Grade 1以下に回復するまで休薬する. 12週間を超える休薬後もGrade 1以下まで回復しない場合は中止する.
	Grade 3以上	中止する.
Infusion reaction	Grade 1	投与速度を50％に減速する.なお,軽快した後30分間経過観察し,再発しない場合には投与速度を元に戻すことができる.
	Grade 2	投与を中断し,軽快後に投与速度を50％に減速し再開する.
	Grade 3以上	直ちに中止する.

＜nab-PTXの減量基準，投与基準＞

項目	減量基準	次コース開始基準	コース内投与基準	
		Day 1	Day 8	Day 15
好中球数 (/mm³)	＜500[※1] または ＜1,500のため次コース開始を7日間以上延期した場合	≧1,500	≧1,000[※2]	≧1,000[※2]
発熱性好中球減少症	発現	認めない／回復		
血小板数 (/mm³)	＜50,000	≧100,000	≧75,000	≧75,000
AST，ALT	医師が同一用量で投与継続困難と判断	≦3×ULN[※3]		
総ビリルビン	－	≦1.5×ULN		
クレアチニン	－	≦1.5×ULN	－	

次ページへ続く

420

前ページの続き

項目	減量基準	次コース開始基準	コース内投与基準	
		Day 1	Day 8	Day 15
末梢神経障害	≧ Grade 3※4	≦ Grade 2 または前コースで≧ Grade 3 が発現した場合：Grade 1 に回復後		
皮膚障害	≧ Grade 2	≦ Grade 1		
粘膜炎または下痢	≧ Grade 3	≦ Grade 1		
非血液学的毒性（脱毛は除く）	≧ Grade 3	≦ Grade 2		

※1 好中球数が7日間以上にわたって500/mm³未満の場合
※2 好中球数500～1,000/mm³で投与する場合は投与量の調整を考慮し，慎重に投与すること
※3 肝転移を有する場合は，5×ULNまで許容する
※4 Grade 2以下でも減量を考慮する

＜nab-PTX減量の目安＞

通常投与量	1段階減量	2段階減量
100 mg/m²	75 mg/m²	50 mg/m²

③ 併用薬の確認（nab-PTX）

ビタミンA，アゾール系抗真菌薬，マクロライド系抗菌薬，ジヒドロピリジン系カルシウム拮抗薬，シクロスポリン，ベラパミル，ミダゾラム，キニジン（PTXの代謝酵素がCYP2C8，CYP3A4であるため，PTXの血中濃度上昇）

副作用対策と服薬指導のポイント

【Atezolizumab】

p.41 参照.

【nab-PTX】

① 末梢神経障害：手足のしびれ，刺痛，焼けるような痛みが出現した場合はすぐに申し出ることを伝える．他のPTX製剤と比べ，末梢神経障害が出やすいことが知られている．

② 脱毛：高頻度に発現し，治療後1～3週間で抜け始め，全治療終了後は回復する．

③ 本剤は，ヒト血清アルブミンを用いた特定生物由来製品であり，

● 改訂第8版 がん化学療法レジメンハンドブック

そのリスクなどを十分に説明する必要がある〔特定生物由来製品のため，医薬品名（販売名），その製造番号または製造記号（ロット番号），使用年月日，使用した患者の氏名，住所などを記録し，少なくとも20年間保存する必要がある〕.

④ **脳神経麻痺**：顔面神経麻痺，声帯麻痺などの脳神経麻痺が報告されており，異常があればすぐに申し出るよう伝える.

【文　献】

1) Schmid P, et al：Atezolizumab and nab-paclitaxel in advanced triple-negative breast cancer. N Engl J Med, 379：2108-2121, 2018
2) アブラキサン® 点滴静注 適正使用ガイド
3) テセントリク® 点滴静注 添付文書
・ テセントリク® 点滴静注 適正使用ガイド

<山本紗織>

2. 乳がん

Pembrolizumab + nab-PTX 療法

	Day	1	8	15	21
Pembrolizumab 200 mg※ 点滴静注（30分）		↓			

※または 400 mg 6週間ごとも可　　3週間ごと

＋

	Day	1	8	15	22	28
nab-PTX 100 mg/m² 点滴静注（30分）		↓	↓	↓		

4週間ごと

PD（増悪）まで

基本事項

【適応】

PD-L1 陽性[※1]のホルモン受容体陰性かつ HER2 陰性の手術不能または再発乳がん

※1　PD-L1 検査を行い，CPS ≧ 10 が確認されたもの.

【奏効率[1] [2]】

KEYNOTE-355 試験

奏効率	無増悪生存期間（中央値）	全生存期間（中央値）
53.2 %	9.7 カ月	23.0 カ月

PD-L1 発現陽性（CPS ≧ 10）.
化学療法群として「Pembrolizumab + PTX療法」「Pembrolizumab + CBDCA + GEM療法」施行患者のデータも含む.

【副作用】

Pembrolizumab + nab-PTX 群[3]

	All Grade	Grade 3 以上
脱毛症	51.7 %	2.3 %
貧血	30.8 %	6.4 %
悪心	30.8 %	1.7 %
好中球減少症	29.1 %	14.0 %

次ページへ続く

● 改訂第8版 がん化学療法レジメンハンドブック

前ページの続き

	All Grade	Grade 3以上
下痢	26.7 %	2.3 %
疲労	23.8 %	3.5 %
食欲減退	18.6 %	1.2 %
無力症	18.0 %	1.7 %
甲状腺機能低下症	17.4 %	0 %
嘔吐	16.9 %	1.7 %
発疹	16.9 %	1.7 %
末梢性ニューロパチー	12.8 %	0.6 %
掻痒症	12.8 %	0 %
ALT上昇	12.2 %	3.5 %
AST上昇	11.6 %	2.9 %
筋肉痛	11.0 %	0.6 %
末梢性感覚ニューロパチー	11.0 %	2.3 %

免疫関連など特に注目すべき有害事象 [2] ※2

	All Grade	Grade 3以上
甲状腺機能低下症	15.8 %	0.4 %
甲状腺機能亢進症	4.3 %	0.2 %
肺臓炎	2.5 %	1.1 %
重度の皮膚反応	1.8 %	1.8 %
大腸炎	1.8 %	0.4 %

※2 化学療法群として「Pembrolizumab＋PTX療法」「Pembrolizumab＋CBDCA＋GEM療法」施行患者のデータも含む.

▌レジメンチェックポイント

① PD-L1発現状況の確認：CPS≧10であること.

② 投与スケジュールの確認

本レジメンにおいてはPembrolizumabとnab-PTXそれぞれ1コースの期間が異なるので注意する.

③ 副作用に対する減量, 休薬, 中止基準

＜Pembrolizumab＞

p.832参照.

Pembrolizumab + nab-PTX療法 ●

＜nab-PTXの減量，投与基準[3]＞

項目	減量基準	次コース開始基準	コース内投与基準		
		Day 1	Day 1	Day 8	Day 15
好中球数 (/mm^3)	＜500[※1] または ＜1,500のため次コース開始を7日以上延期した場合		≧1,500	≧1,000[※2]	≧1,000[※2]
発熱性好中球減少症	発現		認めない／回復		
血小板数 (/mm^3)	＜5万		≧10万	≧7.5万	≧7.5万
AST, ALT	医師が同一用量で投与継続困難と判断		≦3×ULN[※3]		
総ビリルビン	―		≦1.5×ULN		
クレアチニン	―		≦1.5 ×ULN	―	
末梢神経障害	≧Grade 3[※4]		≦Grade 2または前コースで≧Grade 3が発現した場合：Grade 1に回復後		
皮膚障害	≧Grade 2		≦Grade 1		
粘膜炎または下痢	≧Grade 3		≦Grade 1		
非血液毒性 (脱毛は除く)	≧Grade 3		≦Grade 2		

※1 好中球数が7日間以上にわたって500/mm^{3}未満の場合．
※2 好中球数500〜1,000/mm^{3}で投与する場合は投与量の調整を考慮し，慎重に投与すること．
※3 肝転移を有する場合は，5×ULNまで許容する．
※4 Grade 2以下でも減量を考慮する．

＜nab-PTX減量の目安[3]＞

通常投与量	1段階減量	2段階減量
100 mg/m^2	75 mg/m^2	50 mg/m^2

④ 相互作用（nab-PTX）
ビタミンA，アゾール系抗真菌薬，マクロライド系抗菌薬，ニフェジピン，シクロスポリン，ベラパミル，ミダゾラムなど

● 改訂第8版 がん化学療法レジメンハンドブック

（CYP2C8，CYP3A4を阻害する薬剤でPTXの血中濃度が上昇することがある）．

▌副作用対策と服薬指導のポイント

【Pembrolizumab】
p.142参照．
【nab-PTX】
p.421参照．

【文　献】

1) Cortes J, et al：KEYNOTE-355 Investigators. Pembrolizumab plus chemotherapy versus placebo plus chemotherapy for previously untreated locally recurrent inoperable or metastatic triple-negative breast cancer （KEYNOTE-355）：a randomized, placebo-controlled, double-blind, phase 3 clinical trial. Lancet, 396：1817-1828, 2020

2) Cortes J, et al：Pembrolizumab plus Chemotherapy in Advanced Triple-Negative Breast Cancer. N Engl J Med, 387：217-226, 2022

3) アブラキサン® 適正使用ガイド

＜山本紗織＞

2. 乳がん

Pembrolizumab ＋ Weekly PTX 療法

	Day	1	8	15	21
Pembrolizumab 200 mg※ 点滴静注（30分）		⬇			

※または 400 mg 6週間ごとも可   3週間ごと

＋

	Day	1	8	15	22	28
PTX 90 mg/m² 点滴静注（60分）		⬇	⬇	⬇		

4週間ごと

PD（増悪）まで

【前投薬】（PTX投与日）
① ジフェンヒドラミン 50 mg PO（PTX投与30分前まで） ② ファモチジン 20 mg IV（PTX投与30分前まで） ③ デキサメタゾン 9.9 mg IV（PTX投与30分前まで）

基本事項

【適　応】

PD-L1 陽性※のホルモン受容体陰性かつHER2陰性の手術不能または再発乳がん

※ PD-L1 検査を行い，CPS ≧ 10 が確認されたもの.

【奏効率[1] [2]】

KEYNOTE-355 試験

奏効率	無増悪生存期間（中央値）	全生存期間（中央値）
53.2 %	9.7 カ月	23.0 カ月

PD-L1 発現陽性（CPS ≧ 10）.
化学療法群として「Pembrolizumab ＋ nab-PTX療法」「Pembrolizumab ＋ CBDCA ＋ GEM療法」施行患者のデータも含む.

【副作用[2]】

	All Grade	Grade 3 以上
貧血	49.1 %	16.5 %

次ページへ続く

● 改訂第8版 がん化学療法レジメンハンドブック

前ページの続き

	All Grade	Grade 3以上
好中球減少症	41.1 %	29.7 %
悪心	39.3 %	1.6 %
脱毛	33.1 %	0.9 %
疲労	28.6 %	2.8 %
好中球減少	22.4 %	17.4 %
ALT上昇	20.5 %	6.0 %

化学療法群として「Pembrolizumab + nab-PTX療法」「Pembrolizumab + CBDCA + GEM療法」施行患者のデータも含む.

免疫関連など特に注目すべき有害事象

	All Grade	Grade 3以上
甲状腺機能低下症	15.8 %	0.4 %
甲状腺機能亢進症	4.3 %	0.2 %
肺臓炎	2.5 %	1.1 %
重度の皮膚反応	1.8 %	1.8 %
大腸炎	1.8 %	0.4 %

化学療法群として「Pembrolizumab + nab-PTX療法」「Pembrolizumab + CBDCA + GEM療法」施行患者のデータも含む.

■ レジメンチェックポイント

① 前投薬の確認:重篤な過敏症の発現防止.

② PD-L1発現状況の確認:CPS ≧ 10であること.

③ 投与スケジュールの確認

本レジメンにおいてはPembrolizumabとPTXそれぞれ1コースの期間が異なるので注意する.

④ 副作用に対する減量,休薬,中止基準

< Pembrolizumab >

p.832参照.

< PTX >

減量の目安

減量段階	投与量
通常投与量	90 mg/m²
1段階減量	70 mg/m²

白血球数または好中球数が以下の基準にあてはまれば，回復するまで投与を延期．白血球数が1,000/mm³未満となった場合には次回の投与量を減量すること[3]．

	白血球数	好中球数
初回コース	3,000/mm³未満	1,500/mm³未満
同一コース	2,000/mm³未満	1,000/mm³未満

肝機能低下症例に対する減量の目安[3]

AST/ALT		T-Bil	PTX投与量
10×ULN未満	かつ	1.26～2.0×ULN	25%減量
10×ULN未満	かつ	2.01～5.0×ULN	50%減量
10×ULN以上	または	5.0×ULNを超える	中止

米国添付文書より

⑤ 併用薬の確認（PTX）

ビタミンA，アゾール系抗真菌薬，マクロライド系抗菌薬，ニフェジピン，シクロスポリン，ベラパミル，ミダゾラムなど（CYP2C8，CYP3A4を阻害する薬剤でPTXの血中濃度が上昇することがある）．

ジスルフィラム，シアナミド，プロカルバジンはアルコール反応（顔面潮紅，血圧低下，悪心，頻脈など）を起こすおそれがあるため併用禁忌．

副作用対策と服薬指導のポイント

【Pembrolizumab】

p.142参照．

【PTX】

① 末梢神経障害：手足のしびれ，刺痛，焼けるような痛みが出現した場合は早めに申し出るよう伝える．

★ 神経障害は，中等度以上の場合，投与終了後も数カ月以上持続する場合もあるので早めに対応する必要があり，患者にもあらかじめ説明する（手作業の仕事をしている患者では仕事に支障が出る場合がある）．

② アレルギー症状：投与開始後，皮膚の異常（蕁麻疹，掻痒感など），顔面潮紅，息苦しさ，動悸など少しでも体調の変化を感じたらすぐに申し出るように伝える．

● 改訂第8版 がん化学療法レジメンハンドブック

> ★ PTXと溶解補助剤のポリオキシエチレンヒマシ油による過敏症およびショックが報告されており，多くは初回，2回目の投与で投与開始10分以内に起こる．投与開始直後は，医療者がベッドサイドを離れないなど十分な注意が必要．前処置を行っていても発現することがある．

③ 脱毛：高頻度に出現し，投与開始1〜3週間で抜け始める．

④ アルコール：PTXは30 mgあたり約2.5 mLの無水エタノールを含有（120 mgでビール約180 mL相当）しているので，投与当日の車の運転など危険を伴う機械の操作を避けるよう指導する．

【文　献】

1) Cortes J, et al：KEYNOTE-355 Investigators. Pembrolizumab plus chemotherapy versus placebo plus chemotherapy for previously untreated locally recurrent inoperable or metastatic triple-negative breast cancer（KEYNOTE-355）：a randomized, placebo-controlled, double-blind, phase 3 clinical trial. Lancet, 396：1817-1828, 2020

2) Cortes J, et al：Pembrolizumab plus Chemotherapy in Advanced Triple-Negative Breast Cancer. N Engl J Med, 387：217-226, 2022

3) タキソール®注射液 インタビューフォーム

＜山本紗織＞

2. 乳がん

Pembrolizumab + CBDCA + GEM 療法

2
乳がん

		Day	1	8	15	21
Pembrolizumab	200 mg 点滴静注（30分）		↓			
CBDCA	AUC 2 点滴静注（60分）		↓	↓		
GEM	1,000 mg/m² 点滴静注（30分）		↓	↓		

3週間ごと　PD（増悪）まで

【制吐対策】
① 5-HT₃ 受容体拮抗薬（Day 1, 8）② デキサメタゾン 9.9 mg IV（Day 1, 8），8 mg PO（Day 2～3，9～10）※

※ 5-HT₃ 受容体拮抗薬としてパロノセトロンを使用する場合は Day 2～3，9～10 のデキサメタゾンは省略も可能.

基本事項

【適　応】

PD-L1 陽性※のホルモン受容体陰性かつ HER2 陰性の手術不能または再発乳がん

※ PD-L1 検査を行い，CPS ≧ 10 が確認されたもの.

【奏効率 [1] [2]】

KEYNOTE-355 試験

奏効率	無増悪生存期間（中央値）	全生存期間（中央値）
53.2 %	9.7 カ月	23.0 カ月

PD-L1 発現陽性（CPS ≧ 10）.
化学療法群として「Pembrolizumab + PTX 療法」「Pembrolizumab + nab-PTX 療法」施行患者のデータも含む.

【副作用 [2]】

p.427 参照.

431

●改訂第8版 がん化学療法レジメンハンドブック

■ レジメンチェックポイント

① 前投薬の確認：制吐薬

② PD-L1発現状況の確認：CPS ≧ 10であること.

③ 投与順序の確認

Pembrolizumab → 化学療法（GEM，CBDCA）

臨床試験（KEYNOTE 355試験）では，GEMおよびCBDCA
は，Pembrolizumabの後に投与することと規定されていた.

④ 投与量の確認

CBDCAのクリアランスはGFRと相関することから，GFRを用
いたCalvertの式で投与量を算出する（p.33参照）.

⑤ 副作用に対する休薬，中止基準

＜ Pembrolizumab ＞

p.832参照.

＜ GEM [3] ＞

投与当日の延期目安：白血球数が2,000/mm^{3}未満または血小板
数が70,000/mm^{3}未満.

⑥ GEMの禁忌事項

・胸部X線写真にて明らかで，かつ臨床症状のある間質性肺炎
または肺線維症のある患者には投与しないこと.

・放射線増感作用を期待する胸部への放射線療法との併用を避
けること.

⑦ 相互作用（CBDCA）

アミノグリコシド系抗菌薬，バンコマイシンなど腎毒性および
聴器毒性を有する薬剤との併用で腎障害，聴器障害リスク増大.

■ 副作用対策と服薬指導のポイント

【Pembrolizumab】

p.142参照.

【CBDCA，GEM】

① アレルギー症状（CBDCA）：CBDCAは投与回数8回目以上で
アレルギー症状の発現頻度が上昇する.

② 血管痛（GEM）：投与中に血管痛があらわれることがあるので，
漏出がないことを確認後，点滴部位を温めると緩和することが
多い（次回以降は投与前から予防的に温める）.

③ 発熱（GEM）：投与後，発熱する場合があるので，必要時は解

熱薬を服用するよう指導する.

④ **間質性肺炎（GEM）**：胸部Ｘ線検査などを定期的に行うとともに症状（空咳，発熱など）に注意する.

【文　献】

1) Cortes J, et al：KEYNOTE-355 Investigators. Pembrolizumab plus chemotherapy versus placebo plus chemotherapy for previously untreated locally recurrent inoperable or metastatic triple-negative breast cancer (KEYNOTE-355)：a randomized, placebo-controlled, double-blind, phase 3 clinical trial. Lancet, 396：1817-1828, 2020

2) Cortes J, et al：Pembrolizumab plus Chemotherapy in Advanced Triple-Negative Breast Cancer. N Engl J Med, 387：217-226, 2022

3) ジェムザール®注射用 インタビューフォーム

＜山本紗織＞

2. 乳がん

Olaparib単独療法

> Olaparib　1回300 mg　1日2回　経口　連日投与
> 　　　　　　手術不能・再発：PD（増悪）まで
> 　　　　　　術後療法：1年間

基本事項

【適　応】

承認された体外診断薬などを用いた検査により，生殖細胞系列の*BRCA*遺伝子に病的バリアントを有することが確認された患者に投与すること．

○がん化学療法歴のある*BRCA*遺伝子変異陽性かつHER2陰性の手術不能または再発乳がん

・アントラサイクリン系およびタキサン系抗悪性腫瘍薬を含む化学療法歴のある患者を対象とすること．

○*BRCA*遺伝子変異陽性かつHER2陰性で再発高リスクの乳がんにおける術後療法

・Luminalタイプには内分泌療法薬との併用の必要性について臨床試験の内容を熟知し，ホルモン受容体の発現状態などを考慮したうえで判断すること．

【奏効率】

手術不能または再発乳がん（OlympiAD試験）[1] [2]

奏効率	無増悪生存期間（中央値）	全生存期間（中央値）
59.9 %	7.0カ月	19.3カ月

術後療法（OlympiA試験）[3]
3年時点の無浸潤疾患生存率：85.9 %

【副作用[4]】OlympiAD試験

	All Grade	Grade 3以上
貧血	39.5 %	15.6 %
好中球減少	18.0 %	5.4 %
白血球減少	10.2 %	2.4 %

次ページへ続く

前ページの続き

	All Grade	Grade 3 以上
食欲減退	16.1 %	0 %
悪心	58.0 %	0 %
嘔吐	29.8 %	0 %
下痢	20.5 %	0.5 %
便秘	12.2 %	0.5 %
疲労	28.8 %	2.9 %
発熱	14.1 %	0 %
頭痛	20.0 %	1.0 %
背部痛	11.7 %	1.5 %
関節痛	10.7 %	0.5 %

レジメンチェックポイント

① 投与量の確認[4)]

投与量によって使用する薬剤の規格が規定されているので，注意する（100 mg 錠は減量時のみ使用）．

＜通常用量＞

・300 mg を 1 日 2 回 → 150 mg 錠を使用

＜減量用量＞

・250 mg を 1 日 2 回 → 150 mg 錠 + 100 mg 錠を使用
・200 mg を 1 日 2 回 → 100 mg 錠を使用

> ★ 100 mg 錠は 150 mg 錠に比べ，ヒトに投与したときに吸収が速いことが示されており，150 mg 錠と 100 mg 錠との間では互換使用は適切ではないとされている．

＜腎機能低下患者への用量調節[4)] ＞

・Ccr　51 ～ 80 mL/min：用量調節不要
・Ccr　31 ～ 50 mL/min：1 回 200 mg 1 日 2 回へ減量
・Ccr　30 mL/min 以下：使用経験なし

● 改訂第8版 がん化学療法レジメンハンドブック

＜副作用発現時の用量調節基準[5] ＞

副作用	程度	処置	再開時の投与量
貧血	ヘモグロビン値が Grade 3 または 4	ヘモグロビン値≧9 g/dL に回復するまで最大4週間休薬する.	1回目の再開の場合, 減量せずに投与. 2回目の再開の場合, 1回250 mg を1日2回で投与. 3回目の再開の場合, 1回200 mg を1日2回で投与.
好中球減少	Grade 3 または 4	Grade 1 以下に回復するまで休薬する.	
血小板減少	Grade 3 または 4	Grade 1 以下に回復するまで最大4週間休薬する.	減量せずに投与する.
間質性肺疾患	Grade 2	Grade 1 以下に回復するまで休薬する.	減量せずに投与する.
	Grade 3 または 4	中止する.	再開しない.
上記以外の副作用	Grade 3 または 4	Grade 1 以下に回復するまで休薬する.	減量せずに投与する.

② 相互作用[4]

＜投与量の減量が必要なケース＞

CYP3A4 の阻害作用	該当薬剤（主な薬剤）	Olaparib 投与量
強力	イトラコナゾール, リトナビル, ボリコナゾール	100 mg を1日2回
中程度	シプロフロキサシン, ジルチアゼム, エリスロマイシン, フルコナゾール, ベラパミル	150 mg を1日2回

上記薬剤中止後1週間以上経過していれば通常量で投与する.

＜該当薬剤を可能なら他の同効薬に変更するケース＞

CYP3A4 誘導薬	開始前の休薬期間
フェノバルビタール	5週間前
リファンピシン, カルバマゼピン, フェニトイン, セイヨウオトギリソウ	3週間前

Olaparib 単独療法 ●

<摂取しないように指導>
グレープフルーツ含有食品，セイヨウオトギリソウ（St. John's Wort）含有健康食品

副作用対策と服薬指導のポイント

① 服用のタイミング：毎日同じ時間帯で，1日2回12時間ごとを目安とする．食事の影響は受けないので食後・空腹時のいずれでも可能．飲み忘れた場合は，いつもの服用時間から2時間以内なら服用，2時間を超えた場合は忘れた分はスキップする．

② 悪心，嘔吐：40％以上の患者に悪心・嘔吐が発現している．多くは投与初期に発現し，継続中に消失する．症状は軽度のため，一般的な悪心・嘔吐対策で対応する．

③ 疲労，無力症：40％以上の患者に疲労・無力症が発現している．多くは投与初期に発現し持続する．Grade 3以上の場合休薬し，症状改善後再開する．

④ 妊娠可能な女性またはパートナーが妊娠する可能性がある男性に対しては，本剤投与中および投与終了後一定期間は適切な避妊法を用いるよう指導すること．

⑤ HBOCについて：*BRCA*遺伝子変異陽性の場合，血縁者にも同じ変異をもつ人がいる可能性がある．服薬指導時はプライバシー保護に留意する．遺伝に関する専門医やカウンセラーへの相談希望がある場合は，まず主治医へ相談するよう説明する．

【文　献】

1) Robson M, et al：Olaparib for metastatic breast cancer in patients with a germline BRCA mutation. N Engl J Med, 377：523-533, 2017

2) Robson M, et al：OlympiAD extended follow-up for overall survival and safety：Olaparib versus chemotherapy treatment of physician's choice in patients with a germline BRCA mutation and HER2-negative metastatic breast cancer. European Journal of Cancer, 184：39-47, 2023

3) Tutt ANJ, et al：OlympiA Clinical Trial Steering Committee and Investigators. Adjuvant Olaparib for Patients with BRCA1- or BRCA2-Mutated Breast Cancer. N Engl J Med, 384：2394-2405, 2021

4) リムパーザ®錠　適正使用のためのガイド（乳癌）

5) リムパーザ®錠　添付文書

<山本紗織>

3. 胃がん

化学療法の概要

胃がんの化学療法には、術後の再発抑制を目的とした補助化学療法と切除不能進行・再発胃がんを対象とした全身化学療法がある.

1) 術後補助化学療法

治癒切除後の微小遺残腫瘍による再発予防を目的として行われる化学療法で、対象はStage Ⅱ/Ⅲ〔胃癌取扱い規約第15版　T1とT3 (SS) N0を除く〕である (図1).

用いられる治療法としては、S-1単独療法、S-1 + DTX療法、Capecitabine + L-OHP (CapeOX, XELOX, CAPOX) 療法、S-1 + L-OHP (SOX) 療法が挙げられる. 通常、術後6週以内に開始し、S-1単独療法は4週間投与2週間休薬を1コースとし術後1年間、S-1 + DTX療法は2薬剤併用とS-1単独療法の導入・維持を組み合わせて1年間行う. またCapeOX療法やSOX療法では3週間ごとに8コース (6カ月) 行う.

一般的にStage Ⅱ症例においては、S-1単独療法の結果が良好であることからS-1単独療法が優先されることが多い[1]. なお1年間 (8コース) のS-1単独療法を6カ月 (4コース) に短縮できるかを検証した第Ⅲ相試験が行われたが非劣性を証明することはできな

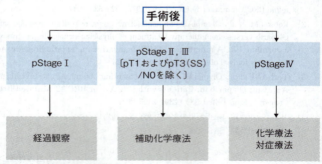

● 図1　術後補助化学療法
　　　文献1を抜粋して転載

かった[2].

Stage Ⅲについては，S-1単独群とS-1＋DTX群を比較した第Ⅲ相試験（JACCRO GC-07／START-2試験）により，S-1＋DTX群における無再発生存期間の優越性が示された[3]ため，実施可能であればS-1＋DTX療法が推奨される．

一方CapeOX療法は手術単独と，SOX療法はS-1単独療法と比較した試験でそれぞれ良好な結果が報告されているものの，CapeOX療法は対照群がS-1単独療法ではないこと，SOX療法は国内第Ⅱ相試験と海外で行われた第Ⅲ相試験とでL-OHPの投与量が異なり（100 mg/m^{2}と130 mg/m^2），日本人での忍容性や安全性がはっきりしていないことなどに注意が必要である．またこれら三者を直接比較し優越性を検討した試験は現時点では存在せず，いずれの治療がより有効かについては現時点では結論できないことから，個々の患者のリスクや全身状態を考慮したうえでリスク・ベネフィットを考察し，サブセット解析の信頼度も含めて十分な説明をしたうえで，患者の同意を得て治療法を決定する必要がある．

術前化学療法としては，海外で術前と術後にSOX療法を行う方法や，術前にDTX＋L-OHP＋S-1療法を行って術後にS-1単独療法を行う方法などが検討された結果があるが，問題点も指摘されており日本では標準的ではない．Bulky N〔総肝動脈，腹腔動脈，脾動脈などに沿って長径3 cm以上のリンパ節転移，隣接する2個以上の長径1.5 cm以上のリンパ節転移，少数の傍大動脈リンパ節（No. 16a2, b1）転移のいずれかがある場合〕に対しては比較試験ではないものの良好な結果が認められている．

2) 切除不能進行・再発胃がんに対する化学療法 （図2）

化学療法による完全治癒は現時点では困難であるが，がんの進行に伴う臨床症状発現時期の遅延および生存期間の延長を目的として行われる．進行・再発胃がんに対する化学療法はまず，HER2が陰性か陽性かで大きく分かれる．

(1) HER2陰性胃がん

HER2陰性胃がんに対する一次化学療法としてはNivolumab＋化学療法（SOX，CapeOX，FOLFOX），S-1＋L-OHP（SOX）療法，CapeOX療法，S-1＋CDDP療法，Capecitabine＋CDDP（XP）療法，FOLFOX療法などが選択肢となる[1]．Nivolumab＋化

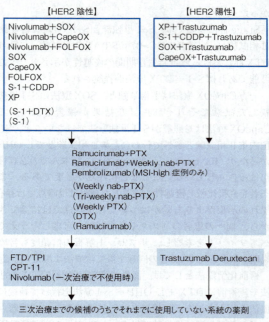

● 図2 切除不能進行・再発胃がんに対する化学療法
文献1, 4を参考に作成

学療法はCPS（combined positive score）5以上の症例に推奨とされ，CPS 5未満または不明症例については三次治療以降での使用も考慮して化学療法単独の選択肢を検討する必要がある．プラチナ製剤不適応などの限定的な対象にはS-1 + DTX療法，さらに難しい場合にはS-1単独療法も選択肢となり得る．

二次治療としてはRamucirumabとタキサン系薬剤の併用（Ramucirumab + PTX療法，Ramucirumab + Weekly nab-PTX療法）が主として用いられるが，タキサン単独療法（Weekly nab-PTX, Tri-weekly nab-PTX, Weekly PTX, DTX），Ramucirumab単独療法なども考慮される．またMSI-highであればPembrolizumab単独療法も適応となる．

三次治療以降はそれまでに使用していない系統の薬剤のほか，Nivolumab，FTD/TPI，CPT-11などの単独療法が行われる．

（2）HER2陽性胃がん

　　HER2陽性胃がんの一次治療はTrastuzumabの併用が適応となる．XP＋Trastuzumab療法，S-1＋CDDP＋Trastuzumab療法，SOX＋Trastuzumab療法，CapeOX＋Trastuzumab療法などが主な治療選択肢である．

　　二次治療以降の基本的方針はHER2陰性と同様であるが，Trastuzumab Deruxtecan単独療法が三次治療以降で追加選択肢となる．

【文　献】

1)　「胃癌治療ガイドライン医師用 第6版」（日本胃癌学会／編），金原出版，2021

2)　Yoshikawa T, et al：Four courses versus eight courses of adjuvant S-1 for patients with stage II gastric cancer（JCOG1104［OPAS-1］）：an open-label, phase 3, non-inferiority, randomized trial. Lancet Gastroenterol Hepatol, 4：208-216, 2019

3)　Yoshida K, et al：Addition of docetaxel to oral fluoropyrimidine improves efficacy in patients with stage III gastric cancer：Interim analysis of JACCRO GC-07, a randomized controlled trial. J Clin Oncol, 37：1296-1304, 2019

4)　「CheckMate649試験，ATTRACTION-4試験の概要ならびにHER2陰性の治癒切除不能な進行・再発胃癌／胃食道接合部癌の一次治療における化学療法とニボルマブ併用に関する胃癌学会ガイドライン委員会のコメント（2021年12月）」，胃癌学会ガイドライン委員会，2021

＜小暮友毅＞

3. 胃がん

S-1 単独療法

	Day	1	8	15	22	29	36	42
S-1　1回 40 mg/m² 1日2回　経口					28日間			

術後補助化学療法：4週間投与 2週間休薬　6週間ごと　8コース

術後補助化学療法では手術後1年間服用.

手術不能または再発症例ではPD（増悪）まで服用.

【投与量】

体表面積	S-1 初回基準量
1.25 m² 未満	40 mg/ 回
1.25 m² 以上 1.5 m² 未満	50 mg/ 回
1.5 m² 以上	60 mg/ 回

基本事項

【適　応】

・術後補助化学療法（Stage Ⅱ およびⅢ）

・手術不能または再発症例

【奏効率】

術後補助化学療法[1]

3年無再発生存率	3年生存率
72.2 %	80.1 %

手術不能または再発[2]

奏効率	無増悪生存期間（中央値）	全生存期間（中央値）
31 %	4.0カ月	11.0カ月

【副作用】

術後補助化学療法[1]

	Grade 1	Grade 2	Grade 3	Grade 4
白血球減少	30.4 %	27.9 %	1.2 %	0 %
貧血	56.7 %	32.3 %	1.2 %	0 %

次ページへ続く

S-1 単独療法 ●

前ページの続き

	Grade 1	Grade 2	Grade 3	Grade 4
血小板減少	23.8 %	1.9 %	0.2 %	0 %
AST上昇	37.3 %	5.8 %	1.7 %	0 %
ALT上昇	37.1 %	5.0 %	1.2 %	0 %
血清ビリルビン上昇	30.0 %	14.5 %	1.4 %	0.2 %
口内炎	26.9 %	5.0 %	0.2 %	0 %
食欲不振	41.2 %	13.9 %	5.8 %	0.2 %
悪心	28.2 %	7.2 %	3.7 %	―
嘔吐	17.0 %	4.4 %	1.2 %	0 %
下痢	43.9 %	12.8 %	3.1 %	0 %
発疹	21.5 %	10.1 %	1.0 %	0 %
色素沈着	39.5 %	7.2 %	―	―
全身倦怠感	46.8 %	11.6 %	0.6 %	0 %

3 胃がん

■ レジメンチェックポイント

① 前治療・併用薬の確認
- 併用薬にフッ化ピリミジン系抗悪性腫瘍薬，フッ化ピリミジン系抗真菌薬が含まれていないことを確認する．また前治療にフッ化ピリミジン系抗悪性腫瘍薬，フッ化ピリミジン系抗真菌薬が含まれる場合は，適切な間隔（最低7日間）があいていることを確認する（併用禁忌：S-1中のギメラシルにより，併用されたフッ化ピリミジンから生成されたフルオロウラシルの代謝が阻害され，著しく血中フルオロウラシル濃度が上昇するため）.
- フェニトイン，ワルファリン服用の有無を確認する（併用注意：フェニトインの代謝が抑制され，フェニトインの血中濃度上昇のおそれがあるため．ワルファリンの作用を増強することがあるので，凝固能の変動に注意する）.

② 投与量の確認

＜減量・増量の目安＞

S-1 初回基準量	減量	増量
40 mg/回	休薬	50 mg/回
50 mg/回	40 mg/回→休薬	60 mg/回
60 mg/回	50 mg/回→40 mg/回→休薬	75 mg/回

※増量は1段階まで

443

● 改訂第8版 がん化学療法レジメンハンドブック

<腎障害時の投与量変更例[3]>

Ccr (mL/min)	≧80	60～80	30～60	<30
	減量なし	初回投与量（必要に応じて1段階減量）	1段階以上の減量投与量から開始（30～40未満は2段階減量が望ましい）	投与不可

*腎機能低下時に投与した場合，ギメラシルの排泄遅延により骨髄抑制などの副作用が強く発現するおそれがあるため注意する．必要に応じて減量を行う．

★ 腎障害のある患者には，適切に減量が行われているか確認し，十分注意する（S-1に含まれるフルオロウラシルの異化代謝酵素阻害薬ギメラシルは腎排泄型であるため，結果として血中フルオロウラシル濃度が上昇し，骨髄抑制などの副作用が強くあらわれるおそれがある）．
重篤な腎障害のある患者には禁忌である．

<休薬，減量，再開の目安[3]>

項目		休薬・減量を考慮する値・症状など	再開の目安
白血球減少	≧Grade 3	2,000/mm³未満	3,000/mm³以上
好中球減少	≧Grade 3	1,000/mm³未満	1,500/mm³以上
血小板減少	≧Grade 2	7.5万/mm³未満	10万/mm³以上
総ビリルビン	≧Grade 2	1.5×ULN以上（2mg/dL以上）．肝障害が否定される間接ビリルビン値のみの上昇（2～3mg/dL程度）は治療継続可．	1.5×ULN未満（2mg/dL未満）
AST，ALT	≧Grade 2	2.5×ULN以上	2.5×ULN未満（5×ULN以上は基本的に再投与は行わない）
クレアチニン	≧Grade 1	ULN以上	ULN未満（1.5mg/dL以上は基本的には再投与は行わない）
クレアチニンクリアランス		60mL/min未満（減量を考慮），30mL/min未満（休薬）	「腎障害時の投与量変更例」に応じて減量の上継続（30mL/min未満は基本的に再投与は行わない）

444

次ページへ続く

前ページの続き

項目	休薬・減量を考慮する値・症状など	再開の目安
下痢	≧ Grade 2	ベースラインと比べて4回/日以上の排便回数の増加；静脈内輸液を要する.	症状回復
口内炎	≧ Grade 2	下記 Grade 2の所見あるいはそれ以上の所見【診察所見】斑状潰瘍または偽膜【機能/症状】症状があるが食べやすく加工した食事を摂取し嚥下することはできる.	症状回復
悪心	≧ Grade 2	下記 Grade 2の所見あるいはそれ以上の所見・顕著な体重減少，脱水または栄養失調を伴わない.・経口摂取量の減少；＜24時間の静脈内輸液を要する.	症状回復（可能であれば，同一投与量・投与期間での再開を考慮し，減量・投与期間短縮が必要な場合は再開方法の目安に準じる）
嘔吐	≧ Grade 2	24時間に2エピソード以上の嘔吐；静脈内輸液またはTPNを要する.	
食欲不振	≧ Grade 2	下記 Grade 2の所見あるいはそれ以上の所見 顕著な体重減少や栄養失調を伴わない摂食量の変化；経口栄養剤による補充を要する.	
その他の非血液学的項目	≧ Grade 2を目安		症状回復

＜再開方法の目安＞

副作用発現時期	再開方法の目安
投与開始2週間以内	1段階減量を優先して再開を検討. ただし，初回投与量が40 mg/回の場合はコース内投与期間の短縮で対応する. 2週間以上の連日投与により悪化が予想される場合には，1段階減量に加えて投与期間の短縮も併せて行うことを考慮する.

次ページへ続く

● 改訂第8版 がん化学療法レジメンハンドブック

前ページの続き

副作用発現時期	再開方法の目安
投与開始 2週間経過後	コース内投与期間の短縮（2週投与1～2週休薬など）を優先して再開を検討する.

副作用対策と服薬指導のポイント

① 前治療にフッ化ピリミジン系抗悪性腫瘍薬，フッ化ピリミジン系抗真菌薬が含まれる場合は，これらの前治療薬の残薬所持を確認し，所持している場合には，残薬を絶対に服用しないよう患者に指導する（併用禁忌のため）.

② 内服方法の説明：空腹時の服用は避ける（抗腫瘍効果の減弱）.

　★ 食後に服用することを説明する.

③ 飲み忘れの対応：飲み忘れた分はとばして（服用せず），次の分から内服するよう伝える.

④ 骨髄抑制：用量規制因子であり，感染予防のためのうがい・手洗い，37.5℃以上の発熱時の対処法（医療機関への連絡，抗菌薬の服用），貧血の対処，出血の予防についての説明を十分に行う.

⑤ 下痢：下痢が起こったら脱水を防ぐため水分を多めに摂る. 止瀉薬の処方があれば服用する. 1日4回以上の激しい下痢，口内炎と同時に下痢が起こった場合は医療機関へ連絡するよう伝える.

⑥ 口内炎：ブラッシングやうがいなどを行い，口腔内を清潔に保つ. 食事摂取困難なほどのひどい口内炎の場合は連絡するよう伝える.

⑦ 色素沈着：手足あるいは全身の皮膚，爪などにみられる. 直射日光でさらに強まる傾向があるため直射日光を避ける.

⑧ 発疹：皮膚刺激の少ない肌着を着用. 服用開始数日以内に全身のかゆみを伴うものや，手足に痛みを伴う腫れや発赤が起こった場合はすぐに連絡するよう伝える.

【文　献】

1) Sakuramoto S, et al：Adjuvant chemotherapy for gastric cancer with S-1, an oral fluoropyrimidine. N Engl J Med, 357：1810-1820, 2007

2) Koizumi W, et al：S-1 plus cisplatin versus S-1 alone for first-line treatment of advanced gastric cancer（SPIRITS trial）：A phase Ⅲ trial. Lancet oncol, 9：215-221, 2008

3) ティーエスワン® 適正使用ガイド

〈小暮友毅〉

3. 胃がん

S-1 + DTX療法

<画像_ref id="1" />

<切除不能・再発[1]>

	Day	1	8	15	21
S-1	1回 40 mg/m² 1日2回 経口		14日間[※1]		
DTX	40 mg/m² 点滴静注（60分）	↓			

3週間ごと　PD（増悪）まで

※1　Day 1夕から開始した場合はDay 15朝までとなる.

【S-1投与量】

体表面積	S-1投与量
1.25 m² 未満	40 mg/回
1.25 m² 以上 1.5 m² 未満	50 mg/回
1.5 m² 以上	60 mg/回

<術後補助[2]>
1コース目

	Day	1	8	15	21
S-1	1回 40 mg/m² 1日2回 経口		14日間[※1]		

2～7コース目

	Day	1	8	15	21
S-1	1回 40 mg/m² 1日2回 経口		14日間[※1]		
DTX	40 mg/m² 点滴静注（60分）	↓			

3週間ごと　6コース

※1　Day 1夕から開始した場合はDay 15朝までとなる.

8コース目以降

	Day	1	8	15	22	29	36	42
S-1	1回 40 mg/m² 1日2回 経口			28日間[※2]				

6週間ごと　手術後1年まで

※2　Day 1夕から開始した場合はDay 29朝までとなる.

● 改訂第8版 がん化学療法レジメンハンドブック

【S-1 投与量】

体表面積	S-1 投与量	1 段階減量[3]
1.25 m² 未満	40 mg/ 回	40 mg ＋ 20 mg（60 mg/ 日）[4]
1.25 m² 以上 1.5 m² 未満	50 mg/ 回	40 mg/ 回
1.5 m² 以上	60 mg/ 回	50 mg/ 回

[3] Ccr が 50～60 mL/min の場合は 1 段階減量で開始.
[4] 用法用量外

【前投薬】

デキサメタゾン 6.6 mg IV（Day 1）

（浮腫予防のため，DTX 投与前日からデキサメタゾン 8 mg/ 日を 3 日間投与する場合もある）

基本事項

【適 応】

・切除不能・再発胃がん（一次治療）

・術後補助化学療法（Stage Ⅲ）

【奏効率】

切除不能・再発[1]

奏効率	無増悪生存期間（中央値）	全生存期間（中央値）
38.8 %	5.3 カ月	12.5 カ月

術後補助[2]

3 年無再発生存率
65.9 %

【副作用】

切除不能・再発[1]

	Grade 3 以上
白血球減少	21.9 %
好中球減少	29.0 %
ヘモグロビン減少	11.6 %
ALT 上昇	1.0 %
クレアチニン上昇	0.3 %
悪心	5.8 %
下痢	2.9 %

次ページへ続く

前ページの続き

	Grade 3以上
口内炎	4.2 %
食欲不振	15.5 %
発熱性好中球減少症	2.9 %

術後補助[2)]

	Grade 3〜4
白血球減少	22.6 %
好中球減少	38.1 %
貧血	4.4 %
ALT上昇	1.5 %
クレアチニン上昇	0 %
食欲不振	14.1 %
悪心	4.1 %
下痢	3.5 %
口内炎	4.4 %
発熱性好中球減少症	4.7 %

▌レジメンチェックポイント

① 前治療・併用薬の確認

S-1：併用薬にフッ化ピリミジン系抗悪性腫瘍薬，フッ化ピリミジン系抗真菌薬が含まれていないことを確認．また前治療にフッ化ピリミジン系抗悪性腫瘍薬，フッ化ピリミジン系抗真菌薬が含まれる場合は，適切な間隔（最低7日間）があいていることを確認する（併用禁忌：S-1中のギメラシルにより，併用されたフッ化ピリミジンから生成されたフルオロウラシルの代謝が阻害され，著しく血中フルオロウラシル濃度が上昇するため）．フェニトイン，ワルファリン服用の有無を確認する（併用注意：フェニトインの代謝が抑制され，フェニトインの血中濃度上昇のおそれがあるため．ワルファリンの作用を増強することがあるので，凝固能の変動に注意する）．

DTX：アゾール系抗真菌薬，エリスロマイシン，クラリスロマイシン，シクロスポリン，ミダゾラム（DTXの代謝酵素がCYP3A4であるためDTXの血中濃度が上昇）．

② 前投薬の確認（DTX）：制吐および，過敏症または浮腫予防の

● 改訂第8版 がん化学療法レジメンハンドブック

ためデキサメタゾンが投与されている.

③ 投与量の確認（参考[3]）

【術後補助】

＜治療中のS-1休薬・再開基準＞

	休薬基準	コース内再開基準
好中球数	< 1,000/mm^3	≧ 1,500/mm^3
血小板数	< 75,000/mm^3	≧ 75,000/mm^3
血清クレアチニン	> 1.2 mg/dL	≦ 1.2 mg/dL
下痢，粘膜炎，口内炎，悪心嘔吐，食欲不振	≧ Grade 2	≦ Grade 1

再開方法は以下を目安とする.

① 休薬期間が7日以内：同一コースとして再開.

② 休薬期間が8日以上：次コースとして再開.

最終投与日から28日を超えても次コースを開始できない場合は投与中止.

＜減量基準＞

	減量基準	減量方法
好中球数	< 500/mm^3	1段階減量
発熱性好中球減少症	≧ Grade 3	1段階減量
血小板数	< 50,000/mm^3	1段階減量
血清クレアチニン	> 1.2 mg/dL	1段階減量
下痢，粘膜炎，口内炎，悪心嘔吐，食欲不振	≧ Grade 3	1段階減量
その他の非血液毒性	≧ Grade 3	1段階減量

＜減量方法＞

	DTX	S-1		
		1.25 m^{2}未満	1.25 m^{2}以上 1.5 m^{2}未満	1.5 m^{2}以上
1段階減量	35 mg/m^2	40 mg＋20 mg（60 mg/日）※	40 mg/回	50 mg/回
2段階減量	30 mg/m^2	25 mg/回※	40 mg＋20 mg（60 mg/日）※	40 mg/回

※用法用量外

有害事象がどちらの薬剤に起因するものか判断可能な場合は，そちらの薬剤のみを減量可能.

450

S-1＋DTX療法 ●

＜2コース目以降の治療開始基準＞

	開始基準
好中球数	≧1,000/mm³
血小板数	≧75,000/mm³
AST，ALT	≦100 IU/L
ビリルビン	≦1.5 mg/dL
血清クレアチニン	≦1.2 mg/dL
下痢，粘膜炎，口内炎，悪心嘔吐，食欲不振	≦Grade 1

★ S-1は腎障害のある患者には，適切に減量が行われているか確認し，十分注意する（フルオロウラシルの異化代謝酵素阻害薬ギメラシルの腎排泄速度が低下し，血中フルオロウラシル濃度が上昇し，骨髄抑制などの副作用が強くあらわれるおそれがある）．
重篤な腎障害のある患者には禁忌である．

④ アルコール過敏症の確認（DTX）：添付溶解液にアルコールが含まれている製剤をアルコールに過敏な患者に投与する場合は，添付溶解液を使用せずに生理食塩液または5％ブドウ糖液で溶解すること．アルコールで希釈された製剤では，アルコールを抜くことはできないため注意する．なお現在ではプレミックス製剤でも，アルコールを含有しない製剤も発売されている（p.160参照）．

★ DTX製剤について
現在本邦においては，アルコールを含む添付溶解液にて希釈後使用する製剤と，すでにアルコールなどで希釈された製剤，およびアルコールを含有しない液体製剤などが販売されており，濃度，アルコール含有量が異なるため注意が必要である．

副作用対策と服薬指導のポイント

① 前治療にフッ化ピリミジン系抗悪性腫瘍薬，フッ化ピリミジン系抗真菌薬が含まれる場合は，これらの前治療薬の残薬所持を確認し，所持している場合には，残薬を絶対に服用しないよう患者に指導する（S-1と併用禁忌のため）．

② アルコールに関する問診（DTX）：自動車の運転など危険を伴う機械の操作に従事しないよう注意．

③ 内服方法（S-1）：空腹時の服用は避ける（抗腫瘍効果の減弱）．

3

胃がん

451

● 改訂第8版 がん化学療法レジメンハンドブック

★ 食後に服用することを説明する.

④ 飲み忘れの対応（S-1）：飲み忘れた分は服用せず，次の分から内服するよう伝える.

⑤ 過敏反応への注意（DTX）：皮膚異常（蕁麻疹），顔面潮紅，呼吸困難感，動悸などが出現した場合はすぐに申し出るよう伝える.

⑥ 骨髄抑制（S-1，DTX）：感染予防のためのうがい・手洗い，37.5℃以上の発熱時の対応（医療機関への連絡や抗菌薬の内服など），貧血の対処，出血の予防についての説明を十分に行う.

⑦ 下痢（S-1，DTX）：下痢が起こったら脱水を防ぐため水分を多めに摂る. 止瀉薬の処方があれば服用する. 1日4回以上の激しい下痢，口内炎と同時に下痢が起こった場合は医療機関へ連絡するよう伝える.

⑧ 口内炎（S-1）：ブラッシングやうがいなどを行い，口腔内を清潔に保つ. 食事摂取困難なほどのひどい口内炎の場合は連絡するよう伝える.

⑨ 皮膚（S-1，DTX）：色素沈着が手足あるいは全身の皮膚，爪などにみられる. 直射日光でさらに強まる傾向があるため直射日光を避ける. 発疹が発現する場合があり，皮膚刺激の少ない衣類を着用する. 全身にかゆみを伴う発疹が起こった場合は連絡するよう伝える.

⑩ 悪心，嘔吐（S-1，DTX）：制吐薬が予防投与されているが，コントロールできない場合は制吐薬の追加などを考慮する.

⑪ 浮腫（DTX）：浮腫，胸水などの体液貯留が高頻度に認められ，足のむくみなどの症状が出れば申し出るように伝える. 本剤の1回最大投与量を100 mg/m^{2}としている欧米においてはデキサメタゾンなどを投与前日から3日間経口投与することが望ましいとされている[4]. 浮腫の発症は毛細血管漏出症候群によるもので，発症後はデキサメタゾンや利尿薬などを投与する.

★ DTXの累積投与量が350〜400 mg/m^{2}を超えると浮腫の発現頻度が高くなる[5,6,7].

⑫ 脱毛（DTX）：高頻度で発現し治療後2〜3週間で抜け始め，DTX投薬終了後は回復する.

⑬ 末梢神経障害，関節痛，筋肉痛（DTX）：頻度は高くない. 投

与2〜3日後にあらわれ数日持続する．必要に応じNSAIDsなどを投与する．

【文　献】

1) Koizumi W, et al.：Addition of docetaxel to S-1 without platinum prolongs survival of patients with advanced gastric cancer：a randomized study (START). J Cancer Res Clin Oncol, 140：319-328, 2014

2) Yoshida K, et al：Addition of docetaxel to oral fluoropyrimidine improves efficacy in patients with stage Ⅲ gastric cancer：Interim analysis of JACCRO GC-07, a randomized controlled trial. J Clin Oncol, 37：1296-1304, 2019

3) 大鵬薬品工業ウェブサイト ティーエスワン®総合情報サイト 併用レジメン一覧と安全性情報 JACCRO GC-07（START-2）試験

4) タキソテール®点滴静注用 インタビューフォーム

5) Baur M, et al.：A phase Ⅱ trial of docetaxel (taxotere) as second-line chemotherapy in patients with metastatic breast cancer. J Cancer Res Clin Oncol, 134：125-135, 2008

6) Trudeau ME, et al.：Docetaxel in patients with metastatic breast cancer：a phase Ⅱ study of the national cancer institute of canada-clinical trials group. J Clin Oncol, 14：422-428, 1996

7) Piccart MJ, et al.：Corticosteroids significantly delay the onset of docetaxel-induced fluid retention：final results of a randomized study of the european organization for Research and Treatment of cancer investigational drug branch for breast cancer. J Clin Oncol, 15：3149-3155, 1997

<小暮友毅>

3. 胃がん

SOX（S-1 + L-OHP）療法

		Day	1	8	15	21
S-1	1回 40 mg/m^2 1日2回 経口			14日間[※1]		
L-OHP[※2]	100 mg/m^2 点滴静注　（2時間）					

3週間ごと　PD（増悪）まで
術後補助化学療法：8コース

※1 Day 1夕から開始した場合はDay 15朝までとなる.

※2 胃がんにおける承認用量は130 mg/m^{2}であるが，この用量を用いたSOX療法の本邦における胃がんに対する有効性と安全性についてのデータはなく，S-1との併用（SOX）療法に関してはG-SOX試験で用いられた100 mg/m^2 3週ごとの投与方法での臨床情報が豊富であり，いずれの用量が適切かは現時点では不明である[1].

【S-1 投与量】

体表面積	S-1 初回基準量
1.25 m^{2}未満	40 mg/回
1.25 m^{2}以上 1.5 m^{2}未満	50 mg/回
1.5 m^{2}以上	60 mg/回

【制吐対策】

① 5-HT$_3$受容体拮抗薬（Day 1）　② デキサメタゾン 9.9 mg IV（Day 1），8 mg PO（Day 2〜3）[※3]

※3 5-HT$_3$受容体拮抗薬としてパロノセトロンを使用する場合はDay 2〜3は省略も可能.

基本事項

【適　応】

・切除不能・再発胃がん（一次治療）

・術後補助化学療法

【奏効率】

切除不能・再発胃がん[2]

奏効率	無増悪生存期間 （中央値）	全生存期間（中央値）
55.7 %	5.5 カ月	14.1 カ月

SOX (S-1 + L-OHP) 療法 ●

術後補助化学療法（ARTIST 試験[3]）

3年無病生存率
74.3 %

【副作用[2]】

切除不能・再発胃がん

	All Grade	Grade 3 以上
白血球減少	60.7 %	4.1 %
好中球減少	68.9 %	19.5 %
貧血	55.3 %	15.1 %
血小板減少	78.4 %	10.1 %
総ビリルビン上昇	38.8 %	2.7 %
AST 上昇	60.7 %	3.0 %
ALT 上昇	40.2 %	3.0 %
低ナトリウム血症	21.9 %	4.4 %
下痢	48.2 %	5.6 %
悪心	61.5 %	3.8 %
嘔吐	34.9 %	0.6 %
口内炎	32.2 %	1.5 %
食欲不振	74.6 %	15.4 %
疲労	57.7 %	6.5 %
感覚性ニューロパチー	85.5 %	4.7 %

■ レジメンチェックポイント

① 前治療・併用薬の確認（S-1）：併用薬にフッ化ピリミジン系抗悪性腫瘍薬，フッ化ピリミジン系抗真菌薬が含まれていないことを確認する．また前治療にフッ化ピリミジン系抗悪性腫瘍薬，フッ化ピリミジン系抗真菌薬が含まれる場合は，適切な間隔（最低7日間）があいていることを確認する（併用禁忌：S-1中のギメラシルにより，併用されたフッ化ピリミジンから生成されたフルオロウラシルの代謝が阻害され，著しく血中フルオロウラシル濃度が上昇するため）．
フェニトイン，ワルファリン服用の有無を確認する（併用注意：フェニトインの代謝が抑制され，フェニトインの血中濃度上昇のおそれがあるため．ワルファリンの作用を増強することがあるので，凝固能の変動に注意する）．

● 改訂第8版 がん化学療法レジメンハンドブック

② 前投薬の確認：制吐薬（L-OHP：中等度催吐性リスク）

③ 投与量の確認

＜同一コース内のS-1休薬，再開基準＞

15日目までに回復しない場合は次コースまで休薬[1].

	休薬基準	再開基準
好中球数	＜ 1,000/mm^3	≧ 1,500/mm^3
血小板数	＜ 50,000/mm^3	≧ 50,000/mm^3
AST，ALT	＞ 2.5 × ULN（肝転移がある場合は 5 ×）	≦ 2.5 × ULN（肝転移がある場合は 5 ×）
血清クレアチニン	＞ 1.2 × ULN	≦ 1.2 × ULN
下痢，口内炎，手掌・足底発赤知覚不全症候群	≧ Grade 2	≦ Grade 1

＜減量，休薬，中止基準[1]＞

		L-OHP	S-1
好中球数	＜ 500/mm^3	1段階減量	1段階減量
発熱性好中球減少	好中球＜ 1,000/mm^3 かつ腋窩温 38℃以上	1段階減量	1段階減量
血小板数	＜ 25,000/mm^3	1段階減量	1段階減量
	Day 29 で ＜ 75,000/mm^3	1段階減量	同量継続（L-OHP 50 mg/m^2 の場合1段階減量）
下痢，口内炎，手掌・足底発赤知覚不全症候群	≧ Grade 3	1段階減量	1段階減量
アレルギー／過敏症	≧ Grade 3	中止	同量継続
末梢神経障害	Grade 2	1段階減量（50 mg/m^2 の場合は減量せず継続）	同量継続
	Grade 3	≦ Grade 2 まで休薬．回復後，減量再開	同量継続
	Grade 4	中止	同量継続

SOX（S-1＋L-OHP）療法 ●

＜減量方法＞

	L-OHP	S-1		
		体表面積		
		＜1.25 m²	≧1.25 m² ＜1.5 m²	≧1.5 m²
1段階減量	75 mg/m²	25 mg/回※	40 mg/回	50 mg/回
2段階減量	50 mg/m²	20 mg/回※	25 mg/回※	40 mg/回
3段階減量	中止	中止		

S-1が投与中止となった場合はL-OHPの投与も中止
※用法用量外

> ★ S-1は腎障害のある患者には，適切に減量が行われている
> か確認し，十分注意する（フルオロウラシルの異化代謝酵
> 素阻害薬ギメラシルの腎排泄速度が低下し，血中フルオロ
> ウラシル濃度が上昇し，骨髄抑制などの副作用が強くあら
> われるおそれがある）.
> 重篤な腎障害のある患者には禁忌である.

副作用対策と服薬指導のポイント

① 前治療にフッ化ピリミジン系抗悪性腫瘍薬，フッ化ピリミジン
系抗真菌薬が含まれる場合は，これらの前治療薬の残薬所持を
確認し，所持している場合には，残薬を絶対に服用しないよう
患者に指導する（S-1との併用禁忌のため）.

② 内服方法（S-1）：空腹時の服用は避ける（抗腫瘍効果の減弱）.

> ★ 食後に服用することを説明する.

③ 飲み忘れの対応（S-1）：飲み忘れた分は服用せず，次の分か
ら内服するよう伝える.

④ 骨髄抑制（S-1，L-OHP）：感染予防のためのうがい・手洗い，
37.5℃以上の発熱時の対応（医療機関への連絡や抗菌薬の内服
など），貧血の対処，出血の予防についての説明を十分に行う.

⑤ 下痢（S-1，L-OHP）：下痢が起こったら脱水を防ぐため水分
を多めに摂る. 止瀉薬の処方があれば服用する. 1日4回以上
の激しい下痢，口内炎と同時に下痢が起こった場合は医療機関
へ連絡するよう伝える.

⑥ 口内炎（S-1）：ブラッシングやうがいなどを行い，口腔内を
清潔に保つ. 食事摂取困難なほどのひどい口内炎の場合は連絡

● 改訂第8版 がん化学療法レジメンハンドブック

するよう伝える.

⑦ **皮膚障害（S-1）**：色素沈着が手足あるいは全身の皮膚，爪などにみられる．直射日光でさらに強まる傾向があるため直射日光を避ける．発疹が発現する場合があり，皮膚刺激の少ない衣類を着用する．全身にかゆみを伴う発疹が起こった場合は連絡するよう伝える.

⑧ **悪心，嘔吐（S-1，L-OHP）**：制吐薬が予防投与されているが，コントロールできない場合は制吐薬の追加などを考慮する.

⑨ **過敏症**：L-OHPの投与中および投与後にあらわれることがある．初回だけでなく治療をくり返した後に起こることも多い（85 mg/m²の場合で7〜8コースが中央値といわれる）．皮膚異常（蕁麻疹），顔面潮紅，呼吸困難感，動悸などが出現した場合はすぐに申し出るよう伝える.

⑩ **末梢神経障害（L-OHP）**

急性：一過性の四肢末端，口およびその周囲のしびれ感や感覚異常であり，呼吸困難感や嚥下障害を伴う絞扼感を伴うこともある．投与のたびにくり返し認められ，寒冷刺激により悪化する．冷たい飲食物や氷の使用を避け，皮膚の露出を避けるよう伝える.

慢性：知覚異常，知覚鈍麻などの手足の機能障害．総投与量に依存して発現・増悪し，総投与量が850 mg/m²を超過するとGrade 3以上の神経障害が10％以上に認められる．休薬により軽減・消失するとされるが，治療後4年時点で末梢神経障害が約15％（Grade 2〜3は3.5％）に認められるという報告もあり，不可逆に残存する可能性も示唆される.

【文　献】

1) 「治癒切除不能な進行・再発の胃癌　エルプラット点滴静注液50 mg，100 mg，200 mgの適正使用について」（日本胃癌学会/監修），ヤクルト，2015

2) Yamada Y, et al：Phase Ⅲ study comparing oxaliplatin plus S-1 with cisplatin plus S-1 in chemotherapy-naive patients with advanced gastric cancer. Ann Oncol, 26：141-148, 2015

3) Park SH, et al：A randomized phase III trial comparing adjuvant single-agent S1, S-1 with oxaliplatin, and postoperative chemoradiation with S-1 and oxaliplatin in patients with node-positive gastric cancer after D2 resection: the ARTIST 2 trial. Ann Oncol, 32：368-374, 2021

<小暮友毅>

3. 胃がん

Nivolumab＋SOX（S-1＋L-OHP）療法

		Day	1	8	15	21
S-1	1回 40 mg/m² 1日2回　経口		14日間※1			
Nivolumab	360 mg 点滴静注（30分）					
L-OHP	130 mg/m² 点滴静注（2時間）					

3週間ごと　PD（増悪）まで

※1 Day1夕から開始した場合はDay15朝までとなる.

【S-1投与量】

体表面積	S-1投与量
1.25 m² 未満	40 mg/回
1.25 m² 以上1.5 m² 未満	50 mg/回
1.5 m² 以上	60 mg/回

【制吐対策】

①5-HT₃受容体拮抗薬（Day1）　②デキサメタゾン 9.9 mg IV（Day1），8 mg PO（Day2～3）※2

※2 5-HT₃受容体拮抗薬としてパロノセトロンを使用する場合はDay 2～3は省略も可能.

基本事項

【適　応】

HER2陰性の治癒切除不能な進行・再発の胃がん（一次治療）

【奏効率】ATTRACTION-4試験[1]

奏効率	無増悪生存期間（中央値）	全生存期間（中央値）
57.5 % （SOX or CAPOX）	9.69 カ月	17.91 カ月

【副作用】

Nivolumab + SOX or CAPOX（ATTRACTION-4試験[1]）

	Grade 1～2	Grade 3	Grade 4	Grade 5
末梢性感覚ニューロパチー	52％	4％	0％	0％
悪心	48％	3％	0％	0％
食欲減退	44％	8％	0％	0％
血小板減少	31％	8％	2％	0％
下痢	30％	4％	0％	0％
好中球減少	24％	20％	0％	0％
疲労	19％	1％	0％	0％
嘔吐	19％	1％	0％	0％
白血球減少	19％	3％	0％	0％
倦怠感	16％	0％	0％	0％
口内炎	16％	2％	0％	0％
味覚障害	16％	0％	0％	0％
AST上昇	14％	＜1％	＜1％	0％
末梢性ニューロパチー	13％	＜1％	0％	0％
手掌・足底発赤知覚不全症候群	13％	1％	0％	0％
便秘	12％	＜1％	0％	0％
丘疹膿疱性皮疹	12％	＜1％	0％	0％
搔痒症	12％	0％	0％	0％
貧血	11％	8％	0％	0％
ALT上昇	11％	＜1％	＜1％	0％

▌レジメンチェックポイント

① 前治療・併用薬の確認（S-1）

併用薬にフッ化ピリミジン系抗悪性腫瘍薬，フッ化ピリミジン系抗真菌薬が含まれていないことを確認．前治療にフッ化ピリミジン系抗悪性腫瘍薬，フッ化ピリミジン系抗真菌薬が含まれる場合は，適切な間隔（最低7日間）があいていることを確認する（併用禁忌：S-1中のギメラシルにより，併用されたフッ化ピリミジンから生成されたフルオロウラシルの代謝が阻害され，著しく血中フルオロウラシル濃度が上昇するため）．

フェニトイン，ワルファリン服用の有無を確認する（併用注意：フェニトインの代謝が抑制され，フェニトインの血中濃度

Nivolumab + SOX（S-1 + L-OHP）療法 ●

上昇のおそれがあるため，ワルファリンの作用を増強すること
があるので，凝固能の変動に注意する）．

② 相互作用（Nivolumab）

ワクチン接種：生ワクチン，弱毒生ワクチン，不活化ワクチン
の接種により過度の免疫反応が起こる可能性があるため注意する．

③ 前投薬の確認（L-OHP）：制吐薬（中等度催吐性リスク）．

④ 投与量の確認

Nivolumab の投与量・投与スケジュールは1回360mg を3週間
間隔であり，他のレジメンとは異なるため注意する．

＜同一コース内の S-1 休薬，再開基準[2]＞

15日目までに回復しない場合は，次コースまで休薬．
15日目までに回復した場合は，もとの投与期間まで投与．

項目	休薬基準	再開基準
好中球数	$< 1,000/mm^3$	$\geq 1,500/mm^3$
血小板数	$< 50,000/mm^3$	$\geq 50,000/mm^3$
AST，ALT	$> 2.5 \times ULN$（肝転移がある場合は $5 \times$）	$\leq 2.5 \times ULN$（肝転移がある場合は $5 \times$）
血清クレアチニン	$> 1.2 \times ULN$	$\leq 1.2 \times ULN$
下痢，口内炎，手掌・足底発赤知覚不全症候群	$\geq$ Grade 2	$\leq$ Grade 1

＜減量，休薬，中止基準[2]＞

項目	基準	L-OHP	S-1
好中球数	$< 500/mm^3$	1 段階減量	1 段階減量
発熱性好中球減少	好中球 $< 1,000/mm^3$ かつ腋窩温 38℃以上	1 段階減量	1 段階減量
血小板数	$< 25,000/mm^3$	1 段階減量	1 段階減量
	（L-OHP 130 mg/m²）投与予定日から7日以内に $\geq 100,000/mm^3$ を満たさない	1 段階減量	同量継続
	（L-OHP $> 50 \sim <$ 130 mg/m²）投与予定日から7日以内に $\geq 75,000/mm^3$ を満たさない	1 段階減量	同量継続

次ページへ続く

● 改訂第8版 がん化学療法レジメンハンドブック

前ページの続き

項目	基準	L-OHP	S-1
	（L-OHP 50 mg/m^2）投与予定日から7日以内に≧75,000/mm^{3}を満たさない	同量継続	1段階減量
下痢, 口内炎, 手掌・足底発赤知覚不全症候群	≧ Grade 3	1段階減量	1段階減量
アレルギー・L-OHP過敏症	≧ Grade 3	中止	同量継続
末梢神経障害	Grade 2	1段階減量	同量継続
	Grade 3	≦ Grade 2まで休薬. 回復後, 1段階減量して再開	同量継続
	Grade 4	中止	同量継続

＜減量方法[2]＞

	L-OHP	S-1		
		<1.25 m^2	≧ 1.25 m^2 <1.5 m^2	≧ 1.5 m^2
1段階減量	100 mg/m^2	25 mg/回※	40 mg/回	50 mg/回
2段階減量	75 mg/m^2	20 mg/回※	25 mg/回※	40 mg/回
3段階減量	50 mg/m^2	中止		
4段階減量	中止			

※用法用量外

・S-1が投与中止となった場合はL-OHPの投与も中止.
・L-OHPが投与中止となった場合はS-1の投与は継続可能.
・SOXまたはNivolumabが中止された場合, Nivolumabの投与基準またはSOXの投与開始基準が満たされていれば, それぞれNivolumabまたはSOXの投与継続が可能.

★ S-1は腎障害のある患者には, 適切に減量が行われているか確認し, 十分注意する（フルオロウラシルの異化代謝酵素阻害薬 ギメラシルの腎排泄速度が低下し, 血中フルオロウラシル濃度が上昇し, 骨髄抑制などの副作用が強くあらわれるおそれがある）.
重篤な腎障害のある患者には禁忌である.

Nivolumab + SOX（S-1 + L-OHP）療法 ●

▎副作用対策と服薬指導のポイント

Nivolumab については p.182 参照.

SOX については p.457 参照.

【文　献】

1) Kang YK, et al: Nivolumab plus chemotherapy versus placebo plus chemo-therapy in patients with HER2-negative, untreated, unresectable advanced or recurrent gastric or gastro-oesophageal junction cancer（ATTRACTION-4）: a randomised, multicentre, double-blind, placebo-controlled, phase 3 trial. Lancet Oncol, 23：234-247, 2022

2) ATTRACTION-4 試験 & CheckMate 649 試験における投与開始・休薬・減量・中止基準. 小野薬品工業, 2022

<小暮友毅>

3. 胃がん

S-1 + CDDP療法

		Day	1	8	15	22	29	35
S-1	1回 40 mg/m^2 1日2回 経口				21日間			
CDDP	60 mg/m^2 点滴静注（2時間以上）							

S-1は3週間投与 2週間休薬　5週間ごと　PD（増悪）まで
7コース目以降において，CDDP継続の有用性は認められていない

【S-1投与量】

体表面積	S-1初回基準量
1.25 m^{2}未満	40 mg/回
1.25 m^{2}以上1.5 m^{2}未満	50 mg/回
1.5 m^{2}以上	60 mg/回

【CDDP投与前】
Day 8：輸液 1,000～2,000 mL

【制吐対策】
① 5-HT$_3$受容体拮抗薬（Day 8）　② アプレピタント※ 125 mg（Day 8），80 mg（Day 9～10）　③ デキサメタゾン 9.9 mg IV（Day 8），8 mg PO（Day 9～11）④ オランザピン 5 mg（Day 8～11）（糖尿病患者には禁忌）　※静注のNK$_1$受容体拮抗薬使用の場合はp.24参照

【CDDP投与後】
Day 8：① 輸液 1,000～2,000 mL　② 20％マンニトール 200～300 mL，フロセミド注 10 mg（必要に応じ投与）

基本事項

【適　応】

HER2陰性胃がんの手術不能または再発症例（一次治療）.
重篤な腎障害，心疾患などCDDP投与が難しいと判断される場合
は使用できない.

S-1 + CDDP療法 ●

【奏効率[1]】

奏効率	無増悪生存期間 （中央値）	全生存期間 （中央値）	1年生存率	2年生存率
54%	6カ月	13カ月	54.1%	23.6%

【副作用[1]】

	All Grade	Grade 3〜4
白血球減少	70%	11%
好中球減少	74%	40%
貧血	68%	26%
血小板減少	49%	5%
食欲不振	72%	30%
悪心	67%	11%
全身倦怠感	57%	4%
嘔吐	36%	4%
色素沈着	36%	0%
下痢	34%	4%
口内炎	29%	0.7%
皮疹	22%	2%
流涙	18%	0%
クレアチニン上昇	22%	0%

3

胃がん

■レジメンチェックポイント

① 投与前の確認

CDDP：輸液の前負荷（ショートハイドレーション法で行う場合もある），制吐薬（高度催吐性リスク）

S-1：併用薬にフッ化ピリミジン系抗悪性腫瘍薬，フッ化ピリミジン系抗真菌薬が含まれていないことを確認する．また前治療にフッ化ピリミジン系抗悪性腫瘍薬，フッ化ピリミジン系抗真菌薬が含まれる場合は，適切な間隔（最低7日間）があいていることを確認する（併用禁忌：S-1中のギメラシルにより，併用されたフッ化ピリミジンから生成されたフルオロウラシルの代謝が阻害され，著しく血中フルオロウラシル濃度が上昇するため）．

フェニトイン，ワルファリン服用の有無を確認する（併用注意：フェニトインの代謝が抑制され，フェニトインの血中濃度

● 改訂第8版 がん化学療法レジメンハンドブック

上昇のおそれがあるため，ワルファリンの作用を増強することがあるので，凝固能の変動に注意する）．

② 投与量の確認

＜S-1：減量の目安[2]＞

S-1初回基準量	減量
40 mg/回	休薬
50 mg/回	40 mg/回 → 休薬
60 mg/回	50 mg/回 → 40 mg/回 → 休薬

＜CDDP：減量の目安[2]＞

$10 mg/m^2$単位を目安として減量．

＜同一コース内のS-1休薬，再開基準[3]＞

22日目までに回復しない場合は次コースまで休薬．

	休薬基準	再開基準
白血球数	$< 2,000/mm^3$	$\geq 3,000/mm^3$
好中球数	$< 1,000/mm^3$	$\geq 1,500/mm^3$
血小板数	$< 50,000/mm^3$	$\geq 75,000/mm^3$
発熱性好中球減少	好中球$< 1,000/mm^3$かつ腋窩温38℃以上	好中球$\geq 1,500/mm^3$かつ平熱
AST，ALT	$\geq 2.5 \times ULN$	$< 2.5 \times ULN$
総ビリルビン	$\geq 1.5 \times ULN$（肝障害と無関係の間接ビリルビンのみ上昇は継続可）	$< 1.5 \times ULN$
血清クレアチニン	$\geq ULN$	$< ULN$
Ccr	$< 60 mL/min$	$\geq 60 mL/min$
下痢，口内炎，その他非血液毒性	$\geq Grade 2$	症状回復

再開方法は以下を目安として行う．

①同一コース内でS-1の休薬が8日以上：S-1最終投与日から少なくとも14日間の休薬期間を設け，減量も考慮して次コースを開始する．

②同一コース内でS-1の休薬が7日以内：同一コースとしてS-1の投与期間が21日になるように投与を行う．

S-1 + CDDP療法 ●

＜減量基準 [3]＞

	前コースまたは同コースで発現した事象	CDDP	S-1
白血球数	< 1,000/mm³	1段階減量	1段階減量
好中球数	< 500/mm³	1段階減量	1段階減量
発熱性好中球減少	好中球< 1,000/mm³ かつ腋窩温38℃以上	1段階減量	1段階減量
血小板数	< 25,000/mm³	1段階減量	1段階減量
下痢, 口内炎, その他非血液毒性	≧ Grade 3	1段階減量	1段階減量

＜コース開始基準 [3]＞

	開始基準	慎重投与
PS	0～2	3
白血球数	3,500～12,000/mm³	2,000～3,500/mm³ ≧ 12,000/mm³
好中球数	≧ 2,000/mm³	1,000～2,000/mm³
血小板数	≧ 100,000/mm³	75,000～100,000/mm³
ヘモグロビン	≧ 9.0 g/dL	8.0～9.0 g/dL
AST, ALT	≦ 2.5 × ULN	2.5 × ULN ～150 IU/L
総ビリルビン	≦ 1.5 × ULN	1.5 × ULN ～3 mg/dL
Ccr	≧ 80 mL/min	60～80 mL/min

★ S-1は腎障害のある患者には, 適切に減量が行われているか確認し, 十分注意する（フルオロウラシルの異化代謝阻害薬ギメラシルの腎排泄速度が低下し, 血中フルオロウラシル濃度が上昇し, 骨髄抑制などの副作用が強くあらわれるおそれがある）.
重篤な腎障害のある患者には禁忌である.

③ 相互作用の確認

CDDP：アミノグリコシド系抗菌薬, バンコマイシン, 注射用アムホテリシンB, フロセミドとの併用で腎障害リスク増大.
アミノグリコシド系抗菌薬, バンコマイシン, フロセミドとの併用で聴器障害リスク増大.
フェニトインとの併用でフェニトインの血漿中濃度が低下したとの報告がある.

● 改訂第8版 がん化学療法レジメンハンドブック

副作用対策と服薬指導のポイント

【S-1】

① 前治療にフッ化ピリミジン系抗悪性腫瘍薬，フッ化ピリミジン系抗真菌薬が含まれる場合は，これらの前治療薬の残薬所持を確認し，所持している場合には，残薬を絶対に服用しないよう患者に指導する（併用禁忌のため）．

② 内服方法の説明：空腹時の服用は避ける（抗腫瘍効果の減弱）．

  ★ 食後に服用することを説明する．

③ 飲み忘れの対応：飲み忘れた分はとばして（服用せず），次の分から内服するよう伝える．

④ 骨髄抑制：S-1の用量規制因子であり，感染予防のためのうがい・手洗い，37.5℃以上の発熱時の対応（医療機関への連絡や抗菌薬の内服など），貧血の対処，出血の予防についての説明を十分に行う．

⑤ 下痢，口内炎：1日4回以上の激しい下痢，食事摂取困難なほどひどい口内炎，飲み始めて数日以内に口内炎と下痢が同時に起こった場合は，すぐに連絡するよう伝える．

⑥ 皮膚症状：発疹が発現する場合があり，皮膚刺激の少ない衣類を着用する．全身にかゆみを伴う発疹が起こった場合は連絡するよう伝える．色素沈着が手足あるいは全身の皮膚，爪などにみられるが，直射日光でさらに強まる傾向があるため避けるよう伝える．

【CDDP】

① 用量規制因子は腎障害，悪心・嘔吐，骨髄抑制．

② 腎障害予防：予防として水分の摂取をすすめる．アミノグリコシド系抗菌薬との併用で腎障害が増強されることがある．尿量の確保，体重の測定を行い，適宜利尿薬を併用する．

③ 悪心，嘔吐：CDDPは高度催吐性リスクに分類されている．制吐薬が予防投与されているが，コントロールできない場合は制吐薬の追加などを考慮する．

④ 神経障害：手足のしびれなどの末梢神経障害と $4,000 \sim 8,000\,Hz$ 付近の高音域聴力障害が問題とされている．一般的にCDDPの総投与量が $300 \sim 500\,mg/m^2$ 以上になると聴器障害の頻度が高くなると報告されており，軽度なものは投与中止により軽減す

468

ることもあるが，不可逆的な場合も少なくない．

【文　献】

1) Koizumi W, et al：S-1 plus cisplatin versus S-1 alone for first-line treatment of advanced gastric cancer（SPIRITS trial）：A phase Ⅲ trial. Lancet Oncol, 9：215-221, 2008
2) ティーエスワン® 適正使用ガイド
3) 安全性情報 進行再発胃癌一次治療におけるティーエスワン併用療法．大鵬薬品工業，2023

<小暮友毅>

3. 胃がん

mFOLFOX6（5-FU + ℓ-LV + L-OHP）療法

		Day	1	2	3		14
L-OHP	85 mg/m² 点滴静注（2時間）		↓				
ℓ-LV	200 mg/m² 点滴静注（2時間）		↓				
5-FU	400 mg/m² 急速静注（2〜5分）		↓				
5-FU	2,400 mg/m² 持続静注（46時間）		→46時間				

2週間ごと　PD（増悪）まで

【制吐対策】
① 5-HT₃受容体拮抗薬（Day 1）② デキサメタゾン 9.9 mg IV（Day 1），8 mg PO（Day 2〜3）

基本事項

【適　応】

切除不能・再発胃がん（一次治療）

【奏効率】第Ⅲ相試験[1]

奏効率	無増悪生存期間（中央値）	全生存期間（中央値）
40.6 %	6.8カ月	11.3カ月

【副作用】第Ⅲ相試験[1]

	All Grade	Grade 3以上
悪心	50.4 %	4.6 %
好中球減少	40.0 %	29.3 %
疲労	31.1 %	3.9 %
下痢	27.9 %	1.8 %
嘔吐	28.2 %	4.3 %
食欲低下	27.9 %	2.9 %
便秘	22.1 %	0.4 %

次ページへ続く

mFOLFOX6（5-FU＋ℓ-LV＋L-OHP）療法 ●

前ページの続き

	All Grade	Grade 3以上
無力症	19.3％	3.6％
末梢神経障害	18.2％	1.8％
貧血	17.1％	5.4％
錯感覚	17.9％	0.4％
腹痛	14.3％	2.5％
血小板減少	10.4％	1.1％
脱毛	14.3％	—
口内炎	13.2％	0％
味覚異常	12.1％	—
発熱	12.5％	0.4％
末梢性感覚ニューロパチー	10.4％	1.4％
不眠	10.4％	—

3
胃がん

■レジメンチェックポイント

① 前治療・併用薬の確認（5-FU）

・併用薬にS-1が含まれていないことを確認，また前治療にS-1が含まれる場合は，適切な間隔（最低7日間）があいていることを確認する（併用禁忌：S-1中のギメラシルにより，併用されたフッ化ピリミジンから生成されたフルオロウラシルの代謝が阻害され，著しく血中フルオロウラシル濃度が上昇するため）．

・フェニトイン，ワルファリン服用の有無を確認する（併用注意：フェニトインの代謝が抑制され，フェニトインの血中濃度上昇のおそれがあるため，ワルファリンの作用を増強することがあるので，凝固能の変動に注意する）．

② 前投薬の確認：制吐薬

③ 投与量の確認

＜2コース以降の投与可能条件[2]＞

好中球数	1,500/mm^{3}以上
血小板数	75,000/mm^{3}以上

471

●改訂第8版 がん化学療法レジメンハンドブック

＜減量基準2)＞（前回の投与後に発現した有害事象により判断）

	最悪時	次回投与量
好中球数	500/mm³ 未満	L-OHP：65 mg/m² に減量 5-FU：20％減量
発熱性好中球減少	発現	
血小板数	50,000/mm³ 未満	
消化器系有害事象（予防治療した上で発現）	Grade 3以上	

＜5-FU＞

T-Bil が 5.0 mg/dL 以上の場合は投与中止.

④ 点滴速度の確認：L-OHP と ℓ-LV は2時間かけて同時投与する.

副作用対策と服薬指導のポイント

① 前治療に S-1 が含まれる場合は残薬所持を確認し, 所持している場合には残薬を絶対に服用しないよう患者に指導する（併用禁忌のため）.

② 骨髄抑制（L-OHP, 5-FU）：感染予防のためのうがい・手洗い, 37.5℃以上の発熱時の対応（医療機関への連絡や抗菌薬の内服など）, 貧血の対処, 出血の予防についての説明を十分に行う.

③ 口内炎（5-FU）：ブラッシングやうがいなどを行い, 口腔内を清潔に保つ. 食事摂取困難なほどのひどい口内炎の場合は連絡するよう伝える.

④ 手掌・足底発赤知覚不全症候群（5-FU）：5-FU 投与後数日から数週間で発症することが多い. 手掌や足底などの四肢末端部に発赤, 腫脹, チクチクまたはピリピリといった感覚異常, しびれやほてりなどの不快感やうずきを認める. 進行すると落屑・亀裂, 水疱, びらん, 潰瘍などが生じることもある. 保湿や保護などを発症前から治療終了まで十分に行うよう伝える.

⑤ 悪心, 嘔吐（L-OHP）：制吐薬が予防投与されているが, コントロールできない場合は制吐薬の追加などを考慮する.

⑥ 過敏症（L-OHP）：L-OHP の投与中および投与後にあらわれることがある. 初回だけでなく治療をくり返した後に起こることも多い（85 mg/m² の場合で7～8コースが中央値といわれる）. 皮膚異常（蕁麻疹）, 顔面潮紅, 呼吸困難感, 動悸などが出現

472

した場合はすぐに申し出るよう伝える.

⑦ 末梢神経障害（L-OHP）

急性：一過性の四肢末端，口およびその周囲のしびれ感や感覚異常であり，呼吸困難感や嚥下障害を伴う絞扼感を伴うこともある．投与のたびにくり返し認められ，寒冷刺激により悪化する．冷たい飲食物や氷の使用を避け，皮膚の露出を避けるよう伝える．

慢性：知覚異常，知覚鈍麻などの手足の機能障害．総投与量に依存して発現・増悪し，総投与量が850 mg/m²を超過するとGrade 3以上の神経障害が10％以上に認められる．休薬により軽減・消失するとされるが，治療後4年時点で末梢神経障害が約15％（Grade 2〜3は3.5％）に認められるという報告もあり，不可逆に残存する可能性も示唆される．

【文　献】

1) Shah MA, et al：Fluorouracil, leucovorin, and oxaliplatin with or without onartuzumab in HER2-negative, MET-positive gastroesophageal adenocarcinoma：the METGastric randomized clinical trial. JAMA Oncol, 3：620-627, 2017

2) エルプラット®点滴静注 適正使用ガイド

<小暮友毅>

3. 胃がん

XP（Capecitabine + CDDP）± Trastuzumab 療法

＜ XP（Capecitabine + CDDP）+ Trastuzumab 療法＞

		Day	1	8	15	21
Capecitabine	1回 1,000 mg/m² （1日2回，経口，朝夕食後） （投与量は下記参照）		14日間			
CDDP	80 mg/m² 点滴静注（2時間）					
Trastuzumab	初回：8 mg/kg 点滴静注（90分） 2回目以降：6 mg/kg 点滴静注（30分）					

（Capecitabine は2週間投与 1週間休薬）　3週間ごと　6コース※1

※1 Capecitabine, Trastuzumab は PD（増悪）まで継続.

＜ XP（Capecitabine + CDDP）療法＞

		Day	1	8	15	21
Capecitabine	1回 1,000 mg/m² （1日2回，経口，朝夕食後） （投与量は下記参照）		14日間			
CDDP	80 mg/m² 点滴静注（2時間）					

（Capecitabine は2週間投与 1週間休薬）　3週間ごと　6コース※2

※2 Capecitabine は PD（増悪）まで継続.

【Capecitabine の投与量＜C法＞】

体表面積	1回用量
1.36 m² 未満	1,200 mg
1.36 m² 以上 1.66 m² 未満	1,500 mg
1.66 m² 以上 1.96 m² 未満	1,800 mg
1.96 m² 以上	2,100 mg

【投与前】

Day1：輸液 1,000 ～ 2,000 mL

XP（Capecitabine＋CDDP）± Trastuzumab 療法 ●

【制吐対策】
① 5-HT$_3$ 受容体拮抗薬（Day 1）　② アプレピタント※3 125 mg（Day 1），80 mg（Day 2〜3）　③ デキサメタゾン 9.9 mg IV（Day 1），8 mg PO（Day 2〜4）　④ オランザピン 5 mg（Day 1〜4）（糖尿病患者には禁忌）　※3 静注の NK$_1$ 受容体拮抗薬使用の場合は p.24 参照

【投与後】
Day1：① 輸液 1,000〜2,000 mL　② 20 % マンニトール 200〜300 mL，フロセミド注 10 mg（必要に応じて投与）

3

胃がん

基本事項

【適　応】

・XP 療法：治癒切除不能な進行・再発の胃がん（一次治療）．

・XP＋Trastuzumab 療法：HER2 過剰発現が確認された治癒切除不能な進行・再発の胃がん（一次治療）．

★ ToGA 試験の結果，HER2 陽性胃がん（切除不能な進行・再発の胃がん・食道胃接合部がん）に対して Trastuzumab を含む化学療法が標準療法となることが示された[1]．

【奏効率[1]】

	奏効率	無増悪生存期間（中央値）	全生存期間（中央値）
Trastuzumab＋Chemotherapy※1	47 %	6.7 カ月	13.8 カ月
Trastuzumab＋Chemotherapy※1（HER2 高発現群※2）			16.0 カ月
Chemotherapy※1	35 %	5.5 カ月	11.1 カ月

※1 Chemotherapy regimen：Capecitabine＋CDDP または 5-FU＋CDDP
※2 IHC2＋/FISH positive または IHC3＋

【副作用[2]】

	XP＋Trastuzumab		XP	
	All Grade	≧ Grade 3	All Grade	≧ Grade 3
好中球減少	59 %	35 %	68 %	40 %
血小板減少	22 %	2 %	16 %	6 %
貧血	29 %	25 %	22 %	16 %
発熱性好中球減少症	10 %	10 %	6 %	6 %
悪心	86 %	14 %	88 %	14 %

次ページへ続く

● 改訂第8版 がん化学療法レジメンハンドブック

前ページの続き

	XP + Trastuzumab		XP	
	All Grade	≧ Grade 3	All Grade	≧ Grade 3
嘔吐	65 %	2 %	56 %	4 %
便秘	47 %	2 %	48 %	―
下痢	45 %	8 %	48 %	4 %
口内炎	57 %	―	32 %	2 %
手掌・足底発赤知覚不全症候群	41 %	―	46 %	2 %
脱毛	24 %	―	18 %	―
皮膚色素過剰	12 %	―	10 %	―
皮疹	20 %	―	10 %	―
爪障害	10 %	―	10 %	―
食欲不振	84 %	24 %	92 %	20 %
脱水	6 %	2 %	12 %	2 %
全身倦怠感	61 %	8 %	52 %	8 %
発熱	37 %	2 %	24 %	―
悪寒	14 %	―	0 %	―
浮腫	37 %	―	46 %	―
末梢神経障害	31 %	2 %	20 %	―
味覚異常	25 %	―	16 %	―
めまい	10 %	2 %	10 %	―
吃逆	41 %	―	32 %	―
鼻出血	10 %	―	6 %	―
腎障害	63 %	4 %	54 %	―
高血圧	8 %	2 %	6 %	―
体重減少	53 %	4 %	26 %	2 %
体重増加	20 %	2 %	18 %	―
不眠	22 %	―	16 %	―
鼻咽頭炎	35 %	―	12 %	―
背部痛	10 %	―	2 %	―

▌レジメンチェックポイント

① 投与前の確認（CDDP）

輸液の前負荷（ショートハイドレーション法で行う場合もある），制吐薬（高度催吐性リスク）

XP（Capecitabine＋CDDP）±Trastuzumab療法 ●

② **腎機能障害の投与量変更例**[3]

Capecitabine：Ccr が 30 mL/min 以下は投与中止.

CDDP

Ccr（mL/min）	60以上	51〜59	41〜50	40以下
CDDP	80 mg/m²	60 mg/m²	40 mg/m²	投与中止

③ **減量，中止基準の確認**[3]

＜Capecitabine，CDDP＞

血液毒性：Grade 3 以上なら休薬し，Grade 1 以下になれば下記基準で再開.

		Capecitabine	CDDP
好中球減少	Grade 4	減量段階1	60 mg/m²
発熱性好中球減少症	Grade 3	減量段階1	60 mg/m²
血小板減少	Grade 4	減量段階2	40 mg/m²
発熱性好中球減少症	Grade 4	中止または減量段階2	中止または40 mg/m²

なお好中球数 1,000〜1,500/mm³，血小板数 100,000/mm³ 以上であれば休薬せずに Capecitabine（減量段階1），CDDP（60 mg/m²）で投与可能だが，既定の投与量で継続する場合は好中球数 1,500/mm³ 以上に回復するまで治療を延期する.

非血液毒性：Grade 2 以上なら休薬し，Grade 1 以下になれば下記基準で再開.

	発現回数	Capecitabine	CDDP
Grade 2	1	変更なし	変更なし
	2	減量段階1	変更なし
	3	減量段階2	変更なし
Grade 3	1	減量段階1	60 mg/m²
	2	減量段階2	60 mg/m²
Grade 4	1	中止または減量段階2	中止または60 mg/m²

● 改訂第8版 がん化学療法レジメンハンドブック

＜ Capecitabine：減量時の投与量（1回量1,000 mg/m² で開始した場合）＞

体表面積	1回用量	
	減量段階1	減量段階2
1.41 m² 未満	900 mg	600 mg
1.41 m² 以上 1.51 m² 未満	1,200 mg	
1.51 m² 以上 1.81 m² 未満		
1.81 m² 以上 2.11 m² 未満	1,500 mg	900 mg
2.11 m² 以上		1,200 mg

＜ Trastuzumab：心障害時の休薬，中止基準（参考）[4] ＞

LVEF 39 % 以下	投与延期し，3週間以内に再評価	LVEF 39 % 以下または LVEF 40～45 % およびベースラインから10ポイント以上の低下	投与中止
		LVEF 40～45 % およびベースラインから10ポイント未満の低下 または LVEF ＞ 45 %	投与継続
LVEF 40～45 %	ベースラインから10ポイント未満の低下		投与継続
	ベースラインから10ポイント以上の低下の場合は投与を延期し，3週間以内に再評価	LVEF 39 % 以下または LVEF 40～45 % およびベースラインから10ポイント以上の低下	投与中止
		LVEF 40～45 % およびベースラインから10ポイント未満の低下 または LVEF ＞ 45 %	投与継続

④ Trastuzumab 投与時

投与量の確認：初回 8 mg/kg，2回目以降 6 mg/kg．予定より1週間を超えて遅れた場合は改めて 8 mg/kg から開始．

心機能の確認：左室駆出率（LVEF）を含む心機能を確認する．

⑤ 投与速度の確認

Trastuzumab：（初回）90分かけて，（2回目以降）忍容性が良好な場合には30分まで短縮可能．

478

XP（Capecitabine + CDDP）± Trastuzumab療法 ●

⑥ 相互作用の確認

【Capecitabine】

<併用禁忌>

テガフール・ギメラシル・オテラシルカリウム配合剤（ティーエスワン®）は併用禁忌（ギメラシルによりCapecitabineの代謝活性体であるフルオロウラシルの代謝が阻害され，著しくフルオロウラシルの血中濃度が上昇するため）．投与されていないこと，および投与中止後適切な間隔（最低7日間）があいていることを確認．

<併用注意>

・ワルファリン：血液凝固能検査値異常，出血の発現が報告されている．死亡例あり．血液凝固能検査を定期的に行う．

・フェニトイン：フェニトインの血中濃度が上昇したとの報告がある．併用時はフェニトインの血中濃度をモニタリングする．

【CDDP】

アミノグリコシド系抗菌薬，バンコマイシン，注射用アムホテリシンB，フロセミドとの併用で腎障害リスク増大．

アミノグリコシド系抗菌薬，バンコマイシン，フロセミドとの併用で聴器障害リスク増大．

フェニトインとの併用でフェニトインの血漿中濃度が低下したとの報告がある．

副作用対策と服薬指導のポイント

【XP療法】

① 腎障害：CDDPでは腎障害が起こりやすいため予防として水分の摂取がすすめられる．尿量の確保，体重の測定を行い適宜利尿薬を併用する．

② 神経障害：CDDPでは手足のしびれなどの末梢神経障害と4,000〜8,000 Hz付近の高音域聴力障害が問題とされている．一般的にCDDPの総投与量が300〜500 mg/m^{2}以上になると発現頻度が高くなるといわれ，症状が軽度なものは長期間のうちに回復するが，不可逆的になることもある．

③ 手掌・足底発赤知覚不全症候群：Capecitabineにより手のひらや足の裏の感覚が鈍くなったり過敏になる，ヒリヒリ・チクチクする，赤くはれ上がる，皮膚にひび割れや水ぶくれが生じて

● 改訂第8版 がん化学療法レジメンハンドブック

痛みが出る，色素沈着や爪の変色や変形が生じるなどの症状が発現する．Capecitabine服用中は保湿剤を使って手足の乾燥を防ぐ，手足を安静に保つなどセルフケアを行い，症状がひどくならないよう心がける．痛みを伴うなど日常生活に差し支える場合（Grade 2以上）は休薬．

【Trastuzumab 投与時】

① Infusion reaction：点滴中～開始後24時間以内にあらわれることがあるため説明および観察を十分に行う．症状としては軽～中等度では悪寒，発熱，嘔吐，疼痛，頭痛，咳，めまいなど．多くは初回投与時に起こる．解熱鎮痛薬（アセトアミノフェン），抗ヒスタミン薬などの対症療法で改善することが多いが，重篤例もあるため注意を要する．

② 心機能：うっ血性心不全の症状（呼吸困難，咳嗽，浮腫，不整脈など）として認められることがあり，初期症状について情報提供する必要がある．投与量や投与期間と心障害の発現時期との関係は明確になっていない．

【文　献】

1) Bang YJ, et al：Trastuzumab in combination with chemotherapy versus chemotherapy alone for treatment of HER2-positive advanced gastric or gastro-oesophageal junction cancer（ToGA）：a phase 3, open-label, randomized controlled trial. Lancet, 376：687-697, 2010

2) Sawaki A, et al：Efficacy of trastuzumab in Japanese patients with HER2-positive advanced gastric or gastroesophageal junction cancer：a subgroup analysis of the Trastuzumab for Gastric Cancer（ToGA）study. Gastric Cancer, 15：313-322, 2012

3) ゼローダ®錠300 適正使用ガイド

4) ハーセプチン®適正使用ガイド

・ ゼローダ®錠300 インタビューフォーム

<小暮友毅>

3. 胃がん

Ramucirumab ± PTX療法

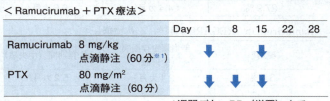

＜Ramucirumab＋PTX療法＞

		Day	1	8	15	22	28
Ramucirumab	8 mg/kg 点滴静注（60分※1）		↓		↓		
PTX	80 mg/m² 点滴静注（60分）		↓	↓	↓		

4週間ごと　PD（増悪）まで

2コースまではRamucirumab投与後からPTX投与までの間に1時間観察．
※1 忍容性が良好であれば2回目以降は30分まで短縮できる．

【前投薬】
① ジフェンヒドラミン50 mg PO：Ramucirumab投与前　② デキサメタゾン9.9 mg IV（次回以降減量可）：Ramucirumab投与前　③ ファモチジン20 mg IV：Ramucirumab投与前

＜Ramucirumab単独療法＞

		Day	1	8	14
Ramucirumab	8 mg/kg 点滴静注（60分※2）		↓		

2週間ごと　PD（増悪）まで

※2 忍容性が良好であれば2回目以降は30分まで短縮できる．

【前投薬】
ジフェンヒドラミン50 mg PO：Ramucirumab投与前

基本事項

【適　応】
　プラチナ製剤およびフッ化ピリミジン系薬剤を含む併用療法が無効であった切除不能・再発胃がん（胃食道接合部腺がんを含む）　二次治療

● 改訂第8版 がん化学療法レジメンハンドブック

【奏効率】

Ramucirumab ＋ PTX（RAINBOW 試験[1]，二次治療）

奏効率	無増悪生存期間 （中央値）	全生存期間（中央値）
27.9 %	4.4 カ月	9.6 カ月

Ramucirumab（REGARD 試験[2]，二次治療）

奏効率	無増悪生存期間 （中央値）	全生存期間（中央値）
3.4 %	2.1 カ月	5.2 カ月

【副作用】

	Ramucirumab ＋ PTX[3] （RAINBOW，日本人）		Ramucirumab[2] （REGARD，海外）	
	All Grade	≧ Grade 3	All Grade	≧ Grade 3
好中球減少	85.3 %	66.2 %	－	－
白血球減少	72.1 %	45.6 %	－	－
神経障害	70.6 %	4.4 %	－	－
食欲減退	54.4 %	2.9 %	24 %	3 %
鼻出血	54.4 %	0 %	－	－
疲労	48.5 %	1.5 %	36 %	6 %
下痢	42.6 %	4.4 %	－	－
嘔吐	30.9 %	1.5 %	20 %	3 %
蛋白尿	29.4 %	4.4 %	3 %	＜1 %
末梢性浮腫	27.9 %	0 %	－	－
高血圧	23.5 %	4.4 %	16 %	8 %
腹痛	10.3 %	0 %	29 %	6 %
出血	67.6 %	4.4 %	13 %	3 %
肝不全	23.5 %	2.9 %	－	－
消化管出血	11.8 %	2.9 %	－	－
Infusion reaction	2.9 %	0 %	＜1 %	0 %
便秘	－	－	15 %	＜1 %
貧血	－	－	15 %	6 %
嚥下障害	－	－	11 %	2 %

Ramucirumab ± PTX療法 ●

レジメンチェックポイント

① 前投薬の確認：過敏症（PTX）・Infusion reaction（Ramucirumab）の予防

② 投与量の確認

＜Ramucirumab：減量，休薬，中止基準[4]＞

		1回目	2回目	3回目
蛋白尿	2～3 g/日	休薬し回復後6 mg/kgで再開（2週間以上回復しない場合は中止）	休薬し回復後5 mg/kgで再開（2週間以上回復しない場合は中止）	中止
	＞3 g/日	中止	—	—
高血圧	≦Grade 3 有症状	休薬し回復後6 mg/kgで再開	休薬し回復後5 mg/kgで再開	中止
	Grade 3 無症状で2週間以上継続	休薬し回復後6 mg/kgで再開	休薬し回復後5 mg/kgで再開	中止
	Grade 4	中止	—	—
Infusion reaction	Grade 3～4	中止	—	—
その他	Grade 3	休薬し回復後同量再開	休薬し回復後6 mg/kgで再開	休薬し回復後5 mg/kgで再開
	Grade 4 （発熱・臨床検査値異常）	休薬し回復後同量再開	休薬し回復後6 mg/kgで再開	休薬し回復後5 mg/kgで再開
	Grade 4 （上記以外）	中止	—	—

＜PTX：減量の目安[4]＞

・血液毒性 Grade 4 または非血液毒性 Grade 3（脱毛を除く）：次回より 10 mg/m² 減量．

・60 mg/m² 未満までの減量に至る場合は投与中止．

③ 点滴速度の確認（Ramucirumab）

・Grade 1，2の Infusion reaction 発現時は50 %減速する．

● 改訂第8版 がん化学療法レジメンハンドブック

Grade 3, 4の場合は直ちに中止し, 再投与しない.

・2コースまではRamucirumab投与後からPTX投与までの間に1時間観察.

④ 併用薬の確認 (PTX)

・ビタミンA, アゾール系抗真菌薬, マクロライド系抗菌薬, ニフェジピン, シクロスポリン, ベラパミル, ミダゾラムは併用注意 (PTXの代謝酵素がCYP2C8, CYP3A4であるためPTXの血中濃度が上昇).

・ジスルフィラム, シアナミド, プロカルバジンはアルコール反応 (顔面潮紅, 血圧降下, 悪心, 頻脈など) を起こすおそれがあるため併用禁忌.

副作用対策と服薬指導のポイント

① アルコールに関する問診：PTXでは溶解液にエタノールが含まれているためアルコールに過敏な患者は慎重投与. 自動車の運転など危険を伴う機械の操作に従事しないよう注意.

② 過敏症・Infusion reaction：皮膚異常 (蕁麻疹), 顔面潮紅, 呼吸困難感, 動悸などが出現した場合はすぐに申し出るよう伝える.

> ★ PTXおよび溶媒のポリオキシエチレンヒマシ油による過敏症やショック, RamucirumabによるInfusion reactionの可能性がある.

③ 末梢神経障害：PTXにより手足のしびれ, 刺痛, 焼けるような痛みが発現した場合はすぐに申し出るよう伝える. PTXによる末梢神経障害は高頻度に起こり, 適切に減量・休薬を行う.

④ 脱毛：PTXでは高頻度で発現し治療後2〜3週間で抜け始め, PTX投与終了後は回復する.

⑤ 高血圧 (Ramucirumab)：自宅で血圧測定および記録を行うよう指導する. 高血圧による嘔気や頭痛, 呼吸苦, 胸痛, めまいなどの症状が認められた場合, または収縮期血圧180 mmHg, 拡張期血圧110 mmHg以上の場合には速やかに連絡するよう伝える.

⑥ 出血 (Ramucirumab)：鼻血や歯肉出血, 喀血, 血尿などの出血症状が認められることがある. 15分以上止まらない場合は連絡するよう伝える.

Ramucirumab ± PTX療法 ●

⑦ **血栓塞栓症，うっ血性心不全（Ramucirumab）**：意識消失やめまい，胸痛，息切れ，手足のむくみ，ろれつが回らないなどの症状が認められた場合は速やかに連絡するよう伝える．

⑧ **創傷治癒障害（Ramucirumab）**：手術前後少なくとも4週間はRamucirumabの投与を避ける．

⑨ **消化管穿孔（Ramucirumab）**：激しい腹痛が認められた場合にはすぐに連絡するよう伝える．

⑩ **好中球減少（PTX）**：うがい・手洗いなどの感染予防，37.5℃以上の発熱時の対応（医療機関への連絡や抗菌薬の内服など）についての説明を十分に行う．

★ Ramucirumabを併用することでPTX単独と比べ好中球減少の頻度が上昇する．

【文　献】

1) Wilke H, et al：Ramucirumab plus paclitaxel versus placebo plus paclitaxel in patients with previously treated advanced gastric or gastro-oesophageal junction adenocarcinoma（RAINBOW）：a double-blind, randomised phase 3 trial. Lancet Oncol, 15：1224-1235, 2014

2) Fuchs CS, et al：Ramucirumab monotherapy for previously treated advanced gastric or gastro-oesophageal junction adenocarcinoma（REGARD）：an international, randomised, multicentre, placebo-controlled, phase 3 trial. Lancet, 383：31-39, 2014

3) Shitara K, et al：Subgroup analyses of the safety and efficacy of ramucirumab in Japanese and Western patients in RAINBOW：a randomized clinical trial in second-line treatment of gastric cancer. Gastric Cancer, 19：927-938, 2016

4) サイラムザ® 点滴静注液 適正使用ガイド（胃癌編）

<小暮友毅>

3. 胃がん

Ramucirumab +
Weekly nab-PTX 療法

		Day	1	8	15	22	28
Ramucirumab	8 mg/kg 点滴静注（60分※）		↓		↓		
nab-PTX	100 mg/m² 点滴静注（30分）		↓	↓	↓		

4週間ごと　PD（増悪）まで

2コースまでは Ramucirumab 投与後から nab-PTX 投与までの間に1時間観察.

※忍容性が良好であれば2回目以降は30分まで短縮できる.

【前投薬】

ジフェンヒドラミン50 mg PO：Ramucirumab 投与前

基本事項

【適　応】

フッ化ピリミジン系薬剤を含む化学療法が無効であった切除不能・再発胃がん（二次治療）

【奏効率】

Ramucirumab + nab-PTX（第Ⅱ相試験[1]，二次治療）

奏効率	無増悪生存期間（中央値）	全生存期間（中央値）
54.8 %	7.6 カ月	未到達

【副作用[1]】

	All Grade	Grade 3以上
好中球減少	90.7 %	76.7 %
白血球減少	37.2 %	27.9 %
貧血（ヘモグロビン減少を含む）	16.3 %	11.6 %
脱毛	93.0 %	0 %
末梢性感覚ニューロパチー	58.1 %	0 %
鼻出血	46.5 %	0 %
高血圧	41.9 %	4.7 %

次ページへ続く

Ramucirumab + Weekly nab-PTX療法 ●

前ページの続き

	All Grade	Grade 3以上
口内炎	25.6％	0％
下痢	23.3％	0％
発疹（斑状丘疹状皮疹を含む）	23.3％	0％
食欲不振	18.6％	7.0％
浮腫（末梢性浮腫を含む）	18.6％	0％
疲労	16.3％	0％
味覚異常	14.0％	0％
筋肉痛	11.6％	0％
悪心	11.6％	2.3％

■レジメンチェックポイント

① 同意の確認（nab-PTX）：添加物としてヒト血液由来成分（人血清アルブミン）を含有しているため，特定生物由来製品の投与に関する同意説明が必要.

② 前投薬の確認：Infusion reaction（Ramucirumab）の予防.

③ 投与量の確認

＜Ramucirumab：減量，休薬，中止の目安[2]＞

		1回目	2回目	3回目
蛋白尿	2～3 g/日	休薬し回復後6 mg/kgで再開（2週間以上回復しない場合は中止）	休薬し回復後5 mg/kgで再開（2週間以上回復しない場合は中止）	中止
	≧3 g/日	中止	—	—
高血圧	≦Grade 3有症状	休薬し回復後6 mg/kgで再開	休薬し回復後5 mg/kgで再開	中止
	Grade 3無症状で2週間以上継続	休薬し回復後再開（必要に応じて1段階減量）		
	Grade 4	中止	—	—
Infusion reaction	Grade 3～4	中止	—	—

次ページへ続く

● 改訂第8版 がん化学療法レジメンハンドブック

前ページの続き

		1回目	2回目	3回目
その他	可逆的な Grade 3	休薬し回復後同量再開	休薬し回復後 6 mg/kgで再開	休薬し回復後 6 mg/kgまたは 5 mg/kgで再開
	Grade 4の発熱または臨床検査値異常	中止	—	—
	その他	必要に応じ減量		

Day 1に減量基準に該当した場合は回復後 Day 8に投与．Day 15に減量基準に該当した場合は回復後 Day 22に同一コースとして投与．

＜nab-PTX：投与基準，減量の目安[2]＞

	コース内投与基準（Day 8, 15）／次コース開始基準（Day 1）	減量基準
好中球数	≧1,000/mm³ ／ ≧1,500/mm³	＜500/mm³
発熱性好中球減少症	認めない／回復	発現
血小板数	≧75,000/mm³ ／ ≧100,000/mm³	＜25,000/mm³
AST，ALT	≦3×ULN（原疾患に起因または肝転移を有する場合は5×ULN）	医師が同一用量で投与継続困難と判断
総ビリルビン	≦1.5×ULN	—
クレアチニン	—／≦1.5×ULN	—
末梢神経障害	≦Grade 2	≧Grade 3（Grade 2以下であっても減量を考慮してよい）
皮膚障害	≦Grade 1	≧Grade 2
粘膜炎，下痢	≦Grade 1	≧Grade 3
その他非血液毒性（脱毛を除く）	≦Grade 2	≧Grade 3

減量基準に該当した場合はコース内投与基準／次コース開始基準に回復するまで投与をスキップ／延期し，減量して再開する．

488

Ramucirumab + Weekly nab-PTX療法 ●

<減量の目安>

減量段階	nab-PTX	Ramucirumab
通常投与量	100 mg/m²	8 mg/kg
1段階減量	80 mg/m²	6 mg/kg
2段階減量	60 mg/m²	5 mg/kg

④ 点滴速度の確認（Ramucirumab）
・Grade 1，2のInfusion reaction発現時は50％減速する．
 Grade 3，4の場合は直ちに中止し再投与しない．
・2コースまではRamucirumab投与後からnab-PTX投与まで
 の間に1時間観察．
⑤ 併用薬の確認（nab-PTX）：ビタミンA，アゾール系抗真菌薬，
 マクロライド系抗菌薬，エチニルエストラジオール，ニフェジ
 ピン，シクロスポリン，ベラパミル，ミダゾラム（PTXの代謝
 酵素がCYP2C8，CYP3A4であるためPTXの血中濃度が上昇）．

■ 副作用対策と服薬指導のポイント

① 人血清アルブミン投与に関する危険性（nab-PTX）：添加物と
 してヒト血液由来成分を含有しているため，ヒト血漿に由来す
 るHIV，肝炎ウイルス，ヒトパルボウイルス，クロイツフェル
 ト・ヤコブ病などの感染症伝播のリスクを完全に排除すること
 ができないことを説明する．また，特定生物由来製品のため，
 医薬品名，製造番号またはロット番号，使用年月日，使用した
 患者の氏名，住所などを記録し，少なくとも20年間保存する必
 要がある．

② Infusion reaction（Ramucirumab）：悪寒，潮紅，低血圧，呼
 吸困難，気管支痙攣などがあらわれることがある．Infusion
 reaction軽減のため，Ramucirumab投与前には抗ヒスタミン薬
 の投与を考慮する．Grade 1または2の症状が続く場合には，抗
 ヒスタミン薬に加えて解熱鎮痛薬（アセトアミノフェンなど）
 および副腎皮質ホルモンの前投与も考慮する．Ramucirumab投
 与後は患者の状態を十分に観察する．皮膚異常（蕁麻疹），顔
 面潮紅，呼吸困難感，動悸などが出現した場合はすぐに申し出
 るよう伝える．

③ 骨髄抑制（nab-PTX）：感染予防のためのうがい・手洗い，
 37.5℃以上の発熱時の対応（医療機関への連絡や抗菌薬の内服

● 改訂第8版 がん化学療法レジメンハンドブック

など），貧血の対処，出血の予防についての説明を十分に行う．

★ Ramucirumab を併用することで好中球減少の頻度が上昇する．

④ 末梢神経障害（nab-PTX）：手足のしびれ，刺痛，焼けるような痛みが発現した場合はすぐに申し出るよう伝える．PTX による末梢神経障害は高頻度に起こり，適切に減量・休薬を行う．

⑤ 脳神経麻痺（nab-PTX）：顔面神経麻痺，声帯麻痺などの脳神経麻痺が発現する可能性があり，顔面神経（第VII脳神経）麻痺が多い．長期使用後にあらわれる傾向が認められる．閉眼不能，眼瞼下垂，口角下垂，流涙，よだれ，額のしわ寄せ不能などの症状が認められた場合は速やかに連絡するよう伝える．

⑥ 眼（nab-PTX）：視力異常，眼痛，眼乾燥，角膜炎，結膜炎，流涙，黄斑浮腫などが発現することがある．黄斑浮腫は治療が遅れると視力の回復が困難になる可能性があるため注意が必要である．視力低下，霧視，ものがゆがんで見えるなどの症状が認められた場合は速やかに連絡するよう伝える．

⑦ 脱毛（nab-PTX）：高頻度で発現し治療後2～3週間で抜け始め，nab-PTX 投薬終了後は回復する．

⑧ 高血圧（Ramucirumab）：自宅で血圧測定および記録を行うよう指導する．高血圧による嘔気や頭痛，呼吸苦，胸痛，めまいなどの症状が認められた場合，または収縮期血圧180 mmHg，拡張期血圧110 mmHg 以上の場合には速やかに連絡するよう伝える．

⑨ 出血（Ramucirumab）：鼻血や歯肉出血，喀血，血尿などの出血症状が認められることがある．15分以上止まらない場合は連絡するよう伝える．

⑩ 血栓塞栓症，うっ血性心不全（Ramucirumab）：意識消失やめまい，胸痛，息切れ，手足のむくみ，ろれつが回らないなどの症状が認められた場合は速やかに連絡するよう伝える．

⑪ 創傷治癒障害（Ramucirumab）：手術前後少なくとも4週間は Ramucirumab の投与を避ける．

⑫ 消化管穿孔（Ramucirumab）：激しい腹痛が認められた場合にはすぐに連絡するよう伝える．

⑬ 尿蛋白（Ramucirumab）：ネフローゼ症候群，蛋白尿があらわ

れることがあるので，投与期間中は尿蛋白を定期的に検査し，定性検査で2＋以上の場合には，定量検査の実施を検討する．24時間蓄尿による定量検査が困難な場合，随時尿による尿中の「蛋白／クレアチニン比（UPC比）」が用いられる場合がある[3]．UPC比2.0未満の場合は，1日尿蛋白量が2g未満と推定されている．

【文　献】

1) Bando H, et al.：A phase Ⅱ study of nab-paclitaxel in combination with RAM in patients with previously treated advanced gastric cancer. Eur J Cancer, 91：86-91, 2018
2) アブラキサン® 点滴静注用 適正使用ガイド（胃癌）
3) サイラムザ® 点滴静注液 添付文書
・ サイラムザ® 点滴静注液 適正使用ガイド（胃癌編）

<小暮友毅>

3. 胃がん

Weekly nab-PTX療法 / Tri-weekly nab-PTX療法

＜Weekly nab-PTX療法＞

		Day	1	8	15	22	28
nab-PTX	100 mg/m² 点滴静注（30分）		↓	↓	↓		

4週間ごと　PD（増悪）まで

＜Tri-weekly nab-PTX療法＞

		Day	1	8	15	21
nab-PTX	260 mg/m² 点滴静注（30分）		↓			

3週間ごと　PD（増悪）まで

【制吐対策】
デキサメタゾン6.6 mg IV（Day 1）

基本事項

【適　応】

切除不能・再発胃がん（二次治療以降）

★ 胃がんにおけるnab-PTXはTri-weeklyの適応のみであったが，近年Weekly-PTXとWeekly nab-PTXおよびTri-weekly nab-PTXを比較した第Ⅲ相試験において，Weekly-PTXとWeekly nab-PTXの非劣性が証明され適応が追加された．なお，同試験においてWeekly-PTXとTri-weekly nab-PTXの非劣性は証明されなかった[1]．

【奏効率】

Weekly nab-PTX（ABSOLUTE試験[1]）

奏効率	無増悪生存期間 （中央値）	全生存期間（中央値）
33%	5.3カ月	11.1カ月

Weekly nab-PTX療法 / Tri-weekly nab-PTX療法 ●

Tri-weekly nab-PTX（ABSOLUTE試験[1]）

奏効率	無増悪生存期間 （中央値）	全生存期間（中央値）
25％	3.8カ月	10.3カ月

【副作用】

Weekly nab-PTX（ABSOLUTE試験[1]）

	Grade 1～2	Grade 3	Grade 4	Grade 5
脱毛	83％	0％	0％	0％
末梢性感覚ニューロパチー	63％	2％	0％	0％
関節痛	12％	0％	0％	0％
白血球減少	35％	20％	2％	0％
筋肉痛	16％	0％	0％	0％
食欲不振	20％	6％	0％	0％
倦怠感	23％	＜1％	0％	0％
疲労	17％	2％	0％	0％
悪心	14％	1％	0％	0％
好中球減少	24％	28％	13％	0％
口内炎	17％	＜1％	0％	0％
味覚異常	16％	0％	0％	0％
下痢	15％	＜1％	0％	0％
貧血	15％	7％	0％	0％

Tri-weekly nab-PTX（ABSOLUTE試験[1]）

	Grade 1～2	Grade 3	Grade 4	Grade 5
脱毛	81％	0％	0％	0％
末梢性感覚ニューロパチー	65％	20％	0％	0％
関節痛	36％	2％	0％	0％
白血球減少	32％	25％	6％	0％
筋肉痛	32％	4％	0％	0％
食欲不振	30％	9％	0％	0％
倦怠感	26％	＜1％	0％	0％
疲労	19％	4％	0％	0％
悪心	18％	1％	0％	0％
好中球減少	17％	30％	34％	0％
口内炎	15％	2％	0％	0％

次ページへ続く

● 改訂第8版 がん化学療法レジメンハンドブック

前ページの続き

	Grade 1〜2	Grade 3	Grade 4	Grade 5
味覚異常	14 %	0 %	0 %	0 %
便秘	13 %	0 %	0 %	0 %
発疹	13 %	< 1 %	0 %	0 %
下痢	11 %	1 %	0 %	0 %
掻痒	11 %	0 %	0 %	0 %
発熱	10 %	0 %	0 %	0 %
発熱性好中球減少症	0 %	11 %	2 %	0 %

レジメンチェックポイント

① 同意の確認：添加物としてヒト血液由来成分（人血清アルブミン）を含有しているため，特定生物由来製品の投与に関する同意説明が必要．

② 投与基準，減量の目安

< Weekly nab-PTX [2] >

	コース内投与基準 （Day 8, 15）／ 次コース開始基準 （Day 1）	減量基準
好中球数	≧ 1,000/mm³	< 500/mm³
発熱性好中球減少症	認めない／回復	発現
血小板数	≧ 75,000/mm³	< 25,000/mm³
AST，ALT	≦ 2.5 × ULN （原疾患に起因または肝転移を有する場合は5 × ULN）	医師が同一用量で投与継続困難と判断
末梢神経障害	≦ Grade 2	≧ Grade 3 （Grade 2以下であっても減量を考慮してよい）
皮膚障害	≦ Grade 1	≧ Grade 2
粘膜炎，下痢	≦ Grade 1	≧ Grade 3
その他非血液毒性 （脱毛を除く）	≦ Grade 2	≧ Grade 3

減量基準に該当した場合はコース内投与基準／次コース開始基準に回復するまで投与をスキップ／延期し，減量して再開する．なお，Day 15の投与をスキップした場合はDay 22以降は次コースを開始することができる．

< Tri-weekly nab-PTX [2)] >

	次コース開始基準	減量基準
好中球数	≧ 1,500/mm³	< 500/mm³
発熱性好中球 減少症	認めない／回復	発現
血小板数	≧ 100,000/mm³	< 50,000/mm³
AST, ALT	≦ 2.5 × ULN （原疾患に起因または肝 転移を有する場合は 5 × ULN）	医師が同一用量で 投与継続困難と判断
末梢神経障害	≦ Grade 1	≧ Grade 3 （Grade 2以下であって も減量を考慮してよい）
皮膚障害	≦ Grade 1	≧ Grade 2
粘膜炎, 下痢	≦ Grade 1	≧ Grade 3
その他非血液毒性 （脱毛を除く）	≦ Grade 2	≧ Grade 3

減量基準に該当した場合は次コース開始基準に回復するまで投与を延期し，減量し
て投与する.

<減量の目安>

	Weekly nab-PTX	Tri-weekly nab-PTX
1段階減量	80 mg/m²	220 mg/m²
2段階減量	60 mg/m²	180 mg/m²

③ 併用薬の確認：ビタミンA，アゾール系抗真菌薬，マクロライ
ド系抗菌薬，ニフェジピン，キニジン，シクロスポリン，ベラ
パミル，ミダゾラム（PTXの代謝酵素がCYP2C8，CYP3A4で
あるためPTXの血中濃度が上昇）

▎副作用対策と服薬指導のポイント

① 人血清アルブミン投与に関する危険性：添加物としてヒト血液
由来成分を含有しているため，ヒト血漿に由来するHIV，肝炎
ウイルス，ヒトパルボウイルス，クロイツフェルト・ヤコブ病
などの感染症伝播のリスクを完全に排除することができないこ
とを説明する. また，特定生物由来製品のため，医薬品名，製
造番号またはロット番号，使用年月日，使用した患者の氏名，
住所などを記録し，少なくとも20年間保存する必要がある.

● 改訂第8版 がん化学療法レジメンハンドブック

② **末梢神経障害**：手足のしびれ，刺痛，焼けるような痛みが発現した場合はすぐに申し出るよう伝える．PTX による末梢神経障害は高頻度に起こり，適切に減量・休薬を行う．

③ **骨髄抑制**：感染予防のためのうがい・手洗い，37.5℃以上の発熱時の対応（医療機関への連絡や抗菌薬の内服など），貧血の対処，出血の予防についての説明を十分に行う．

④ **脳神経麻痺**：顔面神経麻痺，声帯麻痺などの脳神経麻痺が発現する可能性があり，顔面神経（第Ⅶ脳神経）麻痺が多い．長期使用後にあらわれる傾向が認められる．閉眼不能，眼瞼下垂，口角下垂，流涙，よだれ，額のしわ寄せ不能などの症状が認められた場合は速やかに連絡するよう伝える．

⑤ **眼**：視力異常，眼痛，眼乾燥，角膜炎，結膜炎，流涙，黄斑浮腫などが発現することがある．黄斑浮腫は治療が遅れると視力の回復が困難になる可能性があるため注意が必要である．視力低下，霧視，ものがゆがんで見えるなどの症状が認められた場合は速やかに連絡するよう伝える．

⑥ **脱毛**：高頻度で発現し，治療後2～3週間で抜け始め，投薬終了後は回復する．

【文　献】

1) Shitara K, et al：Nab-paclitaxel versus solvent-based paclitaxel in patients with previously treated advanced gastric cancer（ABSOLUTE）：an open-label, randomised, non-inferiority, phase 3 trial. Lancet Gastroenterol Hepatol, 2：277-287, 2017

2) アブラキサン®点滴静注用 適正使用ガイド（胃癌）

<小暮友毅>

3. 胃がん

Trifluridine/Tipiracil（FTD/TPI）単独療法

		Day	1	5	8	12	28
FTD/TPI	1回 35 mg/m²[※1] 1日2回[※2]　経口		5日間 投与	2日間 休薬	5日間 投与		

4週間ごと　PD（増悪）まで

※1 Trifluridine 相当量．下記の表から投与量を換算．
※2 朝夕食後

【FTD/TPI投与量】

体表面積	FTD/TPI 投与量（Trifluridine 相当）
1.07 m² 未満	35 mg/回（70 mg/日）
1.07 m² 以上 1.23 m² 未満	40 mg/回（80 mg/日）
1.23 m² 以上 1.38 m² 未満	45 mg/回（90 mg/日）
1.38 m² 以上 1.53 m² 未満	50 mg/回（100 mg/日）
1.53 m² 以上 1.69 m² 未満	55 mg/回（110 mg/日）
1.69 m² 以上 1.84 m² 未満	60 mg/回（120 mg/日）
1.84 m² 以上 1.99 m² 未満	65 mg/回（130 mg/日）
1.99 m² 以上 2.15 m² 未満	70 mg/回（140 mg/日）
2.15 m² 以上	75 mg/回（150 mg/日）

基本事項

【適　応】
切除不能な進行・再発の胃がん（三次治療以降）

【奏効率】TAGS試験[1]

奏効率	無増悪生存期間（中央値）	全生存期間（中央値）
4％	2.0カ月	5.7カ月

【副作用】TAGS試験[1]

	Grade 1〜2	Grade 3	Grade 4	Grade 5
悪心	34％	3％	0％	0％
貧血・ヘモグロビン減少	26％	19％	＜1％	0％

次ページへ続く

● 改訂第8版 がん化学療法レジメンハンドブック

前ページの続き

	Grade 1～2	Grade 3	Grade 4	Grade 5
食欲低下	26％	8％	＜1％	0％
嘔吐	21％	3％	1％	0％
下痢	20％	2％	＜1％	0％
疲労	20％	7％	0％	0％
好中球減少	19％	25％	9％	0％
無力症	15％	4％	1％	0％
血小板減少	15％	2％	1％	0％
白血球減少	14％	8％	1％	0％
腹痛	12％	4％	0％	0％
便秘	12％	1％	＜1％	0％

レジメンチェックポイント

① 前治療・併用薬の確認

フッ化ピリミジン系抗悪性腫瘍薬，フルシトシン，葉酸代謝拮抗薬が併用されていないことを確認する．

② 投与量の確認

＜投与開始・再開，休薬の目安[2]＞

項目	開始・再開の目安	休薬の目安
Performance Status (PS)	PS 0，1	PS 2以上
好中球数	1,500/mm^{3}以上	1,000/mm^{3}未満
血小板数	75,000/mm^{3}以上	50,000/mm^{3}未満
ヘモグロビン	8.0 g/dL以上	7.0 g/dL未満
AST，ALT※	100 IU/L以下（肝転移患者：200 IU/L以下）	100 IU/Lを超える（肝転移患者：200 IU/Lを超える）
総ビリルビン	1.5 mg/dL以下	2.0 mg/dLを超える
クレアチニン	1.5 mg/dL以下	1.5 mg/dLを超える
感染症	活動性の感染症の回復	活動性の感染症の発症
末梢神経障害	Grade 2以下	Grade 3以上

次ページへ続く

498

Trifluridine/Tipiracil（FTD/TPI）単独療法 ●

前ページの続き

項目	開始・再開の目安	休薬の目安
下痢	Grade 1 以下	Grade 3 以上 （支持療法後に持続する Grade 2 の下痢は休薬を考慮）
その他の非血液学的毒性 （脱毛，味覚異常，色素沈着，原疾患に伴う症状は除く）	Grade 1 以下	Grade 3 以上

※添付文書では「施設基準値上限の2.5倍（肝転移症例では5倍）」となっている.

3

胃がん

<減量の目安[2]>

	減量基準
好中球数	500/mm³ 未満
血小板数	50,000/mm³ 未満

<減量方法>

投与再開時において，コース単位で1日単位量として10 mg/日単位で減量する．ただし最低投与量は30 mg/日までとする.

★ 50 mg/日を投与する場合は，朝食後に20 mg，夕食後に30 mgを投与する.

副作用対策と服薬指導のポイント[2]

① フッ化ピリミジン系抗悪性腫瘍薬，フルシトシン，葉酸代謝拮抗薬は，重篤な骨髄抑制などの副作用が発現するおそれがあるため併用しないよう伝える．前治療などで所持している場合には，残薬を絶対に服用しないよう患者に指導する.

② 内服方法：空腹時の服用は避ける（Trifluridine の C_{max} 上昇）.

★ 朝夕食後に服用することを説明する.

③ 飲み忘れの対応：飲み忘れた分は服用せず，次の分から内服するよう伝える.

④ 骨髄抑制：感染予防のためのうがい・手洗い，発熱時の対応（医療機関への連絡や抗菌薬の内服など），貧血の対処，出血の

499

● 改訂第8版 がん化学療法レジメンハンドブック

予防についての説明を十分に行う．下痢を合併した場合は特に注意する．最低値まで，または回復までの期間は中央値でそれぞれ約24日，約8日である．

⑤ 下痢：下痢が起こったら脱水を防ぐため水分を多めに摂る．止瀉薬の処方があれば服用する．1日4回以上の激しい下痢，口内炎と同時に下痢が起こった場合は医療機関へ連絡するよう伝える．初回発現は1〜3週目に多く，通常10日ほどで回復する．

⑥ **間質性肺疾患**：息切れ，呼吸困難感，乾性咳嗽，胸痛，発熱などの初期症状および早期の医療機関への受診について指導する．

【文　献】

1) Shitara K, et al：Trifluridine/tipiracil versus placebo in patients with heavily pretreated metastatic gastric cancer（TAGS）：a randomised, double-blind, placebo-controlled, phase 3 trial. Lancet Oncol, 19：1437-1448, 2018

2) ロンサーフ®配合錠　適正使用ガイド

　　　　　　　　　　　　　　　　　　　　　　　　＜小暮友毅＞

3. 胃がん

Nivolumab 単独療法

		Day	1	8	14
Nivolumab	240 mg 点滴静注（30分以上）		⬇		

2週間ごと　PD（増悪）まで

または

		Day	1	8	15	22	28
Nivolumab	480 mg 点滴静注（30分以上）		⬇				

4週間ごと　PD（増悪）まで

基本事項

【適　応】

切除不能進行・再発胃がん（三次治療以降）

【奏効率】

ONO-4538-12/ATTRACTION-2試験[1]

奏効率	無増悪生存期間 （中央値）	全生存期間（中央値）
11.2%	1.61カ月	5.26カ月

【副作用】

ONO-4538-12/ATTRACTION-2試験[1]

	All Grade	Grade 3〜4
掻痒	9%	0%
下痢	7%	1%
発疹	6%	0%
疲労	5%	1%
食欲不振	5%	1%
悪心	4%	0%
倦怠感	4%	0%
AST上昇	3%	1%

次ページへ続く

● 改訂第8版 がん化学療法レジメンハンドブック

前ページの続き

	All Grade	Grade 3〜4
甲状腺機能低下症	3%	0%
発熱	2%	<1%
ALT上昇	2%	<1%
間質性肺疾患	2%	<1%

レジメンチェックポイント

① 投与量，投与スケジュールの確認

　Nivolumabの投与量・投与スケジュールは，1回240 mgを2週間間隔または1回480 mgを4週間間隔の2つの投与方法が承認されているため，投与前に治療計画を熟知してチェックすること．

② 相互作用

　ワクチン接種：生ワクチン，弱毒生ワクチン，不活化ワクチンの接種により過度の免疫反応が起こる可能性があるため注意する．

副作用対策と服薬指導のポイント

　p.182参照．

【文　献】

1)　Kang YK, et al：Nivolumab in patients with advanced gastric or gastro-oe-sophageal junction cancer refractory to, or intolerant of, at least two previous chemotherapy regimens（ONO-4538-12, ATTRACTION-2）：a randomised, double-blind, placebo-controlled, phase 3 trial. Lancet, 390：2461-2471, 2017

・　オプジーボ® 点滴静注 胃癌の適正使用ガイド

　　　　　　　　　　　　　　　　　　　　　　　　　　　　＜小暮友毅＞

3. 胃がん

Trastuzumab Deruxtecan 単独療法

	Day	1	8	15	21
Trastuzumab 6.4 mg/kg Deruxtecan 点滴静注（90分※）		↓			

3週間ごと PD（増悪）まで

※忍容性が良好であれば2回目以降は30分まで短縮できる.

【制吐対策】
① 5-HT$_3$受容体拮抗薬（Day 1）② デキサメタゾン 9.9 mg IV（Day 1），8 mg PO（Day 2～3）※

※ 5-HT$_3$受容体拮抗薬としてパロノセトロンを使用する場合はDay 2～3は省略も可能.

基本事項

【適　応】
HER2陽性の治癒切除不能な進行・再発の胃がん（三次治療以降）

【奏効率】DESTINY-Gastric 01[1]

奏効率	無増悪生存期間（中央値）	全生存期間（中央値）
51 %	5.6カ月	12.5カ月

【副作用】DESTINY-Gastric 01[1]

	All Grade	Grade 3	Grade 4
悪心	63 %	5 %	0 %
好中球減少	63 %	38 %	13 %
食欲不振	60 %	17 %	0 %
貧血	58 %	38 %	0 %
血小板減少	39 %	10 %	2 %
白血球減少	38 %	21 %	0 %
倦怠感	34 %	1 %	0 %
下痢	32 %	2 %	0 %
嘔吐	26 %	0 %	0 %
便秘	24 %	0 %	0 %
発熱	24 %	0 %	0 %

次ページへ続く

● 改訂第8版 がん化学療法レジメンハンドブック

前ページの続き

	All Grade	Grade 3	Grade 4
脱毛	22 %	0 %	0 %
疲労	22 %	7 %	0 %
リンパ球減少	22 %	6 %	5 %

レジメンチェックポイント

① 投与前の確認

制吐薬：5-HT$_3$受容体拮抗薬，デキサメタゾン

間質性肺疾患：胸部CT検査，胸部X線検査，動脈血酸素飽和度（SpO$_2$）検査の実施確認.

心機能：左室駆出率（LVEF）を含む心機能を確認.

② 投与量の確認

切除不能進行・再発胃がんにおける用法用量は6.4 mg/kgを3週間ごとである．HER2陽性または低発現の乳がんやHER2遺伝子変異を有する非小細胞肺がんでは5.4 mg/kgを3週間ごとであるため適応を確認する.

★ 類似名称の製剤であるTrastuzumab，Trastuzumab Emtansineとの混同に注意する.

＜休薬，減量，中止基準[2]＞

副作用	程度	処置
間質性肺疾患	Grade 1	投与を中止し，原則として再開しない．ただし，すべての所見が消失し，かつ治療上の有益性が危険性を大きく上回ると判断された場合のみ，1用量レベル減量して投与再開することもできる．再発した場合は，投与を中止する.
	Grade 2～4	投与を中止する.

次ページへ続く

前ページの続き

副作用	程度		処置
左室駆出率（LVEF）低下	40％≦LVEF≦45％	ベースラインからの絶対値の低下＜10％	休薬を考慮する．3週間以内に再測定を行い，LVEFを確認する．
		ベースラインからの絶対値の低下≧10％かつ≦20％	休薬し，3週間以内に再測定を行い，LVEFのベースラインからの絶対値の低下＜10％に回復しない場合は，投与を中止する．
	LVEF＜40％またはベースラインからの絶対値の低下＞20％		休薬し，3週間以内に再測定を行い，再度LVEF＜40％またはベースラインからの絶対値の低下＞20％が認められた場合は，投与を中止する．
症候性うっ血性心不全			投与を中止する．
QT間隔延長	Grade 3		Grade 1以下に回復するまで休薬し，回復後，1用量レベル減量して投与再開する．
	Grade 4		投与を中止する．
Infusion reaction	Grade 1		投与速度を50％減速する．他の症状が出現しない場合は，次回以降は元の速度で投与する．
	Grade 2		Grade 1以下に回復するまで投与を中断する．再開する場合は投与速度を50％減速する．次回以降も減速した速度で投与する．
	Grade 3または4		投与を中止する．
好中球減少	Grade 3		Grade 2以下に回復するまで休薬し，回復後，1用量レベル減量または同一用量で投与再開する．
	Grade 4		Grade 2以下に回復するまで休薬し，回復後，1用量レベル減量して投与再開する．

次ページへ続く

● 改訂第8版 がん化学療法レジメンハンドブック

前ページの続き

副作用	程度	処置
発熱性好中球減少症		回復するまで休薬し，回復後，1用量レベル減量して投与再開する．
貧血	Grade 3	Grade 2以下に回復するまで休薬し，回復後，同一用量で投与再開する．
	Grade 4	Grade 2以下に回復するまで休薬し，回復後，1用量レベル減量して投与再開する．
血小板減少	Grade 3	Grade 1以下に回復するまで休薬する． 7日以内に回復した場合は，同一用量で投与再開する． 7日を過ぎてから回復した場合は，1用量レベル減量して投与再開する．
	Grade 4	Grade 1以下に回復するまで休薬し，回復後，1用量レベル減量して投与再開する．
総ビリルビン増加	Grade 2	Grade 1以下に回復するまで休薬する． 7日以内に回復した場合は，同一用量で投与再開する． 7日を過ぎてから回復した場合は，1用量レベル減量して投与再開する．
	Grade 3	Grade 1以下に回復するまで休薬する． 7日以内に回復した場合は，1用量レベル減量して投与再開する． 7日を過ぎてから回復した場合は，投与を中止する．
	Grade 4	投与を中止する．

次ページへ続く

506

前ページの続き

副作用	程度	処置
下痢または大腸炎	Grade 3	Grade 1 以下に回復するまで休薬する. 3 日以内に回復した場合は,同一用量で投与再開する. 3 日を過ぎてから回復した場合は,1 用量レベル減量して投与再開する.
	Grade 4	投与を中止する.
上記以外	Grade 3	Grade 1 以下に回復するまで休薬する. 7 日以内に回復した場合は,同一用量で投与再開する. 7 日を過ぎてから回復した場合は,1 用量レベル減量して投与再開する.
	Grade 4	投与を中止する.

＜減量方法[2]＞

1 段階減量	5.4 mg/kg
2 段階減量	4.4 mg/kg
3 段階減量	投与中止

③ 点滴速度の確認:初回は 90 分だが,忍容性に問題がなければ,以降は 30 分で可能となるため注意する.

副作用対策と服薬指導のポイント

p.389 を参照.

【文 献】

1) Shitara K, et al：Trastuzumab deruxtecan in previously treated HER2-positive gastric cancer. N Engl J Med, 382：2419-2430, 2020

2) エンハーツ® 適正使用ガイド

＜小暮友毅＞

4. 食道がん

化学療法の概要

　食道がんの化学療法には，①補助化学療法，②化学放射線療法（CRT：chemoradiotherapy）〔化学療法と放射線療法（RT：radiotherapy）の併用〕，および③全身化学療法がある．

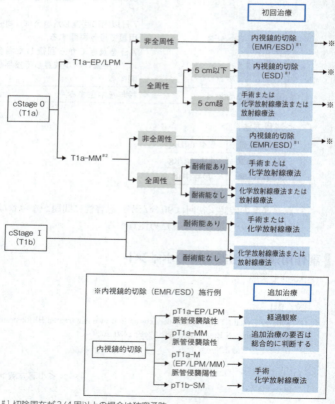

#1 切除周在が3/4周以上の場合は狭窄予防
#2 T1b-SM1がT1a-MMと鑑別ができない場合は同様に扱う

次ページへ続く

1) 補助化学療法

【目的・概要】

手術の治療成績を向上させることを目的とした化学療法で，対象はcStage Ⅱ/Ⅲ食道がんである．術前化学療法は術後化学療法に比べ治療成績がよく，標準療法として位置づけられている．術前未治療で治癒切除が行われ，リンパ節転移陽性であった場合には術後補助療法が考慮される．

【レジメン】

術前化学療法のレジメンとしては，JCOG1109試験の結果，

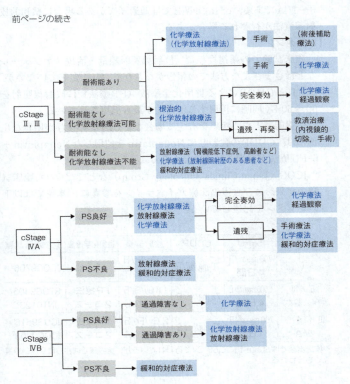

● 図1　**食道がん治療のアルゴリズム**
化学放射療法：CDDP 70 mg/m², Day1,29, 5-FU 700 mg/m² Day1-4, 29-32, 放射線療法 40-60 Gy
文献1より改変して転載

● 改訂第8版 がん化学療法レジメンハンドブック

CDDP ＋ 5-FU ＋ DTX 療法が CDDP ＋ 5-FU 療法に対して有意に
生存期間の延長がみられ，新たな標準治療となった[2]．一方，術後
化学療法については，Nivolumab の1年間投与の有効性が報告さ
れている[3]．

2）化学放射線療法（CRT）

【目的・概要】

化学放射線療法は，放射線単独療法よりも患者の生存期間を延
ばし，非外科的治療を行う場合の標準療法として位置づけられて
いる．根治をめざした化学放射線療法の対象となる症例は，cStage
0 〜 ⅣA である．cStage ⅣB では通過障害がある場合に緩和的放
射線療法が行われる場合がある．

【レジメン】

臨床試験での薬剤投与量・放射線照射線量・治療スケジュール
などはさまざまな方法での報告がなされており一定していないが，
5-FU と CDDP による併用化学療法（FP 療法）に放射線照射を
50 〜 60 Gy 同時に併用する治療法が最も汎用されている．

腎機能障害や心疾患を有する場合など CDDP の投与が困難な症
例には，CDDP の代わりに Nedaplatin を使用した Nedaplatin ＋
5-FU 療法が選択される場合もある．

JCOG（Japan Clinical Oncology Group）などで行われた臨床試
験の結果および食道癌診療ガイドラインを参考に，本編では以下
のレジメンを記述している．

Stage	5-FU	CDDP	放射線量	追加化学療法	主な臨床試験
Ⅰ	700 mg/m²/日 4 日間	70 mg/m²/日	2 Gy/Fr/日 （計 60 Gy）※	なし	JCOG9708[4]
Ⅱ / Ⅲ （T4 を除く）	1,000 mg/m²/日 4 日間	75 mg/m²/日	1.8 Gy/Fr/日 （計 50.4 Gy）	FP 療法 2 コース	RTOG9405/ INT0123[5]
Ⅲ（T4）・ ⅣA	700 mg/m²/日 4 日間	70 mg/m²/日	2 Gy/Fr/日 （計 60 Gy）	FP 療法 2 コース	JCOG9516[6] JCOG0303[7]

※臨床試験では Stage Ⅰ にて 60 Gy で行われているが，実臨床ではさらに少ない線量
でも行われる．

◆ 追加化学療法

cStage Ⅱ，Ⅲ，ⅣA では根治的化学放射線療法の後に完全奏効

510

を得た場合，追加治療として化学療法（5-FU + CDDP）のみ通常2コース行われる．

3) 化学療法

【目的・概要】

化学療法による完全治癒は現時点では困難であるが，がんの進行に伴う臨床症状発現の時期の遅延および生存期間の延長を目的として行われる．

【レジメン】

一次化学療法では従来，FP療法が標準的治療と考えられていたが，PembrolizumabやNivolumab併用による優越性が検証され，FP + Pembrolizumab療法[8]や，FP + Nivolumab療法[9]が一次化学療法として選択することが可能となった．また，免疫チェックポイント阻害薬の併用療法であるNivolumab + Ipilimumab療法もPD-L1発現状況（TPS）≧1の患者集団において，FP療法と比較して全生存期間が有意に上回っており，使用可能なレジメンとなった[9]．

腎機能障害や心疾患を有する場合などCDDPの投与が困難な症例には，CDDPの代わりにnedaplatinを使用したnedaplatin + 5-FU療法が選択される．また，L-OHPもCDDP不耐例に対するオプションとなりうる．

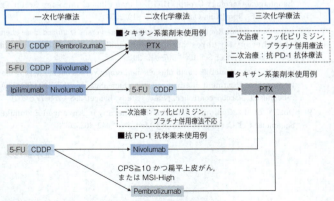

● 図2　**cStage ⅣB食道がんに対する化学療法レジメン**
文献1より改変して転載

● 改訂第8版 がん化学療法レジメンハンドブック

　二次化学療法では，抗PD-1抗体薬の使用歴がない扁平上皮がんの場合，Nivolumab療法を行うことが強く推奨されている．さらにPD-L1陽性（CPS≧10）かつ扁平上皮がん，あるいはMSI-HighまたはTMB-Highにおいて，Pembrolizumab療法を行うことが弱く推奨されている[1]．

　一方，一次化学療法での抗PD-1抗体薬の使用歴の有無にかかわらず，タキサン系薬剤の使用歴がない場合は，PTX療法が選択される．

【文　献】

1) 「食道癌診療ガイドライン 2022年版」（日本食道学会／編），金原出版，2022

2) Kato K, et al：A randomized controlled phase III trial comparing two chemotherapy regimen and chemoradiotherapy regimen as neoadjuvant treatment for locally advanced esophageal cancer, JCOG1109 NExT study. J Clin Oncol, 40：238, 2022

3) Kelly RJ, et al：Adjuvant Nivolumab in Resected Esophageal or Gastroesophageal Junction Cancer. N Engl J Med, 384：1191-1203, 2021

4) Kato H, et al：A phase II trial of chemoradiotherapy for stage I esophageal squamous cell carcinoma：Japan Clinical Oncology Group Study（JCOG9708）. Jpn J Clin Oncol, 39：638-643, 2009

5) Minsky BD, et al：INT 0123（Radiation Therapy Oncology Group 94-05）phase III trial of combined-modality therapy for esophageal cancer：high-dose versus standard-dose radiation therapy. J Clin Oncol, 20：1167-1174, 2002

6) Ishida K, et al：Phase II study of cisplatin and 5-fluorouracil with concurrent radiotherapy in advanced squamous cell carcinoma of the esophagus：a Japan Esophageal Oncology Group（JEOG）/Japan Clinical Oncology Group Trial（JCOG9516）. Jpn J Clin Oncol, 34：615-619, 2004

7) Shinoda M, et al：Randomized study of low dose versus standard-dose chemoradiotherapy for unresectable esophageal squamous cell carcinoma（JCOG0303）. Cancer Sci, 106：407-412, 2015

8) Sun JM, et al：Pembrolizumab plus chemotherapy versus chemotherapy alone for first-line treatment of advanced oesophageal cancer (KEYNOTE-590): a randomised, placebo-controlled, phase 3 study. Lancet, 398：759-771, 2021

9) Doki Y, et al：Nivolumab Combination Therapy in Advanced Esophageal Squamous-Cell Carcinoma. N Engl J Med, 386：449-462, 2022

＜玉木慎也＞

4. 食道がん

DCF（DTX＋CDDP＋5-FU）療法

		Day	1	5	15	21
DTX	70 mg/m^2 点滴静注（1時間）		↓			
CDDP	70 mg/m^2 点滴静注（2時間）		↓			
5-FU	750 mg/m^2/day 24時間持続点滴静注		→　5日間			

3週間ごと　3コース

【制吐対策】
① 5-HT$_3$受容体拮抗薬（Day 1）② アプレピタント※125 mg（Day1），80 mg（Day 2～3）③ デキサメタゾン9.9 mg IV（Day 1），6.6 mg IVまたは8 mg PO（Day 2～5）④ オランザピン5 mg PO（Day 1～4）（糖尿病患者には禁忌）
※静注のNK$_1$受容体拮抗薬使用の場合はp.24参照
【投与前】
Day 1：① 輸液1,000～2,000 mL　② 予防制吐薬
【投与後】
Day 1：① 20％マンニトール200～300 mL　② 輸液1,000～2,000 mL

基本事項

【適　応】

術前化学療法.

cStageⅡ，Ⅲ食道がんに対する術前補助療法を3群で比較するJCOG1109試験において，DCF群がCDDP＋5-FU群に対して有意に全生存期間を延長することが報告された[1].また，周術期合併症も増加せず許容範囲であった.この結果を受けて，食道癌診療ガイドライン2022年版では，cStageⅡ，Ⅲ食道がんの術前化学療法としてDCF療法が強く推奨されている[2].

高齢者や併存症などで3剤併用化学療法が困難と想定される症例では，従来のCDDP＋5-FUの2剤による術前化学療法も選択肢として残る.

● 改訂第8版 がん化学療法レジメンハンドブック

★ 切除不能進行・再発食道がんの一次治療として，CDDP 80 mg/m^2（Day1），5-FU 800 mg/m^2（Day1～5），DTX 30～40 mg/m^2（Day1，15），4週間ごとの3剤併用化学療法の有効性を検討する JCOG1314 試験が行われたが，対照群であるCDDP＋5-FU療法群と比較して，全生存期間における優越性は示されなかったことが報告された[3]．

★ 切除不能局所進行胸部食道扁平上皮がんに対する導入化学療法として，DCF療法と根治的化学放射線療法を比較する JCOG1510 試験が行われており，結果が待たれる．

【奏効率[1]】

3年生存率	3年無増悪生存率	無増悪生存期間 （中央値）	全生存期間 （中央値）
72.1 %	61.8 %	未到達	未到達

【副作用[1]】

	All Grade	Grade 3～4
白血球減少	92 %	64 %
血小板減少	62 %	1 %
好中球減少	98 %	85 %
AST上昇	48 %	3 %
ALT上昇	45 %	3 %
クレアチニン上昇	36 %	1 %
低ナトリウム血症	89 %	26 %
口内炎	46 %	6 %

レジメンチェックポイント

① 前投薬の確認：輸液負荷，制吐薬

② 投与量の確認

＜DTX＞

投与当日の好中球数が2,000/mm^{3}未満であれば投与の延期を考慮する．

T-Bil ＞ ULN	投与中止
AST，ALT ＞ 1.5 × ULN かつ ALP ＞ 2.5 × ULN	投与中止

米国添付文書より

514

DCF（DTX＋CDDP＋5-FU）療法 ●

＜CDDP [4]＞

GFR または Ccr (mL/min)	60～30	30～15	15＞
25％減量		禁忌（添付文書）	
		50％減量	推奨されない. 必要な場合には 50～75％減量

＜5-FU＞

T-Bil が5.0 mg/dL 以上の場合は，投与中止.

③ 併用薬の確認

＜5-FU＞

併用禁忌：テガフール・ギメラシル・オテラシルカリウム配合剤（S-1：ギメラシルによりフルオロウラシルの代謝が阻害され，フルオロウラシルの血中濃度が著しく上昇するため）. S-1投与中止後，適切な間隔（最低7日間）があいていることを確認する.

併用注意：フェニトイン（フェニトインの血中濃度を上昇させる），ワルファリン（ワルファリンの作用を増強させることがあるので，血液凝固能の変動に注意）.

＜DTX＞

アゾール系抗真菌薬，エリスロマイシン，クラリスロマイシン，シクロスポリン，ミダゾラムとの併用に注意する（DTXの代謝酵素がCYP3A4であるためDTXの血中濃度上昇のおそれ）.

＜CDDP＞

アミノグリコシド系抗菌薬，バンコマイシン，注射用アムホテリシンB，フロセミドとの併用で腎障害リスク増大.

アミノグリコシド系抗菌薬，バンコマイシン，フロセミドとの併用で聴器障害リスク増大.

フェニトインとの併用でフェニトインの血漿中濃度が低下したとの報告がある.

④ アルコール過敏症の確認（DTX）

DTX（タキソテール®）の添付溶解液にはエタノールが含まれているので，アルコールに過敏な患者に投与する場合は，添付溶解液を使用せずに生理食塩液または5％ブドウ糖液で溶解すること. アルコールで希釈された製剤では，アルコールを抜くことはできないため注意する. なお現在はプレミックス製剤で

4

食道がん

515

●改訂第8版 がん化学療法レジメンハンドブック

も，アルコールを含有しない製剤も発売されている（p.160参照）．

> ★ DTX製剤について
> 現在本邦においては，アルコールを含む添付溶解液にて希釈後使用する製剤と，すでにアルコールなどで希釈された製剤，およびアルコールを含有しない液体製剤などが販売されており，濃度，アルコール含有量が異なるため注意が必要である．

副作用対策と服薬指導のポイント

① アルコールに関する問診（DTX）：自動車の運転など危険を伴う機械の操作に従事しないよう注意すること．

② 過敏症への注意：DTXに含まれるポリソルベート80による過敏症状（蕁麻疹，顔面潮紅，息苦しさ，動悸など）があらわれた場合はすぐに申し出るよう伝える．

③ 骨髄抑制：手洗い・うがいなどの感染予防対策の指導を行う．37.5℃以上の発熱があれば発熱性好中球減少症を想定し，主治医への電話連絡や抗菌薬の投与についての説明・確認を事前に行う．

④ 悪心，嘔吐：CDDPは90％に急性，30〜50％に遅発性の悪心・嘔吐の発現があり得る．患者の症状に留意し必要に応じて制吐薬の追加を行う．

⑤ 腎障害：CDDPによる発症予防として水分の摂取をすすめる（1日目安：1.5〜2L程度）．アミノグリコシド系抗菌薬との併用で増強されることがある．尿量の確保，体重の測定を行い，適宜利尿薬を併用する．

⑥ 神経障害：手足のしびれなどの末梢神経障害と4,000〜8,000 Hz付近の高音域聴覚障害に注意．一般的にCDDPの総投与量が300〜500 mg/m² 以上になると聴力障害の頻度が高くなると報告されており，軽度なものは投与中止により軽減することもあるが，不可逆的な場合も少なくない．

⑦ 脱毛（DTX）：高頻度で発現し，治療後2〜3週間で抜け始め，全治療終了後は回復する．

⑧ 粘膜炎，口内炎：ブラッシング，うがい（水道水やアズレンスルホン酸ナトリウムなど）を行い，口腔内を清潔に保つ．

516

【文　献】

1) Kato K, et al : Doublet chemotherapy, triplet chemotherapy, or doublet chemotherapy combined with radiotherapy as neoadjuvant treatment for locally advanced oesophageal cancer (JCOG1109 NExT): a randomised, controlled, open-label, phase 3 trial. Lancet, 404 : 55-66, 2024

2) 「食道癌診療ガイドライン2022年版」(日本食道学会/編), 金原出版, 2022

3) JCOG1314:「切除不能または再発食道癌に対するCF (シスプラチン＋5-FU) 療法とbDCF (biweekly ドセタキセル＋CF) 療法のランダム化第III相比較試験」総括報告書 (https://jcog.jp/document/s_1314.pdf)

4) 「腎機能別薬剤投与量POCKET BOOK第5版」(日本腎臓病薬物療法学会/編), じほう, 2024

＜玉木慎也＞

4. 食道がん

FP（5-FU＋CDDP）±RT（放射線）療法 / FP＋Pembrolizumab or Nivolumab 療法

＜FP＋RT療法＞

	Day	1	4	8	15	22	28

5-FU　700～1,000 mg/m²/day
24時間持続点滴静注　　　4日間

CDDP　70～75 mg/m²
点滴静注（2時間以上）

4週間ごと　2コース

放射線療法は Day 1～5，8～12，15～19，22～26，29～33，36～38（36～40）に 1.8～2 Gy/Fr/day ずつ（計 50.4～60 Gy）.

【Stage別投与量】

	5-FU	CDDP	放射線
Stage Ⅰ	700 mg/m²	70 mg/m²	2 Gy/Fr/日（計60 Gy）※1
Stage Ⅱ・Ⅲ	1,000 mg/m²	75 mg/m²	1.8 Gy/Fr/日（計50.4 Gy）
Stage Ⅲ(T4)・ⅣA	700 mg/m²	70 mg/m²	2 Gy/Fr/日（計60 Gy）

※1 臨床試験では Stage Ⅰ にて 60 Gy で行われているが，実臨床ではさらに少ない線量でも行われる.

FP＋RT療法にて部分奏効以上が得られ，完全奏効が望める場合は化学療法（FP療法）を2コース追加する.

【制吐対策】
① 5-HT₃ 受容体拮抗薬（Day 1）　② アプレピタント※2 125 mg（Day 1），80 mg（Day 2～3）　③ デキサメタゾン 9.9 mg IV（Day 1），6.6 mg IV または 8 mg PO（Day 2～4）　④ オランザピン 5 mg PO（Day 1～4）（糖尿病患者には禁忌）　※2 静注の NK₁ 受容体拮抗薬使用の場合は p.24 参照

【投与前】
Day 1：輸液 1,000～2,000 mL

【投与後】
Day 1：① 20％マンニトール 200～300 mL，フロセミド 10 mg（必要に応じ投与）　② 輸液 1,000～2,000 mL

FP（5-FU + CDDP）± RT（放射線）療法 / FP + Pembrolizumab or Nivolumab療法 ●

＜FP療法のみ＞

		Day	1	5	8	15	22	28
5-FU	800 mg/m^2/day 24時間持続点滴静注		5日間					
CDDP	80 mg/m^2 点滴静注（2時間以上）							

4週間ごと（術前は3週間ごと）

・化学放射線療法後あるいは術前，術後補助化学療法では2コース，遠隔
転移ではくり返し（4〜6コース）行われる.
・【制吐対策】【投与前】【投与後】の支持療法は〈FP + RT療法〉と同様.

＜FP + Pembrolizumab療法＞

		Day	1	5	8	15	21
Pembrolizumab	200 mg[※3] 点滴静注（30分）						
5-FU	800 mg/m^2/day[※4] 24時間持続点滴静注		5日間				
CDDP	80 mg/m^2 点滴静注（2時間以上）						

3週間ごと　CDDPは最大6コースまで
　　　　　Pembrolizumabおよび5-FUは最大35コースまで

※3 400 mg　6週間ごとも可
※4 1,000 mg/m^2/day　4日間も可

・【制吐対策】【投与前】【投与後】の支持療法は〈FP + RT療法〉と同様.

＜FP + Nivolumab療法＞

		Day	1	5	8	15	22	28
Nivolumab	240 mg[※5] 点滴静注（30分以上）							
5-FU	800 mg/m^2/day 24時間持続点滴静注		5日間					
CDDP	80 mg/m^2 点滴静注（2時間以上）							

4週間ごと　PD（増悪）まで，Nivolumabは最大24カ月まで
※5 480mg　4週間ごと（Day 1）も可

・【制吐対策】【投与前】【投与後】の支持療法は〈FP + RT療法〉と同様.

● 改訂第8版 がん化学療法レジメンハンドブック

基本事項

【適 応】

FP＋RT療法：根治をめざした化学放射線療法の対象となる症例は，遠隔転移のない症例である．非外科的治療を行う場合の標準療法として位置づけられる．各種臨床試験での薬剤投与量・放射線照射量・治療スケジュールなどはさまざまな方法での報告がなされており一定していないが，5-FUとCDDPによる併用化学療法に放射線照射を50〜60 Gy同時に併用する治療法が最も汎用されている．

FP療法のみ：化学療法単独での適応は，①遠隔転移を有する症例（Stage IV B）や再発例，②術前の補助化学療法（3週間ごと2コース），③術後の補助化学療法（4週間ごと2コース）．

FP＋Pembrolizumab療法：根治切除不能な進行・再発の食道がん（食道扁平上皮がんまたは食道腺がん），1次治療．この場合，PD-L1の発現確認は必要とされていない．

FP＋Nivolumab療法：根治切除不能な進行・再発の食道がん（食道扁平上皮がん），一次治療．添付文書および食道癌診療ガイドラインには，本療法の有効性は，「PD-L1発現率（TPS）により異なる傾向が示唆されている」と記載されているため，レジメン選択の際は考慮する．

【奏効率】

＜FP＋RT療法＞

初発の Stage I [1]

完全奏効（CR）率	2年生存率	4年生存率
87.5 %	93.1 %	80.5 %

初発の T1-4 N0-1 M0 [2]

全生存期間（中央値）	2年生存率
18.1 カ月	40 %

初発の局所進展型（T4）あるいは遠隔リンパ節転移（M1Lym）例 [3]

奏効率	完全奏効（CR）率	全生存期間（中央値）	2年生存率
68.3 %	15.0 %	305.5 日	31.5 %

FP（5-FU＋CDDP）±RT（放射線）療法 / FP＋Pembrolizumab or Nivolumab 療法 ●

＜FP療法のみ[4]＞

局所進行および遠隔転移

奏効率	全生存期間（中央値）
35％	33週間

CDDP 100 mg/m^2，5-FU 1,000 mg/m^{2}の場合

＜FP＋Pembrolizumab療法[5]＞

KEYNOTE-590 試験

	奏効率	奏効期間 （中央値）	無増悪生存期間 （中央値）	全生存期間 （中央値）
無作為化した すべての患者	45.0％	8.3カ月	6.3カ月	12.4カ月
CPS≧10患者	51.1％	10.4カ月	7.5カ月	13.5カ月

＜FP＋Nivolumab療法[6]＞

CheckMate 648 試験

	奏効率	奏効期間 （中央値）	無増悪生存期間 （中央値）	全生存期間 （中央値）
無作為化した すべての患者	47％	8.2カ月	5.8カ月	13.2カ月
PD-L1≧1％の症例	53％	8.4カ月	6.9カ月	15.4カ月

【副作用】

＜FP＋RT療法[7]＞

		Grade 1	Grade 2	Grade 3	Grade 4
急性毒性	白血球減少	7％	45％	39％	4％
	貧血	17％	45％	23％	0％
	血小板減少	22％	14％	14％	4％
	悪心，嘔吐	47％	24％	2％	0％
	下痢	9％	3％	0％	0％
	粘膜炎	9％	11％	3％	1％
	食道炎	33％	23％	5％	5％
	腎障害	6％	1％	2％	0％
	肺炎	0％	0％	1％	2％
晩期毒性	心膜炎	－	10％	9％	1％
	心不全	－	0％	0％	3％
	胸水	－	9％	10％	0％
	放射線肺臓炎	－	1％	4％	0％

Day 1, 8：CDDP 40 mg/m^2，Day 1～5, 8～12：5-FU 400 mg/m^2，
RT 60 Gy/30 Frの場合

● 改訂第8版 がん化学療法レジメンハンドブック

＜FP療法のみ[4]＞

	Grade 3～4
白血球減少	14％
血小板減少	14％
悪心・嘔吐	27％
下痢	2％
粘膜炎	4％

CDDP 100 mg/m²，5-FU 1,000 mg/m²の場合

＜FP＋Pembrolizumab療法における免疫関連有害事象[5]＞

	All Grade	Grade 3以上
甲状腺機能低下症	11％	0
肺臓炎	6％	1％
甲状腺機能亢進症	6％	＜1％
大腸炎	2％	1％
Infusion reaction	2％	＜1％
肝炎	1％	1％
副腎機能不全	1％	1％
重症皮膚反応	1％	1％

＜FP＋Nivolumab療法[6]＞

	All Grade	Grade 3以上
悪心	59％	4％
口内炎	32％	7％
貧血	30％	10％
好中球減少	21％	8％
下痢	19％	1％
便秘	19％	1％
末梢性感覚ニューロパチー	8％	0％
発疹	8％	0％
甲状腺機能低下症	6％	0％

■レジメンチェックポイント

① 前投薬の確認：輸液負荷，制吐薬

FP（5-FU＋CDDP）±RT（放射線）療法 / FP＋Pembrolizumab or Nivolumab療法 ●

② 投与量，投与スケジュールの確認

＜5-FU：肝障害時の投与量変更例＞

（5-FUは主に肝代謝，腎・胆汁・呼気排泄）

T-Bilが5.0 mg/dL以上の場合，投与中止．

＜CDDP：腎障害時の投与量変更例＞（CDDPは主に尿中排泄）[8]

GFRまたはCcr (mL/min)	60～30	30～15	15＞
	25％減量	禁忌（添付文書）	
		50％減量	推奨されない．必要な場合には 50～75％減量

＜Pembrolizumab＞

1回200 mgを3週間間隔または1回400 mgを6週間間隔の2つの投与方法が承認されているため，投与前に治療計画を熟知してチェックすること．

＜Nivolumab＞

本レジメンにおいては，1回240 mgを2週間間隔または1回480 mgを4週間間隔の2つの投与方法が可能である．投与前に治療計画を熟知してチェックすること．

③ PD-L1の発現状況

Pembrolizumabは，PD-L1発現状況によらず使用可能．

一方Nivolumabについては，CheckMate 648試験の結果より，TPS＜1の患者集団では化学療法単独群と同様の有効性であり，オプジーボ®点滴静注の添付文書にも「他の抗悪性腫瘍剤との併用投与の有効性は，PD-L1発現率（TPS）により異なる傾向が示唆されている」と記載されているため，留意する必要がある．

④ 併用薬の確認

＜5-FU＞

併用禁忌：テガフール・ギメラシル・オテラシルカリウム配合剤（S-1：ギメラシルによりフルオロウラシルの代謝が阻害され，フルオロウラシルの血中濃度が著しく上昇するため）．S-1投与中止後，適切な間隔（最低7日間）があいていることを確認する．

併用注意：フェニトイン（フェニトインの血中濃度を上昇させる），ワルファリン（ワルファリンの作用を増強させることが

523

● 改訂第8版 がん化学療法レジメンハンドブック

あるので，血液凝固能の変動に注意）．

＜ CDDP ＞

アミノグリコシド系抗菌薬，バンコマイシン，注射用アムホテリシンB，フロセミドとの併用で腎障害リスク増大．

アミノグリコシド系抗菌薬，バンコマイシン，フロセミドとの併用で聴器障害リスク増大．

フェニトインとの併用でフェニトインの血漿中濃度が低下したとの報告がある．

＜ Nivolumab ＞

ワクチン（生ワクチン，弱毒生ワクチン，不活化ワクチン）の接種により過度の免疫反応が起こる可能性があるため注意する．

⑤ 副作用に対する休薬，中止基準の確認（Pembrolizumab）[9] p.832参照．

なお，日本臨床腫瘍学会より「がん免疫療法ガイドライン第3版」が発刊されており，免疫チェックポイント阻害薬による各免疫関連有害事象（irAE）のGrade分類，免疫チェックポイント阻害薬の投与の可否，対処方法が詳細に記載されているので参考にすること[10]．

副作用対策と服薬指導のポイント

【FP療法】

① 用量規制因子：CDDPは腎障害，悪心・嘔吐，骨髄抑制，5-FUは白血球減少，口内炎，下痢．

② 悪心，嘔吐：CDDPは90％に急性，30～50％に遅発性の悪心・嘔吐の発現があり得る．患者の症状に留意し必要に応じて制吐薬の追加を行う．

③ 口内炎：5-FUによる発症予防としてブラッシング，うがい（水道水やアズレンスルホン酸ナトリウムなど）を行い，口腔内を清潔にする．

④ 腎障害：CDDPによる発症予防として水分の摂取をすすめる（1日目安：1.5～2 L程度）．アミノグリコシド系抗菌薬との併用で増強されることがある．尿量の確保，体重の測定を行い，適宜利尿薬を併用する．

⑤ 神経障害：手足のしびれなどの末梢神経障害と4,000～8,000 Hz付近の高音域聴力障害が問題とされている．一般的にCDDPの

524

総投与量が300～500 mg/m^{2}以上になると聴力障害の頻度が高くなると報告されており，軽度なものは投与中止により軽減することもあるが，不可逆的な場合も少なくない．

⑥ **放射線併用時の注意**：放射線により，嚥下障害，粘膜炎（食道炎）が起こり，疼痛や経口摂取に問題が起こることがある．これらは化学療法と放射線療法の併用期にあり，治療開始から1～2カ月にわたり起こる．また治療終了後数カ月～数年の経過で認められる晩期毒性には放射線性肺臓炎や胸水，心囊水貯留などがあり10％程度の患者で日常生活に支障をきたすといわれており注意する必要がある．

鎮痛薬による疼痛コントロールの際は，NSAIDsとCDDPの併用による腎障害に注意（原則，併用しない）．粘膜保護薬のほか，食前の塩酸モルヒネ水などが必要に応じ処方されるため，疼痛，副作用管理に留意する．

嚥下障害，食道炎により経口摂取困難であれば，内服薬の簡易懸濁法の検討や，散剤（粉砕），水剤への変更，食事の改善（粥食，流動食，経腸栄養など）を提案する．栄養状態の確認も必要である．

【Pembrolizumab，Nivolumab】
免疫チェックポイント阻害薬については，p.142参照．

【文　献】

1) Kato H, et al：A phase II trial of chemoradiotherapy for stage I esophageal squamous cell carcinoma: Japan Clinical Oncology Group Study（JCOG9708）. Jpn J Clin Oncol, 39：638-643, 2009

2) Minsky BD, et al：INT 0123（Radiation Therapy Oncology Group 94-05）Phase III trial of combined-modality therapy for esophageal cancer：high-dose versus standard-dose radiation therapy. J Clin Oncol, 20：1167-1174, 2002

3) Ishida K, et al：Phase II study of cisplatin and 5-fluorouracil with concurrent radiotherapy in advanced squamous cell carcinoma of the esophagus: a Japan Esophageal Oncology Group（JEOG）/ Japan Clinical Oncology Group Trial（JCOG9516）. Jpn J Clin Oncol, 34：615-619, 2004

4) Bleiberg H, et al：Randomised phase II study of cisplatin and 5-fluorouracil（5-FU）versus cisplatin alone in advanced squamous cell oesphageal cancer. Eur J Cancer, 33：1216-1220, 1997

5) Sun JM, et al：Pembrolizumab plus chemotherapy versus chemotherapy alone for first-line treatment of advanced oesophageal cancer（KEYNOTE-590）：a randomised, placebo-controlled, phase 3 study. Lancet, 398：759-771, 2021

● 改訂第8版 がん化学療法レジメンハンドブック

6) Doki Y, et al : Nivolumab Combination Therapy in Advanced Esophageal Squamous-Cell Carcinoma. N Engl J Med, 386 : 449-462, 2022

7) Ishikura S, et al : Long-term toxicity after definitive chemoradiotherapy for squamous cell carcinoma of the thoracic esophagus. J Clin Oncol, 21 : 2697-2702, 2003

8) 「腎機能別薬剤投与量POCKET BOOK 第5版」(日本腎臓病薬物療法学会/編), じほう, 2024

9) キイトルーダ® 点滴静注 100 mg 添付文書

10) 「がん免疫療法ガイドライン第3版」(日本臨床腫瘍学会/編), 金原出版, 2023

<玉木慎也>

4. 食道がん

Nivolumab + Ipilimumab 療法

		Day	1	8	15	22	29	36	42
Nivolumab	240 mg 点滴静注（30分以上）		↓		↓		↓		
Ipilimumab	1 mg/kg 点滴静注（30分）		↓						

6週間ごと　PD（増悪）まで（最大24カ月）

または

		Day	1	8	15	22	29	36	42
Nivolumab	360 mg 点滴静注（30分以上）		↓			↓			
Ipilimumab	1 mg/kg 点滴静注（30分）		↓						

6週間ごと　PD（増悪）まで（最大24カ月）

基本事項

【適応】

根治切除不能な進行・再発の食道がん（食道扁平上皮がん），一次治療.

添付文書および食道癌診療ガイドライン2022年版には，本療法の有効性は，「PD-L1発現率（TPS）により異なる傾向が示唆されている」と記載されている[1]ため，レジメン選択の際は考慮する.

【奏効率】

CheckMate 648試験[2]

	奏効率	奏効期間（中央値）	無増悪生存期間（中央値）	全生存期間（中央値）
無作為化したすべての患者	28％	11.1カ月	2.9カ月	12.7カ月
PD-L1≧1％の症例	35％	11.8カ月	4.0カ月	13.7カ月

527

【副作用[2]】

	All Grade	Grade 3以上
発疹	17％	2％
掻痒症	13％	1％
甲状腺機能低下症	13％	0％
下痢	10％	1％
AST上昇	9％	1％
ALT上昇	8％	2％
肺臓炎	6％	2％
甲状腺機能亢進症	6％	1％
低ナトリウム血症	3％	3％
血中クレアチニン上昇	2％	0％

▌レジメンチェックポイント

① PD-L1の発現状況

CheckMate 648試験の結果より，TPS＜1の患者集団では化学療法単独群と同様の有効性であり，ヤーボイ®点滴静注液の添付文書にも「ニボルマブとの併用投与の有効性は，PD-L1発現率（TPS）により異なる傾向が示唆されている．」と記載されているため，留意する必要がある．

② 投与量・投与スケジュール，投与延期・中止基準，相互作用
p.94参照.

▌副作用対策と服薬指導のポイント

p.94参照.

【文　献】

1) 「食道癌診療ガイドライン2022年版」（日本食道学会／編），金原出版，2022

2) Doki Y, et al：Nivolumab Combination Therapy in Advanced Esophageal Squamous-Cell Carcinoma. N Engl J Med, 386：449-462, 2022

＜玉木慎也＞

4. 食道がん

FOLFOX（5-FU＋ℓ-LV＋L-OHP）±RT（放射線）療法

＜FOLFOX療法＞

		Day	1	2	3	14
L-OHP	85 mg/m² 点滴静注（2時間）		↓			
ℓ-LV	200 mg/m² 点滴静注（2時間）		↓			
5-FU	400 mg/m² 急速静注（5分）		↓			
5-FU	2,400 mg/m² 持続静注（46時間）		→46時間			

2週間ごと　PD（増悪）まで

＜FOLFOX＋RT療法＞

		Day	1	2	3	14
L-OHP	85 mg/m² 点滴静注（2時間）		↓			
ℓ-LV	200 mg/m² 点滴静注（2時間）		↓			
5-FU	400 mg/m² 急速静注（5分）		↓			
5-FU	1,600 mg/m²[※1] 持続静注（46時間）		→46時間			

2週間ごと　6コース[※2]

※1　FOLFOX＋RT療法は，現在結腸・直腸がんに対する全身化学療法として汎用されているmFOLFOX6療法と，5-FU持続静注の用量が異なるので注意する．

※2　放射線療法はDay1～5，8～12，15～19，22～26，29～33に実施（2Gy×25回，計50Gy）．FOLFOX療法は放射線治療にあわせて3コース行い，放射線治療終了後，さらに3コース行う．

【制吐対策】

① 5-HT₃受容体拮抗薬（Day 1）　② デキサメタゾン 9.9 mg IV（Day 1），8 mg PO（Day 2～3）[※3]

※3　5-HT₃受容体拮抗薬としてパロノセトロンを使用する場合はDay 2～3のデキサメタゾンは省略も可能．

● 改訂第8版 がん化学療法レジメンハンドブック

基本事項

【適 応】

FOLFOX療法：遠隔転移を有するまたは再発食道扁平上皮がん

FOLFOX + RT療法：根治切除可能な食道がん（腺がん，扁平上皮がん，腺扁平上皮がん）．

食道がんに対する標準治療として使用されるプラチナ製剤はCDDPであり，L-OHPはCDDP不耐例に対するオプションとなる．

L-OHPは現在，食道がんの適応は有していないが，社会保険診療報酬支払基金が2019年4月22日に発表した第20次審査情報提供事例（医科）追加で，原則として「5-FU，ℓ-LV，L-OHP【注射薬】」をFOLFOX療法として食道がんに対して投与した場合，審査上認めるとしている．

【奏効率】

＜FOLFOX療法[1]＞

投与開始後6週時点の奏効割合	無増悪生存期間（中央値）	9カ月生存割合	全生存期間（中央値）
35%	4カ月	50%	8.5カ月

randomiseされた患者のうち76%がFOLFOX療法，24%がCDDP-baseの化学療法が選択されている

＜FOLFOX + RT療法[2]＞

奏効率	無増悪生存期間（中央値）	治療成功期間	全生存期間（中央値）
67%	9.7カ月	8.0カ月	20.2カ月

【副作用[2]】FOLFOX + RT療法

		Grade 1～2	Grade 3	Grade 4
血液学的毒性	好中球減少	23%	22%	7%
	発熱性好中球減少症	−	4%	2%
	リンパ球減少	3%	11%	5%
	白血球減少	29%	19%	2%
	貧血	52%	5%	1%
	血小板減少	40%	5%	2%
	低ナトリウム血症	11%	2%	0%
	高カリウム血症	8%	1%	0%
	低カルシウム血症	11%	0%	0%

次ページへ続く

530

FOLFOX（5-FU＋ℓ-LV＋L-OHP）±RT（放射線）療法 ●

前ページの続き

		Grade 1～2	Grade 3	Grade 4
非血液学的毒性	嚥下障害	12％	24％	5％
	無力症	36％	18％	0％
	食道炎	15％	6％	1％
	体重減少	32％	4％	0％
	食欲不振	19％	5％	0％
	粘膜炎	15％	5％	1％
	嘔吐	21％	3％	1％
	悪心	47％	2％	0％
	嚥下痛	13％	2％	0％
	下痢	14％	2％	0％
	便秘	12％	0％	0％
	食道／上腹部痛	12％	3％	0％
	知覚異常	47％	0％	0％

■レジメンチェックポイント

① 前投薬の確認：制吐薬

② 投与量の確認

　5-FU持続静注の投与量には注意する.

　・結腸・直腸がんに対するmFOLFOX6療法：2,400 mg/m²

　・食道がんに対するFOLFOX＋RT療法：1,600 mg/m²

　＜2コース目以降の投与可能条件＞

好中球数	1,500/mm³ 以上
血小板数	75,000/mm³ 以上

＜減量基準[3]＞

5-FU：T-Bilが5.0 mg/dL以上の場合，投与中止.

下記有害事象を認めた際には，各薬剤の約20％減量を検討する. FOLFOX＋RTでは次回投与時，5-FU急速静注を中止する.

・好中球数減少 Grade 3以上

・血小板数減少 Grade 3以上

・その他の有害事象 Grade 3以上（末梢性感覚ニューロパチーを除く）

また以下を認めた場合，L-OHPの20％減量を検討する.

4

食道がん

531

●改訂第8版 がん化学療法レジメンハンドブック

・末梢性感覚ニューロパチー Grade 3，または Grade 2が次コース開始時まで持続

③ 点滴速度の確認

L-OHP，ℓ-LV：2時間以上かけて同時に点滴静注．

5-FU（ボーラス）：急速静注（5分）

5-FU：5-FU ボーラス投与終了後，持続静注（46時間）．

④ 併用薬の確認（5-FU）

併用禁忌：テガフール・ギメラシル・オテラシルカリウム配合剤（S-1：ギメラシルによりフルオロウラシルの代謝が阻害され，フルオロウラシルの血中濃度が著しく上昇するため）．S-1投与中止後，適切な間隔（最低7日間）があいていることを確認する．

併用注意：フェニトイン（フェニトインの血中濃度を上昇させる），ワルファリン（ワルファリンの作用を増強させることがあるので，血液凝固能の変動に注意）．

■ 副作用対策と服薬指導のポイント

① 過敏症：L-OHP の投与中あるいは投与後にあらわれることがある．初回にあらわれる場合もあるが，多くは何コースかくり返した後で起こる場合が多い（FOLFOX療法：L-OHP 85 mg/m^{2}で中央値7〜8コースとされている）．息苦しさ，かゆみ，皮疹，発赤などの症状があれば速やかに投与を中止し，処置を行う．

② 末梢神経障害：L-OHP の用量制限毒性．数日以内に軽快する可逆性の急性神経毒性と蓄積性の慢性神経毒性に分けられる．

急性：85〜95％の患者に発現する一過性の四肢末端，口およびその周囲のしびれ感や感覚異常であり，呼吸困難や嚥下障害を伴う咽頭喉頭感覚異常（絞扼感）などを伴うことがある．投与をくり返すたびに，症状も再現する．寒冷刺激で誘発・増悪するため，冷たい飲み物や氷の使用を避け，低温時には皮膚を露出しないよう指導する．

慢性：知覚異常，知覚鈍麻などの手足の機能障害．総投与量に依存して発症・増悪し，総投与量が850 mg/m^{2}に達すると，日常生活への支障が生じるとされる Grade 3以上の神経障害が約10％の患者に認められる．休薬により軽減・消失するとされている一方，治療後4年時点で末梢神経障害が約15％（このうち

Grade 2, 3は3.5％）で残存するという報告もあり，不可逆性に残存する可能性が示唆される．

③ 口内炎：5-FUにより起こりやすい．うがいやブラッシングなどを行い口腔内を清潔にするよう指導を行う．疼痛により食事や水分がとれない状況であれば連絡するよう伝える．L-OHPの末梢神経障害を誘発するためクライオセラピーは避ける．

④ 手掌・足底発赤知覚不全症候群：5-FUの投与数日〜数週間後に発症する．手掌，足底の皮膚にヒリヒリ感，しびれ感，知覚過敏，ほてり感，腫脹を生じる．ひどくなると紅斑，水疱，皮膚の亀裂などが生じることもある．保湿剤の使用や手足の保護などセルフケアを行うよう指導する．

【文 献】

1) Adenis A, et al：Continuation versus discontinuation of first-line chemotherapy in patients with metastatic squamous cell oesophageal cancer：A randomised phase Ⅱ trial（E-DIS）. Eur J Cancer, 111：12-20, 2019

2) Conroy T, et al：Definitive chemoradiotherapy with FOLFOX versus fluorouracil and cisplatin in patients with oesophageal cancer（PRODIGE5/ACCORD17）：final results of a randomised, phase 2/3 trial. Lancet Oncol, 15：305-314, 2014

3) 日本食道学会，日本臨床腫瘍学会，日本癌治療学会：食道がんに対するオキサリプラチン保険償還について

<玉木慎也>

4. 食道がん

Nedaplatin + 5-FU 療法

		Day	1	5	8	15	22	28
5-FU	800 mg/m^2/day 24時間持続点滴静注			5日間				
Nedaplatin	90 mg/m^2※ 点滴静注（90分〜2時間以上）							

※高齢者では 80 mg/m^2　　　　　　　　　4週間ごと　　PD（増悪）まで

【制吐対策】
① 5-HT$_3$受容体拮抗薬（Day 1）② デキサメタゾン 9.9 mg IV（Day 1），6.6 mg IV または 8 mg PO（Day 2〜5）
【投与後】
補液 1,000 mL（Day 1）

基本事項

【適　応】
・転移・再発食道がん
・食道がん化学放射線療法における FP 療法の代替

> ★ 腎機能低下などで CDDP が投与できない場合に Nedaplatin が代替される．
> Nedaplatin の水分負荷（1,000 mL）は CDDP よりも少ないため，CDDP 投与が難しい心機能障害患者などに選択される．また催吐性リスクも中等度であるため，CDDP にてコントロールできない消化器症状がある場合に選択される場合もある．

【奏効率[1]】
転移・再発食道がん

奏効率	無増悪生存期間（中央値）	全生存期間（中央値）	1年生存率
39.5 %	2.5 カ月	8.8 カ月	32.9 %

Nedaplatin + 5-FU療法 ●

【副作用 [1]】

	All Grade	Grade 3以上
白血球減少	48.8 %	7.3 %
好中球減少	58.5 %	19.5 %
貧血	90.2 %	4.9 %
血小板減少	9.8 %	4.9 %
悪心	63.4 %	14.6 %
嘔吐	7.3 %	0 %
下痢	22.0 %	2.4 %
口内炎	48.8 %	2.4 %
AST/ALT上昇	46.3 %	0 %
ビリルビン上昇	12.2 %	0 %
クレアチニン上昇	9.8 %	0 %
アレルギー	4.9 %	0 %

4
食道がん

■ レジメンチェックポイント

① 前投薬の確認：輸液負荷, 制吐薬

② 投与量の確認

- ・Nedaplatinは高齢者では80 mg/m²が推奨されている[2].
- ・Nedaplatinについて統一された減量基準は見つけられないが（引用論文の投与基準は, 血清クレアチニン≦1.2 mg/dL, Ccr≧60 mL/minだが, 実際はそれ以下の場合でも50〜100 %量で投与されることがある）, 重篤な腎障害時の投与は腎機能を増悪させるため禁忌.
- ・5-FU：T-Bilが5.0 mg/dL以上の場合は, 投与中止.

③ 併用薬の確認

< 5-FU >

併用禁忌：テガフール・ギメラシル・オテラシルカリウム配合剤（S-1：ギメラシルによりフルオロウラシルの代謝が阻害され, フルオロウラシルの血中濃度が著しく上昇するため）. S-1投与中止後, 適切な間隔（最低7日間）があいていることを確認する.

併用注意：フェニトイン（フェニトインの血中濃度を上昇させる）, ワルファリン（ワルファリンの作用を増強させることがあるので, 血液凝固能の変動に注意）.

535

● 改訂第8版 がん化学療法レジメンハンドブック

＜ Nedaplatin ＞

アミノグリコシド系抗菌薬，バンコマイシンとの併用で腎障害および聴器障害が増強されることがある．

▌副作用対策と服薬指導のポイント

① **用量規制因子**：Nedaplatin は骨髄抑制（血小板減少），5-FU は白血球減少，口内炎，下痢．

② **骨髄抑制**：Nedaplatin は CDDP に比べ血小板減少などの血液毒性が強いため，注意が必要である．感染症に対する予防的なうがい・手洗い，37.5℃以上の発熱があれば主治医に連絡する．

③ **口内炎**：5-FU による発症予防としてブラッシング，うがい（アズレンスルホン酸ナトリウムなど）を行い，口腔内を清潔にする．

④ **聴力障害，末梢神経障害**：Nedaplatin により，手足のしびれや，難聴，高音域の聴力低下，耳鳴などがあらわれることがあるので，症状があらわれたら報告するよう伝える．

⑤ **腎障害**：Nedaplatin による発症予防として Nedaplatin 投与後1,000 mL 以上の輸液を投与する．

【文　献】

1) Kato K, et al：A phase Ⅱ study of nedaplatin and 5-fluorouracil in metastatic squamous cell carcinoma of the esophagus：The Japan clinical Oncology Group（JCOG）Trial（JCOG 9905-DI）. Esophagus, 11：183-188, 2014

2) アクプラ®静注用 添付文書

＜玉木慎也＞

4. 食道がん

Weekly PTX 単独療法

	Day	1	8	15	22	29	36	43	49
PTX 100 mg/m^2 点滴静注（1時間）		↓	↓	↓	↓	↓	↓		

7週間ごと　PD（増悪）まで

【前投薬】
① デキサメタゾン9.9 mg IV：PTX投与30分前まで　② ジフェンヒドラミン 50 mg PO：PTX投与30分前まで　③ ファモチジン20 mg IV：PTX投与30分前まで

基本事項

【適　応】
切除不能・再発食道がん．二次治療以降．

【奏効率[1]】

奏効率	奏効期間（中央値）	全生存期間（中央値）
44.2％	4.8カ月	10.4カ月

【副作用[1]】

	All Grade	Grade 3以上
白血球減少	81.1％	45.3％
好中球減少	79.2％	52.8％
貧血	7.5％	3.8％
血小板減少	11.3％	1.9％
悪心	43.4％	1.9％
便秘	28.3％	7.5％
下痢	28.3％	1.9％
口内炎	24.5％	0％
嘔吐	24.5％	0％
食欲不振	49.1％	9.4％
全身倦怠感	71.7％	9.4％
発熱	34％	0％

次ページに続く

改訂第8版 がん化学療法レジメンハンドブック

前ページの続き

	All Grade	Grade 3以上
浮腫	17%	1.9%
過敏症	3.8%	1.9%
筋肉痛	30.2%	0%
関節痛	28.3%	0%
神経障害：感覚	81.1%	5.7%
神経障害：運動	15.1%	0%
肺炎	11.3%	7.5%
発熱性好中球減少症	3.8%	3.8%
感染	3.8%	1.9%
間質性肺疾患	5.7%	3.8%
脱毛	83%	0%
皮疹	28.3%	1.9%
爪障害	9.4%	0%

レジメンチェックポイント

① 前投薬の確認：過敏症の予防
② 投与量，検査値の確認：投与前の検査で白血球数または好中球数が以下の基準に当てはまれば，回復するまで投与を延期[2]．投与後白血球数が1,000/mm^{3}未満となった場合には次回の投与量を減量すること．

	白血球	好中球
初回コース	3,000/mm^{3}未満	1,500/mm^{3}未満
同一コース	2,000/mm^{3}未満	1,000/mm^{3}未満

<肝機能低下症例に対する減量の目安>

AST・ALT		T-Bil	投与量
10×ULN未満	かつ	1.26～2.0×ULN	25%減量
10×ULN未満	かつ	2.01～5.0×ULN	50%減量
10×ULN以上	または	5.0×ULNを超える	中止

米国添付文書

Grade 4の好中球減少，発熱性好中球減少症，20,000/mm^{3}未満の血小板減少，Grade 3以上の非血液毒性による有害事象，Grade 2以上の神経障害・関節痛・筋肉痛が発生した場合には，

次回の投与量を減量する[1].

＜減量の目安[2]＞

通常	1段階減量	2段階減量
100 mg/m²	80 mg/m²	60 mg/m²

③ 併用薬の確認

・ジスルフィラム，シアナミド，プロカルバジンは併用禁忌（顔面潮紅，血圧降下，悪心，頻脈，呼吸困難等のアルコール反応を起こすおそれがある）

・ビタミンA，アゾール系抗真菌薬，マクロライド系抗菌薬，ニフェジピン，シクロスポリン，ベラパミル，ミダゾラムは併用注意（PTXの代謝酵素がCYP2C8，CYP3A4であるためPTXの血中濃度が上昇）.

副作用対策と服薬指導のポイント

① アルコールに関する問診（アルコールに過敏な患者は慎重投与）：自動車の運転など危険を伴う機械の操作に従事させないように注意すること．WeeklyのPTX投与ではビール瓶中瓶1/2本程度のアルコールが含まれている.

② 過敏反応への注意：皮膚の異常（蕁麻疹），顔面潮紅，息苦しさ，動悸などが出現した場合はすぐに申し出ることを伝える．投与開始後1時間は頻回に観察を行う.

> ★ 溶媒中のポリオキシエチレンヒマシ油（クレモホール®EL）が原因と考えられている.

③ 末梢神経障害：手足のしびれ，刺痛，焼けるような痛みが出現した場合はすぐに申し出ることを伝える．PTXによる末梢神経障害は高頻度に起こり，適切に減量，休薬などを行う．症状は，一般に投与開始後約3〜5日後にあらわれ，また使用が長期間にわたると発現頻度が高くなる傾向にある.

④ 関節痛，筋肉痛：高頻度に起こる．一般に投与開始後2〜3日後にあらわれ，数日間持続する．早期（1〜3コース目）より発現する傾向にある．通常は軽度な痛みであるが，鎮痛薬などの投与を行う場合もある．非蓄積性と考えられている.

⑤ 脱毛：高頻度で発現し，治療後2〜3週間で抜け始め，全治療終了後は回復する．脱毛は頭髪のみでなく全身の体毛にも及ぶ

● 改訂第8版 がん化学療法レジメンハンドブック

こともある.

【文 献】

1) Kato K, et al：A phase Ⅱ study of paclitaxel by weekly 1-h infusion for advanced or recurrent esophageal cancer in patients who had previously received platinum-based chemotherapy. Cancer Chemother Pharmacol, 67：1265-1272, 2011

2) タキソール®注射液 インタビューフォーム

＜玉木慎也＞

4. 食道がん

DTX単独療法

		Day	1	8	15	21
DTX	70 mg/m² 点滴静注（1時間以上）		↓			

3～4週間ごと　PD（増悪）まで

【制吐対策】デキサメタゾン 6.6 mg IV（Day 1）

基本事項

【適　応】

切除不能・再発食道がん. 二次治療以降.

【奏効率[1]】

奏効率	全生存期間（中央値）	1年生存率
16%	8.1カ月	35%

【副作用[1]】

	Grade 1	Grade 2	Grade 3	Grade 4
好中球減少	4%	8%	14%	73%
白血球減少	0%	27%	49%	24%
貧血	16%	39%	6%	6%
血小板減少	23%	2%	4%	0%
食欲不振	45%	10%	18%	0%
全身倦怠感	53%	24%	12%	0%
下痢	31%	4%	6%	0%
悪心	29%	4%	4%	—
嘔吐	12%	4%	0%	0%
発熱性好中球減少症	—	—	16%	2%

▌レジメンチェックポイント

① 前投薬の確認：制吐, 浮腫予防のためにデキサメタゾンを投与する.

●改訂第8版 がん化学療法レジメンハンドブック

② 投与量の確認：投与当日の好中球数が2,000/mm³未満であれ
ば，投与の延期を考慮する[2]．

T-Bil ＞ ULN	投与中止
AST，ALT ＞ 1.5 × ULN かつ ALP ＞ 2.5 × ULN	投与中止

米国添付文書

③ アルコール過敏症の確認：DTX（タキソテール®）の添付溶解
液にはエタノールが含まれているので，アルコールに過敏な患
者に投与する場合は，添付溶解液を使用せずに生理食塩液また
は5％ブドウ糖液で溶解すること．アルコールで希釈された製
剤では，アルコールを抜くことはできないため注意する．なお
現在はプレミックス製剤でも，アルコールを含有しない製剤も
発売されている（p.160参照）．

> ★ DTX製剤について
> 現在本邦においては，アルコールを含む添付溶解液にて希釈後
> 使用する製剤と，すでにアルコールなどで希釈された製剤，お
> よびアルコールを含有しない液体製剤などが販売されており，
> 濃度，アルコール含有量が異なるため注意が必要である．

④ 併用薬の確認：アゾール系抗真菌薬，エリスロマイシン，クラ
リスロマイシン，シクロスポリン，ミダゾラム（DTXの代謝酵
素がCYP3A4であるためDTXの血中濃度が上昇）との併用に
注意する．

副作用対策と服薬指導のポイント

① アルコールに関する問診：自動車の運転など危険を伴う機械の
操作に従事しないよう注意すること．

② 過敏反応への注意：皮膚の異常（蕁麻疹），顔面潮紅，息苦し
さ，動悸などが発現した場合はすぐに申し出るよう伝える．投
与開始後1時間は頻回に観察を行う．

③ 骨髄抑制：特に好中球減少は用量規制因子である．好中球減少
はほかの抗がん剤に比べて比較的早期に起こり，投与開始後8〜
9日後に最低値となり，6〜8日間で回復するといわれている．
感染予防対策の指導を行う．37.5℃以上の発熱時には主治医に
連絡する．また発熱時に経口抗菌薬の内服を開始できるよう処
方されていることが望ましい．

④ 体液貯留（浮腫）：DTXの特徴的な副作用であり，症状として

542

は浮腫（下肢より発現），胸水，体液貯留である．蓄積毒性として発現．デキサメタゾンの前投薬で体液貯留の発現率を下げ，総投与量を増加できるといわれている（1回投与量が100 mg/m^2である欧米ではデキサメタゾンを投与前日から3日間経口投与することが望ましいとされている）[2]．DTXの総投与量が350〜400 mg/m^2に達した際には注意．休薬により回復可能といわれている．

⑤ 末梢神経障害，関節痛，筋肉痛：発現することがあるが，PTXよりも頻度は少ない．

⑥ 脱毛：高頻度で発現し，治療後2〜3週間で抜け始め，全治療終了後は回復する．

【文　献】

1) Muro K, et al：A phase II study of single-agent docetaxel in patients with metastatic esophageal cancer. Ann Oncol, 15：955-959, 2004

2) タキソテール®点滴静注用 インタビューフォーム

<玉木慎也>

4. 食道がん

Nivolumab 単独療法

	Day	1	8	14
Nivolumab 240 mg 点滴静注（30分以上）		↓		

2週間ごと　進行・再発：PD（増悪）まで
　　　　　術後補助：12カ月間まで

または

	Day	1	8	15	22	28
Nivolumab 480 mg 点滴静注（30分以上）		↓				

4週間ごと　進行・再発：PD（増悪）まで
　　　　　術後補助：12カ月間まで

基本事項

【適　応】

がん化学療法後に増悪した根治切除不能な進行・再発の食道がん
（二次治療以降）

術後補助療法（投与期間は12カ月間まで）

【奏効率】

ATTRACTION-3試験[1]（二次治療以降）

奏効率	無増悪生存期間（中央値）※	全生存期間（中央値）
19％	1.7カ月	10.9カ月

※6カ月，12カ月時点での無増悪生存割合はそれぞれ24％，12％

術後補助[2]

無病生存期間（中央値）
22.4カ月

【副作用】

ATTRACTION-3試験[1]（二次治療以降）

	Grade 1〜2	Grade 3	Grade 4
皮疹	11％	＜1％	0％

次ページへ続く

前ページの続き

	Grade 1〜2	Grade 3	Grade 4
下痢	10％	1％	0％
食欲不振	7％	1％	0％
疲労	7％	＜1％	0％
倦怠感	4％	0％	0％
口内炎	2％	＜1％	0％
悪心	2％	0％	0％
脱毛	1％	0％	0％
関節痛	1％	0％	0％

重篤な治療関連の副作用として，発熱2％，間質性肺疾患2％

■レジメンチェックポイント

① 投与量，投与スケジュールの確認：Nivolumab の投与量・投与スケジュールは，1回240 mgを2週間間隔または1回480 mgを4週間間隔の2つの投与方法が承認されているため，投与前に治療計画を熟知してチェックすること．

② PD-L1の発現は問わない．ATTRACTION-3試験[1]やNivolumabの術後治療としての有効性を検証したCheckMate 577試験[2]では，PD-L1の発現状況の違いによる全生存期間の差はみられていない．

③ 相互作用
ワクチン接種：生ワクチン，弱毒生ワクチン，不活化ワクチンの接種により過度の免疫反応が起こる可能性があるため注意する．

■副作用対策と服薬指導のポイント

p.182参照．

【文　献】

1）Kato K, et al：Nivolumab versus chemotherapy in patients with advanced oesophageal squamous cell carcinoma refractory or intolerant to previous chemotherapy（ATTRACTION-3）：a multicentre, randomised, open-label, phase 3 trial. Lancet Oncol, 20：1506-1517, 2019

2）Kelly RJ,et al: Adjuvant Nivolumab in Resected Esophageal or Gastroesophageal Junction Cancer. N Engl J Med, 384：1191-1203, 2021

＜玉木慎也＞

4. 食道がん

Pembrolizumab 単独療法

		Day	1	8	15	21
Pembrolizumab	200 mg 点滴静注（30分）	↓				
		3週間ごと　PD（増悪）まで				

または

		Day	1	8	15	22	29	36	42
Pembrolizumab	400 mg 点滴静注（30分）	↓							
		6週間ごと　PD（増悪）まで							

基本事項

【適　応】

がん化学療法後に増悪したPD-L1陽性の根治切除不能な進行・再発の食道扁平上皮がん（二次治療以降）

【奏効率】

KEYNOTE-181試験[1]

奏効率	無増悪生存期間 （中央値）	全生存期間（中央値）
21.5％（CPS≧10）	2.6カ月（CPS≧10）	9.3カ月（CPS≧10）
16.7％ （食道扁平上皮がん）	2.2カ月 （食道扁平上皮がん）	8.2カ月 （食道扁平上皮がん）

CPS（combined positive score）：全腫瘍細胞数中のPD-L1陽性腫瘍細胞とPD-L1陽性免疫細胞の割合

【副作用】

KEYNOTE-181試験[1]

	All Grade	Grade 3〜5
疲労	11.8％	0.6％
甲状腺機能低下症	10.5％	0％
食欲不振	8.6％	0.6％
無力症	7.0％	1.3％

次ページへ続く

前ページの続き

	All Grade	Grade 3〜5
悪心	7.0 %	0 %
下痢	5.4 %	0.6 %
嘔吐	3.2 %	0.3 %
貧血	2.5 %	1.3 %
脱毛	0.6 %	0 %
好中球減少	0.6 %	0.3 %
末梢性感覚ニューロパチー	0.3 %	0 %
白血球減少	0.3 %	0 %

レジメンチェックポイント

① PD-L1 発現の有無の確認：PD-L1 の発現の有無を確認する．国際共同第Ⅲ相試験（KEYNOTE-181 試験）において，PD-L1 陽性（CPS ≧ 10）において全生存期間の延長が認められている．

② 休薬・中止基準，投与量・投与スケジュール
p.832 参照．

副作用対策と服薬指導のポイント

p.142 参照．

【文 献】

1) Kojima T, et al：Randomized phase Ⅲ KEYNOTE-181 study of pembrolizumab versus chemotherapy in advanced esophageal cancer. J Clin Oncol, 38：4138-4148, 2020

＜玉木慎也＞

5. 大腸がん

化学療法の概要

1）術後補助化学療法

　術後補助化学療法は，R0切除が行われた症例に対して，再発を抑制し予後を改善する目的で，術後に実施される．ガイドライン上の適応はStage Ⅲ大腸がんであるが，再発リスクが高いStage Ⅱ症例にも適応が考慮される．遠隔転移巣（肝転移や肺転移など）切除後の補助化学療法は，ガイドライン上エビデンスは乏しいものの行うことを弱く推奨する，とされている．

　推奨されるレジメンはFOLFOX療法もしくはCAPOX療法であるが，L-OHPの使用が適切でないと判断される場合は，5-FU + ℓ-LV療法，UFT + LV療法，Capecitabine療法などのフッ化ピリミジン単独療法も選択肢となる．いずれも投与期間は6カ月が原則とされる．

2）切除不能進行再発大腸がんに対する化学療法

　腫瘍の進行を遅延させ，延命と症状コントロールを行うことを目的として実施されるが，薬物療法が奏効し，転移巣が治癒切除された場合には，治癒が得られる場合もある．ガイドラインでは，一次治療の方針を決定する際のプロセス（図1）として，患者への薬物療法の適応可否を，適応となる（fit），適応に問題がある（vulnerable），適応とならない（frail）にわけて記載されている．薬物療法の適応となる（fit）患者とは，全身状態が良好で，かつ主要臓器機能が保たれ，重篤な合併症がなく，一次治療のL-OHP，CPT-11や分子標的薬の併用療法に対する忍容性に問題はない，と判断される患者である．薬物療法の適応に問題がある（vulnerable）患者とは，全身状態や，主要臓器機能，併存疾患などのため，一次治療のL-OHP，CPT-11や分子標的薬の併用療法に対する忍容性に問題がある，と判断される患者である．薬物療法の適応とならない（frail）患者とは，全身状態が不良，または主要臓器機能が保たれていない，重篤な併存疾患を有するなどのため，薬物療法の適応がないと判断される患者である．

化学療法の概要

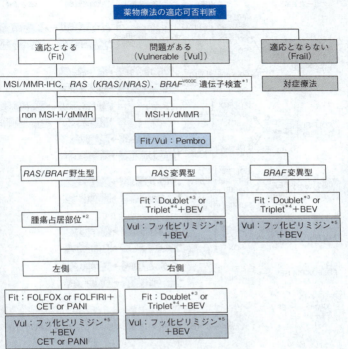

● **図1 一次治療の方針を決定する際のプロセス**
Pembro：pembrolizumab, BEV：bevacizumab, CET：cetuximab, PANI：panitumumab
*1：HER2検査を合わせて実施することも考慮される.
*2：腫瘍占居部位の左側とは下行結腸, S状結腸, 直腸, 右側とは盲腸, 上行結腸, 横行結腸を指す.
*3：Doublet：FOLFOX, CAPOX, SOX, FOLFIRI, S-1 + IRI
*4：Triplet：FOLFOXIRI
*5：フッ化ピリミジン：5-FU + ℓ-LV, UFT + LV, S-1, Cape
文献1より転載

　薬物療法が適応可能と判断される患者に対しては, 一次治療開始前にRAS ($KRAS/NRAS$) 遺伝子検査, $BRAF^{V600E}$遺伝子検査, MSI/MMR-IHC検査を実施する. ただし, 術後再発例ですでにこれらの検査結果が判明している場合は, その結果を診療に用いる. 治療方針決定後, 薬物療法のアルゴリズム（図2）を参照に, 一次治療および後治療を選択する.

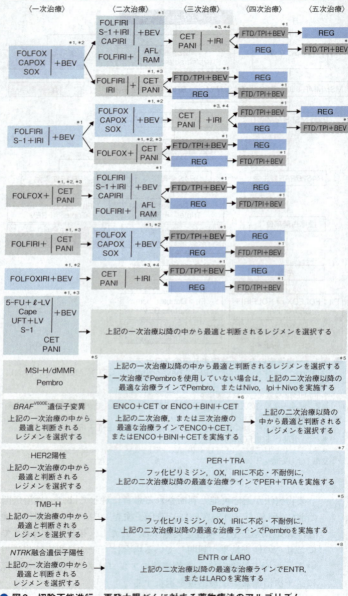

● 図2 切除不能進行・再発大腸がんに対する薬物療法のアルゴリズム

次ページへ続く

化学療法の概要 ●

前ページの続き

BEV：bevacizumab，RAM：ramucirumab，AFL：aflibercept beta，CET：cetuximab，
PANI：panitumumab，REG：regorafenib，FTD/TPI：trifluridine/tipiracil hydrochloride，
Pembro：pembrolizumab，Nivo：nivolumab，Ipi：ipilimumab，ENCO：
encorafenib，BINI：binimetinib，ENTR：entrectinib，LARO：larotrectinib，
PER：pertuzumab，TRA：trastuzumab

＊1：BEV，RAM，AFL，CET，PANIなどの分子標的治療薬の併用が推奨されるが，
　　　適応とならない場合は化学療法単独を行う.
＊2：OX併用療法を導入療法として開始後，維持療法への移行も考慮される.
＊3：CET，PANIはRAS（$KRAS/NRAS$）野生型のみに適応.
＊4：IRI不耐でなければIRIを併用するのが望ましい.
＊5：PembroはMSI-H/dMMR，またはTMB-Hにのみ適応，Nivo，Ipi＋Nivoは
　　　MSI-Hにのみ適応
＊6：ENCO，BINIは$BRAF^{V600E}$遺伝子変異型にのみ適応.
＊7：PER，TRAはHER2陽性にのみ適応.
＊8：ENTR，LAROは$NTRK$融合遺伝子陽性にのみ適応.
文献1より転載

5
大腸がん

【文　献】
1）「大腸癌治療ガイドライン医師用2024年版」（大腸癌研究会／編），金原出版，2024

＜湊川紘子＞

551

5. 大腸がん

mFOLFOX6（5-FU ＋ ℓ-LV ＋ L-OHP）± BV療法

		Day	1	2	3		14
BV	5 mg/kg 点滴静注（初回90分※1）		↓				
L-OHP	85 mg/m² 点滴静注（2時間）		↓				
ℓ-LV	200 mg/m² 点滴静注（2時間）		↓				
5-FU	400 mg/m² 急速静注（5分）		↓				
5-FU	2,400 mg/m² 持続静注（46時間）		→46時間				

2週間ごと

- 結腸がんにおける術後補助化学療法の場合はBV併用なしで術後6カ月間
- 治癒切除不能な進行・再発の結腸・直腸がんの場合はBV併用でPD（増悪）まで
- 二次治療で使用する場合でも，BVは併用して使用することが推奨される．
- BV投与後，L-OHP，ℓ-LVを同時に2時間かけて点滴静注．その後5-FU急速静注（5分），5-FU持続静注（46時間）の順で投与

※1 初回投与時間90分，2回目60分，3回目以降は30分に短縮も可能.

【制吐対策】
① 5-HT₃受容体拮抗薬（Day 1）　② デキサメタゾン 9.9 mg IV（Day 1），8 mg PO（Day 2～3）※2

※2 5-HT₃受容体拮抗薬としてパロノセトロンを使用する場合はDay 2～3のデキサメタゾンは省略も可能.

基本事項

【適　応】
- 治癒切除不能な進行・再発の結腸・直腸がん．一次治療における奏効率はFOLFIRI療法と変わらないが，脱毛が少ない特徴がある．
- 結腸がんにおける術後補助化学療法[1]〔FOLFOX療法のみ（BV併用なし）〕．L-OHPを含む術後6カ月の治療が標準療法である．

mFOLFOX6 （5-FU ＋ ℓ -LV ＋ L-OHP）± BV 療法 ●

【奏効率】

mFOLFOX6療法（一次治療）[2]

奏効率	無増悪期間（中央値）	全生存期間（中央値）	1年生存率
41 %	8.7 カ月	19.2 カ月	77.2 %

mFOLFOX6 ＋ BV 療法（一次治療）[3]

奏効率	無増悪生存期間（中央値）	全生存期間（中央値）
62 %	10.7 カ月	30.1 カ月

【副作用[2]】

	Grade 3 〜 4	
	mFOLFOX6	mFOLFOX6 ＋ BV
貧血	8 %	0 %
白血球減少	4 %	7 %
好中球減少	53 %	49 %
血小板減少	6 %	3 %
腹痛	2 %	6 %
下痢	31 %	11 %
悪心，嘔吐	31 %	7 %
全身倦怠感	8 %	13 %
脱水	8 %	6 %
知覚障害	18 %	11 %
手掌・足底発赤知覚不全症候群	8 %	0 %
深部血管血栓症	6 %	4 %
高血圧	0 %	7 %

5

大腸がん

▌レジメンチェックポイント

① 前投薬の確認

制吐薬：L-OHP は中等度催吐性リスク（30 〜 90 %）.

② 投与量の確認

＜2コース目以降の投与可能条件＞

好中球数	1,500/mm[3] 以上
血小板数	75,000/mm[3] 以上

553

● 改訂第8版 がん化学療法レジメンハンドブック

<減量基準>

	最悪時の程度	次回投与量
好中球数	500/mm^3 未満	L-OHP を 65 mg/m^2 または 75 mg/m^2 に減量[※2]
血小板数	50,000/mm^3 未満	
発熱性好中球減少症[※1]	—	5-FU を 20 %減量[急速静注,持続静注ともに]
消化器系の副作用(予防的治療の施行にもかかわらず発現)	Grade 3 以上	

前回の投与後に発現した副作用により判断する.
※1 発熱性好中球減少症が発現した場合は,次回投与量に従い減量する.
※2 「治癒切除不能な進行・再発の結腸・直腸がん」の場合は 65 mg/m^2 に減量,「結腸がんにおける術後補助化学療法」の場合は 75 mg/m^2 に減量

5-FU:T-Bil が 5.0 mg/dL 以上の場合,投与中止.

③ 血管炎の確認

L-OHP は末梢血管からの投与により血管痛,血管炎を起こすことがある.刺入部位を保温することで,軽減が期待される.

④ 点滴速度の確認

BV:Infusion reaction への注意のため初回,2回目投与時には投与速度に注意する.しかし,その発生確率は All Grade でも3 %未満[4]であり,大部分の症例では安全に投与可能である.

⑤ 併用薬の確認(5-FU)

併用禁忌:テガフール・ギメラシル・オテラシルカリウム配合剤(S-1:ギメラシルによりフルオロウラシルの代謝が阻害され,フルオロウラシルの血中濃度が著しく上昇するため).S-1投与中止後,適切な間隔(最低7日間)があいていることを確認する.

併用注意:フェニトイン(フェニトインの血中濃度を上昇させる),ワルファリン(ワルファリンの作用を増強させることがあるので,血液凝固能の変動に注意).

副作用対策と服薬指導のポイント

【mFOLFOX6療法】

① 過敏症:L-OHP の投与中あるいは投与後にあらわれることがある.初回にあらわれる場合もあるが,多くは何コースかくり返した後で起こる場合が多い(FOLFOX療法:L-OHP 85 mg/m^{2}で中央値7〜8コースとされている).息苦しさ,かゆみ,皮疹,発赤などの症状があれば速やかに投与を中止し,処置を行う.

mFOLFOX6（5-FU + ℓ-LV + L-OHP）± BV療法 ●

② **末梢神経障害**

L-OHPの用量制限毒性．数日以内に軽快する可逆性の急性神経毒性と蓄積性の慢性神経毒性に分けられる．

急性：85〜95％の患者に発現する一過性の四肢末端，口およびその周囲のしびれ感や感覚異常であり，呼吸困難や嚥下障害を伴う咽頭喉頭感覚異常（絞扼感）などを伴うことがある．投与をくり返すたびに，症状も再現する．寒冷刺激で誘発・増悪するため，冷たい飲み物や氷の使用を避け，低温時には皮膚を露出しないよう指導する．

慢性：知覚異常，知覚鈍麻などの手足の機能障害．総投与量に依存して発症・増悪し，総投与量が850 mg/m^{2}に達すると日常生活への支障が生じるとされるGrade 3以上の神経障害が約10％の患者に認められる．休薬により軽減・消失するとされている一方，治療後4年時点で末梢神経障害が約15％（このうちGrade 2，3は3.5％）で残存するという報告もあり[1]，不可逆性に残存する可能性が示唆される．

③ **口内炎**：5-FUにより起こりやすい．うがいやブラッシングなどを行い口腔内を清潔にするよう指導を行う．疼痛により食事や水分がとれない状況であれば連絡するよう伝える．L-OHPの末梢神経障害を誘発するためクライオセラピーは避ける．

④ **手掌・足底発赤知覚不全症候群**：5-FUの投与数日〜数週間後に発症する．手掌，足底の皮膚にヒリヒリ感，しびれ感，知覚過敏，ほてり感，腫脹を生じる．ひどくなると紅斑，水疱，皮膚の亀裂などが生じることもある．保湿剤の使用や手足の保護などセルフケアを行うよう指導する．

【BV併用時】

① **高血圧**：患者には自宅で血圧測定および記録を行うよう指導する．降圧薬は積極的適応，禁忌もしくは慎重投与，薬物相互作用などを考慮し，個々の患者の臨床状況に応じて降圧薬を選択するよう配慮する．血圧が高値で，嘔気や頭痛，胸・呼吸苦，めまいなどの症状を伴う場合，あるいは収縮期血圧180 mmHg以上，拡張期血圧110 mmHg以上の場合には，すぐに病院へ連絡させる．

② **出血**：鼻血や歯肉，腟などの粘膜から軽度の出血がみられることがある．10〜15分たっても止まらない場合は連絡するよう伝える．

● 改訂第8版 がん化学療法レジメンハンドブック

③ **血栓塞栓症，うっ血性心不全**：意識消失やめまい，胸痛，息切れ，手足のむくみ，ろれつが回らないなどの症状が認められた場合は速やかに連絡するよう伝える．

④ **創傷治癒遅延**：手術前後4週間はBVの投与を避ける．ポート挿入などの小手術は可能とされている．

⑤ **消化管穿孔**：発現頻度は2%未満で，3カ月以内の発現が最も多い．激しい腹痛などの症状があればすぐに連絡するよう伝える．

⑥ **尿蛋白**：ネフローゼ症候群，蛋白尿があらわれることがあるので，投与期間中は尿蛋白を定期的に検査する．

⑦ **喀血**（2.5 mL以上の鮮血の喀出）の既往のある患者は禁忌である（肺出血があらわれるおそれがあるため）．治療前，治療中を含め患者の観察が必要である．

【文 献】

1) André T, et al：Improved overall survival with oxaliplatin, fluorouracil, and leucovorin as adjuvant treatment in stage Ⅱ or Ⅲ colon cancer in the MOSAIC trial. J Clin Oncol, 27：3109-3116, 2009

2) Hochster HS, et al：Safety and efficacy of oxaliplatin and fluoropyrimidine regimens with or without bevacizumab as first-line treatment of metastatic colorectal cancer：results of the TREE study. J Clin Oncol, 26：3523-3529, 2008

3) Yamazaki K, et al：Randomized phase III study of bevacizumab plus FOLFIRI and bevacizumab plus mFOLFOX6 as first-line treatment for patients with metastatic colorectal cancer（WJOG4407G）．Ann Oncol, 27：1539-1546, 2016

4) Chung CH：Managing premedications and the risk for reactions to infusional monoclonal autibody therapy. The Oncologist, 13：725-732, 2008

<湊川紘子>

5. 大腸がん

CAPOX（Capecitabine ＋ L-OHP）± BV療法

		Day	1	8	15	21
BV	7.5 mg/kg 点滴静注（初回90分※1）		↓			
L-OHP	130 mg/m² 点滴静注（2時間）		↓			
Capecitabine	1回 1,000 mg/m² 1日2回 経口（朝夕食後）		→ 14日間※2			

3週間ごと

・術後補助化学療法の場合はBV併用なしで8コース
・治癒切除不能な進行・再発の結腸・直腸がんの場合はBV併用でPD（増悪）まで

※1 初回投与時間90分，2回目60分，3回目以降は30分への短縮も可能.
※2 14日間の投与であるが，点滴当日帰宅後夕刻からの投与であれば15日目朝までの内服となる.

【Capecitabine投与量】

体表面積	1回用量
1.36 m² 未満	1,200 mg
1.36 m² 以上 1.66 m² 未満	1,500 mg
1.66 m² 以上 1.96 m² 未満	1,800 mg
1.96 m² 以上	2,100 mg

【制吐対策】
① 5-HT₃受容体拮抗薬（Day 1）　② デキサメタゾン 9.9 mg IV（Day 1），8 mg PO（Day 2〜3）※3

※3 5-HT₃受容体拮抗薬としてパロノセトロンを使用する場合はDay 2〜3のデキサメタゾンは省略も可能.

基本事項

【適　応】

・治癒切除不能な進行・再発の結腸・直腸がん
・術後補助化学療法〔CAPOXとして（BV併用なし）〕

● 改訂第8版 がん化学療法レジメンハンドブック

【奏効率】

＜一次治療（JO19380試験[1]：公表論文なし）＞

奏効率	無増悪生存期間（中央値）
72%	11.04カ月

＜一次治療（NO16966試験[2]）＞

	無増悪生存期間 （中央値）	全生存期間 （中央値）
CAPOX＋プラセボ群	7.39カ月	19.19カ月
CAPOX＋BV群	9.26カ月	21.36カ月

★ CAPOX療法のFOLFOX4療法に対する無増悪生存期間，全生存期間における非劣性が確認されている．しかし，L-OHPベースの治療に対するBVの上乗せ効果は，無増悪生存期間延長の有意な差は示したが，全生存期間の延長は統計学的な有意差を示すには至らなかった[2]．

【副作用】JO19380試験[1]

	CAPOX群（n＝6）		CAPOX＋BV群（n＝58）	
	All Grade	Grade 3〜4	All Grade	Grade 3〜4
ヘモグロビン減少	0%	0%	5.2%	3.4%
好中球減少	50.0%	0%	51.7%	15.5%
血小板減少	33.3%	16.7%	22.4%	6.9%
疲労	66.7%	0%	82.8%	5.2%
腹痛	33.3%	0%	25.9%	1.7%
下痢	66.7%	0%	55.2%	3.4%
悪心	6.0%	0%	74.1%	0%
嘔吐	16.7%	0%	44.8%	1.7%
口内炎	33.3%	0%	56.9%	1.7%
食欲不振	83.3%	0%	89.7%	3.4%
知覚障害（感覚性）	100%	16.7%	93.1%	17.2%
発疹	50.0%	0%	27.6%	0%
手掌・足底発赤知覚不全症候群	66.7%	16.7%	77.6%	1.7%
鼻出血	16.7%	0%	39.7%	0%
高血圧	0%	0%	25.9%	5.2%

CAPOX（Capecitabine + L-OHP）± BV療法 ●

■ レジメンチェックポイント

① 前投薬および内服薬の確認

制吐薬：L-OHPは中等度催吐性リスク（30〜90 %）．

経口抗がん剤：Capecitabine内服は，L-OHP点滴当日の夕食後から開始する場合と翌日の朝食後から開始する場合がある（特に大きな違いはない）．

② 点滴速度の確認

BVによるInfusion reactionへの注意のため初回，2回目投与時は投与速度に注意する．しかし，その発生確率はAll Gradeでも3 %未満[3]であり大部分の症例では安全に投与可能である．

③ 血管炎の確認

L-OHPは末梢血管からの投与により血管痛，血管炎を起こすことがある．刺入部位を保温することで，軽減が期待される．

④ 投与量の確認[4]

Capecitabine：Capecitabineは肝代謝，腎排泄である．Ccr低下（特に30 mL/min未満）によりCapecitabineとその代謝物のAUCが上昇するため，腎機能に応じ適宜減量，中止を考慮する．またCTCAEによるGrade評価に応じ同様に適宜減量・中止を考慮する．

＜Capecitabineの腎障害の目安と対処法（参考）[4] ＞

重度：投与開始前のCcrが30 mL/min未満 → 投与禁忌

中等度：投与開始前のCcrが30〜50 mL/min
→ 75 %用量（減量段階1）

軽：投与開始前のCcrが51〜80 mL/min
→ 減量不要

＜2コース目以降の投与開始基準＞

投与予定日に確認し，下記の条件が満たされない場合は，回復するまで休薬する．

項目	基準値
好中球数	1,500/mm^3 以上
血小板数	75,000/mm^3 以上

＜休薬，減量，再開基準＞

各コースの投与開始前に副作用のGradeを確認し，いずれかの事象がGrade 2以上であれば休薬する．Grade 1以下に軽快後，

559

● 改訂第8版 がん化学療法レジメンハンドブック

以下の投与基準にしたがって投与再開する.

Grade	発現回数	Capecitabine	L-OHP
Grade 2	1	変更なし	変更なし
	2	減量段階1	変更なし
	3	減量段階2	変更なし
Grade 3	1	減量段階1	100 mg/m^2
	2	減量段階2	85 mg/m^2
Grade 4	1	投与中止もしくは減量段階2	100 mg/m^2
	2	—	85 mg/m^2

＜Capecitabine：減量時の投与量（1回用量）＞

体表面積	1.41m^{2}未満	1.41m^{2}以上 1.51m^{2}未満	1.51m^{2}以上 1.81m^{2}未満	1.81m^{2}以上 2.11m^{2}未満	2.11m^{2}以上
減量段階1	900 mg	1,200 mg	1,200 mg	1,500 mg	1,500 mg
減量段階2	600 mg	600 mg	900 mg	900 mg	1,200 mg

⑤ 併用薬の確認（Capecitabine）

併用禁忌：テガフール・ギメラシル・オテラシルカリウム配合剤（S-1：ギメラシルによりフルオロウラシルの代謝が阻害され，フルオロウラシルの血中濃度が著しく上昇するため）．S-1が併用されていないこと，および投与中止後適切な間隔（最低7日間）があいていることを確認．

併用注意：フェニトイン（フェニトインの血中濃度を上昇させる），ワルファリン（ワルファリンの作用を増強させることがあるので，血液凝固能の変動に注意）．

副作用対策と服薬指導のポイント

① 服用方法の説明：Capecitabineは朝・夕食後30分以内に服用する.

② 手掌・足底発赤知覚不全症候群：Capecitabineの用量規制因子である. 症状は手のひらや足の裏の感覚が鈍くなったり過敏になる, ヒリヒリ・チクチクする, 赤く腫れ上がる, 皮膚にひび割れや水ぶくれが生じて痛みが出る, 色素沈着や爪の変色や変形が生じるなどである. Capecitabine服用中は保湿剤を積極的に使用することでセルフケアを行い, 手足を安静に保つなど,

症状がひどくならないよう心がける．症状が強ければ内服の継続について主治医に相談する．日常生活に差し支える場合は投与中止を検討．

③ **下痢**：Capecitabine により水様性の下痢が起きたときは，脱水を予防するため水分摂取を十分行い，止瀉薬の処方があれば服用するよう指導を行う．下痢が続く場合や，発熱・嘔吐など他の症状を併発している場合にはすぐに連絡するよう伝える．Capecitabine の内服期間中の場合は，無理せず担当医に連絡し内服の継続可否について指示を仰ぐよう説明する．

④ **骨髄抑制**：感染症の予防について説明する．37.5℃以上の発熱時は主治医に連絡する．貧血の対処や出血傾向（鼻出血など）について説明する．

⑤ **悪心，口内炎**：悪心や口内炎（口内炎は投与1～2週間目に発現）などの消化器症状についての対策を説明する．

⑥ **過敏症**：L-OHP の投与中あるいは投与後にあらわれることがある．初回にあらわれる場合もあるが，多くは何コースかくり返した後で起こる場合が多い（FOLFOX療法：L-OHP 85 mg/m^{2}で中央値7～8コースとされている）．息苦しさ，かゆみ，皮疹，発赤などの症状があれば速やかに投与を中止し，処置を行う．

⑦ **末梢神経障害**

L-OHP の用量制限毒性．数日以内に軽快する可逆性の急性神経毒性と蓄積性の慢性神経毒性に分けられる．

急性：85～95％の患者に発現する一過性の四肢末端，口およびその周囲のしびれ感や感覚異常であり，呼吸困難や嚥下障害を伴う咽頭喉頭感覚異常（絞扼感）などを伴うことがある．投与をくり返すたびに，症状も再現する．寒冷刺激で誘発・増悪するため，冷たい飲み物や氷の使用を避け，低温時には皮膚を露出しないよう指導を行う．

慢性：知覚異常，知覚鈍麻などの手足の機能障害．総投与量に依存して発症・増悪し，総投与量が850 mg/m^{2}に達すると日常生活への支障が生じるとされるGrade 3以上の神経障害が約10％の患者に認められる．休薬により軽減・消失するとされている一方，治療後4年時点で末梢神経障害が約15％（このうちGrade 2, 3は3.5％）で残存するという報告もあり[5]，不可逆性に残存する可能性が示唆される．

● 改訂第8版 がん化学療法レジメンハンドブック

【BV併用時】
p.555参照.

【文献】
1) ゼローダ®錠 インタビューフォーム
2) Saltz LB, et al：Bevacizumab in conbination with oxaliplatin-based chemo-therapy as first-line therapy in metastatic colorectal cancer：a randomized phase Ⅲ study. J Clin Oncol, 26：2013-2019, 2008
3) Chung CH：Managing premedications and the risk for reactions to infusional monoclonal antibody therapy. The Oncologist, 13：725-732, 2008
4) ゼローダ®錠 適正使用ガイド
5) André T, et al：Improved overall survival with oxaliplatin, fluorouracil, and leucovorin as adjuvant treatment in stage Ⅱ or Ⅲ colon cancer in the MOSAIC trial. J Clin Oncol, 27：3109-3116, 2009

＜湊川紘子＞

5. 大腸がん

Capecitabine ＋ RT（放射線）療法

	Day	1	2	3	4	5	6	7
Capecitabine 1回 825 mg/m² 1日2回　経口				5日間				
放射線※		↓	↓	↓	↓	↓		

1週間ごと（5日間投与，2日間休薬）5コース
放射線のスケジュールに合わせて実施

※ 臨床試験[1] では，1.8 Gy/回/日，週5日間を5週（45 Gyを25分割）＋ブースト照射 5.4〜10.8 Gy（3〜6分割）が用いられた.

【投与量】

体表面積	1回用量
1.31 m² 未満	900 mg
1.31 m² 以上 1.64 m² 未満	1,200 mg
1.64 m² 以上	1,500 mg

基本事項

【適　応】
直腸がんにおける補助化学療法で放射線照射との併用療法

【奏効率[1]】

3年局所再発率	5年無病生存率	5年生存率
11.8 %	67.7 %	80.8 %

【副作用[1]】

下痢（Grade 3〜5）	6.9 %
悪心（Grade 3）	1.3 %
嘔吐（Grade 3）	0 %
疲労（Grade 3）	2.2 %
腹痛（Grade 3）	0.3 %
肛門痛（Grade 3）	3.4 %
放射性皮膚炎（Grade 3〜5）	2.5 %
脱水（Grade 3）	2.2 %

次ページへ続く

● 改訂第8版 がん化学療法レジメンハンドブック

前ページの続き

手掌・足底発赤知覚不全症候群（Grade 3）	0.3 %
末梢神経障害（Grade 2～4）	2.2 %

レジメンチェックポイント

① 併用薬の確認

併用禁忌：テガフール・ギメラシル・オテラシルカリウム配合剤（S-1：ギメラシルによりフルオロウラシルの代謝が阻害され血中濃度が著しく上昇するため）．S-1が併用されていないこと，および投与中止後適切な間隔（最低7日間）があいていることを確認．

併用注意：フェニトインの血中濃度を上昇させ中毒症状の発現のおそれがあるため，併用時はフェニトインの血中濃度をモニタリングする．ワルファリンの作用を増強させることがあり，併用時は定期的にプロトロンビン時間・プロトロンビン活性をモニタリングする．

★ ワルファリンと併用する場合は，血液凝固能検査を定期的に行う．

② 投与量の確認

Capecitabine は肝代謝・腎排泄である．Ccr低下（特に30 mL/min 未満）により Capecitabine とその代謝物の AUC が上昇するため，腎機能に応じ適宜減量・中止する．

＜減量，休薬の規定＞

臨床試験[1] において休薬・減量・再開基準は明らかにされていないため，適宜減量を考慮する．

＜腎障害の目安と対処法（参考）[2] ＞

投与開始前のCcr が30 mL/min 未満 → 投与禁忌

投与開始前のCcr が30～50 mL/min

→ 75 % 用量（減量段階1）

投与開始前のCcr が51～80 mL/min → 減量不要

副作用対策と服薬指導のポイント

① 服用方法の説明：朝・夕食後30分以内に服用する．

② 手掌・足底発赤知覚不全症候群：用量規制因子である．症状は

手のひらや足の裏の感覚が鈍くなったり過敏になる，ヒリヒリ・チクチクする，赤く腫れ上がる，皮膚にひび割れや水ぶくれが生じて痛みが出る，色素沈着や爪の変色や変形が生じるなどである．Capecitabine 服用中は保湿剤を積極的に使用することでセルフケアを行い，手足を安静に保つなど，症状がひどくならないよう心がける．症状が強ければ内服の継続について主治医に相談する．日常生活に差し支える場合は投与中止を検討．

③ 下痢：水様性の下痢が起きたときは脱水を予防するため水分摂取を十分行い，止瀉薬の処方があれば服用するよう指導を行う．下痢が続く場合や，発熱・嘔吐などほかの症状を併発している場合にはすぐに連絡するよう伝える．Capecitabine の内服期間中の場合は，無理せず担当医に連絡し内服の継続可否について指示を仰ぐように指導する．

④ 悪心，口内炎：悪心や口内炎（口内炎は投与1〜2週間目に好発）などの消化器症状についての対策を説明する．

⑤ 放射線により，局所の放射性皮膚炎や肛門痛が起こる．皮膚炎に対しては定期的な観察と皮膚のケアが重要である．肛門痛が生じた場合は WHO の疼痛ラダーに従い鎮痛薬を投与する．

【文　献】

1) Allegra CJ, et al.：Neoadjuvant 5-FU or capecitabine plus radiation with or without oxaliplatin in rectal cancer patients：a Phase III randomized clinical trial. J Natl Cancer Inst, 107：djv248, 2015

2) ゼローダ®適正使用ガイド

　　　　　　　　　　　　　　　　　　　　　　＜湊川紘子＞

5. 大腸がん

SOX（S-1＋L-OHP）＋BV療法

		Day	1	8	15	21
BV	7.5 mg/kg 点滴静注（初回90分※1）		↓			
L-OHP	130 mg/m² 点滴静注（2時間）		↓			
S-1	1回 40 mg/m² 1日2回　経口		→ 14日間※2			

3週間ごと　PD（増悪）まで

※1 初回投与時間90分，2回目60分，3回目以降は30分への短縮も可能．
※2 14日間の投与であるが点滴当日帰宅後夕刻からの投与であれば15日目朝までの内服となる．

【S-1投与量】

体表面積	1回用量
1.25 m²未満	40 mg
1.25 m²以上 1.5 m²未満	50 mg
1.5 m²以上	60 mg

【制吐対策】

① 5-HT₃受容体拮抗薬（Day 1）② デキサメタゾン 9.9 mg IV（Day 1），8 mg PO（Day 2～3）※3

※3 5-HT₃受容体拮抗薬としてパロノセトロンを使用する場合はDay 2～3のデキサメタゾンは省略も可能．

基本事項

【適　応】

治癒切除不能な進行・再発の結腸・直腸がん

【奏効率[1]】

奏効率	無増悪生存期間（中央値）	全生存期間（中央値）
62 %	11.7カ月	29.6カ月

【副作用[1]】

	All Grade	Grade 3以上
好中球減少	59 %	9 %
血小板減少	70 %	4 %

次ページへ続く

SOX（S-1＋L-OHP）＋BV療法 ●

前ページの続き

	All Grade	Grade 3以上
貧血	39％	5％
蛋白尿	46％	0％
粘膜炎，口内炎	41％	2％
食欲不振	64％	5％
悪心	52％	2％
嘔吐	20％	1％
下痢	53％	9％
発疹	22％	0％
倦怠感	56％	3％
知覚障害（感覚性）	91％	10％
高血圧	26％	6％
手掌・足底発赤知覚不全症候群	16％	＜1％

■レジメンチェックポイント

① 前投薬および内服薬の確認

制吐薬：L-OHP は中等度催吐性リスク（30～90％）.

経口抗がん剤：S-1 内服は，L-OHP 点滴当日の夕食後から開始する場合と翌日の朝食後から開始する場合がある（特に大きな違いはない）.

② 点滴速度の確認（BV）

Infusion reaction への注意のため初回，2回目投与時は投与速度に注意する. しかし，その発生確率は All Grade でも3％未満[2]であり大部分の症例では安全に投与可能である.

③ 血管炎の確認

L-OHP は末梢血管からの投与により血管痛，血管炎を起こすことがある. 刺入部位を保温することで，軽減が期待される.

④ 投与量の確認

＜S-1：腎障害時の投与量変更例[3]＞

Ccr（mL/min）	80以上	60以上80未満	30以上60未満	30未満
	初回 基準量	初回基準量 （必要に応じて 1段階減量）	原則として1段 階以上の減量 （30～40未満 は2段階減量が 望ましい）	投与不可

● 改訂第8版 がん化学療法レジメンハンドブック

★ S-1は腎障害のある患者には適切に減量が行われているか確認
し，十分注意する（フルオロウラシルの異化代謝酵素阻害薬 ギ
メラシルの腎排泄速度が低下し，血中フルオロウラシル濃度が
上昇し，骨髄抑制などの副作用が強くあらわれるおそれがある）．
重篤な腎障害のある患者には禁忌である．

<各コースの投与開始基準>

観察／検査項目	投与開始基準
白血球数	3,000/mm³ 以上
好中球数	1,500/mm³ 以上
血小板数	75,000/mm³ 以上
AST	100 IU/L（200 IU/L）※以下
ALT	100 IU/L（200 IU/L）※以下
血清クレアチニン	1.5 mg/dL 未満
感染	感染を疑う38℃以上の発熱がない
下痢	Grade 1 以下
口内炎	Grade 1 以下
神経障害（感覚性）	Grade 2 以下

※ SOFT試験においては肝転移を有する症例は200 IU/Lまで許容

L-OHP減量基準

観察／検査項目	減量基準
白血球数	1,000/mm³ 未満
好中球数	500/mm³ 未満，または，Day 22 に投与開始基準を満たさない場合
血小板数	75,000/mm³ 未満，または，Day 22に75,000/mm³ 以上 100,000/mm³ 未満の場合
発熱性好中球減少	Grade 3 以上

S-1減量基準

観察／検査項目	減量基準
白血球数	1,000/mm³ 未満
好中球数	500/mm³ 未満，または，Day 22 に投与開始基準を満たさない場合
血小板数	50,000/mm³ 未満
発熱性好中球減少	Grade 3 以上
下痢	Grade 3 以上

SOX（S-1＋L-OHP）＋BV療法 ●

L-OHP/S-1減量時の投与量

減量段階	L-OHP 投与量（mg/m²）	S-1 投与量（mg/日）		
開始投与量	130	80	100	120
1段階減量	100	60	80	100
2段階減量	75	50	60	80

⑤ 併用薬の確認（S-1）

併用禁忌：併用薬にフッ化ピリミジン系抗悪性腫瘍薬，フッ化ピリミジン系抗真菌薬が含まれていないことを確認．また前治療にフッ化ピリミジン系抗悪性腫瘍薬，フッ化ピリミジン系抗真菌薬が含まれる場合は，適切な間隔（最低7日間）があいていることを確認する．

併用注意：フェニトイン，ワルファリン服用の有無を確認する．フェニトインの代謝が抑制され，フェニトインの血中濃度上昇のおそれがあるため，ワルファリンの作用を増強することがあるので，凝固能の変動に注意する．

副作用対策と服薬指導のポイント

① 服用方法の説明（S-1）：空腹時の服用は避ける（S-1の抗腫瘍効果の減弱）．

② 飲み忘れ時の対応（S-1）：飲み忘れた分は服用せず，次の分から内服するよう伝える．

③ 下痢：水様性の下痢が起きたときは脱水を予防するため水分摂取を十分行い，止瀉薬の処方があれば服用するよう指導を行う．下痢が続く場合や，発熱・嘔吐などほかの症状を併発している場合にはすぐに連絡するよう伝える．

④ 骨髄抑制：感染症の予防について説明する．37.5℃以上の発熱時は主治医に連絡する．貧血の対処や出血傾向（鼻出血など）について説明する．

⑤ 口内炎：ブラッシングやうがいなどを行い，口腔内を清潔に保つ．食事摂取困難なほどのひどい口内炎の場合は連絡するよう伝える．

⑥ 皮膚障害（S-1）：色素沈着が手足あるいは全身の皮膚，爪などにみられる．直射日光でさらに強まる傾向があるため直射日光は避ける．

⑦ 悪心，嘔吐：制吐薬が予防投与されているが，コントロールで

5

大腸がん

569

● 改訂第8版 がん化学療法レジメンハンドブック

きない場合は制吐薬の追加などを考慮する.

⑧ 過敏症：L-OHPの投与中あるいは投与後にあらわれることがある. 初回にあらわれる場合もあるが，多くは何コースかくり返した後で起こる場合が多い（FOLFOX療法：L-OHP 85 mg/m^{2}で中央値7〜8コースとされている）. 息苦しさ，かゆみ，皮疹，発赤などの症状があれば速やかに投与を中止し，処置を行う.

⑨ 末梢神経障害

L-OHPの用量制限毒性. 数日以内に軽快する可逆性の急性神経毒性と蓄積性の慢性神経毒性に分けられる.

急性：85〜95％の患者に発現する一過性の四肢末端，口およびその周囲のしびれ感や感覚異常であり，呼吸困難や嚥下障害を伴う咽頭喉頭感覚異常（絞扼感）などを伴うことがある. 投与をくり返すたびに，症状も再現する. 寒冷刺激で誘発・増悪するため，冷たい飲み物や氷の使用を避け，低温時には皮膚を露出しないよう指導を行う.

慢性：知覚異常，知覚鈍麻などの手足の機能障害. 総投与量に依存して発症・増悪し，総投与量が850 mg/m^{2}に達すると日常生活への支障が生じるとされるGrade 3以上の神経障害が約10％の患者に認められる. 休薬により軽減・消失するとされている一方，治療後4年時点で末梢神経障害が約15％（このうちGrade 2, 3は3.5％）で残存するという報告もあり[4]，不可逆性に残存する可能性が示唆される.

【BV】

p.555参照.

【文　献】

1) Yamada Y, et al：Leucovorin, fluorouracil, and oxaliplatin plus bevacizumab versus S-1 and oxaliplatin plus bevacizumab in patients with metastatic colorectal cancer（SOFT）：an open-label, non-inferiority, randomised phase 3 trial. Lancet Oncol, 14：1278-1286, 2013

2) Chung CH：Managing premedications and the risk for reactions to infusional monoclonal antibody therapy. The Oncologist, 13：725-732, 2008

3) ティーエスワン®適正使用ガイド

4) André T, et al：Improved overall survival with oxaliplatin, fluorouracil, and leucovorin as adjuvant treatment in stage Ⅱ or Ⅲ colon cancer in the MOSAIC trial. J Clin Oncol, 27：3109-3116, 2009

〈湊川紘子〉

5. 大腸がん

FOLFIRI（5-FU＋ℓ-LV＋CPT-11）± BV療法

		Day	1	2	3	14
BV	5 mg/kg 点滴静注（初回90分※1）		↓			
CPT-11	150 mg/m² 点滴静注（90分）		↓			
ℓ-LV	200 mg/m² 点滴静注（2時間）		↓			
5-FU	400 mg/m² 急速静注（5分）		↓			
5-FU	2,400 mg/m² 持続静注（46時間）		→46時間			

2週間ごと　PD（増悪）まで

・BV投与後，CPT-11，ℓ-LVを同時に点滴静注．その後5-FU急速静注（5分），5-FU持続静注（46時間）の順で投与．
・二次治療で使用する場合でも，BVは併用して使用することが推奨される．

※1 初回投与時間90分，2回目60分，3回目以降は30分に短縮も可能．

【制吐対策】
① 5-HT₃受容体拮抗薬（Day 1）　② デキサメタゾン 9.9 mg IV（Day 1），8 mg PO（Day 2〜3）※2

※2 5-HT₃受容体拮抗薬としてパロノセトロンを使用する場合はDay 2〜3のデキサメタゾンは省略も可能．

基本事項

【適　応】
治癒切除不能な進行・再発の結腸・直腸がん

一次治療における奏効率はFOLFOX療法とほぼ同等であり，一般的に禁忌と副作用プロファイルの違いにより治療の選択がされる（FOLFOX：副作用に末梢神経障害．FOLFIRI：副作用に脱毛．腸閉塞・黄疸・腹水などに禁忌）．

● 改訂第8版 がん化学療法レジメンハンドブック

【奏効率】

FOLFIRI療法（一次治療）[1]

奏効率	無増悪生存期間（中央値）	全生存期間（中央値）
56 %	8.5カ月	21.5カ月

FOLFIRI + BV療法（一次治療）[2]

奏効率	無増悪生存期間（中央値）	全生存期間（中央値）
64 %	12.1カ月	31.4カ月

【副作用】FOLFIRI療法[1]

	Grade 1	Grade 2	Grade 3	Grade 4
好中球減少	19 %	33 %	15 %	9 %
血小板減少	15 %	1 %	0 %	0 %
貧血	27 %	12 %	2 %	1 %
発熱性好中球減少症	—	0 %	4 %	3 %
悪心	29 %	30 %	13 %	0 %
嘔吐	17 %	23 %	8 %	2 %
下痢	26 %	23 %	9 %	5 %
粘膜炎	26 %	15 %	10 %	0 %
皮膚症状	18 %	5 %	2 %	0 %
脱毛	36 %	24 %	—	—
神経系疾患	10 %	0 %	0 %	—
全身倦怠感	15 %	27 %	4 %	0 %

レジメンチェックポイント

① 前投薬の確認

　制吐薬：CPT-11は中等度催吐性リスク（30〜90％）.

② 投与量の確認

　5-FU：T-Bilが5.0 mg/dL以上の場合，投与中止.

　CPT-11：白血球数が3,000/mm³未満または血小板数が100,000/mm³未満の場合には，投与を中止または延期（基準を満たしていても，白血球数または血小板数が急激な減少傾向にあるなど，骨髄抑制が疑われる場合には，投与を中止または延期）.

③ 点滴速度の確認

　BV：Infusion reactionへの注意のため初回，2回目投与時には

投与速度に注意する．しかし，その発生確率はAll Gradeでも3％未満[3]であり大部分の症例では安全に投与可能である．

④ 併用薬の確認

＜5-FU＞

併用禁忌：テガフール・ギメラシル・オテラシルカリウム配合剤（S-1：ギメラシルによりフルオロウラシルの代謝が阻害され，フルオロウラシルの血中濃度が著しく上昇するため）．S-1が投与されていないこと，および投与中止後適切な間隔（最低7日間）があいていることを確認する．

併用注意：フェニトインの血中濃度を上昇させ，中毒症状の発現のおそれがあるため，併用時はフェニトインの血中濃度をモニタリングする．ワルファリンの作用を増強させることがあり，併用時は定期的にプロトロンビン時間・プロトロンビン活性をモニタリングする．

＜CPT-11＞

CYP3A4阻害薬：骨髄機能抑制，下痢などの副作用が増強するおそれがある．

CYP3A4誘導薬：活性代謝物（SN-38）の血中濃度が低下し，作用が減弱するおそれがある．本剤投与期間中は対象とする薬剤・食品との併用を避けることが望ましい．

併用禁忌：アタザナビル（UGT阻害作用によるCPT-11の代謝遅延により副作用増強のおそれがある）

副作用対策と服薬指導のポイント[4]

【FOLFIRI療法】

① 下痢

早発型：CPT-11の投与中あるいは投与直後に発現．コリン作動性と考えられ，多くは一過性であり，アトロピンなどの副交感神経遮断薬の投与により緩和する．

遅発型：CPT-11の投与後24時間以降に発現．主に本剤の活性代謝物（SN-38）による腸管粘膜傷害に基づくものと考えられ，持続することがある．

高度な下痢の持続により，脱水および電解質異常などをきたし，特に重篤な白血球・好中球減少を伴った場合には，致命的な経過をたどることがある．また水分摂取を励行する．

★ ロペラミド（2 mg/回，下痢が止まるまで2〜4時間ごと），そのほか止瀉薬の投与を行う（ロペラミドなどの予防的投与や漫然とした投与は行わない）.

★ 脱水を認めた場合には，輸液，電解質補充を行う.

★ 重篤な白血球・好中球減少を伴った場合には，適切な抗菌薬の投与を考慮する.

② 骨髄抑制：感染症の予防（下痢による腸管からの感染にも注意）について説明を行う.

③ 脱毛：主にCPT-11による副作用であり，投与後約2〜3週間で発現. 薬の投与を止めると徐々に回復することを説明（ただし，毛質変化が起こることがある）.

④ 口内炎：5-FUにより起こりやすい. うがいやブラッシングなどを行い口腔内を清潔にするよう指導を行う. 疼痛により食事や水分がとれない状況であれば連絡するよう伝える.

⑤ 手掌・足底発赤知覚不全症候群：5-FUの投与数日〜数週間後に発症する. 手掌，足底の皮膚にヒリヒリ感，しびれ感，知覚過敏，ほてり感，腫脹を生じる. ひどくなると紅斑，水疱，皮膚の亀裂などが生じることもある. 保湿剤の使用や手足の保護などセルフケアを行うよう指導する.

【BV併用時】
p.555参照.

【文　献】

1) Tournigand C, et al : FOLFIRI followed by FOLFOX6 or the reverse sequence in advanced colorectal cancer : A Randomized GERCOR Study. J Clin Oncol, 22 : 229-237, 2004

2) Yamazaki K, et al : Randomized phase III study of bevacizumab plus FOLFIRI and bevacizumab plus mFOLFOX6 as first-line treatment for patients with metastatic colorectal cancer（WJOG4407G）. Ann Oncol, 27 : 1539-1546, 2016

3) Chung CH : Managing premedications and the risk for reactions to infusional monoclonal autibody therapy. The Oncologist, 725-732, 2008

4) カンプト®点滴静注 インタビューフォーム

<湊川紘子>

5. 大腸がん

IRIS（CPT-11 + S-1）± BV療法

		Day	1	8	15	22	28
BV	5 mg/kg 点滴静注（初回90分※1）		↓		↓		
CPT-11	100〜125 mg/m^2※2 点滴静注（90分）		↓		↓		
S-1	1回40 mg/m^2 1日2回　経口			14日間※3 →			

4週間ごと　PD（増悪）まで

※1 初回投与時間90分，2回目60分，3回目以降は30分への短縮も可能.
※2 IRISの第Ⅱ/Ⅲ相試験（FIRIS試験[1]）のCPT-11は125 mg/m^{2}であったが，IRIS＋BVの第Ⅲ相試験（TRICOLORE試験[2]）は安全性を考慮して100 mg/m^{2}で行われた.
※3 14日間の投与であるが，点滴当日帰宅後夕刻からの投与であれば15日目朝までの内服となる.

【S-1投与量】

体表面積	1回用量
1.25 m^{2}未満	40 mg
1.25 m^{2}以上1.5 m^{2}未満	50 mg
1.5 m^{2}以上	60 mg

【制吐対策】
① 5-HT$_3$受容体拮抗薬（Day 1，15）② デキサメタゾン 9.9 mg IV（Day 1，15），8 mg PO（Day 2〜3，16〜17）※4

※4 5-HT$_3$受容体拮抗薬としてパロノセトロンを使用する場合はDay 2〜3，16〜17のデキサメタゾンは省略も可能.

基本事項

【適応】
治癒切除不能な進行・再発の結腸・直腸がん

【奏効率】
IRIS療法[1]

奏効率	無増悪生存期間（中央値）	全生存期間（中央値）
18.8 %	5.8カ月	19.5カ月

● 改訂第8版 がん化学療法レジメンハンドブック

IRIS + BV 療法（一次治療）[2]

奏効率	無増悪生存期間（中央値）	全生存期間（中央値）
66.4 %	14.0 カ月	34.9 カ月

【副作用】

IRIS 療法[1]

	All Grade	Grade 3	Grade 4
好中球減少	66.2 %	25.7 %	10.5 %
貧血	74.3 %	9 %	1 %
血小板減少	35.2 %	0 %	0 %
下痢	79.5 %	20.5 %	0 %
倦怠感	72.9 %	8.6 %	0 %
発熱性好中球減少症	4.8 %	4.8 %	0 %
口内炎，粘膜炎	48.6 %	2.9 %	0 %
食欲不振	67.1 %	11 %	0 %
悪心	47.1 %	1.9 %	0 %

IRIS + BV 療法[2]

	All Grade	Grade 3 以上
好中球減少	62.8 %	24.3 %
貧血	50.6 %	5 %
血小板減少	31 %	0.8 %
蛋白尿	43.1 %	2.5 %
口内炎，粘膜炎	53.6 %	2.9 %
食欲不振	59.8 %	6.7 %
悪心	56.9 %	3.3 %
嘔吐	24.7 %	2.1 %
皮疹，落屑	20.9 %	0 %
手掌・足底発赤知覚不全症候群	24.7 %	0.8 %
倦怠感	59.4 %	3.8 %
脱毛	59.8 %	—
涙目	7.5 %	1.3 %
高血圧	31.8 %	8.4 %
発熱性好中球減少症	3.3 %	3.3 %
血栓症	4.2 %	3.8 %

■レジメンチェックポイント

① 前投薬および内服薬の確認
　・制吐薬：CPT-11 は中等度催吐性リスク（30〜90％）
　・経口抗がん剤：S-1 内服は，CPT-11 点滴当日の夕食後から開始する場合と翌日の朝食後から開始する場合がある（特に大きな違いはない）．

② 点滴速度の確認（BV）

Infusion reaction への注意のため初回，2 回目投与時は投与速度に注意する．しかし，その発生確率は All Grade でも 3％未満[3]であり大部分の症例では安全に投与可能である．

③ 投与量の確認

＜ CPT-11 ＞

白血球数が 3,000/mm³ 未満または血小板数が 100,000/mm³ 未満の場合には，投与を中止または延期（基準を満たしていても，白血球数または血小板数が急激な減少傾向にあるなど骨髄抑制が疑われる場合には，投与を中止または延期）．

＜ S-1：腎障害時の投与量変更例[4] ＞

Ccr（mL/min）	80 以上	60 以上 80 未満	30 以上 60 未満	30 未満
	初回基準量	初回基準量（必要に応じて 1 段階減量）	原則として 1 段階以上の減量（30〜40 未満は 2 段階減量が望ましい）	投与不可

★ S-1 は腎障害のある患者には適切に減量が行われているか確認し，十分注意する（フルオロウラシルの異化代謝酵素阻害薬 ギメラシルの腎排泄速度が低下し，血中フルオロウラシル濃度が上昇し，骨髄抑制などの副作用が強くあらわれるおそれがある）．重篤な腎障害のある患者には禁忌である．

＜コース開始基準[4] ＞

項目	投与開始基準
白血球数	3,000/mm³ 以上
血小板数	100,000/mm³ 以上
AST，ALT	100 IU/L 以下
総ビリルビン	1.5 mg/dL 以下
血清クレアチニン	1.2 mg/dL 以下

次ページへ続く

● 改訂第8版 がん化学療法レジメンハンドブック

前ページの続き

項目	投与開始基準
下痢	Grade 0 および水様便がない
上記以外の非血液毒性 （ただし，便秘，食欲不振，脱毛，色素沈着，味覚障害，臨床検査値異常，その他担当医が投与を開始しても問題ないと判断した有害事象を除く）	Grade 0 ～ 1

参考：FIRIS試験[1] における基準

＜ S-1 およびCPT-11 の減量基準[4] ＞

項目	再開時減量を考慮する値・症状など （前コースで発現した事象）		再開時減量の目安	
			CPT-11 (mg/m^2)	S-1 (mg/ 回)
白血球数減少	Grade 4 以上	1,000/mm^3 未満	1 段階ずつ減量	1 段階ずつ減量
好中球数減少	Grade 4 以上	500/mm^3 未満		
血小板数減少	Grade 3 以上	50,000/mm^3 未満		
総ビリルビン	Grade 2 以上	1.5 × ULN 以上 （2 mg/dL 以上）		
AST, ALT	Grade 3 以上	5 × ULN 以上 （200 IU/L 以上）		
下痢	Grade 3 以上	ベースラインと比べ7回 / 日以上の排便回数の増加：便失禁；24時間以上の静脈内輸液を要する；入院を要する；生命を脅かす		
口内炎	Grade 3 以上	下記 Grade 3 の所見あるいはそれ以上の所見 【診察所見】融合した潰瘍または偽膜；わずかな外傷で出血 【機能 / 症状】症状があり，十分な栄養や水分の経口摂取ができない		
その他の非血液学的項目	Grade 3 以上を目安			

次ページへ続く

IRIS（CPT-11 + S-1）± BV療法 ●

前ページの続き

血清クレアチニン	Grade 1以上	ULN（1.2 mg/dL を目安）以上	原則変更なし
Ccr		60 mL/min 未満	

参考：FIRIS試験[1] における基準

＜S-1 および CPT-11 の減量時の投与量[4] ＞

	S-1 （mg/ 日）			CPT-11 (mg/m^2)
体表面積 (m^2)	1.25未満	1.25以上 1.50未満	1.50以上	－
初回基準量	80	100	120	125
1段階減量	－	80	100	100
2段階減量	－	－	80	80

参考：FIRIS試験[1] における基準

④ 併用薬の確認

＜S-1＞

併用禁忌：併用薬にフッ化ピリミジン系抗悪性腫瘍薬，フッ化ピリミジン系抗真菌薬が含まれていないことを確認. また前治療にフッ化ピリミジン系抗悪性腫瘍薬，フッ化ピリミジン系抗真菌薬が含まれる場合は，適切な間隔（最低7日間）があいていることを確認する.

併用注意：フェニトイン，ワルファリン服用の有無を確認する（フェニトインの代謝が抑制され，フェニトインの血中濃度上昇のおそれがあるため．ワルファリンの作用を増強することがあるので，凝固能の変動に注意する）.

＜CPT-11＞

CYP3A4阻害薬：骨髄機能抑制，下痢などの副作用が増強するおそれがある.

CYP3A4誘導薬：活性代謝物（SN-38）の血中濃度が低下し，作用が減弱するおそれがある. 本剤投与期間中は対象とする薬剤・食品との併用を避けることが望ましい.

併用禁忌：アタザナビル（UGT阻害作用によるCPT-11の代謝遅延により副作用増強のおそれがある）

● 改訂第8版 がん化学療法レジメンハンドブック

副作用対策と服薬指導のポイント

① 服用方法の説明（S-1）：空腹時の服用は避ける（S-1の抗腫瘍効果の減弱）

② 飲み忘れ時の対応（S-1）：飲み忘れた分は服用せず，次の分から内服するよう伝える．

③ 下痢

早発型：CPT-11の投与中あるいは投与直後に発現．コリン作動性と考えられ，多くは一過性であり，アトロピンなどの副交感神経遮断薬の投与により緩和する．

遅発型：CPT-11の投与後24時間以降に発現．主に本剤の活性代謝物（SN-38）による腸管粘膜傷害に基づくものと考えられ，持続することがある．

　高度な下痢の持続により，脱水および電解質異常などをきたし，特に重篤な白血球・好中球減少を伴った場合には，致命的な経過をたどることがある．また水分摂取を励行する．

> ★ ロペラミド（2 mg/回，下痢が止まるまで2〜4時間ごと），そのほか止瀉薬の投与を行う（ロペラミドなどの予防的投与や漫然とした投与は行わない）．
>
> ★ 脱水を認めた場合には，輸液，電解質補充を行う．
>
> ★ 重篤な白血球・好中球減少を伴った場合には，適切な抗菌薬の投与を考慮する．

④ 骨髄抑制：感染症の予防について説明する．37.5℃以上の発熱時は主治医に連絡する．貧血の対処や出血傾向（鼻出血など）について説明する．

⑤ 口内炎：ブラッシングやうがいなどを行い，口腔内を清潔に保つ．食事摂取困難なほどのひどい口内炎の場合は連絡するよう伝える．

⑥ 脱毛：主にCPT-11による副作用であり，投与後約2〜3週間で発現．薬の投与を止めると徐々に回復することを説明（ただし，毛質変化が起こることがある）．

⑦ 皮膚障害（S-1）：色素沈着が手足あるいは全身の皮膚，爪などにみられる．直射日光でさらに強まる傾向があるため直射日光は避ける．

⑧ 悪心，嘔吐：制吐薬が予防投与されているが，コントロールできない場合は制吐薬の追加などを考慮する．

580

IRIS（CPT-11＋S-1）± BV療法 ●

【BV併用時】
　p.555参照.

【文　献】

1) Muro K, et al：Irinotecan plus S-1（IRIS）versus fluorouracil and folinic acid plus irinotecan（FOLFIRI）as second-line chemotherapy for metastatic colorectal cancer：a randomised phase 2/3 non-inferiority study（FIRIS study）. Lancet Oncol, 11：853-860, 2010

2) Yamada Y, et al：S-1 and irinotecan plus bevacizumab versus mFOLFOX6 or CapeOX plus bevacizumab as first-line treatment in patients with metastatic colorectal cancer（TRICOLORE）：a randomized, open-label, phase Ⅲ, noninferiority trial. Ann Oncol, 29：624-631, 2018

3) Chung CH：Managing premedications and the risk for reactions to infusional monoclonal antibody therapy. The Oncologist, 13：725-732, 2008

4) ティーエスワン® 適正使用ガイド

　　　　　　　　　　　　　　　　　　　　　　　　＜湊川紘子＞

5

大腸がん

5. 大腸がん

FOLFOXIRI（5-FU＋ℓ-LV＋L-OHP ＋CPT-11）± BV療法

		Day	1	2	3	14
BV	5 mg/kg 点滴静注（初回90分[※1]）		↓			
CPT-11	165 mg/m² 点滴静注（1時間）		↓			
L-OHP	85 mg/m² 点滴静注（2時間）		↓			
ℓ-LV	200 mg/m² 点滴静注（2時間）		↓			
5-FU	3,200 mg/m² 持続静注（48時間）		→ 48時間			

2週間ごと　12コース〔BV，ℓ-LV，5-FUはPD（増悪）まで〕

BV投与後，CPT-11を1時間かけて投与した後，L-OHP，ℓ-LVを同時に2時間かけて点滴静注．その後，5-FU持続静注（48時間）の順で投与．
[※1] 初回投与時間90分，2回目60分，3回目以降は30分に短縮も可能．

【制吐対策】
① 5-HT$_3$受容体拮抗薬（Day 1）② デキサメタゾン 9.9 mg IV（Day 1），8 mg PO（Day 2〜4）③ アプレピタント[※2]125 mg（Day 1），80 mg（Day 2〜3）④オランザピン5 mg（Day 1〜4）（糖尿病患者には禁忌）
[※2] 静注のNK$_1$受容体拮抗薬使用の場合はp.24参照

基本事項

【適　応】
治癒切除不能な進行・再発の結腸・直腸がん
一次治療の選択肢のひとつである．FOLFOXやFOLFIRI療法と比較して，5-FUの急速静脈注射がなくなっており持続静注の投与量が多いこと，CPT-11の投与量が多いことなど，用法用量が異なっているため注意が必要である．

【奏効率】
FOLFOXIRI療法（一次治療）[1]

奏効率	無増悪生存期間（中央値）	全生存期間（中央値）
60％	9.8カ月	22.6カ月

FOLFOXIRI（5-FU＋ℓ-LV＋L-OHP＋CPT-11）±BV療法 ●

FOLFOXIRI＋BV療法（一次治療）[2]

奏効率	無増悪生存期間（中央値）	全生存期間（中央値）
65.1％	12.1カ月	31カ月

【副作用】
FOLFOXIRI療法[1]

	Grade 1	Grade 2	Grade 3	Grade 4
悪心	40％	28％	6％	0％
嘔吐	20％	25％	7％	0％
下痢	33％	25％	17％	3％
口内炎	26％	14％	4％	1％
末梢神経障害	37％	17％	2％	0％
無力症	22％	16％	6％	0％
血小板減少	18％	6％	2％	0％
貧血	43％	19％	3％	0％
好中球減少	13％	20％	33％	17％

FOLFOXIRI＋BV療法[2]

	Grade 3〜4
好中球減少	50％
発熱性好中球減少症	8.8％
下痢	18.8％
口内炎	8.8％
悪心	2.8％
嘔吐	4.4％
末梢神経障害	5.2％
高血圧	5.2％
静脈血栓塞栓症	7.2％

■ レジメンチェックポイント

① 前投薬の確認

制吐薬：FOLFOXIRIは国内の制吐薬適正使用ガイドラインにおいて高度催吐性リスク（90％以上）に分類される[3].

② 血管炎の確認

L-OHPは末梢血管からの投与により血管痛, 血管炎を起こすことがある. 刺入部位を保温することで, 軽減が期待される.

5

大腸がん

● 改訂第8版 がん化学療法レジメンハンドブック

③ 投与量の確認

5-FU：T-Bilが5.0 mg/dL以上の場合，投与中止．

CPT-11：白血球数が3,000/mm³未満または血小板数が100,000/mm³未満の場合には，投与を中止または延期（基準を満たしていても，白血球数または血小板数が急激な減少傾向にあるなど，骨髄抑制が疑われる場合には，投与を中止または延期）．

L-OHP：投与可能条件

好中球数	1,500/mm³以上
血小板数	75,000/mm³以上

④ 点滴速度の確認（BV）

Infusion reactionへの注意のため初回，2回目投与時には投与速度に注意する．しかし，その発生確率はAll Gradeでも3％未満[4]であり大部分の症例では安全に投与可能である．

⑤ 併用薬の確認

＜5-FU＞

併用禁忌：テガフール・ギメラシル・オテラシルカリウム配合剤（S-1：ギメラシルによりフルオロウラシルの代謝が阻害され血中濃度が著しく上昇するため）．S-1が投与されていないこと，および投与中止後適切な間隔（最低7日間）があいていることを確認する．

併用注意：フェニトイン（フェニトインの血中濃度を上昇させる），ワルファリン（ワルファリンの作用を増強させることがあるので，血液凝固能の変動に注意）．

＜CPT-11＞

CYP3A4阻害薬：骨髄機能抑制，下痢などの副作用が増強するおそれがある．

CYP3A4誘導薬：活性代謝物（SN-38）の血中濃度が低下し，作用が減弱するおそれがある．本剤投与期間中は対象とする薬剤・食品との併用を避けることが望ましい．

併用禁忌：アタザナビル（UGT阻害作用によるCPT-11の代謝遅延により副作用増強のおそれがある）

副作用対策と服薬指導のポイント

① 過敏症：L-OHPの投与中あるいは投与後にあらわれることがある．初回にあらわれる場合もあるが，多くは何コースかくり返

FOLFOXIRI（5-FU＋ℓ -LV＋L-OHP＋CPT-11）±BV療法 ●

した後で起こる場合が多い（FOLFOX療法：L-OHP 85 mg/m^{2}で中央値7～8コースとされている）．息苦しさ，かゆみ，皮疹，発赤などの症状があれば速やかに投与を中止し，処置を行う．

② 末梢神経障害：L-OHPの用量制限毒性．数日以内に軽快する可逆性の急性神経毒性と蓄積性の慢性神経毒性に分けられる．

急性：85～95％の患者に発現する一過性の四肢末端，口およびその周囲のしびれ感や感覚異常であり，呼吸困難や嚥下障害を伴う咽頭喉頭感覚異常（絞扼感）などを伴うことがある．投与をくり返すたびに，症状も再現する．寒冷刺激で誘発・増悪するため，冷たい飲み物や氷の使用を避け，低温時には皮膚を露出しないよう指導する．

慢性：知覚異常，知覚鈍麻などの手足の機能障害．総投与量に依存して発症・増悪し，総投与量が850 mg/m^{2}に達すると日常生活への支障が生じるとされるGrade 3以上の神経障害が約10％の患者に認められる．休薬により軽減・消失するとされている一方，治療後4年時点で末梢神経障害が約15％（このうちGrade 2，3は3.5％）で残存するという報告[5]もあり，不可逆性に残存する可能性が示唆される．

③ **下痢**

早発型：CPT-11の投与中あるいは投与直後に発現．コリン作動性と考えられ，多くは一過性であり，アトロピンなどの副交感神経遮断薬の投与により緩和する．

遅発型：CPT-11の投与後24時間以降に発現．主に本剤の活性代謝物（SN-38）による腸管粘膜傷害に基づくものと考えられ，持続することがある．

高度な下痢の持続により，脱水および電解質異常などをきたし，特に重篤な白血球・好中球減少を伴った場合には，致命的な経過をたどることがある．また水分摂取を励行する．

> ★ ロペラミド（2 mg/回，下痢が止まるまで2～4時間ごと），そのほか止瀉薬の投与を行う（ロペラミドなどの予防的投与や漫然とした投与は行わない）．
>
> ★ 脱水を認めた場合には，輸液，電解質補充を行う．
>
> ★ 重篤な白血球・好中球減少を伴った場合には，適切な抗菌薬の投与を考慮する．

④ **骨髄抑制**：感染症の予防（下痢による腸管からの感染にも注意）

● 改訂第8版 がん化学療法レジメンハンドブック

について説明を行う.

⑤ 脱毛：主にCPT-11による副作用であり，投与後約2〜3週間で発現．薬の投与を止めると徐々に回復することを説明（ただし，毛質変化が起こることがある）.

⑥ 口内炎：5-FUにより起こりやすい．うがいやブラッシングなどを行い口腔内を清潔にするよう指導を行う．疼痛により食事や水分がとれない状況であれば連絡するよう伝える．L-OHPの末梢神経障害を誘発するためクライオセラピーは避ける.

⑦ 手掌・足底発赤知覚不全症候群：5-FUの投与数日〜数週間後に発症する．手掌，足底の皮膚にヒリヒリ感，しびれ感，知覚過敏，ほてり感，腫脹を生じる．ひどくなると紅斑，水疱，皮膚の亀裂などが生じることもある．保湿剤の使用や手足の保護などセルフケアを行うよう指導する.

【BV併用時】

p.555参照.

【文　献】

1) Falcone A, et al：Phase Ⅲ trial of infusional fluorouracil, leucovorin, oxaliplatin, and irinotecan（FOLFOXIRI）compared with infusional fluorouracil, leucovorin, and irinotecan（FOLFIRI）as first-line treatment for metastatic colorectal cancer：the gruppo oncologico nord ovest. J Clin Oncol, 25：1670-1676, 2007

2) Loupakis F, et al：Initial therapy with FOLFOXIRI and bevacizumab for metastatic colorectal cancer. N Engl J Med, 371：1609-1618, 2014

3) 「制吐薬適正使用ガイドライン2023年10月改訂第3版」（日本癌治療学会／編），金原出版，2023

4) Chung CH：Managing premedications and the risk for reactions to infusional monoclonal antibody therapy. The Oncologist, 13：725-732, 2008

5) André T, et al：Improved overall survival with oxaliplatin, fluorouracil, and leucovorin as adjuvant treatment in stage Ⅱ or Ⅲ colon cancer in the MOSAIC trial. J Clin Oncol, 27：3109-3116, 2009

<湊川紘子>

5. 大腸がん

CAPIRI（Capecitabine＋CPT-11）＋BV療法

		Day	1	8	15	21
BV[※1]	7.5 mg/kg 点滴静注（初回90分[※2]）	↓				
CPT-11[※3]	200 mg/m² 点滴静注（90分）	↓				
Capecitabine	1回 800 mg/m² 1日2回 経口（朝夕食後）	→14日間[※4]				

3週間ごと　PD（増悪）まで

※1 BVは必要に応じ投与（進行・再発大腸がんにのみ投与）.
※2 初回投与時間90分，2回目以降60分，3回目以降は30分への短縮も可能.
※3 UGT1A1遺伝子多型が*6または*28のホモ接合体，ダブルヘテロ型ではCPT-11の投与量は150 mg/m².
※4 14日間の投与であるが点滴当日帰宅後夕刻からの投与であれば15日目朝までの内服となる.

【Capecitabine 投与量 E法】

体表面積	1回用量
1.31 m² 未満	900 mg
1.31 m² 以上 1.69 m² 未満	1,200 mg
1.69 m² 以上 2.07 m² 未満	1,500 mg
2.07 m² 以上	1,800 mg

【制吐対策】
① 5-HT₃受容体拮抗薬（Day 1）　② デキサメタゾン 9.9 mg IV（Day 1），8 mg PO（Day 2～3）[※5]

※5 5-HT₃受容体拮抗薬としてパロノセトロンを使用する場合はDay 2～3のデキサメタゾンは省略も可能.

基本事項

【適応】
治癒切除不能な進行・再発の結腸・直腸がん（一次治療としての有効性，安全性は確立されていない）

●改訂第8版 がん化学療法レジメンハンドブック

【奏効率】

AXEPT 試験[1]

奏効率	無増悪生存期間（中央値）	全生存期間（中央値）
24.2 %	8.4 カ月	16.8 カ月

【副作用】

AXEPT 試験[1]

	Grade 1 ～ 2	Grade 3	Grade 4
好中球減少	39 %	15 %	2 %
貧血	67 %	3 %	1 %
血小板減少	34 %	1 %	< 1 %
発熱性好中球減少症	0 %	2 %	1 %
悪心	48 %	4 %	0 %
嘔吐	25 %	2 %	0 %
下痢	43 %	7 %	0 %
粘膜障害	25 %	2 %	0 %
倦怠感	39 %	3 %	0 %
手掌・足底発赤知覚不全症候群	32 %	2 %	0 %
高血圧	19 %	7 %	0 %
蛋白尿	36 %	6 %	0 %
出血	14 %	1 %	0 %
血栓塞栓性イベント	2 %	1 %	< 1 %
消化管穿孔	< 1 %	1 %	1 %

■ レジメンチェックポイント

① 前投薬および内服薬の確認

制吐薬：CPT-11 は中等度催吐性リスク（30 ～ 90 ％）

経口抗がん剤：Capecitabine 内服は，CPT-11 点滴当日の夕食後から開始する場合と翌日の朝食後から開始する場合がある（特に大きな違いはない）．

② 点滴速度の確認

BV：Infusion reaction への注意のため初回，2回目投与時は投与速度に注意する．しかし，その発生確率は All Grade でも3％未満[2]であり大部分の症例では安全に投与可能である．

588

③ 投与量の確認

< Capecitabine >

Capecitabineは肝代謝，腎排泄である．Ccr低下（特に30 mL/min未満）によりCapecitabineとその代謝物のAUCが上昇するため，腎機能に応じ適宜減量，中止を考慮する．またCTCAEによるGrade評価に応じ同様に適宜減量・中止を考慮する．

< Capecitabineの腎障害の目安と対処法（参考）[3] >

重篤：投与開始前のCcrが30 mL/min未満 → 投与禁忌

中等度：投与開始前のCcrが30〜50 mL/min

→ 75％用量（減量段階1）

軽度：投与開始前のCcrが51〜80 mL/min

→ 減量不要

<減量基準[3] >

下記の有害事象が発現した場合は1段階ずつ減量段階2まで減量．

減量理由	Grade
好中球減少，血小板減少	Grade 3以上
2週間以上持続する好中球減少または血小板減少	Grade 2
2週間以上持続する下痢または口腔粘膜炎	Grade 2
手掌・足底発赤知覚不全症候群※	Grade 2以上
その他の非血液毒性（手掌・足底発赤知覚不全症候群，高血圧，脱毛，体重減少を除く）	Grade 3以上

※手掌・足底発赤知覚不全症候群のみ観察された場合はCapecitabineのみ減量

< Capecitabine減量時の1回投与量[3] >

体表面積	1.26 m² 未満	1.26 m² 以上 1.76 m² 未満	1.76 m² 以上 2.07m² 未満	2.07 m² 以上 2.26 m² 未満	2.26 m² 以上
減量段階1	600 mg	900 mg	1,200 mg	1,200 mg	1,500 mg
減量段階2	600 mg	600 mg	600 mg	900 mg	900 mg

< CPT-11 >

白血球数が3,000/mm³未満または血小板数が100,000/mm³未満の場合には，投与を中止または延期（基準を満たしていても，白血球数または血小板数が急激な減少傾向にあるなど，骨髄抑制が疑われる場合には，投与を中止または延期）．

● 改訂第8版 がん化学療法レジメンハンドブック

④ 併用薬の確認

＜ Capecitabine ＞

併用禁忌：テガフール・ギメラシル・オテラシルカリウム配合剤（S-1：ギメラシルによりフルオロウラシルの代謝が阻害され血中濃度が著しく上昇するため）．S-1が併用されていないこと，および投与中止後7日以上経過していることを確認．

併用注意：フェニトインの血中濃度を上昇させ，中毒症状の発現のおそれがあるため，併用時はフェニトインの血中濃度をモニタリングする．ワルファリンの作用を増強させることがあり，併用時は定期的にプロトロンビン時間・プロトロンビン活性をモニタリングする．

＜ CPT-11 ＞

CYP3A4阻害薬：骨髄機能抑制，下痢などの副作用が増強するおそれがある．

CYP3A4誘導薬：活性代謝物（SN-38）の血中濃度が低下し，作用が減弱するおそれがある．本剤投与期間中は対象とする薬剤・食品との併用を避けることが望ましい．

併用禁忌：アタザナビル（UGT阻害作用によるCPT-11の代謝遅延により副作用増強のおそれがある）

副作用対策と服薬指導のポイント

① 服用方法の説明：Capecitabineは朝・夕食後30分以内に服用する．

② 手掌・足底発赤知覚不全症候群（Capecitabine）：Capecitabineの用量規制因子である．症状は手のひらや足の裏の感覚が鈍くなったり過敏になる，ヒリヒリ・チクチクする，赤く腫れ上がる，皮膚にひび割れや水ぶくれが生じて痛みが出る，色素沈着や爪の変色や変形が生じるなどである．Capecitabine服用中は保湿剤を積極的に使用することでセルフケアを行い，手足を安静に保つなど，症状がひどくならないよう心がける．症状が強ければ内服の継続について主治医に相談する．日常生活に差し支える場合は投与中止を検討．

③ 下痢（CPT-11）

早発型：CPT-11の投与中あるいは投与直後に発現．コリン作動性と考えられ，多くは一過性であり，アトロピンなどの副交

590

感神経遮断薬の投与により緩和する.

遅発型：CPT-11の投与後24時間以降に発現.主に本剤の活性代謝物（SN-38）による腸管粘膜傷害に基づくものと考えられ,持続することがある.

高度な下痢の持続により,脱水および電解質異常などをきたし,特に重篤な白血球・好中球減少を伴った場合には,致命的な経過をたどることがある.また水分摂取を励行する.

> ★ ロペラミド（2 mg/回,下痢が止まるまで2～4時間ごと）,そのほか止瀉薬の投与を行う（ロペラミドなどの予防的投与や漫然とした投与は行わない）.
>
> ★ 脱水を認めた場合には,輸液,電解質補充を行う.
>
> ★ 重篤な白血球・好中球減少を伴った場合には,適切な抗菌薬の投与を考慮する.

④ **骨髄抑制**：感染症の予防について説明する.37.5℃以上の発熱時は主治医に連絡する.貧血の対処や出血傾向（鼻出血など）について説明する.

⑤ **悪心,口内炎**：悪心や口内炎（口内炎は投与1～2週間目に発現）などの消化器症状についての対策を説明する.

⑥ **脱毛（CPT-11）**：投与後約2～3週間で発現.薬の投与を止めると徐々に回復することを説明（ただし,毛質変化が起こることがある）.

【BV】

p.555参照.

【文　献】

1) Xu RH, et al：Modified XELIRI (capecitabine plus irinotecan) versus FOLFIRI (leucovorin, fluorouracil, and irinotecan), both either with or without bevacizumab, as second-line therapy for metastatic colorectal cancer (AXEPT)：a multicentre, open-label, randomised, non-inferiority, phase 3 trial. Lancet Oncol, 19：660-671, 2018

2) Chung CH：Managing premedications and the risk for reactions to infusional monoclonal antibody therapy. The Oncologist, 13：725-732, 2008

3) ゼローダ®錠 適正使用ガイド

<湊川紘子>

5. 大腸がん

FOLFIRI（5-FU＋ℓ-LV＋CPT-11）＋Ramucirumab療法

		Day	1	2	3	14
Ramucirumab	8 mg/kg 点滴静注（60分）[※1]		↓			
CPT-11	150 mg/m² 点滴静注（90分）		↓			
ℓ-LV	200 mg/m² 点滴静注（2時間）		↓			
5-FU	400 mg/m² 急速静注（5分）		↓			
5-FU	2,400 mg/m² 持続静注（46時間）		→46時間			

2週間ごと　PD（増悪）まで

Ramucirumab投与後，CPT-11，ℓ-LVを同時に点滴静注．その後5-FU急速静注（5分），5-FU持続静注（46時間）の順で投与．

※1 初回投与の忍容性が良好であれば，2回目以降は30分に短縮も可能．

【制吐対策】
① 5-HT₃受容体拮抗薬（Day 1）　② デキサメタゾン 9.9 mg IV（Day 1），8 mg PO（Day 2〜3）[※2]

【Infusion reaction予防】
抗ヒスタミン薬（ジフェンヒドラミンなど．Ramucirumab投与前に投与）

※2 5-HT₃受容体拮抗薬としてパロノセトロンを使用する場合はDay 2〜3のデキサメタゾンは省略も可能．

基本事項

【適　応】
治癒切除不能な進行・再発の結腸・直腸がん
一次化学療法における有効性および安全性は確立していない．

【奏効率】
RAISE試験（二次治療）[1]

奏効率 （CR＋PR）	病勢コントロール率 （CR＋PR＋SD）	無増悪生存期間 （中央値）	全生存期間 （中央値）
13.4 %	74.1 %	5.7カ月	13.3カ月

FOLFIRI（5-FU＋ℓ-LV＋CPT-11）＋Ramucirumab療法 ●

【副作用】

RAISE試験[1]：安全評価対象症例における有害事象発現率

血液毒性	All Grade	Grade 3以上
好中球減少	58.8％	38.4％
血小板減少	28.4％	3.0％
非血液毒性	All Grade	Grade 3以上
下痢	59.7％	10.8％
疲労	57.7％	11.5％
悪心	49.5％	2.5％
食欲減退	37.4％	2.5％
鼻出血	33.5％	0％
口内炎	30.8％	3.8％
脱毛症	29.3％	0％
嘔吐	29.1％	2.8％
便秘	28.5％	0.9％
腹痛	26.5％	3.4％
高血圧	26.1％	11.2％
末梢性浮腫	20.4％	0.2％
粘膜の炎症	17.4％	2.6％
蛋白尿	17.0％	3.0％
貧血	16.3％	1.5％
発熱	15.1％	0.4％
頭痛	14.7％	0.6％
手掌・足底発赤知覚不全症候群	12.9％	1.1％
発疹	10.8％	0％

▌レジメンチェックポイント

① 前投薬の確認

制吐薬：CPT-11は中等度催吐性リスク（30〜90％）．

Infusion reactionを軽減させるため，Ramucirumab投与前に，抗ヒスタミン薬（ジフェンヒドラミンなど）の前投与を考慮すること．

② 投与量の確認

5-FU：T-Bilが5.0 mg/dL以上の場合，投与中止．

CPT-11：白血球数が3,000/mm³未満または血小板数が100,000/mm³未満の場合には，投与を中止または延期（基準を

5 大腸がん

● 改訂第8版 がん化学療法レジメンハンドブック

満たしていても，白血球数または血小板数が急激な減少傾向にあるなど，骨髄抑制が疑われる場合には，投与を中止または延期）．

＜Ramucirumab：休薬，減量，中止基準の確認[2]＞

	副作用	処置
高血圧	症候性のGrade 2 またはGrade 3 以上	降圧薬による治療を行い，血圧がコントロールできるようになるまで休薬する．降圧薬による治療を行ってもコントロールできない場合には，投与を中止する．
蛋白尿	1日尿蛋白量 2ｇ以上	初回発現時：1日尿蛋白量2ｇ未満に低下するまで休薬し，再開する場合には6 mg/kgに減量する．
		2回目以降の発現時：1日尿蛋白量2ｇ未満に低下するまで休薬し，再開する場合には5 mg/kgに減量する．
	1日尿蛋白量3ｇ以上，またはネフローゼ症候群を発現	投与を中止する．

③ 点滴速度の確認

Ramucirumab：初回はおよそ60分かけて点滴静注し，2回目以降は忍容性が良好であれば30分まで短縮可能である．Grade 1，2のInfusion reactionが発現した場合は，投与速度を50％減速し，次回以降も初回発現時同様，50％減速にて投与する．Grade 3，4の場合は投与を直ちに中止し，再投与しない．

④ 併用薬の確認

p.573参照．

副作用対策と服薬指導のポイント

【FOLFIRI療法】

p.573参照．

【Ramucirumab】

① Infusion reaction：悪寒，潮紅，低血圧，呼吸困難，気管支痙攣などがあらわれることがある．Infusion reaction軽減のため，Ramucirumab投与前には抗ヒスタミン薬の投与を考慮する．Grade 1または2の症状が続く場合には，抗ヒスタミン薬に加えて解熱鎮痛薬（アセトアミノフェンなど）および副腎皮質ホ

ルモンの前投与も考慮する．Ramucirumab投与後は患者の状態を十分に観察する．皮膚異常（蕁麻疹），顔面潮紅，呼吸困難感，動悸などが出現した場合はすぐに申し出るよう伝える．

② **高血圧**：自宅で血圧測定および記録を行うよう指導する．高血圧による嘔気や頭痛，呼吸苦，胸痛，めまいなどの症状が認められた場合，または収縮期血圧180 mmHg以上，拡張期血圧110 mmHg以上の場合には速やかに連絡するよう伝える．降圧薬は積極的適応，禁忌もしくは慎重投与，薬物相互作用を考慮し，個々の患者の臨床状況に応じて選択する．

③ **出血**：鼻血や歯肉出血，喀血，血尿などの出血症状が認められることがある．15分以上止まらない場合は連絡するよう伝える．

④ **血栓塞栓症，うっ血性心不全**：意識消失やめまい，胸痛，息切れ，手足のむくみ，ろれつが回らないなどの症状が認められた場合は速やかに連絡するよう伝える．

⑤ **創傷治癒障害**：手術前後少なくとも4週間はRamucirumabの投与を避ける．

⑥ **尿蛋白**：ネフローゼ症候群，蛋白尿があらわれることがあるので，投与期間中は尿蛋白を定期的に検査し，定性検査で2＋以上の場合には，定量検査の実施を検討する．24時間蓄尿による定量検査が困難な場合，随時尿による尿中の「蛋白／クレアチニン比（UPC比）」が用いられる場合がある[3]．UPC比2.0未満の場合は，1日尿蛋白量が2g未満と推定されている．

【文 献】

1) Tabernero J, et al：Ramucirumab versus placebo in combination with second-line FOLFIRI in patients with metastatic colorectal carcinoma that progressed during or after first-line therapy with bevacizumab, oxaliplatin, and a fluoropyrimidine（RAISE）：a randomised, double-blind, multicentre, phase 3 study. Lancet Oncol, 16：499-508, 2015

2) サイラムザ®点滴静注液 添付文書

3) サイラムザ®適正使用ガイド 結腸・直腸癌

＜湊川紘子＞

5. 大腸がん

FOLFIRI（5-FU＋ℓ-LV＋CPT-11）＋Aflibercept療法

		Day	1	2	3	14
Aflibercept	4 mg/kg 点滴静注（60分）		↓			
CPT-11	150 mg/m² 点滴静注（90分）		↓			
ℓ-LV	200 mg/m² 点滴静注（2時間）		↓			
5-FU	400 mg/m² 急速静注（5分）		↓			
5-FU	2,400 mg/m² 持続静注（46時間）		→46時間			

2週間ごと　PD（増悪）まで

Aflibercept投与後，CPT-11，ℓ-LVを同時に点滴静注．その後5-FU急速静注（5分），5-FU持続静注（46時間）の順で投与．

【制吐対策】
① 5-HT₃受容体拮抗薬（Day 1）② デキサメタゾン 9.9 mg IV（Day 1），8 mg PO（Day 2～3）※

※ 5-HT₃受容体拮抗薬としてパロノセトロンを使用する場合はDay 2～3のデキサメタゾンは省略も可能．

基本事項

【適　応】
治癒切除不能な進行・再発の結腸・直腸がん
　一次化学療法における有効性および安全性は確立していない．

【奏効率[1]】

奏効率 （CR＋PR）	無増悪生存期間 （中央値）	全生存期間 （中央値）
19.8％	6.9カ月	13.5カ月

FOLFIRI（5-FU + ℓ-LV + CPT-11）+ Aflibercept療法 ●

【副作用[1]】

血液毒性	All Grade	Grade 3	Grade 4
好中球減少	67.8 %	23.1 %	13.6 %
血小板減少	47.4 %	1.7 %	1.7 %
非血液毒性	All Grade	Grade 3	Grade 4
下痢	69.2 %	19.0 %	0.3 %
疲労	60.4 %	16.0 %	0.8 %
口内炎	54.8 %	13.6 %	0.2 %
悪心	53.4 %	1.8 %	―
感染症	46.2 %	11.0 %	1.3 %
高血圧	41.4 %	19.1 %	0.2 %
鼻出血	27.7 %	0.2 %	―
腹痛	34 %	5.1 %	0.3 %
嘔吐	32.9 %	2.6 %	0.2 %
脱毛	26.8 %	―	―
便秘	22.4 %	0.8 %	―
頭痛	22.3 %	1.6 %	―
手掌・足底発赤知覚不全症候群	11.0 %	2.8 %	―
動脈血栓イベント	2.6 %	0.8 %	1.0 %
静脈血栓イベント	9.3 %	3.1 %	4.7 %
消化管穿孔	0.5 %	0.2 %	0.3 %
蛋白尿	62.2 %	7.5 %	0.3 %
ALT上昇	47.3 %	2.5 %	0.2 %

■ レジメンチェックポイント

① 前投薬の確認

制吐薬：CPT-11は中等度催吐性リスク（30～90 %）

② 投与量の確認

＜5-FU＞

T-Bilが5.0 mg/dL以上の場合，投与中止.

＜CPT-11＞

白血球数が3,000/mm^{3}未満または血小板数が100,000/mm^{3}未満の場合には，投与を中止または延期（基準を満たしていても，白血球数または血小板数が急激な減少傾向にあるなど，骨髄抑制が疑われる場合には，投与を中止または延期）.

5

大腸がん

597

● 改訂第8版 がん化学療法レジメンハンドブック

< Aflibercept [2] >

好中球減少：1,500/mm^3 以上に回復するまで休薬する.

血小板減少：75,000/mm^3 以上に回復するまで休薬する.

高血圧

程度	処置
Grade 2	投与を継続し，降圧薬による治療を行う.
Grade 3	150/100 mmHg（高血圧を合併する場合は収縮期血圧180 mmHg）以下に回復するまで休薬し，降圧薬による治療を行う. ・2週間以内に回復した場合 　1回目：減量せず投与する. 　2回目：2 mg/kgに減量する. ・2週間を超え4週間以内に回復した場合，2 mg/kgに減量する. ・4週間以内に回復しない場合および2 mg/kgに減量しても再発した場合，投与を中止する.
Grade 4または高血圧に伴う臓器障害が認められた場合	投与を中止する.

蛋白尿

程度	処置			
	今回の投与	今回投与後の尿蛋白量	次回投与	次々回投与
1＜UPCR≦2で血尿なし	投与継続	＜3.5 g/日	≦2 g/日：投与を継続する	
			＞2 g/日：休薬	≦2 g/日：2 mg/kgに減量
				＞2 g/日：投与中止
		≧3.5 g/日	≦2 g/日：2 mg/kgに減量	
			＞2 g/日かつ≦3.5 g/日：休薬	≦2 g/日：2 mg/kgに減量
				＞2 g/日：投与中止
			＞3.5 g/日：投与中止	

次ページへ続く

FOLFIRI（5-FU + ℓ -LV + CPT-11）+ Aflibercept療法 ●

前ページの続き

程度	処置			
	今回の投与	今回投与後の尿蛋白量	次回投与	次々回投与
・1 < UPCR ≦ 2 で血尿が認められる ・UPCR > 2	休薬	—	≦ 2 g/ 日：投与継続	
			> 2 g/ 日かつ≦ 3.5 g/ 日：休薬	≦ 2 g/ 日：2 mg/kgに減量
				> 2 g/ 日：投与中止
			> 3.5 g/ 日：投与中止	
・2 mg/kgに減量しても再発した場合 ・ネフローゼ症候群 ・血栓性微小血管症	投与中止			

Infusion reaction

程度	処置
軽度および中等度	ただちに投与を中断し，回復した場合，投与を再開する．
重度	ただちに投与を中止する．

③ 併用薬の確認
　p.573参照.

副作用対策と服薬指導のポイント

【FOLFIRI療法】
p.573参照.
【Aflibercept】
① 高血圧：患者には自宅で血圧測定および記録を行うよう指導する．降圧薬は積極的適応，禁忌もしくは慎重投与，薬物相互作用などを考慮し，個々の患者の臨床状況に応じて降圧薬を選択するよう配慮する．血圧が高値で，嘔気や頭痛，胸・呼吸苦，めまいなどの症状を伴う場合，あるいは収縮期血圧 180 mmHg以上，拡張期血圧 110 mmHg以上の場合には，すぐに病院へ連絡するよう伝える．
② 尿蛋白：ネフローゼ症候群，蛋白尿があらわれることがあるの

5

大腸がん

599

● 改訂第8版 がん化学療法レジメンハンドブック

で，投与期間中は尿蛋白を定期的に検査し，定性検査で2＋以上の場合には，定量検査を実施．

③ Infusion reaction：特に投与初期の発現に注意する．軽度および中等度では直ちに投与を中断し，回復した場合，投与を再開する．重度の場合は直ちに中止する．

④ 出血：Afliberceptにより鼻血や歯肉，膣などの粘膜から軽度の出血がみられることがある．10～15分たっても止まらない場合は連絡するよう伝える．

⑤ 血栓，塞栓：Afliberceptにより血栓症が生じることがある．意識消失，麻痺，ろれつが回らない，めまい，胸痛，足のむくみや痛み，突然の息切れなどの症状があれば，すぐに連絡するよう伝える．

【文 献】

1) Van Cutsem E, et al：Addition of aflibercept to fluorouracil, leucovorin, and irinotecan improves survival in a phase Ⅲ randomized trial in patients with metastatic colorectal cancer previously treated with an oxaliplatin-based regimen. J Clin Oncol, 30：3499-3506, 2012

2) ザルトラップ®適正使用ガイド

＜湊川紘子＞

5. 大腸がん

Panitumumab
± mFOLFOX6 or FOLFIRI 療法

＜ Panitumumab 単独療法＞

		Day	1	2	3	14
Panitumumab	6 mg/kg 点滴静注（60分）※		⬇			

2週間ごと　PD（増悪）まで

＜ Panitumumab ＋ mFOLFOX6 併用療法＞

		Day	1	2	3	14
Panitumumab	6 mg/kg 点滴静注（60分）※		⬇			
L-OHP	85 mg/m² 点滴静注（2時間）		⬇			
ℓ-LV	200 mg/m² 点滴静注（2時間）		⬇			
5-FU	400 mg/m² 急速静注（5分）		⬇			
5-FU	2,400 mg/m² 持続静注（46時間）		➡ 46時間			

2週間ごと　PD（増悪）まで

【制吐対策】 mFOLFOX6と同様（p.552参照）

＜ Panitumumab ＋ FOLFIRI 併用療法＞

		Day	1	2	3	14
Panitumumab	6 mg/kg 点滴静注（60分）※		⬇			
CPT-11	150 mg/m² 点滴静注（90分）		⬇			
ℓ-LV	200 mg/m² 点滴静注（2時間）		⬇			
5-FU	400 mg/m² 急速静注（5分）		⬇			
5-FU	2,400 mg/m² 持続静注（46時間）		➡ 46時間			

2週間ごと　PD（増悪）まで

【制吐対策】 FOLFIRIと同様（p.571参照）

※ 1回投与量が1,000 mgを超える場合は90分

5
大腸がん

● 改訂第8版 がん化学療法レジメンハンドブック

基本事項

【適　応】

KRAS 遺伝子野生型の治癒切除不能な進行・再発の結腸・直腸がん

【奏効率】

20050216 試験[1] Panitumumab 単独

客観的奏効率	無増悪生存期間（中央値）	全生存期間（中央値）
13.5 %	8.0 週	9.3 カ月

20050203 試験[2] Pmab + FOLFOX4 併用　KRAS 遺伝子野生型

客観的奏効率	無増悪生存期間（中央値）	全生存期間（中央値）
57 %	10.0 カ月	23.9 カ月

20050181 試験[3] Pmab + FOLFIRI 併用　KRAS 遺伝子野生型

客観的奏効率	無増悪生存期間（中央値）	全生存期間（中央値）
35 %	5.9 カ月	14.5 カ月

【副作用】

	20050216 試験[1] Panitumumab 単独		20050203 試験[2] Pmab + FOLFOX4 併用	20050181 試験[3] Pmab + FOLFIRI 併用
	n = 52		n = 322	n = 302
	All Grade	Grade 3〜4	Grade 3〜4	Grade 3〜4
好中球減少	—	—	43 %	20 %
疲労	25 %	0 %	10 %	5 %
下痢	15 %	0 %	18 %	14 %
嘔吐	13 %	0 %	—	3 %
口内炎	23 %	0 %	—	3 %
食欲不振	21 %	2 %	—	0 %
発疹	46 %	2 %	—	15 %
皮膚障害	—	—	37 %	37 %
神経毒性	—	—	16 %	—
ざ瘡様皮膚炎	81 %	2 %	—	9 %
低マグネシウム血症	33 %	0 %	7 %	3 %
低カリウム血症	—	—	10 %	7 %
搔痒	33 %	0 %	—	—
爪囲炎	33 %	2 %	3 %	3 %
皮膚乾燥	62 %	0 %	—	3 %

Panitumumab ± mFOLFOX6 or FOLFIRI 療法 ●

▌レジメンチェックポイント

mFOLFOX6, FOLFIRI 併用例においては, 同レジメンを参照
（mFOLFOX6：p.553, FOLFIRI：p.572）.

【Panitumumab】

① 前投薬および内服薬の確認

Panitumumab は抗体製剤であり, 補液は生理食塩液を用いる.

② 点滴時間の確認

Panitumumab は 60 分投与※である. ただし, 海外の 181 試験[3]
では初回 60 分投与で問題がなければ 2 回目以降は 30 分投与も可
とされていたことから, 国立がん研究センター東病院でも同様
の投与時間で施行している（添付文書上の投与時間と異なるこ
とに留意）. ※1回投与量が 1,000 mg を超える場合は 90 分

③ 投与量の確認

＜ Panitumumab：減量, 休薬, 中止基準[4] ＞

重度（Grade 3 以上）の皮膚障害発現時の用量調節の目安

皮膚障害発現時の 本剤の投与量	本剤の投与	投与再開の基準	本剤の用量調節
6 mg/kg	投与延期	6 週間以内に Grade 2 以下に回復	6 mg/kg または 4.8 mg/kg
4.8 mg/kg	投与延期	6 週間以内に Grade 2 以下に回復	3.6 mg/kg
3.6 mg/kg	投与中止	—	—

6 週間以内に Grade 2 以下に回復しない場合は投与を中止する.

▌副作用対策と服薬指導のポイント

mFOLFOX6, FOLFIRI 併用例においては, 同レジメンを参照
（mFOLFOX6：p.554, FOLFIRI：p.573）.

【Panitumumab】

① Infusion reaction：Panitumumab は完全ヒト型抗体であるため,
その発現率は低い. もし Infusion reaction が発現した場合は,
以下のとおり対応する.

> ★ 軽度～中等度（Grade 1 ～ 2）：Panitumumab の注入速
> 度を半分に減速し, 反応が良好の場合は減速した速度で投
> 与を継続する. 症状が改善しない場合, 解熱鎮痛薬, 抗ヒ
> スタミン薬, ステロイドなどを投与し, 反応が不良の場合
> は再投与せずに投与中止とする.

● 改訂第8版 がん化学療法レジメンハンドブック

> ★ 重度（Grade 3〜4）：Panitumumab の投与を直ちに中止し，症状に応じて酸素投与や薬剤投与（エピネフリン，副腎皮質ステロイド，抗ヒスタミン薬，気管支拡張薬）などの適切な処置を行う．再投与は永続的に行わない．

② **皮膚症状**：Panitumumab により早期に発現する症状として，ざ瘡様皮疹が特徴的である．次に乾皮症といわれる皮膚が乾燥した状態になり，さらに少し遅れて爪囲炎が起こる．また，毛周期にも影響を与え，縮毛や長睫毛症などを生じる．

・**ざ瘡様皮疹，皮膚乾燥**：Panitumumab により症状が比較的早期に発現するため，治療開始と同時に皮膚治療も開始するよう指導する．基本は皮膚を清潔に保ち，皮膚の刺激を避け，保護することである．入浴の方法や洗顔方法，化粧・クレンジング方法など，日常生活のなかで毎日行うようなことから少しずつ見直していくとよい（例えば熱いお湯の使用を避ける，石鹸は低刺激性のものを選択する，日焼け予防など）．保湿剤やステロイド外用薬などは塗布方法だけでなく，塗布量についても十分指導する．

・**爪囲炎**：Panitumumab では痛みや爪の発育障害を伴い，重篤化すると肉芽，膿瘍を合併する．洗浄は重要であり，疼痛があってもしっかり行うよう指導する．治療として strong クラス以上のステロイド外用薬の塗布を行う．テーピングも有効な手段であるとされるが，難渋する場合は休薬や皮膚科受診が必要であると伝える．

<発現時期>

・**ざ瘡様皮疹**：投与1週目以降．皮膚障害のなかで最も早期にみられる事象である．

・**皮膚の乾燥（乾皮症）**：投与後3〜5週以降であり，皮疹に続いて生じる．

・**爪囲炎**：治療開始4〜8週程度から6カ月頃までで，遅発的に生じることが多い．

　Panitumumab において，投与前日から予防的皮膚治療を開始した群では，皮膚障害の発現後に開始した群に比べて皮膚障害の発現頻度が低下することが報告されている[5]．重症例では皮膚科受診を考慮する．

＜処方例＞

- ざ瘡様皮疹：❶ 副腎皮質ステロイド（顔：ロコイド®クリーム；mediumクラス，体幹：マイザー®軟膏；very strongクラス）原則1日2回とし，皮疹発現時から皮疹部のみに塗布．❷ ミノマイシン®カプセル（1回100 mg 1日1～2回，Panitumumab投与開始と同時に予防的に開始）
- 皮膚乾燥：ヒルドイド®ローション；保湿剤
- 搔痒感：アレグラ®；抗ヒスタミン薬

③ 低マグネシウム血症：初期症状としてこむらがえりや易疲労感，重症の場合では頻脈や不整脈を起こすことが知られている．これらの特徴を説明し，症状がある際は知らせるよう指導する．Panitumumab投与開始前，投与後，定期的にモニターしていく必要がある．腎臓の遠位尿細管TRPM6におけるEGFRへの作用が知られており，マグネシウムの再吸収低下が要因といわれている．マグネシウム補充の際は，経口薬では改善が期待できず硫酸マグネシウムの注射薬で補充を施行するが，それでも改善が乏しいことも多い．その際はPanitumumabの休薬が必要であることを説明する．

【文　献】

1) Muro K, et al：A phase 2 clinical trial of panitumumab monotherapy in Japanese patients with metastatic colorectal cancer. Jpn J Clin Oncol, 39：321-326, 2009

2) Douillard JY, et al：Final results from PRIME：randomized phase Ⅲ study of panitumumab with FOLFOX4 for first-line treatment of metastatic colorectal cancer. Ann Oncol, 25：1346-1355, 2014

3) Peeters M, et al：Randomized phase Ⅲ study of panitumumab with fluoro-uracil, leucovorin, and irinotecan（FOLFIRI）compared with FOLFIRI alone as second-line treatment in patients with metastatic colorectal cancer. J Clin Oncol, 28：4706-4713, 2010

4) ベクティビックス®点滴静注 インタビューフォーム

5) Lacouture ME, et al：Skin toxicity evaluation protocol with panitumumab（STEPP）, a phase Ⅱ, open-label, randomized trial evaluating the impact of a pre-emptive skin treatment regimen on skin toxicities and quality of life in patients with metastatic colorectal cancer. J Clin Oncol, 28：1351-1357, 2010

＜湊川紘子＞

5. 大腸がん

Cetuximab
+ mFOLFOX6 or FOLFIRI療法

< Cetuximab + mFOLFOX6 併用療法 >

		Day	1	2	3	8	14
Cetuximab	初回投与：400 mg/m² 点滴静注（2時間） 2回目以降：250 mg/m² 点滴静注（1時間）		⬇			⬇	
L-OHP	85 mg/m² 点滴静注（2時間）		⬇				
ℓ-LV	200 mg/m² 点滴静注（2時間）		⬇				
5-FU	400 mg/m² 急速静注（5分）		⬇				
5-FU	2,400 mg/m² 持続静注（46時間）		➡ 46時間				

2週間ごと　PD（増悪）まで

【Infusion reaction 予防】
① 抗ヒスタミン薬（ポララミン®注 5mg点滴など）　② 副腎皮質ステロイド（デキサート®注 6.6 mg点滴など）：ともに Cetuximab 投与30〜60分前に投与
【制吐対策】mFOLFOX6 と同様（p.552 参照）

< Cetuximab + FOLFIRI 併用療法 >

		Day	1	2	3	8	14
Cetuximab	初回投与：400 mg/m² 点滴静注（2時間） 2回目以降：250 mg/m² 点滴静注（1時間）		⬇			⬇	
CPT-11	150 mg/m² 点滴静注（90分）		⬇				
ℓ-LV	200 mg/m² 点滴静注（2時間）		⬇				
5-FU	400 mg/m² 急速静注（5分）		⬇				
5-FU	2,400 mg/m² 持続静注（46時間）		➡ 46時間				

2週間ごと　PD（増悪）まで

Cetuximab + mFOLFOX6 or FOLFIRI療法 ●

【Infusion reaction予防】Cetuximab + mFOLFOX6と同様（p.606参照）
【制吐対策】FOLFIRIと同様（p.571参照）

基本事項

【適　応】

*RAS*遺伝子野生型の治癒切除不能な進行・再発の結腸・直腸がん

【奏効率】

OPUS試験（第II相）Cetuximab + FOLFOX4併用[1]

奏効率	無増悪生存期間（中央値）	全生存期間（中央値）
57 %	8.3カ月	22.8カ月

*KRAS*遺伝子野生型群（n = 82）

CRYSTAL試験　Cetuximab + FOLFIRI併用[2]

無増悪生存期間（中央値）	全生存期間（中央値）
9.9カ月	24.9カ月

*KRAS*遺伝子野生型群（n = 172）

【副作用】

Cetuximab + FOLFOX4併用[1]

	Grade 3 ～ 4
好中球減少	35 %
発疹	11 %
下痢	9 %
白血球減少	7 %
貧血	4 %
血小板減少	4 %
手掌・足底発赤知覚不全症候群	4 %
末梢神経障害	1 %
皮膚症状	18 %
Infusion reaction	1 %

*KRAS*遺伝子野生型群（n = 82）

Cetuximab + FOLFIRI併用[2]　（n = 600）

	Grade 3 ～ 4
好中球減少	28.2 %
白血球減少	7.2 %
下痢	15.7 %

次ページへ続く

5

大腸がん

● 改訂第8版 がん化学療法レジメンハンドブック

前ページの続き

	Grade 3～4
倦怠感	5.3 %
発疹	8.2 %
ざ瘡様皮疹	5.3 %
嘔吐	4.7 %
末梢神経障害	4 %
皮膚症状	19.7 %
Infusion reaction	2.5 %

レジメンチェックポイント

mFOLFOX6, FOLFIRI においては, 同レジメンを参照(mFOLFOX6：p.553, FOLFIRI：p.572).

【Cetuximab】

① 投与前の確認：Infusion reaction 予防薬の確認

② 投与量の確認

＜Cetuximab：減量, 休薬, 中止基準[3)] ＞
重度（Grade 3以上）の皮膚症状があらわれた場合

Grade 3以上の皮膚症状の発現回数	本剤の投与	投与延期後の状態	本剤の用量調節
初回発現時	投与延期	Grade 2以下に回復	250 mg/m^2 で投与継続
		回復せず	投与中止
2回目の発現時	投与延期	Grade 2以下に回復	200 mg/m^2 で投与継続
		回復せず	投与中止
3回目の発現時	投与延期	Grade 2以下に回復	150 mg/m^2 で投与継続
		回復せず	投与中止
4回目の発現時	投与中止	—	—

③ 点滴速度の確認：初回投与（400 mg/m^2）は2時間かけて点滴静注. 2回目以降（250 mg/m^2）は1時間かけて点滴静注. 投与速度は 10 mg/min 以下とし, 急速静注により投与しないこと.

副作用対策と服薬指導のポイント

mFOLFOX6, FOLFIRI においては, 同レジメンを参照(mFOLFOX6：

Cetuximab + mFOLFOX6 or FOLFIRI療法 ●

p.554，FOLFIRI：p.573）．

【Cetuximab】

① Infusion reaction：キメラ型抗体であるCetuximabでは約20％にInfusion reactionが発現する．好発時期は初回，もしくは2回目の薬剤点滴中〜終了後数時間以内である．重篤なものは初回の点滴開始直後に生じやすく，特に注意を要する．投与後1時間は患者観察を行う．

> ★ 軽度〜中等度（Grade 1〜2）：Cetuximabの注入速度を半分に減速し，反応が良好の場合は減速した速度で投与を継続する．症状が改善しない場合，解熱鎮痛薬，抗ヒスタミン薬，ステロイドなどを投与し，反応が不良の場合は再投与せずに投与中止とする．

> ★ 重度（Grade 3〜4）：Cetuximabの投与を直ちに中止し，症状に応じて酸素投与や薬剤投与（エピネフリン，副腎皮質ステロイド，抗ヒスタミン薬，気管支拡張薬）などの適切な処置を行う．再投与は永続的に行わない．

② 皮膚症状：早期に発現する症状として，ざ瘡様皮疹が特徴的である．次に乾皮症といわれる皮膚が乾燥した状態になり，さらに少し遅れて爪囲炎が起こる．また，毛周期にも影響を与え，縮毛や長睫毛症などを生じる．

・ざ瘡様皮疹，皮膚乾燥：症状が比較的早期に発現するため，治療開始と同時に皮膚治療も開始するよう指導する．基本は皮膚を清潔に保ち，皮膚の刺激を避け，保護することである．入浴の方法や洗顔方法，化粧・クレンジング方法など，日常生活のなかで毎日行うようなことから少しずつ見直していくとよい（例えば熱いお湯の使用を避ける，石鹸は低刺激性のものを選択する，日焼け予防など）．保湿剤やステロイド外用薬などは塗布方法だけでなく，塗布量についても十分指導する．

・爪囲炎：痛みや爪の発育障害を伴い，重篤化すると肉芽，膿瘍を合併する．洗浄は重要であり，疼痛があってもしっかり行うよう指導する．治療としてstrongクラス以上のステロイド外用薬の塗布を行う．テーピングも有効な手段であるとされるが，難渋する場合は休薬や皮膚科受診が必要であると伝える．

＜発現時期＞

・ざ瘡様皮疹：投与1週目以降，皮膚障害のなかで最も早期にみられる事象である．

5

大腸がん

609

・皮膚の乾燥（乾皮症）：投与後3～5週以降であり，皮疹に続いて生じる.

・爪囲炎：治療開始4～8週程度から6カ月頃までで，遅発的に生じることが多い.

　　類薬のPanitumumabにおいて，投与前日から予防的皮膚治療を開始した群では，皮膚障害の発現後に開始した群に比べて皮膚障害の発現頻度が低下することが報告されている[4].　重症例では皮膚科受診を考慮する.

＜処方例＞

・ざ瘡様皮疹：❶副腎皮質ステロイド（顔：ロコイド®クリーム；mediumクラス，体幹：マイザー®軟膏；very strongクラス）原則1日2回とし，皮疹発現時から皮疹部のみに塗布. ❷ミノマイシン®カプセル（1回100 mg 1日1～2回，Cetuximab投与開始と同時に予防的に開始）

・皮膚乾燥：ヒルドイド®ローション；保湿剤

・掻痒感：アレグラ®；抗ヒスタミン薬

③ 低マグネシウム血症：低マグネシウム血症の初期症状としてこむらがえりや易疲労感，重症の場合では頻脈や不整脈を起こすことが知られている.　これらの特徴を説明し，症状がある際は知らせるよう指導する.　Cetuximabによる治療施行中は，定期的に血清中電解質のモニタリングを行う[3].　マグネシウム補充の際は，経口薬では改善が期待できず硫酸マグネシウムの注射薬で補充を施行するが，それでも改善が乏しいことも多い.　その際はCetuximabの休薬が必要であることを説明する.

【文　献】

1) Bokemeyer C, et al：Efficacy according to biomarker status of cetuximab plus FOLFOX-4 as first-line treatment for metastatic colorectal cancer：the OPUS study. Ann Oncol, 22：1535-1546, 2011

2) Van Cutsem E, et al：Cetuximab and Chemotherapy as initial treatment for metastatic colorectal cancer. N Engl J Med, 360：1408-1417, 2009

3) アービタックス®注射液 インタビューフォーム

4) Lacouture ME, et al：Skin toxicity evaluation protocol with panitumumab (STEPP), a phase II, open-labal, randomized trial evaluating the impact of a pre-Emptive Skin treatment regimen on skin toxicities and quality of life in patients with metastatic colorectal cancer. J Clin Oncol, 28：1351-1357, 2010

＜湊川紘子＞

5. 大腸がん

CPT-11 + Cetuximab療法

		Day	1	8	15	22	29	36	43	49
CPT-11	150 mg/m² 点滴静注（90分）		↓		↓		↓			
Cetuximab	初回投与：400 mg/m² 点滴静注（2時間） 2回目以降：250 mg/m² 点滴静注（1時間）		↓	↓	↓	↓	↓	↓	↓	

7週間ごと　PD（増悪）まで

【制吐対策】

① 5-HT$_3$受容体拮抗薬（Day 1, 15, 29）　② デキサメタゾン 9.9 mg IV（Day 1, 15, 29），8 mg PO（Day 2〜3, 16〜17, 30〜31）※：いずれもCPT-11投与時のみ

※ 5-HT$_3$受容体拮抗薬としてパロノセトロンを使用する場合はDay 2〜3, 16〜17, 30〜31のデキサメタゾンは省略も可能.

【Infusion reaction予防】

① 抗ヒスタミン薬（ポララミン®注 5mg点滴など）　② 副腎皮質ステロイド（デキサート®注 6.6 mg点滴など）：ともにCetuximab投与30〜60分前に投与

基本事項

【適　応】

RAS遺伝子野生型の治癒切除不能な進行・再発の結腸・直腸がん

【奏効率[1]】国内第Ⅱ相試験

奏効率	病勢コントロール率	無増悪生存期間（中央値）	全生存期間（中央値）	2年生存率
30.8 %	64.1 %	4.1 カ月	8.8 カ月	26.5 %

【副作用[1]】

	All Grade	Grade 3以上
好中球減少	53.8 %	23.1 %
白血球減少	64.1 %	10.3 %

次ページへ続く

● 改訂第8版 がん化学療法レジメンハンドブック

前ページの続き

	All Grade	Grade 3以上
貧血	46.2 %	10.3 %
悪心	59.0 %	2.6 %
嘔吐	38.5 %	0 %
低マグネシウム血症	51.3 %	2.6 %
食欲不振	76.9 %	15.4 %
疲労	66.7 %	5.1 %
ざ瘡	87.2 %	5.1 %
発疹	64.1 %	0 %
皮膚乾燥	53.8 %	0 %
爪囲炎	53.8 %	0 %
下痢	76.9 %	17.9 %
口内炎	66.7 %	0 %

■ レジメンチェックポイント

① 投与前の確認
- ・制吐薬：CPT-11は中等度催吐性リスク（30～90％）
- ・Infusion reaction予防薬の確認

② 投与量の確認

＜CPT-11（投与当日）＞

白血球数が3,000/mm³未満または血小板数が100,000/mm³未満の場合には，投与を中止または延期（基準を満たしていても，白血球数または血小板数が急激な減少傾向にあるなど，骨髄抑制が疑われる場合には，投与を中止または延期）．

＜Cetuximabの減量，休薬，中止基準[2]＞

重度（Grade 3以上）の皮膚症状があらわれた場合

Grade 3以上の皮膚症状の発現回数	本剤の投与	投与延期後の状態	本剤の用量調節
初回発現時	投与延期	Grade 2以下に回復	250 mg/m² で投与継続
		回復せず	投与中止
2回目の発現時	投与延期	Grade 2以下に回復	200 mg/m² で投与継続
		回復せず	投与中止

次ページへ続く

前ページの続き

Grade 3以上の皮膚症状の発現回数	本剤の投与	投与延期後の状態	本剤の用量調節
3回目の発現時	投与延期	Grade 2以下に回復	150 mg/m² で投与継続
		回復せず	投与中止
4回目の発現時	投与中止	—	—

③ 点滴速度の確認

Cetuximab は初回投与（400 mg/m²）は2時間かけて点滴静注. 2回目以降（250 mg/m²）は1時間かけて点滴静注. 投与速度は 10 mg/min 以下とし，急速静注により投与しないこと.

④ 相互作用（CPT-11）

CYP3A4阻害薬：骨髄抑制，下痢などのCPT-11の副作用が増強するおそれがある.

CYP3A4誘導薬：活性代謝物（SN-38）の血中濃度が低下し，作用が減弱するおそれがある. CPT-11投与期間中は対象となる薬剤・食品との併用を避けることが望ましい.

併用禁忌：アタザナビル（UGT阻害作用によるCPT-11の代謝遅延により副作用増強のおそれがある）

副作用対策と服薬指導のポイント

【CPT-11】

① 下痢

早発型：CPT-11の投与中あるいは投与直後に発現. コリン作動性と考えられ，多くは一過性であり，アトロピンなどの副交感神経遮断薬の投与により緩和する.

遅発型：CPT-11の投与後24時間以降に発現. 主に本剤の活性代謝物（SN-38）による腸管粘膜傷害に基づくものと考えられ，持続することがある.

高度な下痢の持続により，脱水および電解質異常などをきたし，特に重篤な白血球・好中球減少を伴った場合には，致命的な経過をたどることがある. また水分摂取を励行する.

● 改訂第8版 がん化学療法レジメンハンドブック

> ★ ロペラミド（2 mg/回，下痢が止まるまで2〜4時間ごと），
> そのほか止瀉薬の投与を行う（ロペラミドなどの予防的投
> 与や漫然とした投与は行わない）．
>
> ★ 脱水を認めた場合には，輸液，電解質補充を行う．
>
> ★ 重篤な白血球・好中球減少を伴った場合には，適切な抗菌
> 薬の投与を考慮する．

② 骨髄抑制：感染症の予防（下痢による腸管からの感染にも注意）
について説明を行う．

③ 脱毛：主にCPT-11による副作用であり，投与後約2〜3週間
で発現．薬の投与を止めると徐々に回復することを説明（ただ
し，毛質変化が起こることがある）．

【Cetuximab】
p.609参照．

【文　献】

1) Tahara M, et al：Multicenter phase Ⅱ study of cetuximab plus irinotecan in
metastatic colorectal carcinoma refractory to irinotecan, oxaliplatin and fluoro-
pyrimidines. J Clin Oncol, 38：762-769, 2008

2) アービタックス®注射液 インタビューフォーム

<湊川紘子>

5. 大腸がん

CPT-11 ＋ Panitumumab 療法

		Day 1	8	14
CPT-11	150 mg/m² 点滴静注（90分）	↓		
Panitumumab	6 mg/kg 点滴静注（60分）※1	↓		

2週間ごと　PD（増悪）まで

【制吐対策】
① 5-HT₃受容体拮抗薬（Day 1）　② デキサメタゾン 9.9 mg IV（Day 1），8 mg PO（Day 2～3）※2：CPT-11 投与時のみ

※1 1回投与量が1,000 mgを超える場合は90分
※2 5-HT₃受容体拮抗薬としてパロノセトロンを使用する場合はDay 2～3のデキサメタゾンは省略も可能.

基本事項

【適　応】
*KRAS*遺伝子野生型の治癒切除不能な進行・再発の結腸・直腸がん

【奏効率】GERCOR 試験（第Ⅱ相試験）[1]

奏効率	無増悪生存期間（中央値）	全生存期間（中央値）
29.2 %	5.5カ月	9.7カ月

【副作用】GERCOR 試験（第Ⅱ相試験）[1]

	Grade 3～4
皮膚障害	32.3 %
好中球減少	12.3 %
下痢	15.4 %
口内炎	1.5 %

レジメンチェックポイント

① 投与前の確認

制吐薬の確認：CPT-11 は中等度催吐性リスク（30～90 %）.

● 改訂第8版 がん化学療法レジメンハンドブック

② 点滴時間の確認

Panitumumab は 60 分投与※である．ただし，海外の 181 試験[2]では初回 60 分投与で問題がなければ 2 回目以降は 30 分投与も可とされていたことから，国立がん研究センター東病院でも同様の投与時間で施行している（添付文書上の投与時間と異なることに留意）．　※ 1 回投与量が 1,000 mg を超える場合は 90 分

③ 減量，休薬，中止基準

＜ CPT-11（投与当日）＞

白血球数が 3,000/mm^3 未満または血小板数が 100,000/mm^3 未満の場合には，投与を中止または延期（基準を満たしていても，白血球数または血小板数が急激な減少傾向にあるなど，骨髄抑制が疑われる場合には，投与を中止または延期）．

＜ Panitumumab ＞

重度（Grade 3 以上）の皮膚障害発現時の用量調節の目安

皮膚障害発現時の本剤の投与量	本剤の投与	投与再開の基準	本剤の用量調節
6 mg/kg	投与延期	6 週間以内に Grade 2 以下に回復	6 mg/kg または 4.8 mg/kg
4.8 mg/kg	投与延期	6 週間以内に Grade 2 以下に回復	3.6 mg/kg
3.6 mg/kg	投与中止	—	—

6 週間以内に Grade 2 以下に回復しない場合は投与を中止する．

④ 相互作用（CPT-11）

CYP3A4 阻害薬：骨髄抑制，下痢などの CPT-11 の副作用が増強するおそれがある．

CYP3A4 誘導薬：活性代謝物（SN-38）の血中濃度が低下し，作用が減弱するおそれがある．CPT-11 投与期間中は対象となる薬剤・食品との併用を避けることが望ましい．

併用禁忌：アタザナビル（UGT 阻害作用による CPT-11 の代謝遅延により副作用増強のおそれがある）

副作用対策と服薬指導のポイント

【CPT-11】

p.613 参照．

【Panitumumab】

p.603 参照．

【文　献】

1) André T, et al : Panitumumab combined with irinotecan for patients with KRAS wild-type metastatic colorectal cancer refractory to standard chemotherapy: a GERCOR efficacy, tolerance, and translational molecular study. Ann Oncol, 24 : 412-419, 2013

2) Peeters M, et al : Randomized phase Ⅲ study of panitumumab with fluorouracil, leucovorin, and irinotecan (FOLFIRI) compared with FOLFIRI alone as second-line treatment in patients with metastatic colorectal cancer. J Clin Oncol, 28 : 4706-4713, 2010

<湊川紘子>

5. 大腸がん

Cetuximab単独療法

		Day 1	7
Cetuximab	初回投与：400 mg/m² 点滴静注（2時間）	↓	
	2回目以降：250 mg/m² 点滴静注（1時間）		
		1週間ごと　PD（増悪）まで	

【Infusion reaction予防】
① 抗ヒスタミン薬（ポララミン®注5 mg点滴など）　② 副腎皮質ステロイド（デキサート®注6.6 mg点滴など）：ともにCetuximab投与30〜60分前に投与

基本事項

【適　応】
 RAS遺伝子野生型の治癒切除不能な進行・再発の結腸・直腸がん

【奏効率[1]】

奏効率	無増悪生存期間（中央値）	全生存期間（中央値）
6.62 %	1.9カ月	6.1カ月

【副作用[1]】

	All Grade	Grade 3〜4
発疹，落屑	86.1 %	11.8 %
皮膚乾燥	41.7 %	0 %
掻痒	37.2 %	2.4 %
爪の変化	17.7 %	0 %
下痢	18.1 %	1.0 %
疲労	37.8 %	11.1 %
口内炎	14.6 %	0.3 %

▌レジメンチェックポイント

p.608参照.

副作用対策と服薬指導のポイント

p.609参照.

【文　献】
1) アービタックス®注射液 インタビューフォーム 海外第Ⅲ相試験（NCIC CTG CO.17/CA225-025）

<湊川紘子>

5. 大腸がん

Trifluridine / Tipiracil（TAS-102）± BV療法

	Day	1	5	8	12	15	28

TAS-102　1回 35 mg/m^2 [※1]
　　　　1日2回 経口

　　　　　5日間　2日間　5日間　2日間
　　　　　投与　　休薬　　投与　　休薬

BV [※2]　　5 mg/kg
　　　　点滴静注（初回90分 [※3]）

TAS-102は4週間ごと
BVは2週間ごと　　　　　PD（増悪）まで

※1 Trifluridine として下記の表から1回量を換算
※2 BVは必要に応じ投与.
※3 初回投与時間90分，2回目60分，3回目以降は30分に短縮も可能.

【TAS-102投与量】

体表面積（m^2）	初回基準量 （Trifluridine 相当量）
1.07 未満	35 mg/回（70 mg/日）
1.07 以上～1.23 未満	40 mg/回（80 mg/日）
1.23 以上～1.38 未満	45 mg/回（90 mg/日）
1.38 以上～1.53 未満	50 mg/回（100 mg/日）
1.53 以上～1.69 未満	55 mg/回（110 mg/日）
1.69 以上～1.84 未満	60 mg/回（120 mg/日）
1.84 以上～1.99 未満	65 mg/回（130 mg/日）
1.99 以上～2.15 未満	70 mg/回（140 mg/日）
2.15 以上	75 mg/回（150 mg/日）

基本事項

【適　応】

治癒切除不能な進行・再発の結腸・直腸がん（標準的な治療が困難な場合に限る）

Trifluridine / Tipiracil（TAS-102）± BV療法 ●

【奏効率】

TAS-102単独療法（三次治療以降）[1]

無増悪生存期間 （中央値）	全生存期間 （中央値）	病勢コントロール率 （DCR）
2.0カ月	7.1カ月	44％

TAS-102 + BV療法（第Ⅲ相試験）[2]

無増悪生存期間（中央値）	全生存期間（中央値）
5.6カ月	10.8カ月

【副作用】

TAS-102単独療法[1]

	All Grade	Grade 3〜4
好中球減少	67％	38％
貧血	77％	18％
疲労	35％	4％
下痢	32％	3％
悪心	48％	2％
血小板減少	42％	5％
嘔吐	28％	2％
発熱性好中球減少症	4％	4％

TAS-102 + BV療法[2]

	All Grade	Grade 3〜4
好中球減少	62.2％	43.1％
悪心	37.0％	1.6％
貧血	28.9％	6.1％
無力	24.4％	4.1％
疲労	21.5％	1.2％
下痢	20.7％	0.8％
食欲不振	20.3％	0.8％
嘔吐	18.7％	0.8％
血小板減少	17.1％	2.8％
口内炎	11.0％	0.4％
血圧上昇	10.2％	5.7％

5

大腸がん

● 改訂第8版 がん化学療法レジメンハンドブック

▎レジメンチェックポイント

① 投与基準の確認（TAS-102）[3]

各コース開始時，「投与開始基準」を満たさない場合は本剤を投与しない．また，「休薬基準」に該当する有害事象が発現した場合は本剤を休薬し，「投与再開基準」まで回復を待って投与を再開する．

	投与開始基準 投与再開基準	休薬基準
血色素量	8.0 g/dL 以上	7.0 g/dL 未満
好中球数	1,500/mm³ 以上	1,000/mm³ 未満
血小板数	75,000/mm³ 以上	50,000/mm³ 未満
総ビリルビン	1.5 mg/dL 以下	2.0 mg/dL を超える
AST，ALT	2.5×ULN（肝転移症例では5×）以下	2.5×ULN（肝転移症例では5×）を超える
クレアチニン	1.5 mg/dL 以下	1.5 mg/dL を超える
末梢神経障害	Grade 2 以下	Grade 3 以上
非血液毒性	Grade 1 以下 （脱毛，味覚異常，色素沈着，原疾患に伴う症状は除く）	Grade 3 以上

前コース（休薬期間を含む）中に，「減量基準」に該当する有害事象が発現した場合には，本剤の投与再開時において，コース単位で1日単位量として10 mg/日単位で減量する．ただし，最低投与量は30 mg/日までとする．

＜TAS-102：減量基準＞

	減量基準
好中球数	500/mm³ 未満
血小板数	50,000/mm³ 未満

② 相互作用

TAS-102は，フッ化ピリミジン系抗悪性腫瘍薬，これらの薬剤との併用療法（ホリナート・テガフール・ウラシル療法など），抗真菌薬フルシトシンまたは葉酸代謝拮抗薬（メトトレキサートおよびペメトレキセド）との併用により，重篤な骨髄抑制などの副作用が発現するおそれがある．

622

③ 点滴速度の確認

BV：Infusion reactionへの注意のため初回，2回目投与時には投与速度に注意する．しかし，その発生確率はAll Gradeでも3％未満[4]であり大部分の症例では安全に投与可能である．

副作用対策と服薬指導のポイント

【TAS-102】

① 服用方法の説明

・空腹時にTAS-102を投与した場合，食後投与と比較してトリフルリジン（FTD）のC_{max}の上昇が認められることから，空腹時投与を避けるよう指導する．

・用量によっては15 mg錠と20 mg錠の2規格を組み合わせて内服する必要があり，また投与スケジュールなども煩雑である．企業提供のブリスターカードを用いたり，患者に服薬記録をつけるよう指導するなど誤飲防止の工夫を要する．

・本剤50 mg/日を投与する場合は朝食後に20 mgを，夕食後に30 mgを投与するよう指導する．

② 骨髄抑制[4]：骨髄抑制は留意すべき副作用であり，好中球数1,500/mm^{3}以上，血小板数75,000/mm^{3}以上およびヘモグロビン8.0 g/dL以上を目安に投与可否の判断を行う．各コース開始前は必ず臨床検査を実施，さらに投与1，2コースはコース中に1回以上実施する必要がある．投与開始3〜4週目で最も骨髄抑制があらわれる可能性があることから，1コース目はDay 22前後にも臨床検査を実施することが望ましいとされている．患者には発熱時に連絡するよう指導する．

【BV併用時】

p.555参照.

【文　献】

1) Mayer RJ, et al：Randomized trial of TAS-102 for refractory metastatic colorectal cancer. N Engl J Med, 372：1909-1919, 2015

2) Prager GW, et al：Trifluridine-tipiracil and bevacizumab in refractory metastatic colorectal cancer. N Engl J Med, 388：1657-1667, 2023

3) ロンサーフ®配合錠 添付文書

4) ロンサーフ®配合錠 インタビューフォーム

＜湊川紘子＞

5. 大腸がん

Regorafenib 単独療法

		Day 1	21	28
Regorafenib	1回 160 mg 1日1回 経口	→ 21日間		
		4週間ごと（3週間投与，1週間休薬） PD（増悪）まで		

基本事項

【適 応】

治癒切除不能な進行・再発の結腸・直腸がん

【奏効率】三次治療以降[1]

無増悪生存期間（中央値）	全生存期間（中央値）	病勢コントロール率（DCR）
1.9カ月	6.4カ月	41%

【副作用】CORRECT 試験[1]

	All Grade	Grade 3	Grade 4
手掌・足底発赤知覚不全症候群	47%	17%	0%
疲労	47%	9%	<1%
下痢	34%	7%	<1%
食欲不振	30%	3%	0%
声の変化	29%	<1%	0%
血圧上昇	28%	7%	0%
皮疹，落屑	26%	6%	0%
口腔粘膜炎	27%	3%	0%
血小板減少	13%	3%	<1%

レジメンチェックポイント

① 投与スケジュールの確認

Regorafenib 160 mg（40 mg/錠，1回4錠）を1日1回，3週間連日内服し，1週間休薬する．

Regorafenib 単独療法 ●

② 減量，休薬，中止基準の確認
<減量の目安>

用量調整段階	投与量
通常投与量	1 日 1 回 160 mg
1 段階減量	1 日 1 回 120 mg
2 段階減量	1 日 1 回 80 mg

<減量，休薬，中止基準[2]>
手掌・足底発赤知覚不全症候群

Grade 1	回数問わず	同用量で投与継続
Grade 2	1 回目	1 段階減量し投与継続．改善がみられない場合，7 日間休薬し，Grade 0～1 に軽快したら投与再開．
	7 日以内に改善がみられない場合または 2・3 回目	Grade 0～1 に軽快するまで休薬．再開の際は 1 段階減量．
	4 回目	投与中止
Grade 3	1・2 回目	Grade 0～1 に軽快するまで最低 7 日間休薬．再開の際は 1 段階減量．
	3 回目	投与中止

肝機能検査異常

AST または ALT ≦5×ULN	回数問わず	同用量で投与継続．AST および ALT＜3×ULN，または投与前値に回復するまでは肝機能検査を頻回に行う．
5×ULN＜ AST または ALT ≦20×ULN	1 回目	AST または ALT＜3×ULN または投与前値に回復するまで休薬．再開の際は 1 段階減量．少なくとも 4 週間は肝機能検査を頻回に行う．
	2 回目	投与中止
AST または ALT ＞20×ULN	回数問わず	投与中止
AST または ALT ＞3×ULN かつビリルビン値＞2×ULN	回数問わず	投与中止

5
大腸がん

● 改訂第8版 がん化学療法レジメンハンドブック

高血圧

Grade 2 （無症候性）	投与を継続し，降圧薬投与を行う．降圧薬による治療を行ってもコントロールできない場合，一段階減量．
Grade 2 （症候性）	症状が消失し，血圧がコントロールできるまで休薬し，降圧薬による治療を行う． 再開後，降圧薬による治療を行ってもコントロールできない場合，一段階減量．
Grade 3	症状が消失し，血圧がコントロールできるまで休薬し，降圧薬による治療を行う．再開する場合一段階減量． 再開後，降圧薬による治療を行ってもコントロールできない場合，さらに一段階減量．
Grade 4	投与中止．

その他の副作用

Grade 3以上	Grade 2以下に軽快するまで休薬し，一段階減量して再開，または投与中止を考慮．

③ 相互作用

Regorafenib は CYP3A4，UGT1A9 によって代謝されることが報告されており，これらの酵素に影響を及ぼす薬剤との併用には注意を要する．

BRCP を阻害するため BRCP の基質となる薬剤（ロスバスタチンなど）との併用には注意する．

副作用対策と服薬指導のポイント

① 服用方法の説明

低脂肪食後の服用を推奨．空腹時や高脂肪食摂取後の投与は Regorafenib の血漿中濃度を低下させるとの報告があり，避けるよう指導する．

臨床上の工夫：実臨床では朝食後の内服とすることが多い．理由として下記の2つがあげられる．

・朝食では高脂肪食を摂取する機会が少ないため，患者が食事内容を過度に気にする必要がなくなる．

・朝食後に内服する薬剤は多いため，内服タイミングを統一することでアドヒアランス向上につながる．

② 手掌・足底発赤知覚不全症候群：高頻度，かつ重症化しやすい．開始後比較的早期（14日前後）に発現する傾向にある．初

626

期症状は紅斑・発赤の場合が多いが，知覚異常が先行するケースもある．指尖，踵などの物理的刺激を受けやすい部位に起こりやすく，重症化すると強い疼痛を伴い日常生活に支障をきたす．予防が重要であり，手足を安静にし，圧迫，熱，摩擦などの物理的な刺激を避けるよう指導する．また，治療開始前から尿素配合軟膏の塗布を開始して保湿により角質化を防止する．症状が出現した場合は，適切な支持療法を行い，症状に応じて減量・休薬を行う．

③ 皮疹：皮疹の好発部位は前額部，顔面，頭皮，体幹などであり，治療としてはステロイド外用薬と抗ヒスタミン薬の内服を行う．多くの場合，症状は軽く一過性であるが，多形紅斑やスティーブンス・ジョンソン症候群などの重篤な有害事象との鑑別が必要であり，症状出現時には連絡するよう指導する．

④ 肝機能障害：肝転移を有する患者において特に注意を要する．肝障害の多くは投与開始初期に認められるため，投与開始2カ月間は少なくとも週1回の臨床検査（AST，ALT，T-Bil）を行うことが推奨されている．強い倦怠感・易疲労感，黄疸，急激な体重増加といった症状を認めた場合は連絡するよう指導する．

⑤ 血圧上昇：患者には自宅で血圧測定および記録を行うよう指導する．降圧薬は積極的適応，禁忌もしくは慎重投与，薬物相互作用などを考慮し，個々の患者の臨床状況に応じて降圧薬を選択するよう配慮する．血圧が高値で，嘔気や頭痛，胸・呼吸苦，めまいなどの症状を伴う場合，あるいは収縮期血圧180 mmHg以上，拡張期血圧110 mmHg以上の場合には，すぐに病院へ連絡するよう伝える．

⑥ 下痢：特に好発現時期はなく，治療期間を問わず発現がみられるとされている．薬物治療としては，ロペラミドの投与を行う．Grade 2以上の症状，もしくはGrade 1であっても食事摂取不良など随伴症状がある場合は連絡するよう指導する．

【文 献】

1) Grothey A, et al：Regorafenib monotherapy for previously treated metastatic colorectal cancer（CORRECT）：an international, multicentre, randomised, placebo-controlled, phase 3 trial. Lancet, 381：303-312, 2013

2) スチバーガ®錠 総合製品情報概要

＜湊川紘子＞

5. 大腸がん

Cetuximab + Encorafenib + Binimetinib療法

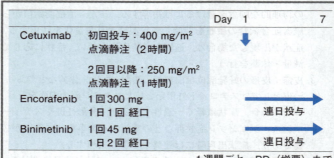

Cetuximab	初回投与：400 mg/m² 点滴静注（2時間）
	2回目以降：250 mg/m² 点滴静注（1時間）
Encorafenib	1回 300 mg 1日1回 経口
Binimetinib	1回 45 mg 1日2回 経口

1週間ごと　PD（増悪）まで

【Infusion reaction 予防】
① 抗ヒスタミン薬（ポララミン®注 5 mg点滴など）　② 副腎皮質ステロイド（デキサート®注 6.6 mg点滴など）：ともに Cetuximab 投与30～60分前に投与

基本事項

【適　応】

がん化学療法後に増悪した *BRAF* 遺伝子変異を有する治癒切除不能な進行・再発の結腸・直腸がん

★ 第Ⅲ相臨床試験[1]の探索的解析において，3剤（Encorafenib + Cetuximab + Binimetinib）併用療法は2剤（Encorafenib + Cetuximab）併用療法と比較して，死亡リスクの低下効果に差を認めていない．

★ 大腸癌研究会のステートメント[2]では，臨床試験の結果から，3剤併用療法および2剤併用療法で有効性が期待できる集団と副作用プロファイルが異なる点，ならびに治療コストなどを総合的に考慮してレジメンを選択することが推奨されている．

Cetuximab + Encorafenib + Binimetinib 療法 ●

【奏効率[1]】BEACON CRC 試験

3剤併用療法 (Encorafenib + Cetuximab + Binimetinib)		2剤併用療法 (Encorafenib + Cetuximab)	
奏効率	全生存期間 (中央値)	奏効率	全生存期間 (中央値)
26 %	9.0 カ月	20 %	8.4 カ月

【副作用[1]】

	3剤併用療法 (Encorafenib + Cetuximab + Binimetinib)		2剤併用療法 (Encorafenib + Cetuximab)	
	All Grade	Grade 3以上	All Grade	Grade 3以上
下痢	62 %	10 %	33 %	2 %
ざ瘡様皮疹	49 %	2 %	29 %	< 1 %
悪心	45 %	5 %	34 %	< 1 %
嘔吐	38 %	4 %	21 %	1 %
疲労	33 %	2 %	30 %	4 %
腹痛	29 %	6 %	23 %	2 %
食欲不振	28 %	2 %	27 %	1 %
皮膚乾燥	21 %	1 %	11 %	0 %
発疹	19 %	< 1 %	12 %	0 %
手掌・足底発赤 知覚不全症候群	13 %	0 %	4 %	< 1 %
霧視	11 %	0 %	4 %	0 %
関節痛	10 %	0 %	19 %	1 %
筋肉痛	8 %	0 %	13 %	< 1 %
頭痛	7 %	0 %	19 %	0 %
色素性母斑	< 1 %	0 %	14 %	0 %
検査値異常				
ALT 上昇	23 %	2 %	17 %	0 %
AST 上昇	23 %	2 %	14 %	1 %
ビリルビン 上昇	5 %	2 %	7 %	2 %
CK 上昇	23 %	3 %	3 %	0 %
クレアチニン 上昇	75 %	5 %	50 %	2 %
ヘモグロビン 低下	56 %	11 %	32 %	4 %

5

大腸がん

● 改訂第8版 がん化学療法レジメンハンドブック

レジメンチェックポイント

① 前投薬および内服薬確認

Infusion reaction 予防薬

経口抗がん剤：Encorafenib は1日1回，Binimetinib は1日2回，用法に食事条件の規定はない．

② 点滴速度の確認（Cetuximab）

初回投与（400 mg/m²）は2時間かけて点滴静注．2回目以降（250 mg/m²）は1時間かけて点滴静注．投与速度は10 mg/min以下とし，急速静注により投与しないこと．

③ 投与量の確認

< Cetuximab の減量，休薬，中止基準>

重度（Grade 3以上）の皮膚症状があらわれた場合[3]

Grade 3以上の皮膚症状の発現回数	本剤の投与	投与延期後の状態	本剤の用量調節
初回発現時	投与延期	Grade 2以下に回復	250 mg/m²で投与継続
		回復せず	投与中止
2回目の発現時	投与延期	Grade 2以下に回復	200 mg/m²で投与継続
		回復せず	投与中止
3回目の発現時	投与延期	Grade 2以下に回復	150 mg/m²で投与継続
		回復せず	投与中止
4回目の発現時	投与中止	—	—

<Encorafenib，Binimetinib の減量基準>

減量して投与継続する場合の投与量

減量レベル	Encorafenib	Binimetinib
通常投与量	300 mg 1日1回	45 mg 1日2回
1段階減量	225 mg 1日1回	30 mg 1日2回
2段階減量	150 mg 1日1回	15 mg 1日2回
3段階減量	投与中止	投与中止

減量を要した副作用が Grade 1以下に回復し，他に合併する副作用がない場合は，減量時と逆の段階を経て増量可能．

Cetuximab + Encorafenib + Binimetinib 療法 ●

副作用発現時の用量調節基準（Encorafenib, Binimetinib）

副作用	程度	処置
網膜疾患, ぶどう膜炎	Grade 2	Grade 1 以下に回復するまで休薬. 再開する場合, 同量または 1 段階減量して投与.
	Grade 3	Grade 2 以下に回復するまで休薬. 再開する場合, 1 段階減量して投与. Grade 3 が継続する場合, 投与中止.
	Grade 4	投与中止
網膜静脈閉塞	Grade 1 以上	投与中止
眼障害（上記以外）	Grade 3	Grade 1 以下に回復するまで休薬. 21 日以内で回復し再開する場合, 1 段階減量して投与. 21 日以内で回復しない場合, 投与中止.
	Grade 4	投与中止
AST 増加, ALT 増加	Grade 2 （血清ビリルビン上昇を伴わない場合）	**Binimetinib**
		Grade 1 以下に回復するまで休薬. 14 日以内で回復し再開する場合, 同量で投与. 14 日超で回復し再開する場合, 1 段階減量して投与. ただし, 再発した場合, 休薬し回復後に 1 段階減量して投与.
		Encorafenib
		14 日を超えて継続する場合, Grade 1 以下に回復するまで休薬. 再開する場合, 同量で投与. ただし, 再発した場合, 休薬し回復後に 1 段階減量して投与.
	Grade 2 （血清ビリルビン上昇を伴う場合）	Grade 1 以下に回復するまで休薬. 7 日以内で回復し再開する場合, 1 段階減量して投与. 7 日以内で回復しない場合, 投与中止.

次ページへ続く

5

大腸がん

● 改訂第8版 がん化学療法レジメンハンドブック

前ページの続き

副作用	程度	処置
		Binimetinib
	Grade 3（血清ビリルビン上昇を伴わない場合）	Grade 1以下に回復するまで休薬．再開する場合，1段階減量して投与．
		Encorafenib
		Grade 1以下に回復するまで休薬．14日以内で回復し再開する場合，同量で投与．14日超で回復し再開する場合，1段階減量して投与．
	Grade 3（血清ビリルビン上昇を伴う場合）およびGrade 4	投与中止
血清CK上昇	**Binimetinib**	Grade 1以下に回復するまで休薬．21日以内で回復し再開する場合，1段階減量して投与．21日以内で回復しない場合，投与中止．
	Grade 3（筋症状またはクレアチニン上昇を伴う場合）およびGrade 4	
	Encorafenib	
	Grade 3〜4（血清クレアチニン上昇を伴う場合）	
駆出率減少（Binimetinibのみ）	左室駆出率が投与前より10％以上減少，または正常下限を下回る場合	回復するまで休薬．21日以内で回復し再開する場合，1段階減量して投与．21日以内で回復しない場合，投与中止．
	Grade 3〜4	投与中止
心電図QT延長	500 msを超えるQTc値が認められ，かつ投与前からの変化が60 ms以下の場合	QTc値が500 msを下回るまで休薬．再開する場合，1段階減量して再開すること．ただし，再発した場合，投与中止．

次ページへ続く

632

前ページの続き

副作用	程度	処置
	500 ms を超えるQTc値が認められ，かつ投与前からの変化が60 msを超える場合	投与中止
皮膚炎	Grade 2	症状が継続または悪化する場合，Grade 1以下に回復するまで休薬．再開する場合，同量で投与．ただし，再発した場合，休薬し回復後に1段階減量して投与．
	Grade 3	Grade 1以下に回復するまで休薬．再開する場合，同量で投与．ただし，再発した場合，休薬し回復後に1段階減量して投与．
	Grade 4	投与中止
手掌・足底発赤知覚不全症候群（Encorafenibのみ）	Grade 2	14日を超えて継続する場合，Grade 1以下に回復するまで休薬．再開する場合，同量で投与．ただし，再発した場合，休薬し回復後に1段階減量して投与することを考慮．
	Grade 3	Grade 1以下に回復するまで休薬．再開する場合，1段階減量して投与．ただし，再発をくり返す場合，1段階減量して投与または投与中止することも考慮．
上記以外の副作用	Grade 2	Grade 2が継続する場合，休薬または減量を考慮．
	Grade 3	Grade 1以下に回復するまで休薬を考慮．21日以内で回復し再開する場合，1段階減量して投与することを考慮．
	Grade 4	投与中止

④ 併用薬の確認（Encorafenib）

主にCYP3A4により代謝されるため，CYP3A阻害薬（リトナビル，クラリスロマイシン，ボリコナゾール，ジルチアゼムなど）はEncorafenibの血中濃度上昇の可能性があるため併用注意．またCYP3A4を誘導するためCYP3Aの基質となる薬剤（ミ

ダゾラム，トリアゾラム，経口避妊薬など）はこれらの血中濃度が低下する可能性があるため併用注意.

⑤ **休薬または中止時**

BinimetinibおよびCetuximabの両剤を休薬または中止した場合は，Encorafenibも休薬または中止する．Encorafenibを休薬または中止した場合は，Binimetinibも休薬または中止する．

■ 副作用対策と服薬指導のポイント

① **下痢**：水様性の下痢が起きたときは脱水を予防するため水分摂取を十分行い，止瀉薬の処方があれば服用するよう指導を行う．下痢が続く場合や，発熱・嘔吐など他の症状を併発している場合にはすぐに連絡するよう伝える．

② **悪心，嘔吐**：EncorafenibはNCCNのAntiemesisガイドライン[4]にて中等度催吐性リスクに分類されるため，制吐薬の予防投与や，コントロール不良時は制吐薬の追加を考慮する．

【Cetuximab】

p.609参照.

【Encorafenib, Binimetinib】

① **皮膚悪性腫瘍（Encorafenib）**：基底細胞がん，ケラトアカントーマ，悪性黒色腫などの皮膚悪性腫瘍があらわれることがあるため，定期的に皮膚の状態を確認するよう指導する．皮膚の異常が認められた場合は，速やかに連絡するよう指導する．必要に応じて皮膚生検や皮膚科受診を考慮する．

② **手掌・足底発赤知覚不全症候群（Encorafenib）**：手掌，足底の皮膚にヒリヒリ感，しびれ感，知覚過敏，ほてり感，腫脹を生じる．ひどくなると紅斑，水疱，皮膚の亀裂などが生じることもある．保湿剤の使用や手足の保護などセルフケアを行うよう指導する．

③ **眼症状**：網膜障害，ぶどう膜炎などの眼障害があらわれることがある．視力が落ちる，まぶしく感じる，虫が飛んでいるように見えるなど眼の異常を感じた場合は速やかに連絡するよう指導する．網膜静脈閉塞が発現した場合は失明のおそれがあるため，EncorafenibおよびBinimetinibの投与は中止する．

④ **心機能障害（Binimetinib）**：左室機能不全，駆出率減少があらわれることがあるので，本剤投与開始前および本剤投与中は適

宜心機能検査（心エコーなど）を行い，患者の状態〔左室駆出率（LVEF）の変動を含む〕を確認する．息切れや呼吸困難などの症状があった場合は連絡するよう指導する．

⑤ **横紋筋融解症**：血中CK値，血中クレアチニン値，血中および尿中ミオグロビン値の推移を定期的に評価する．筋肉痛や脱力感が出現したときは速やかに連絡するよう指導する．

⑥ **高血圧**：自宅で血圧測定および記録を行うよう指導する．降圧薬は積極的適応，禁忌もしくは慎重投与，薬物相互作用などを考慮し，個々の患者の臨床状況に応じて降圧薬を選択するよう配慮する．血圧が高値で，嘔気や頭痛，胸・呼吸苦，めまいなどの症状を伴う場合，あるいは収縮期血圧180 mmHg以上，拡張期血圧110 mmHg以上の場合には，すぐに病院へ連絡するよう伝える．

⑦ **出血**：鼻血や歯肉，腟などの粘膜から軽度の出血がみられることがある．10〜15分たっても止まらない場合は連絡するよう伝える．

【文　献】

1) Kopetz S, et al：Encorafenib, binimetinib, and cetuximab in BRAF V600E-mutated colorectal cancer. N Engl J Med, 381：1632-1643, 2019

2) 大腸癌治療ガイドライン医師用2019年版「切除不能進行再発大腸癌に対する薬物療法」に追記すべきエビデンス〜BRAF遺伝子変異を有する大腸癌に対するエンコラフェニブ＋ビニメチニブ＋セツキシマブ療法，エンコラフェニブ＋セツキシマブ療法（2020年11月）http://www.jsccr.jp/guideline/news/202011_03.html

3) アービタックス®注射液 インタビューフォーム

4) NCCN Guidelines Version 1.2021 Antiemesis

＜湊川紘子＞

5. 大腸がん

Nivolumab 単独療法（MSI-High）

		Day	1	8	14
Nivolumab	240 mg 点滴静注（30分以上）		↓		
		2週間ごと　PD（増悪）まで			

または

		Day	1	8	15	22	28
Nivolumab	480 mg 点滴静注（30分以上）		↓				
		4週間ごと　PD（増悪）まで					

基本事項

【適　応】

がん化学療法後に増悪した治癒切除不能な進行・再発の高頻度マイクロサテライト不安定性（MSI-High）を有する結腸・直腸がん

【奏効率】CheckMate142試験（第Ⅱ相試験）[1]

奏効率
31.1 %

【副作用[1]】

	Grade 1 ～ 2	Grade 3	Grade 4
疲労	22 %	1 %	0 %
下痢	20 %	1 %	0 %
掻痒感	14 %	0 %	0 %
皮疹	11 %	0 %	0 %
悪心	10 %	0 %	0 %
甲状腺機能低下症	10 %	0 %	0 %
無力症	7 %	0 %	0 %
AST上昇	7 %	0 %	0 %
関節痛	5 %	0 %	0 %
発熱	5 %	0 %	0 %

次ページへ続く

Nivolumab単独療法（MSI-High）●

前ページの続き

	Grade 1～2	Grade 3	Grade 4
皮膚乾燥	5％	0％	0％
斑状丘疹状皮疹	5％	1％	0％
ALT上昇	4％	1％	0％
リパーゼ上昇	4％	5％	3％
アミラーゼ上昇	3％	3％	0％
口内炎	3％	1％	0％
腹痛	1％	1％	0％
クレアチニン上昇	1％	1％	0％
リンパ球減少	1％	1％	0％
大腸炎	0％	1％	0％
急性腎不全	0％	1％	0％
副腎不全	0％	1％	0％

▌レジメンチェックポイント

① 投与量，投与スケジュールの確認

Nivolumabの投与量・投与スケジュールは，1回240 mgを2週間間隔または1回480 mgを4週間間隔の2つの投与方法が承認されているため，投与前に治療計画を熟知してチェックすること．

② 相互作用

ワクチン接種：生ワクチン，弱毒生ワクチン，不活化ワクチンの接種により過度の免疫反応が起こる可能性があるため注意する．

▌副作用対策と服薬指導のポイント

p.182参照．

【文　献】

1) Overman MJ, et al：Nivolumab in patients with metastatic DNA mismatch repair-deficient or microsatellite instability-high colorectal cancer（CheckMate 142）：an open-label, multicentre, phase 2 study. Lancet Oncol, 18：1182-1191, 2017

・　オプジーボ®点滴静注 添付文書
・　オプジーボ®点滴静注 適正使用ガイド

＜湊川紘子＞

5. 大腸がん

Nivolumab + Ipilimumab 療法 (MSI-High)

< Nivolumab + Ipilimumab >		Day	1	8	15	21
Nivolumab	240 mg 点滴静注（30分以上）		⬇			
Ipilimumab	1 mg/kg 点滴静注（30分）		⬇			
		3週間ごと　4コース				

Nivolumab 投与完了後，30分以上の間隔をおいて，Ipilimumab を30分かけて投与．

以降は，以下いずれかの Nivolumab 単独療法を継続する．

< Nivolumab 単独療法 >		Day	1	8	14
Nivolumab	240 mg 点滴静注（30分以上）		⬇		
		2週間ごと　PD（増悪）まで			

または

		Day	1	8	15	22	28
Nivolumab	480 mg 点滴静注（30分以上）		⬇				
		4週間ごと　PD（増悪）まで					

基本事項

【適　応】

がん化学療法後に増悪した切除不能な進行・再発の高頻度マイクロサテライト不安定性（MSI-High）を有する結腸・直腸がん

【奏効率】CheckMate142試験（第Ⅱ相試験）[1]

奏効率
55 %

Nivolumab + Ipilimumab療法（MSI-High）●

【副作用[1]】

	Grade 1～2	Grade 3	Grade 4
下痢	20％	2％	0％
疲労	16％	2％	0％
発熱	15％	2％	0％
掻痒症	15％	0％	0％
AST上昇	7％	8％	0％
甲状腺機能低下症	13％	1％	0％
悪心	12％	1％	0％
ALT上昇	5％	7％	0％
皮疹	9％	2％	0％
甲状腺機能亢進症	11％	0％	0％

■レジメンチェックポイント

① 投与量，投与スケジュールの確認

Nivolumabの投与量・投与スケジュールは，Ipilimumab併用中は1回240 mgを3週間間隔であるが，その後は1回240 mgを2週間間隔または1回480 mgを4週間間隔の2つの投与方法が承認されているため，投与前に治療計画を熟知してチェックすること.

② 投与延期および中止の基準（Ipilimumab）[2]

副作用	処置
・Grade 2の副作用（内分泌障害および皮膚障害を除く） ・Grade 3の皮膚障害 ・症候性の内分泌障害	Grade 1以下またはベースラインに回復するまで投与を延期する. 内分泌障害については，症状が回復するまで投与を延期する. 上記基準まで回復しない場合は，投与を中止する.
・Grade 3以上の副作用（内分泌障害および皮膚障害を除く） ・局所的な免疫抑制療法が有効でないGrade 2以上の眼障害 ・Grade 4の皮膚障害	投与を中止する.

③ 相互作用

ワクチン接種：生ワクチン，弱毒生ワクチン，不活化ワクチンの接種により過度の免疫反応が起こる可能性があるため注意する.

● 改訂第8版 がん化学療法レジメンハンドブック

副作用対策と服薬指導のポイント

p.94参照.

【文　献】

1) Overman MJ, et al：Durable clinical benefit with nivolumab plus ipilimumab in DNA mismatch repair-deficient/microsatellite instability-high metastatic colorectal cancer. J Clin Oncol, 36：773-779, 2018

2) ヤーボイ®点滴静注液 添付文書

・　オプジーボ®点滴静注 添付文書

・　オプジーボ®点滴静注 適正使用ガイド

　　　　　　　　　　　　　　　　　　　　　　　　＜湊川紘子＞

5. 大腸がん

Pertuzumab + Trastuzumab 療法

	Day	1	8	15	21
Pertuzumab※ 初回：840 mg　点滴静注（60分） 2回目以降：420 mg　点滴静注（30分）		↓			
Trastuzumab※ 初回：8 mg/kg　点滴静注（90分） 2回目以降：6 mg/kg　点滴静注（30分）		↓			

3週間ごと　PD（増悪）まで

※ Pertuzumab Trastuzumab Vorhyaluronidase Alfa を使用する場合は，初回投与時には Pertuzumab 1,200mg，Trastuzumab 600mg，Vorhyaluronidase Alfa 30,000 U（フェスゴ®配合皮下注IN）を，2回目以降はPertuzumab，Trastuzumab それぞれ600mg，Vorhyaluronidase Alfa 20,000 U（フェスゴ®配合皮下注MA）を，初回投与時には8分以上，2回目以降は5分以上かけて3週間間隔で大腿部に皮下投与する．

【注意事項】
・HER2陽性が確認された患者に投与すること．検査にあたっては，承認された体外診断用医薬品または医療機器を用いること．
・RAS遺伝子変異陽性の患者に対する有効性および安全性は確立していない．
・フッ化ピリミジン系抗悪性腫瘍薬，オキサリプラチンおよびイリノテカンによる治療歴のない患者における有効性および安全性は確立していない．

基本事項

【適　応】
がん化学療法後に増悪したHER2陽性の治癒切除不能な進行・再発の結腸・直腸がん

【奏効率[1]】
Pertuzumab + Trastuzumab 療法
腫瘍組織でHER2陽性の患者群　（n=27）

奏効率	無増悪生存期間（中央値）	全生存期間（中央値）
29.6％	4.0カ月	10.1カ月

● 改訂第8版 がん化学療法レジメンハンドブック

血液検体でHER2陽性かつ*RAS*野生型の患者群　（n=25）

奏効率	無増悪生存期間（中央値）	全生存期間（中央値）
28.0％	3.1カ月	8.8カ月

【副作用[1]】

	All Grade	Grade 3以上
全体	80％	10％
Infusion reaction	47％	3％
下痢	37％	0％
口内炎	13％	0％
倦怠感	10％	0％
食欲不振	7％	0％
悪心	7％	0％
発疹	7％	0％
GGT上昇	3％	3％
左室駆出率低下	3％	3％

■レジメンチェックポイント

① 予定された投与が遅れた場合の対応

・Pertuzumabは前回投与から6週間未満のときは420 mgを投与する．前回投与から6週間以上のときは改めて初回投与量の840 mgで投与を行う．

・Trastuzumabは予定より1週間を超えて遅れた場合は，改めて8 mg/kgから開始．

・Pertuzumab Trastuzumab Vorhyaluronidase Alfaは前回投与から6週間未満のときは維持投与量（Pertuzumab 600 mg/Trastuzumab 600 mg/Vorhyaluronidase Alfa 20,000 U）を投与する．前回投与から6週間以上のときは改めて初回投与量（Pertuzumab 1,200 mg/Trastuzumab 600 mg/Vorhyaluronidase Alfa 30,000 U）を投与する．

② 投与速度の確認

・Pertuzumabは初回60分かけて投与．初回投与の忍容性が良好であれば，2回目以降の投与時間は30分まで短縮できる．

・Trastuzumabは初回90分かけて投与，2回目以降Infusion reactionなどのアレルギー反応がなければ30分まで短縮できる．

Pertuzumab + Trastuzumab 療法 ●

・Pertuzumab Trastuzumab Vorhyaluronidase Alfa は初回は8分
以上，2回目以降は5分以上かけて大腿部に皮下投与する．

③ 心機能検査の確認（Pertuzumab，Trastuzumab）

定期的な心機能モニタリングにおいて，LVEF 50％未満の患者
で，ベースラインからのLVEFの低下が10％以上となった場合
は投与を延期し，3週間以内にLVEFを再測定する[2]．

＜参考：TRIUMPH試験におけるPertuzumabおよびTrastuzumab
の休薬，減量，中止の基準[2]＞

休薬基準	・心毒性の有害事象の評価または治療のための休薬が可能. ・その他の有害事象の発現により，治験担当医師が必要と判断した場合は休薬可能. ・有害事象がPertuzumabのみと関連すると考えられる場合はPertuzumabのみ休薬し，Trastuzumabのみの投与継続が可能（Trastuzumabのみの休薬は許容しない）.
減量基準	・PertuzumabおよびTrastuzumabの減量は許容しない.
中止基準	・PertuzumabまたはTrastuzumabに関連があるGrade 4の非血液毒性が認められた場合（ただし一過性の検査値異常はこれに該当しない）. ・Trastuzumabが63日以内に再投与できない場合.

▌副作用対策と服薬指導のポイント

① Infusion reaction：Pertuzumab と Trastuzumab は投与24時間
以内に Infusion reaction が報告されている．投与中に，悪寒，
発熱，疲労，悪心，紅斑，高血圧や呼吸困難などがみられた場
合は，医療者に申し出るように伝える．

② 心機能モニタリング：Pertuzumab と Trastuzumab投与によ
り，心障害，うっ血性心不全が起こることがある．平らな道を
歩いただけでも心臓がドキドキするような動悸，息切れ，また
は，脈が速くなる頻脈があった場合は，施設へ連絡するように
伝える．投与中は3〜6カ月ごと（心不全高リスクでは3カ月ご
と）に定期的心臓評価（心電図・心エコー検査・バイオマー
カー検査）が推奨される[3]．

● 改訂第8版 がん化学療法レジメンハンドブック

【文　献】
1) Nakamura Y, et al : Circulating tumor DNA-guided treatment with pertu-zumab plus trastuzumab for HER2-amplified metastatic colorectal cancer : a phase 2 trial. Nat Med, 27 : 1899-1903, 2021
2) パージェタ®＋ハーセプチン®併用療法 適正使用ガイド
3) Onco-cardiology ガイドライン（日本臨床腫瘍学会・日本腫瘍循環器学会／編），南江堂，2023

＜湊川紘子＞

6. 肝・胆・膵がん

化学療法の概要

1）肝細胞がん [1]

　肝細胞がんの全身化学療法は，外科切除や肝移植，局所療法，TACE（transcatheter arterial chemoembolization，肝動脈化学塞栓療法）の適応とならない，肝予備能が良好なChild-Pugh分類Aの症例が対象となる．

　2009年にSorafenibが一次治療として承認されて以降，多くの薬剤がSorafenibと比較されたが優越性，非劣性を示すことができなかった．2020年にAtezolizumab＋Bevacizumabが，2022年にはTremelimumab＋DurvalumabがSorafenibに対し生存期間の延長を示し，現在はこれら2つの治療が並列で一次治療として推奨されている．これら複合免疫療法が適さない場合は，第二選択としてSorafenib，またはSorafenibに対する非劣性が示されているLenvatinib，Durvalumabが推奨される．

　現在，二次治療で明確なエビデンスがあるのは一次治療でSorafenib治療後のRegorafenib，Ramucirumab，Cabozantinibだが，ガイドラインの薬物療法アルゴリズムでは一次治療に使用していない薬剤を用いることが提案されている．

2）胆道がん [2][3]

　術後補助化学療法については「高いエビデンスをもって推奨できる治療はないが考慮してもよい」とされていたが，JCOG1202試験の結果が2022年に報告され，今後S-1が標準治療になると考えられている．

　切除不能・再発症例の一次治療として，GEM単剤に対する優越性を示したGEM＋CDDP（GC），GCに対する非劣性を示したGEM＋S-1，GCに優越性を示したGEM＋CDDP＋S-1，GEM＋CDDP＋Durvalumabの4レジメンが推奨される．

　二次治療は確立されていないが，GEM＋CDDP後についてはS-1を用いることが多い．

　MSI-High（マイクロサテライト不安定性の高い）症例に対して

645

はPembrolizumabが，*NTRK*融合遺伝子を有する場合は
Entrectinib，Larotrectinibが選択肢となる．また，化学療法後に
増悪した*FGFR2*融合遺伝子陽性の切除不能胆道がんに対して，
2021年にPemigatinib，2023年にFutibatinibが承認された．

3）膵がん[4]

切除可能膵がんに対する術前補助化学療法として，GEM + S-1
の有用性が国内第Ⅲ相試験（Prep-02/JSAP-05試験）にて証明さ
れた．

術後補助化学療法として，GEMに対する優位性が示されている
S-1が推奨される．術後のコントロール不良な下痢などS-1に対す
る忍容性が低い症例に対してはGEMが勧められる．

切除不能膵がんは，臨床試験の結果から，局所進行膵がんと遠
隔転移を有する膵がんで，一次治療の推奨の強さが異なる．

（1）局所進行膵がんの一次治療

FOLFIRINOX，GEM + nab-PTXについては試験対象が遠隔転
移例のみであり，局所進行例に対する位置付けは明確ではないも
のの，遠隔転移例で示された有効性は局所進行例に外挿できると
いう考えもあり，またNCCNのガイドラインでは治療選択肢とさ
れていることからGEM，S-1と並列で推奨されている．

（2）遠隔転移を有する膵がんの一次治療

FOLFIRINOX，GEM + nab-PTXが推奨される．全身状態など
でこれらの治療が適切でないと判断される場合はGEM，S-1が推
奨される．

（3）高齢者の進行膵がんに対する一次治療

GEM + nab-PTX，GEM，S-1が推奨される．

（4）二次治療

二次治療は，一次治療がゲムシタビンベースであればフッ化ピ
リミジンベースの治療（S-1，nal-IRI + 5-FU/LV），一次治療が
フッ化ピリミジンベースであればゲムシタビンベースの治療（GEM，
GEM + nab-PTX）を選択する．MSI-High（マイクロサテライト
不安定性の高い）またはTMB-High（腫瘍遺伝子変異量スコアが
高い）症例に対してはPembrolizumabが，*NTRK*融合遺伝子を有
する場合はEntrectinib，Larotrectinibが選択肢となる．

(5) *BRCA* 遺伝子変異陽性膵がん

BRCA 遺伝子変異陽性膵がんに対して，16週間以上のプラチナ製剤継続投与中に病勢進行が認められない（SD以上）症例に対する維持療法として Olaparib が 2020 年承認された．

4) 膵神経内分泌腫瘍（膵NET）[5]

膵NETの切除不能例で腫瘍が増大傾向または腫瘍量が多く，臓器機能や生命に影響を与える場合に適応となる．ソマトスタチン受容体発現が認められる症例に対してはソマトスタチンアナログである Lanreotide が，分子標的薬としては Everolimus，Sunitinib がそれぞれプラセボと比較し有意な無増悪生存期間の延長を示している．1990年代初頭の古い臨床試験ではあるが STZ + DXR も他の治療レジメンに比べて有意な生存期間延長を示している．また，ソマトスタチン受容体発現が認められる症例に対しての二次治療以降の他剤無効例に対する代替治療として，放射性核種標識ペプチド治療に使用される Lutetium-oxodotreotide（^{177}Lu）が 2021 年承認された．

膵NEC（G3）に対しては小細胞肺がんに準じた，プラチナ製剤ベースの治療が推奨される．

【文 献】

1) 「肝癌診療ガイドライン 2021 年版」（日本肝臓学会／編），金原出版，2021
2) 「エビデンスに基づいた胆道癌診療ガイドライン改訂第3版」（日本肝胆膵外科学会，胆道癌診療ガイドライン作成委員会／編），医学図書出版，2019
3) 「肝内胆管癌診療ガイドライン 2021 年版」（日本肝癌研究会／編），金原出版，2020
4) 「膵癌診療ガイドライン 2022 年版」（日本膵臓学会 膵癌診療ガイドライン改訂委員会／編），金原出版，2022
5) 「膵・消化管神経内分泌腫瘍（NEN）診療ガイドライン 2019 年【第2版】」（日本神経内分泌腫瘍研究会（JNETS），膵・消化管神経内分泌腫瘍診療ガイドライン第2版作成委員会／編），金原出版，2019

＜野村充俊＞

6. 肝・胆・膵がん　1）肝細胞がん

Atezolizumab ＋ BV 療法

		Day	1	8	15	21
Atezolizumab	1,200 mg 点滴静注（60分※1）		⬇			
BV	15 mg/kg 点滴静注（90分※2）		⬇			

3週間ごと　PD（増悪）まで

※1 初回投与の忍容性が良好であれば，2回目以降の投与時間は30分まで短縮できる．
※2 初回投与の忍容性が良好であれば，2回目の投与時間は60分，3回目以降は30分まで短縮できる．

【2回目以降の投与時】以前の投与時に Infusion reaction が発現した場合，以降の投与時は抗ヒスタミン薬，解熱鎮痛薬の前投薬を行ってもよい．

基本事項

【適　応】

切除不能な肝細胞がん

・国際共同第Ⅲ相試験（IMbrave150）[1] では，全身化学療法歴のない Child-Pugh 分類 A 症例が対象．

【奏効率】

国際共同第Ⅲ相試験（IMbrave150）[1]

奏効率（CR＋PR）	病勢コントロール率（CR＋PR＋SD）	無増悪生存期間（中央値）	全生存期間（中央値）
27.3％	73.6％	6.8カ月	未到達

【副作用[1]】全体 n ＝ 329

	All Grade	Grade 3 以上
高血圧	29.8％	15.2％
倦怠感	20.4％	2.4％
蛋白尿	20.1％	3.0％
AST 上昇	19.5％	7.0％
搔痒症	19.5％	0％
下痢	18.8％	1.8％
食欲減退	17.6％	1.2％

次ページへ続く

前ページの続き

	All Grade	Grade 3以上
発熱	17.9 %	1.2 %
ALT上昇	14.0 %	3.6 %
便秘	13.4 %	0 %
ビリルビン上昇	13.1 %	2.4 %
皮疹	12.5 %	0 %
腹痛	12.2 %	1.2 %
悪心	12.2 %	0.3 %
咳嗽	11.9 %	0 %
Infusion reaction	11.2 %	2.4 %
体重減少	11.2 %	0 %
血小板減少	10.6 %	3.3 %
鼻出血	10.3 %	0 %

■レジメンチェックポイント

＜ Atezolizumab：副作用に対する休薬，中止基準の確認[2) 3)] ＞

副作用	程度	処置
間質性肺疾患などの呼吸器障害	Grade 2	Grade 1以下に回復するまで休薬する．12週間を超える休薬後もGrade 1以下まで回復しない場合には中止する．
	Grade 3以上または再発性の場合	中止する．
肝機能障害	・ベースラインのASTまたはALTが基準値内の患者では，ASTまたはALTが基準値上限の3倍超かつ10倍以下に増加した場合 ・ベースラインのASTまたはALTが基準値上限の1倍超かつ3倍以下の患者では，ASTまたはALTが基準値上限の5倍超かつ10倍以下に増加した場合	Grade 1以下に回復するまで休薬する．12週間を超える休薬後もGrade 1以下まで回復しない場合は中止する．

次ページへ続く

● 改訂第8版 がん化学療法レジメンハンドブック

前ページの続き

	・ベースラインのASTまたはALTが基準値上限の3倍超かつ5倍以下の患者では、ASTまたはALTが基準値上限の8倍超かつ10倍以下に増加した場合	
	ASTもしくはALTが基準値上限の10倍超または総ビリルビンが基準値上限の3倍超に増加した場合	中止する.
大腸炎／下痢	Grade 2または3	Grade 1以下に回復するまで休薬する. 12週間を超える休薬後もGrade 1以下まで回復しない場合には中止する.
	Grade 4	中止する.
膵炎	・Grade 3以上のアミラーゼまたはリパーゼ高値 ・Grade 2または3の膵炎	Grade 1以下に回復するまで休薬する. 12週間を超える休薬後もGrade 1以下まで回復しない場合は中止する.
	Grade 4または再発性の膵炎	中止する.
内分泌障害	Grade 3以上の高血糖	血糖値が安定するまで休薬する.
	・症候性の甲状腺機能低下症 ・症候性の甲状腺機能亢進症、または甲状腺刺激ホルモン値0.1mU/L未満の無症候性の甲状腺機能亢進症	左記の状態が回復するまで休薬する.
	Grade 2以上の副腎機能不全	Grade 1以下に回復するまで休薬する. 12週間を超える休薬後もGrade 1以下まで回復しない場合は中止する.
	・Grade 2または3の下垂体炎 ・Grade 2または3の下垂体機能低下症	Grade 1以下に回復するまで休薬する. 12週間を超える休薬後もGrade 1以下まで回復しない場合は中止する.

次ページへ続く

前ページの続き

	・Grade 4 または再発性の下垂体炎 ・Grade 4 または再発性の下垂体機能低下症	中止する.
神経障害	Grade 2	Grade 1 以下に回復するまで休薬する. 12 週間を超える休薬後も Grade 1 以下まで回復しない場合は中止する.
	Grade 3 〜 4	中止する.
脳炎, 髄膜炎 ギラン・バレー症候群 重症筋無力症	全 Grade	中止する
皮膚障害	Grade 3	Grade 1 以下に回復するまで休薬する. 12 週間を超える休薬後も Grade 1 以下まで回復しない場合は中止する.
	Grade 4	中止する.
腎機能障害	Grade 2	Grade 1 以下に回復するまで休薬する. 12 週間を超える休薬後も Grade 1 以下まで回復しない場合は中止する.
	Grade 3 以上	中止する.
筋炎	Grade 2 〜 3	Grade 1 以下に回復するまで休薬する. 12 週間を超える休薬後も Grade 1 以下まで回復しない場合は中止する.
	Grade 3 の再発または Grade 4	中止する.
心筋炎	Grade 2 以上	中止する.

次ページへ続く

● 改訂第8版 がん化学療法レジメンハンドブック

前ページの続き

副作用	程度	処置
血球貪食症候群	全 Grade	中止する.
眼障害	Grade 2	Grade 1 以下に回復するまで休薬する. 12週間を超える休薬後も Grade 1 以下まで回復しない場合は中止する.
	Grade 3 以上	中止する.
Infusion reaction	Grade 1	投与速度を50％に減速する. なお, 軽快した後30分間経過観察し, 再発しない場合には投与速度を元に戻すことができる.
	Grade 2	投与を中断し, 軽快後に投与速度を50％に減速し再開する.
	Grade 3 以上	直ちに中止する.

副作用対策と服薬指導のポイント

Atezolizumab については p.41 参照.

【BV】

① 出血：食道, 胃静脈瘤に関連した出血があらわれることがある. 臨床試験では未治療または十分に治療されていない食道静脈瘤・胃静脈瘤を有する患者は除外されていた. 鼻血や歯肉, 腟などの粘膜から軽度の出血がみられることがある. 10〜15分経っても止まらない場合は連絡するよう伝える.

② 消化管穿孔, 瘻孔：発現頻度は2％未満で, 3カ月以内の発現が最も多い. 激しい腹痛などの症状があればすぐに連絡するよう伝える.

③ 創傷治癒遅延：手術前後4週間はBVの投与を避ける. ポート挿入などの小手術は可能.

④ 血栓塞栓症, うっ血性心不全：意識消失やめまい, 胸痛, 息切れ, 手足のむくみ, ろれつが回らないなどの症状が認められた場合は速やかに連絡するよう伝える.

⑤ 高血圧：自宅で血圧測定および記録を行うよう指導する. 高血

652

圧による嘔気や頭痛，呼吸苦，胸痛，めまいなどの症状が認められた場合，または収縮期血圧 180 mmHg 以上，拡張期血圧 110 mmHg 以上の場合には速やかに連絡するよう伝える．降圧薬は積極的適応，禁忌もしくは慎重投与，薬物相互作用を考慮し，個々の患者の臨床状況に応じて選択する．

⑥ 蛋白尿：尿蛋白が 2 g/24 時間以上の場合は休薬する．

⑦ 喀血（2.5 mL 以上の鮮血の喀出）の既往のある患者は禁忌である（肺出血があらわれるおそれがあるため）．治療前，治療中を含め患者の観察が必要である．

【文　献】

1) Finn RS, et al：Atezolizumab plus bevacizumab in unresectable hepatocellular carcinoma. N Engl J Med, 382：1894-1905, 2020
2) テセントリク®点滴静注 適正使用ガイド（肝細胞癌）
3) テセントリク®＋アバスチン®併用療法における副作用のマネジメント（肝細胞癌）

<野村充俊>

6. 肝・胆・膵がん　1）肝細胞がん

Durvalumab + Tremelimumab 療法

		Day	1	8	15	22	28
Tremelimumab	300 mg[※1] 点滴静注（60分）		⬇ （初回のみ）				
Durvalumab	1,500 mg[※2] 点滴静注（60分）		⬇				
		4週間ごと　PD（増悪）まで Tremelimumab は初回1回のみの投与					

※1 体重30 kg以下の場合の1回投与量を4 mg/kgとする.
※2 体重30 kg以下の場合の1回投与量を20 mg/kgとする.

基本事項

【適　応】

切除不能な肝細胞がん

・国際共同第Ⅲ相試験（HIMALAYA）[1] では，全身化学療法歴の
ないChild-Pugh分類A症例が対象.

【奏効率】

国際共同第Ⅲ相試験（HIMALAYA）[1]

奏効率 （CR + PR）	病勢コントロール率 （CR + PR + SD）	無増悪生存期間 （中央値）	全生存期間 （中央値）
20.1 %	60.1 %	3.78カ月	16.43カ月

【副作用[1]】全体 n = 388

	All Grade	Grade 3以上
下痢	26.5 %	4.4 %
便秘	9.3 %	0 %
腹痛	11.9 %	1.3 %
悪心	12.1 %	0 %
掻痒症	22.9 %	0 %
皮疹	22.4 %	1.5 %
AST上昇	12.4 %	5.2 %
ALT上昇	9.3 %	2.6 %
アミラーゼ上昇	7.5 %	3.6 %

次ページへ続く

前ページの続き

	All Grade	Grade 3 以上
リパーゼ上昇	8.8 %	6.2 %
食欲不振	17.0 %	1.3 %
無力症	10.1 %	1.8 %
倦怠感	17.0 %	2.1 %
発熱	12.9 %	0.3 %
高血圧	5.9 %	1.8 %
貧血	9.3 %	2.8 %

▌レジメンチェックポイント

p.127 参照.

▌副作用対策と服薬指導のポイント

p.47 参照.

【文　献】

1) Abou-Alfa GK, et al：Tremelimumab plus Durvalumab in unresectable Hepatocellular Carcinoma. NEJM Evid, 1 (8)：2022

＜野村充俊＞

6. 肝・胆・膵がん　1）肝細胞がん

Sorafenib 単独療法

Sorafenib 1回400 mg 1日2回 経口 連日投与　PD（増悪）まで

基本事項

【適　応】

切除不能な肝細胞がん

・切除または局所療法が適応とならない肝予備能が良好な症例

【奏効率】

海外第Ⅲ相試験（SHARP）[1]

奏効率	病勢コントロール率	全生存期間（中央値）	1年生存率
2％	43％	10.7カ月	44％

国際共同第Ⅲ相試験（IMbrave150 Sorafenib群）[2]

奏効率 （CR＋PR）	病勢コントロール率 （CR＋PR＋SD）	無増悪生存期間 （中央値）	全生存期間 （中央値）
11.9％	55.3％	4.3カ月	13.2カ月

【副作用[3] [4]】

	All Grade	Grade 3～4
手足皮膚反応	82％	35％
リパーゼ上昇	44％	28％
脱毛	41％	―
皮疹	40％	4％
下痢	31％	6％
高血圧	31％	15％
低リン血症	28％	16％
血小板減少	25％	12％
AST上昇	25％	12％
アミラーゼ上昇	21％	7％

レジメンチェックポイント

① 投与開始基準の確認[3]

Child-Pugh 分類	A
PS	0 または 1
ヘモグロビン	≧ 8.5 g/dL
好中球	> 1,500/mm³
血小板数	> 75,000/mm³
総ビリルビン	< 2.0 mg/dL
ALT および AST	5 × ULN 未満
腎障害	透析を必要としない

② 休薬，減量，中止基準の確認，併用薬の確認

p.927 参照.

副作用対策と服薬指導のポイント

p.928 参照.

【文 献】

1) Llovet JM, et al：Sorafenib in advanced hepatocellular carcinoma. N Engl J Med, 359：378-390, 2008

2) Finn RS, et al：Atezolizumab plus bevacizumab in unresectable hepatocellular carcinoma. N Engl J Med, 382：1894-1905, 2020

3) ネクサバール®錠 適正使用ガイド

4) Kudo M, et al：Phase Ⅲ study of sorafenib after transarterial chemoembolization in Japanese and Korean patients with unresectable hepatocellular carcinoma. Eur J Cancer, 47：2117-2127, 2011

〈野村充俊〉

6. 肝・胆・膵がん 1）肝細胞がん

Lenvatinib 単独療法

Lenvatinib 1回 12 mg（体重 60 kg 以上）または
1回 8 mg（体重 60 kg 未満）
1日1回 経口 連日投与 PD（増悪）まで

基本事項

【適　応】

切除不能な肝細胞がん

・国際共同第Ⅲ相試験では Child Pugh 分類 A のみが対象.

【奏効率】

国際共同第Ⅲ相試験（REFLECT 試験）[1]

奏効率 （RECIST 1.1）	完全奏効 （CR）	部分奏効 （PR）	安定 （SD）	病勢進行 （PD）	無増悪 生存期間 （日本人）	全生存 期間 （日本人）
18.8 %	0.4 %	18.4 %	54.0 %	9.6 %	7.2 カ月	17.6 カ月

【副作用】

REFLECT 試験における有害事象[2]

	All Grade		Grade 3 以上	
	全体 （n = 476）	日本人 （n = 81）	全体 （n = 476）	日本人 （n = 81）
高血圧	39.7 %	49.4 %	22.1 %	32.1 %
下痢	30.0 %	37.0 %	4.2 %	3.7 %
手掌・足底発赤知覚不全 症候群	26.5 %	51.9 %	2.9 %	7.4 %
食欲減退	25.6 %	48.1 %	3.4 %	7.4 %
蛋白尿	23.9 %	45.7 %	5.7 %	8.6 %
疲労	23.3 %	14.8 %	2.1 %	0 %
発声障害	21.8 %	43.2 %	0 %	0 %
甲状腺機能低下症	15.1 %	40.7 %	0 %	0 %
血小板減少	13.9 %	28.4 %	4.4 %	7.4 %
悪心	13.4 %	14.8 %	0.4 %	0 %

次ページへ続く

前ページの続き

	All Grade		Grade 3以上	
	全体 (n＝476)	日本人 (n＝81)	全体 (n＝476)	日本人 (n＝81)
口内炎	9.0％	17.3％	0.2％	0％
好中球減少	8.0％	12.3％	2.7％	6.2％
倦怠感	4.4％	18.5％	0％	0％

■レジメンチェックポイント

① 投与量の確認

開始用量は体重によって異なることに注意する．体重60kg以上の場合は12mg，体重60kg未満の場合は8mg．また，甲状腺がんなど他のがん種より開始用量が少ない．

② 併用薬の確認（併用注意[3]）

・P糖蛋白阻害薬が消化管のP糖蛋白活性を阻害することにより，Lenvatinibの血中濃度が上昇する可能性がある．

・CYP3A，P糖蛋白誘導薬がCYP3AおよびP糖蛋白などを誘導することにより，本剤の血中濃度が低下する可能性がある．

③ 肝機能障害，腎機能障害

・臨床試験において，中等度（Child-Pughスコア7～8）の肝機能障害を有する肝細胞がん患者に対する最大耐用量は1日1回8mgであることが確認されている[4]．また，中等度（Child-Pughスコア9）および重度の肝機能障害を有する肝細胞がん患者への使用経験はなく推奨されない．

・腎機能障害によって開始用量を減量することはない．

④ その他の検査[2]

・胃食道静脈瘤：消化管出血の発現リスクが高まるおそれがあるので，内視鏡処置の必要な場合は内視鏡処置を実施後，経過が安定してからLenvatinibを開始する．また，Lenvatinibとの因果関係を問わず，REFLECT試験において国内で報告された肝性脳症9例（11.1％）のうち，多くの症例で食道静脈瘤の合併が確認されており，肝性脳症の発症に注意する必要がある．

・血中アンモニア値：国際共同第Ⅲ相試験のLenvatinib投与群において肝性脳症の副作用が18例（3.8％）で報告された．

● 改訂第8版 がん化学療法レジメンハンドブック

ベースラインの血中アンモニア値高値，利尿薬や向精神薬の併用などが肝性脳症発症のリスクのひとつと考えられたため注意する．

・甲状腺機能検査

・蛋白尿

⑤ 休薬，減量，中止基準[3]

副作用	程度	処置
高血圧	収縮期血圧140 mmHg以上または拡張期血圧90 mmHg以上のとき	投与を継続し，降圧薬の投与を行う．
	降圧治療にもかかわらず，収縮期血圧160 mmHg以上または拡張期血圧100 mmHg以上のとき	収縮期血圧150 mmHg以下および拡張期血圧95 mmHg以下になるまで休薬し，降圧薬による治療を行う．投与を再開する場合，1段階減量する．
	Grade 4	投与を中止する．
血液毒性および蛋白尿	Grade 3（臨床的に意義がない臨床検査値異常の場合を除く）	投与開始前の状態またはGrade 2以下に回復するまで休薬する．投与を再開する場合，初回の副作用発現時は減量せず，2回目以降の副作用発現時は1段階減量する．
	Grade 4	投与開始前の状態またはGrade 2以下に回復するまで休薬する．投与を再開する場合，1段階減量する．
その他の副作用	忍容性がないGrade 2	投与開始前の状態もしくはGrade 1以下に回復するまで休薬する，または1段階減量して投与を継続する（悪心・嘔吐・下痢・甲状腺機能低下に対しては休薬または減量の前に適切な処置を行い，コントロールできない場合に休薬または減量すること）．投与を再開する場合，1段階減量する．

次ページへ続く

前ページの続き

副作用	程度	処置
	Grade 3 （臨床的に意義がない臨床検査値異常の場合を除く）	投与開始前の状態または Grade 1以下に回復するまで休薬する（悪心・嘔吐・下痢・甲状腺機能低下に対しては休薬の前に適切な処置を行い，コントロールできない場合に休薬すること）．投与を再開する場合，1段階減量する．
	Grade 4 （生命を脅かさない臨床検査値異常の場合は，Grade 3の副作用と同じ処置とする）	投与を中止する．

＜減量段階基準＞

開始用量	1段階減量	2段階減量	3段階減量
12 mg を 1日1回投与	8 mg を 1日1回投与	4 mg を 1日1回投与	4 mg を 隔日投与
8 mg を 1日1回投与	4 mg を 1日1回投与	4 mg を 隔日投与	投与を中止する

副作用対策と服薬指導のポイント

① 高血圧：Lenvatinib の高血圧の発症中央値はREFLECT 試験で26日（日本人では15日）と比較的早く起こるため，初期の対応が重要．定期的に血圧測定を行い記録するよう指導する．カルシウム拮抗薬，ARB，ACE阻害薬を中心にして140/80 mmHg を目標に降圧をはかる．血圧が高値で嘔気や頭痛，めまいなどの症状を伴う場合，あるいは収縮期血圧180 mmHg以上，拡張期血圧110 mmHg以上の場合には，すぐに病院に連絡するよう説明する．

② 蛋白尿：尿が泡立つ場合がある．尿検査を定期的に行い，尿蛋白3＋以上が確認された場合は蛋白/クレアチニン比を検査し評価する．Grade 3（3.5 g/日以上）の蛋白尿が発現した場合は休薬し，蛋白尿がGrade 2以下に回復してから再開する．

③ 疲労，倦怠感：Lenvatinib の副作用以外の治療可能な原因（甲

状腺機能低下, 貧血, 脱水, 感染症など) があれば, それらに対する対応を検討する. 日常生活における生活指導 (十分な休養・睡眠, 十分な水分補給, 栄養価の高い食事, 適度な運動, リラクゼーションによるストレス解消など) を行う[1].

④ **手掌・足底発赤知覚不全症候群**：手掌・足底に発赤や疼痛があらわれた場合は相談するように説明する. 好発部位への圧力を避けるよう指導する.

⑤ **下 痢**：肝 硬 変 の あ る 患 者 で は 便 秘 に 注 意 が 必 要 だ が, Lenvatinib内服中に通常よりも1日4回以上多い排便がある場合, ロペラミドを用いて積極的に下痢を止める. 脱水を防ぐため水分補給を促す.

⑥ **出血, 創傷治癒遅延**：腫瘍部位からの出血の可能性があるため注意する. また, 外科的処置を予定している場合, 1週間程度の休薬期間が必要である.

【文　献】

1) Kudo M, et al : Lenvatinib versus sorafenib in first-line treatment of patients with unresectable hepatocellular carcinoma : a randomised phase 3 non-inferiority trial. Lancet, 391 : 1163-1173, 2018

2) レンビマ® カプセル 適正にご使用いただくためのガイドブック 肝細胞癌

3) レンビマ® カプセル 添付文書

4) Ikeda M, et al : Safety and pharmacokinetics of lenvatinib in patients with advanced hepatocellular carcinoma. Clin Cancer Res, 22 : 1385-1394, 2016

<竹野美沙樹>

6. 肝・胆・膵がん 1）肝細胞がん

Durvalumab 単独療法

		Day	1	8	15	22	28
Durvalumab	1,500 mg※ 点滴静注（60分）		↓				
		4週間ごと　PD（増悪）まで					

※ 体重30 kg以下の場合の1回投与量は20 mg/kgとする.

基本事項

【適応】

切除不能な肝細胞がん
・国際共同第Ⅲ相試験（HIMALAYA）[1] では，全身化学療法歴のないChild-Pugh分類A症例が対象.

【奏効率】

国際共同第Ⅲ相試験（HIMALAYA）[1]

奏効率 （CR＋PR）	病勢コントロール率 （CR＋PR＋SD）	無増悪生存期間 （中央値）	全生存期間 （中央値）
17.0％	54.8％	3.65カ月	16.56カ月

【副作用[1]】 全体 n = 388

	All Grade	Grade 3以上
下痢	14.9％	1.5％
便秘	10.8％	0％
腹痛	9.5％	1.0％
悪心	9.5％	0％
搔痒症	14.4％	0％
皮疹	10.3％	0.3％
AST上昇	14.4％	6.7％
ALT上昇	11.3％	3.1％
アミラーゼ上昇	2.3％	0.8％
リパーゼ上昇	5.9％	4.1％
食欲不振	13.7％	0.5％
無力症	12.6％	2.1％

次ページへ続く

● 改訂第8版 がん化学療法レジメンハンドブック

前ページの続き

	All Grade	Grade 3以上
倦怠感	9.8%	0%
発熱	9.3%	1.8%
高血圧	4.4%	1.0%
貧血	7.5%	2.3%

レジメンチェックポイント

p.73参照.

副作用対策と服薬指導のポイント

p.47参照.

【文　献】

1) Abou-Alfa GK, et al：Tremelimumab plus Durvalumab in unresectable Hepatocellular Carcinoma. NEJM Evid, 1（8）：2022

＜野村充俊＞

6. 肝・胆・膵がん　1）肝細胞がん

Regorafenib 単独療法

		Day	1	8	15	22	28
Regorafenib　1回160 mg 　　　　　　1日1回　経口					21日間		

4週間ごと（3週間投与，1週間休薬）
PD（増悪）まで

基本事項

【適　応】

がん化学療法後に増悪した切除不能な肝細胞がん
・国際共同第Ⅲ相試験では，Sorafenib に忍容性のある Child Pugh
　分類 A の患者が対象.

【奏効率】

国際共同第Ⅲ相試験（RESORCE 試験）[1]

完全奏効 （CR）	部分奏効 （PR）	安定 （SD）	病勢進行 （PD）	無増悪生存期間 （中央値）	全生存期間 （中央値）
1 %	10 %	54 %	23 %	3.1 カ月	10.6 カ月

【副作用】

RESORCE 試験における有害事象[2]

	All Grade	Grade 3 以上
手掌・足底発赤知覚不全症候群	51.1 %	12.3 %
下痢	33.7 %	2.4 %
肝障害関連事象	28.6 %	13.4 %
高血圧	23.3 %	12.8 %
食欲減退	23.5 %	2.7 %
疲労	21.4 %	4.0 %
発声障害	15.8 %	0 %
悪心	11.2 %	0.3 %
口内炎	7.5 %	0.8 %
嘔吐	7.2 %	0.3 %

次ページへ続く

● 改訂第8版 がん化学療法レジメンハンドブック

前ページの続き

	All Grade	Grade 3以上
脱毛症	6.7 %	0 %
蛋白尿	5.6 %	1.6 %

レジメンチェックポイント

p.624参照.

副作用対策と服薬指導のポイント

p.626参照.

【文　献】

1) Bruix J, et al：Regorafenib for patients with hepatocellular carcinoma who progressed on sorafenib treatment（RESORCE）：a randomised, double-blind, placebo-controlled, phase 3 trial. Lancet, 389：56-66, 2017

2) スチバーガ®錠 適正使用ガイド

＜竹野美沙樹＞

6. 肝・胆・膵がん　1）肝細胞がん

Ramucirumab 単独療法

		Day	1	8	14
Ramucirumab	8 mg/kg 点滴静注（60分※）		↓		

2週間ごと　PD（増悪）まで

※ 初回投与の忍容性が良好であれば，2回目以降の投与時間は30分まで短縮できる.

【前投薬】
抗ヒスタミン薬（ジフェンヒドラミンなど）の投与を考慮する.

基本事項

【適　応】
がん化学療法後に増悪した血清AFP値が400 ng/mL以上の切除不能な肝細胞がん
・臨床試験[1]では，局所療法の適応とならないChild-Pugh分類A症例が対象.

【奏効率】
国際共同第Ⅲ相試験（REACH-2）[1]

奏効率 （CR + PR）	病勢コントロール率 （CR + PR + SD）	無増悪生存期間 （中央値）	全生存期間 （中央値）
4.6 %	59.9 %	2.8カ月	8.5カ月

【副作用[1]】全体 n = 197

	Grade 1〜2	Grade 3	Grade 4	Grade 5
倦怠感	13 %	1 %	—	—
末梢浮腫	7 %	1 %	0 %	0 %
食欲減退	11 %	0 %	0 %	0 %
腹痛	3 %	1 %	—	—
悪心	12 %	0 %	—	—
下痢	7 %	0 %	0 %	0 %
頭痛	5 %	0 %	—	—
便秘	1 %	1 %	0 %	0 %
嘔吐	3 %	0 %	0 %	0 %

● 改訂第8版 がん化学療法レジメンハンドブック

レジメンチェックポイント

① 前投薬の確認

Infusion reaction を軽減させるため，Ramucirumab 投与前に，抗ヒスタミン薬（ジフェンヒドラミンなど）の前投与を考慮すること．

② 投与速度の確認

初回はおよそ60分かけて点滴静注し，2回目以降は忍容性が良好であれば30分まで投与時間が短縮可能である．Grade 1, 2の Infusion reaction が発現した場合は，投与速度を50％減速し，次回以降も初回発現時同様，50％減速にて投与する．Grade 3, 4の場合は投与を直ちに中止し，再投与しない．

③ 休薬，減量，中止基準の確認[2]

副作用		処置
高血圧	症候性のGrade 2 またはGrade 3以上	降圧薬による治療を行い，血圧がコントロールできるようになるまで休薬する．降圧薬による治療を行ってもコントロールできない場合には，投与を中止する．
蛋白尿	1日尿蛋白量 2g以上	初回発現時：1日尿蛋白量2g未満に低下するまで休薬し，再開する場合には6 mg/kgに減量する．
		2回目以降の発現時：1日尿蛋白量2g未満に低下するまで休薬し，再開する場合には5 mg/kgに減量する．
	1日尿蛋白量 3g以上，またはネフローゼ症候群を発現	投与を中止する．

副作用対策と服薬指導のポイント

① Infusion reaction：悪寒，潮紅，低血圧，呼吸困難，気管支痙攣などがあらわれることがある．Infusion reaction 軽減のため，Ramucirumab 投与前には抗ヒスタミン薬の投与を考慮する．Grade 1または2の症状が続く場合には，抗ヒスタミン薬に加えて解熱鎮痛薬（アセトアミノフェンなど）および副腎皮質ホルモンの前投与も考慮する．Ramucirumab 投与後は患者の状

668

態を十分に観察する．皮膚異常（蕁麻疹），顔面潮紅，呼吸困難感，動悸などが出現した場合はすぐに申し出るよう伝える．

② **高血圧**：自宅で血圧測定および記録を行うよう指導する．高血圧による嘔気や頭痛，呼吸苦，胸痛，めまいなどの症状が認められた場合，または収縮期血圧180 mmHg以上，拡張期血圧110 mmHg以上の場合には速やかに連絡するよう伝える．降圧薬は積極的適応，禁忌もしくは慎重投与，薬物相互作用を考慮し，個々の患者の臨床状況に応じて選択する．

③ **出血**：鼻血や歯肉出血，喀血，血尿などの出血症状が認められることがある．15分以上止まらない場合は連絡するよう伝える．

④ **血栓塞栓症，うっ血性心不全**：意識消失やめまい，胸痛，息切れ，手足のむくみ，ろれつが回らないなどの症状が認められた場合は速やかに連絡するよう伝える．

⑤ **創傷治癒障害**：手術前後少なくとも4週間はRamucirumabの投与を避ける．

⑥ **尿蛋白**：ネフローゼ症候群，蛋白尿があらわれることがあるので，投与期間中は尿蛋白を定期的に検査し，定性検査で2＋以上の場合には，定量検査の実施を検討する．24時間蓄尿による定量検査が困難な場合，随時尿による尿中の「蛋白／クレアチニン比（UPC比）」が用いられる場合がある[2]．UPC比2.0未満の場合は，1日尿蛋白量が2 g未満と推定されている．

【文　献】

1) Zhu AX, et al：Ramucirumab after sorafenib in patients with advanced hepatocellular carcinoma and increased α-fetoprotein concentrations (REACH-2)：a randomised, double-blind, placebo-controlled, phase 3 trial. Lancet Oncol, 20：282-296, 2019

2) サイラムザ® 適正使用ガイド（肝細胞癌）

<野村充俊>

6. 肝・胆・膵がん　1）肝細胞がん

Cabozantinib 単独療法

Cabozantinib　1回60 mg　1日1回※　経口　連日投与　PD（増悪）まで
※食事の1時間前から食後2時間は服用を避ける.

基本事項

【適　応】

がん化学療法後に増悪した切除不能な肝細胞がん

・臨床試験では全身化学療法後に増悪したChild-Pugh分類A症例が対象.

【奏効率】

海外第Ⅲ相試験（CELESTIAL）[1]　＊日本人は含まれていない

奏効率 （CR＋PR）	病勢コントロール率 （CR＋PR＋SD）	無増悪生存期間 （中央値）	全生存期間 （中央値）
4％	64％	5.2カ月	10.2カ月

国内第Ⅱ相試験（Cabozantinib-2003 コホートA）[2]

奏効率 （CR＋PR）	病勢コントロール率 （CR＋PR＋SD）	無増悪生存期間 （中央値）	全生存期間 （中央値）
0％	85％	7.4カ月	10.9カ月

【副作用[2] [3]】全体　n = 34

	All Grade	Grade 3以上	初回発現中央値
手掌・足底発赤 知覚不全症候群	76.5％	26.5,％	22日
下痢	55.9％	2.9％	23日
高血圧	47.1％	23.5％	15日
食欲減退	44.1％	0％	22日
血小板減少	38.2％	8.8％	―
AST上昇	35.3％	0％	29日
ALT上昇	29.4％	0％	29日
甲状腺機能低下症	29.4％	0％	―
発声障害	23.5％	0％	―

次ページへ続く

前ページの続き

	All Grade	Grade 3以上	初回発現中央値
倦怠感	23.5 %	0 %	17日
味覚異常	20.6 %	0 %	―
疲労	20.6 %	2.9 %	17日
好中球減少	20.6 %	11.8 %	―
蛋白尿	20.6 %	8.8 %	15日
発疹	20.6 %	0 %	―
口内炎	14.7 %	2.9 %	―

■レジメンチェックポイント

① 投与開始前，投与中の確認事項

血圧測定，尿検査，肝機能検査，膵酵素関連検査，血液学的検査を定期的に行う．

・肝性脳症が報告されているため，意識障害等の症状を観察する．

・創傷治癒遅延が報告されているため，外科的処置の前には投与を中断する．

・顎骨壊死があらわれることがあるため，投与開始前に口腔内の管理状況を確認する．

② 併用薬の確認[2]

CYP3A4で代謝されるため，CYP3A阻害薬，CYP3A誘導薬，グレープフルーツジュース，セイヨウオトギリソウ（St. John's Wort）含有食品との併用に注意する．

③ 休薬，減量基準の確認[3]

Grade	対応	投与再開時
Grade 2で管理困難＋忍容不能またはGrade 3	Grade 1以下に回復するまで1段階ずつ減量または休薬	1段階減量した用量から開始 ＊休薬前の用量まで再増量可
Grade 4	Grade 1以下に回復するまで休薬	1段階減量した用量から開始 ＊休薬前の用量まで再増量不可

● 改訂第8版 がん化学療法レジメンハンドブック

④ 減量方法[3]

通常投与量	60 mg/日
1段階減量	40 mg/日
2段階減量	20 mg/日
中止	20 mg/日で忍容不能な場合は投与中止

⑤ 蛋白尿：尿蛋白クレアチニン比（UPCR）に応じて対応する[3].

UPCR	対応
1以上3.5 mg/mg未満	再検査または24時間蓄尿を行う．再検査でUPCR＞2 mg/mgまたは尿蛋白＞2 g/24 hの場合は減量または休薬．UPCR≦2 mg/mgに低下した場合は減量して継続．減量後もUPCR＞2 mg/mgが持続する場合はUPCR≦2 mg/mgに低下するまで休薬を考慮．休薬後は減量して再開．
3.5 mg/mg以上	休薬し，UPCR≦2 mg/mgに低下した場合は減量して再開．

UPCR：随時尿の尿蛋白定量結果（mg/dL）/尿中クレアチニン濃度（mg/dL）

副作用対策と服薬指導のポイント

① 服用について
  ・食事の1時間前〜食後2時間の服用は避け，空腹時に服用する．食後の服用でC_{max}およびAUCが増加するとの報告がある．
  ・20 mg錠と60 mg錠の生物学的同等性が示されていないため，60 mgを投与する際は20 mg錠を使用しない．
  ・飲み忘れに気づいた場合は，次の服用まで12時間以上あいている場合は直ちに服用する．12時間以内の場合は次の服用時に1回分服用する．

② 手掌・足底発赤知覚不全症候群：比較的早期（4週以内）から発現する．保湿や日焼け止めの使用，手足を温水に浸さない，手足の感圧部分の保護など，予防処置を行う．症状発現時は尿素クリームやステロイド外用薬による治療を行い，重症度に応じて休薬，減量，中止を行う．

③ 高血圧：比較的早期（4週以内）から発現する．定期的な血圧測定を行い，血圧上昇があれば降圧薬の投与を行う．コント

672

ロールできない場合は休薬，減量，中止を行う．高血圧クリーゼがあらわれた場合は投与を中止する．

④ 下痢：比較的早期（4週以内）から発現する．下痢の徴候が認められた場合は直ちに連絡するよう説明する．症状にあわせた止瀉薬の投与が推奨されるが，コントロールできない場合は休薬，減量を行う．

⑤ 肝不全，肝性脳症があらわれることがあるので，定期的な肝機能検査を行う．

⑥ 消化管穿孔，瘻孔があらわれることがあるので観察を十分行う．

⑦ 出血，創傷治癒遅延，血栓塞栓症があらわれることがあるため注意する．

【文　献】
1) Abou-Alfa GK, et al：Cabozantinib in patients with advanced and progressing hepatocellular carcinoma. N Engl J Med, 379：54-63, 2018
2) カボメティクス®錠 インタビューフォーム
3) カボメティクス®錠 適正使用の手引き（肝細胞癌）

<野村充俊>

6. 肝・胆・膵がん　2）胆道がん

GCD（GEM＋CDDP＋Durvalumab）療法

		Day	1	8	15	21
Durvalumab	1,500 mg[※1] 点滴静注（60分）		↓			
GEM	1,000 mg/m² 点滴静注（30分）		↓	↓		
CDDP	25 mg/m² 点滴静注（1時間）		↓	↓		

3週間ごと　8コース投与後，
Durvalumab を4週間ごと　PD（増悪）まで

※1 体重30 kg以下の場合の1回投与量は20 mg/kgとする．

【投与前】
500〜1,000 mLの輸液（Day 1，8）

【制吐対策】
① 5-HT₃受容体拮抗薬（Day 1，8）　② デキサメタゾン9.9 mg IV
（Day 1，8），8 mg PO（Day 2〜3，9〜10）[※2]

【投与後】
500〜1,000 mLの輸液（Day 1，8）

※2 5-HT₃受容体拮抗薬としてパロノセトロンを使用する場合はDay 2〜3，9〜10
のデキサメタゾンは省略も可能．

基本事項

【適　応】

切除不能胆道がん

・本レジメンは国際共同第Ⅲ相試験[1]において，GEM＋CDDP療
法に対して，全生存期間の優越性が示されている．

【奏効率】

国際共同第Ⅲ相試験（TOPAZ-1）[1]

奏効率 （CR＋PR）	病勢コントロール率 （CR＋PR＋SD）	無増悪生存期間 （中央値）	全生存期間 （中央値）
26.7％	85.3％	7.2カ月	12.8カ月

GCD（GEM + CDDP + Durvalumab）療法 ●

【副作用[1]】 n = 338

	All Grade	Grade 3～4
貧血	48.2 %	23.7 %
悪心	40.2 %	1.5 %
便秘	32.0 %	0.6 %
好中球減少	26.9 %	21.0 %
倦怠感	26.9 %	3.3 %
食欲不振	25.7 %	2.1 %
血小板減少	20.7 %	9.8 %
発熱	20.1 %	1.5 %
嘔吐	18.3 %	1.5 %
下痢	16.9 %	1.2 %
無力症	14.2 %	3.0 %
腹痛	13.9 %	0.6 %
掻痒症	11.2 %	－
皮疹	11.2 %	0.9 %
胆管炎	8.6 %	6.5 %
ALT上昇	8.6 %	1.2 %
敗血症	4.4 %	3.6 %
胆道感染	4.1 %	3.3 %
急性腎障害	3.8 %	3.3 %
免疫関連有害事象	12.7 %	2.4 %

▌レジメンチェックポイント

① 投与前の確認

輸液の前負荷，制吐薬.

腎機能：臨床試験[1] ではCcr（Cockcroft-Gault式または実測値）＞50 mL/minが対象.

② 併用薬の確認

CDDP：アミノグリコシド系抗菌薬，バンコマイシン，注射用アムホテリシンB，フロセミドとの併用で腎障害リスク増大.

アミノグリコシド系抗菌薬，バンコマイシン，フロセミドとの併用で聴器障害リスク増大.

フェニトインとの併用でフェニトインの血漿中濃度が低下したとの報告がある.

● 改訂第8版 がん化学療法レジメンハンドブック

③ 投与・減量基準の確認

< GEM, CDDP >

参考：臨床試験FUGA-BT（JCOG1113）における投与開始，減量基準

<投与開始基準>

	初回 Day 1	2コース目以降 Day 1	Day 8
白血球数（/mm³）	≧ 3,000	≧ 2,500	≧ 2,000
好中球数（/mm³）	≧ 1,500	≧ 1,000	≧ 1,000
血小板数（/mm³）	≧ 10 × 10⁴	≧ 7.5 × 10⁴	≧ 7.0 × 10⁴
AST（IU/L）	≦ 150※	≦ 150	–
ALT（IU/L）	≦ 150※	≦ 150	–
総ビリルビン（mg/dL）	≦ 3.0※	≦ 3.0	≦ 3.0
血清クレアチニン（mg/dL）	≦ 1.2	≦ 1.2	≦ 1.5
皮疹	Grade 0	Grade 0～2	Grade 0～2
感染	Grade 0	Grade 0	Grade 0

※ 減黄処置なしの場合はAST/ALT ≦ 100 IU/L，総ビリルビン ≦ 2.0 mg/dL

<減量基準：GEM >

白血球数・好中球数・血小板数	Grade 4
発熱性好中球減少症	Grade 3
非血液毒性	Grade 3

<中止基準：CDDP >

投与回数	16回投与された場合
血清クレアチニン	≧ 1.2 mg/dL が7日以上継続し投与開始できない場合
末梢神経障害・聴覚障害	Grade 2
アナフィラキシー・アレルギー反応	Grade 3

<減量方法>

	初回投与量	1段階減量	2段階減量	3段階減量
GEM	1,000 mg/m²	800 mg/m²	600 mg/m²	中止
CDDP	25 mg/m²	中止	–	–

＜ Durvalumab ＞

p.73参照.

＜ GEM [2] ＞

投与当日の白血球数が2,000/mm^{3}未満または血小板数が70,000/mm^{3}未満であれば骨髄機能が回復するまで投与を延期する.

④ 点滴速度の確認

GEM：30分間で点滴静注.

> ★ GEM：海外の臨床試験で点滴静注を60分以上かけて行うと，副作用が増強した例が報告されている.

⑤ GEMは胸部への放射線療法を施行している患者では禁忌である.

副作用対策と服薬指導のポイント

【CDDP】

① **腎機能障害**：腎障害が発現するため，投与前後に輸液を投与し，尿量を確保する. アミノグリコシド系抗菌薬，バンコマイシンとの併用で増強されることがある. 予防として水分の摂取を心がけるように伝える（目安：1.5〜2 L／日程度）.

② **悪心，嘔吐**：悪心，嘔吐が高頻度に発現するため，患者の症状に留意して，制吐薬の追加を行う.

③ **末梢神経障害，聴力障害**：手足のしびれなどの末梢神経障害と高音領域の聴力障害が発現する. CDDPの総投与量が300 mg/m^{2}以上となると聴力障害の頻度が高くなると報告されている.

【GEM】

① **間質性肺炎**：間質性肺炎の報告があり，胸部X線検査などを定期的に行うとともに，症状（空咳，発熱など）に注意する.

② **発熱**：投与後，発熱する場合があるので，必要時は解熱薬を服用するように指導する.

【Durvalumab】

p.47参照.

【文　献】

1) Do-Youn Oh, et al：Durvalumab plus Gemcitabine and Cisplatin in Advanced Biliary Tract Cancer. NEJM Evid, 1（8），2022

2) ジェムザール® 添付文書

＜野村充俊＞

6. 肝・胆・膵がん　2) 胆道がん

GS（GEM＋S-1）療法

		Day	1	8	15	21
GEM	1,000 mg/m² 点滴静注（30分）		↓	↓		
S-1	60〜100 mg/day[※1] 1日2回　経口		14日間[※2]			

3週間ごと　PD（増悪）まで

※1 S-1の開始用量が通常より1段階少ないことに注意．投与量は下表を参照．

体表面積（m²）	1.25未満	1.25〜1.5未満	1.5以上
初回投与量（朝-夕）	60 mg/day（40 - 20 mg）	80 mg/day（40 - 40 mg）	100 mg/day（50 - 50 mg）

※2 S-1は2週間投与，1週間休薬．Day 1夕から開始した場合はDay 15朝まで服用．

【制吐対策】デキサメタゾン 6.6 mg IV（Day 1, 8）

基本事項

【適　応】

切除不能または再発胆道がん

・本レジメンは国内第Ⅲ相試験[1]において，GEM＋CDDP療法に対して，非劣性が示されている．

【奏効率】

国内第Ⅲ相試験〔FUGA-BT（JCOG1113）GS群〕[1]

奏効率（CR＋PR）	病勢コントロール率（CR＋PR＋SD）	無増悪生存期間（中央値）	全生存期間（中央値）	1年生存率
29.8％	83.7％	6.8カ月	15.1カ月	59.2％

【副作用[1]】n＝177

	All Grade	Grade 3〜4
白血球減少	77.4％	24.9％
貧血	98.3％	6.2％
血小板減少	77.4％	7.3％
好中球減少	86.4％	59.9％

次ページへ続く

GS（GEM＋S-1）療法 ●

前ページの続き

	All Grade	Grade 3〜4
下痢	20.9％	1.1％
口内炎	28.8％	1.7％
皮疹	23.7％	6.2％
色素沈着	20.3％	―
脱毛	13.0％	―
胆道感染	20.9％	20.9％
倦怠感	44.1％	5.6％
発熱	31.1％	2.3％
悪心	31.6％	1.7％
嘔吐	10.7％	0.6％
味覚異常	18.1％	―
肺臓炎	2.3％	0％
食欲不振	39.5％	5.6％
発熱性好中球減少症	1.7％	1.7％

■ レジメンチェックポイント

① 投与前の確認
 ・制吐薬，投与量，投与・休薬期間の確認
 ・腎機能：臨床試験[1] では血清 Cr ≦ 1.2 mg/dL，かつ Ccr※ ≧ 50 mL/min が対象
 ※ Cockcroft-Gault 式または実測値

② 前治療の確認
 S-1 の併用薬にフッ化ピリミジン系抗悪性腫瘍薬，フッ化ピリミジン系抗真菌薬が含まれていると，作用増強し副作用が強く生じる可能性があるため，必ず確認する．また前治療にフッ化ピリミジン系抗悪性腫瘍薬，フッ化ピリミジン系抗真菌薬が含まれている場合は，適切な間隔（最低 7 日間）が空いていることを確認する（併用禁忌）．

③ 併用薬の確認
 S-1：併用により，フェニトイン，ワルファリンの作用増強の可能性があるため，服用の有無を確認する（併用注意）．

● 改訂第8版 がん化学療法レジメンハンドブック

④ 投与開始，減量基準〔参考：臨床試験FUGA-BT（JCOG1113）〕

<投与開始基準>

	初回 Day 1	2コース目以降 Day 1	Day 8
白血球数 （/mm³）	≧ 3,000	≧ 2,500	≧ 2,000
好中球数 （/mm³）	≧ 1,500	≧ 1,000	≧ 1,000
血小板数 （/mm³）	≧ 10×10^4	≧ 7.5×10^4	≧ 7.0×10^4
AST （IU/L）	≦ 150※	≦ 150	—
ALT （IU/L）	≦ 150※	≦ 150	—
T-Bil （mg/dL）	≦ 3.0※	≦ 3.0	≦ 3.0
血清 Cr （mg/dL）	≦ 1.2	≦ 1.2	≦ 1.5
下痢	Grade 0	Grade 0 〜 1	Grade 0 〜 1
口腔粘膜炎	Grade 0	Grade 0 〜 1	Grade 0 〜 1
皮疹	Grade 0	Grade 0 〜 2	Grade 0 〜 2
感染	Grade 0	Grade 0	Grade 0 〜 1

※減黄処置なしの場合は AST/ALT ≦ 100 IU/L，T-Bil ≦ 2.0 mg/dL

<減量基準>

	減量基準	GEM	S-1
白血球数・好中球数・血小板数	Grade 4	1段階減量	減量なし
発熱性好中球減少症	Grade 3	1段階減量	減量なし
感染	Grade 3	1段階減量	1段階減量
血清 Cr	≧ 1.5 mg/dL	減量なし	1段階減量
下痢・口腔粘膜炎	Grade 3	減量なし	1段階減量
皮疹	Grade 3	1段階減量	1段階減量
上記以外の非血液毒性	Grade 3	1段階減量	1段階減量

<投与・減量方法>

GEM

初回投与量	1段階減量	2段階減量	3段階減量
1,000 mg/m²	800 mg/m²	600 mg/m²	中止

GS（GEM + S-1）療法 ●

S-1

体表面積	初回投与量 （朝－夕）	1段階減量 （朝－夕）	2段階減量
1.25 m² 未満	60 mg/day （40 mg－20 mg）	50 mg/day （25 mg－25 mg）	中止
1.25～ 1.5 m² 未満	80 mg/day （40 mg－40 mg）	60 mg/day （40 mg－20 mg）	
1.5 m² 以上	100 mg/day （50 mg－50 mg）	80 mg/day （40 mg－40 mg）	

★ 腎障害のある患者には，適切に減量が行われているか確認し，十分注意する（フルオロウラシルの異化代謝酵素阻害薬 ギメラシルの腎排泄速度が低下し，血中フルオロウラシル濃度が上昇し，骨髄抑制などの副作用が強くあらわれるおそれがある）．
重篤な腎障害のある患者には禁忌である．

⑤ 点滴速度の確認

GEM：30分間で点滴静注．

★ 海外の臨床試験で点滴静注を60分以上かけて行うと，副作用が増強した例が報告されている．

⑥ GEMは胸部への放射線療法を施行している患者では禁忌である．

副作用対策と服薬指導のポイント

① 食後服用の遵守，経口摂取不良時の休薬（S-1）：空腹時に服用しない（抗腫瘍効果の減弱）．食欲不振などの経口摂取不良時は休薬する（副作用増強）．

② 粘膜障害（下痢・口内炎）（S-1）：特に水様便が1日4回以上になるときは休薬する．改善がみられない場合は直ちに医療機関へ連絡する．

③ 服用・休薬期間の遵守（S-1）：飲み忘れなどで余った薬は服用継続せず，次回持参するよう説明する．

④ 間質性肺炎（GEM）：間質性肺炎の報告があり，胸部X線検査などを定期的に行うとともに，症状（空咳，発熱など）に注意する．

⑤ 発熱（GEM）：投与後，発熱する場合があるので，必要時は解

● 改訂第8版 がん化学療法レジメンハンドブック

熱薬を服用するように指導する.

【文 献】

1) Morizane C, et al：Combination gemcitabine plus S-1 versus gemcitabine plus cisplatin for advanced/recurrent biliary tract cancer：the FUGA-BT (JCOG1113) randomized phase Ⅲ clinical trial. Ann Oncol, 30：1950-1958, 2019

<野村充俊>

6. 肝・胆・膵がん　2）胆道がん

GCS（GEM＋CDDP＋S-1）療法

		Day	1	8	14
GEM	1,000 mg/m² 点滴静注（30分）		↓		
CDDP	25 mg/m² 点滴静注（1時間）		↓		
S-1	1回40 mg/m² 1日2回　経口		→7日間[※1]		

2週間ごと　PD（増悪）まで

※1 S-1は1週間投与，1週間休薬．Day 1夕から開始した場合はDay 8朝まで服用

【投与量】

体表面積	S-1 初回基準量
1.25 m² 未満	40 mg/回
1.25 m² 以上 1.5 m² 未満	50 mg/回
1.5 m² 以上	60 mg/回

【投与前】500〜1,000 mLの輸液（Day 1）

【制吐対策】
① 5-HT$_3$受容体拮抗薬（Day 1）　② デキサメタゾン 9.9 mg IV（Day 1），8 mg PO（Day 2〜3）[※2]

※2 5-HT$_3$受容体拮抗薬としてパロノセトロンを使用する場合はDay 2〜3のデキサメタゾンは省略も可能．

【投与後】500〜1,000 mLの輸液（Day 1）

基本事項

【適　応】

切除不能または再発胆道がん

・本レジメンは国内第Ⅲ相試験[1]において，GEM＋CDDP療法に対して優越性が示された．

【奏効率】

国内第Ⅲ相試験（KHBO1401-MITSUBA）[1]

奏効率 （CR＋PR）	病勢コントロール率 （CR＋PR＋SD）	無増悪生存期間 （中央値）	全生存期間 （中央値）
41 %	79 %	7.4カ月	13.5カ月

● 改訂第8版 がん化学療法レジメンハンドブック

国内第Ⅱ相試験（KHBO1002）[2]

奏効率 （CR＋PR）	病勢コントロール率 （CR＋PR＋SD）	全生存期間 （中央値）	1年生存割合
24％	69％	16.2カ月	59.9％

【副作用[1]】全体 n＝119

	All Grade	Grade 3〜4
好中球減少	77％	39％
貧血	20％	8％
血小板減少	92％	9％
発熱性好中球減少症	5％	5％
AST上昇	75％	15％
ALT上昇	69％	13％
クレアチニン上昇	27％	1％
倦怠感	67％	5％
悪心	51％	2％
胆道感染	17％	17％
下痢	24％	3％
口内炎	28％	3％
感覚ニューロパチー	3％	1％
皮疹	23％	1％

レジメンチェックポイント

① 投与前の確認
 ・輸液の前負荷，制吐薬，投与量，投与・休薬期間の確認．
 ・腎機能：臨床試験[1]ではCockcroft-Gault式によるCcr ≧ 45 mL/minが対象．

② 前治療の確認
 S-1の併用薬にフッ化ピリミジン系抗悪性腫瘍薬，フッ化ピリミジン系抗真菌薬が含まれていると，作用増強し副作用が強く生じる可能性があるため，必ず確認する．また前治療にフッ化ピリミジン系抗悪性腫瘍薬，フッ化ピリミジン系抗真菌薬が含まれている場合は，適切な間隔（最低7日間）が空いていることを確認する（併用禁忌）．

③ 併用薬の確認
 S-1：併用により，フェニトイン，ワルファリンの作用増強の

可能性があるため，服用の有無を確認する（併用注意）．

CDDP：アミノグリコシド系抗菌薬，バンコマイシン，注射用アムホテリシンB，フロセミドとの併用で腎障害リスク増大．

アミノグリコシド系抗菌薬，バンコマイシン，フロセミドとの併用で聴器障害リスク増大．

フェニトインとの併用でフェニトインの血漿中濃度が低下したとの報告がある．

④ 投与開始基準，減量，休薬基準の確認[3]

＜投与開始基準＞

好中球数	$\geqq 1,500/mm^3$
血小板数	$\geqq 100,000/mm^3$
T-Bil	$\leqq 3.0$ mg/dL
AST	$\leqq 150$ IU/L
ALT	$\leqq 150$ IU/L
血清 Cr	$\leqq 1.2$ mg/dL
下痢，口腔粘膜炎	Grade 1 以下
感染	感染を疑う 38℃以上の発熱なし
上記以外の非血液毒性	Grade 2 以下

＜減量基準：GEM，S-1＞

	減量基準	GEM	S-1
GEMに関連する好中球減少・血小板減少	Grade 4	1 段階減量	—
GEMに関連する発熱性好中球減少症，非血液毒性	Grade 3	1 段階減量	—
S-1に関連する下痢，口内炎，食欲不振，悪心，疲労	Grade 3	—	1 段階減量

＜休薬基準：CDDP＞

末梢神経障害，聴覚障害	Grade 2 以上	改善するまで休薬

＜同一コース内の休薬基準（S-1）＞

項目	休薬基準
好中球数	$1,000/mm^3$ 未満
血小板数	$75,000/mm^3$ 未満
総ビリルビン	3.0 mg/dL を超える

次ページへ続く

● 改訂第8版 がん化学療法レジメンハンドブック

前ページの続き

項目	休薬基準
AST，ALT	150 IU/L を超える
クレアチニン	1.2 mg/dL 以上
非血液毒性	Grade 3 以上
感染	感染を疑う 38℃以上の発熱
下痢，口腔粘膜炎	Grade 2 以上

＜減量時の投与量＞

項目	S-1			GEM	CDDP
体表面積 (m²)	1.25 未満	1.25 以上 1.5 未満	1.5 以上	―	―
初回投与量	80 mg/日	100 mg/日	120 mg/日	1,000 mg/m²	25 mg/m²
1 段階減量	60 mg/日	80 mg/日	100 mg/日	800 mg/m²	休薬
2 段階減量	50 mg/日	60 mg/日	80 mg/日	600 mg/m²	
3 段階減量	中止			20％減量	

> ★ S-1は，腎障害のある患者には適切に減量が行われている
> か確認し，十分注意する（フルオロウラシルの異化代謝酵
> 素阻害薬 ギメラシルの腎排泄速度が低下し，血中フルオロ
> ウラシル濃度が上昇し，骨髄抑制などの副作用が強くあら
> われるおそれがある）.
> 重篤な腎障害のある患者には禁忌である.

⑤ 点滴速度の確認

GEM：30分間で点滴静注.

> ★ 海外の臨床試験で点滴静注を60分以上かけて行うと，副作
> 用が増強した例が報告されている.

⑥ GEM は胸部への放射線療法を施行している患者では禁忌である.

副作用対策と服薬指導のポイント

① 食後服用の遵守，経口摂取不良時の休薬（S-1）：空腹時に服
用しない（抗腫瘍効果の減弱）. 食欲不振などの経口摂取不良
時は休薬する（副作用増強）.

② **粘膜障害（下痢，口内炎）（S-1）**：特に水様便が1日4回以上になるときは休薬する．改善がみられない場合は直ちに医療機関へ連絡する．

③ **服用，休薬期間の遵守（S-1）**：飲み忘れなどで余った薬は服用継続せず，次回持参するよう説明する．

④ **腎機能障害（CDDP）**：腎障害が発現するため，投与前後に輸液を投与し，尿量を確保する．アミノグリコシド系抗菌薬，バンコマイシンとの併用で増強されることがある．CDDPでは予防として水分の摂取を心がけるように伝える（目安：1.5〜2 L/日程度）．

⑤ **悪心，嘔吐（CDDP）**：悪心，嘔吐が高頻度に発現するため，患者の症状に留意して，制吐薬の追加を行う．

⑥ **末梢神経障害，聴器障害（CDDP）**：手足のしびれなどの末梢神経障害と高音領域の聴力障害が発現する．CDDPの総投与量が300 mg/m^{2}以上となると聴器障害の頻度が高くなると報告されている．

⑦ **間質性肺炎（GEM）**：間質性肺炎の報告があり，胸部X線検査などを定期的に行うとともに，症状（空咳，発熱など）に注意する．

⑧ **発熱（GEM）**：投与後，発熱する場合があるので，必要時は解熱薬を服用するように指導する．

【文　献】

1) Ioka T, et al：Randomized phase III study of gemcitabine, cisplatin plus S-1 versus gemcitabine, cisplatin for advanced biliary tract cancer（KHBO1401-MITSUBA）. J Hepatobiliary Pancreat Sci, 30：102-110, 2023

2) Kanai M, et al：A multi-institution phase II study of gemcitabine/cisplatin/S-1（GCS）combination chemotherapy for patients with advanced biliary tract cancer（KHBO 1002）. Cancer Chemother Pharmacol, 75：293-300, 2015

3) 大鵬薬品ティーエスワン® 総合情報サイト（GCS療法）

〈野村充俊〉

6. 肝・胆・膵がん　2）胆道がん

S-1 単独療法

	Day	1	8	15	22	29	36	42
S-1　1日2回　経口				28日間				

6週間ごと（4週間投与，2週間休薬）　PD（増悪）まで

【投与量】

体表面積	S-1 初回基準量
1.25 m² 未満	40 mg/ 回
1.25 m² 以上 1.5 m² 未満	50 mg/ 回
1.5 m² 以上	60 mg/ 回

基本事項

【適　応】

切除不能胆道がん

【奏効率[1]】

奏効率	無増悪生存期間（中央値）	全生存期間（中央値）
35 %	3.7 カ月	9.4 カ月

【副作用[1]】

	All Grade	Grade 3 〜 4
白血球減少	55.0 %	5.0 %
貧血	60.0 %	10.0 %
血小板減少	32.5 %	2.5 %
悪心	32.5 %	2.5 %
嘔吐	25.0 %	5.0 %
倦怠感	52.5 %	7.5 %
下痢	20.0 %	0 %
口内炎	30.0 %	0 %
皮疹	32.5 %	0 %

レジメンチェックポイント

p.443 参照.

副作用対策と服薬指導のポイント

p.446 参照.

【文　献】

1) Furuse J, et al：S-1 monotherapy as first-line treatment in patients with advanced biliary tract cancer：a multicenter phase Ⅱ study. Cancer Chemother Pharmacol, 62：849-855, 2008

＜野村充俊＞

6. 肝・胆・膵がん　2）胆道がん

Pemigatinib 単独療法

		Day	1	8	15	21
Pemigatinib	1回 13.5 mg 1日1回　経口			14日間		
	3週間ごと（2週間投与，1週間休薬）　PD（増悪）まで					

基本事項

【適　応】

がん化学療法後に増悪した*FGFR2*融合遺伝子陽性の治癒切除不能な胆道がん

＊適応判定に利用可能なコンパニオン診断薬は FoundationOne® CDx がんゲノムプロファイル

【奏効率】

国際共同第Ⅱ相試験（FIGHT-202）[1]

奏効率 （CR＋PR）	病勢コントロール率 （CR＋PR＋SD）	無増悪生存期間 （中央値）	全生存期間 （中央値）
35.5％	82.2％	6.9カ月	21.1カ月

【副作用[1]】全体 n = 146

	All Grade	Grade 3以上
高リン血症	55％	0％
脱毛	46％	0％
下痢	37％	3％
倦怠感	32％	1％
口内炎	32％	5％
口腔内乾燥	29％	0％
悪心	24％	1％
食欲減退	24％	1％
ドライアイ	22％	1％
皮膚乾燥	16％	1％
関節痛	15％	4％
手掌・足底発赤知覚不全症候群	15％	4％
便秘	14％	0％

Pemigatinib 単独療法 ●

レジメンチェックポイント

① 投与スケジュールの確認

1日1回 13.5 mg（4.5 mg 3錠）を14日間服用，7日間休薬する．

② 併用薬の確認[2]

CYP3A4で代謝されるため，強いまたは中程度のCYP3A阻害薬/誘導薬との併用に注意する．

③ 休薬，減量，中止基準の確認[3]

副作用	程度	対応
網膜剥離	―	・自覚症状または検査で異常が認められた場合は休薬． ・休薬後，改善した場合は1段階減量して再開． ・休薬後も改善しない場合は投与中止．
高リン血症	血清リン濃度 5.5 mg/dL 超 ～7 mg/dL 以下	リン制限食を開始．
	血清リン濃度 7 mg/dL 超 ～ 10 mg/dL 以下	・リン制限食に加え高リン血症治療薬を開始する．開始後2週間を超えても継続する場合は休薬． ・休薬後，7 mg/dL 未満に改善した場合は同一用量で再開． ・再発が認められた場合は，1段階減量で再開．
	血清リン濃度 10 mg/dL 超	・リン制限食に加え高リン血症治療薬を開始する．開始後1週間を超えても継続する場合は休薬． ・休薬後，7 mg/dL 未満に改善した場合は1段階減量して再開．
上記以外の副作用	Grade 3	・Grade 1 以下またはベースラインに回復するまで休薬．回復後，1段階減量して再開． ・休薬後2週間を超えて継続する場合は投与を中止．
	Grade 4	投与を中止．

減量方法[3]

通常投与量	1段階減量	2段階減量	3段階減量
13.5 mg/ 日	9 mg/ 日	4.5 mg/ 日	投与中止

● 改訂第8版 がん化学療法レジメンハンドブック

④ 重度の腎機能障害患者（eGFR 30 mL/min/1.73 m² 未満），中等度以上の肝機能障害患者（Child-Pugh 分類 B または C）は減量を考慮する．

▌副作用対策と服薬指導のポイント

① 服用について：服用し忘れた場合は，服用予定時刻から4時間以内であれば服用する．4時間以上経過している場合は1日分スキップする．

② 網膜剥離：投与開始前より定期的に眼科検査を行う．患者には飛蚊症・視野欠損・光視症・視力低下などに関する具体的な症状を伝え，異常が認められた場合は服用を中止し速やかに受診するよう指導する．

③ 高リン血症：血清リン濃度を定期的に測定する．リン制限食については栄養士との連携も望まれる．FGFR阻害薬に伴う高リン血症の治療薬として，炭酸ランタンが承認されている．

④ 爪障害：爪の変色や変形，脱落などがあらわれることがある．爪を清潔に保ち，短く切りすぎない，圧迫を避けるよう指導する．

⑤ 手掌・足底発赤知覚不全症候群：物理的刺激や熱刺激を避け，保湿を心がけるよう指導し，症状発現時は休薬により改善することを説明する．

⑥ 急性腎障害があらわれることがあるため，定期的な腎機能検査を行う．

⑦ 腎機能障害，肝機能障害を有する患者への投与は減量を考慮し，副作用の発現に注意する．

【文　献】

1) Abou-Alfa GK, et al：Pemigatinib for previously treated, locally advanced or metastatic cholangiocarcinoma：a multicenter, open-label, phase 2 study. Lancet Oncol, 21：671-684, 2020
2) ペマジール®錠 インタビューフォーム
3) ペマジール®錠 適正使用ガイド

＜野村充俊＞

6. 肝・胆・膵がん 2) 胆道がん

Futibatinib 単独療法

Futibatinib 1回20 mg 1日1回 経口（空腹時）※ 連日投与
PD（増悪）まで
※ 食事の1時間前から食後2時間までの間の服用は避ける.

基本事項

【適 応】

がん化学療法後に増悪した*FGFR2*融合遺伝子陽性の治癒切除不能
な胆道がん

＊適応判定に利用可能なコンパニオン診断薬は，OncoGuide™ NCC オンコパネル
システム

【奏効率】

国際共同第Ⅱ相試験（TAS-120-101：FOENIX-CCA2）[1]

奏効率 （CR＋PR）	病勢コントロール率 （CR＋PR＋SD）	無増悪生存期間 （中央値）	全生存期間 （中央値）
43％	85％	9.0カ月	21.7カ月

【副作用[1]】 全体 n＝103

	All Grade	Grade 3以上
高リン血症	85％	30％
脱毛	33％	0％
口腔内乾燥	30％	0％
下痢	28％	0％
皮膚乾燥	27％	0％
倦怠感	25％	6％
手掌・足底発赤知覚不全症候群	21％	5％
口内炎	20％	6％
味覚異常	18％	0％
AST上昇	18％	7％
ドライアイ	17％	1％
便秘	17％	0％
爪の障害	16％	0％
爪甲剥離	16％	0％

次ページへ続く

● 改訂第8版 がん化学療法レジメンハンドブック

前ページの続き

	All Grade	Grade 3以上
ALT上昇	15%	5%
爪の変色	14%	0%
爪甲脱落	14%	1%
食欲不振	13%	0%
筋肉痛	12%	0%
悪心	12%	2%
関節痛	10%	0%
筋痙縮	10%	1%

■レジメンチェックポイント

① 投与スケジュールの確認

1日1回 20 mg（4 mg 5錠）を空腹時に連日服用する.

② 併用薬の確認[2]

・CYP3A4で代謝されるため，強いまたは中程度のCYP3A阻害薬／誘導薬との併用に注意する.

・P糖蛋白およびBCRPの阻害作用を示すため，P糖蛋白およびBCRPの基質となる薬剤との併用に注意する.

③ 休薬，減量，中止基準の確認[3]

副作用	程度	対応
網膜剥離	－	・自覚症状または検査で異常が認められた場合は休薬. ・休薬後，改善した場合は1段階減量して再開. ・休薬後も改善しない場合は投与中止.
高リン血症	血清リン濃度 5.5 mg/dL～7 mg/dL 以下	リン制限食に加え，高リン血症治療薬を開始する.
	血清リン濃度 7 mg/dL 超～10 mg/dL 以下	・リン制限食に加え，1段階減量し，高リン血症治療薬を開始する. ・1段階減量後2週間以内に血清リン濃度が7 mg/dL以下に改善した場合は1段階減量の用量で投与を継続. ・1段階減量後2週間以内に血清リン濃度が7 mg/dL以下に改善しない場合は，さらに1段階減量する.

次ページへ続く

前ページの続き

副作用	程度	対応
		・2段階減量後2週間以内に血清リン濃度が7 mg/dL以下に改善しない場合は，7 mg/dL以下になるまで休薬．休薬後7 mg/dL以下に改善した場合は，休薬前の用量で投与再開．
	血清リン濃度10 mg/dL 超	・リン制限食に加え，高リン血症治療薬を開始する． ・血清リン濃度が7 mg/dL以下になるまで休薬．休薬後7 mg/dL以下に改善した場合は，1段階減量して再開． ・2段階減量後，血清リン濃度が10 mg/dLを超えた場合は，投与中止．
上記以外の副作用	Grade 3	Grade 1以下またはベースラインに回復するまで休薬．回復後，1段階減量して再開． 血液毒性については，1週間以内に回復した場合は，同一用量で再開．
	Grade 4	投与を中止．

減量方法[3]

通常投与量	20 mg/日
1段階減量	16 mg/日
2段階減量	12 mg/日
3段階減量	投与中止

副作用対策と服薬指導のポイント

① 服用について
- 食事の影響を避けるため，食事の1時間前から食後2時間までの間の服用は避ける．
- 服用し忘れた場合は，服用予定時刻から12時間以内であれば服用する．12時間以上経過している場合は1日分スキップする．

② 網膜剥離：投与開始前より定期的に眼科検査を行う．患者には飛蚊症・視野欠損・光視症・視力低下などに関する具体的な症状を伝え，異常が認められた場合は服用を中止し速やかに受診するよう指導する．

● **網膜障害による主な症状**[3]

視力低下・霧視	視力が下がる
調節障害	近くのものにピントが合いにくい
色覚障害	色がわかりにくくなる
夜盲	暗くなると見えにくくなる
飛蚊症	小さいゴミのようなものが見える症状
視野狭窄	視野が狭くなる
暗点	視野の中に見えない部分がある
光視症	光が見える
変視症	ものがゆがんで見える

③ 高リン血症：血清リン濃度を定期的に測定する．リン制限食については栄養士との連携も望まれる．FGFR阻害薬に伴う高リン血症の治療薬として，炭酸ランタンが承認されている．

④ 爪障害：爪の変色や変形，脱落などがあらわれることがある．爪を清潔に保ち，短く切りすぎない，圧迫を避けるよう指導する．

⑤ 手掌・足底発赤知覚不全症候群：物理的刺激や熱刺激を避け，保湿を心がけるよう指導し，症状発現時は休薬により改善することを説明する．

⑥ 眼障害（網膜剝離を除く）：ドライアイ，霧視，長睫毛症があらわれることがある．休薬・減量にて対応する．

⑦ 急性腎障害があらわれることがあるため，定期的な腎機能検査を行う．

⑧ 肝機能障害を有する患者への投与は減量を考慮し，副作用の発現に注意する．中等度以上の肝機能障害患者（Child-Pugh分類BまたはC）では減量を考慮する．

【文 献】

1) Goyal L, et al ： Futibatinib for FGFR2-Rearranged Intrahepatic Cholangiocarcinoma. N Engl J Med, 388：228-239, 2023
2) リトゴビ®錠 インタビューフォーム
3) リトゴビ®錠 適正使用ガイド

＜野村充俊＞

6. 肝・胆・膵がん 3) 膵がん

GEM＋S-1療法（術前）

		Day	1	8	15	21
GEM	1,000 mg/m^2 点滴静注（30分）		↓	↓		
S-1	1回 40 mg/m^2 1日2回　経口			14日間		

3週間ごと　2コース

【S-1投与量】

体表面積	S-1初回基準量
1.25 m^{2}未満	40 mg/回
1.25 m^{2}以上1.5 m^{2}未満	50 mg/回
1.5 m^{2}以上	60 mg/回

【制吐対策】
① 5-HT$_3$受容体拮抗薬（Day 1，8）② デキサメタゾン 6.6 mg IV（Day 1，8）

基本事項

【適　応】
膵がん　術前化学療法
（術後は補助化学療法としてS-1単独療法を行う）

【奏効率[1]】

全生存期間（中央値）
36.7カ月

【副作用[1]】
Grade 3または4の有害事象のうち頻度が高かった（72.8％）のは，白血球減少と好中球減少だったと報告されている．

● 改訂第8版 がん化学療法レジメンハンドブック

■レジメンチェックポイント

① 投与量，投与・休薬期間の確認

　　＜投与の目安[2]＞

参考として臨床試験での登録基準を示す.

白血球数	3,000/mm^{3}以上 12,000/mm^{3}未満
好中球数	2,000/mm^{3}以上
血小板数	100,000/mm^{3}以上
ヘモグロビン値	9.0 g/dL以上
T-Bil	2.0 mg/dL以下
AST，ALT	いずれも150 IU/L以下
血清クレアチニン値	1.2 mg/dL以下
クレアチニンクリアランス（Ccr）	50 mL/min以上※

※ Ccrが50 mL/minから60 mL/minの場合，S-1を1段階減量する.

　　＜減量，休薬の目安[2]＞

臨床試験では,

・Grade 3の血液毒性またはGrade 2の非血液毒性発現時は GEM，S-1両剤について回復するまで休薬.

・Grade 4の血液毒性またはGrade 3の非血液毒性発現時は GEM（200 mg/m^2/day減量）およびS-1（20 mg/day減量）の両剤について再開時減量.

② 特徴的禁忌

　　＜GEM＞

・胸部X線写真で明らかで，かつ臨床症状のある間質性肺炎または肺線維症のある患者.

・胸部への放射線療法を施行している患者.

　　＜S-1＞

・重篤な腎障害のある患者（フルオロウラシルの異化代謝酵素阻害薬ギメラシルの腎排泄が著しく低下し，血中フルオロウラシル濃度が上昇し，骨髄抑制などの副作用が強くあらわれるおそれがある）.

③ 腎機能の確認（S-1）

＜腎機能による投与量調節の目安[3]＞

Ccr (mL/min)	≧ 80	60 ～ 80	30 ～ 60	＜ 30
	初回投与量	初回投与量 (場合により1段階減量)	1段階以上の減量	投与中止

＜減量の目安[3]＞

初回投与量	減量
40 mg/回	休薬
50 mg/回	40 mg/回 → 休薬
60 mg/回	50 mg/回 → 40 mg/回 → 休薬

④ 前治療の確認（S-1）

S-1の併用薬にフッ化ピリミジン系抗悪性腫瘍薬，フッ化ピリミジン系抗真菌薬が含まれていると，作用増強し副作用が強く生じる可能性があるため，必ず確認する．また前治療にフッ化ピリミジン系抗悪性腫瘍薬，フッ化ピリミジン系抗真菌薬が含まれている場合は，適切な間隔（最低7日間）が空いていることを確認する（併用禁忌）．

⑤ 併用薬の確認（S-1）

併用により，フェニトイン，ワルファリンの作用増強の可能性があるため，服用の有無を確認する（併用注意）．

副作用対策と服薬指導のポイント

① 血管痛（GEM）：血管痛があらわれる場合があるので，その際は患部をあたためるなど指導する．

② 発熱：投与後，発熱する場合があるので，必要時は解熱薬を服用するよう指導する．

③ 間質性肺疾患：初期症状は咳嗽，息切れ，呼吸困難，発熱など．早期の医療機関の受診が必要．

④ 粘膜障害（下痢，口内炎）（S-1）：特に水様便が1日4回以上になるときは休薬する．改善がみられない場合は直ちに医療機関へ連絡する．

⑤ 食後服用の遵守：S-1は食後投与とする（空腹時投与では抗腫瘍効果の減弱）．

● 改訂第8版 がん化学療法レジメンハンドブック

⑥ S-1について，食欲不振などによる経口摂取不良時の休薬や飲み忘れ等で余った薬は服用継続せず，休薬期間を遵守し次回持参するよう説明する．

【文 献】
1) Unno M, et al：Randomized phase Ⅱ / Ⅲ trial of neoadjuvant chemotherapy with gemcitabine and S-1 versus upfront surgery for resectable pancreatic cancer（Prep-02/JSAP-05）. J Clin Oncol, 37：（suppl 4；abstr 189）, 2019
2) Motoi F, et al：Randomized phase Ⅱ / Ⅲ trial of neoadjuvant chemotherapy with gemcitabine and S-1 versus upfront surgery for resectable pancreatic cancer（Prep-02/JSAP05）. Jpn J Clin Oncol, 49：190-194, 2019
3) ティーエスワン® 適正使用ガイド

＜竹野美沙樹＞

6. 肝・胆・膵がん　3) 膵がん

S-1 単独療法

	Day	1	8	15	22	29	36	42
S-1　1回40 mg/m² 1日2回　経口								

28日間

6週間ごと（4週間投与，2週間休薬）切除不能進行　PD（増悪）まで
術後補助　4コース

【投与量】

体表面積	S-1 初回基準量
1.25 m² 未満	40 mg/ 回
1.25 m² 以上 1.5 m² 未満	50 mg/ 回
1.5 m² 以上	60 mg/ 回

基本事項

【適　応】

切除不能進行膵がん（Grade A）GEST 試験[1]

術後補助化学療法（Grade A）〔4コース〕JASPAC-01 試験[2]

【奏効率】

切除不能進行膵がん（GEST 試験）[1]

奏効率	全生存期間（中央値）	1年生存率
21 %	9.7 カ月	38.4 %

術後補助化学療法（JASPAC-01 試験）[2]

無再発生存期間（中央値）	2年無再発生存率
23.2 カ月	49 %

【副作用[3]】

	All Grade	Grade 3 ～ 4
白血球減少	42.5 %	0 %
貧血	57.5 %	5.0 %
血小板減少	37.5 %	2.5 %
悪心	50.0 %	7.5 %

次ページへ続く

● 改訂第8版 がん化学療法レジメンハンドブック

前ページの続き

	All Grade	Grade 3～4
嘔吐	40.0％	5.0％
倦怠感	62.5％	0％
下痢	47.5％	7.5％
口内炎	25.0％	0％
皮疹	25.0％	0％

レジメンチェックポイント

p.443参照.

副作用対策と服薬指導のポイント

p.446参照.

【文　献】

1) Ueno H, et al：Randomized phase Ⅲ study of gemcitabine plus S-1, S-1 alone, or gemcitabine alone in patients with locally advanced and metastatic pancreatic cancer in Japan and Taiwan：GEST Study. J Clin Oncol, 31：1640-1648, 2013

2) Uesaka K, et al：Adjuvant chemotherapy of S-1 versus gemcitabine for resected pancreatic cancer：a phase 3, open-label, randomised, non-inferiority trial（JASPAC 01）. Lancet, 388：248-257, 2016

3) Okusaka T, et al：A late phase Ⅱ study of S-1 for metastatic pancreatic cancer. Cancer Chemother Pharmacol, 61：615-621, 2008

＜野村充俊＞

6. 肝・胆・膵がん　3）膵がん

GEM単独療法

		Day	1	8	15	22	28
GEM	1,000 mg/m² 点滴静注（30分）		↓	↓	↓		

切除不能進行　4週間ごと　PD（増悪）まで
術後補助　4週間ごと　6コース

【制吐対策】
デキサメタゾン 6.6 mg IV（Day 1, 8, 15）

基本事項

【適　応】
切除不能進行膵がん（Grade A）
術後補助化学療法（Grade B）〔6カ月〕

【奏効率】
＜切除不能進行膵がん[1]＞

奏効率※	全生存期間（中央値）	1年生存率
23.8％	5.65カ月	18％

※主要評価項目として症状緩和効果（clinical benefit response：CBR）が用いられた

＜術後補助化学療法＞
日本（JSAP-02試験）[2]

無再発生存期間（中央値）	全生存期間（中央値）
11.4カ月	22.3カ月

海外（CONKO-001試験）[3]

無再発生存期間（中央値）	全生存期間（中央値）
13.4カ月	22.8カ月

【副作用[1]】

	Grade 1	Grade 2	Grade 3	Grade 4
好中球減少	10.3％	25.9％	19.0％	6.9％
ヘモグロビン減少	30.6％	24.2％	6.5％	3.2％

次ページへ続く

●改訂第8版 がん化学療法レジメンハンドブック

前ページの続き

	Grade 1	Grade 2	Grade 3	Grade 4
血小板減少	16.1 %	21.0 %	9.7 %	0 %
悪心，嘔吐	28.6 %	22.2 %	9.5 %	3.2 %
下痢	17.5 %	4.8 %	1.6 %	0 %
発熱	22.2 %	7.9 %	0 %	0 %
皮膚症状	17.5 %	6.3 %	0 %	0 %
脱毛	15.9 %	1.6 %	0 %	0 %
口内炎	11.1 %	3.2 %	0 %	0 %
血尿	12.7 %	0 %	0 %	0 %

レジメンチェックポイント

① 前投薬の確認：制吐薬
② 投与量の確認

投与継続の可否などの目安：白血球数が2,000/mm^{3}未満，または血小板数が7万/mm^{3}未満で投与延期し，骨髄機能が回復後，1段階減量（800 mg/m^2）で再開する[2].

③ 点滴速度の確認

40 mg/mL以下の濃度になるように生理食塩液に溶解し，30分間で点滴静注.

★ 海外の臨床試験で点滴静注を60分以上かけて行うと，副作用が増強した例が報告されている.

④ 特徴的禁忌

・胸部X線写真で明らかで，かつ臨床症状のある間質性肺炎または肺線維症のある患者
・胸部への放射線療法を施行している患者

副作用対策と服薬指導のポイント

① 血管痛：血管痛があらわれる場合があるので，その際は患部を温めるなど指導する.
② 発熱：投与後，発熱する場合があるので，必要時は解熱薬を服用するよう指導する.
③ 間質性肺炎：間質性肺炎があらわれることがあるので，胸部X線検査などを定期的に行うとともに症状（空咳，発熱など）に注意する.

704

【文　献】

1) Burris HA Ⅲ, et al：Improvements in survial and clinical benefit with gemcitabine as first-line therapy for patients with adanced pancreas cancer：A randomized trial. J Clin Oncol, 15：2403-2413, 1997

2) Ueno H, et al：A randomized phase Ⅲ trial comparing gemcitabine with surgery-only in patients with resected pancreatic cancer：Japanese Study Group of Adjuvant Therapy for Pancreatic Cancer. Br J Cancer, 101：908-915, 2009

3) Neuhaus P, et al：Deutsche Krebsgesellschaft (CAO/AIO). CONKO-001：Final result of the randomized, prospective, multiceter phase Ⅲ trial of adjuvant chemotherapy with gemcitabine versus observation in patients with resected pancreatic cancer (PC). J Clin Oncol, 26：abstr LBA4504, 2008

・　ジェムザール®注射用 適正使用ガイド

<野村充俊>

6. 肝・胆・膵がん　3）膵がん

GEM ＋ nab-PTX療法

		Day	1	8	15	22	28
nab-PTX	125 mg/m² 点滴静注（30分）		⬇	⬇	⬇		
GEM	1,000 mg/m² 点滴静注（30分）		⬇	⬇	⬇		

4週間ごと　PD（増悪）まで

【制吐対策】
① 5-HT$_3$受容体拮抗薬（Day 1, 8, 15）② デキサメタゾン6.6 mg IV（Day 1, 8, 15）

基本事項

【適　応】
　PS 0〜1の治癒切除不能な膵がん．有効性と安全性が検証されているのは一次治療のみ．

【奏効率[1]】

奏効率	無増悪生存期間（中央値）	全生存期間（中央値）	1年生存率
23%	5.5カ月	8.5カ月	35%

【副作用[2]】

	All Grade	Grade 3以上
好中球減少	45.8%	36.1%
発熱性好中球減少症	3.3%	3.1%
血小板減少	35.4%	14.0%
貧血	46.1%	12.6%
疲労	53.7%	16.6%
悪心	49.2%	4.0%
下痢	37.1%	5.7%
末梢神経障害	48.9%	15.7%
嘔吐	31.6%	4.5%
食欲不振	27.3%	3.1%

GEM + nab-PTX療法 ●

レジメンチェックポイント

① 前投薬の確認

nab-PTX：従来のPTX製剤の溶媒を使用していないため，アレルギー予防の前投薬は不要である．

② 投与量の確認[2]

・投与前日または当日に投与の目安を満たしているか確認する．
・Day 8，15において，添付文書では好中球数が500～1,000/mm^{3}でも投与可能となっているが，適正使用ガイドでは慎重な対応を求めている．
・投与の目安を満たしていても，血小板数が50,000/mm^{3}以上75,000/mm^{3}未満の場合や，Day 15においてはDay 8の好中球数が1,000/mm^{3}以下または血小板数が75,000/mm^{3}未満の場合，投与量調整を考慮すべき場合がある．

＜投与の目安＞

	Day 1	Day 8，15
好中球数	1,500/mm^{3}以上	1,000/mm^{3}を超える
血小板数	100,000/mm^{3}以上	50,000/mm^{3}以上
AST，ALT	2.5×ULN以下	—
発熱性好中球減少症	認めない	
末梢神経障害（nab-PTXのみ）	Grade 2以下　または　前コースでGrade 3以上が発現した場合Grade 1以下に回復後	
口腔粘膜炎		
下痢		

＜減量の目安＞

前回投与後の有害事象の発現状況が下記に該当する場合は減量する．ただし，末梢神経障害はGrade 2以下でも減量を考慮する．

	減量の目安	次回投与時
好中球数	＜500/mm^{3}が7日以上継続	1段階減量
血小板数	＜50,000/mm^3	1段階減量
発熱性好中球減少症	発現（≧Grade 3）	1段階減量
末梢神経障害	≧Grade 3	1段階減量（nab-PTXのみ）
皮疹	Grade 2/3	1段階減量

次ページへ続く

● 改訂第8版 がん化学療法レジメンハンドブック

前ページの続き

	減量の目安	次回投与時
口腔粘膜炎	≧ Grade 3	1段階減量
下痢	≧ Grade 3	1段階減量

<減量方法>

	nab-PTX	GEM
通常投与量	125 mg/m²	1,000 mg/m²
1段階減量	100 mg/m²	800 mg/m²
2段階減量	75 mg/m²	600 mg/m²

③ 特徴的禁忌（GEM）
・胸部X線写真で明らかで，かつ臨床症状のある間質性肺炎または肺線維症のある患者
・胸部への放射線療法を施行している患者

④ 併用薬の確認（nab-PTX）
併用注意：ビタミンA，アゾール系抗真菌薬，マクロライド系抗菌薬，ステロイド系ホルモン剤，ニフェジピン，シクロスポリン，ベラパミル，キニジン，ミダゾラム（CYP2C8，CYP3A4などを阻害し，PTXの血中濃度が上昇）

▌副作用対策と服薬指導のポイント

① nab-PTXは，ヒト血清アルブミンを用いた特定生物由来製品であり，リスクとベネフィットを十分に説明する必要がある．特定生物由来製品のため，医薬品名，製造番号またはロット番号，使用年月日，使用した患者の氏名，住所などを記録し，少なくとも20年間保存する必要がある．

② **末梢神経障害**：nab-PTXはほかのPTX製剤と比べ，末梢神経障害が出やすいことが知られている．

③ **脱毛**：nab-PTXでは高頻度で出現し，治療開始から約1～3週間で抜け始めることが多い．治療終了後には個人差はあるが回復する．

④ **間質性肺疾患（GEM, nab-PTX）**：初期症状は咳嗽，息切れ，呼吸困難，発熱など．早期の医療機関の受診が必要．

⑤ **脳神経麻痺**：nab-PTXにより，閉眼不能，眼瞼下垂，口角下垂などの症状があらわれることがある．

⑥ 黄斑浮腫：nab-PTXにより視力低下など眼の異常があらわれた場合は早期に処方医に伝え，眼科医に相談する．

【文　献】

1) Von Hoff DD, et al：Increased survival in pancreatic cancer with nab-paclitaxel plus gemcitabine. N Engl J Med, 369：1691-1703, 2013

2) アブラキサン® 点滴静注用100 mg　適正使用ガイド［膵癌］

＜竹野美沙樹＞

6. 肝・胆・膵がん　3）膵がん

FOLFIRINOX (5-FU + ℓ-LV + CPT-11 + L-OHP)療法

		Day	1	2	3	14
L-OHP	85 mg/m² 点滴静注（2時間）		↓			
ℓ-LV	200 mg/m² 点滴静注（2時間）		↓			
CPT-11	180 mg/m² 点滴静注（90分）		↓			
5-FU	400 mg/m² 急速静注（5分）		↓			
5-FU	2,400 mg/m² 持続静注（46時間）		→ 46時間			

2週間ごと　PD（増悪）まで

【制吐対策】

① 5-HT₃受容体拮抗薬（Day 1）②デキサメタゾン9.9 mg IV（Day 1），8 mg PO（Day 2〜4）③アプレピタント※125 mg（Day 1），80 mg（Day 2〜3）④オランザピン5 mg（Day 1〜4）（糖尿病患者には禁忌）
※静注のNK₁受容体拮抗薬使用の場合はp.24参照

基本事項

【適　応】

PS 0〜1の治癒切除不能な膵がん．有効性と安全性が検証されているのは一次治療のみ．

【奏効率[1]】

奏効率	無増悪生存期間（中央値）	全生存期間（中央値）	1年生存率
31.6 %	6.4カ月	11.1カ月	48.4 %

【副作用[1]】

	All Grade	Grade 3以上
好中球減少	79.9 %	45.7 %
発熱性好中球減少症※	5.4 %	5.4 %

次ページへ続く

FOLFIRINOX（5-FU + ℓ-LV + CPT-11 + L-OHP）療法 ●

前ページの続き

	All Grade	Grade 3 以上
血小板減少	75.2 %	9.1 %
貧血	90.4 %	7.8 %
疲労	87.3 %	23.6 %
悪心	79.5 %	12.0 %
下痢	73.3 %	12.7 %
末梢神経障害	70.5 %	9.0 %
嘔吐	61.4 %	14.5 %
食欲不振	48.8 %	4.8 %

※国内第Ⅱ相臨床試験（36 例）では，発熱性好中球減少症が 22.2 ％に認められた．

■ レジメンチェックポイント

① 前投薬の確認：制吐薬

② 投与量の確認

＜2 コース目以降の投与可能条件（参考）[2]＞

観察 / 検査項目	条件
好中球数	1,500/mm^3 以上
血小板数	75,000/mm^3 以上
総ビリルビン値 / 黄疸	1.5 × ULN 以下かつ黄疸を認めない
下痢（水様便）	認めない
末梢神経症状	Grade 2 以下
感染症	有しない
腸管麻痺，腸閉塞	認めない
間質性肺炎，肺線維症	ない
多量の腹水，胸水	認めない
重篤な心疾患	有しない
全身状態	PS 0 ～ 1
過敏症の既往歴	ない※

※ 原因薬剤の投与を中止する．

6

肝・胆・膵がん

3

膵がん

● 改訂第8版 がん化学療法レジメンハンドブック

<減量基準（参考）[2]>

副作用[※1]	程度	減量方法			
		CPT-11	L-OHP	5-FU（急速）	5-FU（持続）
好中球減少	以下のいずれかの条件を満たす場合 1)「2コース目以降の投与可能条件」を満たさず投与を延期 2) 500/mm³未満が7日以上持続 3) 感染症または下痢を併発し，かつ1,000/mm³未満 4) 発熱性好中球減少症	・CPT-11を優先的に減量 ・CPT-11の投与レベルがL-OHPの投与レベルより低い場合は，CPT-11と同じ投与レベルになるまでL-OHPを減量する． ・投与レベルがLevel 3に達した場合，当該薬剤は投与を中止すること．		中止	—
下痢	発熱（38℃以上）を伴う				
	Grade 3以上[※2]	—			減量
血小板減少	以下のいずれかの条件を満たす場合 1)「2コース目以降の投与可能条件」を満たさず投与を延期 2) 50,000/mm³未満	・L-OHPを優先的に減量 ・L-OHPの投与レベルがCPT-11の投与レベルより低い場合は，L-OHPと同じ投与レベルになるまでCPT-11を減量する． ・投与レベルがLevel 3に達した場合，当該薬剤は投与を中止すること．		中止	—
総ビリルビン上昇[※3]	2.0 mg/dL超 3.0 mg/dL以下	減量（120 mg/m²）		—	
	3.0 mg/dL超	減量（90 mg/m²）			
粘膜炎 手足症候群	Grade 3以上		—		減量

次ページへ続く

712

FOLFIRINOX（5-FU + ℓ -LV + CPT-11 + L-OHP）療法 ●

前ページの続き

| 副作用[1] | 程度 | 減量方法 | | 5-FU（急速） | 5-FU（持続） |
		CPT-11	L-OHP		
末梢神経症状	投与当日の程度が Grade 2	—	減量（65 mg/m²）	—	—
	投与当日の程度が Grade 3		休薬[4]（回復後 65 mg/m² に減量）		
	Grade 4		中止		

※1 複数の副作用が発現した場合は，薬剤ごとに減量が最大となる基準を適用.
　　 例：CPT-11・L-OHP が同じ投与レベルのときに，上記の程度に該当する好中球減少および血小板減少が発現した場合は，CPT-11 および L-OHP の両方の投与レベルを 1 Level 減量する.
　　 例：CPT-11 が 180 mg/m² のときに上記の程度に該当する好中球減少および総ビリルビン上昇（2.5 mg/dL）が発現した場合は，CPT-11 を 120 mg/m² に減量する.
※2 Grade 3 以上の下痢が発現した場合は，患者の状態に応じて CPT-11 の減量を考慮する.
※3 総ビリルビン上昇の病態や回復の状況を考慮し，CPT-11 の減量または本療法の中止を検討する.
※4 L-OHP を休薬し，本療法を継続することができる. Grade 2 以下へ回復後，65 mg/m² に減量のうえ，L-OHP 投与を再開する.

＜減量時の投与量（参考）[2]＞

| 投与レベル | L-OHP | CPT-11[1] | 5-FU | | ℓ -LV[2] |
			急速静注	持続静注	
Level 0（初回投与量）	85 mg/m²	180 mg/m²	400 mg/m²	2,400 mg/m²	200 mg/m²
Level 1	65 mg/m²	150 mg/m²	中止	1,800 mg/m²	—
Level 2	50 mg/m²	120 mg/m²	—	1,200 mg/m²	
Level 3	中止	中止		中止	

※1 前コースの投与後に，総ビリルビン値 3.0 mg/dL 超を認めた場合は，減量基準に従い CPT-11 を 90 mg/m² に減量する.
※2 ℓ -LV は減量しない. ただし，5-FU の急速静注と持続静注のいずれもが中止となった場合には，ℓ -LV も中止する.

③ 点滴速度の確認

L-OHP：2 時間以上かけて点滴静注

ℓ -LV：2 時間以上かけて CPT-11 と同時に点滴静注

CPT-11：90 分かけて ℓ -LV と同時に点滴静注

5-FU（400 mg/m²）：急速静注（5 分）

● 改訂第8版 がん化学療法レジメンハンドブック

5-FU（2,400 mg/m²）：持続静注（46時間）

④ 副作用防止のための薬剤

CPT-11によるコリン作動性症状（早発性下痢，腹痛，発汗，唾液分泌過多など）は，アトロピンにより予防可能．

⑤ 併用薬の確認

＜5-FU＞

併用禁忌：テガフール・ギメラシル・オテラシルカリウム配合剤（S-1）

併用注意：フェニトイン（フェニトインの血中濃度を上昇させる），ワルファリン（ワルファリンの作用を増強させることがあるので，凝固能の変動に注意）

＜CPT-11＞

併用禁忌：アタザナビル

併用注意：CYP3A4阻害薬（骨髄機能抑制，下痢などの副作用が増強するおそれがある），CYP3A4誘導薬（活性代謝物SN-38の血中濃度が低下し，作用が減弱するおそれがある）

⑥ 特徴的な患者選択

国内第Ⅱ相試験では，2つの遺伝子多型（UGT1A1*6，UGT1A1*28）について，いずれかをホモ接合体（UGT1A1*6／*6，UGT1A1*28／*28）またはダブルヘテロ接合体（UGT1A1*6／*28）としてもつ患者は投与対象から除外されており，投与の際は十分注意する必要がある．

※ UGT1A1はCPT-11の活性代謝物（SN-38）の主な代謝酵素の一分子種である．

▌副作用対策と服薬指導のポイント

① 過敏症：L-OHPの投与中あるいは投与後にあらわれることがある．初回にあらわれる場合と何コースかくり返した後で起こる場合がある．呼吸困難感，掻痒感，皮疹，発赤などの症状があれば投与を中止し，処置を行う．

② 末梢神経障害（L-OHP）

急性：L-OHP投与直後〜5日後，全身および口腔内にしびれや喉頭絞扼感が発現する．数日で回復するが，投与ごとに症状は再現する．予防のため，L-OHP投与中から投与後5日程度は低温との接触（冷たい物，空気，飲み物）を避ける．

慢性：知覚異常，知覚鈍麻などの手足の機能障害．総投与量に依存して発症・増悪し，総投与量が850 mg/m²に達すると日常

生活への支障が生じるとされるGrade 3以上の神経障害が約10％の患者に認められる．休薬により軽減するとされている一方，不可逆性に残存する可能性がある．

③ **下痢**：早発型（投与中あるいは投与直後に発現する．コリン作動性症状で多くは一過性）と遅発型〔投与後24時間以降に発現．主にCPT-11の活性代謝物（SN-38）による腸管粘膜障害に基づくものと考えられ，持続することがある〕がある．水様性の下痢が続く場合は脱水を防ぐため水分摂取することを説明する．1日4回以上の水様性の下痢，発熱，嘔吐を伴う場合は必ず連絡するように伝える．

④ **悪心，嘔吐**：投与直後～約14日以内に発現する．L-OHPおよびCPT-11は中等度催吐性リスクに分類される薬剤であるが，FOLFIRINOX療法においては悪心・嘔吐の頻度が高く，初回投与から高度催吐性リスクのレジメンに準じた制吐対策が必要．デキサメタゾン，アプレピタントの服用意義を説明．

⑤ **脱毛**：主にCPT-11による．投与後約2～3週間で発現．薬の投与を止めると2～3カ月で発毛が再開してくることを説明．

⑥ **口内炎**：5-FU持続静注で起こりやすい．口腔内を清潔にするなど予防を行い，症状があれば早めに対処する．L-OHPの末梢神経障害を誘発するため氷の使用は避ける．

【文　献】

1) Conroy T, et al：FOLFIRINOX versus gemcitabine for metastatic pancreatic cancer. N Engl J Med, 364：1817-1825, 2011
2) 「FOLFIRINOX療法（治療切除不能な膵癌）適正使用情報 改訂版」（日本膵癌学会／監），2021

　　　　　　　　　　　　　　　　　　　　　　　　　　　＜竹野美沙樹＞

6. 肝・胆・膵がん　3）膵がん

nal-IRI + 5-FU + ℓ-LV 療法

		Day	1	2	3	14
nal-IRI	イリノテカンとして 70 mg/m² 点滴静注（90分）		⬇			
ℓ-LV	200 mg/m² 点滴静注（2時間）		⬇			
5-FU	2,400 mg/m² 持続静注（46時間）		→46時間			

2週間ごと　PD（増悪）まで

【制吐対策】
① 5-HT₃受容体拮抗薬（Day 1）　② デキサメタゾン 9.9 mg IV（Day 1），8 mg PO（Day 2～3）※

※ 5-HT₃受容体拮抗薬としてパロノセトロンを使用する場合はDay 2～3のデキサメタゾンは省略も可能.

基本事項

【適　応】

がん化学療法後に増悪した治癒切除不能な膵がん

【奏効率[1]】

奏効率	無増悪生存期間 （中央値）	全生存期間 （中央値）	1年生存率
17 %	3.1 カ月	6.2 カ月	26 %

【副作用[2]】

血液毒性

		All Grade	Grade 3以上
好中球減少	国内第Ⅱ相試験	71.7 %	43.5 %
	海外第Ⅲ相試験	34.2 %	21.4 %
血小板減少	国内第Ⅱ相試験	8.7 %	0 %
	海外第Ⅲ相試験	9.4 %	0 %
貧血	国内第Ⅱ相試験	19.6 %	4.3 %
	海外第Ⅲ相試験	17.1 %	9.4 %

nal-IRI + 5-FU + ℓ -LV療法 ●

非血液毒性

	国内第Ⅱ相試験 All Grade	海外第Ⅲ相試験 All Grade
悪心	78.3 %	45.3 %
食欲減退	60.9 %	27.4 %
嘔吐	23.9 %	42.7 %
下痢	56.5 %	47.0 %
疲労	23.9 %	30.8 %
無力症	—	15.4 %
倦怠感	26.1 %	—
口内炎	17.4 %	12.0 %
脱毛症	—	12.0 %
体重減少	—	12.0 %

▌レジメンチェックポイント

① 前投薬の確認：制吐薬

② 投与量の確認

*UGT1A1*6*もしくは*UGT1A1*28*のホモ接合体を有する患者，または*UGT1A1*6*および*UGT1A1*28*のヘテロ接合体を有する患者では，イリノテカンとして1回50 mg/m^{2}を開始用量とする．忍容性が良好な場合は2コース目以降70 mg/m^{2}とすることを考慮する．

＜投与可能条件[3]＞

好中球数	1,500/mm^{3}以上
発熱性好中球減少症	好中球数1,500/mm^{3}以上かつ感染症から回復していること
血小板数	100,000/mm^{3}以上
下痢	Grade 1 またはベースライン
その他の副作用※	Grade 1 またはベースライン

※無力症およびGrade 3の食欲減退を除く．

6

肝・胆・膵がん

3

膵がん

● 改訂第8版 がん化学療法レジメンハンドブック

＜投与再開時の減量基準[3]＞

副作用	程度	減量方法[※1]
好中球減少	Grade 3以上または発熱性好中球減少症	nal-IFIおよび5-FUを1段階減量する
白血球減少	Grade 3以上	
血小板減少		
下痢		
悪心／嘔吐	Grade 3以上[※2]	nal-IRIを1段階減量する
その他[※3]	Grade 3以上	nal-IRIおよび5-FUを1段階減量する

※1 ℓ-LVは減量しないことが望ましい
※2 適切な制吐療法にもかかわらず発現した場合
※3 無力症および食欲減退を除く

＜減量方法[3]＞

	nal-IRI（イリノテカンとして）		5-FU
開始用量	70 mg/m^2	50 mg/m^2	2,400 mg/m^2
1段階減量	50 mg/m^2	43 mg/m^2	1,800 mg/m^2
2段階減量	43 mg/m^2	35 mg/m^2	1,350 mg/m^2
3段階減量	中止	中止	中止

③ 併用薬の確認

＜5-FU＞

併用禁忌：テガフール・ギメラシル・オテラシルカリウム配合剤（S-1）

併用注意：フェニトイン，ワルファリン

＜nal-IRI＞

併用禁忌：アタザナビル（UGT1A1阻害作用によるイリノテカンの代謝遅延）

併用注意：CYP3A阻害薬，CYP3A誘導薬

④ 特徴的な注意点

nal-IRIはイリノテカンをリポソームに封入した製剤であることから，nal-IRIの有効性，安全性，薬物動態などは従来のイリノテカン製剤と異なる．nal-IRIを従来のイリノテカン製剤の代替として使用しないこと．

副作用対策と服薬指導のポイント

① 骨髄抑制：好中球減少がみられることがあるため，特に投与開始初期に注意し，定期的に血液検査を行う．

② 下痢：早発型（投与中あるいは投与直後に発現する．コリン作動性症状で多くは一過性）と遅発型（投与後24時間以降に発現．主にCPT-11の活性代謝物SN-38による腸管粘膜障害に基づくものと考えられ，持続することがある）がある．水様性の下痢が続く場合は，脱水を防ぐため水分摂取することを説明する．1日4回以上の水様性の下痢，発熱，嘔吐を伴う場合は必ず連絡するように伝える．

③ 悪心，嘔吐：投与直後～約14日以内に発現する．治験時は中等度催吐性リスクとしての制吐療法が行われていた．

【文　献】

1) Wang-Gillam A, et al：NAPOLI-1 phase 3 study of liposomal irinotecan in metastatic pancreatic cancer：Final overall survival analysis and characteristics of long-term survivors. Eur J Cancer, 108：78-87, 2019

2) オニバイド® 適正使用ガイド

3) オニバイド® 点滴静注43 mg 添付文書

\<竹野美沙樹\>

6. 肝・胆・膵がん 3）膵がん

Olaparib 単独療法

Olaparib　1回300 mg　1日2回　経口　連日投与　PD（増悪）まで

基本事項

【適　応】

BRCA 遺伝子変異陽性の治癒切除不能な膵がんにおけるプラチナ系抗悪性腫瘍薬を含む化学療法後の維持療法

【奏効率[1]】

奏効率	無増悪生存期間（中央値）
23 %	7.4 カ月

【副作用[2]】

非血液毒性

	All Grade	Grade 3以上
疲労・無力症	60.4 %	5.5 %
悪心	45.1 %	0 %
腹痛	28.6 %	2.2 %
下痢	28.6 %	0 %
食欲減退	25.3 %	3.3 %
便秘	23.1 %	0 %
嘔吐	19.8 %	1.1 %

血液毒性

	All Grade	Grade 3以上
貧血	27.5 %	11.0 %
好中球減少	12.1 %	4.4 %
血小板減少	14.3 %	3.3 %

レジメンチェックポイント

① 開始時の確認事項

・承認された体外診断用医薬品または医療機器を用いた検査により，生殖細胞系列の *BRCA* 遺伝子変異（病的変異または病

的変異疑い）を有すること.
- プラチナ製剤を含む化学療法が16週間以上継続された後, 疾患進行が認められていないこと.
- プラチナ製剤を含む化学療法の最終投与から原則4〜8週間の間に開始すること.

② 腎機能障害のある患者への投与[2]
- Ccr 31〜50 mL/min：1回200 mg 1日2回へ減量
- Ccr 30 mL/min 以下：使用経験なし

③ 相互作用[2]

＜投与量の減量が必要なケース＞

CYP3A4の阻害作用	該当薬剤（主な薬剤）	Olaparib 投与量
強力	イトラコナゾール，リトナビル，ボリコナゾール	100 mg を1日2回
中程度	シプロフロキサシン，ジルチアゼム，エリスロマイシン，フルコナゾール，ベラパミル	150 mg を1日2回

上記薬剤中止後1週間以上経過していれば通常量で投与する.

＜該当薬剤を可能なら他の同効薬に変更するケース＞

CYP3A4 誘導薬	開始前の休薬期間
フェノバルビタール	5週間前
リファンピシン，カルバマゼピン，フェニトイン，セイヨウオトギリソウ	3週間前

＜摂取しないように指導＞
グレープフルーツ含有食品，セイヨウオトギリソウ（St. John's Wort）含有健康食品

● 改訂第8版 がん化学療法レジメンハンドブック

④ 休薬および再開基準[3]

副作用	程度	処置	再開時の投与量
貧血	ヘモグロビン値が Grade 3または4	ヘモグロビン値≧9 g/dLに回復するまで最大4週間休薬する.	・1回目の再開の場合，減量せずに投与する. ・2回目の再開の場合，1回250 mgを1日2回で投与する. ・3回目の再開の場合，1回200 mgを1日2回で投与する.
好中球減少	Grade 3 または4	Grade 1以下に回復するまで休薬する.	
間質性肺疾患	Grade 2	Grade 1以下に回復するまで休薬する.	減量せずに投与する.
	Grade 3 または4	中止する.	再開しない.
血小板減少	Grade 3 または4	Grade 1以下に回復するまで最大4週間休薬する.	減量せずに投与する.
上記以外の副作用	Grade 3 または4	Grade 1以下に回復するまで休薬する.	

⑤ 特徴的な注意点

100 mg錠と150 mg錠の生物学的同等性は示されていないため，300 mgを投与する際には100 mg錠を使用しないこと.

副作用対策と服薬指導のポイント

p.437参照.

【文　献】

1) Golan T, et al：Maintenance olaparib for germline BRCA-mutated metastatic pancreatic cancer. N Engl J Med, 381：317-327, 2019

2) リムパーザ®錠［膵がん］適正使用のためのガイド

3) リムパーザ®錠 添付文書

＜竹野美沙樹＞

6. 肝・胆・膵がん　4）膵神経内分泌腫瘍

Everolimus単独療法

Everolimus　1回10 mg　1日1回　経口　連日投与　PD（増悪）まで

基本事項

【適　応】

膵神経内分泌腫瘍（低分化型を除く）．国際共同第Ⅲ相試験[1]においての対象は，高分化または中分化型（低悪性度～中悪性度）の膵神経内分泌腫瘍とされている．

【奏効率[1]】

無増悪生存期間（中央値）	（プラセボ）
11.0カ月	4.6カ月

【副作用[1] [2]】

	All Grade	Grade 3～4
間質性肺疾患	16.7 %	2.5 %
感染症	24 %	2.5 %
口内炎	64.2 %	6.9 %
高血糖	13.7 %	5.9 %
高コレステロール血症	10.3 %	0 %
皮疹	48.5 %	0.5 %
下痢	34.3 %	3.4 %
貧血	17.2 %	6.9 %
血小板減少	13.2 %	3.9 %

レジメンチェックポイント

① 併用薬の確認

　・生ワクチンの接種：免疫抑制下では発症のおそれがあるため併用禁忌．

　・CYP3A4とP糖蛋白阻害薬or誘導薬：EverolimusのAUCが上昇or低下するため併用注意．

② 肝障害時[2]

　軽度（Child-Pugh分類A），中等度（Child-Pugh分類B），重

度（Child-Pugh分類C）で肝機能正常症例と比べ，Everolimus
のAUCが1.6倍，3.3倍，3.6倍に増加したため減量を行うなど
慎重な投与が望まれる．

③ 休薬，減量，中止基準[2]

	Grade 1	Grade 2	Grade 3	Grade 4
間質性肺疾患	投与継続	症状改善まで休薬．再開は5mgへ減量．	投与中止．再開の場合は5mgへ減量	投与中止
感染症口内炎皮膚症状　など	投与継続	許容できれば継続．もしくはGrade 1に回復するまで休薬．2回目以降は5mgへ減量．	Grade 1に回復するまで休薬．再開は5mgへ減量．	投与中止

副作用対策と服薬指導のポイント

① 間質性肺炎：初期症状について説明し，息切れ，呼吸困難，咳
嗽，発熱などの出現があればすぐに連絡するよう指導する．

② 服用タイミングの遵守，飲み忘れ時の対応：食後の服用で
EverolimusのC_{max}およびAUC低下がみられる．食後または空
腹時のいずれか一定の時間に服用する．飲み忘れは6時間以内
に気付けば服用し，それ以降の場合は翌日1回分のみ服用する．

③ 薬物相互作用が多いため，新規薬剤開始時に注意し，Everolimus
内服中であることを医師・薬剤師に伝えるよう説明する．

④ 感染予防行動励行，B型肝炎対策：本剤は免疫抑制薬であるこ
とを念頭に置き，予防や初期症状について指導する．B型肝炎
ウイルス（HBV）キャリアに対しては再活性化リスクに合わせ
た対策を行う．B型肝炎ウイルス再活性化対策についてはp.1207
参照．

【文　献】

1) James C, et al：Everolimus for advanced pancreatic neuroendocrine tumors. N
Engl J Med, 364：514-523, 2011

2) アフィニトール®適正使用ガイド

<野村充俊>

6. 肝・胆・膵がん　4）膵神経内分泌腫瘍

Sunitinib 単独療法

Sunitinib　1回37.5 mg　1日1回　経口　連日投与　PD（増悪）まで

基本事項

【適　応】
根治切除不能な高分化型膵神経内分泌腫瘍

【奏効率[1]】

奏効率 （CR＋PR）	病勢コントロール率 （CR＋PR＋SD）	無増悪生存期間 （中央値）
9.3％	72.1％	11.4カ月

【副作用[1]】

	All Grade	Grade 3以上
下痢	59％	5％
悪心	45％	1％
髪の変色	29％	1％
好中球減少	29％	12％
高血圧	26％	10％
手掌・足底発赤 知覚不全症候群	23％	6％
口腔粘膜炎	22％	4％
味覚異常	20％	－
鼻出血	20％	1％
皮疹	18％	0％
血小板減少	17％	4％
粘膜炎	16％	1％

■ レジメンチェックポイント

① 投与量の確認

ほかのがん種と用法・用量・投与スケジュールが異なるため注意する．また，膵神経内分泌腫瘍については，本剤を一定期間投与しても重篤な有害事象がなく，十分な効果がみられない場

● 改訂第8版 がん化学療法レジメンハンドブック

合は，用法・用量に従って1日1回50 mgまで増量することができる．

② 減量，休薬，中止基準[2]

減量して投与を継続する場合には，副作用の症状，重症度などに応じて，12.5 mg（1減量レベル）ずつ減量する（1日1回25 mg未満への減量は原則として行わない）．

副作用	Grade 2	Grade 3	Grade 4
血液系	同一投与量を継続	副作用がGrade 2以下またはベースラインに回復するまで休薬する．回復後は休薬前と同一投与量で投与を再開できる．	副作用がGrade 2以下またはベースラインに回復するまで休薬する．回復後は休薬前の投与量を1レベル下げて投与を再開する．
非血液系（心臓系を除く）	同一投与量を継続	副作用がGrade 1以下またはベースラインに回復するまで休薬する．回復後は主治医の判断により休薬前と同一投与量または投与量を1レベル下げて投与を再開する．	副作用がGrade 1以下またはベースラインに回復するまで休薬する．回復後は休薬前の投与量を1レベル下げて投与を再開する．もしくは主治医の判断で投与を中止する．
心臓系・左室駆出率低下・心室性不整脈	副作用がGrade 1以下に回復するまで休薬する．回復後は休薬前の投与量を1レベル下げて投与を再開する．	副作用がGrade 1以下またはベースラインに回復するまで休薬する．回復後は休薬前の投与量を1レベル下げて投与を再開する．	投与を中止する．

ただし，以下の副作用が発現した場合は，同一用量での投与の継続が可能である．

- 臨床症状を伴わない Grade 4 の高尿酸血症および Grade 3 の低リン血症
- 対症療法によりコントロール可能な Grade 3 または 4 の悪心，嘔吐または下痢
- Grade 3 または 4 のリンパ球減少

③ 併用薬
- **CYP3A4 阻害薬**：Sunitinib の血漿中濃度が上昇することが報告されているので，Sunitinib の減量を考慮するとともに，患者の状態を慎重に観察し，副作用発現に十分注意する（ケトコナゾールとの併用において $AUC_{0-\infty}$ で 74 %，C_{max} で 59 % 増加）．
- **CYP3A4 誘導薬**：Sunitinib の血漿中濃度が低下することが報告されており，有効性が減弱する可能性がある．やむを得ず併用する場合でも，Sunitinib の増量は行わない（リファンピシンとの併用において $AUC_{0-\infty}$ で 78 %，C_{max} で 56 % 低下）．
- **QT 間隔延長を起こすことが知られている薬剤**：Sunitinib も QT 間隔を延長させるおそれがあるため，併用により作用が増強するおそれがある．異常が認められた場合には，必要に応じて減量，休薬または投与を中止し，適切な処置を行う．

▌副作用対策と服薬指導のポイント

① **飲み忘れた場合の対応**：2 回分を一度に飲まず，次の決められた時間に内服するよう，あらかじめ説明しておく．

② **併用に注意する食品**：これらの飲食を避けるよう説明する．グレープフルーツ・グレープフルーツジュース（薬効が強くあらわれる可能性がある），セイヨウオトギリソウ（St. John's Wort，薬効が弱まる可能性がある）．

③ **下痢**：水様性の下痢が続く場合は，脱水を防ぐため水分摂取することを説明する．1 日 4 回以上の水様性の下痢，発熱，嘔吐を伴う場合は必ず連絡するように伝える．

④ **骨髄抑制**：投与初期（4 週以内）から発現することが多い．治療開始前の血液検査をチェックし，定期的に血液検査を行う．

⑤ **高血圧**：投与開始後 4 週以内に発現することが多い．自宅で毎日血圧を測定し記録する．血圧上昇時は経口降圧薬による治療を行う．頭痛，吐き気などがあれば連絡するように伝える．

● 改訂第8版 がん化学療法レジメンハンドブック

⑥ 出血：鼻出血や口腔内出血がみられることがあり，10～15分経っても止まらない場合は連絡するように伝える．稀に消化管出血，脳転移を有する患者では脳出血，肺に腫瘍を有する患者では喀血・肺出血のおそれがあり注意する．

⑦ 重篤な心障害：心不全などの重篤な心障害があらわれ，死亡例も報告されている．投与開始前の患者の心機能が評価されているかチェックする．

⑧ 甲状腺機能障害：甲状腺機能障害（低下または亢進）があらわれることがあるため，投与開始前の甲状腺機能のチェック，また定期的に甲状腺機能の検査を行う．

⑨ 色素脱失，変色：毛髪または皮膚の色素脱失または変色（皮膚が黄色っぽくなる，毛髪が白～灰色になるなど）があらわれることがあり，外見に影響する可能性があるため，適切に患者に説明すること．休薬期間中に回復する傾向がみられる．

⑩ 創傷治癒遅延：創傷治癒遅延の可能性があるため，手術時は投与を中断することが望ましく，手術の予定がある場合は知らせるようあらかじめ説明しておく．手術後の投与再開は患者の状態に応じて判断する．

【文 献】

1) Raymond E, et al：Sunitinib malate for the treatment of pancreatic neuroendocrine tumors. N Engl J Med, 364：501-513, 2011
2) スーテント®カプセル12.5 mg インタビューフォーム

＜竹野美沙樹＞

6. 肝・胆・膵がん　4）膵神経内分泌腫瘍

STZ ± DXR療法

		Day	1	2	3	4	5		22	42
DXR	50 mg/m² 点滴静注（10分）		↓						↓	
STZ	500 mg/m² 点滴静注（30分）		↓	↓	↓	↓	↓			

6週間ごと　PD（増悪）まで

投与の際は腎毒性を軽減するために輸液を行う.

【制吐対策】
① 5-HT$_3$受容体拮抗薬（Day 1）② アプレピタント※ 125 mg（Day 1），80 mg（Day 2〜3）③ デキサメタゾン9.9 mg IV（Day 1，22），6.6 mg IV（Day 2〜5），8 mg PO（Day 23〜24）

※静注のNK$_1$受容体拮抗薬使用の場合はp.24参照.

ストレプトゾシン（STZ）は高度催吐性リスクに分類されるが，制吐対策の方法は確立していない.

基本事項

【適　応】
膵神経内分泌腫瘍

【奏効率[1]】

奏効率	全生存期間（中央値）
69 %	2.2 年

【副作用[1]】

有害事象	程度	発現頻度
嘔吐※	Any	80 %
	severe	20 %
口内炎※	Any	5 %
	severe	0 %
下痢※	Any	5 %
	severe	0 %

次ページへ続く

● 改訂第8版 がん化学療法レジメンハンドブック

前ページの続き

有害事象	程度	発現頻度
白血球減少※	4,000/mm³ 未満	57%
	2,000/mm³ 未満	5%
血小板減少※	10万/mm³ 未満	0%
	5万/mm³ 未満	0%
クレアチニン上昇	0.03 mg/dL を超える	44%
	1 mg/dL を超える	2%
慢性腎機能障害	―	4%

※1コース以内の有害事象発現頻度

レジメンチェックポイント

① 前投薬の確認：制吐薬，輸液負荷（STZ による腎障害予防）

② 投与量の確認

DXR：総投与量が 500 mg/m² を超えると心毒性のリスクが増大する．治療歴を含め，アントラサイクリン系薬剤の総投与量をチェックする（p.303 参照）．

＜DXR：肝機能低下症例に対する減量の目安＞

T-Bil（mg/dL）or AST（IU/L）			投与量
1.5～3.0	or	60～180	通常用量の50%
3.1～5.0	or	>180	通常用量の25%
>5.0			中止

文献2

または

T-Bil（mg/dL）	投与量
1.2～3.0	通常用量の50%
3.1～5.0	通常用量の25%
>5.0	中止

文献3

＜STZ：休薬基準・中止基準⁴⁾＞

	休薬基準	休薬の目安	中止基準※
好中球減少	500/mm³ 未満	1,500/mm³ 以上に回復するまで	―

次ページへ続く

730

STZ ± DXR療法 ●

前ページの続き

	休薬基準	休薬の目安	中止基準※
発熱性好中球減少症	Grade 3	回復するまで	Grade 4 Grade 3の発現後に回復し, 投与再開後, 再度Grade 3以上が発現した場合
血小板減少	5万/mm³未満	10万/mm³以上に回復するまで	5万/mm³未満となった後に回復し, 投与再開後, 再度5万/mm³未満になった場合
非血液毒性（肝転移を有する患者では, γ-GTPを除く）	Grade 3	Grade 2以下に回復するまで	Grade 4
血清クレアチニン上昇	施設基準値の1.5倍を超える場合	1.5倍以下に回復するまで	―
腎障害	―	―	重篤な腎障害が発現した場合
糖尿病	―	―	コントロールできない糖尿病が発現した場合

※連続で4週間以上の休薬を要する副作用が認められた場合も投与を中止する.

③ 併用薬の確認

＜STZ＞

併用注意：アミノグリコシド系抗菌薬など（腎毒性を増悪させるおそれがある），ステロイド（高血糖が発現するおそれがある），フェニトイン（併用投与により，STZの細胞毒性が低下するとの報告がある）

6

肝・胆・膵がん

4

膵神経内分泌腫瘍

● 改訂第8版 がん化学療法レジメンハンドブック

▌副作用対策と服薬指導のポイント

① DXRの投与歴の確認：心毒性のリスクがあるため，既往歴と現在までの抗がん剤治療について確認し，DXRの総投与量の確認を行う．

② 血管痛：STZにより血管痛があらわれる場合があることを伝える．

③ 血管外漏出：DXRは起壊死性抗がん剤であるため，血管から薬液が漏れている場合はすぐに申し出ることを伝える．血管外漏出時は治療薬デクスラゾキサンの投与を検討する（p.305参照）．

④ 着色尿：DXRの投与により1～2日間尿が赤色に着色する．

⑤ 悪心，嘔吐：予防的制吐療法の意義を説明する．食欲がなくても水分はしっかり摂取するよう説明する．必要に応じて，追加の制吐薬の使用や次コース以降の制吐薬の強化を行う．

⑥ 脱毛：DXRにより高頻度で出現し，治療開始から約1～3週間で抜け始めることが多い．治療終了後には個人差はあるが回復する．

⑦ 腎障害：STZにより重篤な腎障害があらわれることがあるため，水分摂取を励行する．

⑧ 耐糖能異常（STZ）：定期的な血糖値の測定の重要性を説明する．投与開始する前に血糖値を適切にコントロールしておくことが望ましい．

【文　献】

1) Moertel CG, et al：Streptozocin-doxorubicin, streptozocin-fluorouracil or chlorozotocin in the treatment of advanced islet-cell carcinoma. N Engl J Med, 326：519-523, 1992

2) アドリアシン®注用 インタビューフォーム

3) Floyd J, et al：Hepatotoxicity of chemotherapy. Semin Oncol, 33：50-67, 2006

4) ザノサー®添付文書

<竹野美沙樹>

6. 肝・胆・膵がん 4) 膵神経内分泌腫瘍

STZ ± 5-FU療法

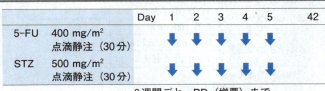

投与の際は腎毒性を軽減するため輸液を行う．

【制吐対策】
① 5-HT$_3$受容体拮抗薬（Day 1） ② アプレピタント※125 mg（Day 1），80 mg（Day 2〜3） ③ デキサメタゾン9.9 mg IV（Day 1），6.6 mg IV（Day 2〜5）

※静注のNK$_1$受容体拮抗薬使用の場合はp.24参照．

STZは高度催吐性リスクに分類されるが，制吐対策の方法は確立していない．

基本事項

【適　応】
膵神経内分泌腫瘍

【奏効率[1]】

奏効率	全生存期間（中央値）
45 %	1.4年

【副作用[1]】

有害事象	程度	発現頻度
嘔吐※	Any	81 %
	severe	41 %
口内炎※	Any	19 %
	severe	5 %
下痢※	Any	33 %
	severe	2 %

次ページへ続く

● 改訂第8版 がん化学療法レジメンハンドブック

前ページの続き

有害事象	程度	発現頻度
白血球減少※	4,000/mm^3 未満	56 %
	2,000/mm^3 未満	25 %
血小板減少※	10万/mm^3 未満	8 %
	5万/mm^3 未満	6 %
クレアチニン上昇	0.03 mg/dL を超える	29 %
	1 mg/dL を超える	7 %
慢性腎機能障害	—	7 %

※ 1コース以内の有害事象発現頻度

▌レジメンチェックポイント

① 前投薬の確認：制吐薬，輸液負荷（STZによる腎障害予防）
② 投与量の確認

＜STZ：休薬基準・中止基準[2]＞

	休薬基準	休薬の目安	中止基準※
好中球減少	500/mm^3 未満	1,500/mm^3 以上に回復するまで	—
発熱性好中球減少症	Grade 3	回復するまで	Grade 4
			Grade 3の発現後に回復し，投与再開後，再度Grade 3以上が発現した場合
血小板減少	5万/mm^3 未満	10万/mm^3 以上に回復するまで	5万/mm^3 未満となった後に回復し，投与再開後，再度5万/mm^3 未満になった場合
非血液毒性（肝転移を有する患者では，γ-GTPを除く）	Grade 3	Grade 2以下に回復するまで	Grade 4
血清クレアチニン上昇	施設基準値の1.5倍を超える場合	1.5倍以下に回復するまで	—

次ページへ続く

734

前ページの続き

	休薬基準	休薬の目安	中止基準※
腎障害	—	—	重篤な腎障害が発現した場合
糖尿病	—	—	コントロールできない糖尿病が発現した場合

※連続で4週間以上の休薬を要する副作用が認められた場合も投与を中止する.

< 5-FU >
T-Bil が 5.0 mg/dL 以上の場合, 投与中止.
③ 併用薬の確認
< 5-FU >
併用禁忌：テガフール・ギメラシル・オテラシルカリウム配合剤（S-1）
併用注意：フェニトイン（フェニトインの血中濃度を上昇させる）, ワルファリン（ワルファリンの作用を増強させることがあるので, 凝固能の変動に注意）
< STZ >
併用注意：アミノグリコシド系抗菌薬など（腎毒性を増悪させるおそれがある）, ステロイド（高血糖が発現するおそれがある）, フェニトイン（併用投与により, STZ の細胞毒性が低下するとの報告がある）

副作用対策と服薬指導のポイント

① 血管痛：STZ により血管痛があらわれる場合があることを伝える.
② 悪心, 嘔吐：予防的制吐療法の意義を説明する. 食欲がなくても水分はしっかり摂取するよう説明する. 必要に応じて, 追加の制吐薬の使用や次コース以降の制吐薬の強化を行う.
③ 下痢：5-FU により水様性の下痢が起きたときは, 脱水を防ぐために水分摂取を十分行い, 止瀉薬としてロペラミドなどの処方があれば服用するよう指導する. 下痢が続く場合や, 発熱・嘔吐など他の症状を併発している場合はすぐに連絡するよう伝える.
④ 口内炎（5-FU）：口腔内を清潔にするなど予防を行い, 症状が

● 改訂第8版 がん化学療法レジメンハンドブック

あれば早めに対処する.

⑤ **腎障害**：STZ により重篤な腎障害があらわれることがあるため，水分摂取を励行する.

⑥ **耐糖能異常（STZ）**：定期的な血糖値の測定の重要性を説明する. 投与開始する前に血糖値を適切にコントロールしておくことが望ましい.

【文　献】

1) Moertel CG, et al：Streptozocin-doxorubicin, streptozocin-fluorouracil or chlorozotocin in the treatment of advanced islet-cell carcinoma. N Engl J Med, 326：519-523, 1992

2) ザノサー®添付文書

<竹野美沙樹>

6. 肝・胆・膵がん　4）膵神経内分泌腫瘍

Lutetium-oxodotreotide（^{177}Lu）（^{177}Lu-DOTATATE）単独療法

	Day 1　8　15　22　29　36　43　50　56
^{177}Lu-DOTATATE　7.4 GBq 点滴静注（30分※1）	 8週間ごと　4コース

※1 50 mL/hrの投与速度で開始し，開始10分後に血管外漏出や体調の変化がないことを確認し，投与速度を200 mL/hrへ上げて20分間投与する．

【投与30分前～4時間】
2.5％アミノ酸輸液 1,000 mL

【制吐対策[1]）】
① 5-HT$_3$受容体拮抗薬（Day 1）　② H$_2$受容体拮抗薬 IV（Day 1）
オプション：アプレピタント※2 125 mg（Day 1），80 mg（Day 2～3）※3

※2 静注のNK$_1$受容体拮抗薬使用の場合はp.24参照．
※3 第Ⅲ相試験のプロトコルには，アプレピタントの併用を考慮すべきとされている[2]）．

基本事項

【適応】
ソマトスタチン受容体陽性※の神経内分泌腫瘍

※ インジウムペンテトレオチド（^{111}In）シンチグラフィにて，CTまたはMRIにより確認されたすべての標的病変に，正常肝実質以上の集積が認められること．

【奏効率[2]）】

奏効率	無増悪生存期間	全生存期間
18％	未到達	未到達

【副作用[2]）】

	All Grade	Grade 3～4
悪心	59％	4％
嘔吐	47％	7％
倦怠感	40％	2％
下痢	29％	3％
筋肉痛	29％	2％
腹痛	26％	3％
血小板減少	25％	2％
リンパ球減少	18％	9％

次ページへ続く

●改訂第8版 がん化学療法レジメンハンドブック

前ページの続き

	All Grade	Grade 3〜4
食欲不振	18%	0%
頭痛	16%	0%
貧血	14%	0%

頻度は少ないが重篤な副作用として，急性腎不全（2.7%）がある．

■レジメンチェックポイント

① 投与前の確認：以下の4点を確認する．
　1. 制吐薬
　2. 2.5%アミノ酸輸液のオーダー
　3. インジウムペンテトレオチド（[111]In）シンチグラフィによる
　　腫瘍への異常集積の確認
　4. ソマトスタチンアナログ製剤の最終投与日

② 減量，休薬，中止基準[3)]
　以下の場合は，3.7 GBqに減量する．減量後に再発が認められ
　ない場合は，7.4 GBqに再増量することができる．前回投与後
　から16週間以内に以下の状態から回復しない場合，または減量
　後に再発した場合には，投与中止とする．

血小板数	75,000 /mm[3]未満
Ccr	40 mL/min未満の場合，またはCcrがベースラインから40%以上低下し，かつ血清クレアチニン値がベースラインから40%以上上昇した場合
上記以外	Grade 3以上の有害事象を認める場合

③ 点滴速度の確認
　[177]Lu-DOTATATE：投与開始から10分間は50 mL/hr，10分
　後から20分間は200 mL/hrで点滴静注．
　2.5%アミノ酸輸液：1,000 mLを4時間かけて点滴静注．

④ 相互作用[3)]
　併用注意：ソマトスタチンアナログ製剤（オクトレオチド，ラ
　ンレオチドなど）．
　これらの薬剤がソマトスタチン受容体で競合することにより，
　[177]Lu-DOTATATEの腫瘍への集積が低下し，有効性が減弱す
　る可能性がある．これらの薬剤を併用する場合は，以下の投与
　期間は避けることとされた．
　・長時間作用型徐放性オクトレオチド製剤またはランレオチド

製剤：^{177}Lu-DOTATATE投与の6週間前から投与日まで.

・短時間作用型オクトレオチド製剤：^{177}Lu-DOTATATE投与の24時間前から4時間後まで.

*なお，臨床試験[2]においては，^{177}Lu-DOTATATE投与翌日（^{177}Lu-DOTATATE投与終了後から少なくとも4時間あける）に長時間作用型オクトレオチド製剤の投与を実施している.

副作用対策と服薬指導のポイント

① 悪心，嘔吐：^{177}Lu-DOTATATEに加えて，腎保護目的の2.5％アミノ酸輸液も悪心の原因となる．悪心は投与中から発現する可能性があり，^{177}Lu-DOTATATE投与後24時間以内に約10～15％の患者で悪心が発現している[3]．投与前の制吐薬に加えて，悪心発現時に使用するD_2受容体拮抗薬などの制吐薬を投与室へ持参することを推奨する.

② 腎障害：腫瘍のソマトスタチン受容体に結合しなかった^{177}Lu-DOTATATEは腎排泄された後に近位尿細管にて再吸収され，尿細管細胞内に保持されるため，腎臓の被曝増大により腎障害を起こすことがある．2.5％アミノ酸輸液は近位尿細管にて^{177}Lu-DOTATATEの再吸収を担う輸送体を競合阻害することで，^{177}Lu-DOTATATEの再吸収を阻害し，腎臓の被曝を低減する．患者への指導では，^{177}Lu-DOTATATE投与終了後から2.5％アミノ酸輸液投与終了までの3時間で1,500 mL程度の水分摂取を推奨する．水分摂取量が1,000 mL未満であった患者に対しては，追加の補液を検討する.

③ ホルモン分泌異常（クリーゼ）：^{177}Lu-DOTATATEのβ線の影響によって，腫瘍細胞からホルモンや生理活性物質の異常分泌が起こり，さまざまな症状を起こす可能性がある．臨床試験では発現が認められていないが，^{177}Lu-DOTATATEの医薬品リスク管理計画（RMP）の潜在的リスクとして挙げられている．ホルモン分泌異常が起きた場合は，^{177}Lu-DOTATATEの投与を中止し，症状に応じた対応が必要となる．患者指導の際は，下痢，顔面潮紅，心拍異常，息切れなどの起こり得る症状を伝え，早期発見に努める.

④ 退院後の生活指導[4]：^{177}Lu-DOTATATE投与後は，体のみならず体液，排泄物から放射線を放出しており，周りの人への影響を避けるために退院後の日常生活は以下の注意が必要である.

＜投与後3日間＞

・排尿を坐位で行い，排尿後は蓋を閉めて2回流す．
・入浴はほかの家族の後に行い，入浴後の浴槽は洗剤を用いてよく洗う．
・洗濯物はほかの家族と分け，体液が付着したシーツや下着などは十分に予洗いする．
・体液や排泄物で汚染されたものに触れる際には，ゴム製の使い捨て手袋を着用し，体液や排泄物が皮膚に付着した際は，すぐに石鹸で洗い，十分にすすぐ．
・^{177}Lu-DOTATATE投与後24時間以内に71.2％が尿中へ排泄されるが，24時間以降も約9％が尿中へ排泄されるため[3]，積極的な水分摂取を心掛ける．

＜投与後1週間＞

・家族と少なくとも1m，長く留まる際には2m以上離れ，特に小児や妊婦との接触は最小限にする．
・多くの人が集まる公共の場（映画館，レストラン，ショッピングセンターなど）への外出はできる限り控える．
・公共交通機関を利用する際は，ほかの人との距離を1m以上あける．
・性行為をしない．

＜投与後3カ月間＞

・授乳を避ける．
・放射線検査のある空港などを利用する際は，診療証明書を携帯する．

＜投与後6カ月間＞

・男女問わず避妊する．

【文　献】

1) Furlow B：Safely Administering Lutetium Lu 177 Dotatate to Patients With Neuroendocrine Tumors. Oncology Nurse Advisor. June 12, 2019
2) Strosberg J, et al：Phase 3 Trial of ^{177}Lu-Dotatate for Midgut Neuroendocrine Tumors. N Engl J Med, 376：125-135, 2017
3) ルタテラ®静注 インタビューフォーム
4) ルテチウムオキソドトレオチド（Lu-177）注射液を用いる核医学治療の適正使用マニュアル 第1版

＜鈴木秀隆＞

7. 婦人科がん

化学療法の概要

　婦人科がんは，大きく子宮頸がん，子宮体がん，卵巣がんに分かれる．それぞれのがんは，病期や病理の結果に基づき化学療法の適応が決まる（図1～4）．

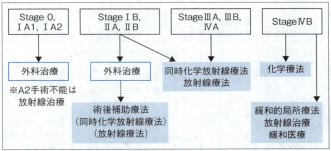

● **図1　子宮頸がん初回治療フローチャート**
文献1を参考に作成

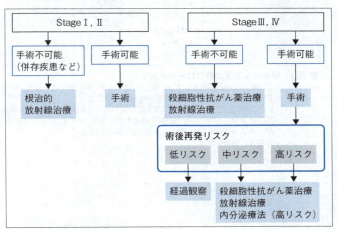

● **図2　子宮体がん初回治療フローチャート**
文献2を参考に作成

	筋層浸潤なし	筋層浸潤1/2未満	脈管浸潤あり	筋層浸潤1/2以上	頸部間質浸潤あり	子宮外病変あり
類内膜がん G1 / G2	低	低	中	中	高	高
類内膜がん G3	中	中	中	高	高	高
漿液性がん 明細胞がん	中	高	高	高	高	高

● **図3 子宮体がん術後再発リスク分類**
子宮外病変：付属器，腟壁，リンパ節，膀胱，直腸，腹腔内，遠隔転移（子宮漿膜進展含む）．腹水細胞診陽性例は予後不良との意見もある．

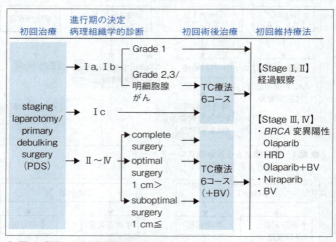

● **図4 卵巣がん初回治療フローチャート**
- TC療法以外の選択としては，dose-dense TC療法がある．また，PTXが使用できない症例ではDC療法が代替となりえる．
- FIGO Stage Ⅲ以上では，PTX + CBDCA + BV followed by BV療法やNiraparib，HRD（相同組換え修復欠損）陽性はOlaparib + BV療法，*BRCA*遺伝子変異陽性ではOlaparibが選択になる．
文献3を参考に作成

また，卵巣がんの再発時には，プラチナ系薬剤投与後6カ月未満または6カ月以上の再発のいずれかで治療方針が変わる（図5）．

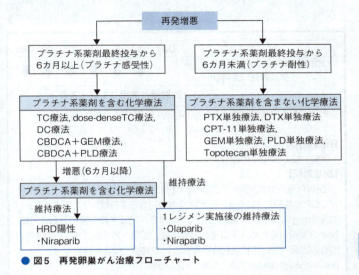

● 図5　再発卵巣がん治療フローチャート

【文　献】

1) 「子宮頸癌治療ガイドライン2022年版」（日本婦人科腫瘍学会/編），金原出版，2022
2) 「子宮体がん治療ガイドライン2023年版」（日本婦人科腫瘍学会/編），金原出版，2023
3) 「卵巣がん・卵管癌・腹膜癌治療ガイドライン2020年版」（日本婦人科腫瘍学会/編），金原出版，2020

＜縄田修一＞

7. 婦人科がん　1) 子宮頸がん

CDDP + RT（放射線）療法

	Day	1	8	15	22	29	(36)
CDDP 40 mg/m² 点滴静注（2時間）		↓	↓	↓	↓	↓	(↓)

放射線と併用し1コースのみ

放射線照射：全骨盤照射 45～50.4 Gy（1回 1.8～2.0 Gy），
　　　　　　腔内照射（高線量率）12～24 Gy（2～4回に分割）

【投与前】
1,000～2,000 mL の輸液

【制吐対策】
① 5-HT₃ 受容体拮抗薬（CDDP 投与日）　② アプレピタント※ 125 mg（CDDP 投与日），80 mg（CDDP 投与翌日から2日間）　③ デキサメタゾン 9.9 mg IV（CDDP 投与日），8 mg PO（CDDP 投与翌日から3日間）〔weekly 投与のためステロイドの投与量，期間，アプレピタントの使用は患者の状況（嘔吐や糖尿病既往歴など）で減量，中止も検討する〕
※静注の NK₁ 受容体拮抗薬使用の場合は p.24 参照

【投与後】
① 1,000～2,000 mL の輸液　② 必要に応じてフロセミド注を追加する

基本事項

【適　応[1]】

子宮頸がん．PS 0 または1の患者で以下の Stage が適応になる．
・Stage ⅠB（骨盤リンパ節転移陽性例）～Ⅱで術後補助療法．
・Stage Ⅲ～ⅣA（一般的に手術適応はなく初期治療として実施）．

【奏効率[2) 3)]】Stage ⅡB～Ⅲが対象

全生存率	無病生存率
53 %	46 %

観察期間10年データ

【副作用[2)]】

	Grade 2	Grade 3	Grade 4
白血球減少	26 %	21 %	2 %
血小板減少	4 %	2 %	0 %

次ページへ続く

前ページの続き

	Grade 2	Grade 3	Grade 4
胃腸障害	28％	8％	4％
尿・生殖器障害	6％	3％	2％
皮膚障害	6％	1％	1％
神経障害	8％	1％	0％
肺障害	1％	0％	0％
心血管障害	0％	0％	0％
発熱	3％	0％	0％
疲労	3％	0％	0％

晩期毒性（Grade 3, 4の胃腸／泌尿器系毒性）発現率：4.7％

レジメンチェックポイント

　欧米では，Stage I B〜IV Aまで幅広く化学放射線治療が行われている．本邦ではStage II Bまでは手術を基本としており，術式も異なる．放射線治療の方法も異なることが多い[1]．国内で行われたJGOG1066試験により，高線量率腔内照射（HDR-ICBT）実施時でも毒性は忍容できることが報告されている[4]．ただし，CDDPの投与は全5回，1回の投与量上限は70 mg/bodyとしていた．

① 腎障害対策：CDDP投与前後にそれぞれ1,000〜2,000 mLの輸液を投与し，尿量を確保する．

② 悪心，嘔吐対策：5-HT$_3$受容体拮抗薬＋デキサメタゾン（6.6〜9.9 mg程度）＋アプレピタント．オランザピンはweekly CDDPのため嘔吐の状況により追加を考慮する．

③ 投与量の確認

＜CDDP：腎障害時の投与量変更例＞

GFRまたはCcr (mL/min)	60〜30	30〜15	15＞
		禁忌（添付文書）	
	25％減量	50％減量	推奨されない．必要な場合には50〜75％減量 　文献5

または

Ccr (mL/min)	60〜46	45〜31	30≧
	25％減量	50％減量	使用中止 　文献6

7

婦人科がん　1　子宮頸がん

745

● 改訂第8版 がん化学療法レジメンハンドブック

④ 相互作用

CDDP：アミノグリコシド系抗菌薬，バンコマイシン，フロセミドとの併用で腎障害，聴器障害のリスク増大．

注射用アムホテリシンBとの併用で腎障害リスク増大．

フェニトインとの併用でフェニトインの血漿中濃度が低下したとの報告がある．

副作用対策と服薬指導のポイント

① **CDDP投与のタイミング**：CDDPは放射線治療の直前投与が望ましいとする意見もあるが，明確なエビデンスはなく，各施設の事情に合わせて検討する．

② **放射線治療による宿酔**：骨盤照射による嘔吐のリスクは30～60％程度とされており，特に開始初期はCDDPによる嘔吐同様に注意が必要である．

③ **腎障害**：CDDP投与日，翌日は予防のため点滴以外にも水分を多めに摂るように指導する．

④ **悪心，嘔吐**：制吐薬を予防投与しても嘔吐がある患者では，ロラゼパムなどの抗不安薬などが有効なケースがある．

⑤ **神経毒性**：CDDP投与量に相関して，聴覚毒性（特に高音域）や末梢神経障害のリスク増大．

【文　献】

1) 「子宮頸癌治療ガイドライン2022年版」（日本婦人科腫瘍学会／編），金原出版，2022

2) Morris M, et al：Pelvic radiation with concurrent chemotherapy compared with pelvic and para-aortic radiation for high-risk cervical cancer. N Engl J Med, 340：1137-1143, 1999

3) Rose PG, et al：Long-term follow-up of a randomized trial comparing concurrent single agent cisplatin, cisplatin-based combination chemotherapy, or hydroxyurea during pelvic irradiation for locally advanced cervical cancer：A Gynecologic Oncology Group Study. J Clin Oncol, 25：2804-2810, 2007

4) Toita T, et al：Feasibility and acute toxicity of concurrent chemoradiotherapy (CCRT) with high-dose rate intracavitary brachytherapy (HDR-ICBT) and 40-mg/m² weekly cisplatin for Japanese patients with cervical cancer：results of a Multi-Institutional Phase 2 Study (JGOG1066). Int J Gynecol Cancer, 22：1420-1426, 2012

5) 「腎機能別薬剤投与量POCKET BOOK 第5版」（日本腎臓病薬物療法学会／編），じほう，2024

6) 「改訂第2版ハイリスクがん患者の化学療法ナビゲーター」（高野利実，尾崎由記範／編），メジカルビュー社，2017

＜縄田修一＞

7. 婦人科がん　1）子宮頸がん

TP（PTX＋CDDP）±BV療法

		Day	1	2	8	15	21
PTX	175 mg/m^2 点滴静注（3時間）		↓				
CDDP	50 mg/m^2 点滴静注（2時間）		↓				
BV[※1]	15 mg/kg 点滴静注（初回90分[※2]）		↓				

3週間ごと　PD（増悪）まで[※3]

※1 BVは必要に応じ投与
※2 初回90分，2回目60分，3回目以降30分
※3 論文では増悪までとされているが，他のプラチナ併用療法に準じて6コースとしている場合が多い．

Day 1（PTX投与日）：
【前投薬】（PTXアレルギー対策）
① デキサメタゾン 8 mg IV：PTX投与30分前まで　② ジフェンヒドラミン 50 mg PO：PTX投与30分前まで　③ ファモチジン 20 mg IV：PTX投与30分前まで

Day 1（CDDP投与日）：
【投与前】
1,000～2,000 mLの輸液
【制吐対策】
① 5-HT$_3$受容体拮抗薬（Day 1）　② アプレピタント[※4] 125 mg（Day 1），80 mg（Day 2～3）　③ デキサメタゾン 9.9 mg IV（Day 1），8 mg PO（Day 2～4）　④ オランザピン 5 mg（Day 1～4）（糖尿病患者には禁忌）　※4 静注のNK$_1$受容体拮抗薬使用の場合はp.24参照
【投与後】
① 1,000～2,000 mLの輸液　② 20％マンニトール 200～300 mL，フロセミド注 10 mg（必要に応じて投与）

基本事項

【適　応】
子宮頸がん Stage ⅣB または再発例でPSが良好な患者．
※一般的に上記Stageの患者で，緩和医療のみと比較して有意に生存期間の延長に寄与したという化学療法のエビデンスはない．治

● 改訂第8版 がん化学療法レジメンハンドブック

療にあたっては，患者に緩和医療の選択枠を提示し，十分説明を行ったうえで希望する患者にのみ実施を検討する．

【奏効率[1)]】

	全生存期間（中央値）
TP	15.0カ月
TP＋BV	17.5カ月

【副作用[2)]】 TP（PTX＋CDDP）療法

	Grade 2	Grade 3	Grade 4
白血球減少	22.5％	35.7％	17％
好中球減少	7.8％	20.9％	45.7％
血小板減少	3.1％	1.6％	2.3％
貧血	31.0％	22.5％	5.4％
悪心，嘔吐	20.9％	9.3％	0.8％
神経障害	13.2％	3.1％	0％
脱毛	52.7％	—	—
腎障害	7.0％	2.3％	0％

【QOLに関する検討】

本レジメンのQOL調査に関する報告では，CDDP単独療法とTP（PTX＋CDDP）療法を比較したときにTP療法で明らかなQOL低下はないとしている．

レジメンチェックポイント

PTXの代わりにIFM，GEM，VNR，Topotecanを用いた試験では，いずれもPTXに勝るレジメンはなく，GOG（Gynecologic Oncology Group）では再発，Stage ⅣBの標準療法と位置付けている[3)]．

① 腎障害対策：CDDP投与前後にそれぞれ 1,000 ～ 2,000 mL の輸液を投与し，尿量を確保する．

② 投与量の確認

＜PTX：肝機能低下症例に対する減量の目安＞

AST・ALT	T-Bil	PTX 投与量
10×ULN 未満 かつ	1.26～2.0×ULN	25％減量
10×ULN 未満 かつ	2.01～5.0×ULN	50％減量
10×ULN 以上 または	5.0×ULN を超える	中止

米国添付文書

TP（PTX＋CDDP）±BV療法 ●

＜CDDP：腎障害時の投与量変更例＞

GFRまたはCcr (mL/min)	60〜30	30〜15	15＞
25％減量		禁忌（添付文書）	
		50％減量	推奨されない. 必要な場合には 50〜75％減量　文献4

または

Ccr（mL/min）	60〜46	45〜31	30≧
	25％減量	50％減量	使用中止　文献5

【文献上の減量基準（参考）[6]】

＜PTX＞

	投与量	減量理由
1段階減量	140 mg/m²	発熱性好中球減少症，Grade 4の血小板減少，Grade 2の肝機能障害（Grade 1以下に回復するまで休薬）
2段階減量	105 mg/m²	Grade 2の末梢神経障害
休薬	0	Grade 3，4の末梢神経障害（Grade 1以下に回復するまで休薬），Grade 3，4の肝機能障害

＜CDDP＞

	投与量	減量理由
1段階減量	37.5 mg/m²	Grade 4の悪心・嘔吐
2段階減量	25 mg/m²	Grade 2の末梢神経障害・聴器障害
休薬	0	Grade 3，4の末梢神経障害・聴器障害（Grade 1以下に回復するまで休薬），血清Cr 2.0 mg/dL以上（1.5 mg/dL未満に回復するまで休薬）

③ 相互作用

PTX：ビタミンA，アゾール系抗真菌薬，マクロライド系抗菌薬，ニフェジピン，シクロスポリン，ベラパミル，ミダゾラムなどCYP2C8，CYP3A4を阻害する薬剤でPTXの血中濃度が上昇することがある.

ジスルフィラム，シアナミド，プロカルバジンはアルコール反応（顔面潮紅，血圧降下，悪心，頻脈など）を起こすおそれが

7

婦人科がん

1

子宮頸がん

あるため併用禁忌.

CDDP：アミノグリコシド系抗菌薬，バンコマイシン，フロセミドとの併用で腎障害，聴器障害リスク増大.

注射用アムホテリシンBとの併用で腎障害リスク増大.

フェニトインとの併用でフェニトインの血漿中濃度が低下したとの報告がある.

④ BV併用時

BVの併用により生存期間および無増悪生存期間の延長が期待できる[6]が，BV併用時は安全に関して注意を要する.

副作用対策と服薬指導のポイント

① 腎障害：CDDP投与日，翌日は予防のため点滴以外にも水分を多めに摂るように指導.

② 悪心，嘔吐：CDDPではデキサメタゾン，アプレピタント，オランザピンの服用意義を説明する.

③ 末梢神経障害：PTXにより手足のしびれ，刺痛，焼けるような痛みが発現した場合は早めに申し出るように伝える.

> ★ 神経障害は，中等度以上の場合，投与終了後も数カ月以上持続する場合もあるので，早めに対応する必要があり，患者にもあらかじめ説明する（手作業の仕事をしている患者では仕事に支障が出る場合がある）.

④ アレルギー症状：PTX投与開始後，皮膚の異常（蕁麻疹，掻痒感），顔面潮紅，息苦しさ，動悸など少しでも体調の変化を感じたらすぐに申し出るように伝える.

> ★ PTXと溶解補助剤のポリオキシエチレンヒマシ油による過敏症およびショック．多くは，初回，2回目の投与で投与開始10分以内に起こる．投与開始直後は，医療者がベッドサイドを離れないなど十分な注意が必要．前処置を行っていても発現することがある.

⑤ 脱毛：PTXにより高頻度に発現し，治療開始後1〜3週間で抜け始める.

⑥ アルコール：PTXは30 mgあたり約2.5 mLの無水エタノールを含有（300 mgでビール約500 mL相当）しているので，投与前にアルコール摂取が可能かどうかを確認するとともに，投与当日の車の運転を避けるように指導する.

TP（PTX + CDDP）± BV療法 ●

【BV併用時】

① **高血圧**：自宅で血圧測定および記録を行うよう指導する．高血圧による嘔気や頭痛，呼吸苦，胸痛，めまいなどの症状が認められた場合，または収縮期血圧180 mmHg以上，拡張期血圧110 mmHg以上の場合には速やかに連絡するよう伝える．降圧薬は積極的適応，禁忌もしくは慎重投与，薬物相互作用を考慮し，個々の患者の臨床状況に応じて選択する．

② **出血**：鼻血や歯肉，膣などの粘膜から軽度の出血がみられるようになることがある．10〜15分経っても止まらない場合は連絡するように伝える．

③ **血栓塞栓症，うっ血性心不全**：意識消失やめまい，胸痛，息切れ，手足のむくみ，ろれつが回らないなどの症状が認められた場合は速やかに連絡するよう伝える．

④ **創傷治癒遅延**：手術前後4週間はBVの投与を避ける．ポート挿入などの小手術は可能．

⑤ **消化管穿孔**：他がん種と同じように発現頻度は2％程度だが，発現時期は早期以外にも報告があるため，BV投与中は常に激しい腹痛などの症状に注意するように伝える．

⑥ **尿蛋白**：ネフローゼ症候群，蛋白尿があらわれることがあるので，投与期間中は尿蛋白を定期的に検査する．

⑦ **喀血**（2.5 mL以上の鮮血の喀出）の既往のある患者は禁忌である（肺出血があらわれるおそれがあるため）．治療前，治療中を含め患者の観察が必要である．

【文　献】

1) Tewari KS, et al：Bevacizumab for advanced cervical cancer: final overall survival and adverse event analysis of a randomised, controlled, open-label, phase 3 trial（Gynecologic Oncology Group 240）. Lancet, 390：1654-1663, 2017

2) Moore DH, et al：Phase Ⅲ study of cisplatin with or without paclitaxel in stage ⅣB, recurrent, or persistent squamous cell carcinoma of the cervix: A gynecologic oncology group study. J Clin Oncol, 22：3113-3119, 2004

3) 「子宮頸癌治療ガイドライン 2017年版」（日本婦人科腫瘍学会／編），金原出版，2017

4) 「腎機能別薬剤投与量POCKET BOOK 第5版」（日本腎臓病薬物療法学会／編），じほう，2024

5) 「改訂第2版ハイリスクがん患者の化学療法ナビゲーター」（高野利実，尾崎由記範／編），メジカルビュー社，2017

6) Tewari KS, et al：Improved survival with bevacizumab in advanced cervical cancer. N Engl J Med, 370：734-743, 2014

＜縄田修一＞

7. 婦人科がん　1）子宮頸がん

TC（PTX＋CBDCA）療法

		Day	1	8	15	21
PTX	175 mg/m^2 点滴静注（3時間）		↓			
CBDCA	AUC 5 点滴静注（60分）		↓			

3週間ごと　6コース

【前投薬】
① 5-HT$_3$受容体拮抗薬（Day 1）② アプレピタント※125 mg（Day 1），80 mg（Day 2～3）③ デキサメタゾン 19.8 mg IV（Day 1）：PTX投与30分前まで，4 mg PO（Day 2～3）④ ジフェンヒドラミン 50 mg PO：PTX投与30分前まで ⑤ ファモチジン 20 mg IV：PTX投与30分前まで
※静注のNK$_1$受容体拮抗薬使用の場合はp.24参照

基本事項

【適　応】
局所治療が適応にならない初発Stage IV B，もしくは残存・再発子宮頸がん

【奏効率[1]】

無増悪生存期間（中央値）	全生存期間（中央値）
6.2カ月	17.5カ月

【副作用[1][2]】

血液毒性	TC（n＝126）	
	Grade 3～4	Grade 4
好中球減少	76.2％	45.2％
発熱性好中球減少症	7.1％	0％
貧血	44.4％	14.3％
血小板減少	24.6％	10.3％

非血液毒性	TC（n＝126）	
	Grade 2	Grade 3～4
クレアチニン上昇	4.8％	0％

次ページへ続く

TC（PTX＋CBDCA）療法 ●

前ページの続き

非血液毒性	TC（n＝126）	
	Grade 2	Grade 3〜4
アレルギー反応	3.2％	0％
疲労	15.9％	7.9％
脱毛	69.0％	—
悪心，嘔吐	19.8％	3.2％
下痢	4.0％	1.6％
疼痛−関節	20.6％	1.6％
疼痛−筋肉	14.3％	2.4％
神経障害：運動性	5.6％	2.4％
神経障害：感覚性	22.2％	4.8％

▌レジメンチェックポイント

① 前投薬の確認：制吐薬，重篤な過敏症の発現防止
② 投与量の確認[3]

PTX，CBDCA：血小板減少（50,000/mm[3]未満），発熱性好中球減少症，嘔吐（Grade 3）の場合は1レベル減量する.

PTX：末梢神経障害（Grade 2以上）の場合は1レベル減量する.

<減量の目安>

減量レベル	CBDCA（AUC）	PTX（mg/m²）
0	5	175
1	4	135
2	—	110

<PTX：肝機能低下症例に対する減量の目安>

AST・ALT	T-Bil	投与量
10×ULN未満 かつ	1.26〜2.0×ULN	25％減量
10×ULN未満 かつ	2.01〜5.0×ULN	50％減量
10×ULN以上 または	5.0×ULNを超える	中止

米国添付文書より

CBDCA：Calvertの式より算出する（p.33参照）.

GOGは，血清Cr値の測定法が酵素法へ変更しているケースが多いためCBDCA投与量が過量にならないように，NCI/CTEP[4)5]の報告により2012年からCalvert式のGFRの上限を

7

婦人科がん

1

子宮頸がん

753

● 改訂第8版 がん化学療法レジメンハンドブック

125 mL/min として各 AUC の上限量を定めている（日本国内は多くの施設が酵素法で測定している）.

AUC	最大投与量
4	600 mg
5	750 mg
6	900 mg

③ 相互作用

PTX：ビタミン A，アゾール系抗真菌薬，マクロライド系抗菌薬，ニフェジピン，シクロスポリン，ベラパミル，ミダゾラムなど CYP2C8，CYP3A4 を阻害する薬剤との併用により PTX の血中濃度が上昇することがある.

ジスルフィラム，シアナミド，プロカルバジンはアルコール反応（顔面潮紅，血圧降下，悪心，頻脈など）を起こすおそれがあるため併用禁忌.

CBDCA：アミノグリコシド系抗菌薬，バンコマイシンなどとの併用で腎障害，聴器障害リスク増大.

副作用対策と服薬指導のポイント

① **末梢神経障害**：PTX により手足のしびれ，刺痛，焼けるような痛みが出現した場合は早めに申し出るように伝える.

> ★ 神経障害は，中等度以上の場合，投与終了後も数カ月以上持続する場合もあるので，早めに対応する必要があり，患者にもあらかじめ説明する（手作業の仕事をしている患者では仕事に支障が出る場合がある）.

② **アレルギー症状**：PTX 投与開始後，皮膚の異常（蕁麻疹，掻痒感），顔面潮紅，息苦しさ，動悸など少しでも体調の変化を感じたらすぐに申し出るように伝える. また，CBDCA は投与回数8回以上でアレルギー症状の発現頻度が上昇する.

> ★ PTX と溶解補助剤のポリオキシエチレンヒマシ油による過敏症およびショック. 多くは，初回，2回目の投与で投与開始10分以内に起こる. 投与開始直後は，医療者がベッドサイドを離れないなど十分な注意が必要. 前処置を行っていても発現することがある.

③ **脱毛**：PTX により高頻度に発現し，治療開始後1〜3週間で抜

754

け始める.

④ **アルコール**：PTX は 30 mg あたり約 2.5 mL の無水エタノール
を含有（300 mg でビール 約 500 mL 相当）しているので，投
与前にアルコール摂取が可能かどうかを確認するとともに，投
与当日の車の運転を避けるように指導する.

【文 献】

1) Kitagawa R, et al：Paclitaxel plus carboplatin versus paclitaxel plus cisplatin in metastatic or recurrent cervical cancer：the open-label randomized phase Ⅲ trial JCOG0505. J Clin Oncol, 33：2129-2135, 2015

2) 総括報告書 JCOG0505：「Ⅳb期および再発子宮頸癌に対する Paclitaxel/ Cisplatin 併用療法 vs. Paclitaxel/Carboplatin 併用療法のランダム化比較試験」, 2015 年 2 月

3) Kitagawa R, et al：Paclitaxel plus carboplatin versus paclitaxel plus cisplatin in metastatic or recurrent cervical cancer：The open-label randomized phase Ⅲ trial JCOG0505 protocol.

4) Ivy SP, et al：Follow-up for information letter regarding AUC-based dosing of carboplatin. Action letter from NCI, Oct22, 2010

5) Roisin OC & Paul SS：New guidelines for carboplatin dosing. Gynecologic Oncology Group News letter, Spring：5-6, 2012

<縄田修一>

7. 婦人科がん　1）子宮頸がん

TC（PTX＋CBDCA）＋ Pembrolizumab＋BV療法

		Day	1	8	15	21
PTX	175 mg/m^2 点滴静注（3時間）		⬇			
CBDCA	AUC 5 点滴静注（60分）		⬇			
Pembrolizumab	200 mg 点滴静注（30分）		⬇			
BV	15 mg/kg 点滴静注（初回90分※）		⬇			

3週間ごと　6コース
Pembrolizumab，BVは最大35コース

※2回目60分，3回目以降は30分

【前投薬】
① 5-HT$_3$受容体拮抗薬（Day 1）② アプレピタント※125 mg（Day 1），80 mg（Day 2〜3）③ デキサメタゾン 19.8 mg IV（Day 1）：PTX投与30分前まで，4 mg PO（Day 2〜3）④ ジフェンヒドラミン 50 mg PO：PTX投与30分前まで ⑤ ファモチジン 20 mg IV：PTX投与30分前まで
※静注のNK$_1$受容体拮抗薬使用の場合はp.24参照

基本事項

【適　応】
化学療法未治療※の手術または放射線治療による根治治療の対象とならない進行または再発患者.
※放射線増感剤としての化学療法は除く.

【奏効率[1]】

無増悪生存期間（中央値）	全生存期間（中央値）
10.4カ月	24.4カ月

【副作用[1]】

	All Grade	Grade 3以上
貧血	61.2 %	30.3 %
血小板減少	19.9 %	7.5 %

次ページへ続く

TC（PTX＋CBDCA）＋Pembrolizumab＋BV療法 ●

前ページの続き

	All Grade	Grade 3以上
好中球減少	23.5 %	12.4 %
嘔吐	26.4 %	2.6 %
悪心	39.7 %	2.0 %
下痢	35.5 %	2.0 %
便秘	28.3 %	0.3 %
脱毛症	56.4 %	0 %
末梢神経障害	26.4 %	2.6 %
末梢性感覚ニューロパチー	23.1 %	1.0 %
疲労	28.7 %	3.6 %
関節痛	26.7 %	0.7 %
無力症	20.5 %	3.6 %
高血圧	24.1 %	9.4 %
尿路感染症	23.8 %	8.8 %

免疫関連有害事象[2]

	All Grade	Grade 3以上
甲状腺機能低下症	18.2 %	1.3 %
Infusion reaction	13.4 %	2.3 %
甲状腺機能亢進症	7.5 %	0 %
大腸炎	5.2 %	1.6 %
重度の皮膚反応	4.6 %	3.9 %
肺臓炎	2.0 %	0.3 %
肝炎	1.6 %	1.3 %
副腎機能不全	1.3 %	1.0 %
膵炎	1.0 %	0.7 %

▌レジメンチェックポイント

TC療法のレジメンチェックポイント（p.753）も参照.

<治療開始の目安[1]>

血液学的	
絶対好中球数（ANC）	1,500/mm^3 以上
血小板	100,000/mm^3 以上
ヘモグロビン	9.0 g/dL 以上

次ページへ続く

● 改訂第8版 がん化学療法レジメンハンドブック

前ページの続き

腎臓	
クレアチニン	1.5×ULN以下，または1.5×ULNを超える場合，Ccr 60 mL/min以上
肝	
血清総ビリルビン	1.5×ULN以下
ASTおよびALT	2.5×ULN以下，または肝転移を有する場合，5×ULN以下
凝固	
国際標準比（INR）またはプロトロンビン時間（PT）活性化部分トロンボプラスチン時間（aPTT）または部分トロンボプラスチン時間（PTT）	抗凝固療法を受けていない限り，PTまたはaPTTが抗凝固薬の使用目的の治療範囲内であれば1.5×ULN以下．

【Pembrolizumab】
休薬，中止基準はp.832参照.

副作用対策と服薬指導のポイント

【BV】
p.751参照.
【TC（PTX＋CBDCA）】
p.754参照.
【Pembrolizumab】
p.142参照.

【文　献】

1) Colombo N, et al：Pembrolizumab for Persistent, Recurrent, or Metastatic Cervical Cancer. N Engl J Med, 385：1856-1867, 2021
2) MSDコネクト（https://www.msdconnect.jp/products/keytruda-cc/clinical-results/keynote-826/）

＜縄田修一＞

7. 婦人科がん　1）子宮頸がん

Cemiplimab 単独療法

		Day	1	8	15	21
Cemiplimab	350 mg 点滴静注（30分）		↓			
		3週間ごと　PD（増悪）まで				

基本事項

【適　応】

がん化学療法後（治療目的のプラチナ製剤の使用後）に増悪した進行または再発の子宮頸がん

【奏効率[1]】

無増悪生存期間（中央値）	全生存期間（中央値）
2.8カ月	12.0カ月

【副作用[1]】

	All Grade	Grade 3以上
貧血	25.0 %	12.0 %
好中球減少症	2.0 %	1.0 %
嘔吐	16.0 %	0.7 %
悪心	18.3 %	0.3 %
食欲減退	15.0 %	0.3 %
倦怠感	16.7 %	1.3 %
便秘	15.0 %	0 %
下痢	10.7 %	1.0 %
無力症	11.0 %	2.3 %
発熱	11.7 %	0.3 %
尿路感染	11.7 %	5.0 %
背中の痛み	11.0 %	1.3 %
関節痛	10.3 %	0.3 %
腹痛	9.7 %	1.0 %

● 改訂第8版 がん化学療法レジメンハンドブック

レジメンチェックポイント

◇ 休薬，中止基準[2]

副作用	程度	処置
間質性肺疾患	Grade 2	Grade 1 以下に回復するまで休薬する．
	Grade 3 以上または再発性の Grade 2	中止する．
大腸炎・下痢	Grade 2 または 3	Grade 1 以下に回復するまで休薬する．
	Grade 4 または再発性の Grade 3	中止する．
肝機能障害	・AST または ALT が基準値上限の3〜5倍まで増加した場合 ・総ビリルビンが基準値上限の1.5〜3倍まで増加した場合	Grade 1 以下に回復するまで休薬する．
	・AST または ALT が基準値上限の5倍超まで増加した場合 ・総ビリルビンが基準値上限の3倍超まで増加した場合	中止する．
甲状腺機能低下症 甲状腺機能亢進症 甲状腺炎	Grade 3 以上	Grade 1 以下に回復するまで休薬する．
副腎機能不全	Grade 2 以上	Grade 1 以下に回復するまで休薬する．
下垂体炎	Grade 2 以上	Grade 1 以下に回復するまで休薬する．
1 型糖尿病	Grade 3 以上	Grade 1 以下に回復するまで休薬する．

次ページへ続く

前ページの続き

副作用	程度	処置
皮膚障害	・1週間以上続くGrade 2 ・Grade 3 ・Stevens-Johnson症候群（SJS）または中毒性表皮壊死融解症（TEN）が疑われる場合	Grade 1以下に回復するまで休薬する.
	・Grade 4 ・SJSまたはTENが確認された場合	中止する.
腎機能障害	血清クレアチニンが基準値上限またはベースラインの1.5～3倍まで増加した場合	Grade 1以下に回復するまで休薬する.
	血清クレアチニンが基準値上限またはベースラインの3倍超まで増加した場合	中止する.
Infusion reaction	Grade 1または2	投与を中断または投与速度を50％減速する
	Grade 3以上	中止する.
上記以外の副作用	Grade 2または3	Grade 1以下に回復するまで休薬する.12週間を超える休薬後もGrade 1以下まで回復しない場合は中止する.
	Grade 4または再発性のGrade 3	中止する.

▌副作用対策と服薬指導のポイント

免疫チェックポイント阻害薬では，頻度は高くないものの多岐にわたる免疫関連有害事象（irAE）が報告されており，それぞれの特徴や初期症状を指導して，早期に発見・対処することが重要である．irAEとしては，間質性肺疾患，重症筋無力症，大腸炎，

● 改訂第8版 がん化学療法レジメンハンドブック

1型糖尿病，肝機能障害，甲状腺機能障害，神経障害，腎障害など
が報告されており，発現時には速やかに専門医への相談を検討す
る必要がある．irAEの早期発見のためには，通常の検査項目に加
えて，心電図・胸部X線・血糖・甲状腺機能・副腎皮質機能検査
など医療機関内であらかじめ取り決めをしておくことも重要であ
る．また，本剤投与終了後に重篤な副作用があらわれることもあ
るので，投与終了後も観察を十分に行う．

① 間質性肺炎

急性肺障害，間質性肺疾患があらわれることがあるので，患者
には初期症状（息切れ，呼吸困難，咳嗽，発熱など）を伝え，
早期の医療機関への受診について指導する．Grade 2の場合に
は，副腎皮質ステロイド（初回用量：プレドニゾロン換算1〜
2 mg/kg）の投与を考慮する．Grade 3〜4の重篤な症状の場合
で，ステロイドパルス療法などの治療にて48時間を超えても症
状が改善しない場合には，適応外使用であることを留意のうえ，
免疫抑制薬（インフリキシマブ，シクロホスファミド，ミコ
フェノール酸モフェチルなど）の投与を考慮する．

② 大腸炎，重度の下痢

脱水予防のための水分摂取について説明するとともに，症状の
急激な悪化または遷延時の医療機関への受診について指導する．
止瀉薬であるロペラミドを投与する場合は，irAEによる下痢を
マスクする可能性があるため使用には十分注意が必要である．
Grade 3以上の重症およびGrade 2でも遷延する場合にはステ
ロイド，またはインフリキシマブ5 mg/kg（保険適用外）の投
与を考慮する．ただし腸穿孔，敗血症などの合併時にはインフ
リキシマブ投与は勧められない．

③ 1型糖尿病

劇症1型糖尿病の報告もされているため，口渇，多飲，多尿な
どの高血糖症状や，激しい倦怠感，悪心嘔吐などの糖尿病性ケ
トアシドーシス症状および早期の医療機関への受診について指
導する．1型糖尿病が疑われる場合には専門医と連携するとと
もに，本剤の投与を中止し補液や電解質補充，インスリン投与
を開始する．ステロイドの使用にはエビデンスはなく推奨され
ていない．

④ 甲状腺機能障害

比較的頻度の高いirAEであること，甲状腺機能亢進症（動悸，発汗，暑がり，軟便，体重減少，不眠，振戦，眼球突出）および甲状腺機能低下症（易疲労・脱力感，寒がり，便秘，体重増加，徐脈，眼瞼浮腫，こむら返り，嗄声）の症状を説明する．甲状腺機能障害は，破壊性甲状腺炎に伴う甲状腺機能亢進症を経由して甲状腺機能低下に至る症例も報告されている．甲状腺機能障害は，無症状で進行することもあるため，TSH・遊離T3・遊離T4を定期的に測定することを考慮する．なお，副腎機能障害が併発している場合，ヒドロコルチゾンの投与を先行させる．

⑤ 副腎皮質機能低下症

コルチゾール欠乏に伴う易疲労性，食欲不振，消化器症状などやアルドステロン欠乏に伴う低ナトリウム血症，高カリウム血症，低血圧などの症状を伝え，自覚する場合には早期の医療機関への受診について指導する．副腎皮質機能低下を疑う場合には，ACTH，コルチゾールを測定し，内分泌専門医と連携するとともに，ヒドロコルチゾン10〜20 mg/日より開始し，患者の状態に合わせて調節する．ヒドロコルチゾン開始後は，副腎クリーゼ予防のために，自己判断で中断しないことを説明する．また発熱等で普段と違うストレスがかかる場合には，ヒドロコルチゾンを通常の1.5〜3倍量服用するなど対応方法を事前に確認しておく必要がある．

【文　献】

1) Tewari KS, et al : Survival with Cemiplimab in Recurrent Cervical Cancer. N Engl J Med, 386 : 544-555, 2022

2) リブタヨ® 点滴静注 添付文書

＜縄田修一＞

7. 婦人科がん　2）子宮体がん

AP（DXR＋CDDP）療法

	Day	1	8	15	21
DXR　60 mg/m² 点滴静注（30分程度）または静注		↓			
CDDP　50 mg/m² 点滴静注（2時間以上）		↓			

3週間ごと　6コース

【投与前】
1,000〜2,000 mLの輸液

【制吐対策】
① 5-HT₃受容体拮抗薬（Day 1）　② アプレピタント※ 125 mg（Day 1），80 mg（Day 2〜3）　③ デキサメタゾン 9.9 mg IV（Day 1），8 mg PO（Day 2〜4）　④ オランザピン 5 mg（Day 1〜4）（糖尿病患者には禁忌）　※静注のNK₁受容体拮抗薬使用の場合はp.24参照

【投与後】
① 1,000〜2,000 mLの輸液　② 20％マンニトール 200〜300 mL，フロセミド注 10 mg（必要に応じて投与）

基本事項

【適　応[1]】

子宮体がん

・術後再発リスクが高リスク群※の患者

・Stage ⅣBまたは再発例でPS 0〜2の症例

　※子宮体がん術後再発リスク：高リスク群
　　・類内膜がんG3で筋層浸潤1/2以上
　　・漿液性腺がん，明細胞腺がんで筋層浸潤あり
　　・付属器・漿膜・基靱帯進展あり
　　・子宮頸部間質浸潤あり
　　・子宮外病変あり
　　　・腟壁浸潤あり
　　　・骨盤あるいは傍大動脈リンパ節転移あり
　　　・膀胱・直腸浸潤あり
　　　・腹腔内播種あり
　　　・遠隔転移あり

AP（DXR＋CDDP）療法 ●

【奏効率】

術後補助療法[2]

5年無病生存率	5年生存率
50％	55％

進行・再発症例[3]

奏効率	無増悪生存期間（中央値）	全生存期間（中央値）
34％	5.3カ月	12.3カ月

【副作用[2]】

	Grade 1〜2	Grade 3	Grade 4
白血球減少	34％	44％	18％
好中球減少	8％	18％	67％
血小板減少	49％	11％	10％
胃腸障害	58％	13％	7％
心血管障害	17％	11％	4％
神経障害	35％	6％	1％
脱毛	75％	—	—

治療関連死が8.3％（8/96）報告されている．

■ レジメンチェックポイント

① 腎障害対策

CDDP投与前後にそれぞれ 1,000〜2,000 mL の輸液を投与し，尿量を確保する．

② 投与量の確認

DXR：総投与量の確認．総投与量が 500 mg/m^2 を超えると心毒性のリスク増大のため，本治療以前の治療歴を含め，アントラサイクリン系薬剤の総投与量をチェックする（アントラサイクリン系薬剤換算比は p.303 参照）．

＜DXR：肝機能低下症例に対する減量の目安＞

T-Bil （mg/dL） or AST （IU/L）			投与量
1.5〜3.0	or	60〜180	50％減量
3.1〜5.0	or	180＜	75％減量
5.0＜			中止

文献4

または

7

婦人科がん 2 子宮体がん

765

● 改訂第8版 がん化学療法レジメンハンドブック

T-Bil （mg/dL）	投与量
1.2 ～ 3.0	50 ％減量
3.1 ～ 5.0	75 ％減量
5.0 <	中止

文献5

＜CDDP：腎障害時の投与量変更例＞

GFR または Ccr （mL/min）	60 ～ 30	30 ～ 15	15 >
	25 ％減量	禁忌 （添付文書）	
		50 ％減量	推奨されない. 必要な場合には 50 ～ 75 ％減量

文献6

または

Ccr （mL/min）	60 ～ 46	45 ～ 31	30 ≧
	25 ％減量	50 ％減量	使用中止

文献7

③ 相互作用

CDDP：アミノグリコシド系抗菌薬，バンコマイシン，フロセミドとの併用で腎障害，聴器障害リスク増大.

注用用アムホテリシンBとの併用で腎障害リスク増大.

フェニトインとの併用でフェニトインの血漿中濃度が低下したとの報告がある.

④ 患者の状態や前治療を考慮してTC療法の選択も考慮する[1].

副作用対策と服薬指導のポイント

① 骨髄抑制：Grade 3 ～ 4 の好中球減少が高頻度に起こるため，発熱性好中球減少症には十分な注意が必要である.

② 腎障害：CDDP投与日，翌日は点滴以外にも水分を多めに摂るように指導する.

③ 末梢神経障害：CDDP投与量に相関して聴覚毒性（特に高音域）や末梢神経障害のリスクが増大する．CDDPにより手足のしびれ，刺痛，焼けるような痛みが発現した場合は早めに申し出るように伝える.

④ 悪心，嘔吐：デキサメタゾン，アプレピタント，オランザピンの服用意義を説明する.

⑤ 心不全：DXRによる心血管系の副作用が多いので，心不全の徴

候（息切れ，咳，動悸など）に十分注意し，定期的な検査を実施する．

⑥ 脱毛：DXRにより高頻度（約8割程度の患者）に発症するのであらかじめ説明しておく必要がある．投与開始数週間で抜け始める．

⑦ 着色尿：DXR投与により，尿がオレンジ〜赤色に着色することがある（1〜2日）．

⑧ 血管外漏出：DXRは起壊死性抗がん剤であるため，血管から薬液が漏れている場合はすぐに申し出ることを伝える．血管外漏出時は治療薬デクスラゾキサンの投与を検討する（p.305参照）．

【文　献】

1) 「子宮体がん治療ガイドライン2023年版」（日本婦人科腫瘍学会／編），金原出版，2023

2) Randall ME, et al：Randomized phase Ⅲ trial of whole-abdominal irradiation versus doxorubicin and cisplatin chemotherapy in advanced endometrial carcinoma：A Gynecologic Oncology Group Study. J Clin Oncol, 24：36-44, 2006

3) Fleming GF, et al：Phase Ⅲ trial of doxorubicin plus cisplatin with or without paclitaxel plus filgrastim in advanced endometrial carcinoma：A Gynecologic Oncology Group Study. J Clin Oncol, 22：2159-2166, 2004

4) アドリアシン®注 インタビューフォーム

5) Floyd J, et al：Hepatotoxicity of chemotherapy. Semin Oncol, 33：50-67, 2006

6) 「腎機能別薬剤投与量POCKET BOOK第5版」（日本腎臓病薬物療法学会／編），じほう，2024

7) 「改訂第2版ハイリスクがん患者の化学療法ナビゲーター」（高野利実，尾崎由記範／編），メディカルビュー社，2017

<縄田修一>

7. 婦人科がん 2) 子宮体がん

Pembrolizumab + Lenvatinib療法

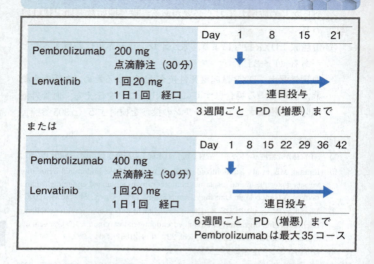

基本事項

【適応】
がん化学療法（プラチナ製剤を含む）後に増悪した切除不能な進行・再発の子宮体がん

【奏効率[1]】

無増悪生存期間（中央値）	全生存期間（中央値）
6.7カ月	18.0カ月

【副作用[1]】

	All Grade	Grade 3以上
甲状腺機能低下症	58.9 %	1.5 %
貧血	28.1 %	6.9 %
好中球減少症	9.1 %	2.0 %
嘔吐	37.7 %	3.0 %
悪心	51.7 %	3.4 %
食欲減退	46.6 %	7.6 %

次ページへ続く

Pembrolizumab + Lenvatinib 療法 ●

前ページの続き

	All Grade	Grade 3 以上
下痢	55.7 %	8.1 %
便秘	28.3 %	0.7 %
高血圧	65.0 %	39.2 %
蛋白尿	30.5 %	5.2 %
体重減少	35.5 %	10.8 %
疲労	34.0 %	5.4 %
関節痛	32.3 %	1.7 %
尿路感染症	27.6 %	4.2 %
頭痛	26.4 %	0.5 %
脱毛症	5.9 %	0 %

レジメンチェックポイント

p.902 参照.

★ なお，子宮体がんを対象とした臨床試験（KEYNOTE-775試験）では，AST/ALT 増加時に以下の中止基準が設定されていた[2].
以下のいずれかに該当する場合 Pembrolizumab および Lenvatinib の投与を中止する（各薬剤の中止規定に該当しない場合も中止する）.
① 2 週間以上 AST/ALT が基準値上限の 5 倍超に増加する.
② AST/ALT が基準値上限の 3 倍超に増加し，かつ総ビリルビン値が基準値上限の 2 倍超に増加するまたは INR が 1.5 を超える.

副作用対策と服薬指導のポイント

Pembrolizumab については p.142 参照.

Lenvatinib については p.661 参照.

① 初回導入時のモニタリング：副作用発現（特に高血圧）が比較的早いため，導入初期はこまめな副作用モニタリングが重要である.

② 日本人集団での副作用発現時期[3]

症状	投与開始からの発現中央値
高血圧	8 日
骨髄抑制	21 日

次ページへ続く

7

婦人科がん　2　子宮体がん

769

● 改訂第8版 がん化学療法レジメンハンドブック

前ページの続き

症状	投与開始からの発現中央値
蛋白尿	21日
腎障害	21日
肝障害	15日
甲状腺機能低下	39日
手掌・足底発赤知覚不全症候群	34日

【文　献】

1) Makker V, et al：Lenvatinib Plus Pembrolizumab in Previously Treated Advanced Endometrial Cancer: Updated Efficacy and Safety From the Randomized Phase Ⅲ Study 309/KEYNOTE-775. J Clin Oncol, 41：2904-2910, 2023

2) キイトルーダ®適正使用ガイド

3) レンビマ「子宮体癌　適正にご使用いただくためのガイドブック」, エーザイ株式会社, MSD 株式会社, 2024

＜縄田修一＞

7. 婦人科がん　3）卵巣がん（上皮性卵巣がん）

TC（PTX＋CBDCA）療法

		Day	1	8	15	21
PTX	175～180 mg/m² 点滴静注（3時間）		⬇			
CBDCA	AUC 5～6 点滴静注（60分）		⬇			

3週間ごと　3～6コース
プラチナ感受性再発：6コース

【前投薬】
① 5-HT₃受容体拮抗薬（Day 1）② アプレピタント※125 mg（Day 1），80 mg（Day 2～3）③ デキサメタゾン 19.8 mg IV（Day 1）：PTX投与30分前まで，4 mg PO（Day 2～3）④ ジフェンヒドラミン 50 mg PO：PTX投与30分前まで ⑤ ファモチジン 20 mg IV：PTX投与30分前まで
※静注のNK₁受容体拮抗薬使用の場合はp.24参照

基本事項

【適　応】
卵巣がん（上皮性卵巣がん）
・Stage I A，I Bで組織学的分化度（Grade）2，3または明細胞腺がん
・Stage I C，II～IVの術後化学療法
・プラチナ感受性再発

【奏効率】

	無増悪生存期間（中央値）	全生存期間（中央値）
AGO study [1]	17.2カ月	43.3カ月
GOG158 study [2]	20.7カ月	57.4カ月

【副作用[1]】

	Grade 1	Grade 2	Grade 3	Grade 4
白血球減少	—	38.7 %	30.4 %	1.5 %
好中球減少	—	18.9 %	21.6 %	15.4 %
血小板減少	—	12.6 %	10.1 %	2.8 %

次ページへ続く

● 改訂第8版 がん化学療法レジメンハンドブック

前ページの続き

	Grade 1	Grade 2	Grade 3	Grade 4
ヘモグロビン減少	—	44.3%	5.4%	0.5%
発熱性好中球減少症	—	—	8.0%	0%
過敏症／アレルギー	14.6%	5.4%	2.6%	1.0%
嘔吐	29.0%	13.6%	2.3%	0.5%
悪心	39.8%	31.4%	5.4%	0.5%
末梢神経障害	39.4%	28.4%	6.7%	0.5%
感染	5.2%	6.2%	35.3%	0.3%
下痢	15.4%	6.2%	1.8%	1.0%
脱毛	2.6%	95.6%	—	—

レジメンチェックポイント

① 前投薬の確認：制吐薬，重篤な過敏症の発現防止

② 投与量の確認

＜開始基準[3]＞

好中球数：1,000/mm^3 以上

血小板数：75,000/mm^3 以上

＜減量の目安＞

減量レベル	CBDCA（AUC）	PTX（mg /m^2）
0	6	175〜180
1	5	135
2	4	110

＜PTX：肝機能低下症例に対する減量の目安＞

AST・ALT	T-Bil	投与量
10×ULN未満 かつ	1.26〜2.0×ULN	25%減量
10×ULN未満 かつ	2.01〜5.0×ULN	50%減量
10×ULN以上 または	5.0×ULNを超える	中止

米国添付文書より

CBDCA：Calvertの式より算出する（p.33参照）．
（各AUCの上限量についてはp.754参照）

③ 相互作用

PTX：ビタミンA，アゾール系抗真菌薬，マクロライド系抗菌薬，ニフェジピン，シクロスポリン，ベラパミル，ミダゾラム

TC（PTX＋CBDCA）療法 ●

などCYP2C8，CYP3A4を阻害する薬剤でPTXの血中濃度が上昇することがある．

ジスルフィラム，シアナミド，プロカルバジンはアルコール反応（顔面潮紅，血圧降下，悪心，頻脈など）を起こすおそれがあるため併用禁忌．

CBDCA：アミノグリコシド系抗菌薬，バンコマイシンなどとの併用で腎障害，聴器障害リスク増大．

▌副作用対策と服薬指導のポイント

p.754参照．

【文　献】

1) du Bois A, et al：A randomized clinical trial of cisplatin/paclitaxel versus carboplatin/paclitaxel as first-line treatment of ovarian cancer. J Natl Cancer Inst, 95：1320-1330, 2003

2) Ozols RF, et al：Phase Ⅲ trial of carboplatin and paclitaxel compared with cisplatin and paclitaxel in patients with optimally resected stage Ⅲ ovarian cancer：A Gynecologic Oncology Group study. J Clin Oncol, 21：3194-3200, 2003

3) 「卵巣がん・卵管癌・腹膜癌治療ガイドライン2020年版」（日本婦人科腫瘍学会／編），金原出版，2020

<縄田修一>

7. 婦人科がん　3）卵巣がん（上皮性卵巣がん）

dose-dense TC
(Weekly PTX + CBDCA) 療法

		Day	1	8	15	21
PTX	80 mg/m² 点滴静注（60分）		↓	↓	↓	
CBDCA	AUC 6 点滴静注（60分）		↓			

3週間ごと　6〜9コース

【前投薬（PTX投与日）】
① デキサメタゾン9.9 mg IV（2回目以降減量可）：PTX投与30分前まで　② ジフェンヒドラミン 50 mg PO：PTX投与30分前まで　③ ファモチジン 20 mg IV：PTX投与30分前まで

【制吐対策】
① 5-HT₃受容体拮抗薬（Day 1）　② アプレピタント※125 mg（Day 1），80 mg（Day 2〜3）　③ デキサメタゾン 4 mg PO（Day 2〜3）
・Day 1はPTX前投薬で代替
・PTX単独投与時は，PTX翌日以降のデキサメタゾン投与は原則不要
※静注のNK₁受容体拮抗薬使用の場合はp.24参照

基本事項

【適　応】
Stage Ⅱ〜Ⅳの卵巣がん，卵管がん，腹膜がん

【奏効率[1]】

無増悪生存期間（中央値）	3年生存率
28.0カ月	72.1 %

【副作用[1]】

血液毒性

	Grade 3〜4
好中球減少	92 %
血小板減少	44 %
貧血	69 %
発熱性好中球減少症	9 %

dose-dense TC（Weekly PTX + CBDCA）療法 ●

非血液毒性

	Grade 3 〜 4
悪心	10％
嘔吐	3％
下痢	3％
疲労	5％
関節痛	1％
筋肉痛	1％
末梢神経障害（運動性）	5％
末梢神経障害（感覚性）	7％

※ triweekly TC療法と比較して貧血は有意に多く，ほかは同等であった.

■レジメンチェックポイント

① 前投薬の確認：制吐薬，重篤な過敏症の発現防止

② 投与量の確認

　＜開始基準[1]＞

　　Day 1は好中球数1,000/mm^{3}以上，血小板数75,000/mm^{3}以上．

　　Day 8, 15は好中球数500/mm^{3}以上，血小板数50,000/mm^{3}以上．

　＜減量基準[1]＞

減量レベル	CBDCA（AUC）	PTX（mg/m^2）
0	6.0	80
1	5.0	70
2	4.0	60

　　CBDCA：Calvertの式より算出する（p.33参照）.

　　（各AUCの上限量についてはp.754参照）

③ 相互作用

　PTX：ビタミンA，アゾール系抗真菌薬，マクロライド系抗菌薬，ニフェジピン，シクロスポリン，ベラパミル，ミダゾラムなどCYP2C8，CYP3A4を阻害する薬剤でPTXの血中濃度が上昇することがある.

　ジスルフィラム，シアナミド，プロカルバジンはアルコール反応（顔面潮紅，血圧降下，悪心，頻脈など）を起こすおそれが

● 改訂第8版 がん化学療法レジメンハンドブック

あるため，併用禁忌．

CBDCA：アミノグリコシド系抗菌薬，バンコマイシンなどとの併用で腎障害，聴器障害リスク増大．

④ triweekly TC療法との違い：dose-dense TC療法は，本邦で行われた臨床試験で，triweekly TC療法に比較して生存期間の延長を認め，貧血の頻度は高いがQOLの低下は認めなかった[2]．なお，GOG262試験では，BV（ベバシズマブ）併用時には，dose-dense TC療法の生存期間，無増悪生存期間の延長は認められていない[3]．

▌副作用対策と服薬指導のポイント

p.754参照．

【文　献】

1) Katsumata N, et al：Dose-dense paclitaxel once a week in combination with carboplatin every 3 weeks for advanced ovarian cancer：a phase 3, open-label, randomised controlled trial. Lancet, 374：1331-1338, 2009

2) Harano K, et al：Quality-of-life outcomes from a randomized phase Ⅲ trial of dose-dense weekly paclitaxel and carboplatin compared with conventional paclitaxel and carboplatin as a first-line treatment for stage Ⅱ-Ⅳ ovarian cancer：Japanese Gynecologic Oncology Group Trial (JGOG3016). Ann Oncol, 25：251-257, 2014

3) Chan JK, et al：Weekly vs. every-3-week paclitaxel and carboplatin for ovarian cancer. N Engl J Med, 374：738-748, 2016

<縄田修一>

7. 婦人科がん　3）卵巣がん（上皮性卵巣がん）

TC（PTX＋CBDCA）＋BV療法

＜1コース目＞

		Day	1	8	15	21
PTX	175 mg/m^2 点滴静注（3時間）		↓			
CBDCA	AUC 6 点滴静注（60分）		↓			

TC療法は6コースまで　　　　　　　　3週間ごと

＜2～6コース目＞

		Day	1	8	15	21
PTX	175 mg/m^2 点滴静注（3時間）		↓			
CBDCA	AUC 6 点滴静注（60分）		↓			
BV[※1]	15 mg/kg 点滴静注（90分[※2]）		↓			

3週間ごと

※1　BVは2コース目から併用（BV併用のタイミングについてはレジメンチェック
　　ポイント①参照）
※2　初回90分，2回目60分，3回目以降30分

＜7～22コース目＞

		Day	1	8	15	21
BV	15 mg/kg 点滴静注（30分）		↓			

3週間ごと

【前投薬】（1～6コース目のみ）
① 5-HT$_3$受容体拮抗薬（Day 1）② アプレピタント※125 mg（Day 1），
80 mg（Day 2～3）③ デキサメタゾン 19.8 mg IV（Day 1）：PTX投与
30分前まで，4 mg PO（Day 2～3）④ ジフェンヒドラミン 50 mg PO：
PTX投与30分前まで ⑤ ファモチジン 20 mg IV：PTX投与30分前まで
※静注のNK$_1$受容体拮抗薬使用の場合はp.24参照

● 改訂第8版 がん化学療法レジメンハンドブック

基本事項

【適　応】

化学療法未治療でFIGO Stage Ⅲ以上の卵巣がん

【奏効率[1]】

無増悪生存期間（中央値）	全生存期間（中央値）
14.1カ月	39.7カ月

【副作用[1]】

	頻度
好中球減少（Grade ≧ 4）	63.3%
発熱性好中球減少症	4.3%
疼痛（Grade ≧ 2）	47.0%
消化器系有害事象（Grade ≧ 2） ・穿孔 ・瘻孔 ・壊死 ・縫合不全	2.6%
高血圧（Grade ≧ 2）	22.9%
蛋白尿（Grade ≧ 3）	1.6%
静脈血栓塞栓症	6.7%
動脈血栓塞栓症	0.7%
中枢神経系出血	0.3%
中枢神経系以外の出血（Grade ≧ 3）	2.1%
創傷治癒遅延による合併症	3.0%
可逆性後白質脳症症候群	0.2%

レジメンチェックポイント

【TC療法（PTX，CBDCA）】

p.772参照.

【BV】

① BVの併用タイミング

GOG0218試験[1]では，術後28日以上経過していても安全性を
考慮し，2コース目からBVを併用している．未治療患者を対象
にしたICON7試験[2]は，術後28日以上経過していれば初回か
らBVの併用を可能としている．

② 患者背景の確認

以下の患者にはBV併用は避ける．

・腸閉塞の臨床所見がある

TC（PTX＋CBDCA）＋BV療法 ●

・腹腔，骨盤内を含む放射線療法の治療歴がある患者
・GOG Performance Statusが3または4の患者
・過去に3レジメン以上の治療歴がある患者（消化管穿孔リスクが高い）[3]

③ 化学療法にBVを併用することで，無増悪生存期間の延長は認められているが，全生存期間の延長は認められていないため，適応患者は慎重に検討する．

④ 臨床試験での休薬，中止基準（参考）　　文献4より一部抜粋

副作用	程度	処置
血液毒性	好中球数 < 1,500/mm³ または 血小板数 < 100,000/mm³	【TC療法併用中】 好中球数≧1,500/mm³かつ血小板数≧100,000/mm³に回復するまで休薬． 3週間以内に改善がみられない場合はBVのみ再開（TC療法は再開しない）．
	Grade 3，4	【単独投与中】 好中球数≧1,000/mm³かつ血小板数≧75,000/mm³に回復するまで休薬． 3週間以内に改善がみられない場合はBVを中止．
高血圧	収縮期 > 150 mmHg または 拡張期 > 90 mmHg	休薬し降圧薬を開始．血圧がコントロールされた場合はBVを再開． 【TC療法併用中】1週間を超えてコントロール不能→BVを中止． 【単独投与中】休薬後3週間を超えてコントロール不能→BVを中止．
	Grade 1〜3（臨床症状を伴う）	
	Grade 4（生命を脅かす．例：高血圧性クリーゼ）	BVを中止

次ページへ続く

7
婦人科がん　3
卵巣がん（上皮性卵巣がん）

779

● 改訂第8版 がん化学療法レジメンハンドブック

前ページの続き

副作用	程度	処置
出血	Grade 3（Full-doseの抗凝固薬の投与を受けていない）	以下の条件を満たすまでBVを休薬. 条件を満たさず3週間を超えて症状が遷延した場合, あるいはGrade 3の出血が再発した場合はBVを中止. ・止血 ・ヘモグロビンレベルが安定 ・治療のリスクを高める出血性素因を有さない ・再出血のリスクを高める解剖学的, 病理学的な因子を有さない
	Grade 3（Full-doseの抗凝固薬の投与を受けている） Grade 4	BVを中止
蛋白尿	UPC比（尿蛋白/クレアチニン比）≧3.5	UPC比＜3.5になるまでBVを休薬. 休薬が2カ月を超えた場合はBVを中止.
	Grade 4またはネフローゼ症候群	BVを中止

副作用対策と服薬指導のポイント

【TC療法（PTX, CBDCA）】
p.754参照.
【BV】
p.751参照.

【文 献】
1) Burger RA, et al：Incorporation of bevacizumab in the primary treatment of ovarian cancer. N Engl J Med, 365：2473-2483, 2011
2) Perren TJ, et al：A phase 3 trial of bevacizumab in ovarian cancer. N Engl J Med, 365：2484-2496, 2011
3) Cannistra SA, et al：Phase Ⅱ study of bevacizumab in patients with platinum-resistant ovarian cancer or peritoneal serous cancer. J Clin Oncol, 25：5180-5186, 2007
4) アバスチン® 適正使用ガイド（卵巣癌）

＜縄田修一＞

7. 婦人科がん　3）卵巣がん（上皮性卵巣がん）

DC（DTX＋CBDCA）療法

		Day	1	8	15	21
DTX	70〜75 mg/m^2 点滴静注（60分）		↓			
CBDCA	AUC 5 点滴静注（60分）		↓			

3週間ごと　6コース

【制吐対策】
① 5-HT$_3$受容体拮抗薬（Day 1）②アプレピタント※125 mg（Day 1），80 mg（Day 2〜3）③ デキサメタゾン 4.95 mg IV（Day 1），4 mg PO（Day 2〜3）　※静注のNK$_1$受容体拮抗薬使用の場合はp.24参照

基本事項

【適　応】

卵巣がん（上皮性卵巣がん）

・Stage I A，I Bで組織学的分化度（Grade）2，3または明細胞腺がん

・Stage I C，II〜IVの術後化学療法

★ TC療法と奏効率，無増悪生存期間に差はないが長期生存期間の同等性は不明．PTXが使用できない患者や末梢神経障害が生活上大きな支障となる患者が対象．

【奏効率[1]】

無増悪生存期間（中央値）	2年生存率
15.0カ月	64.2％

観察期間平均23カ月

【副作用[1]】

	Grade 1	Grade 2	Grade 3	Grade 4
好中球減少	—	—	94％	
血小板減少	—	—	9％	
貧血	—	—	11％	
発熱性好中球減少症	—	—	11％	

次ページへ続く

● 改訂第8版 がん化学療法レジメンハンドブック

前ページの続き

	Grade 1	Grade 2	Grade 3	Grade 4
過敏症／アレルギー	8％	8％	3％	0％
嘔吐	14％	15％	7％	1％
悪心	41％	28％	9％	―
味覚障害	18％	13％	―	―
口内炎	28％	19％	2％	―
下痢	28％	18％	6％	0％
末梢神経障害（感覚性）	35％	9％	2％	0％
浮腫	11％	12％	4％	0％
爪の変形	11％	5％	―	―
脱毛	18％	75％	―	―

レジメンチェックポイント

① 投与量の確認

DTX：投与当日の好中球数が2,000/mm³未満であれば投与を延期する[2].

＜DTX：肝障害時の投与基準＞

T-Bil＞ULNで投与中止.

AST，ALT＞1.5×ULNかつALP＞2.5×ULNで投与中止（米国添付文書より）.

＜CBDCA＞

Calvertの式より算出する（p.33参照）.

（各AUCの上限量については p.754参照）

② アルコール過敏症の確認

DTX（タキソテール®）の添付溶解液にはエタノールが含まれているので，アルコールに過敏な患者に投与する場合は，添付溶解液を使用せずに生理食塩液または5％ブドウ糖液で溶解すること. アルコールで希釈された製剤では，アルコールを抜くことはできないため注意する. なお現在はプレミックス製剤でも，アルコールを含有しない製剤も発売されている（p.160参照）.

> ★ DTX製剤について
> 　現在本邦においては，アルコールを含む添付溶解液にて希釈後使用する製剤と，すでにアルコールなどで希釈された製剤，およびアルコールを含有しない液体製剤などが販売されており，濃度，アルコール含有量が異なるため注意が必要である.

DC（DTX＋CBDCA）療法 ●

③ 相互作用

DTX：アゾール系抗真菌薬やエリスロマイシン，クラリスロマイシン，シクロスポリン，ミダゾラムなどによるCYP3A4の阻害で，DTXの血中濃度が上昇することがある．

CBDCA：アミノグリコシド系抗菌薬，バンコマイシンなどとの併用で腎障害，聴器障害リスク増大．

▋副作用対策と服薬指導のポイント

① 末梢神経障害：DTXにより手足のしびれ，刺痛，焼けるような痛みが発現した場合は早めに申し出るように伝える（TC療法に比べてリスクは低い）．

② 骨髄抑制：DTXの用量規制因子は白血球（主に好中球）減少であり，重篤な白血球減少に起因した治療関連死が認められている．患者には感染予防（手洗い，うがい，マスクの着用など）の励行を指導する必要がある．また，発熱性好中球減少症の治療として抗菌薬の投与を迅速に行う体制を整えておく必要がある．

③ アレルギー症状：皮膚の異常（蕁麻疹），顔面潮紅，息苦しさ，動悸などが出現した場合はすぐに申し出るよう伝える．CBDCAは投与回数8回以上でアレルギー症状の発現頻度が上昇する．

★ DTXは，PTXに比べてアレルギー症状の発現頻度は少ないが，PTXで重篤なアレルギー症状が起きた患者では注意が必要である．

④ 脱毛：DTXにより高頻度に発現し，治療開始後1〜3週間で抜け始める．

⑤ アルコールに関する問診（DTX）：自動車の運転など危険を伴う機械の操作に従事させないように注意すること．

⑥ 浮腫：DTXの投与により浮腫が起こることがあるので，手足のむくみや息切れ，動悸などが発現した場合は，すぐに申し出るように伝える．

【文　献】

1) Vasey PA, et al：Phase Ⅲ randomized trial of docetaxel-carboplatin versus paclitaxel-carboplatin as first-line chemotherapy for ovarian carcinoma. J Natl Cancer Inst, 96：1682-1691, 2004

2) タキソテール® 点滴静注用 添付文書

＜縄田修一＞

7. 婦人科がん　3）卵巣がん（上皮性卵巣がん）

Olaparib + BV 療法

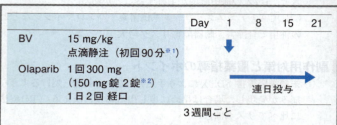

		Day	1	8	15	21
BV	15 mg/kg 点滴静注（初回90分※1）		↓			
Olaparib	1回300 mg（150 mg錠2錠※2）1日2回 経口			連日投与 →		
		3週間ごと				

Olaparib：最長24カ月，BV：前治療も含め合計で最長15カ月

※1 初回90分，2回目60分，3回目以降は30分への短縮も可能
※2 100 mg錠と150 mg錠の生物学的同等性は示されていないため，300 mgを投与する際には100 mg錠を使用しないこと．

基本事項

【適　応】

FIGO進行期分類Ⅲ期またはⅣ期の相同組換え修復欠損（HRD：homologous recombination deficiency）を有する卵巣がんで，BVを併用したプラチナ製剤/タキサン製剤を含む初回化学療法を実施後に増悪がない患者の維持療法

【奏効率[1]】5年時点，HRD陽性

無増悪生存期間（中央値）	全生存期間（中央値）	5年時点の病勢進行なし
46.8カ月	75.2カ月	46.1%

【副作用[2]】

血液毒性

	All Grade	Grade 3以上
貧血	41%	17%
好中球減少	18%	6%
血小板減少	8%	2%

Olaparib + BV療法 ●

非血液毒性

	All Grade	Grade 3以上
悪心	53%	2%
嘔吐	22%	1%
疲労/無力感	53%	5%
下痢	18%	2%
便秘	10%	0%
頭痛	14%	<1%
腹部痛	19%	1%
高血圧	46%	19%
蛋白尿	6%	1%

■ レジメンチェックポイント

① 治療対象
- HRDをコンパニオン診断薬で確認されている.
- プラチナ製剤/タキサン製剤を含む化学療法+BVの治療歴がある.
- 可能な限りプラチナ製剤/タキサン製剤を含むレジメンの最終投与から3～9週間以内に開始すること.

② 治療開始の目安[2]

ヘモグロビン	10 g/dL 以上
好中球数	1,500/mm³ 以上
血小板数	100,000/mm³ 以上
総ビリルビン	1.5×ULN 以下
AST, ALT	2.5×ULN 以下（肝転移がある場合5倍以下）
血清クレアチニン	1.25×ULN 以下，かつCcr 50 mL/min超
血液凝固因子	・抗凝固薬の投与を受けておらず，国際標準比（INR）が1.5以下，活性化プロトロンビン時間（aPTT）が1.5×ULN 以下. ・INRまたはaPTTが治療範囲内にある場合，十分量の経口または非経口抗凝固薬の使用を許容. ・経口抗凝固薬を使用している場合，無作為割付け時点で2週間以上用量が一定.
尿蛋白	2＋未満. 2＋以上の場合，24時間尿中蛋白1 g未満

次ページへ続く

● 改訂第8版 がん化学療法レジメンハンドブック

前ページの続き

高血圧	正常または管理された高血圧（収縮期血圧140 mmHg以下および/または拡張期血圧90 mmHg以下）

③ 肝機能障害[3]

Child-Pugh分類AまたはB：投与可，C：投与不可（臨床試験で除外されている）

④ 腎機能障害[3]

Ccr 50 mL/min未満は臨床試験から除外されている．

⑤ 減量，休薬および再開基準，相互作用

p.796参照.

▎副作用対策と服薬指導のポイント

Olaparibは p.437参照.

BVは p.751参照.

【文 献】

1) Ray-Coquard I, et al：Olaparib plus bevacizumab first-line maintenance in ovarian cancer: final overall survival results from the PAOLA-1/ENGOT-ov25 trial. Ann Oncol, 34：681-692, 2023

2) Ray-Coquard I, et al：Olaparib plus bevacizumab as first-line maintenance in ovarian cancer. N Engl J Med, 381：2416-2428, 2019

3) リムパーザ®錠［卵巣癌］適正使用のためのガイド

＜縄田修一＞

7. 婦人科がん　3) 卵巣がん（上皮性卵巣がん）

GC（GEM＋CBDCA）＋BV療法

		Day	1	8	15	21
GEM	1,000 mg/m^2 点滴静注（30分）		⬇	⬇		
CBDCA	AUC 4 点滴静注（60分）		⬇			
BV	15 mg/kg 点滴静注（初回90分）※1		⬇			

3週間ごと　6コース
BVはPD（増悪）まで継続

※1 初回90分，2回目60分，3回目以降30分.

【制吐対策】
① 5-HT$_3$受容体拮抗薬（Day 1）②アプレピタント※2 125 mg（Day 1），80 mg（Day 2〜3）③ デキサメタゾン4.95 mg IV（Day 1），4 mg PO（Day 2〜3），6.6 mg IV（Day 8）
※2 静注のNK$_1$受容体拮抗薬使用の場合はp.24参照

基本事項

【適　応】

プラチナ感受性のある再発卵巣がんでBVの治療歴がない患者.

【奏効率[1]】

奏効率	無増悪生存期間（中央値）	全生存期間（中央値）
78.5％	12.4カ月	33.3カ月

【副作用[1]】

	頻度
すべてのGrade 3以上の有害事象	89.5％
重篤なGrade 3以上の有害事象	29.1％
発熱性好中球減少症	1.6％
好中球減少症（Grade 4以上）	20.6％
中枢神経系出血（All Grade）	0.8％

次ページへ続く

● 改訂第8版 がん化学療法レジメンハンドブック

前ページの続き

	頻度
中枢神経系以外の出血（Grade 3以上）	5.7 %
高血圧（Grade 3以上）	17.4 %
蛋白尿（Grade 3以上）	8.5 %
動脈血栓塞栓症（All Grade）	2.8 %
静脈血栓塞栓症（Grade 3以上）	4.0 %
可逆性後白質脳症症候群	1.2 %

レジメンチェックポイント

① 治療開始基準[2]

Day 1（投与前24時間以内の値）

好中球数	1,500 / mm^{3}以上
ヘモグロビン値	8.5 g/dL以上
血小板数	100,000 / mm^{3}以上

Day 8（添付文書の投与基準とは異なる）

好中球数（mm^3）		血小板数（mm^3）	GEM投与量
1,500以上	and	100,000以上	Day 1と同量（100 %）
1,000〜1,499	and/or	75,000〜99,999	Day 1の50 %量
1,000未満	and/or	75,000未満	中止

② CBDCA投与量の計算

本臨床試験[1]ではGFRの計算にJeliffe法が採用されている.

[Jelliffe法]

GFR＝［｛98－0.8×（年齢－20）｝／血清クレアチニン（mg/dL）］×体表面積/1.73

（女性の場合；×0.9）

[Calvert式]

投与量（mg）＝目標AUC（mg/mL×min）×｛GFR（mL/min）＋25｝

GC（GEM＋CBDCA）＋BV療法 ●

③ GEMの禁忌事項
・胸部単純X線写真で明らかで，かつ臨床症状のある間質性肺炎または肺線維症のある患者には投与しないこと．
・放射線増感作用を期待する胸部への放射線療法との併用を避けること．

④ 相互作用
CBDCA：アミノグリコシド系抗菌薬，バンコマイシンなどとの併用で腎障害，聴器障害リスク増大．

⑤ 化学療法にBVを併用することで，無増悪生存期間の延長は認められているが，全生存期間の延長は認められていないため，適応患者は慎重に検討する．

副作用対策と服薬指導のポイント

① GEMによる血管痛：投与中に血管痛があらわれる場合があるので，漏出がないことを確認後，点滴部位を温めると緩和することが多い（次回以降は投与前から予防的に温める）．

② GEMによる発熱（31.8％）[3]：国内臨床試験では，約3割の患者が投与後（多くは投与日夜）に発熱があらわれており，患者への説明および解熱薬の処方を検討する．

③ 皮疹（9.7％）[3]：24〜72時間後に出現することが多い．

【BV併用時】
p.751参照.

【文　献】

1) Aghajanian C, et al：OCEANS：a randomized, double-blind, placebo-controlled phase Ⅲ trial of chemotherapy with or without bevacizumab in patients with platinum-sensitive recurrent epithelial ovarian, primary peritoneal, or fallopian tube cancer. J Clin Oncol, 30：2039-2045, 2012

2) Aghajanian C, et al：OCEANS：A randomized, double-blind, placebo-controlled phase Ⅲ trial of chemotherapy with or without bevacizumab in patients with platinum-sensitive recurrent epithelial ovarian, primary peritoneal, or fallopian tube cancer. Data Supplement.

3) ジェムザール®適正使用ガイド

＜縄田修一＞

7

婦人科がん

3

卵巣がん（上皮性卵巣がん）

7. 婦人科がん　3）卵巣がん（上皮性卵巣がん）

PLD ＋ CBDCA ＋ BV 療法

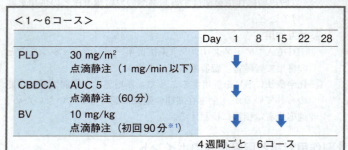

※1 2回目60分，3回目以降は30分

【制吐対策】
① 5-HT$_3$受容体拮抗薬（Day 1）② アプレピタント※2 125 mg（Day 1），80 mg（Day 2～3）③デキサメタゾン 4.95 mg IV（Day 1），4 mg PO（Day 2～3）

※2 静注のNK$_1$受容体拮抗薬使用の場合はp.24参照

<7コース以降>

		Day 1	8	15	21
BV	15 mg/kg 点滴静注（30分）	↓			

3週間ごと　PD（増悪）まで

基本事項

【適　応】

プラチナ製剤を含む化学療法実施6カ月以上経過後に増悪した切除不能進行・再発卵巣がん

【奏効率[1]】

無増悪生存期間（中央値）	全生存期間（中央値）
13.3カ月	31.9カ月

【副作用[1]】

	Grade 1～2	Grade 3	Grade 4
血小板減少症	9 %	6 %	4 %

次ページへ続く

前ページの続き

	Grade 1〜2	Grade 3	Grade 4
好中球減少症	6 %	10 %	2 %
貧血	27 %	10 %	0 %
嘔吐	25 %	3 %	0 %
悪心	48 %	4 %	0 %
便秘	33 %	1 %	0 %
下痢	23 %	2 %	0 %
手掌・足底発赤知覚不全症候群	17 %	2 %	0 %
粘膜炎	17 %	1 %	0 %
脱毛症	18 %	0 %	0 %
疲労	47 %	3 %	0 %
関節痛	13 %	0 %	0 %
末梢性感覚ニューロパチー	10 %	2 %	0 %
頭痛	24 %	1 %	0 %
呼吸困難	19 %	3 %	0 %
高血圧	17 %	27 %	0 %
鼻出血	24 %	1 %	0 %
蛋白尿	17 %	5 %	0 %
腹痛	12 %	3 %	0 %
尿路感染症	13 %	2 %	0 %

▌レジメンチェックポイント

①PLD累積投与量の確認

ドキソルビシンの総投与量が500 mg/m^{2}を超えると心毒性のリスクが増大するため，本治療以前の治療歴を含め，アントラサイクリン系薬剤の総投与量をチェックする（アントラサイクリン系薬剤換算比はp.303参照）.

②CBDCA投与量の計算

Calvertの式より算出する（p.33参照）.

（各AUCの上限量についてはp.754参照）

③相互作用

CBDCA：アミノグリコシド系抗菌薬，バンコマイシンなどとの併用で腎障害，聴器障害リスク増大.

● 改訂第8版 がん化学療法レジメンハンドブック

④ 減量, 休薬, 中止基準 (PLD)[2]

<次コース開始判断の目安>

検査項目		基準
全身状態	ECOG PS	0〜2
骨髄機能	好中球数(全好中球数)	1,500/mm^3 以上 (Grade 1 以下) 上記基準を満たすまで最長2週間延期.
	血小板数	75,000/mm^3 以上 (Grade 1 以下) 上記基準を満たすまで最長2週間延期.
肝機能	血清ビリルビン	1.2 mg/dL 未満
非血液毒性	手掌・足底発赤知覚不全症候群 口内炎	Grade 1 以下 ・Grade 3, 4の本事象を経験していない場合:減量なしで再開. ・Grade 3, 4の本事象を経験している場合:25%減量のうえ再開. 上記基準を満たすまで最長2週間延期. 最長2週間延期してもGrade 2の場合:25%減量のうえ再開.
その他の副作用		Grade 2 以下

<副作用に対する減量の目安>

検査項目		減量を要する基準	投与量
骨髄機能	好中球数(全好中球数)	持続性の好中球数減少(好中球数500/mm^{3}未満が7日以上継続するか, 本剤投与後22日目までに軽快しない場合)	25%減量またはサイトカイン(G-CSFなど)併用
	血小板数	25,000/mm^3 未満	
肝機能	血清ビリルビン	1.2〜3.0 mg/dL	25%減量
		3.0 mg/dL を超える(本剤との因果関係がない場合).	50%減量
非血液毒性	手掌・足底発赤知覚不全症候群 口内炎	Grade 3, 4	Grade 2 以下に回復後25%減量
その他の副作用		Grade 3, 4	Grade 2 以下に回復後25%減量

PLD + CBDCA + BV療法 ●

＜投与中止の目安＞

検査項目		次コース投与時	中止を要する基準
心機能	LVEF値	45%を下回ったとき，またはベースラインよりも20%以上低下した時.	
肝機能	血清ビリルビン	3.0 mg/dLを超える.	本剤との因果関係が否定できない場合.
非血液毒性	手掌・足底発赤知覚不全症候群口内炎	Grade 3, 4	最長2週間延期してもGrade 2以下に軽快しない.
	その他の副作用	Grade 3, 4	最長2週間延期してもGrade 2以下に回復しない.

▍副作用対策と服薬指導のポイント

【PLD】

① Infusion reaction：初回投与時の投与開始30分以内に発現する症例が多い. 1 mg/minを超える速度で投与しない. 中断後に再開する場合は，投与速度を中断前の3分の2以下にする[2].

② 手掌・足底発赤知覚不全症候群：単剤（40〜50 mg/m^2）に比較して頻度は少ないが，3コース目までに発現する症例が多い. 保湿および過度の荷重が手足にかからないように指導する.

③ 口内炎：2コース目に発現するケースが多い.

④ 血管外漏出：血管外漏出により注射部位壊死が生じることがあるので注意する[2].

【BV】

p.751 参照.

【文　献】

1) Pfisterer J, et al：Bevacizumab and platinum-based combinations for recurrent ovarian cancer: a randomised, open-label, phase 3 trial. Lancet Oncol, 21：699-709, 2020

2) ドキシル®注 適正使用ガイド

＜縄田修一＞

7 婦人科がん

3 卵巣がん（上皮性卵巣がん）

793

7. 婦人科がん 3）卵巣がん（上皮性卵巣がん）

Olaparib 単独療法

Olaparib　1回300 mg（150 mg錠2錠※）　1日2回　経口　連日投与
a）再発維持：PD（増悪）まで継続
b）*BRCA*遺伝子変異陽性 初回化学療法後維持：2年間
※ 100 mg錠と150 mg錠の生物学的同等性は示されていないため，300 mgを投与する際には100 mg錠を使用しないこと．

基本事項

【適　応】

a）プラチナ系抗悪性腫瘍薬感受性の再発卵巣がんにおける維持療法
b）*BRCA*遺伝子変異陽性のFIGO進行期分類Ⅲ～Ⅳ期の進行卵巣がんにおけるプラチナ製剤を含む初回化学療法後の維持療法

【奏効率】

a）再発維持

	無増悪生存期間（中央値）	全生存期間（中央値）
SOLO2[1][2]　*BRCA*変異陽性患者	19.1カ月	51.7カ月
study 19[3]　*BRCA*変異有無関係なし	8.4カ月	29.8カ月※

BRCA1/2：breast cancer susceptibility gene 1/2（遺伝性乳がん・卵巣がん症候群 Hereditary Breast and Ovarian Cancer Syndrome：HBOCの原因遺伝子）
※再発維持療法の全生存期間はプラセボと有意差はないが延長傾向あり

b）*BRCA*遺伝子変異陽性 初回化学療法後の維持[4]

無増悪生存期間（中央値）	5年時点の病勢進行なし
56.0カ月	48.3％

【副作用[1]】

血液毒性

	All Grade	Grade 3以上
貧血	43.1％	19.5％
好中球減少	11.8％	2.6％
発熱性好中球減少症	0.5％	0.5％
血小板減少	8.2％	0％

Olaparib 単独療法 ●

非血液毒性

	All Grade	Grade 3 以上
悪心	75.9 %	2.6 %
嘔吐	37.4 %	2.6 %
疲労	37.9 %	1.0 %
無力症	31.3 %	3.1 %
下痢	32.8 %	1.0 %
口内炎	10.3 %	1.0 %
味覚異常	26.7 %	0 %
頭痛	25.1 %	0.5 %
関節痛	14.9 %	0 %
食欲減退	22.1 %	0 %
咳嗽	16.9 %	0.5 %

■レジメンチェックポイント

① 治療対象（再発維持療法）
- ・2レジメン以上のプラチナ製剤を含む治療歴があること.
  例）術後TC療法後，再発でTC療法を実施した場合も2レジメンとカウントする.
- ・プラチナ製剤を含む化学療法終了後，再発（増悪）までの期間が6カ月以上あること（プラチナ感受性があること）.
- ・可能な限りプラチナを含むレジメンの最終投与から8週間以内に開始すること.

② 治療開始の目安[1]

ヘモグロビン	10 g/dL 以上
好中球数	1,500/mm³ 以上
血小板数	100,000/mm³ 以上
総ビリルビン	1.5 × ULN 以下
AST，ALT	2.5 × ULN 以下（肝転移がある場合 5 倍以下）
血清クレアチニン	1.5 × ULN 以下

③ 肝機能障害[5]
Child-Pugh 分類 A または B：投与可，C：投与不可（臨床試験で除外されている）

7 婦人科がん　3 卵巣がん（上皮性卵巣がん）

795

● 改訂第8版 がん化学療法レジメンハンドブック

④ 腎機能障害[5]

Ccr 31～50 mL/min：400 mg/ 日（1回200 mg 1日2回）へ減量

Ccr 30 mL/min 以下：投与不可（臨床試験で除外されている）

⑤ 減量，休薬および再開基準[5]

副作用	程度	処置	再開時の投与量
貧血	ヘモグロビン値が Grade 3 または 4	ヘモグロビン値≧9 g/dL に回復するまで最大4週間休薬する．	・1回目の再開：減量せずに投与する． ・2回目の再開：1回250 mg 1日2回で投与する． ・3回目の再開：1回200 mg 1日2回で投与する．
好中球減少	Grade 3 または 4	1,500/mm³ 以上に回復するまで休薬する．	
間質性肺疾患	Grade 2	Grade 1 以下に回復するまで休薬する．	減量せずに投与する．
	Grade 3 または 4	中止する．	再開しない．
血小板減少	Grade 3 または 4	75,000/mm³ 以上に回復するまで最大4週間休薬する．	減量せずに投与する．
上記以外の副作用	Grade 3 または 4	Grade 1 以下に回復するまで休薬する．	

⑥ 相互作用[5]

＜投与量の減量が必要なケース＞

CYP3A の阻害作用	該当薬剤（主な薬剤）	Olaparib 投与量
強力	イトラコナゾール，リトナビル，ボリコナゾール	100 mg を1日2回
中程度	シプロフロキサシン，ジルチアゼム，エリスロマイシン，フルコナゾール，ベラパミル	150 mg を1日2回

上記薬剤中止後1週間以上経過していれば通常量で投与する．

796

Olaparib 単独療法 ●

＜該当薬剤を可能なら他の同効薬に変更するケース＞

CYP3A 誘導薬	開始前の休薬期間
フェノバルビタール	5週間前
リファンピシン，カルバマゼピン，フェニトイン，セイヨウオトギリソウ	3週間前

＜摂取しないように指導＞

グレープフルーツ含有食品，セイヨウオトギリソウ（St. John's Wort）含有健康食品

▍副作用対策と服薬指導のポイント

p.437 参照.

【文　献】

1) Pujade-Lauraine E, et al：Olaparib tablets as maintenance therapy in patients with platinum-sensitive, relapsed ovarian cancer and a BRCA1/2 mutation (SOLO2/ENGOT-Ov21)：a double-blind, randomised, placebo-controlled, phase 3 trial. Lancet Oncol, 18：1274-1284, 2017

2) Poveda A, et al：Olaparib tablets as maintenance therapy in patients with platinum-sensitive relapsed ovarian cancer and a BRCA1/2 mutation (SOLO2/ENGOT-Ov21)：a final analysis of a double-blind, randomised, placebo-controlled, phase 3 trial. Lancet Oncol, 22：620-631, 2021

3) Ledermann JA, et al：Overall survival in patients with platinum-sensitive recurrent serous ovarian cancer receiving olaparib maintenance monotherapy：an updated analysis from a randomised, placebo-controlled, double-blind, phase 2 trial. Lancet Oncol, 17：1579-1589, 2016

4) Banerjee S, et al：Maintenance olaparib for patients with newly diagnosed advanced ovarian cancer and a BRCA mutation (SOLO1/GOG 3004)：5-year follow-up of a randomised, double-blind, placebo-controlled, phase 3 trial. Lancet Oncol, 22：1721-1731, 2021

5) リムパーザ®錠［卵巣癌］適正使用のためのガイド

＜縄田修一＞

7. 婦人科がん　3）卵巣がん（上皮性卵巣がん）

Niraparib 単独療法

Niraparib　1回200 mg[※1]**　1日1回　経口　連日投与**

a) 初回化学療法後の維持療法：PD（増悪）まで，または最長3年間
b) 再発・進行がんの維持療法：PD（増悪）まで，または最長3年間
c) HRD 陽性[※2]再発・進行がん：PD（増悪）まで

※1 体重77 kg以上かつ血小板15万/mm^{3}以上の場合は，300 mg/回で投与する．
※2 相同組換え修復欠損（HRD：homologous recombination deficiency）を有する患者

基本事項

【適　応】

a) 卵巣がん（Stage Ⅲ，Ⅳ）におけるプラチナ製剤を含む初回化学療法後の維持療法
b) プラチナ系抗悪性腫瘍薬感受性の再発卵巣がんにおける維持療法
c) プラチナ系抗悪性腫瘍薬感受性の相同組換え修復欠損（HRD）を有する再発卵巣がん

【奏効率】

	無増悪生存期間（中央値）
a) PRIMA 試験[1]	13.8 カ月
b) NOVA 試験[2]	9.3 〜 21 カ月※
c) QUADRA 試験[3]	5.5 カ月

※ HRD 陰性/BRCA 陰性：9.3 カ月，HRD 陽性/BRCA 陰性：12.9 カ月，
BRCA 陽性：21 カ月

【副作用】PRIMA 試験[1]

血液毒性

	All Grade	Grade 3 以上
貧血	63.4 %	31.0 %
好中球減少	26.4 %	12.8 %
血小板減少	45.9 %	28.7 %

非血液毒性

	All Grade	Grade 3 以上
悪心	57.4 %	1.2 %
嘔吐	22.3 %	0.8 %
疲労	34.7 %	1.9 %
下痢	18.8 %	0.6 %
便秘	39.0 %	0.2 %
頭痛	26.0 %	0.4 %
腹部痛	21.9 %	1.4 %
高血圧	16.9 %	6.0 %

■ レジメンチェックポイント[4]

① 治療対象

a) 初回化学療法後の維持療法：プラチナ製剤を含む初回治療の奏効例に用いること

b) 再発・進行がんの維持療法：2レジメン以上のプラチナ製剤を含む治療歴があること

c) HRD 陽性 再発・進行がん：

・3または4レジメンの化学療法歴があり，プラチナ製剤感受性があること

・HRD をコンパニオン診断薬で確認していること

② 直近のプラチナ製剤投与後の維持療法開始のタイミングの目安

a) 12 週以内

b) 8 週以内

③ 治療開始の目安

ヘモグロビン	10 g/dL 以上（b）再発・進行がんでは 9 g/dL 以上）
好中球数	1,500/mm³ 以上
血小板数	10 万 /mm³ 以上（c）HRD 陽性 再発・進行がんでは 15 万 /mm³ 以上）
血圧	コントロール良好

④ 肝機能障害

総ビリルビン値が施設基準値の 1.5 倍超の場合は減量など慎重に投与.

⑤ 副作用発現時の休薬，減量，中止基準

副作用	程度	処置	再開時の投与量
血小板減少	血小板数100,000/mm³未満	血小板数100,000/mm³以上に回復するまで最大28日間休薬する．28日間休薬しても回復しない場合は投与中止．	初回発現時： ・同量または1段階減量 ・75,000/mm³未満に低下した場合には1段階減量 2回目の発現時：1段階減量
好中球減少	好中球数1,000/mm³未満	好中球数1,500/mm³以上に回復するまで最大28日間休薬する．28日間休薬しても回復しない場合は投与中止．	1段階減量
貧血	ヘモグロビン値8 g/dL未満	ヘモグロビン値9 g/dL以上に回復するまで最大28日間休薬する．28日間休薬しても回復しない場合は投与中止．	1段階減量
上記以外の副作用	Grade 3以上	ベースラインまたはGrade 1以下に回復するまで最大28日間休薬する．28日間休薬しても回復しない場合は投与中止．	1段階減量

⑥ 減量基準

初回投与量	200 mg	300 mg
1段階減量	100 mg	200 mg
2段階減量	投与中止	100 mg
3段階減量	—	投与中止

⑦ 検査の間隔

血液検査（全血球数）

投与開始後1カ月間	週1回
投与開始後2〜11カ月間	月1回
投与開始後12カ月以降	定期的

血圧や心拍数などのバイタルサイン

投与開始後2カ月間	週1回以上
投与開始後3〜12カ月間	月1回
投与開始13カ月以降	定期的

■ 副作用対策と服薬指導のポイント

① 服用のタイミング：1日1回食事と関係なく服用可能である（食後でもOK）．飲み忘れた場合は，次回，予定時間から再開する．

② 高血圧：血圧上昇が報告されているので，自宅で毎日血圧を測定してもらう必要がある．発現時期は，試験により異なるが，服用開始後18〜56.5日（各試験中央値）との報告がある．

③ 悪心，嘔吐：初回クール（開始後28日以内）に発現するため予防的制吐薬の使用を考慮する．NCCN制吐ガイドラインでは中等度〜高度の催吐性リスクのため，ハイリスク患者では5-HT$_3$受容体拮抗薬（経口），中・低リスク患者ではメトクロプラミドなどを考慮する．2クール目以降は再評価し，中止を検討する．

④ HRDについて：DNA修復機構のひとつである相同組換え修復に異常がある状態のことをあらわし，卵巣がんをはじめとする多くのがんでみられる特徴のひとつである．BRCA1/2遺伝子は相同組換え修復機構に関与しており，BRCA1/2病的バリアントはHRDを引き起こす．HRD患者の約4割がBRCA1/2遺伝子変異を有する．

【文 献】

1) González-Martín A, et al：Niraparib in patients with newly diagnosed advanced ovarian cancer. N Engl J Med, 381：2391-2402, 2019

2) Mirza MR, et al：Niraparib maintenance therapy in platinum-sensitive, recurrent ovarian cancer. N Engl J Med, 375：2154-2164, 2016

3) Moore KN, et al：Niraparib monotherapy for late-line treatment of ovarian cancer（QUADRA）：a multicentre, open-label, single-arm, phase 2 trial. Lancet Oncol, 20：636-648, 2019

4) ゼジューラ®カプセル100 mg　適正使用の手引き

<縄田修一>

7. 婦人科がん　3）卵巣がん（上皮性卵巣がん）

CPT-11単独療法

		Day	1	8	15	22	28
CPT-11	100 mg/m² 点滴静注（90分）		↓	↓	↓		

4週間ごと　PD（増悪）まで

サルベージ療法のため患者の全身状態をみながら継続する.

【制吐対策】
① 5-HT₃受容体拮抗薬（Day 1，8，15）　② デキサメタゾン 9.9 mg IV（Day 1，8，15），8 mg PO（Day 2～3，9～10，16～17）※

※ weekly投与のため，状況をみてDay 2以降のデキサメタゾンは減量する（5-HT₃受容体拮抗薬としてパロノセトロンを使用する場合はDay 2～3，9～10，16～17のデキサメタゾンは省略も可能）.

基本事項

【適　応】

　卵巣がん（上皮性卵巣がん），前化学療法終了後6カ月以内の再発または前化学療法無効例（プラチナ系，タキサン系薬剤無効例）の患者．再発化学療法は予後の延長は証明されていないので，全身状態が悪い患者では症状の緩和を第一優先とする.

★ 前化学療法終了6カ月以降の再発では，原則，プラチナ系薬剤感受性ありと判断し，初回と同一または類似の化学療法を実施する.

【奏効率[1]】

奏効率	無増悪生存期間（中央値）
29％	17週間

【副作用[1]】

	Grade 1～2	Grade 3	Grade 4
白血球減少	46.4％	17.9％	0％
好中球減少	53.6％	7.1％	10.7％
血小板減少	0％	0％	0％

次ページへ続く

CPT-11 単独療法 ●

前ページの続き

	Grade 1〜2	Grade 3	Grade 4
貧血	82.1%	3.6%	0%
下痢	71.4%	10.7%	0%
悪心	92.9%	0%	0%
嘔吐	64.3%	0%	0%
脱毛	50.0%	—	—

▌レジメンチェックポイント

① 投与前の確認：制吐薬
② 投与量の確認[2]

投与予定日（投与前24時間以内）の採血.
・白血球数 3,000/mm^3 未満または血小板数 10万/mm^3 未満
・白血球数 3,000/mm^3 以上かつ血小板数 10万/mm^3 以上であっても，白血球数または血小板数が急激な減少傾向にあるなど，骨髄機能抑制が疑われる場合
上記の場合は，中止または延期.
③ 相互作用[2]

CYP3A4阻害薬：骨髄機能抑制，下痢などの副作用が増強するおそれがある．患者の状態を観察しながら減量するか，または投与間隔を延長する.

CYP3A4誘導薬：活性代謝物（SN-38）の血中濃度が低下し，作用が減弱するおそれがある．本剤投与期間中は対象とする薬剤・食品との併用を避けることが望ましい.

アタザナビル：UGT1A1阻害作用により活性代謝物（SN-38）の代謝が遅延し，骨髄機能抑制，下痢などの副作用が増強するおそれがあるため併用禁忌.

▌副作用対策と服薬指導のポイント

① 下痢：CPT-11による下痢は，投与直後に出現する早発性のものと遅発性（投与7日目頃まで）のものに大きく分けられる．早期の腹痛を伴う下痢には副交感神経遮断薬を1回投与するのみで改善することが多い．遅発性の下痢にはロペラミドや止瀉薬などを投与する.

7

婦人科がん　3　卵巣がん（上皮性卵巣がん）

803

● 改訂第8版 がん化学療法レジメンハンドブック

> ★ CPT-11の遅発性の下痢は活性代謝物SN-38により起こ
> る．SN-38は腸管循環するため，がん性疼痛に対してのオ
> ピオイド投与や予防的な止瀉薬投与による便秘は，CPT-11
> の副作用を増強することがある．投与前の排便コントロー
> ルに注意する必要がある．

② **発熱性好中球減少症**：発熱性好中球減少症を伴う下痢は致死的
となることがある．外来患者では，発熱を伴う下痢がある場合
はただちに連絡するように指導する．

③ **脱毛**：約半数の患者に発現するので事前に説明する必要がある．
治療開始数週間後から抜け始める．

④ CPT-11投与中の腹痛や鼻水などの症状にアトロピン注（0.5
mg）0.5～1Aの予防投与が有効な場合が多い．ただし，アトロ
ピンの禁忌を十分確認のうえ使用すること．

【文 献】

1) Matsumoto K, et al：The safety and efficacy of the weekly dosing of irinotecan
for platinum- and taxanes-resistant epithelial ovarian cancer. Gynecol Oncol,
100：412-416，2006

2) カンプト®点滴静注 インタビューフォーム

<縄田修一>

7. 婦人科がん　3）卵巣がん（上皮性卵巣がん）

PLD ＋ BV 療法

		Day	1	8	15	22	28
PLD	40〜50 mg/m²[※1] 点滴静注（1 mg/min以下）		↓				
BV	10 mg/kg 点滴静注（初回90分[※2]）		↓		↓		

4週間ごと　PD（増悪）まで

※1 PLDの投与量についてはレジメンチェックポイント①も参照．
※2 2回目60分，3回目以降は30分

【制吐対策】
デキサメタゾン 6.6 mg IV（Day 1）

基本事項

【適　応】
プラチナ耐性再発卵巣がん

【奏効率[1]】

無増悪生存期間（中央値）	全生存期間（中央値）
5.4カ月	13.7カ月

【副作用[2]】PLD単剤のデータ

	Grade 2	Grade 3	Grade 4
下痢	1.0 %	0 %	0 %
便秘	7.3 %	1.0 %	1.0 %
呼吸困難	9.4 %	0 %	1.0 %
疲労	21.9 %	1.0 %	0 %
手掌・足底発赤知覚不全症候群	9.4 %	10.4 %	0 %
悪心，嘔吐	2.1 %	8.3 %	2.1 %
粘膜炎	12.5 %	3.1 %	0 %
発疹	4.2 %	1.0 %	0 %
好中球減少症	—	13.5 %	5.2 %
血小板減少症	—	5.2 %	0 %
貧血	—	2.1 %	0 %
発熱性好中球減少症	—	3.1 %	1.0 %

● 改訂第8版 がん化学療法レジメンハンドブック

BV併用群では，Grade 2以上の高血圧，尿蛋白の増加が非併用群より多く，消化管穿孔はBV併用群のみに認められたと報告されている[3].

■ レジメンチェックポイント

① 投与量

PLDの添付文書上の単剤投与の投与量は50 mg/m²である．ただし，国内臨床試験では40 mg/m²でも効果に差がなく，有害事象は少ないとの報告がある[4]．BVとの併用試験でも40 mg/m²である[1].

② PLD累積投与量の確認

ドキソルビシンの総投与量が500 mg/m²を超えると心毒性のリスクが増大するため，本治療以前の治療歴を含め，アントラサイクリン系薬剤の総投与量をチェックする（アントラサイクリン系薬剤換算比はp.303参照）.

③ 減量，休薬，中止基準

＜BV：臨床試験[1] での休薬，中止基準（参考）＞

副作用	程度	処置
血液毒性	Grade 3以上	【初回】Grade 1以下に回復するまでBVを休薬. 【2回目】BVを中止.
	Grade 4（発熱性好中球減少症，血小板減少症）	BVを休薬
高血圧	Grade 2	BVを休薬し降圧薬による治療を行う. 高血圧がコントロールされた場合（＜150/100 mmHg）はBVを再開可能.
	Grade 3	持続性（＞24時間）または症状を伴う場合はBVを休薬し，治験責任医師が血圧コントロール不良と判断した場合はBVを中止.
	Grade 4	BVを中止

次ページへ続く

806

PLD＋BV療法 ●

前ページの続き

副作用	程度	処置
出血	・全 Grade の中枢神経系出血，頭蓋内出血 ・Grade 3，4 の中枢神経系以外の出血 ・Full-dose の抗凝固薬の投与を受けている患者の出血	BV を中止
蛋白尿	Grade 2	【ディップスティック法 2+ の場合】BV を投与継続して次回投与前に 24 時間蓄尿. 【ディップスティック法 3+ の場合】投与前に 24 時間蓄尿を実施し，蛋白量が≧2 g/24 hr の場合は＜2 g/24 hr になるまで BV を休薬.
	Grade 3	BV を休薬（24 時間蓄尿を実施し蛋白量が＜2 g/24 hr になった場合は BV を再開）. 蛋白尿のため BV を 2 回以上休薬した場合は継続の可否を主任研究者と相談.
	Grade 4 またはネフローゼ症候群	BV を中止
静脈血栓症	Grade 3	BV を 3 週間休薬
	Grade 4	BV を中止

文献 5 より一部抜粋

＜PLD＞

減量，休薬，中止基準は p.792 参照.

副作用対策と服薬指導のポイント

【PLD】

① Infusion reaction：初回投与時の投与開始 30 分以内に発現する症例が多い．1 mg/min を超える速度で投与しない．中断後に再開する場合は，投与速度を中断前の 3 分の 2 以下にする[6]．

② 手掌・足底発赤知覚不全症候群：3 コース目までに発現する症例が多い．保湿および過度の荷重が手足にかからないように指導する．

7

婦人科がん

3

卵巣がん（上皮性卵巣がん）

● 改訂第8版 がん化学療法レジメンハンドブック

③ 口内炎：2コース目に発現するケースが多い.

④ 血管外漏出：血管外漏出により注射部位壊死が生じることがあるので注意する.

【BV】

p.751参照.

【文　献】

1) Poveda AM, et al：Bevacizumab Combined With Weekly Paclitaxel, Pegylated Liposomal Doxorubicin, or Topotecan in Platinum-Resistant Recurrent Ovarian Cancer: Analysis by Chemotherapy Cohort of the Randomized Phase Ⅲ AURELIA Trial. J Clin Oncol, 33：3836-3838, 2015

2) Mutch DG, et al：Randomized phase Ⅲ trial of gemcitabine compared with pegylated liposomal doxorubicin in patients with platinum-resistant ovarian cancer. J Clin Oncol, 25：2811-2818, 2007

3) Pujade-Lauraine E, et al：Bevacizumab combined with chemotherapy for platinum-resistant recurrent ovarian cancer: The AURELIA open-label randomized phase III trial. J Clin Oncol, 32：1302-1308, 2014

4) Nakayama M, et al：A comparison of overall survival with 40 and 50mg/m² pegylated liposomal doxorubicin treatment in patients with recurrent epithelial ovarian cancer: Propensity score-matched analysis of real-world data. Gynecol Oncol, 143：246-251, 2016

5) アバスチン® 適正使用ガイド（卵巣癌）

6) ドキシル®注 適正使用ガイド

<縄田修一>

7. 婦人科がん　3）卵巣がん（上皮性卵巣がん）

GEM 単独療法

	Day	1	8	15	22	28
GEM　1,000 mg/m^2 点滴静注（30分）		⬇	⬇	⬇		
	4週間ごと　PD（増悪）まで					

サルベージ療法のため患者の全身状態をみながら継続する.

【制吐対策】
デキサメタゾン 6.6 mg IV（Day 1，8，15）

基本事項

【適　応】

プラチナ製剤を含むがん化学療法後に増悪した卵巣がん

★ 海外第Ⅲ相試験では，プラチナ製剤を含む治療6カ月以内[1] または12カ月以内[2] に再発した症例を対象に行われている.

★ 公知申請で適応拡大となったため，国内臨床試験データなし.

【奏効率[2]】

無増悪生存期間（中央値）	全生存期間（中央値）
20週	51週

【副作用[2]】

血液毒性

	Grade 3	Grade 4
白血球減少	15％	6％
好中球減少	17％	6％
血小板減少	4％	1％
貧血	6％	1％

非血液毒性

	Grade 3	Grade 4
疲労	4％	4％
悪心，嘔吐	1％	0％

次ページへ続く

●改訂第8版 がん化学療法レジメンハンドブック

前ページの続き

	Grade 3	Grade 4
下痢	1 %	0 %
肝障害	4 %	1 %
粘膜炎	1 %	0 %
アレルギー反応	1 %	0 %

▌レジメンチェックポイント

① 治療開始時検査値の目安[2]

＜骨髄機能＞

好中球数＞1,500/mm^3，血小板数＞100,000/mm^3，ヘモグロビン＞9 g/dL

＜非血液毒性＞

血清クレアチニン＜1.5 mg/dL，総ビリルビン：施設基準値以下，肝機能：施設基準値の1.5倍以下

② 特徴的禁忌

・胸部単純X線写真で明らかで，かつ臨床症状のある間質性肺炎または肺線維症のある患者には投与しないこと．

・放射線増感作用を期待する胸部への放射線療法との併用を避けること．

▌副作用対策と服薬指導のポイント

① 血管痛：投与中に血管痛があらわれる場合があるので，漏出がないことを確認後，点滴部位を温めると緩和することが多い（次回以降は投与前から予防的に温める）．

② 発熱：国内臨床試験では，約3割の患者に投与後（多くは投与日の夜以降数日間以内）の発熱があらわれており，患者への説明および解熱薬の処方を検討する．1回目に発熱した患者は2回目以降も発熱するケースがある．

③ 疲労感：点滴投与から翌日に出現することがある．一般的には軽度．

④ 皮疹：24～72時間後に出現することが多い．

⑤ 脱毛：再発卵巣がんの化学療法の多くは脱毛を伴うので，脱毛頻度が少ない治療法は，患者にとって有益な情報である．

⑥ 間質性肺炎：間質性肺炎があらわれることがあるので，胸部X

線検査などを定期的に行うとともに症状（空咳，発熱など）に注意する．

【文　献】

1) Mutch DG, et al：Randomized phase Ⅲ trial of gemcitabine compared with pegylated liposomal doxorubicin in patients with platinum-resistant ovarian cancer. J Clin Oncol, 25：2811-2818, 2007

2) Ferrandina G, et al：Phase Ⅲ trial of gemcitabine compared with pegylated liposomal doxorubicin in progressive or recurrent ovarian cancer. J Clin Oncol, 26：890-896, 2008

＜縄田修一＞

7. 婦人科がん 3）卵巣がん（上皮性卵巣がん）

ETP単独療法

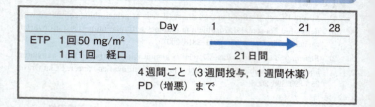

ETP 1回 50 mg/m² 1日1回 経口
Day 1 ～ 21　21日間
4週間ごと（3週間投与，1週間休薬）
PD（増悪）まで

基本事項

【適応】
プラチナ製剤を含むがん化学療法後に増悪した卵巣がん

【奏効率[1]】

	無増悪生存期間（中央値）	全生存期間（中央値）
プラチナ製剤感受性なし	5.7カ月	10.8カ月
プラチナ製剤感受性あり	6.3カ月	16.5カ月

【副作用[1]】

	Grade 3～4
白血球減少症	41.2 %
好中球減少症	45.4 %
消化器毒性	15.5 %
貧血	13.4 %
血小板減少症	9.3 %
発熱	2.1 %
神経毒性	2.1 %
疲労	1.0 %
肺障害	1.0 %
体重減少	1.0 %
肺炎	1.0 %
肝障害	1.0 %

ETP単独療法 ●

レジメンチェックポイント

① 投与量

海外臨床試験では，放射線治療歴がある患者では30 mg/m^{2}で投与されている[1].

＜ETP：腎障害時の減量基準＞

血清クレアチニン（mg/dL）	＞1.4
	30％減量

文献2

または

Ccr（mL/min）	15〜50	15＞
	25％減量	さらなる減量調節が必要

米国添付文書

＜ETP：肝障害時の減量基準＞

T-Bil 1.5〜3.0 mg/dL or AST＞3×ULN	T-Bil＞3.0 mg/dL
50％減量	投与中止

文献3

② レジメン選択について

卵巣がんで数少ない経口抗がん薬療法である．点滴治療の継続が困難な場合に検討する．

副作用対策と服薬指導のポイント

① 悪心，嘔吐：軽度催吐性リスク[4]のため，必要時，メトクロプラミドなどを検討する．

② 骨髄抑制：Grade 3以上の好中球減少が高頻度に起こるため，定期的な採血による確認が必要である．

【文　献】

1) Rose PG, et al：Prolonged oral etoposide as second-line therapy for platinum-resistant and platinum-sensitive ovarian carcinoma：a Gynecologic Oncology Group study. J Clin Oncol, 16：405-410, 1998

2) Pflüger KH, et al：Pharmacokinetics of etoposide：correlation of pharmacokinetic parameters with clinical conditions. Cancer Chemother Pharmacol, 31：350-356, 1993

3) 「改訂第2版ハイリスクがん患者の化学療法ナビゲーター」（高野利実, 尾崎由記範／編）, メジカルビュー社, 2017

4) 「制吐薬適正使用ガイドライン 2023年10月改訂 第3版」（日本癌治療学会／編）, 金原出版, 2023

＜縄田修一＞

8. 泌尿器がん

化学療法の概要

1）進行・再発膀胱がん（図1）

　治療膀胱がんの約30％は筋層浸潤性膀胱がんかあるいはそれ以上に進展した進行がんとされており，筋層浸潤性がん（Stage Ⅱ〜Ⅲ）と局所浸潤がん（Stage Ⅳ）に分けられる．筋層浸潤性がんの標準治療は，根治的膀胱摘除術＋骨盤リンパ節郭清術＋尿路変向である．これらの標準治療を主体とした治療に対し，周術期化学療法として，術前のM-VAC療法などが治療成績の向上に向けて検討されてきた．筋層浸潤性膀胱がんに対する術前化学療法の利点としては，CDDPを含む化学療法の施行により生存率改善に寄与することが確認されている．また，根治切除後の再発リスクが高い筋層浸潤性膀胱がんにおいてNivolumabによる1年間の術後補助化学療法の有用性も示され，周術期化学療法の治療戦略が変わりつつある[1]．

　転移性または再発性膀胱がんに対する標準治療であるM-VAC療法，GC療法は確立しているが，術前化学療法としてのGC療法の有用性の報告は少なく，エビデンスレベルの高い治療としては確立していないため，注意が必要である[2][3]．しかし，GC療法において生存率が高くなるという結果は得られていないが，術前化学療法群において膀胱温存率が20％を超えるような良好な成績も報告されはじめている[4]．

　Stage Ⅳ膀胱がん，転移性または再発性膀胱がんの化学療法として，M-VAC療法が長年実施されてきたが，有害事象が比較的軽微で治療成績が同等であると示されたGC療法が今や第一選択治療として実施されている[5]．

　進行・再発膀胱がんの一次治療は6コースを上限としているが，その後の維持療法の開発が望まれていた．一次治療でプラチナ製剤を含む化学療法を4〜6コース実施し進行が認められない患者を対象とし，Avelumab単独療法による維持療法や二次治療としてのPembrolizumab単独療法が行われている．これらの免疫チェックポイント阻害薬後の病勢進行に対し，Enfortumab Vedotinの有

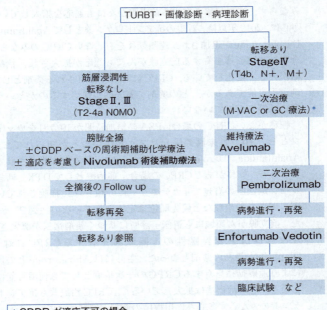

● 図1　膀胱がんの治療アルゴリズム
文献1, 5, 6を参考に作成

用性が示され，三次治療以降の選択肢として確立された．

2) 前立腺がん

前立腺がんの化学療法は，内分泌治療に抵抗を示したと考えられる CRPC（castration-resistant prostate cancer, 去勢抵抗性前立腺がん）に対してエビデンスが確立している治療法として，DTX が2008年に承認され幅広く使用されている．DTX 抵抗性に対する二次治療として，2014年に本邦においても相次いで，① Enzalutamide（抗アンドロゲン薬），② Abiraterone（CYP17阻害薬），③ Cabazitaxel（タキサン系抗悪性腫瘍薬）が承認された．その後，Enzalutamide においては去勢抵抗性前立腺がん（CRPC）の

みならず，遠隔転移を有する前立腺がんにも適応を拡大している．さらに，2019年以降，新規の抗アンドロゲン薬としてApalutamide, Darolutamideが追加され，遠隔転移を有しないCRPCのみならず，今では遠隔転移を有する前立腺がんにも適応が拡大され，治療戦略が大きく変化している．CRPCに対して使用される薬剤として6剤選択可能であるが，どの薬剤を優先的に使用するのかという疑問には答えが出ていない．

転移がないCRPCの場合，PSAの倍加時間が10ヵ月をカットオフとし，10ヵ月未満の場合リスクが高いことが知られており，Apalutamide, Darolutamide, Enzalutamideなどが推奨されている．一方，転移があるCRPCの場合，前治療としてDTX，新規ホルモン療法歴の有無で4カテゴリーに分類され，推奨されているが，明確な使用順など優先順位は定められていない（図2）[7]．また，前立腺がん領域にも遺伝子診断に基づく薬剤選択が導入され，*BRCA*遺伝子変異陽性の遠隔転移を有するCRPCに対し，Olaparibが最初の薬剤となった．さらにはAbirateroneとの併用により遠隔転移を有するCRPCの一次治療としても使用可能になるなど，その治療法は拡大している[8]．CRPC治療薬も抗アンドロゲン薬のみならず多彩な作用機序の薬剤が開発されているため，その副作用の把握も重要であり，薬剤選択する際の重要なポイントと考えられる．

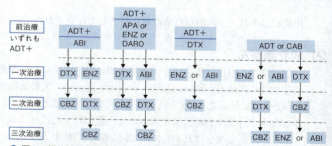

● 図2 **転移性去勢抵抗性前立腺がん（mCRPC）の治療アルゴリズム**
ADT：アンドロゲン遮断療法，CAB：複合アンドロゲン遮断療法，DTX：ドセタキセル，ABI：アビラテロン，ENZ：エンザルタミド，CBZ：カバジタキセル，APA：アパルタミド，DARO：ダロルタミド
文献7より改変

化学療法の概要

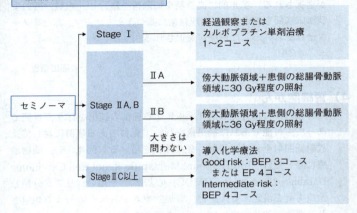

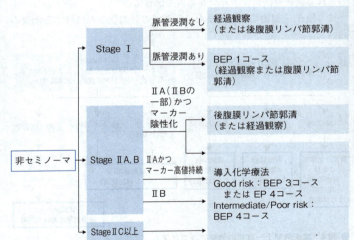

● 図3 胚細胞腫瘍の化学療法
Stage分類はTNM第8版, リスク分類はIGCCCに準拠.
文献9より改変.

3) 胚細胞腫瘍 (図3)

胚細胞腫瘍の化学療法は，化学療法開始前にIGCCC (International Germ Cell Consensus Classification, 国際胚細胞腫瘍予後分類) に準じて予後分類を行い，化学療法のスケジュールが選択される．基本的に高位精巣摘除術を施行し，組織診断および臨床病期を決定する．病理結果に基づきセミノーマ，非セミノーマそれぞれに応じた治療が選択される[9]．

<高田慎也>

4) 腎細胞がん

腎細胞がんは可能な限り手術による腫瘍の摘出を行う．Ⅳ期であっても可能であれば摘出術を行い，転移のある症例に対しては放射線照射や分子標的薬，免疫療法を用いる (図4, 5)．薬物治療に際しては，International Metastatic Renal Cell Carcinoma Database Consortium (IMDC) の基準[10]を用い，リスク分類し治療方針を決定する (表1)．腎癌診療ガイドライン[11]より想定される薬物療法治療アルゴリズムを図6に示す．

現在，根治切除不能または転移性の腎細胞がんに対する治療の

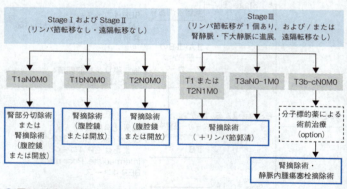

● 図4　臨床病期Ⅰ～Ⅲ期の治療アルゴリズム
　　　文献11より改変

監視療法 (option)：早期の場合で，高齢者や合併症を持つ場合に選択されることがある．

経皮的凍結療法・ラジオ波焼灼術 (option)：腫瘍が小さい場合，高齢者や合併症のある症例で手術を希望しない場合に選択されることがある．

化学療法の概要

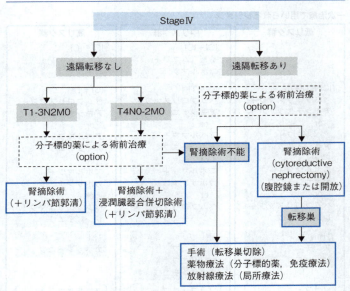

● 図5 臨床病期 Ⅳ期の治療アルゴリズム
文献11より改変

● 表1 International Metastatic Renal Cell Carcinoma Database Consortium（IMDC）の基準

予後因子	予後リスク因子
● 診断から全身療法までの期間が1年未満 ● Karnofsky performance status が80％未満 ● ヘモグロビン値＜正常下限値 ● カルシウム値＞正常上限値 ● 好中球数＞正常上限値 ● 血小板数＞正常上限値	● 低リスク群（favorable-risk） ：予後因子なし ● 中リスク群（intermediate-risk） ：予後因子が1つまたは2つ ● 高リスク群（poor-risk） ：予後因子が3～6つ

文献10を参考に作成

● 改訂第8版 がん化学療法レジメンハンドブック

一次治療で用いられるレジメン

低リスク群	中リスク群	高リスク群
	ICI＋ICI イピリムマブ＋ ニボルマブ	ICI＋ICI イピリムマブ＋ ニボルマブ
ICI＋TKI ペムブロリズマブ＋ アキシチニブ or アベルマブ＋ アキシチニブ or ニボルマブ＋ カボザンチニブ or ペムブロリズマブ＋ レンバチニブ	ICI＋TKI ペムブロリズマブ＋ アキシチニブ or アベルマブ＋ アキシチニブ or ニボルマブ＋ カボザンチニブ or ペムブロリズマブ＋ レンバチニブ	ICI＋TKI ペムブロリズマブ＋ アキシチニブ or アベルマブ＋ アキシチニブ or ニボルマブ＋ カボザンチニブ or ペムブロリズマブ＋ レンバチニブ
TKI スニチニブ パゾパニブ	TKI スニチニブ パゾパニブ カボザンチニブ	TKI カボザンチニブ
ソラフェニブ インターフェロンα 低用量インターロイ キン-2	ソラフェニブ インターフェロンα 低用量インターロイ キン-2	スニチニブ テムシロリムス

二次治療で用いられるレジメン

ICI ニボルマブ	or	TKI カボザンチニブ	or	TKI アキシチニブ

三次治療で用いられるレジメン

ICI ニボルマブ	or	TKI カボザンチニブ

非淡明細胞がん

TKI
スニチニブ

mTOR 阻害薬
テムシロリムス

● **図6 ガイドラインより想定される腎がん薬物療法アルゴリズム**
　　　腎癌診療ガイドライン 2022 年小改訂を参考に作成
　　　ICI：免疫チェックポイント阻害薬
　　　TKI：チロシンキナーゼ阻害薬

組み合わせは多岐に渡る．ICI＋ICI（ICI：免疫チェックポイント阻害薬）を一次治療に用いた場合には，二次治療でAxitinibやCabozantinibのTKI（チロシンキナーゼ阻害薬）の投与が推奨される．一次治療でICI＋TKIが用いられた場合には，二次治療で用いていないTKIを選択することが多いが，その有効性はすでに一次治療でTKIが用いられているため弱まることが懸念される[12]．

いずれのリスク群でも，ICI＋TKIは用いることが可能だが，どの治療を選択するかの明確な根拠となるエビデンスはない．奏効率が高いPembrolizumab＋LenvatinibやNivolumab＋Cabozantinibは，病勢進行が早く症候性またはlife-threateningな症例の場合に症状の改善が期待される．また，MET（肝細胞増殖因子受容体）を標的とするCabozantinibは，骨転移病変を有する症例に対する効果が期待される[13]．Nivolumab＋Cabozantinibは臨床試験のサブセット解析においても，骨転移の有無にかかわらず効果が認められている[14]．高齢患者にICI＋TKIを用いる場合には，75歳以上の患者群で有効性と安全性が確認されているAvelumab＋Axitinibも選択肢となる[15]．

中リスク群や高リスク群で用いることができる，Ipilimumab＋Nivolumabは治療中断後の継続的な病勢制御の可能性を患者が希望する場合に推奨される[16]．

高齢患者や，併存疾患によりICIによる治療が困難な症例の場合にはTKI単剤治療も考慮される．また，低リスク分類の患者の場合，ICI＋TKIの無増悪生存期間や全生存期間はTKI単剤と同等か若干劣ることが確認されている．そのため，病勢進行が緩やかな症例の場合には，過剰な毒性を回避する目的でTKI単剤での治療も選択肢となる．

<今井千晶>

【文　献】

1) オプジーボ®点滴静注　添付文書

2) Alva AS, et al：Efficient delivery of radical cystectomy after neoadjuvant chemotherapy for muscle-invasive bladder cancer：a multidisciplinary approach. Cancer, 118：44-53, 2012

3) Zargar H, et al：Multicenter assessment of neoadjuvant chemotherapy for muscle-invasive bladder cancer. Eur Urol, 67：241-249, 2015

4) Khaled HM, et al：Gemcitabine and cisplatin as neoadjuvant chemotherapy for

● 改訂第8版 がん化学療法レジメンハンドブック

invasive transitional and squamous cell carcinoma of the bladder : effect on survival and bladder preservation. Clin Genitourin Cancer, 12 : 233-240, 2014

5) 「膀胱癌診療ガイドライン2019年版増補版」（日本泌尿器科学会／編，日本放射線腫瘍学会／協力），医学図書出版，2023

6) バベンチオ®点滴静注　添付文書

7) 「前立腺癌診療ガイドライン2023年版」（日本泌尿器科学会／編），メディカルレビュー社，2023

8) リムパーザ®錠　添付文書

9) 「精巣癌診療ガイドライン2024年版」（日本泌尿器科学会／編），金原出版，2024

10) Heng DY, et al : Prognostic factors for overall survival in patients with metastatic renal cell carcinoma treated with vascular endothelial growth factor-targeted agents: results from a large, multicenter study. J Clin Oncol, 27 : 5794-5799, 2009

11) 「腎癌診療ガイドライン（2017年版）」（日本泌尿器科学会／編），メディカルレビュー社，2017

12) Nadal R, et al : Safety and clinical activity of vascular endothelial growth factor receptor (VEGFR) -tyrosine kinase inhibitors after programmed cell death 1 inhibitor treatment in patients with metastatic clear cell renal cell carcinoma. Ann Oncol, 27 : 1304-1311, 2016

13) Choy E, et al : Phase II Study of Cabozantinib in Patients With Bone Metastasis. Oncologist, 27 : 600-606, 2022

14) Choueiri TK, et al : Nivolumab plus Cabozantinib versus Sunitinib for Advanced Renal-Cell Carcinoma. N Engl J Med, 384 : 829-841, 2021

15) Tomita Y, et al : Efficacy and safety of avelumab plus axitinib in elderly patients with advanced renal cell carcinoma: extended follow-up results from JAVELIN Renal 101. ESMO Open, 7 : 100450, 2022

16) Motzer RJ, et al : Conditional survival and long-term efficacy with nivolumab plus ipilimumab versus sunitinib in patients with advanced renal cell carcinoma. Cancer, 128 : 2085-2097, 2022

8. 泌尿器がん 1）膀胱がん

GC（GEM + CDDP）療法

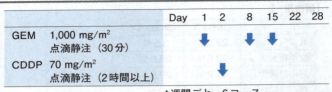

【投与前】
1,000～2,000 mLの輸液（Day 2）

【制吐対策】
① 5-HT$_3$受容体拮抗薬（Day 2） ② アプレピタント※125 mg（Day 2），80 mg（Day 3～4） ③ デキサメタゾン6.6 mg IV（Day 1，8，15），9.9 mg IV（Day 2），8 mg PO（Day 3～5） ④ オランザピン 5 mg（Day 2～5）（糖尿病患者は禁忌）
※静注のNK$_1$受容体拮抗薬使用の場合はp.24参照

【投与後】
① 1,000～2,000 mLの輸液（Day 2） ② 20％マンニトール 200～300 mL，フロセミド注 10 mg（必要に応じ投与）

基本事項

【適 応】

M-VAC療法の対象患者と基本は同じであると考えられている．未治療のStage Ⅳ膀胱がんを対象としたGC療法とM-VAC療法とのランダム化比較試験が行われ，生存期間に差は認められず，副作用はGC療法で有意に少ない結果が報告された．また，治療完遂率や薬剤非減量率もGC療法で高くdose-intensity（単位時間あたりの投与量）の点からもGC療法が勝っていると考えられる[1]．

GC療法の基本形は4週間ごとであるが，4週間ごとのGC療法ではDay 15に投与するGEMの中止率の高さが問題視されている．実際にはDay 15を抜いた3週間レジメンも検討されており，この3週と4週を比較した第Ⅱ相試験も実施され，全生存期間などを比較し，同等性を示したという報告がある[2]．今後は，3週間レジメンも用いられる可能性も十分にある．

● 改訂第8版 がん化学療法レジメンハンドブック

【奏効率[1) 3)]】

奏効率	無増悪生存期間（中央値）	1年生存率	5年生存率
49.4％	7.4カ月	58.4％	13.0％

【副作用[1)]】

	Grade 3	Grade 4
貧血	23.5％	3.5％
血小板減少	28.5％	28.5％
好中球減少	41.2％	29.9％
悪心・嘔吐	22.0％	0％
脱毛	10.5％	0％
便秘	1.5％	0％
発熱	0％	0％

レジメンチェックポイント

① 前投薬の確認：制吐薬の使用

② 投与量の確認

Day 8，15のGEMの投与は，白血球数 2,000/mm³ 未満または血小板数 70,000/mm³ 未満のとき，白血球数 2,000/mm³，血小板数 70,000/mm³ を超えるまで投与延期する．

＜CDDP：腎障害時の減量基準＞

GFR または Ccr (mL/min)	60〜30	30〜15	15＞
	25％減量	禁忌（添付文書）	
		50％減量	推奨されない．必要な場合には 50〜75％減量 文献4

または

Ccr (mL/min)	60〜46	45〜31	30≧
	25％減量	50％減量	使用中止 文献5

③ GEMと胸部への放射線療法の併用の場合，重篤な食道炎，肺炎が報告されており，併用は禁忌とされている．

④ 相互作用の確認

CDDP：アミノグリコシド系抗菌薬，バンコマイシン，注射用アムホテリシンB，フロセミドとの併用で腎障害リスク増大．アミノグリコシド系抗菌薬，バンコマイシン，フロセミドとの

併用で聴器障害リスク増大.

フェニトインとの併用でフェニトインの血漿中濃度が低下したとの報告がある.

副作用対策と服薬指導のポイント

① 腎障害：CDDPによる腎障害予防のため1日3,000 mL以上の尿量の確保を目安に，治療前後に1,000～2,000 mLの適当な輸液や利尿薬の使用に加えて，水分摂取の必要性を伝える.

② GEMの点滴時間は30分.1時間以上の点滴で副作用が増強することが報告されているため，点滴時間が短いことを伝える.

③ 神経障害：CDDPによる手足のしびれなどの末梢神経障害と4,000～8,000 Hz付近の高音域聴力障害が問題とされている.一般的にCDDPの総投与量が300～500 mg/m²以上になると聴器障害の頻度が高くなると報告されており，軽度なものは投与中止により軽減することもあるが，不可逆的な場合も少なくない.

★ 聴器障害：アミノグリコシド系薬剤においても第8脳神経障害が知られており，併用によりCDDPによる聴器障害が起こりやすくなることが考えられるため，併用には十分注意をする必要がある.

④ 脱毛：通常，CDDP，GEM投与開始2～3週間経過後に発現し，治療中止後半年～1年で回復することを伝える.

【文 献】

1) von der Maase H, et al：Gemcitabine and cisplatin versus methotrexate, vinblastine, doxorubicin, and cisplatin in advanced or metastatic bladder cancer：Results of a large, randomized, multinational, multicenter, phase Ⅲ Study. J Clin Oncol, 17：3068-3077, 2000

2) Als AB, et al：Gemcitabine and cisplatin in locally advanced and metastatic bladder cancer; 3- or 4-week schedule? Acta Oncologica, 47：110-119, 2008

3) von der Maase H, et al：Long-term survival results of a randomized trial comparing gemcitabine and cisplatin, with methotrexate, vinblastine, doxorubicin, plus cisplatin in patients with bladder cancer. J Clin Oncol, 23：4602-4608, 2005

4) 「腎機能別薬剤投与量POCKET BOOK第5版」（日本腎臓病薬物療法学会／編），じほう，2024

5) 「改訂第2版ハイリスクがん患者の化学療法ナビゲーター」（高野利実，尾崎由記範／編），メジカルビュー社，2017

<高田慎也>

8

泌尿器がん

1

膀胱がん

8. 泌尿器がん 1）膀胱がん

Avelumab単独療法

		Day	1	8	14
Avelumab	10 mg/kg 点滴静注（60分以上）		↓		
		2週間ごと PD（増悪）まで			

【前投薬】
① ジフェンヒドラミン 25〜50 mg（Day 1）② アセトアミノフェン 500〜650 mg（Day 1）

基本事項

【適 応】

根治切除不能な尿路上皮がんにおける化学療法後の維持療法
・プラチナ製剤を含む化学療法（一次治療※）後に疾患進行が認められない患者 ※一次治療：GEM + CDDP または CBDCA を4〜6コース

【奏効率】JAVELIN Bladder 100試験[1]

無増悪生存期間（中央値）	全生存期間（中央値）	奏効率
3.7カ月	21.4カ月	9.7％

PD-L1陽性群

無増悪生存期間（中央値）	全生存期間（中央値）
5.7カ月	未到達

【副作用[1]】n = 344

	All Grade	Grade 3以上
倦怠感	17.7％	1.7％
掻痒感	17.2％	0.3％
尿路感染症	17.2％	4.4％
下痢	16.6％	0.6％
関節痛	16.3％	0.6％
便秘	16.3％	0.6％
甲状腺機能低下症	11.6％	0.3％
Infusion reaction	10.2％	0.9％

Avelumab単独療法 ●

レジメンチェックポイント

① 前投薬の確認：Infusion reaction の予防.

② 副作用発現時の休薬, 中止基準[2) 3)]

副作用	程度	処置
間質性肺疾患	Grade 2	Grade 1 以下に回復するまで休薬する.
	Grade 3, 4 または再発性の Grade 2	中止する.
大腸炎／下痢	Grade 2 または 3	Grade 1 以下に回復するまで休薬する.
	Grade 4 または再発性の Grade 3	中止する.
肝機能障害	AST もしくは ALT が基準値上限の 3〜5 倍, または総ビリルビンが基準値上限の 1.5〜3 倍に増加した場合	Grade 1 以下に回復するまで休薬する.
	AST もしくは ALT が基準値上限の 5 倍超, または総ビリルビンが基準値上限の 3 倍超に増加した場合	中止する.
甲状腺機能低下症甲状腺機能亢進症副腎機能不全高血糖	Grade 3 または 4	Grade 1 以下に回復するまで休薬する.
心筋炎	新たに発現した心徴候, 臨床検査値または心電図による心筋炎の疑い	休薬または投与中止する.
腎障害	Grade 2 または 3	Grade 1 以下に回復するまで休薬する.
	Grade 4	投与を中止する.

次ページへ続く

8

泌尿器がん

1

膀胱がん

827

●改訂第8版 がん化学療法レジメンハンドブック

前ページの続き

副作用	程度	処置
Infusion reaction	Grade 1	投与速度を半分に減速する.
	Grade 2	投与を中断する. 患者の状態が安定した場合（Grade 1以下）には,中断時の半分の投与速度で投与を再開する.
	Grade 3または4	投与を中止する.
上記以外の副作用	Grade 2または3	Grade 1以下に回復するまで休薬する.
	・Grade 4または再発性のGrade 3 ・副作用の処置としての副腎皮質ホルモンをプレドニゾロン換算で10 mg/日相当量以下まで12週間以内に減量できない場合 ・12週間を超える休薬後もGrade 1以下まで回復しない場合	投与を中止する.

副作用対策と服薬指導のポイント

　Avelumabなどの免疫チェックポイント阻害薬では，頻度は高くないものの多岐にわたる免疫関連有害事象（irAE）が報告されており，それぞれの特徴や初期症状を指導して，早期に発見・対処することが重要である．irAEとしては，間質性肺疾患，心筋炎，重症筋無力症，大腸炎，1型糖尿病，肝機能障害，甲状腺機能障害，神経障害，腎障害などが報告されており，発現時には速やかに専門医への相談を検討する必要がある．irAEの早期発見のためには，通常の検査項目に加えて，心電図・胸部X線・血糖・甲状腺機能・副腎皮質機能検査など医療機関内であらかじめ取り決めをしておくことも重要である．また，免疫チェックポイント阻害薬の投与終了後に重篤な副作用があらわれることもあるので，投与終了後も観察を十分に行う．

Avelumab単独療法 ●

① 間質性肺炎

急性肺障害，間質性肺疾患があらわれることがあるので，患者には初期症状（息切れ，呼吸困難，咳嗽，発熱などの有無）を伝え，早期の医療機関への受診について指導する．Grade 2の場合には，副腎皮質ステロイド（初回用量：プレドニゾロン換算1～2 mg/kg）の投与を考慮する．Grade 3～4の重篤な症状の場合で，ステロイドパルス療法などの治療にて48時間を超えても症状が改善しない場合には，適応外使用であることを留意のうえ，免疫抑制薬（インフリキシマブ，シクロホスファミド，ミコフェノール酸モフェチルなど）の投与を考慮する．

② 大腸炎，重度の下痢

脱水予防のための水分摂取について説明するとともに，症状の急激な悪化または遷延時の医療機関への受診について指導する．止瀉薬であるロペラミドを投与する場合は，irAEによる下痢をマスクする可能性があるため使用には十分注意が必要である．Grade 3以上の重症およびGrade 2でも遷延する場合にはステロイド，またはインフリキシマブ5 mg/kg（保険適用外）の投与を考慮する．ただし腸穿孔，敗血症などの合併時にはインフリキシマブ投与は勧められない．

③ 1型糖尿病

劇症1型糖尿病の報告もされているため，口渇，多飲，多尿などの高血糖症状や，激しい倦怠感，悪心嘔吐などの糖尿病性ケトアシドーシス症状および早期の医療機関への受診について指導する．1型糖尿病が疑われる場合には専門医と連携するとともに，Avelumab投与を中止し補液や電解質補充，インスリン投与を開始する．ステロイドの使用にはエビデンスはなく推奨されていない．

④ 甲状腺機能障害

比較的頻度の高いirAEであること，甲状腺機能亢進症（動悸，発汗，暑がり，軟便，体重減少，不眠，振戦，眼球突出）および甲状腺機能低下症（易疲労・脱力感，寒がり，便秘，体重増加，徐脈，眼瞼浮腫，こむら返り，嗄声）の症状を説明する．甲状腺機能障害は，破壊性甲状腺炎に伴う甲状腺機能亢進症を経由して甲状腺機能低下に至る症例も報告されている．甲状腺機能障害は，無症状で進行することもあるため，TSH・遊離

● 改訂第8版 がん化学療法レジメンハンドブック

T3・遊離 T4 を定期的に測定することを考慮する．なお，副腎機能障害が併発している場合，ヒドロコルチゾンの投与を先行させる．

⑤ 副腎皮質機能低下症

コルチゾール欠乏に伴う易疲労性，食欲不振，消化器症状などやアルドステロン欠乏に伴う低ナトリウム血症，高カリウム血症，低血圧などの症状を伝え，自覚する場合には早期の医療機関への受診について指導する．副腎皮質機能低下を疑う場合には，ACTH，コルチゾールを測定し，内分泌専門医と連携するとともに，ヒドロコルチゾン 10 ～ 20 mg/ 日より開始し，患者の状態に合わせて調節する．ヒドロコルチゾン開始後は，副腎クリーゼ予防のために，自己判断で中断しないことを説明する．また発熱などで普段と違うストレスがかかる場合には，ヒドロコルチゾンを通常の 1.5 ～ 3 倍量服用するなど対応方法を事前に確認しておく必要がある．

【文　献】

1) Powles T, et al : Avelumab maintenance therapy for advanced or metastatic urothelial carcinoma. N Engl J Med, 383 : 1218-1230, 2020
2) バベンチオ® 適正使用ガイド
3) バベンチオ® 添付文書

＜高田慎也＞

8. 泌尿器がん　1）膀胱がん

Pembrolizumab 単独療法

	Day	1	8	15	21
Pembrolizumab　200 mg 点滴静注（30分）		↓			
	3週間ごと　PD（増悪）まで				

または

	Day	1	8	15	22	29	36	42
Pembrolizumab　400 mg 点滴静注（30分）		↓						
	6週間ごと　PD（増悪）まで							

基本事項

【適　応】

がん化学療法後に増悪した根治切除不能な尿路上皮がん

・プラチナ製剤を含む化学療法（一次治療）後に疾患進行を認めた患者

・プラチナ製剤を含む術前・術後補助化学療法後12カ月以内に再発した患者

【奏効率】KEYNOTE-045試験[1]

奏効率	無増悪生存期間（中央値）	全生存期間（中央値）	全生存期間（中央値）（PD-L1高発現）
21.1％	2.1カ月	10.3カ月	8.0カ月

【副作用】KEYNOTE-045試験[1]

	All Grade	Grade 3以上
肺臓炎	4.1％	2.3％
貧血	3.4％	0.8％
甲状腺機能低下症	6.4％	0％
甲状腺機能亢進症	3.8％	0％
下痢	9.0％	1.1％
悪心	10.9％	0.4％
食欲減退	8.6％	0％
掻痒感	19.5％	0％

● 改訂第8版 がん化学療法レジメンハンドブック

▌レジメンチェックポイント

① 投与量，投与スケジュールの確認

　　Pembrolizumab の投与量・投与スケジュールは，1回200 mg を
3週間間隔または1回400 mg を6週間間隔の2つの投与方法が
承認されているため，投与前に治療計画を熟知してチェックす
ること.

② 副作用に対する休薬，中止基準の確認[2) 3)]

副作用	程度	処置
間質性肺疾患	Grade 2	Grade 1 以下に回復するまで休薬する. 12週間を超える休薬後もGrade 1 以下まで回復しない場合には中止する.
	Grade 3 以上または再発性の Grade 2	中止する.
大腸炎／下痢	Grade 2 または 3	Grade 1 以下に回復するまで休薬する. 12週間を超える休薬後もGrade 1 以下まで回復しない場合には中止する.
	Grade 4 または再発性の Grade 3	中止する.
肝機能障害	・AST もしくは ALT が基準値上限の3〜5倍または総ビリルビンが基準値上限の1.5〜3倍に増加した場合	Grade 1 以下に回復するまで休薬する. 12週間を超える休薬後もGrade 1 以下まで回復しない場合には中止する.
	・AST もしくは ALT が基準値上限の5倍超または総ビリルビンが基準値上限の3倍超に増加した場合 ・肝転移がある患者では，AST または ALT が治療開始時に Grade 2 で，かつベースラインから50％以上の増加が1週間以上持続する場合	中止する.

次ページへ続く

832

前ページの続き

副作用	程度	処置
腎機能障害	Grade 2	Grade 1以下に回復するまで休薬する. 12週間を超える休薬後もGrade 1以下まで回復しない場合には中止する.
	Grade 3以上	中止する.
内分泌障害	・Grade 2以上の下垂体炎 ・症候性の内分泌障害（甲状腺機能低下症を除く） ・Grade 3以上の甲状腺機能障害 ・Grade 3以上の高血糖 ・1型糖尿病	Grade 1以下に回復するまで休薬する. 12週間を超える休薬後もGrade 1以下まで回復しない場合には中止を検討する.
Infusion reaction	Grade 2	投与を直ちに中止する. 1時間以内に回復する場合には，投与速度を50％減速して再開する.
	Grade 3以上または再発性のGrade 2	直ちに中止し，再投与しない.
上記以外の副作用	・Grade 4または再発性のGrade 3の副作用 ・Grade 3以上の心筋炎，脳炎，ギラン・バレー症候群 ・副作用の処置としての副腎皮質ホルモンをプレドニゾロン換算で10 mg/日相当量以下まで12週間以内に減量できない場合 ・12週間を超える休薬後もGrade 1以下まで回復しない場合	中止する.

副作用対策と服薬指導のポイント

p.142参照.

【文　献】

1) Joaquim B, et al：Pembrolizumab as second-line therapy for advanced urothelial carcinoma（KEYNOTE-045）. N Engl J Med, 376：1015-1026, 2017

● 改訂第8版 がん化学療法レジメンハンドブック

2) キイトルーダ®点滴静注 添付文書
3) キイトルーダ®点滴静注 適正使用ガイド

<高田慎也>

8. 泌尿器がん　1）膀胱がん

Enfortumab Vedotin 単独療法

		Day	1	8	15	22	28
Enfortumab Vedotin	1.25 mg/kg※ 点滴静注（30分以上）		↓	↓	↓		

4週間ごと　PD（増悪）まで

※ただし，1回量は125 mgを超えない．

【制吐対策】
デキサメタゾン 6.6 mg IV（Day 1, 8, 15）

基本事項

【適　応】
がん化学療法後に増悪した根治切除不能な尿路上皮がん
・PD-1/PD-L1阻害薬による治療歴のある患者

【奏効率[1]】

奏効率	無増悪生存期間（中央値）	全生存期間（中央値）
40.6％	5.55カ月	12.88カ月

【副作用[1]】

	All Grade	Grade 3以上
脱毛	45.3％	0％
末梢感覚障害	33.8％	3.0％
掻痒症	32.1％	1.4％
倦怠感	31.1％	6.4％
食欲低下	30.7％	3.0％
下痢	24.3％	3.4％
味覚障害	24.3％	0％
悪心	22.6％	1.0％
貧血	11.5％	2.7％
好中球減少	6.8％	4.7％
発熱性好中球減少	0.7％	0.7％

● 改訂第8版 がん化学療法レジメンハンドブック

レジメンチェックポイント

① 副作用発現時の休薬，減量，中止基準[2) 3)]

副作用	程度	処置
皮膚障害	Grade 2	症状が増悪する場合，Grade 1 以下に回復するまで休薬を考慮する．休薬した場合は，回復後，1 段階減量または同一用量で投与再開できる．
	・Grade 3 ・SJS または TEN 疑い	・Grade 1 以下に回復するまで休薬する．回復後，1 段階減量または同一用量で投与再開できる． ・再発した場合，投与中止する．
	・Grade 4 ・SJS または TEN	投与中止する．
角膜障害	Grade 2	・Grade 1 以下に回復するまで休薬する．回復後，同一用量で投与再開できる． ・再発した場合，Grade 1 以下に回復するまで休薬する．回復後，1 段階減量して投与再開できる．
	Grade 3 以上	投与中止する．
高血糖	Grade 3	血糖値 250 mg/dL 以下に回復するまで休薬する．回復後，同一用量で投与再開できる．
	Grade 4	投与中止する．
末梢性ニューロパチー	Grade 2	・Grade 1 以下に回復するまで休薬する．回復後，同一用量で投与再開できる． ・再発した場合，Grade 1 以下に回復するまで休薬する．回復後，1 段階減量して投与再開できる．
	Grade 3 以上	投与中止する．
骨髄抑制（血小板減少症以外）	Grade 3	Grade 1 以下に回復するまで休薬する．回復後，1 段階減量または同一用量で投与再開できる．
	Grade 4	投与中止，または Grade 1 以下に回復するまで休薬する．回復後，1 段階減量して投与再開できる．貧血が改善しない場合には投与中止する．

次ページへ続く

前ページの続き

副作用	程度	処置
血小板減少症	Grade 2	Grade 1 以下に回復するまで休薬する.回復後,同一用量で投与再開できる.
	Grade 3	Grade 1 以下に回復するまで休薬する.回復後,1 段階減量または同一用量で投与再開できる.
	Grade 4	投与中止,または Grade 1 以下に回復するまで休薬する.回復後,1 段階減量して投与再開できる.
間質性肺疾患	Grade 2	Grade 1 以下に回復するまで休薬する.回復後,1 段階減量して投与再開できる.
	Grade 3 以上	投与中止する.
上記以外の副作用	Grade 3	Grade 1 以下またはベースラインに回復するまで休薬する.回復後,1 段階減量または同一用量で投与再開できる.
	Grade 4	投与中止する.

SJS：Stevens-Johnson 症候群，TEN：中毒性表皮壊死融解症

② 減量の目安[2) 3)]

減量段階	投与量
通常投与量	1.25 mg/kg（最大 125 mg）
1 段階減量	1.0 mg/kg（最大 100 mg）
2 段階減量	0.75 mg/kg（最大 75 mg）
3 段階減量	0.5 mg/kg（最大 50 mg）

③ 併用薬の確認

MMAE※は主に CYP3A4 で代謝されるため，強力な CYP3A 阻害薬（イトラコナゾール，リトナビル，クラリスロマイシンなど）と併用することで，MMAE の代謝が阻害され，MMAE の血中濃度が上昇する可能性がある.

※MMAE：モノメチルアウリスタチン E（MMAE）：微小管重合阻害作用を有する活性本体

▎副作用対策と服薬指導のポイント[2) 3)]

早期発見が重要であるため，重大な副作用の初期症状に注目する必要がある.

● 改訂第8版 がん化学療法レジメンハンドブック

① 皮膚反応（掻痒症）

【初期症状】

皮膚反応のタイプ：発疹，皮膚乾燥，掻痒症，皮膚色素沈着亢進/低下

皮膚のタイプ：斑状丘疹，膿疱，紅斑，水疱

広がり：限局性，広汎性

部位：胸部，背中，腕，大腿部，腋窩

特徴：痒み，疼痛

・皮膚疾患，発疹，アレルギー反応などの既往がある患者は発現しやすいため注意する．

・治療開始後に，発熱（38℃以上），眼の充血，瞼の腫れ，口唇のびらんなどの症状が認められた場合はSJS，TENなどの重篤皮膚障害の可能性を考慮する．

・皮膚反応の発現中央値は，全Grade：14日，Grade 3以上：16日

【主な対策】

皮膚乾燥の予防目的に治療開始時より全身保湿薬（ヘパリン類似物質油性クリームなどを使用する．その後，皮膚症状に応じて副腎皮質ホルモンや抗ヒスタミン薬による対応を行い，悪化時には皮膚科にコンサルトなども考慮する．

② 高血糖

【初期症状】

口渇，多尿，多飲，体重減少など

・治療開始前HbA1c＞6.5％やBMI＞30 kg/m^{2}の患者や高血糖の患者は注意が必要．

・高血糖の発現中央値は，全Grade：19日，Grade 3以上：18日

【主な対策】

本剤中止と血糖値が回復するまでインスリン製剤などによる処置を行う．

③ 末梢性ニューロパチー

【初期症状】

手や足のしびれ感，痛みなどの異常感覚，四肢末梢の脱力，運動麻痺，筋力低下など

・糖尿病などの合併症，高齢者，転移性尿路上皮がんの脊椎転移を有する場合は，ニューロパチー発症のリスクが高まるた

め注意が必要.

- ニューロパチーの発現中央値は，全Grade：75日，Grade 3
以上：158日

【主な対策】

化学療法誘発性の末梢性ニューロパチーによる疼痛に関して，
治療ガイドラインではデュロキセチンが推奨されており，最近
ではミロガバリン，プレガバリンなども使用されている.

④ 間質性肺炎

【初期症状】

息切れ，呼吸困難，咳嗽，発熱など

【主な対策】

- 初期症状が認められた場合，早期の医療機関の受診が必要.
- 呼吸不全を呈する場合，副腎皮質ホルモンを使用し，重症例
にはメチルプレドニゾロン1g／日，3日間のパルス療法など
のステロイド大量投与を検討する.

⑤ 眼障害

【初期症状】

ドライアイ，霧視，角膜障害（眼精疲労，視力低下，かすみ目，
充血，眼脂など）

- ドライアイ，霧視，角膜障害の発現中央値は，各49日，97
日，57日

【主な対策】

休薬，減量，中止などにて対応し，眼症状が回復しない場合，
眼科的検査を実施する.

【文　献】

1) Powles T, et al : Enfortumab Vedotin in Previously Treated Advanced Urothelial Carcinoma. N Engl J Med, 384 : 1125-1135, 2021
2) パドセブ® 副作用マネジメントガイド
3) パドセブ® 点滴静注用 添付文書

＜高田慎也＞

8. 泌尿器がん 2) 前立腺がん

DP (DTX + PSL) 療法

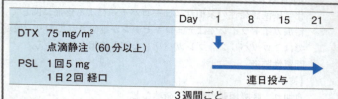

* 基本的にはPD（増悪）まで継続する．日本では明確な規定はない．

【DTX投与日】
デキサメタゾン 6.6 mg IV（Day 1）（アレルギー予防）

基本事項

【適 応】

転移性・去勢抵抗性前立腺がん

> ★ 去勢抵抗性前立腺がんとは？
> ホルモン治療に抵抗性を示した前立腺がんをかつては"ホルモン不応性前立腺がん"と呼んでいた．しかし最近では，血清テストステロン値が去勢レベルに達しているが抗アンドロゲン剤単独では増殖をコントロールできない段階があり，この段階を去勢抵抗性前立腺がん（castration-resistant prostate cancer：CRPC）と呼んでいる．

【奏効率[1) 2)]】

PSA 奏効率	疼痛軽減率	全生存期間（中央値）	3年生存率
45 %	35 %	19.2 カ月	18.6 %

【副作用[2)]】

貧血（Grade 3 or 4）	5 %
血小板減少（Grade 3 or 4）	1 %
好中球減少（Grade 3 or 4）	32 %
発熱性好中球減少症	3 %
脱毛	65 %
悪心，嘔吐	42 %

次ページへ続く

DP（DTX＋PSL）療法 ●

前ページの続き

下痢	32 %
爪変形	30 %
味覚障害	18 %
口内炎	20 %
筋肉痛	14 %
末梢性浮腫	19 %

■ レジメンチェックポイント

① 前投薬の確認：制吐薬や過敏反応，浮腫予防薬

② 投与量の確認（DTX）

治療開始前の好中球数が2,000/mm^{3}未満のとき投与を延期する．

＜肝障害時の減量基準＞

T-Bil＞ULNで投与中止．AST，ALT＞1.5×ULNかつ
ALP＞2.5×ULNで投与中止（米国添付文書より）．

③ アルコール過敏症の確認

DTX（タキソテール®）の添付溶解液にはエタノールが含まれ
ているので，アルコールに過敏な患者に投与する場合は，添付
溶解液を使用せずに生理食塩液または5％ブドウ糖液で溶解す
ること．アルコールで希釈された製剤では，アルコールを抜く
ことはできないため注意する．なお現在はプレミックス製剤で
も，アルコールを含有しない製剤も発売されている（p.160参
照）．

> ★ DTX製剤について
> 現在本邦においては，アルコールを含む添付溶解液にて希釈
> 後使用する製剤と，すでにアルコールなどで希釈された製剤，
> およびアルコールを含有しない液体製剤などが販売されてお
> り，濃度，アルコール含有量が異なるため注意が必要である．

④ 相互作用[3]

DTX：アゾール系抗真菌薬（ミコナゾールなど）やエリスロマ
イシン，クラリスロマイシン，シクロスポリン，ミダゾラムの
併用によりCYP3A4の阻害，またはDTXとの競合により，DTX
の血中濃度が上昇し副作用が強くあらわれることが考えられる．
PSL：デスモプレシンは低ナトリウム血症発現のおそれがある
ため併用禁忌．

8

泌尿器がん

2

前立腺がん

841

● 改訂第8版 がん化学療法レジメンハンドブック

▌副作用対策と服薬指導のポイント

① アルコールに関する問診（DTX）：自動車の運転など危険を伴う機械の操作に従事させないように注意すること.

② アレルギー症状：DTXの投与開始から数分以内に起こることがあるので, 開始後1時間は頻回に顔面潮紅, 血圧, 脈拍数, 動悸などのモニタリングを行うなど, 患者の状態を十分に観察すること.

③ 浮腫：体液貯留および浮腫の発現はDTXの総投与量が350〜400 mg/m²以上（非予防投与）で高くなると報告されている. その予防のため, 欧米においては, 1回最大投与量を100 mg/m²としている場合もあり, 過敏反応や浮腫の予防としてデキサメタゾン8〜16 mg/日を前日から3日間投与する方法が行われている.

④ 脱毛：通常, DTXの投与開始2〜3週間経過後に発現し, 治療中止後半年〜1年で回復することを伝える.

⑤ 白血球減少：DTXの用量規制因子は白血球（主に好中球）減少であり, 重篤な白血球減少に起因した治療関連死が認められている. そのため, 頻回に血液検査を行うなど, 患者の状態を十分に観察し, 患者には感染予防（手洗い, うがい, マスクの着用など）の励行を指導する必要がある.

【文　献】

1) Berthold DR, et al：Docetaxel plus prednisone or mitoxantrone plus prednisone for advanced prostate cancer：Updated survival in the TAX 327 study. J Clin Oncol, 26：242-245, 2008

2) Tannock IF, et al：Docetaxel plus prednisone or mitoxantrone plus prednisone for advanced prostate cancer. N Engl J Med, 351：1502-1512, 2004

3) タキソテール®点滴静注用 インタビューフォーム

＜高田慎也＞

8. 泌尿器がん　2）前立腺がん

Cabazitaxel + PSL 療法

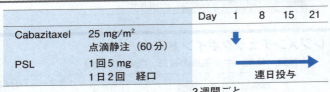

* 基本的にはPD（増悪）まで続ける．

【前投薬】
① ジフェンヒドラミン 25 mg またはクロルフェニラミン 5 mg（Day 1）
② デキサメタゾン 8 mg PO または同等のステロイド（Day 1）
③ H_2 ブロッカー（シメチジンを除く）（Day 1）

基本事項

【適　応】
前立腺がん

【奏効率[1) 2)]】
海外第Ⅲ相試験[1)] 化学療法既治療対象

PSA 奏効率※	無増悪生存期間（中央値）	全生存期間（中央値）
39.2 %	2.8 カ月	15.1 カ月

※ ベースラインから 50 % 以上低下

【副作用[1)]】海外第Ⅲ相試験（n = 371）

	All Grade	Grade 3 以上
貧血	8.4 %	2.7 %
発熱性好中球減少症	7.5 %	7.5 %
白血球減少	5.1 %	3.8 %
血小板減少	5.1 %	2.2 %
食欲減退	12.4 %	0.5 %
味覚異常	10.2 %	0 %
末梢性ニューロパチー	7.0 %	0.3 %
下痢	36.4 %	5.1 %
悪心	28.6 %	1.6 %

次ページへ続く

● 改訂第8版 がん化学療法レジメンハンドブック

前ページの続き

	All Grade	Grade 3 以上
嘔吐	15.4 %	1.3 %
便秘	8.1 %	0.5 %
疲労	29.6 %	3.8 %

レジメンチェックポイント

① 減量，休薬，中止基準の確認（Cabazitaxel）[2]

事象	程度	休薬期間	次コース以降の対応
好中球減少	適切な治療にもかかわらずGrade 3以上が1週間以上持続したとき	好中球が1,500/mm^{3}を超えるまで	20 mg/m^{2}に減量
発熱性好中球減少症または好中球減少性感染	発現したとき	症状が回復または改善し，かつ好中球が1,500/mm^{3}を超えるまで	20 mg/m^{2}に減量
下痢	Grade 3以上，または水分，電解質補給などの適切な治療にもかかわらず持続するとき	症状が回復または改善するまで	20 mg/m^{2}に減量
末梢性ニューロパチー	Grade 3以上		投与中止
	Grade 2		20 mg/m^{2}に減量

② 相互作用

Cabazitaxel：主にCYP3Aで代謝される．CYP3A阻害作用によりCabazitaxelの代謝が阻害され血中濃度が上昇し，CYP3A誘導作用によりCabazitaxelの代謝が促進されるため血中濃度が低下する可能性がある．

【CYP3A阻害薬】

イトラコナゾール，クラリスロマイシン，ボリコナゾールなど

Cabazitaxel + PSL療法 ●

【CYP3A誘導薬】

リファンピシン，カルバマゼピン，フェニトインなど

PSL：デスモプレシンは低ナトリウム血症発現のおそれがあるため併用禁忌.

副作用対策と服薬指導のポイント

① アルコールに関する問診：Cabazitaxelの添付溶解液にはエタノールが含有されているため，アルコールの中枢神経系への影響が強くあらわれるおそれがあるので，アルコールに過敏な場合には慎重な判断が必要である.

② アレルギー症状：Cabazitaxelにはポリソルベート80が含有されており，過敏症およびショックに注意が必要である.

③ 骨髄抑制（発熱性好中球減少症：FN）：国内第Ⅰ相試験ではCabazitaxelによるFNは54.5％で認められ，海外第Ⅲ相試験では，Grade 3以上のFNが7.5％であるため，頻回な血液検査を実施するなどの対応が必要であることを伝える. 発熱などの症状がみられた場合には，直ちに抗菌薬の使用や来院するなどの対応が必要になる.

> ★ 好中球減少，発熱性好中球減少症，貧血などの重篤な骨髄抑制があらわれ，その結果，重症感染症などにより死亡に至る例が報告されている. よって，Cabazitaxelの投与が適切と判断される症例についてのみ投与し，下記の患者には投与しないなど，適応患者の選択を慎重に行うことが必要である.
> ・重篤な骨髄抑制のある患者
> ・感染症を合併している患者
> ・発熱を有し，感染症の疑われる患者
> ・肝機能障害を有する患者
> ★ Cabazitaxelの投与にあたっては，最新のガイドラインなどを参考に考慮することが必要である.
> ・G-CSF適正使用ガイドライン（日本癌治療学会／編）参照
>   → 「予防投与」
> ・FN診療ガイドライン（日本臨床腫瘍学会／編）参照
>   → 「治療アルゴリズム」
> ★ また，発熱性好中球減少症のリスク因子（65歳以上，Performance Status不良，発熱性好中球減少症の既往歴，広範囲放射線照射などの強い前治療歴，腫瘍の骨髄浸潤など）を有する患者においては，G-CSF製剤の予防投与（一次予防）を考慮すること.

8
泌尿器がん 2 前立腺がん

845

● 改訂第8版 がん化学療法レジメンハンドブック

④ **下痢**：Cabazitaxel により下痢になった場合は，ロペラミドなどの止瀉薬や水分・電解質補給などの対応が必要になる．

［対応方法］

1コース目の予防投与はしない．下痢が発現した場合，ロペラミド4 mgを使用し，回復するまで2 mgずつの追加投与を行う（1日16 mgを超えない）．ロペラミドの投与にかかわらずGrade 3以上の下痢が継続する場合，Cabazitaxelを減量する．

⑤ **末梢神経障害**（末梢性ニューロパチー）：タキサン系抗悪性腫瘍薬に伴う一般的な臨床症状を伝える．

例）手指のしびれ感，異常感覚，感覚障害など

⑥ **間質性肺炎**：Cabazitaxelにより咳（乾性咳，空咳），息切れ，発熱があらわれた場合には，血液検査（CRP，LDH，KL-6，SP-D），胸部X線，胸部CT，動脈血ガス分析などを早期に確認する必要があるため，すぐに知らせるよう指導する．

【文　献】

1) Johann SB, et al：Prednisone plus cabazitaxel or mitoxantrone for metastatic castration-resistant prostate cancer progressing after docetaxel treatment：a randomised open-label trial. Lancet, 376：1147-1154, 2010

2) ジェブタナ®点滴静注 添付文書

＜高田慎也＞

8. 泌尿器がん　2）前立腺がん

Abiraterone＋PSL療法

Abiraterone	1回1,000 mg	1日1回	経口	連日投与（空腹時※）
PSL	1回5 mg	1日2回	経口	連日投与
				PD（増悪）まで

※食事の1時間前から食後2時間までの間の服用を避けること

基本事項

【適　応】

・去勢抵抗性前立腺がん
・内分泌療法未治療のハイリスクの予後因子を有する前立腺がん

【奏効率】

化学療法既治療対象（DTX を含む）

PSA 奏効率[※1][1]	画像診断上の 無増悪生存期間[2]	PSA再燃まで の期間[1]	化学療法開始 までの期間 （中央値）	全生存期間 （中央値）[1]
29.5%	5.6カ月	8.5カ月	―	15.8カ月

化学療法未治療対象

PSA 奏効率[※1][3]	画像診断上の 無増悪生存期間	PSA再燃まで の期間[3]	化学療法開始 までの期間 （中央値）[3]	全生存期間 （中央値）[4]
62%	―	11.1カ月	25.2カ月	35.3カ月

※1 50％以上のPSA値低下が4週間以上持続した割合

【副作用】Abiraterone 単独療法

	化学療法既治療対象[2]		化学療法未治療対象[3]	
	All Grade	Grade 3～4	All Grade	Grade 3～4
体液貯留・浮腫	33 %	2 %	28 %	＜1 %
低カリウム血症	18 %	4 %	17 %	2 %
高血圧	11 %	1 %	22 %	4 %
心臓障害	16 %	4 %	19 %	6 %
ALT上昇	11 %[※2]	4 %[※2]	12 %	5 %
AST上昇			11 %	3 %

次ページへ続く

● 改訂第8版 がん化学療法レジメンハンドブック

前ページの続き

	化学療法既治療対象[2]		化学療法未治療対象[3]	
	All Grade	Grade 3〜4	All Grade	Grade 3〜4
疲労	47%	9%	39%	
便秘	28%	1%	23%	

※2 肝機能検査による基準外数値の割合（具体的には記載なし）

レジメンチェックポイント

① 減量，休薬，中止基準の確認（Abiraterone）[5]

事象	程度
AST，ALT値 >5×ULN または ビリルビン値 >3×ULN	・検査値が投与開始前値　もしくは，AST，ALT値が2.5×ULN以下かつ，ビリルビン値が1.5×ULN以下に回復するまで休薬する．回復後は750 mgに減量し再開する． ・肝機能検査値異常が再発した場合，検査値が投与開始前値　もしくは，AST，ALT値が2.5×ULN以下かつ，ビリルビン値が1.5×ULN以下に回復するまで休薬する．回復後は500 mgに減量し再開する． ・再度悪化した場合には投与を中止する．
AST，ALT値 >20×ULN または ビリルビン値 >10×ULN	投与中止

② 相互作用

Abiraterone：CYP3A4誘導薬との併用においてAbirateroneの血漿中濃度が低下することが報告されており，有効性が減弱する可能性がある．また，本剤はCYP2D6阻害作用により，デキストロメトルファン，プロパフェノン，フレカイニドなどのような薬剤の代謝が阻害されるため注意が必要である．

PSL：デスモプレシンは低ナトリウム血症発現のおそれがあるため併用禁忌．

③ 重度の肝機能障害患者（Child-Pughスコア C）は禁忌である．

848

Abiraterone + PSL療法 ●

■ 副作用対策と服薬指導のポイント

① AbirateroneのCYP17阻害作用による鉱質コルチコイド濃度上昇作用による以下の症状に注意する.

高血圧：一般的な高血圧への処置〔降圧薬の投与：鉱質コルチコイド受容体拮抗薬（エプレレノンなど）〕

低カリウム血症：3.5 mEq/L以下の場合には補正する. 症状としては, 筋力低下, 筋痙攣, 動悸などに注意する.

浮腫：急激な体重増加（胸水, 全身性浮腫などの体液貯留）がみられることがある. よって定期的に血圧測定, 血液検査（特に電解質変動）, 体重測定を行う必要がある.

② PSLの長期投与に注意する.

ステロイド性骨粗鬆症：アレンドロン酸, リセドロン酸などの薬物療法を考慮.

消化器潰瘍：H_2ブロッカーやPPIの併用を考慮.

糖尿病：定期的に血糖確認を行い, 必要に応じて血糖管理を行う.

> ★ ステロイドの漸減法（Tapering方法）の一例
> 1カ月に1 mg/日を目安に減量を行う方法.
> 離脱症状があらわれた場合には, 直ちにPSLを再投与もしくは増量を行う. 再投与の目安は5 mg/日と考えられている.

③ Abirateroneは食事の影響を避けるために空腹時に服用する. C_{max}およびAUC$_\infty$がそれぞれ7倍／5倍（低脂肪食）, 17倍／10倍（高脂肪食）に増加することが報告されている.

【文　献】

1) Fizaki K, et al：Abiraterone acetate for treatment of metastatic castration-resistant prostate cancer：final overall survival analysis of the COU-AA-301 randomised, double-blind, placebo-controlled phase 3 study. Lancet Oncol, 13：983-992, 2012

2) de Bono JS, et al：Abiraterone and increased survival in metastatic prostate cancer. N Engl J Med, 364：1995-2005, 2011

3) Ryan CJ, et al：Abiraterone in metastatic prostate cancer without previous chemotherapy. N Engl J Med, 368：138-148, 2013

4) Kluetz PG, et al：Abiraterone acetate in combination with prednisone for the treatment of patients with metastatic castration-resistant prostate cancer：U.S. Food and Drug Administration drug approval summary. Clin Cancer Res, 19：6650-6656, 2013

5) ザイティガ®錠 添付文書

＜高田慎也＞

8. 泌尿器がん　2）前立腺がん

Enzalutamide 単独療法

Enzalutamide　1回160 mg　1日1回 経口　連日投与　PD（増悪）まで

基本事項

【適　応】

- ・去勢抵抗性前立腺がん
- ・遠隔転移を有する前立腺がん

【奏効率】

化学療法既治療対象[1]（DTX を含む）

奏効率 （CR または PR）	PSA奏効率[※1]	画像診断上の 無増悪生存期間	PSA再燃まで の期間	全生存期間 （中央値）
29%	54%	8.3カ月	8.3カ月	18.4カ月

化学療法未治療対象[2]

奏効率 （CR または PR）	PSA奏効率[※1]	画像診断上の 無増悪生存期間	PSA再燃まで の期間	全生存期間 （中央値）
—[※2]	78%	未到達	—[※2]	32.4カ月

遠隔転移に対し未治療対象[3]

奏効率 （CR または PR）	PSA奏効率	画像診断上の 無増悪生存期間	PSA再燃まで の期間	全生存期間 （中央値）
83.1%	—	未到達	未到達	未到達

※1 ベースラインから50％以上低下
※2 良好な中間解析の結果, 試験の早期終了が決定したため算出不可

【副作用】

	海外第Ⅲ相試験[1] 化学療法既治療対象 （n＝800）	海外第Ⅲ相試験[2] 化学療法未治療対象 （n＝871）	海外第Ⅲ相試験[3] 遠隔転移未治療 （n＝574）
	All Grade	All Grade	All Grade
疲労	34 %	36 %	19.6 %
ほてり	20 %	18 %	27.1 %
食欲減退	—	18 %	—

次ページへ続く

前ページの続き

	海外第Ⅲ相試験[1] 化学療法既治療対象 (n = 800)	海外第Ⅲ相試験[2] 化学療法未治療対象 (n = 871)	海外第Ⅲ相試験[3] 遠隔転移未治療 (n = 574)
	All Grade	All Grade	All Grade
下痢	21 %	16 %	5.9 %
便秘	—	22 %	4.9 %
頭痛	12 %	10 %	—
QT 延長	0.1 %	—	—
体重減少	—	11 %	—
高血圧	—	13 %	8.0 %

> ★ 国内第Ⅰ/Ⅱ相試験のデータは記載しないが，QT 延長，体重減少，高血圧の頻度が海外試験に比べて高い結果が得られているため，注意が必要と思われる．

レジメンチェックポイント

① 痙攣性疾患またはこれらの既往がある場合（痙攣発作リスクが高い）には慎重投与．
  例）脳損傷，脳卒中の合併または既往がある場合，痙攣発作の閾値を低下させる薬剤を使用中の場合

② Grade 3 以上もしくは忍容できない副作用発現時は，休薬（1週間あるいは Grade 2 以下になるまで）または減量（120 mg あるいは 80 mg を 1 日 1 回経口投与）を考慮すること．なお，再開時には減量を考慮すること．

③ 相互作用
  リファンピシンなどの CYP2C8 誘導薬の併用により Enzalutamide の血漿中濃度が低下する（AUC が 0.63 倍に低下）可能性がある．また，CYP3A4，CYP2C9，CYP2C19 などの基質となる薬剤との併用によりミダゾラム（CYP3A4 基質），ワルファリン（CYP2C9 基質），オメプラゾール（CYP2C19 基質）の AUC はそれぞれ，0.14 倍，0.44 倍，0.30 倍に低下したという報告があり，併用に注意する．

④ 併用禁忌：ドラビリン，エンシトレルビル
  Enzalutamide の CYP3A4 誘導作用により，これらの薬剤の血中濃度を低下させる可能性がある．

8
泌尿器がん

2
前立腺がん

● 改訂第8版 がん化学療法レジメンハンドブック

▌副作用対策と服薬指導のポイント

① **痙攣発作**：痙攣発作リスクが高い場合は慎重投与であり，前駆症状を伝え早期発見に努める．

前駆症状：めまい，ふらつき，四肢のしびれ，四肢の筋痙攣など

> ★ 痙攣発作の閾値を低下させる薬剤は可能な限り中止を検討する．
> 例）抗精神病薬，抗うつ薬，抗不安薬，ステロイド，麻薬性鎮痛薬，抗不整脈薬など

② **食欲減退**：具体的に提示されている対処方法はなく，一時休薬などの対応を検討する必要がある．

③ **悪心，嘔吐**：具体的に提示されている制吐薬はなく，一般的に用いられる，ドンペリドン，メトクロプラミドなどの併用や，一時休薬などの対応を検討する必要がある．

④ **疲労，倦怠感**：具体的に提示されている対処方法はなく，一時休薬などの対応を検討する必要がある．

⑤ **ほてり**：ほかの抗アンドロゲン薬と同様に服用初期からあらわれるとされており，具体的に提示されている対処方法はなく，一時休薬などの対応を検討する必要がある．

【文　献】

1) Scher HI, et al：Increased survival with enzalutamide in prostate cancer after chemotherapy. N Engl J Med, 367：1187-1197, 2012

2) Beer TM, et al：Enzalutamide in metastatic prostate cancer before chemotherapy. N Engl J Med, 371：424-433, 2014

3) Andrew JA, et al：ARCHES：A randomized, phase Ⅲ study of androgen deprivation therapy with enzalutamide or placebo in men with metastatic hormone-sensitive prostate cancer. J Clin Oncol, 37：2974-2986, 2019

＜高田慎也＞

8. 泌尿器がん　2）前立腺がん

Olaparib＋Abiraterone＋PSL療法

Olaparib	1回300 mg[※1]	1日2回	経口	連日投与
Abiraterone	1回1,000 mg	1日1回	経口	連日投与（空腹時[※2]）
PSL	1回5 mg	1日2回	経口	連日投与

　　　　　　　　　　　　　　　　　　　　　　　　　PD（増悪）まで

※1 100 mg錠と150 mg錠の生物学的同等性は示されていないため，300 mgを投与する際には100 mg錠を使用しないこと．
※2 食事の1時間前から食後2時間までの間の服用を避けること．

基本事項

【適応】
*BRCA*遺伝子変異陽性の遠隔転移を有する去勢抵抗性前立腺がん
・遠隔転移を有する去勢抵抗性前立腺がんに対する治療歴のない場合に使用可能

【奏効率[1]】

画像診断による無増悪生存期間（中央値）	無増悪生存期間（中央値）		全生存期間（中央値）
24.8カ月	HRRm陽性未到達	HRRm陰性24.1カ月	未到達

HRRm：相同組換え修復変異

【副作用[1] [2]】

	All Grade	Grade 3～4
貧血	46％	15.1％
疲労，無力症	37.2％	2.3％
悪心	28.1％	0.3％
下痢	17.3％	0.8％
便秘	17.3％	0％
背部痛	17.1％	0.8％
食欲低下	14.6％	1.0％
嘔吐	13.1％	1.0％
高血圧	12.6％	3.5％

● 改訂第8版 がん化学療法レジメンハンドブック

レジメンチェックポイント

① 治療開始前血液検査基準[2]

検査項目	検査値
ヘモグロビン	10.0 g/dL 以上
絶対好中球数	1,500/mm^3 以上
血小板数	100,000/mm^3 以上
総ビリルビン	1.5 × ULN 以下
AST，ALT	2.5 × ULN 以下 （肝転移がある場合は 5 × ULN 以下）
Ccr	Ccr 推定値 ≧ 51 mL/min

② 減量，休薬，中止基準の確認

< Olaparib >[3]

副作用	程度	処置	再開時の投与量
貧血	ヘモグロビン値が Grade 3 または 4	ヘモグロビン値 ≧9 g/dL に回復するまで最大 4 週間休薬する．	・1 回目の再開の場合，減量せずに投与する．
好中球減少	Grade 3 または 4	Grade 1 以下に回復するまで休薬する．	・2 回目の再開の場合，1 回 250 mg を 1 日 2 回で投与する． ・3 回目の再開の場合，1 回 200 mg を 1 日 2 回で投与する．
血小板減少	Grade 3 または 4	Grade 1 以下に回復するまで最大 4 週間休薬する．	減量せずに投与する．
間質性肺疾患	Grade 2	Grade 1 以下に回復するまで休薬する．	減量せずに投与する．
	Grade 3 または 4	中止する．	再開しない．
上記以外の副作用	Grade 3 または 4	Grade 1 以下に回復するまで休薬する．	減量せずに投与する．

854

Olaparib + Abiraterone + PSL療法 ●

< Abiraterone > [4]

事象	程度
AST，ALT値 ＞5.0×ULN または ビリルビン値 ＞3.0×ULN	・検査値が投与開始前値 もしくは， AST，ALT値が2.5×ULN以下かつ， ビリルビン値が1.5×ULN以下に回復するまで休薬する. 回復後は 750 mg に減量し再開する. ・肝機能検査値異常が再発した場合，検査値が投与開始前値もしくは， AST，ALT値が2.5×ULN以下かつ， ビリルビン値が1.5×ULN以下に回復するまで休薬する. 回復後は 500 mg に減量し再開する. ・再度悪化した場合には投与を中止する.
AST，ALT値 ＞20×ULN または ビリルビン値 ＞10×ULN	投与中止

③ 重度の肝機能障害のある患者（Abiraterone）
　・本剤は主に肝で代謝されることから，本剤の血中濃度が上昇するおそれがある.
　・重度肝機能障害（Child-Pugh 分類C）患者には投与しないこと（禁忌）.

④ 腎機能障害のある患者への投与（Olaparib）[2]
　・Ccr 51～80 mL/min：用量調節不要
　・Ccr 31～50 mL/min：1回200 mg 1日2回へ減量
　・Ccr 30 mL/min 以下：使用経験なし

⑤ 相互作用

　< Olaparib > [2]

　投与量の減量が必要なケース

CYP3A4の 阻害作用	該当薬剤（主な薬剤）	Olaparib投与量
強力	イトラコナゾール，リトナビル，ボリコナゾール	100 mg を 1日2回
中程度	シプロフロキサシン，ジルチアゼム，エリスロマイシン，フルコナゾール，ベラパミル	150 mg を 1日2回

上記薬剤中止後1週間以上経過していれば通常量で投与する.

8 泌尿器がん 2 前立腺がん

● 改訂第8版 がん化学療法レジメンハンドブック

該当薬剤を可能なら他の同効薬に変更するケース

CYP3A4誘導薬	開始前の休薬期間
フェノバルビタール	5週間前
リファンピシン，カルバマゼピン，フェニトイン，セイヨウオトギリソウ	3週間前

摂取しないように指導：グレープフルーツ含有食品，セイヨウオトギリソウ（St. John's Wort）含有健康食品

＜Abiraterone＞[4]

CYP3A4誘導薬との併用においてAbirateroneの血漿中濃度が低下することが報告されており，有効性が減弱する可能性がある．また，本剤はCYP2D6阻害作用により，デキストロメトルファン，プロパフェノン，フレカイニドなどのような薬剤の代謝が阻害されるため注意が必要である．

＜PSL＞

デスモプレシンは低ナトリウム血症発現のおそれがあるため併用禁忌．

副作用対策と服薬指導のポイント [2] [3]

① 主な副作用の好発時期（発現中央値）[2]

貧血	1.89カ月	間質性肺疾患	6カ月以内
好中球減少	0.53カ月	静脈血栓塞栓症	特定の時期なし
血小板減少	0.79カ月	悪心	0.76カ月
食欲減退	2.33カ月	疲労	1.84カ月

② 間質性肺疾患

【初期症状】息切れ，動悸，空咳，発熱など

安全に治療継続するためには，必要に応じて胸部X線検査などが行われる．

【Olaparib】p.437参照

【Abiraterone, PSL】p.849参照

【文 献】

1) Clarke NW, et al : Abiraterone and Olaparib for Metastatic Castration-Resistant Prostate Cancer. NEJM Evid, 1 (9) : 2022
2) リムパーザ®錠［前立腺癌］適正使用のためのガイド
3) リムパーザ®錠 添付文書
4) ザイティガ®錠 添付文書

＜高田慎也＞

856

8. 泌尿器がん 2）前立腺がん

Olaparib 単独療法

Olaparib　1回300 mg※　1日2回　経口　連日投与　PD（増悪）まで

※ 100 mg錠と150 mg錠の生物学的同等性は示されていないため，300 mgを投与する際には100 mg錠を使用しないこと.

基本事項

【適　応】

*BRCA*遺伝子変異陽性の遠隔転移を有する去勢抵抗性前立腺がん

【奏効率[1]】

画像診断による 無増悪生存期間 （コホートA）	画像診断による 無増悪生存期間 （コホートA＋B）	全生存期間 （コホートA）
7.4カ月	5.8カ月	18.5カ月

コホートA：*BRCA1/2*，*ATM*遺伝子の1つ以上に変異
コホートB：*BRCA1/2*，*ATM*遺伝子以外の12遺伝子に変異

【副作用[1] [2]】

	All Grade	Grade 3～4
貧血	46％	21％
悪心	41％	1％
食欲減退	30％	1％
疲労・無力症	41％	3％
下痢	21％	＜1％
嘔吐	18％	2％
便秘	18％	0％
背部痛	14％	＜1％
末梢性浮腫	12％	0％
関節痛	9％	＜1％
有害事象：休薬	45％	NA
有害事象：減量	22％	NA
有害事象：中止	18％	NA
有害事象：死亡	4％	NA

● 改訂第8版 がん化学療法レジメンハンドブック

レジメンチェックポイント

① 治療開始前血液検査基準[2]

検査項目	検査値
ヘモグロビン	10.0 g/dL 以上
絶対好中球数	1,500/mm³ 以上
血小板数	100,000/mm³ 以上
総ビリルビン	1.5×ULN 以下
AST，ALT	2.5×ULN 以下 （肝転移がある場合は5×ULN 以下）
Ccr	Ccr 推定値≧51 mL/min

② 休薬，減量，再開基準の確認[3]

副作用	程度	処置	再開時の投与量
貧血	ヘモグロビン値が Grade 3 または 4	ヘモグロビン値≧9 g/dLに回復するまで最大4週間休薬する．	・1回目の再開の場合，減量せずに投与する． ・2回目の再開の場合，1回250mgを1日2回で投与する． ・3回目の再開の場合，1回200mgを1日2回で投与する．
好中球減少	Grade 3 または 4	Grade 1 以下に回復するまで休薬する．	
血小板減少	Grade 3 または 4	Grade 1 以下に回復するまで最大4週間休薬する．	減量せずに投与する．
間質性肺疾患	Grade 2	Grade 1 以下に回復するまで休薬する．	減量せずに投与する．
	Grade 3 または 4	中止する．	再開しない．
上記以外の副作用	Grade 3 または 4	Grade 1 以下に回復するまで休薬する．	減量せずに投与する．

③ 腎機能障害のある患者への投与[2]

- Ccr　51〜80 mL/min：用量調節不要
- Ccr　31〜50 mL/min：1回200 mg 1日2回へ減量
- Ccr　30 mL/min 以下：使用経験なし

④ 相互作用[2]

<投与量の減量が必要なケース>

CYP3A4の阻害作用	該当薬剤（主な薬剤）	Olaparib投与量
強力	イトラコナゾール，リトナビル，ボリコナゾール	100 mgを1日2回
中程度	シプロフロキサシン，ジルチアゼム，エリスロマイシン，フルコナゾール，ベラパミル	150 mgを1日2回

上記薬剤中止後1週間以上経過していれば通常量で投与する．

<該当薬剤を可能なら他の同効薬に変更するケース>

CYP3A4誘導薬	開始前の休薬期間
フェノバルビタール	5週間前
リファンピシン，カルバマゼピン，フェニトイン，セイヨウオトギリソウ	3週間前

<摂取しないように指導>
グレープフルーツ含有食品，セイヨウオトギリソウ（St. John's Wort）含有健康食品

⑤ 特徴的な注意点
100 mg錠と150 mg錠の生物学的同等性は示されていないため，300 mgを投与する際には100 mg錠を使用しないこと．

副作用対策と服薬指導のポイント

p.437参照．

【文　献】
1) de Bono J, et al：Olaparib for metastatic castration-resistant prostate cancer. N Engl J Med, 382：2091-2102, 2020
2) リムパーザ® 錠［前立腺癌］適正使用のためのガイド
3) リムパーザ® 錠 添付文書

<高田慎也>

8. 泌尿器がん　2）前立腺がん

Darolutamide＋DTX療法

		Day	1	8	15	21
DTX※	75 mg/m² 点滴静注（60分）		↓			
Darolutamide	1回600 mg 1日2回 経口（食後）			連日投与 →		

3週間ごと　6コース
6コース終了後も Darolutamide の単剤投与は継続する.

アンドロゲン遮断療法（ADT）に併用する.

※ DTXは Darolutamide 開始後6週以内に開始する.

【DTX投与日】
デキサメタゾン6.6 mg IV（Day 1）

基本事項

【適　応】

遠隔転移を有する前立腺がん

【奏効率[1) 2)]】

Darolutamide or プラセボ＋ADT＋DTX

CRPCになるまでの時間 （中央値）	疼痛増悪までの期間 （中央値）	全生存期間（中央値）
未到達 vs 19.1カ月	未到達 vs 27.5カ月	未到達 vs 48.9カ月

ADT：アンドロゲン遮断療法，CRPC：去勢抵抗性前立腺がん

【副作用[1) 2)]】

	Grade 3～4
好中球減少	33.7％
発熱性好中球減少	7.8％
高血圧	6.4％
貧血	4.8％
肺炎	3.2％
高血糖	2.8％
ALT上昇	2.8％

次ページへ続く

前ページの続き

	Grade 3 ～ 4
AST 上昇	2.6 %
体重増加	2.1 %
尿路感染症	2.0 %

レジメンチェックポイント

① 検査値の確認

＜DTX＞

投与当日の好中球数が2,000/mm^{3}未満であれば投与を延期する[3].

＜DTX：肝障害時の投与基準＞

T-Bil＞ULNで投与中止.

AST，ALT＞1.5×ULNかつALP＞2.5×ULNで投与中止（米国添付文書より）.

＜ARASENS試験におけるDTXの投与開始，延期基準[2]＞

基準	措置
好中球数 ≧ 1,500/mm^3	DTX を投与する.
ビリルビン＞ULN AST および / または ALT＞1.5×ULN	DTX を投与しない.

② 減量，休薬，中止基準の確認

＜Darolutamide＞

程度	対応
Grade 3 以上または忍容できない副作用	回復するまで休薬するとともに，回復後は1回300 mg 1日2回に減量した用量での再開を考慮すること. ただし，患者の状態により，通常用量に増量することができる.

＜ARASENS試験におけるDTXの用量調節，中止基準[2]＞

基準	措置
発熱性好中球減少症 500/mm^{3}未満の好中球数が1週間を超えて持続 重度または累積的皮膚反応 重度末梢性ニューロパチー	75 mg/m^2 から 60 mg/m^2 に減量する. 減量後も反応が持続した場合，DTX投与を中止する.

8

泌尿器がん　2　前立腺がん

● 改訂第8版 がん化学療法レジメンハンドブック

③ 相互作用

< Darolutamide >

Darolutamide は，主にCYP3A4によって代謝される．また，乳がん耐性タンパク（BCRP），有機アニオン輸送ポリペプチド（OATP）1B1およびOATP1B3の阻害作用を示す．

・CYP3A4誘導薬との併用：リファンピシン，カルバマゼピン，フェノバルビタール→Darolutamide の血中濃度が低下する可能性がある．

・BCRP，OATP1B1 およびOATP1B3の基質との併用：ロスバスタチン，フルバスタチン，アトルバスタチンなど→これらの薬剤の血中濃度が上昇する可能性がある．

< DTX >

アゾール系抗真菌薬によるCYP3A4の阻害で，DTXの血中濃度が上昇することがある．

副作用対策と服薬指導のポイント

【Darolutamide】

① 不整脈などの心臓障害

【初期症状】心臓がドキドキする，息切れする，胸が苦しい，脈が不規則（飛ぶ，遅くなる）など．

【開始前注意事項】以下の症状にて治療中もしくは治療歴がある場合は，必要に応じて心電図検査などの心機能検査の実施を考慮する．

・心疾患（心不全，心筋梗塞，不整脈など）と診断されたことがある．

・高血圧，糖尿病の治療をしている．

② 間質性肺疾患

【初期症状】息切れ，動悸，空咳，発熱などの症状．

安全に治療継続するためには，必要に応じて胸部X線検査などが行われる．

③ 服用のタイミング

食後投与時のC_{max}は空腹時投与と比べて約2.5〜2.8倍，$AUC_{0-tlast}$は約2.5倍であり，食後服用により高い曝露量が得られる．

【DTX】

① 末梢神経毒性：手足のしびれ，刺痛，焼けるような痛みが発現

した場合は早めに申し出るように伝える.

② **骨髄抑制**：DTXの用量規制因子は白血球（主に好中球）減少であり，重篤な白血球減少に起因した治療関連死が認められている．患者には感染予防（手洗い，うがい，マスクの着用など）の励行を指導する必要がある．また，発熱性好中球減少症の治療として抗菌薬の投与を迅速に行う体制を整えておく必要がある.

③ **アレルギー症状**：DTXは，PTXに比べてアレルギー症状の発現頻度は少ないが，PTXで重篤なアレルギー症状が起きた患者では注意が必要である.

④ **脱毛**：高頻度に発現し，治療開始後1～3週間で抜け始める.

⑤ **アルコールに関する問診**：自動車の運転など危険を伴う機械の操作に従事させないように注意すること．DTX（タキソテール®）の添付溶解液にはエタノールが含まれているので，アルコールに過敏な患者に投与する場合は，添付溶解液を使用せずに生理食塩液または5％ブドウ糖液で溶解すること．アルコールで希釈された製剤では，アルコールを抜くことはできないため注意する．なお現在はプレミックス製剤でも，アルコールを含有しない製剤も発売されている（p.160参照）.

> ★ **DTX製剤について**
> 　現在本邦においては，アルコールを含む添付溶解液にて希釈後使用する製剤と，すでにアルコールなどで希釈された製剤，およびアルコールを含有しない液体製剤などが販売されており，濃度，アルコール含有量が異なるため注意が必要である.

⑥ **浮腫**：DTXの投与により浮腫が起こることがあるので，手足のむくみや息切れ，動悸などが発現した場合は，すぐに申し出るように伝える.

【文　献】
1) Smith MR, et al：Darolutamide and Survival in Metastatic, Hormone-Sensitive Prostate Cancer. N Engl J Med, 386：1132-1142, 2022
2) ニュベクオ®適正使用ガイド
3) タキソテール®添付文書

〈高田慎也〉

8. 泌尿器がん　2）前立腺がん

Darolutamide単独療法

Darolutamide　1回600 mg　1日2回　経口（食後）　連日投与
PD（増悪）まで

基本事項

【適　応】

遠隔転移を有しない去勢抵抗性前立腺がん

【奏効率[1][2]】

PSA奏効率 （ベースラインから 50％以上低下）	無増悪 生存期間	疼痛増悪までの 期間	全生存率 （3年時生存率）
83.6％	36.83カ月	40.3カ月	83％

【副作用[1][2]】

	All Grade	Grade 3～4
疲労	13.2％	0.4％
骨折	5.5％	1.0％
転倒	5.2％	0.9％
体重減少	4.2％	0％
発疹	3.1％	0.2％
高血圧	7.8％	3.5％
ほてり	6.0％	0％
不整脈	7.3％	1.8％
心不全	1.9％	0.4％

レジメンチェックポイント[2][3]

① 減量，休薬基準の確認

程度	対応
Grade 3以上 または忍容でき ない副作用	回復するまで休薬するとともに，回復後は1回 300 mg 1日2回に減量した用量での再開を考慮 すること．ただし，患者の状態により，通常用 量に増量することができる．

② 相互作用

Darolutamide は主にCYP3A4 によって代謝される. また，乳がん耐性タンパク（BCRP），有機アニオン輸送ポリペプチド（OATP）1B1 およびOATP1B3 の阻害作用を示す.

・CYP3A4 誘導薬との併用：リファンピシン，カルバマゼピン，フェノバルビタール（Darolutamide の血中濃度が低下する可能性がある）

・BCRP，OATP1B1 およびOATP1B3 の基質との併用：ロスバスタチン，フルバスタチン，アトルバスタチンなど（これらの薬剤の血中濃度が上昇する可能性がある）

副作用対策と服薬指導のポイント

① 不整脈などの心臓障害

【初期症状】心臓がドキドキする，息切れする，胸が苦しい，脈が不規則（飛ぶ，遅くなる）など.

【開始前注意事項】以下の症状にて治療中もしくは治療歴がある場合は，必要に応じて心電図検査などの心機能検査の実施を考慮する.

・心疾患（心不全，心筋梗塞，不整脈など）と診断されたことがある.

・高血圧，糖尿病の治療をしている.

② 間質性肺疾患

【初期症状】息切れ，動悸，空咳，発熱などの症状.

安全に治療継続するためには，必要に応じて胸部X線検査などが行われる.

③ 服用のタイミング：食後服用により高い曝露量が得られるため食後に服用する. 食後投与時のC_{max} は空腹時投与と比べて約2.5〜2.8 倍，$AUC_{0-tlast}$ は約2.5 倍.

【文 献】

1) Fizazi K, et al：Nonmetastatic, castration-resistant prostate cancer and survival with darolutamide. N Engl J Med, 383：1040-1049, 2020

2) ニュベクオ® 適正使用ガイド

3) ニュベクオ® 添付文書

＜高田慎也＞

8. 泌尿器がん　2）前立腺がん

Apalutamide 単独療法

Apalutamide　1回 240 mg　1日1回　経口　連日投与
PD（増悪）まで

基本事項

【適　応】

・遠隔転移を有しない去勢抵抗性前立腺がん

・遠隔転移を有する前立腺がん

【奏効率】

遠隔転移を有しない去勢抵抗性前立腺がん[1]

無転移生存期間 （中央値）	全生存期間 ハザード比	無増悪生存期間 （中央値）	PSA 無増悪期間 （中央値）
40.5 カ月	0.70	40.5 カ月	未到達

遠隔転移を有する前立腺がん[2]

全生存期間ハザード比	無増悪生存期間 （中央値）	PSA 無増悪期間 （中央値）
0.67	未到達	未到達

【副作用】

	遠隔転移を有しない 去勢抵抗性前立腺がん[1] （ARN-509-003 試験）		遠隔転移を有する 前立腺がん[2] （PCR3002 試験）	
	All Grade	Grade 3〜4	All Grade	Grade 3〜4
疲労	30.4 %	0.9 %	19.7 %	1.5 %
皮膚障害	23.8 %	5.2 %	27.1 %	6.3 %
骨折	11.7 %	2.7 %	6.3 %	1.3 %
心臓障害	10.1 %	4.6 %	5.7 %	2.5 %
甲状腺機能 低下症	8.1 %	0 %	6.5 %	0 %
虚血性心疾患	3.7 %	1.4 %	4.4 %	2.3 %

Apalutamide 単独療法 ●

■レジメンチェックポイント[3)~5)]

① 減量，休薬，中止基準の確認

副作用	程度	対応
痙攣発作	—	投与を中止する．
上記以外の副作用	Grade 3または4	Grade 1以下またはベースラインに回復するまで休薬する．なお，再開する場合には，以下の基準を参考に，減量などを考慮すること． ・初回発現後に回復し再開する場合，減量せずに投与する． ・再発後に回復し再開する場合，1段階減量し投与する．

＜減量して投与を継続する場合の投与量＞

通常レベル	240 mg
1段階減量	180 mg
2段階減量	120 mg

② 相互作用[4)]

Apalutamide は，主に CYP2C8，CYP3A およびカルボキシエステラーゼにより代謝される．また，Apalutamide は，CYP2C9，CYP2C19，CYP3A，P糖蛋白，BCRP および OATP1B1 を誘導する．

・CYP2C8 阻害薬：クロピドグレルなど
・CYP3A 阻害薬：イトラコナゾール，クラリスロマイシンなど
・CYP3A の基質となる薬剤：ミダゾラム，フェロジピン，シンバスタチンなど
・CYP2C19 の基質となる薬剤：オメプラゾール，ジアゼパム，ランソプラゾールなど
・CYP2C9 の基質となる薬剤：ワルファリン，フェニトイン，セレコキシブなど
・P糖蛋白の基質となる薬剤：フェキソフェナジン，ダビガトラン，ジゴキシンなど
・BCRP および OATP1B1 の基質となる薬剤：ロスバスタチン，アトルバスタチンなど

8

泌尿器がん

2

前立腺がん

● 改訂第8版 がん化学療法レジメンハンドブック

③ 併用禁忌

ニルマトレルビル・リトナビル（CYP3AによるApalutamide
の代謝を競合的に阻害する．ApalutamideのCYP3A誘導作用
によりニルマトレルビル・リトナビルの代謝が促進される）．

エンシトレルビル（CYP3A阻害作用により，Apalutamideの
代謝を阻害する．ApalutamideのCYP3A誘導作用により，エ
ンシトレルビルの代謝が促進される）．

副作用対策と服薬指導のポイント

① 重篤な皮膚障害

【投与開始前確認事項】

・皮膚障害の症状，その対処法

・適切なスキンケア（皮膚の清潔，保湿，刺激を避ける）

【主な症状】

発疹，斑状丘疹状皮疹，全身性皮疹，蕁麻疹など

【投与中の症状観察】

皮膚症状（掻痒，紅斑・蕁麻疹，口内炎，水疱・びらん）や皮
膚症状に伴う発熱などの全身症状に注意が必要．

② 間質性肺疾患

初期症状：息切れ，動悸，空咳，発熱などの症状

安全に治療継続するためには，必要に応じて胸部X線検査など
が行われる．

③ 心臓障害

【主な症状】

狭心症，心房細動，心不全，心筋梗塞など

【投与開始前確認事項】

高血圧，糖尿病を合併する患者，心不全，心筋梗塞または心室
性不整脈の既往歴

【初期症状】

例）うっ血性心不全：動くと息が苦しい，疲れやすい，足がむ
　　　くむ，急に体重が増えた

　　心室性頻脈：めまい，動悸，胸が痛む，胸部の不快感

④ 痙攣発作

【予防・観察5)】

・てんかんや痙攣発作を起こしたことのある患者．

868

・脳損傷，脳卒中などを起こしている，または起こしたことの
　ある患者.

【投与中の症状観察】
・意識障害
・筋肉のこわばりやつっぱり（全身または手・足・顔面などの
　一部）など

【文　献】
1)　Smith MR, et al：Apalutamide treatment and metastasis-free survival in prostate cancer. N Engl J Med, 378：1408-1418, 2018
2)　Chi KN, et al：Apalutamide for Metastatic, Castration-Sensitive Prostate Cancer. N Engl J Med, 381：13-24, 2019
3)　アーリーダ® 適正使用ガイド
4)　アーリーダ® 添付文書
5)　アーリーダ® 痙攣発作　安全の手引き

＜高田慎也＞

8. 泌尿器がん　3）胚細胞腫瘍

BEP（CDDP＋VP-16＋BLM）療法

		Day	1	2	3	4	5	8	15	21
CDDP	20 mg/m² 点滴静注（2時間以上）		↓	↓	↓	↓	↓			
VP-16	100 mg/m² 点滴静注（30分以上）		↓	↓	↓	↓	↓			
BLM	30 mg 点滴静注（緩徐に）		↓					↓	↓	

3週間ごと　2～4コース

【投与前】
1,000～2,000 mLの輸液（Day 1～5）

【制吐対策】
① 5-HT$_3$受容体拮抗薬（Day 1～5）② デキサメタゾン9.9 mg IV（アプレピタント併用時 4.95 mg IV）（Day 1～5）

＊低用量のCDDPに対するオランザピンのエビデンスは乏しいため，患者のQOLに鑑み追加を検討する．

【投与後】
① 1,000～2,000 mLの輸液（Day 1～5）　② 20％マンニトール 200～300 mL，フロセミド注 10 mg（必要に応じ投与）

＊ CDDPの分割投与時の制吐療法
　ASCO2006，MASCC2008では，CDDPの投与量に関係なく高リスク群に分類されている．一方，NCCN2009においては，高用量CDDP（≧50 mg/m²）は高リスク群に分類され，低用量CDDP（＜50 mg/m²）は中程度に分類されている．現在，多くの制吐薬のガイドラインが提唱されているが，CDDP分割投与に対する共通の制吐療法は提唱されていない．そこで，アプレピタントの併用に関しては患者の状態に応じ，使用の適否を判断していただきたい．ただし，併用時にはデキサメタゾンの投与量を半減するなどの対応が必要である．

基本事項

【適応】
進行性精巣腫瘍の導入化学療法の標準治療としてBEP療法が確立している．また，IGCCC分類（International Germ Cell Consensus Classification，国際胚細胞腫瘍予後分類）に基づき，治療スケジュールが選択されている．good riskではBEP療法3コース，intermediate/poor riskでは4コース行うのが標準とされている[1]．

BEP（CDDP＋VP-16＋BLM）療法 ●

【奏効率[2]】

IGCCC 分類	5年無増悪生存率	5年生存率
good prognosis	75 %	88 %
intermediate prognosis	73 %	84 %
poor prognosis	49 %	57 %

【副作用[2]】

	Grade 3	Grade 4	Grade 5
血液障害	39.3 %	37.1 %	0 %
悪心・嘔吐	7.9 %	0 %	0 %
感染症	2.3 %	1.2 %	2.3 %
神経障害	4.5 %	1.1 %	0 %
呼吸障害	1.3 %	1.3 %	3.8 %
肝障害	4.7 %	0 %	0 %

＜参考資料＞

リスク分類	セミノーマ	非セミノーマ
good risk	原発巣は問わない 肺以外の臓器転移なし AFP が正常範囲内	性腺または後腹膜原発で肺以外の臓器転移がなく，かつS1 である
intermediate risk	原発巣は問わない 肺以外の臓器転移あり AFP が正常範囲内	性腺または後腹膜原発で肺以外の臓器転移がなく，かつS2 である
poor risk		縦隔原発，あるいは肺以外の臓器転移がある（e.g. 骨・肝・脳）もしくはS3 である

〔IGCCC分類〕

S1：LDH（＜1.5×N）およびhCG（＜5,000）およびAFP（＜1,000）
S2：LDH（1.5～10×N）またはhCG（5,000～50,000）またはAFP（1,000～10,000）
S3：LDH（＞10×N）またはhCG（＞50,000）またはAFP（＞10,000）
N：検査値の正常値の上限とする
hCG（mIU/mL），AFP（ng/mL）
文献3を参考に作成

8 泌尿器がん 3 胚細胞腫瘍

▌レジメンチェックポイント

① 前投薬の確認：制吐薬の使用．
② 投与量の確認：BLM は累積投与量が多いほど肺毒性が発現する

● 改訂第8版 がん化学療法レジメンハンドブック

頻度が高くなり，一般的に累積投与量300 mg以内が推奨されているが，BEP療法では360 mgまで投与可能とされている．特に肺に基礎疾患がある患者では，重篤な肺症状（間質性肺炎など）を起こすことがあり，動脈血酸素分圧や胸部X線などによる確認が必要である．また，BLMは腎排泄型であり，腎機能低下時にはリスクが高くなることが考えられる．

BLMは胸部への放射線照射を受けている患者，重篤な腎機能障害，重篤な肺機能障害，重篤な心疾患のある患者には禁忌である．

＜CDDP：腎障害時の減量基準＞

GFR または Ccr (mL/min)	60〜30	30〜15	15＞
	25％減量	禁忌（添付文書）	
		50％減量	推奨されない．必要な場合には50〜75％減量 文献4

または

Ccr (mL/min)	60〜46	45〜31	30≧
	25％減量	50％減量	使用中止 文献5

＜VP-16：腎障害時の減量基準＞

Ccr (mL/min)	15〜50	15＞
	25％減量	さらなる減量調節が必要

米国添付文書

または

血清クレアチニン (mg/dL)	＞1.4
	30％減量 文献6

＜VP-16：肝障害時の減量基準[5]＞

T-Bil (mg/dL) or	AST	投与量
1.5〜3.0	＞3×ULN	50％減量
＞3.0		中止

＜BLM：腎障害時の減量基準[7]＞

Ccr (mL/min)	＞50	40〜50	30〜40	20〜30	10〜20	5〜10
	減量なし	30％減量	40％減量	45％減量	55％減量	60％減量

BEP（CDDP＋VP-16＋BLM）療法 ●

③ CDDPでは腎障害予防のために投与前後に1,000〜2,000 mLの適当な輸液を4時間以上かけて投与し，尿量を1日3,000 mL以上確保するよう水分摂取を行い，適宜，利尿薬（20％マンニトールなど）を併用する．また，アミノグリコシド系薬剤との併用により，急性腎不全の報告があるため併用には十分注意をする必要がある．

④ Day 1〜5では高リスクの催吐作用を有するCDDPを使用するため，高リスクに対する制吐薬が必要であるが，Day 8，15では低リスクのBLMであるため，制吐薬の予防投与は必要ないとされている．

⑤ 相互作用の確認
CDDP：アミノグリコシド系抗菌薬，バンコマイシン，注射用アムホテリシンB，フロセミドとの併用で腎障害リスク増大．アミノグリコシド系抗菌薬，バンコマイシン，フロセミドとの併用で聴器障害リスク増大．
フェニトインとの併用でフェニトインの血漿中濃度が低下したとの報告がある．

副作用対策と服薬指導のポイント

① 腎障害：CDDPによる腎障害予防のため1日3,000 mL以上の尿量の確保を目安に，治療前後に1,000〜2,000 mLの適当な輸液や利尿薬の使用に加えて，水分摂取の必要性を伝える．

② BLM投与後の発熱：投与後4〜5時間，あるいはさらに遅れて発現することがあるため，投与前後に解熱薬の使用が必要な場合があることを伝える．また，Day 15の場合は，骨髄抑制による感染性の発熱，G-CSF製剤による発熱を判別し，場合によっては抗菌薬や解熱薬を使用する必要性を伝える．

③ 腫瘍崩壊症候群：腫瘍細胞の急速な崩壊に伴い，高尿酸血症，高カリウム血症などを引き起こし，重篤な腎不全を起こすことがあるため，尿量確保が必要な場合がある．それに伴い，対処薬としてアロプリノールまたはフェブキソスタットの投与やラスブリカーゼの投与を検討する．また，尿のアルカリ化などが必要な場合があることを伝える．

④ 神経障害：CDDPでは手足のしびれなどの末梢神経障害と4,000〜8,000 Hz付近の高音域聴力障害が問題とされている．一

8

泌尿器がん

3

胚細胞腫瘍

873

●改訂第8版 がん化学療法レジメンハンドブック

般的にCDDPの総投与量が300〜500 mg/m²以上になると聴器障害の頻度が高くなると報告されており，軽度なものは投与中止により軽減することもあるが，不可逆的な場合も少なくない．

★ 聴器障害：アミノグリコシド系薬剤においても第8脳神経障害が知られており，併用によりCDDPによる聴器障害が起こりやすくなることが考えられるため，併用には十分注意をする必要がある．

⑤ 脱毛：通常，CDDP，VP-16投与開始2〜3週間経過後に発現し，治療中止後半年〜1年で回復することを伝える．

【文　献】

1) Saxman SB, et al：Long-term follow-up of phase Ⅲ study of three versus four cycles of bleomycin, etoposide and cisplatin in favorable-prognosis germ-cell tumors：The Indiana University Experience. J Clin Oncol, 16：702-706, 1998

2) Hinton S, et al：Cisplatin, etoposide and either bleomycin or ifosfamide in the treatment of disseminated germ cell tumors. Cancer, 97：1869-1875, 2003

3) 「がん診療レジデントマニュアル 第9版」（国立がん研究センター内科レジデント／編），医学書院，2022

4) 「腎機能別薬剤投与量POCKET BOOK 第5版」（日本腎臓病薬物療法学会／編），じほう，2024

5) 「改訂第2版ハイリスクがん患者の化学療法ナビゲーター」（高野利実，尾崎由記範／編），メジカルビュー社，2017

6) Pflüger KH, et al：Pharmacokinetics of etoposide: correlation of pharmacokinetic parameters with clinical conditions. Cancer Chemother Pharmacol, 31：350-356, 1993

7) 「Drug Prescribing in Renal Failure」（Aronoff GR, et al. eds），American College of Physicians, 2007

＜高田慎也＞

8. 泌尿器がん 3) 胚細胞腫瘍

EP（CDDP + VP-16）療法

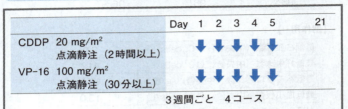

【投与前】
1,000～2,000 mLの輸液（Day 1～5）
【制吐対策】
① 5-HT$_3$受容体拮抗薬（Day 1～5） ② デキサメタゾン9.9 mg IV（アプレピタント併用時 4.95 mg IV）（Day 1～5）

＊低用量のCDDPに対するオランザピンのエビデンスは乏しいため，患者のQOLに鑑み追加を検討する．
＊CDDPの分割投与時の制吐療法については p.870 参照．

【投与後】
① 1,000～2,000 mLの輸液（Day 1～5） ② 20％マンニトール 200～300 mL，フロセミド注 10 mg（必要に応じ投与）

基本事項

【適 応】

進行性精巣腫瘍の導入化学療法の標準治療としてBEP療法が確立しているが，救命率の高い good risk 群において，効果を損なわず，副作用を軽減する目的で肺毒性の強いBLMの必要性とCDDPを腎毒性の少ないCBDCAに変更する化学療法の検討が行われた．BLMについては，BEP療法3コースとEP療法4コースの比較が行われ，完全奏効率（94％ vs 88％，$p = 0.20$）の有意差は認められないが，生存率（95％ vs 86％，$p = 0.01$）はBEP療法が勝るという結果が得られている[1]．SpO$_2$の低下を伴うような肺転移症例においては，EP療法を考慮する．CBDCAについては，EP療法とEC（CBDCA + VP-16）療法各4コースで検討され，EP療法で不完全反応や再発などのイベントが有意に少ない結果が得られている（24％ vs 13％，$p = 0.02$）[2]．

● 改訂第8版 がん化学療法レジメンハンドブック

【奏効率³⁾】

good risk群 完全奏効率		5年生存率
化学療法単独	化学療法＋手術	
93％	98％	96％

【副作用²⁾】

最低白血球数（中央値）（10⁹ cells/L）	2.0
最低好中球数（中央値）（10⁹ cells/L）	412
最低ヘモグロビン数（中央値）（g/dL）	10.2
最低血小板数（中央値）（10⁹ cells/L）	13.0
AST or ALT ≧ Grade 2（％）	13（10％）
ビリルビン≧ Grade 2（％）	8（6％）
赤血球輸血人数（％）	17（13％）
血小板輸血人数（％）	4（3％）

┃ レジメンチェックポイント

① 前投薬の確認：制吐薬の使用.

② 投与量の確認

＜CDDP：腎障害時の減量基準＞

GFR または Ccr (mL/min)	60～30	30～15	15＞
	25％減量	禁忌（添付文書）	
		50％減量	推奨されない.必要な場合には50～75％減量

文献4

または

Ccr（mL/min）	60～46	45～31	30≧
	25％減量	50％減量	使用中止

文献5

＜VP-16：腎障害時の減量基準＞

Ccr（mL/min）	15～50	15＞
	25％減量	さらなる減量調節が必要

米国添付文書

EP（CDDP＋VP-16）療法 ●

または

血清クレアチニン（mg/dL）	＞1.4	
	30％減量	文献6

＜VP-16：肝障害時の減量基準[5]＞

T-Bil（mg/dL）	or	AST	投与量
1.5〜3.0		＞3×ULN	50％減量
＞3.0			中止

③ CDDPでは腎障害予防のために投与前後に1,000〜2,000 mLの適当な輸液を4時間以上かけて投与し，尿量を1日3,000 mL以上確保するよう水分摂取を行い，適宜，利尿薬（20％マンニトールなど）を併用する．また，アミノグリコシド系薬剤との併用により，急性腎不全の報告があるため併用には十分注意をする必要がある．

④ 相互作用の確認
CDDP：アミノグリコシド系抗菌薬，バンコマイシン，注射用アムホテリシンB，フロセミドとの併用で腎障害リスク増大．
アミノグリコシド系抗菌薬，バンコマイシン，フロセミドとの併用で聴器障害リスク増大．
フェニトインとの併用でフェニトインの血漿中濃度が低下したとの報告がある．

副作用対策と服薬指導のポイント

① 腎障害：CDDPによる腎障害予防のため，1日3,000 mL以上の尿量の確保を目安に，治療前後に1,000〜2,000 mLの適当な輸液や利尿薬の使用に加えて，水分摂取の必要性を伝える．

② 神経障害：CDDPでは手足のしびれなどの末梢神経障害と4,000〜8,000 Hz付近の高音域聴力障害が問題とされている．一般的にCDDPの総投与量が300〜500 mg/m² 以上になると聴器障害の頻度が高くなると報告されており，軽度なものは投与中止により軽減することもあるが，不可逆的な場合も少なくない．

8

泌尿器がん

3

胚細胞腫瘍

877

● 改訂第8版 がん化学療法レジメンハンドブック

> ★ 聴器障害：アミノグリコシド系薬剤においても第8脳神経障害が知られており，併用によりCDDPによる聴器障害が起こりやすくなることが考えられるため，併用には十分注意をする必要がある．

③ 脱毛：通常，CDDP，VP-16投与開始2〜3週間経過後に発現し，治療中止後半年〜1年で回復することを伝える．

【文　献】

1) Loehrer PJ Sr, et al：Importance of bleomycin in favorable-prognosis disseminated germ cell tumors：An Eastern Cooperative Oncology Group trial. J Clin Oncol, 13：470-476, 1995

2) Bajorin DF, et al：Randomized trial of etoposide and cisplatin versus etoposide and carboplatin in patients with good-risk germ cell tumors：A multiinstitutional study. J Clin Oncol, 11：598-606, 1993

3) Kondaguna GV, et al：Etoposide and cisplatin chemotherapy for metastatic good-risk germ cell tumors. J Clin Oncol, 23：9290-9294, 2005

4) 「腎機能別薬剤投与量POCKET BOOK 第5版」（日本腎臓病薬物療法学会／編），じほう，2024

5) 「改訂第2版ハイリスクがん患者の化学療法ナビゲーター」（高野利実，尾崎由記範／編），メジカルビュー社，2017

6) Pflüger KH, et al：Pharmacokinetics of etoposide: correlation of pharmacokinetic parameters with clinical conditions. Cancer Chemother Pharmacol, 31：350-356, 1993

＜高田慎也＞

8. 泌尿器がん 3）胚細胞腫瘍

VIP（CDDP + VP-16 + IFM）療法

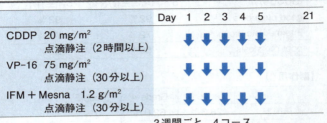

3週間ごと　4コース

【投与前】
1,000〜2,000 mLの輸液（Day 1〜5）

【制吐対策】
① 5-HT₃受容体拮抗薬（Day 1〜5）②デキサメタゾン9.9 mg IV（アプレピタント併用時 4.95 mg IV）（Day 1〜5）

＊低用量のCDDPに対するオランザピンのエビデンスは乏しいため，患者のQOLに鑑み追加を検討する．
＊CDDPの分割投与時の制吐療法については p.870 参照．

【投与後】
① 1,000〜2,000 mLの輸液（Day 1〜5）　② 20％マンニトール200〜300 mL，フロセミド注 10 mg（必要に応じ投与）③ メスナ：IFMの1日投与量の20％相当量を1日3回（Day 1〜5）

基本事項

【適　応】
　導入化学療法で腫瘍マーカーが正常化しない難治例や導入化学療法，外科的切除によって完全奏効が得られた後の再発例に対するサルベージ化学療法として，VIP療法またはVeIP療法が代表的なレジメンとされている．通例として，前治療がPVB（CDDP + VLB + BLM）療法※の場合，VIP療法が推奨される．また，明確なエビデンスは確立していないが，初回導入治療やサルベージ化学療法としての大量化学療法のなかに組み込まれ，最近は，さまざまな治療法が検討されている．

● 改訂第8版 がん化学療法レジメンハンドブック

※ PVB療法：1977年に報告された治療法であり，VLBによる神経毒性が問題となったため，VLBをVP-16に変更したBEP療法が提唱された．効果は同等であり，BEP療法が神経毒性を軽減できるため，現在ではBEP療法が標準療法となっている[1].

【奏効率[2]】

IGCCC分類	5年無増悪生存率	5年生存率
good prognosis	92％	92％
intermediate prognosis	72％	77％
poor prognosis	56％	62％

【副作用[2]】

	Grade 3	Grade 4	Grade 5
血液障害	28.3％	62.0％	0％
悪心・嘔吐	12％	0％	0％
感染症	4.4％	0％	3.3％
神経障害	4.4％	5.5％	0％
呼吸障害	4.6％	2.3％	0％
肝障害	3.6％	0％	0％

レジメンチェックポイント

① 前投薬の確認：制吐薬の使用

② 投与量の確認

＜CDDP：腎障害時の減量基準＞

GFRまたはCcr (mL/min)	60〜30	30〜15	15＞
	25％減量	禁忌（添付文書）	
		50％減量	推奨されない．必要な場合には50〜75％減量

文献3

または

Ccr（mL/min）	60〜46	45〜31	30≧
	25％減量	50％減量	使用中止

文献4

＜VP-16：腎障害時の減量基準＞

Ccr（mL/min）	15〜50	15＞
	25％減量	さらなる減量調節が必要

米国添付文書

VIP（CDDP＋VP-16＋IFM）療法 ●

または

血清クレアチニン（mg/dL）	＞1.4
	30％減量 文献5

＜VP-16：肝障害時の減量基準[4]＞

T-Bil（mg/dL） or	AST	投与量
1.5～3.0	＞3×ULN	50％減量
＞3.0		中止

③ CDDPでは腎障害予防のために投与前後に1,000～2,000 mLの適当な輸液を4時間以上かけて投与し，尿量を1日3,000 mL以上確保するよう水分摂取を行い，適宜，利尿薬（20％マンニトールなど）を併用する．また，アミノグリコシド系薬剤との併用により，急性腎不全の報告があるため併用には十分注意をする必要がある．

④ IFM使用中は，投与終了直後から2,000～3,000 mL/日の適当な輸液と出血性膀胱炎の予防薬としてメスナの併用を確認する．また，投与中は必要に応じて輸液1,000 mLあたり40 mLの7％炭酸水素ナトリウム注射液を混和し，尿のアルカリ化を行うことを確認する．

⑤ 特徴的禁忌（IFM）
ペントスタチン投与中の患者（類縁薬であるCPA投与中にペントスタチンを単回投与したところ，錯乱，呼吸困難，低血圧，肺水腫などが認められ，心毒性により死亡したとの報告があるため）．

⑥ 相互作用の確認
CDDP：アミノグリコシド系抗菌薬，バンコマイシン，注射用アムホテリシンB，フロセミドとの併用で腎障害リスク増大．
アミノグリコシド系抗菌薬，バンコマイシン，フロセミドとの併用で聴器障害リスク増大．
フェニトインとの併用でフェニトインの血漿中濃度が低下したとの報告がある．

副作用対策と服薬指導のポイント

① 腎機能障害：CDDPによる腎障害予防のため1日3,000 mL以上の尿量の確保を目安に，治療前後に1,000～2,000 mLの適当な

8

泌尿器がん

3

胚細胞腫瘍

881

輸液や利尿薬の使用に加えて，水分摂取の必要性を伝える．

② **出血性膀胱炎などの防止**：IFM投与1時間前からできるだけ頻回に，かつ大量の経口水分摂取を行い，投与終了の翌日まで1日尿量3,000 mL以上を確保する必要性を伝える．

★ メスナによる予防投与を行い，必要に応じ炭酸水素ナトリウムによる尿のアルカリ化を図る必要性を伝える．

③ **神経障害**：CDDPでは手足のしびれなどの末梢神経障害と4,000〜8,000 Hz付近の高音域聴力障害が問題とされている．一般的にCDDPの総投与量が300〜500 mg/m^{2}以上になると聴器障害の頻度が高くなると報告されており，軽度なものは投与中止により軽減することもあるが，不可逆的な場合も少なくない．

★ 聴器障害：アミノグリコシド系薬剤においても第8脳神経障害が知られており，併用によりCDDPによる聴器障害が起こりやすくなることが考えられるため，併用には十分注意をする必要がある．

④ **脱毛**：通常，CDDP，VP-16投与開始2〜3週間経過後に発現し，治療中止後半年〜1年で回復することを伝える．

【文　献】

1) Williams SD, et al：Disseminated germ cell tumors：Chemotherapy with cisplatin plus bleomycin plus either vinblastine or etoposide. N Engl J Med, 316：1435-1440, 1987

2) Hinton S, et al：Cisplatin, etoposide and either bleomycin or ifosfamide in the treatment of disseminated germ cell tumors. Cancer, 97：1869-1875, 2003

3) 「腎機能別薬剤投与量POCKET BOOK第5版」（日本腎臓病薬物療法学会／編），じほう，2024

4) 「改訂第2版ハイリスクがん患者の化学療法ナビゲーター」（高野利実，尾崎由記範／編），メジカルビュー社，2017

5) Pflüger KH, et al：Pharmacokinetics of etoposide: correlation of pharmacokinetic parameters with clinical conditions. Cancer Chemother Pharmacol, 31：350-356, 1993

＜高田慎也＞

8. 泌尿器がん　3）胚細胞腫瘍

VeIP（CDDP＋IFM＋VLB）療法

	Day	1	2	3	4	5	21
CDDP　20 mg/m^2 　　　点滴静注（2時間以上）		↓	↓	↓	↓	↓	
IFM＋Mesna　1.2 g/m^2 　　　点滴静注（30分以上）		↓	↓	↓	↓	↓	
VLB　0.11 mg/kg 　　　点滴静注（30分以上）		↓	↓				

3週間ごと　4コース

【投与前】1,000～2,000 mLの輸液（Day 1～5）

【制吐対策】
① 5-HT$_3$受容体拮抗薬（Day 1～5）②デキサメタゾン9.9 mg IV（アプレピタント併用時 4.95 mg IV）（Day 1～5）
＊低用量のCDDPに対するオランザピンのエビデンスは乏しいため，患者のQOLに鑑み追加を検討する．
＊CDDPの分割投与時の制吐療法については p.870参照．

【投与後】
① 1,000～2,000 mLの輸液（Day 1～5）　② 20％マンニトール200～300 mL，フロセミド注 10 mg（必要に応じ投与）③ メスナ：IFMの1日投与量の20％相当量を1日3回（Day 1～5）

基本事項

【適　応】

VIP療法同様，導入化学療法で腫瘍マーカーが正常化しない難治例や導入化学療法，外科的切除によって完全奏効が得られた後の再発例に対するサルベージ療法として代表的なレジメンとされている．通例として前治療がBEP療法の場合，VeIP療法が推奨される．

【奏効率[1]】

完全奏効率	2年生存率	3年生存率	7年生存率
49.6％	38％	35％	32％

【副作用[2]】

	発熱性好中球減少症	89％
血液毒性	赤血球輸血	59％
	血小板輸血	35％

● 改訂第8版 がん化学療法レジメンハンドブック

レジメンチェックポイント

① 前投薬の確認：制吐薬の使用

② 投与量の確認

VLB：治療開始前の白血球数が3,000/mm^{3}未満のとき，4,000/mm^{3}以上に回復するまで投与を延期する．

＜CDDP：腎障害時の減量基準＞

GFR または Ccr (mL/min)	60～30	30～15	15＞
	25％減量	禁忌（添付文書）	
		50％減量	推奨されない．必要な場合には50～75％減量

文献3

または

Ccr (mL/min)	60～46	45～31	30≧
	25％減量	50％減量	使用中止

文献4

③ CDDPでは腎障害予防のために投与前後に1,000～2,000 mLの適当な輸液を4時間以上かけて投与し，尿量を1日3,000 mL以上確保するよう水分摂取を行い，適宜，利尿薬（20％マンニトールなど）を併用する．また，アミノグリコシド系薬剤との併用により，急性腎不全の報告があるため併用には十分注意をする必要がある．

④ IFM使用中は，投与終了直後から2,000～3,000 mL/日の適当な輸液と出血性膀胱炎の予防薬としてメスナの併用を確認する．また，投与中は必要に応じて輸液1,000 mLあたり40 mLの7％炭酸水素ナトリウム注射液を混和し，尿のアルカリ化を行うことを確認する．

⑤ 特徴的禁忌（IFM）：ペントスタチン投与中の患者（類縁薬であるCPA投与中にペントスタチンを単回投与したところ，錯乱，呼吸困難，低血圧，肺水腫などが認められ，心毒性により死亡したとの報告があるため）．

⑥ 相互作用の確認（CDDP）：アミノグリコシド系抗菌薬，バンコマイシン，注射用アムホテリシンB，フロセミドとの併用で腎障害リスク増大．

アミノグリコシド系抗菌薬，バンコマイシン，フロセミドとの

併用で聴器障害リスク増大.

フェニトインとの併用でフェニトインの血漿中濃度が低下したとの報告がある.

■ 副作用対策と服薬指導のポイント

① **腎障害**：CDDP による腎障害予防のため 1 日 3,000 mL 以上の尿量の確保を目安に，治療前後に 1,000 ～ 2,000 mL の適当な輸液や利尿薬の使用に加えて，水分摂取の必要性を伝える.

② **出血性膀胱炎などの防止**：IFM 投与 1 時間前からできるだけ頻回に，かつ大量の経口水分摂取を行い，投与終了の翌日まで 1 日尿量 3,000 mL 以上を確保する必要性を伝える.

> ★ メスナによる予防投与を行い，必要に応じ炭酸水素ナトリウムによる尿のアルカリ化を図る必要性を伝える.

③ **神経障害**：CDDP では手足のしびれなどの末梢神経障害と 4,000 ～ 8,000 Hz 付近の高音域聴力障害が問題とされている. 一般的に CDDP の総投与量が 300 ～ 500 mg/m^2 以上になると聴器障害の頻度が高くなると報告されており，軽度なものは投与中止により軽減することもあるが，不可逆的な場合も少なくない.

> ★ 聴器障害：アミノグリコシド系薬剤においても第 8 脳神経障害が知られており，併用により CDDP による聴器障害が起こりやすくなることが考えられるため，併用には十分注意をする必要がある.

④ **脱毛**：通常，CDDP，IFM，VLB 投与開始 2 ～ 3 週間経過後に発現し，治療中止後半年～ 1 年で回復することを伝える.

【文 献】

1) Loehrer PJ, et al：Vinblastine plus ifosfamide plus cisplatine as initial salvage therapy in recurrent germ cell tumor. J Clin Oncol, 16：2500-2504, 1998

2) Miller KD, et al：Salvage chemotherapy with vinblastine, ifosfamide, cisplatine in recurrent seminoma. J Clin Oncol, 15：1427-1431, 1997

3) 「腎機能別薬剤投与量 POCKET BOOK 第 5 版」（日本腎臓病薬物療法学会／編），じほう，2024

4) 「改訂第 2 版ハイリスクがん患者の化学療法ナビゲーター」（高野利実，尾崎由記範／編），メジカルビュー社，2017

<高田慎也>

8. 泌尿器がん 4) 腎細胞がん

Pembrolizumab + Axitinib 療法

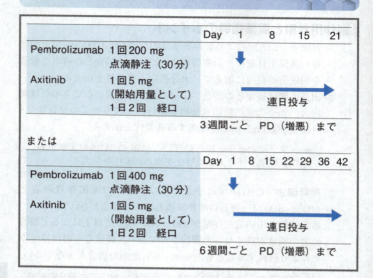

基本事項

【適 応】

根治切除不能または転移性の腎細胞がん

【奏効率[1]】

奏効率	無増悪生存期間（中央値）	全生存期間（中央値）
60%	15.4カ月	未到達

【副作用[1]】

	Grade 1～2	Grade 3	Grade 4	Grade 5
下痢	43%	10%	<1%	0%
高血圧	22%	22%	0%	0%
甲状腺機能低下症	37%	<1%	0%	0%
倦怠感	30%	3%	0%	0%
手掌・足底発赤知覚不全症候群	24%	5%	0%	0%

次ページへ続く

前ページの続き

	Grade 1～2	Grade 3	Grade 4	Grade 5
ALT上昇	14％	12％	1％	0％
AST上昇	17％	6％	＜1％	0％
食欲不振	21％	2％	0％	0％
嗄声	23％	＜1％	0％	0％
悪心	22％	＜1％	0％	0％
蛋白尿	16％	3％	0％	0％
口内炎	14％	1％	0％	0％
関節痛	13％	1％	0％	0％
粘膜の炎症	13％	1％	0％	0％
無力症	11％	1％	0％	0％
甲状腺機能亢進症	11％	1％	0％	0％
非感染性肺炎	3％	0％	0％	＜1％
重症筋無力症	＜1％	＜1％	0％	＜1％
心筋炎	0％	0％	＜1％	＜1％
壊死性筋膜炎	0％	0％	0％	＜1％

■ レジメンチェックポイント

Axitinibのレジメンチェックポイントについては Axitinib 単独療法（p.922）を参照.

① 投与量, 投与スケジュールの確認：Pembrolizumab の投与量・投与スケジュールは, 1回200 mgを3週間間隔または1回400 mgを6週間間隔の2つの投与方法が承認されているため, 投与前に治療計画を熟知してチェックすること.

＜副作用に対する休薬, 中止基準の確認（Pembrolizumab）[2]＞

副作用	程度	処置
間質性肺疾患	Grade 2	Grade 1以下に回復するまで休薬する. 12週間を超える休薬後も Grade 1以下まで回復しない場合には中止する.
	Grade 3以上または再発性の Grade 2	中止する.

次ページへ続く

● 改訂第8版 がん化学療法レジメンハンドブック

前ページの続き

副作用	程度	処置
大腸炎／下痢	Grade 2 または 3	Grade 1 以下に回復するまで休薬する. 12週間を超える休薬後もGrade 1 以下まで回復しない場合には中止する.
	Grade 4 または再発性の Grade 3	中止する.
肝機能障害	・AST もしくは ALT が基準値上限の3〜5倍または総ビリルビンが基準値上限の1.5〜3倍に増加した場合 ・腎細胞がん患者でのAxitinib との併用における初回発現時では，AST またはALT が基準値上限の3倍以上10倍未満に増加し，かつ総ビリルビンが基準値上限の2倍未満の場合	Grade 1 以下に回復するまで休薬する. 12週間を超える休薬後もGrade 1 以下まで回復しない場合には中止する.
	・AST もしくは ALT が基準値上限の5倍超または総ビリルビンが基準値上限の3倍超に増加した場合 ・肝転移がある患者では，AST または ALT が治療開始時に Grade 2 で，かつベースラインから50％以上の増加が1週間以上持続する場合 ・腎細胞がん患者でのAxitinibとの併用における初回発現時では，AST もしくは ALT が基準値上限の10倍以上，または3倍超かつ総ビリルビンが基準値上限の2倍以上に増加した場合	中止する.

次ページへ続く

Pembrolizumab + Axitinib療法 ●

前ページの続き

副作用	程度	処置
腎機能障害	Grade 2	Grade 1以下に回復するまで休薬する.12週間を超える休薬後もGrade 1以下まで回復しない場合には中止する.
	Grade 3以上	中止する.
内分泌障害	・Grade 2以上の下垂体炎 ・症候性の内分泌障害（甲状腺機能低下症を除く） ・Grade 3以上の甲状腺機能障害 ・Grade 3以上の高血糖 ・1型糖尿病	Grade 1以下に回復するまで休薬する.12週間を超える休薬後もGrade 1以下まで回復しない場合には中止を検討する.
Infusion reaction	Grade 2	投与を直ちに中止する.1時間以内に回復する場合には,投与速度を50％減速して再開する.
	Grade 3以上または再発性のGrade 2	直ちに中止し,再投与しない.
上記以外の副作用	・Grade 4または再発性のGrade 3の副作用 ・Grade 3以上の心筋炎,脳炎,ギラン・バレー症候群 ・副作用の処置としての副腎皮質ホルモンをプレドニゾロン換算で10 mg/日相当量以下まで12週間以内に減量できない場合 ・12週間を超える休薬後もGrade 1以下まで回復しない場合	中止する.

8

泌尿器がん

4

腎細胞がん

② Pembrolizumab と Axitinib 併用の場合,下痢,甲状腺機能障害,肝機能障害の副作用は,どちらの薬剤が影響したものか判別がつきづらい.Axitinib の半減期がおよそ5時間程度と短く,副作用発現時には休薬により比較的速やかに回復が得られることが多い.そのため,Axitinib の一時的な中止などで症状の改善が得られるかを確認し判別し対処する.

● 改訂第8版 がん化学療法レジメンハンドブック

＜Pembrolizumab，Axitinib併用時のAST/ALT増加に対する休薬，中止基準[3]＞

AST/ALT＞3×ULNかつT-Bil≧2×ULNまたはPT/INR≧1.5×ULN	両剤の投与を中止する．
3×ULN≦AST/ALT＜5×ULN	AST/ALT≦2×ULNまたはベースライン値に回復するまで両剤を休薬する．回復後，休薬前の用量でAxitinibを再開し，2〜3週間投与後，以下に従う． ・AST/ALT＜3×ULNであればPembrolizumabを再開する． ・3×ULN≦AST/ALT＜5×ULNであれば，AST/ALT≦2×ULNまたはベースライン値に回復するまでAxitinibを休薬する．回復後はAxitinibを減量して再投与または中止し，Pembrolizumabを再開する． ・AST/ALT≧5×ULNであれば，Axitinibの投与を中止し，AST/ALT≦2×ULNまたはベースライン値に回復したらPembrolizumabの投与を再開する．
5×ULN≦AST/ALT＜10×ULN	AST/ALT≦2×ULNまたはベースライン値に回復するまで両剤を休薬する．回復後は以下に従う． ＜Pembrolizumabに起因すると考えられる場合＞ Pembrolizumabの投与を中止し，Axitinib単剤を休薬前の用量で再開する． ＜Axitinibに起因すると考えられる場合＞ 最初にAxitinibを休薬前の用量から減量して再開し，2〜3週間投与後，以下に従う． ・AST/ALT＜3×ULNであればPembrolizumabを再開する． ・3×ULN≦AST/ALT＜5×ULNであれば，AST/ALT≦2×ULNまたはベースライン値に回復するまでAxitinibを休薬する．回復後はAxitinibを減量して再投与または中止し，Pembrolizumabを再開する． ・AST/ALT≧5×ULNであれば，Axitinibの投与を中止し，AST/ALT≦2×ULNまたはベースライン値に回復したらPembrolizumabの投与を再開する．

次ページへ続く

前ページの続き

AST/ALT ≧ 10 × ULN	両剤の投与を中止する.

ULN：基準値上限，T-Bil：総ビリルビン

＜ Axitinib の用量レベル（参考）[3] ＞

用量レベル	用量
2 段階増量	10 mg 1 日 2 回※
1 段階増量	7 mg 1 日 2 回※
開始用量	5 mg 1 日 2 回
1 段階減量	3 mg 1 日 2 回
2 段階減量	2 mg 1 日 2 回

※ 5 mg 1 日 2 回，連続 2 コース（6 週間）以上の忍容が可
能で，Grade 2 を超える副作用が認められず，血圧が
150/90 mmHg 以下にコントロールされている場合，7
mg 1 日 2 回の増量が可能．また同様の基準を用い，
10mg 1 日 2 回の増量が可能．

▌副作用対策と服薬指導のポイント

Pembrolizumab については p.142 参照.

Axitinib については p.924 参照.

【文　献】

1) Powles T, et al：Pembrolizumab plus axitinib versus sunitinib monotherapy as
first-line treatment of advanced renal cell carcinoma（KEYNOTE-426）：
extended follow-up from a randomised, open-label, phase 3 trial. Lancet Oncol,
21：1563-1573, 2020

2) キイトルーダ® 点滴静注 100 mg 添付文書

3) キイトルーダ® 点滴静注 100 mg 適正使用ガイド

＜今井千晶＞

8. 泌尿器がん　4）腎細胞がん

Avelumab + Axitinib 療法

	Day	1	8	14
Avelumab 10 mg/kg 点滴静注（1時間以上）		↓		
Axitinib 1回5 mg（開始用量として） 1日2回　経口		連日投与 →		

2週間ごと　PD（増悪）まで

【前投薬】
ジフェンヒドラミン 25〜50 mg およびアセトアミノフェン 500〜650 mg

基本事項

【適　応】
根治切除不能または転移性の腎細胞がん

【奏効率[1]】

奏効率	無増悪生存期間（中央値）	全生存期間（中央値）
52.5 %	13.3 カ月	未到達

【副作用[2]】

	All Grade	Grade 3 以上
下痢	62.2 %	6.7 %
高血圧	49.5 %	25.6 %
倦怠感	41.5 %	3.5 %
悪心	34.1 %	1.4 %
手掌・足底発赤知覚不全症候群	33.4 %	5.8 %
嗄声	30.6 %	0.5 %
食欲不振	26.3 %	2.1 %
甲状腺機能低下症	24.9 %	0.2 %
口内炎	23.5 %	1.8 %
咳嗽	23.0 %	0.2 %
頭痛	20.5 %	0.2 %
呼吸困難	19.8 %	3.0 %

次ページへ続く

Avelumab + Axitinib 療法 ●

前ページの続き

	All Grade	Grade 3 以上
関節痛	19.6 %	0.9 %
ALT 上昇	17.1 %	6.0 %
AST 上昇	14.5 %	3.9 %

■ レジメンチェックポイント

　Axitinib のレジメンチェックポイントについては Axitinib 単独療法（p.922）を参照.

① 前投薬の確認：Avelumab による Infusion reaction の予防.

② 副作用発現時の休薬または中止基準（Avelumab）[3]

副作用	程度	処置
間質性肺疾患	Grade 2	Grade 1 以下に回復するまで休薬する.
	Grade 3，4 または再発性の Grade 2	中止する.
大腸炎／下痢	Grade 2 または 3	Grade 1 以下に回復するまで休薬する.
	Grade 4 または再発性の Grade 3	中止する.
肝機能障害	AST もしくは ALT が基準値上限の 3～5 倍，または総ビリルビンが基準値上限の 1.5～3 倍に増加した場合	Grade 1 以下に回復するまで休薬する.
	AST もしくは ALT が基準値上限の 5 倍超，または総ビリルビンが基準値上限の 3 倍超に増加した場合	中止する.
甲状腺機能低下症甲状腺機能亢進症副腎機能不全高血糖	Grade 3 または 4	Grade 1 以下に回復するまで休薬する.
心筋炎	新たに発現した心徴候，臨床検査値または心電図による心筋炎の疑い	休薬または投与中止する.

次ページへ続く

8

泌尿器がん

4

腎細胞がん

893

● 改訂第8版 がん化学療法レジメンハンドブック

前ページの続き

副作用	程度	処置
腎障害	Grade 2 または 3	Grade 1 以下に回復するまで休薬する.
	Grade 4	投与を中止する.
Infusion reaction	Grade 1	投与速度を半分に減速する.
	Grade 2	・投与を中断する. ・患者の状態が安定した場合（Grade 1 以下）には，中断時の半分の投与速度で投与を再開する.
	Grade 3 または 4	投与を中止する.
上記以外の副作用	Grade 2 または 3	Grade 1 以下に回復するまで休薬する.
	・Grade 4 または再発性の Grade 3 ・副作用の処置としての副腎皮質ホルモンをプレドニゾロン換算で 10 mg/日相当量以下まで 12 週間以内に減量できない場合 ・12 週間を超える休薬後も Grade 1 以下まで回復しない場合	投与を中止する.

③ Avelumab と Axitinib 併用の場合，下痢，甲状腺機能障害，肝機能障害の副作用は，どちらの薬剤が影響したものか判別がつきづらい．Axitinib の半減期がおよそ5時間程度と短く，Axitinib による副作用だとすると休薬により比較的速やかに回復が得られることが多い．そのため，Axitinib の一時的な中止などで症状の改善が得られるかを確認し判別し対処する．

副作用対策と服薬指導のポイント

Avelumab については p.828 参照.
Axitinib については p.924 参照.

【文　献】

1) Choueiri TK, et al：Updated efficacy results from the JAVELIN Renal 101 trial：firstline avelumab plus axitinib versus sunitinib in patients with advanced renal cell carcinoma. Ann Oncol, 31：1030-1039, 2020

2) Motzer RJ, et al：Avelumab plus Axitinib versus Sunitinib for Advanced Renal-Cell Carcinoma. N Engl J Med, 380：1103-1115, 2019

3) バベンチオ®点滴静注200 mg 添付文書

<今井千晶>

8. 泌尿器がん　4）腎細胞がん

Nivolumab + Cabozantinib 療法

		Day	1	8	14
Nivolumab	240 mg 点滴静注（30分以上）		↓		
Cabozantinib	1回 40 mg[※1] 1日1回　経口[※2]			連日投与 →	

2週間ごと　PD（増悪）まで

または

		Day	1	8	15	22	28
Nivolumab	480 mg 点滴静注（30分以上）		↓				
Cabozantinib	1回 40 mg[※1] 1日1回　経口[※2]				連日投与 →		

4週間ごと　PD（増悪）まで

※1 患者の状態により適宜 20 mg ずつ減量
※2 空腹時に服用（食事の1時間前から食後2時間までの間の服用は避ける）

基本事項

【適　応】

根治切除不能または転移性の腎細胞がん

【奏効率[1]】

奏効率	無増悪生存期間（中央値）	全生存期間（中央値）
56 %	16.6 カ月	37.7 カ月

【副作用[1]】

	Grade 1～2	Grade 3	Grade 4
下痢	53 %	6 %	< 1 %
甲状腺機能低下症	36 %	< 1 %	0 %
手掌・足底発赤知覚不全症候群	31 %	8 %	0 %
疲労	25 %	3 %	0 %
悪心	23 %	< 1 %	0 %
ALT上昇	22 %	6 %	0 %

次ページへ続く

前ページの続き

	Grade 1〜2	Grade 3	Grade 4
AST上昇	22 %	4 %	0 %
味覚不全	22 %	0 %	0 %
高血圧	20 %	12 %	＜1 %
食欲減退	20 %	1 %	0 %
粘膜炎	19 %	＜1 %	0 %
発疹	19 %	2 %	0 %
搔痒感	18 %	＜1 %	0 %
無気力	15 %	3 %	0 %
口内炎	15 %	2 %	0 %
嘔吐	12 %	1 %	0 %
嗄声	12 %	＜1 %	0 %
低マグネシウム血症	11 %	0	＜1 %
リパーゼ上昇	11 %	5 %	2 %
貧血	10 %	＜1 %	0 %
アミラーゼ上昇	10 %	4 %	0 %
関節痛	10 %	0 %	0 %
消化不良	7 %	0 %	0 %
血小板減少症	6 %	＜1 %	0 %
血小板数減少	6 %	0 %	0 %
胃食道逆流症	5 %	0 %	0 %
好中球減少症	4 %	＜1 %	＜1 %

▌レジメンチェックポイント

① 投与量の確認

Cabozantinib 単独での投与時と通常投与量が異なるため注意.

② 減量,休薬基準の確認

＜Cabozantinib の減量,休薬基準[2]＞

減量レベル	投与量
通常投与量	40 mg/ 日
1段階減量	20 mg/ 日
2段階減量	20 mg/ 日を隔日投与
中止	20 mg/ 日の隔日投与で忍容不能な場合,投与を中止する.

● 改訂第8版 がん化学療法レジメンハンドブック

<副作用発現時のCabozantinibの休薬，減量または中止基準[2]>

副作用	程度	処置
肝機能障害	ALTもしくはASTが基準値上限の3倍超5倍以下に増加，または総ビリルビンが基準値上限の1.5倍超3倍以下の場合	管理困難で忍容不能な場合は，Grade 1以下に回復するまで1段階ずつ減量または休薬する。休薬後に投与を再開する際には，1段階減量した用量から開始する（休薬前の用量まで再増量不可）。
	ALTまたはASTが基準値上限の5倍超8倍以下に増加し，かつ総ビリルビンが基準値上限の2倍以下の場合	Grade 1以下に回復するまで休薬する。投与を再開する際には，1段階減量した用量から開始する（休薬前の用量まで再増量不可）。
	ALTもしくはASTが基準値上限の8倍超，またはALTもしくはASTが基準値上限の3倍超，かつ総ビリルビンが基準値上限の2倍超の場合	投与を中止する。
肝機能障害以外	Grade 2	管理困難で忍容不能な場合は，Grade 1以下に回復するまで1段階ずつ減量または休薬する。休薬後に投与を再開する際には，1段階減量した用量から開始する（単独投与の場合は休薬前の用量まで再増量可）。
	Grade 3	Grade 1以下に回復するまで1段階ずつ減量または休薬する。休薬後に投与を再開する際には，1段階減量した用量から開始する（単独投与の場合は休薬前の用量まで再増量可）
	Grade 4	Grade 1以下に回復するまで休薬する。投与を再開する際には，1段階減量した用量から開始する（休薬前の用量まで再増量不可）。

③ 投与開始前，投与中の確認事項

血圧測定，尿検査，肝機能検査，膵酵素関連検査，血液学的検査を定期的に行う．

・肝性脳症が報告されているため，意識障害等の症状を観察する．
・創傷治癒遅延が報告されているため，外科的処置の前には投与を中断する．
・顎骨壊死があらわれることがあるため，投与開始前に口腔内の管理状況を確認する．

④ 併用薬の確認

Cabozantinib：CYP3A4で代謝されるため，CYP3A阻害薬，CYP3A誘導薬，グレープフルーツジュース，セイヨウオトギリソウ（St. John's Wort）含有食品との併用に注意する．

Nivolumab：生ワクチン，弱毒生ワクチン，不活化ワクチンの接種により過度の免疫反応が起こる可能性があるため注意する．

⑤ 蛋白尿

尿蛋白クレアチニン比（UPCR）に応じて対応する[3]．

UPCR	対応
1以上3.5 mg/mg未満	再検査または24時間蓄尿を行う．再検査でUPCR＞2 mg/mgまたは尿蛋白＞2 g/24 hの場合は減量または休薬
3.5 mg/mg以上	休薬し，UPCR≦2 mg/mgに低下した場合は減量して再開

UPCR：随時尿の尿蛋白定量結果（mg/dL）/尿中クレアチニン濃度（mg/dL）

副作用対策と服薬指導のポイント

① NivolumabとCabozantinibの併用療法では共通した副作用プロファイル（下痢，甲状腺機能低下，皮膚症状，肝障害など）を認めるため，副作用が生じた場合，どちらの薬剤が影響したものかの判別が困難である．また，Cabozantinibは半減期が非常に長く，休薬後も症状の改善には時間がかかることに留意する必要がある．

② CheckMate 9ER試験のデータを用いたexposure–response解析において，Cabozantinibの曝露量は無増悪生存期間に影響を与えなかった．一方でCabozantinibの曝露量は，Grade 1以上の手掌・足底発赤知覚不全症候群およびGrade 3以上の下痢の有

● 改訂第8版 がん化学療法レジメンハンドブック

意な増悪因子であることが確認された[4]. そのため, Cabozantinib
の忍容性に問題があれば, 躊躇せずに減量を考慮することが必
要と考えられる.

【Cabozantinib】
p.672参照.

【Nivolumab】
p.182参照.

【文 献】

1) Motzer RJ, et al：Nivolumab plus cabozantinib versus sunitinib in first-line
   treatment for advanced renal cell carcinoma（CheckMate 9ER）：long-term
   follow-up results from an open-label, randomised, phase 3 trial. Lancet Oncol,
   23：888-898, 2022

2) カボメティクス®錠 添付文書

3) カボメティクス®錠 適正使用の手引き（根治切除不能又は転移性の腎細胞癌）

4) Tran BD, et al：Cabozantinib exposure-response analysis for the phase 3
   CheckMate 9ER trial of nivolumab plus cabozantinib versus sunitinib in first-
   line advanced renal cell carcinoma. Cancer Chemother Pharmacol, 91：179-
   189, 2023

＜今井千晶＞

8. 泌尿器がん 4）腎細胞がん

Pembrolizumab + Lenvatinib療法

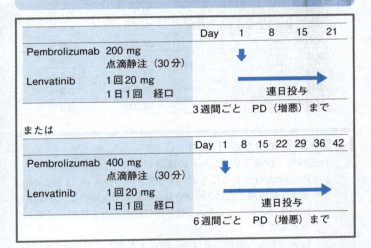

基本事項

【適応】
根治切除不能または転移性の腎細胞がん

【奏効率[1]】

奏効率	無増悪生存期間（中央値）	全生存期間（中央値）
71%	23.3カ月	未到達

【副作用[2]】

	All Grade	Grade 3以上
下痢	61.4%	9.7%
高血圧	55.4%	27.6%
甲状腺機能低下症	47.2%	1.4%
食欲減退	40.3%	4.0%
疲労	40.1%	4.3%
悪心	35.8%	2.6%
口内炎	34.7%	1.7%
嗄声	29.8%	0%

次ページへ続く

● 改訂第8版 がん化学療法レジメンハンドブック

前ページの続き

	All Grade	Grade 3以上
体重減少	29.8 %	8.0 %
蛋白尿	29.5 %	7.7 %
手掌・足底発赤知覚不全症候群	28.7 %	4.0 %
関節痛	28.1 %	1.4 %
発疹	27.3 %	3.7 %
嘔吐	26.1 %	3.4 %
便秘	25.3 %	0.9 %
味覚異常	12.2 %	0.3 %

■ レジメンチェックポイント

① 投与量・投与スケジュールの確認
　・Pembrolizumabの投与量・投与スケジュールは，1回200 mg
　　を3週間間隔または1回400 mgを6週間間隔の2つの投与方
　　法が承認されているため，投与前に治療計画を熟知してチェッ
　　クすること．
　・Lenvatinibの開始用量はがん種により異なるため注意する．

② 肝機能障害，腎機能障害（Lenvatinib）[3]
　減量規定はないが，重度（Child-Pugh分類C）の肝機能障害患
　者でLenvatinibの血中濃度が上昇するとの報告があるため，減
　量を考慮するとともに，患者の状態をより慎重に観察し，有害
　事象の発現に十分注意する．
　腎機能障害に関連して，投与開始前の腎機能で開始用量を減量
　することはないが，Lenvatinibの継続治療において，蛋白尿の
　Grade 3により減量することが多いため定期的に尿蛋白検査を
　確認する．

③ 減量，休薬，中止基準の確認
　PembrolizumabとLenvatinibの併用療法では共通した副作用プ
　ロファイル（下痢，甲状腺機能低下，皮膚症状，肝障害など）
　を認める．そのため，副作用が生じた場合，どちらの薬剤が影
　響したものかの判別が困難である．また，Lenvatinibは半減期
　が19.1～46.5時間[4]と長く，休薬後も症状の改善には時間がか
　かることに留意する必要がある．

Pembrolizumab + Lenvatinib療法 ●

< Lenvatinibの減量基準[4] >

	Lenvatinibの投与量
開始用量	1日1回 20 mg
1段階減量	1日1回 14 mg
2段階減量	1日1回 10 mg
3段階減量	1日1回 8 mg
4段階減量	1日1回 4 mg

<副作用発現時のLenvatinibの休薬，減量または中止基準[4] >

副作用	程度	処置
高血圧	収縮期血圧＜140 mmHgかつ拡張期血圧＜90 mmHg	同じ用量で投与継続.
	収縮期血圧≧140 mmHgまたは拡張期血圧≧90 mmHg	同じ用量で投与を継続し，降圧薬を投与する.
	降圧薬の投与にもかかわらず収縮期血圧≧160 mmHgまたは拡張期血圧≧100 mmHg	休薬し降圧薬の投与を継続する. 収縮期血圧≦150mmHgかつ拡張期血圧≦95mmHgに回復を認めた場合は1段階減量して投与を再開する.
	Grade 4 生命を脅かす（悪性高血圧，高血圧クリーゼなど）副作用	投与を中止し，適切な医学的管理を実施する.
その他の副作用	Grade 1 Grade 2で忍容性あり	同じ用量で投与継続.
	Grade 2で忍容性なし Grade 3 Grade 4の生命を脅かさない臨床検査値異常	〈悪心・嘔吐・下痢・甲状腺機能低下〉 適切な処置を行い，コントロールできない場合に休薬または減量する. 〈それ以外の副作用・臨床検査値異常〉 休薬する. 上記の対応で投与開始前の状態または忍容可能なGrade 2以下に回復を認めた場合には1段階減量して投与を再開する.
	Grade 4	投与を中止する.

8

泌尿器がん

4

腎細胞がん

● 改訂第8版 がん化学療法レジメンハンドブック

＜副作用発現時のPembrolizumabの休薬，中止基準＞
p.832参照.

④ 併用薬の確認〔Lenvatinib（併用注意[3]）〕
・P糖蛋白阻害薬が消化管のP糖蛋白活性を阻害することにより，Lenvatinibの血中濃度が上昇する可能性がある.
・CYP3A，P糖蛋白誘導薬がCYP3AおよびP糖蛋白などを誘導することにより，Lenvatinibの血中濃度が低下する可能性がある.

副作用対策と服薬指導のポイント

Lenvatinibについてはp.661参照.
Pembrolizumabについてはp.142参照.

【文　献】

1) Choueiri TK, et al：Lenvatinib plus pembrolizumab versus sunitinib as first-line treatment of patients with advanced renal cell carcinoma (CLEAR)：extended follow-up from the phase 3, randomised, open-label study. Lancet Oncol, 24：228-238, 2023

2) Motzer R, et al：Lenvatinib plus Pembrolizumab or Everolimus for Advanced Renal Cell Carcinoma. N Engl J Med, 384：1289-1300, 2021

3) レンビマ®カプセル インタビューフォーム

4) キイトルーダ®点滴静注 適正使用ガイド

＜今井千晶＞

8. 泌尿器がん 4) 腎細胞がん

Nivolumab + Ipilimumab 療法

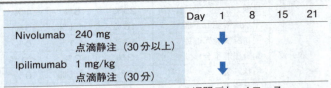

Nivolumab 投与終了後30分以上の間隔をおいてIpilimumabを投与

基本事項

【適応】
根治切除不能または転移性の腎細胞がん

【奏効率[1]】

奏効率	無増悪生存期間（中央値）	全生存期間（中央値）
42％	11.6カ月	47.0カ月

【副作用[2]】

		Grade 1, 2	Grade 3	Grade 4
皮膚	全般	46％	4％	0％
	かゆみ	29％	＜1％	0％
	発疹	21％	2％	0％

次ページへ続く

● 改訂第8版 がん化学療法レジメンハンドブック

前ページの続き

		Grade 1, 2	Grade 3	Grade 4
	発疹（斑状丘疹）	8％	1％	0％
	紅斑	3％	0％	0％
内分泌	全般	26％	6％	1％
	甲状腺機能低下症	16％	<1％	0％
	甲状腺機能亢進症	10％	<1％	0％
	副腎機能不全	3％	2％	<1％
	甲状腺炎	3％	<1％	0％
	下垂体炎	1％	2％	<1％
	糖尿病	<1％	0％	<1％
胃腸	全般	25％	5％	0％
	下痢	24％	4％	0％
	大腸炎	1％	2％	0％
肝臓	全般	10％	7％	2％
	AST上昇	7％	3％	<1％
	ALT上昇	6％	4％	<1％
	血中アルカリホスファターゼ上昇	3％	2％	0％
	血中ビリルビン上昇	2％	<1％	0％
肺	非感染性肺炎	5％	1％	0％

■レジメンチェックポイント

① 投与量，投与スケジュールの確認

　Nivolumab の投与量・投与スケジュールは，1回240 mg を2週間間隔または1回480 mg を4週間間隔の2つの投与方法が承認されているため，投与前に治療計画を熟知してチェックすること．

② 相互作用

　ワクチン接種：生ワクチン，弱毒生ワクチン，不活化ワクチンの接種により過度の免疫反応が起こる可能性があるため注意する．

906

③ Ipilimumab の投与延期，中止基準[3]

副作用	処置
・Grade 2 の副作用（内分泌障害および皮膚障害を除く） ・Grade 3 の皮膚障害 ・症候性の内分泌障害	Grade 1 以下またはベースラインに回復するまで投与を延期する．内分泌障害については，症状が回復するまで投与を延期する．上記基準まで回復しない場合は，投与を中止する．
・Grade 3 以上の副作用（内分泌障害および皮膚障害を除く） ・局所的な免疫抑制療法が有効でない Grade 2 以上の眼障害 ・Grade 4 の皮膚障害	投与を中止する．

▌副作用対策と服薬指導のポイント

p.94 参照．

【文 献】

1) Motzer RJ, et al：Survival outcomes and independent response assessment with nivolumab plus ipilimumab versus sunitinib in patients with advanced renal cell carcinoma: 42-month follow-up of a randomized phase 3 clinical trial. J Immunother Cancer, 8：2020

2) Motzer RJ, et al：Nivolumab plus ipilimumab versus sunitinib in first-line treatment for advanced renal cell carcinoma：extended follow-up of efficacy and safety results from a randomised, controlled, phase 3 trial. Lancet Oncol, 20：1370-1385, 2019

3) ヤーボイ®点滴静注 添付文書
・ オプジーボ®点滴静注 添付文書
・ オプジーボ®点滴静注 適正使用ガイド
・ オプジーボ®・ヤーボイ®適正使用ガイド

＜今井千晶＞

8 泌尿器がん 4 腎細胞がん

8. 泌尿器がん　4) 腎細胞がん

Sunitinib 単独療法

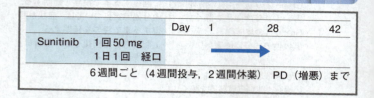

		Day	1	28	42
Sunitinib	1回 50 mg 1日1回　経口				

6週間ごと（4週間投与，2週間休薬）　PD（増悪）まで

基本事項

【適応】
根治切除不能または転移性の腎細胞がん

【奏効率[1]】

奏効率		無増悪生存期間
部分奏効（PR）	安定（SD）	（中央値）
31%	48%	11カ月

【副作用[2]】

	Grade 3 以上
下痢	5%
倦怠感	7%
嘔吐	4%
高血圧	8%
手掌・足底発赤知覚不全症候群	5%
リンパ球減少	5%
好中球減少	12%
貧血	4%
血小板減少	8%
リパーゼ上昇	16%
アミラーゼ上昇	5%

レジメンチェックポイント

① 減量，中止基準の確認

減量して投与を継続する場合には，副作用の症状，重症度などに応じて，12.5 mg（1減量レベル）ずつ減量する（25 mg 未満

Sunitinib単独療法 ●

への減量は原則として行わない).

<減量, 中止基準[3]>

副作用	Grade 2	Grade 3	Grade 4
血液系	同一投与量を継続	副作用がGrade 2以下またはベースラインに回復するまで休薬する. 回復後は休薬前と同一投与量で再開できる.	副作用がGrade 2以下またはベースラインに回復するまで休薬する. 回復後は休薬前の投与量を1レベル下げて再開する.
非血液系（心臓系を除く）	同一投与量を継続	副作用がGrade 1以下またはベースラインに回復するまで休薬する. 回復後は主治医の判断により休薬前と同一投与量または投与量を1レベル下げて再開する.	副作用がGrade 1以下またはベースラインに回復するまで休薬する. 回復後は休薬前の投与量を1レベル下げて再開する. もしくは主治医の判断で投与を中止する.
心臓系 ・左室駆出率低下[※1] ・心室性不整脈[※2]	副作用がGrade 1以下に回復するまで休薬する. 回復後は休薬前の投与量を1レベル下げて再開する.	副作用がGrade 1以下またはベースラインに回復するまで休薬する. 回復後は休薬前の投与量を1レベル下げて再開する.	投与を中止する.

ただし, 以下の副作用が発現した場合は, 同一用量での投与の継続が可能である.
・Grade 3〜4の血清リパーゼ増加[※3]またはアミラーゼ増加[※4]で, 臨床的または画像診断上確認された膵炎の徴候がない場合. ただし, 臨床症状, 臨床検査または画像上のモニタリングを, 回復するまで頻度を上げて行う.
・臨床症状を伴わないGrade 4の高尿酸血症およびGrade 3の低リン血症
・Grade 3のリンパ球減少

※1 駆出率低下
　　Grade 2：安静時駆出率（EF）が50〜40％：ベースラインから10〜20％低下
※2 心室性不整脈
　　Grade 1：症状がなく治療を要さない
　　Grade 2：内科的治療を要するが緊急性はない
※3 血清リパーゼ増加
　　Grade 3：> 2.0〜5.0 × ULN
　　Grade 4：> 5.0 × ULN
※4 血清アミラーゼ増加
　　Grade 3：> 2.0〜5.0 × ULN
　　Grade 4：> 5.0 × ULN

8

泌尿器がん

4

腎細胞がん

● 改訂第8版 がん化学療法レジメンハンドブック

② 併用薬の確認

・CYP3A4阻害薬との併用でSunitinibの血漿中濃度が上昇することが報告されている．やむを得ず併用する場合はSunitinibの減量も考慮し，患者状態を慎重に観察し，副作用発現に十分注意する（ケトコナゾールとの併用において $AUC_{0～∞}$ で平均74％，C_{max} で平均59％増加）．

・CYP3A4誘導薬との併用において，Sunitinibの血漿中濃度が低下することが報告されており，有効性が減弱する可能性がある．やむを得ず併用する場合でも，Sunitinibの増量は行わない（リファンピシンとの併用において，$AUC_{0～∞}$ で平均78％，C_{max} で平均56％低下）．

▍副作用対策と服薬指導のポイント

p.727参照．

【文　献】

1) Motzer RJ, et al : Sunitinib versus interferon alfa in metastatic renal-cell carcinoma. N Engl J Med, 356 : 115-124, 2007
2) スーテント®カプセル12.5 mg インタビューフォーム
3) スーテント®カプセル 添付文書

＜今井千晶＞

8. 泌尿器がん　4）腎細胞がん

Pazopanib 単独療法

Pazopanib　1回800 mg　1日1回　経口※　連日投与
※食事の1時間以上前または食後2時間以降
＊状態により適宜減量

基本事項

【適　応】
根治切除不能または転移性の腎細胞がん

【奏効率[1]】

無増悪生存期間（中央値）	全生存期間（中央値）
8.4カ月	28.4カ月

【副作用[1]】

	All Grade	Grade 3以上
AST上昇	61 %	11 %
ALT上昇	60 %	15 %
総ビリルビン上昇	36 %	4 %
アルカリホスファターゼ上昇	28 %	3 %
白血球減少	43 %	1 %
血小板減少	41 %	3 %
リンパ球減少	38 %	5 %
好中球減少	37 %	4 %
貧血	31 %	1 %
低リン血症	36 %	4 %
血清クレアチニン上昇	32 %	1 %
体重減少	15 %	1 %
疲労	55 %	10 %
末梢性浮腫	11 %	< 1 %
低アルブミン血症	33 %	1 %
低マグネシウム血症	23 %	< 1 %
高マグネシウム血症	12 %	2 %

次ページへ続く

● 改訂第8版 がん化学療法レジメンハンドブック

前ページの続き

	All Grade	Grade 3 以上
低血糖	15 %	< 1 %
手掌・足底発赤知覚不全症候群	29 %	6 %
皮疹	18 %	1 %
脱毛	14 %	0 %
毛髪の色の変化	30 %	1 %
味覚異常	26 %	< 1 %
便秘	17 %	1 %
胃腸障害	14 %	0 %
口内炎	14 %	1 %
粘膜炎	11 %	1 %
甲状腺機能低下症	12 %	0 %
四肢痛	12 %	< 1 %

▌レジメンチェックポイント

① 減量，休薬，中止基準の確認

減量の際は200 mgずつ減量する．減量後に増量する場合は200 mgずつ増量する．ただし，800 mgを超えないこと（ただし肝機能障害発現時は下記の基準に従う）．

・中等度の肝障害を有する患者に対する最大耐用量は200 mgであることが確認されており，中等度以上の肝障害（T-Bil > 1.5 × ULN）を有する患者に対して200 mgを超える用量の投与は推奨されない．中等度以上の肝機能障害を有する患者に対しては減量するとともに状態を慎重に観察し，十分に有害事象の発現に注意する[2]．

・Pazopanibの服用中に肝機能検査値異常が生じた場合は，休薬，減量または中止する[2]．

＜肝機能検査値異常[2]＞

肝機能検査値	処置
3.0 × ULN ≦ ALT ≦ 8.0 × ULN	投与継続（Grade 1以下あるいは投与前値に回復するまで1週間ごとに肝機能検査を実施）

次ページへ続く

前ページの続き

肝機能検査値	処置
ALT＞8.0×ULN	Grade 1以下あるいは投与前値に回復するまで投与を中断し，再開する場合は 400 mg※の投与とする．再開後，肝機能検査値異常（ALT＞3.0×ULN）が再発した場合は，投与を中止する．
ALT＞3.0×ULN，かつ T－Bil＞2.0×ULN（D-Bil＞35％）	投与中止（Grade 1以下あるいは投与前値に回復するまで経過を観察）

※投与量 600 mg の場合は 200 mg で再開（2段階減量）

＜高血圧[3]＞

SBP≦140 mmHg または DBP≦90 mmHg	投与継続
持続的な血圧上昇：140＜SBP＜160 mmHg または 90＜DBP＜100 mmHg または臨床的に重要な20 mmHg以上のDBP上昇	投与継続（降圧薬の増量または追加．2週間降圧薬を漸増し血圧コントロールを試みる）．2週間以内に血圧コントロールできた場合は投与継続．2週間以内に血圧コントロールできなかった場合は休薬し，以下症候性の場合と同様に対応．
症候性またはSBP≧160 mmHg または DBP≧100 mmHg	休薬（降圧薬の増量または追加．降圧薬を漸増し血圧コントロールを試みる）．血圧コントロールできた場合は1段階減量して投与再開．血圧コントロールができなかった場合は投与中止．

＜心機能障害[3]＞

無症候性のLVEF低下（ベースラインから15％を超えるLVEF低下，ただしLLN以上）	投与継続し2〜4週後に再評価．LVEFが安定している場合（LVEFがLLN以上かつ無症候性）は投与継続（2〜4週ごとに評価）．LVEFがLLN未満まで低下した場合は投与中止（必要に応じて専門医と相談）
無症候性のLVEF低下（LLNから5％を超えるLVEF低下）症候性のLVEF低下	投与中止（必要に応じて専門医と相談）

8

泌尿器がん

4

腎細胞がん

● 改訂第8版 がん化学療法レジメンハンドブック

＜ QT 間隔延長[3] ＞

QTc ≦ 0.48 秒	投与継続. 適宜経過観察を行う.
QTc ＞ 0.48 秒	必要に応じて専門医と相談を行い，0.48 秒＜ QTc ≦ 0.50 秒の場合は投与継続. QTc ＞ 0.50 秒の場合は投与中止.

＜副作用発現時[3] ＞

Grade 1	投与継続. 適宜経過観察を行う.
Grade 2 （臨床上問題とならない場合）	
Grade 2 （臨床上問題となる場合）	休薬し，Grade 1 に回復するまで経過観察.
Grade 3	Grade 1 に回復した場合 は 1 段階減量して投与再開. Grade 1 に回復しない場合は投与中止.
Grade 4	投与中止

減量後に増量を検討する場合は，減量した用量で 14 日以上の経過観察を行い，副作用の状態が安定していることを確認したのちに 200 mg ずつ増量.

> ★ 重度の腎障害患者に対する薬物動態の検討はなされておらず，腎機能が低下した患者に投与する場合には，十分な観察が必要となる.

② **心機能不全**：投与開始前および投与中に定期的な心エコーなどの心機能検査が実施されているか確認を行う.

③ **蛋白尿**：投与開始前および投与中の定期的な蛋白尿の観察がされていることを確認する.

④ **血栓塞栓症**：臨床試験において動脈血栓性事象，静脈血栓性事象が認められている. 血栓塞栓症またはその既往歴のある患者に対しては，血栓塞栓症が悪化または再発する可能性があるため慎重な投与が必要となる.

⑤ **併用薬の確認**

・プロトンポンプ阻害薬との併用により，胃内の酸分泌が抑制され Pazopanib の溶解度が低下して吸収が低下し AUC および C_{max} の低下が報告されているため，併用は可能な限り避ける.

・Pazopanib の代謝には主に CYP3A4 が関与することからアゾール系抗真菌薬，グレープフルーツジュースなど CYP3A4 阻害作用をもつ薬剤の併用により代謝が阻害され血中濃度が上昇

Pazopanib単独療法 ●

する可能性がある．そのためCYP3A4の阻害作用のない，または弱い薬剤への代替を考慮する．併用が避けられない場合は副作用の発現・増強に十分に留意し減量などを考慮する．

・カルバマゼピン，フェニトインなど，CYP3A4誘導薬との併用により代謝が誘導され血中濃度が低下し有効性が減弱する可能性がある．そのためCYP3A4誘導作用のない，または弱い薬剤への代替を考慮する．

■ 副作用対策と服薬指導のポイント

① Pazopanibは食後投与によりC_{max}，AUCの上昇が報告されている．よって食事の影響を避けるため食事の1時間前から食後2時間までの間を避けて内服を行うよう説明する．

② 飲み忘れた場合，次回内服までの間隔が12時間以上空いていれば，空腹時に1回分を服用するよう指導する．翌日に気がついた場合は前日分を飲まずに飛ばして，次の決められた時間に1回分を服用するよう指導する．

③ 高血圧：投与開始前および投与期間中は定期的な血圧測定が必要となることを説明する．また降圧薬の投与を行う必要性が出てくる可能性があることを伝える．また血圧のコントロールがつかない場合には休薬が必要となることを伝える．

④ 毛髪の変色や皮膚の色素脱失：投与前に説明を行う．

⑤ 甲状腺機能障害：甲状腺機能の低下（からだがだるい，むくみ，寒がりになる，動作やしゃべり方が遅い）や亢進（汗をかきやすい，体重が減る，眼球突出，甲状腺のはれ，胸がドキドキする，手のふるえ，不眠）などが生じる場合があるため，症状が生じた場合は申し出るよう指導する．

⑥ 手掌・足底発赤知覚不全症候群：皮膚症状（手のひらや足の裏の感覚が鈍くなる・過敏になる，赤くはれ上がる，痛み，皮がむける，水ぶくれ，ただれなど）があらわれた場合は相談するよう説明する．

> ★ 予防対策[4]
> ・皮膚に保湿クリームを用いて保湿する．
> ・頻繁に圧力がかかる部分に生じやすいため，かかとや足の裏，手のひらや指に異常が起きていないか観察し，長時間の立ち仕事，歩行は避ける．
> ・厚手の靴下を使用する．
> ・靴，靴下，装飾品など窮屈なものは使わない．

8

泌尿器がん

4

腎細胞がん

⑦ 内服による治療のため通院で治療が行われることが多い．そのため特に注意が必要な重篤な副作用の自覚症状について文書などを用い情報提供する[4][5]．以下の症状がみられた場合は受診の必要がある．

a. 倦怠感，白目の黄染，嘔気，嘔吐，食欲不振，搔痒感，皮膚の黄染，尿の色が濃くなる，羽ばたき振戦（肝不全，肝障害）

b. めまい，頭が重く痛い，肩こり，頭痛，吐き気（高血圧クリーゼ）

c. 倦怠感，全身の浮腫，起坐呼吸，息苦しい，息切れ，動作時の動悸（心機能障害）

d. 動悸，気を失う，めまい，意識の消失，胸の痛み，胸部違和感，脈が速くなる（QT間隔延長，心室性不整脈）

e. 締め付けられるような胸の痛み，息切れ，腰痛，足の激しい痛み（動脈血栓性事象）

f. 浮腫，熱感，局所の痛み（静脈血栓性事象）

g. 吐き気，嘔吐，激しい腹痛（消化管穿孔，消化管瘻）

h. 発熱，空咳，息苦しさ，息切れ（間質性肺炎）

i. 出血しやすくなる，鼻血，歯茎の出血，内出血，血尿（血栓性微小管症）

j. 頭痛，ぼんやりする，考えがまとまらない，物が見えにくい，けいれん（可逆性後白質脳症症候群）

k. 吐き気，嘔吐，胃・腹部の激しい疼痛，背中の疼痛（膵炎）

【文 献】

1) Motzer RJ, et al：Pazopanib versus sunitinib in metastatic renal-cell carcinoma. N Engl J Med, 369：722-731, 2013
2) ヴォトリエント®錠200 mg インタビューフォーム
3) ヴォトリエント®錠200 mg 適正使用ガイド
4) 加納沙代子，高柳和伸：インライタ錠1 mg，5 mg（アキシチニブ）．調剤と情報，19：239-244, 2013
5) ヴォトリエント®錠200 mg 患者向医薬品ガイド

〈今井千晶〉

8. 泌尿器がん　4）腎細胞がん

Cabozantinib単独療法

Cabozantinib　1回60 mg[※1]　1日1回　経口[※2]　連日投与
PD（増悪）まで
※1 患者の状態により適宜20 mgずつ減量
※2 空腹時に服用（食事の1時間前から食後2時間までの間の服用は避ける）

基本事項

【適　応】
根治切除不能または転移性の腎細胞がん

【奏効率】
一次治療[1]

奏効率	無増悪生存期間（中央値）	全生存期間（中央値）
20 %	8.6カ月	26.6カ月

二次治療以降[2]

奏効率	無増悪生存期間（中央値）	全生存期間（中央値）
17 %	7.4カ月	21.4カ月

【副作用】
一次治療[1]

	Grade 1〜2	Grade 3	Grade 4
下痢	63 %	10 %	0 %
AST上昇	58 %	1 %	1 %
疲労	58 %	6 %	0 %
ALT上昇	50 %	4 %	1 %
食欲不振	42 %	5 %	0 %
味覚障害	41 %	0 %	0 %
高血圧	39 %	28 %	0 %
血小板減少	38 %	1 %	0 %
手掌・足底発赤知覚不全症候群	35 %	8 %	0 %
貧血	32 %	1 %	0 %
口内炎	32 %	5 %	0 %
悪心	29 %	3 %	0 %

次ページへ続く

● 改訂第8版 がん化学療法レジメンハンドブック

前ページの続き

	Grade 1〜2	Grade 3	Grade 4
体重減少	28%	4%	0%
消化不良	27%	0%	0%
甲状腺機能低下症	23%	0%	0%

二次治療以降[2]

	Grade 1〜2	Grade 3	Grade 4
下痢	62%	13%	0%
倦怠感	48%	11%	0%
悪心	48%	5%	0%
食欲不振	44%	3%	0%
手掌・足底発赤知覚不全症候群	35%	8%	0%
嘔吐	32%	2%	0%
体重減少	32%	3%	0%
便秘	27%	<1%	0%
味覚障害	24%	0%	0%
甲状腺機能低下症	23%	0%	0%
高血圧	22%	15%	0%
嗄声	21%	1%	0%
咳嗽	20%	<1%	0%
口内炎	20%	2%	0%

▌レジメンチェックポイント

p.671 参照.

▌副作用対策と服薬指導のポイント

p.672 参照.

【文　献】

1) Choueiri TK, et al：Cabozantinib versus sunitinib as initial therapy for meta-static renal cell carcinoma of intermediate or poor risk（Alliance A031203 CABOSUN randomised trial）：Progression-free survival by independent review and overall survival update. Eur J Cancer, 94：115-125, 2018

2) Choueiri TK, et al：Cabozantinib versus everolimus in advanced renal cell carcinoma（METEOR）：final results from a randomised, open-label, phase 3 trial. Lancet Oncol, 17：917-927, 2016

＜今井千晶＞

8. 泌尿器がん 4) 腎細胞がん

Nivolumab 単独療法

	Day	1	8	14
Nivolumab 240 mg 点滴静注（30分以上）		↓		
	2週間ごと PD（増悪）まで			

または

	Day	1	8	15	22	28
Nivolumab 480 mg 点滴静注（30分以上）		↓				
	4週間ごと PD（増悪）まで					

基本事項

【適 応】

根治切除不能または転移性の腎細胞がん

【奏効率[1]】

奏効率	無増悪生存期間（中央値）	全生存期間（中央値）
25％	4.6カ月	25.0カ月

【副作用[1]】

	All Grade	Grade 3以上
疲労	33％	2％
悪心	14％	＜1％
掻痒感	14％	0％
下痢	12％	1％
食欲不振	12％	＜1％
皮疹	10％	＜1％
咳嗽	9％	0％
貧血	8％	2％
呼吸困難	7％	1％
末梢性浮腫	4％	0％
肺炎	4％	1％

次ページへ続く

● 改訂第8版 がん化学療法レジメンハンドブック

前ページの続き

	All Grade	Grade 3 以上
粘膜炎	3%	0%
味覚異常	3%	0%
高血糖	2%	1%
口内炎	2%	0%
高トリグリセリド血症	1%	0%
鼻出血	1%	0%

レジメンチェックポイント

① 投与量，投与スケジュールの確認

Nivolumab の投与量・投与スケジュールは，1回 240 mg を 2 週間間隔または 1 回 480 mg を 4 週間間隔の 2 つの投与方法が承認されているため，投与前に治療計画を熟知してチェックすること．

② 相互作用

ワクチン接種：生ワクチン，弱毒生ワクチン，不活化ワクチンの接種により過度の免疫反応が起こる可能性があるため注意する．

副作用対策と服薬指導のポイント

p.182 参照．

【文　献】

1) Motzer RJ, et al : Nivolumab versus everolimus in advanced renal-cell carcinoma. N Engl J Med, 373 : 1803-1813, 2015
・　オプジーボ® 点滴静注 添付文書

＜今井千晶＞

8. 泌尿器がん　4）腎細胞がん

Axitinib 単独療法

Axitinib　1回5mg　1日2回　経口　連日投与　PD（増悪）まで
＊患者の状態により適宜増減するが，1回10mg　1日2回まで増量できる

基本事項

【適　応】
根治切除不能または転移性の腎細胞がん

【奏効率[1]】

無増悪生存期間（中央値）	全生存期間（中央値）
8.3カ月	20.1カ月

【副作用[1]】

	All Grade	Grade 3以上
下痢	54％	11％
食欲減退	31％	4％
悪心	30％	2％
体重減少	19％	3％
嘔吐	18％	1％
口内炎	16％	1％
便秘	13％	＜0.5％
高血圧	42％	17％
頭痛	11％	1％
蛋白尿	13％	3％
疲労	37％	10％
無力症	18％	4％
手掌・足底発赤知覚不全症候群	28％	6％
発疹	13％	＜0.5％
発声障害	28％	0％
甲状腺機能低下症	20％	＜0.5％

● 改訂第8版 がん化学療法レジメンハンドブック

レジメンチェックポイント

① 投与量の確認

1回5 mg 1日2回，2週間連続投与し忍容性が認められる場合，1回7 mg 1日2回に増量でき，さらに連続2週間投与で忍容性が認められる場合には，最大1回10 mg 1日2回に増量することができる[2]．

② 減量，休薬基準の確認

副作用により減量して投与を継続する場合は，副作用の症状，重症度に応じて1回3 mg 1日2回，または1回2 mg 1日2回に減量する[2]．

＜増量および減量における用量レベル[3]＞

用量レベル	投与量
＋2	1回10 mg，1日2回投与
＋1	1回7 mg，1日2回投与
0（開始用量）	1回5 mg，1日2回投与
−1	1回3 mg，1日2回投与
−2	1回2 mg，1日2回投与

＜血液系副作用発現時[4]＞

Grade 0〜3	同一用量で投与継続
Grade 4	休薬後 Grade 2以下に回復後1レベル減量し再開

＜非血液系副作用（高血圧，蛋白尿を除く）発現時[4]＞

Grade 0〜2	同一用量で投与継続
Grade 3	1レベル減量
Grade 4	休薬後 Grade 2以下に回復後1レベル減量し再開

＜高血圧発現時[4]＞

収縮期血圧≦150 mmHg かつ 拡張期血圧≦100 mmHg	同一用量で投与継続
収縮期血圧＞150 mmHg または 拡張期血圧＞100 mmHg	最大限の降圧薬投与を行っていない場合，降圧薬の追加・増量により同一用量で投与継続
	最大限の降圧薬投与を行っている場合，1レベル減量

次ページへ続く

前ページの続き

収縮期血圧＞160 mmHg または 拡張期血圧＞105 mmHg	休薬．降圧薬の調節により血圧＜150/100 mmHg に回復したら，1レベル減量して投与

<蛋白尿発現時[4]>

尿試験紙法にて蛋白尿2＋未満	同一用量で投与継続		
尿試験紙法にて蛋白尿2＋以上	24時間蓄尿による尿蛋白値の測定	24時間蓄尿にて尿蛋白値＜2 g/24時間	同一用量で投与継続
		24時間蓄尿にて尿蛋白値≧2 g/24時間	休薬後，尿蛋白値＜2 g/24時間に回復したら同一用量または1レベル減量して投与再開

③ 併用薬の確認

・Axitinib はCYP3A4/5で代謝されるためCYP3A4/5阻害薬であるアゾール系抗真菌薬やマクロライド系抗菌薬，HIVプロテアーゼ阻害薬，グレープフルーツジュースとの併用で血漿中濃度が上昇する可能性があり，副作用の発現頻度および重症度が増加するおそれがあるため，CYP3A4/5阻害作用のない，または弱い薬剤への代替を考慮する．

・CYP3A4/5誘導薬であるデキサメタゾン，フェニトイン，カルバマゼピン，リファンピシン，フェノバルビタールやセイヨウオトギリソウ（St. John's Wort）含有食品との併用により血漿中濃度が低下し効果が減弱する可能性があるため，CYP3A4/5誘導作用のない，または弱い薬剤への代替を考慮する．

④ 中等度以上の肝機能障害がある場合，血中濃度の上昇により有害事象が強くあらわれる可能性がある．そのため，肝機能障害がある患者に投与する場合には減量を考慮するとともに有害事象の発現に十分注意する．重度の肝障害のある患者への影響については評価されていない．

● 改訂第8版 がん化学療法レジメンハンドブック

> ★ 腎機能低下を有する被験者においての臨床試験は実施されていないが，母集団薬物動態解析の対象となった被験者のデータによると，腎機能の低下はAxitinib（インライタ®錠）の全身クリアランスに大きな影響を与えないと考えられる.

⑤ 蛋白尿があらわれることがあるため，投与開始前および投与中の定期的な蛋白尿の観察がされていることを確認する.

▌副作用対策と服薬指導のポイント

① 飲み忘れた場合には2回分を一度に飲まず，飲み忘れに気づいた時間が次の服用時間まで3時間以上空いていれば1回分を服用し，それより空いていなければ服用せずに飛ばして次の決められた時間に1回分を服用するよう説明する.

② 高血圧：定期的に血圧測定を行うことを指導し，記録を残しておいてもらうこと. また，必要に応じて降圧薬の投与が必要となることや重症の高血圧が認められた場合には休薬が必要となる場合があることを説明する.

> ★ 臨床試験のサブセット解析により，収縮期血圧が140 mmHg以上，拡張期血圧が90 mmHg以上であることが全生存期間において有意に予後が良好であったと報告されている. 臨床試験で得られたデータは，Axitinibの血中濃度を反映した血圧の上昇の可能性が高く，日常臨床で一定以上の血圧の上昇を認めた場合には降圧薬の投与によるコントロールを行い，投与を継続することが重要である.

③ 甲状腺機能障害：甲状腺機能低下症（体がだるい，むくみ，寒がりになる，動作やしゃべり方が遅い）や，甲状腺機能亢進症（汗をかきやすい，体重が減る，眼球突出，甲状腺のはれ，胸がドキドキする，手のふるえ，不眠）の症状があらわれたら申し出るよう説明する.

④ 手掌・足底発赤知覚不全症候群：皮膚症状（手のひらや足の裏の感覚が鈍くなる・過敏になる，赤くはれ上がる，痛み，皮がむける，水ぶくれ，ただれなど）があらわれた場合は相談するよう説明する.

★ 予防対策[5]
　・皮膚を保湿クリーム（尿素配合剤，ヘパリン類似物質，サリチル酸ワセリンなど）で保湿する．
　・頻繁に圧力がかかる部分に生じやすいため，かかとや足の裏，手のひらや指に異常が起きていないか観察し，長時間の立ち仕事，歩行は避ける．
　・厚手の靴下を使用し，窮屈なものは使わない．
　・靴，装飾品などにも窮屈なものは使わない．

★ 日本人でのサブセット解析では，副作用として高血圧，発声障害，手掌・足底発赤知覚不全症候群の発生頻度が高い傾向が認められている[6]．

⑤ 内服による治療のため通院で治療が行われることが多い．そのため特に注意が必要な重篤な副作用の自覚症状について文書などを用い情報提供する[7]．以下の症状がみられた場合は受診の必要がある．

a. めまい，頭痛，吐き気（高血圧クリーゼ）

b. 締め付けられるような胸の痛み，息切れ，腰痛，足の激しい痛み（動脈血栓塞栓症）

c. むくみ，熱感，局所の痛み（静脈血栓症）

d. 吐き気，嘔吐，激しい腹痛（消化管穿孔，瘻孔形成）

e. けいれん，意識障害，視力障害（可逆性後白質脳症症候群）

f. 身体のだるさ，全身の浮腫，呼吸苦，動悸，息切れ（心不全）

【文　献】

1) Motzer RJ, et al：Axitinib versus sorafenib as second-line treatment for advanced renal cell carcinoma：overall survival analysis and updated results from a randomised phase 3 trial. Lancet Oncol, 14：552-562, 2013

2) インライタ®錠1 mg，5 mg インタビューフォーム

3) Rini BI, et al：Comparative effectiveness of axitinib versus sorafenib in advanced renal cell carcinoma（AXIS）：a randomised phase 3 trial. Lancet, 378：1931-1939, 2011

4) インライタ®錠1 mg，5 mg 適正使用ガイド

5) 加納沙代子，髙柳和伸：インライタ錠1 mg，5 mg（アキシチニブ）．調剤と情報，19：239-244，2013

6) Ueda T, et al：Efficacy and safety of axitinib versus sorafenib in metastatic renal cell carcinoma：subgroup analysis of Japanese patients from the global randomized Phase 3 AXIS trial. Jpn J Clin Oncol, 43：616-628, 2013

7) インライタ®錠1 mg，5 mg 患者向医薬品ガイド

＜今井千晶＞

8. 泌尿器がん　4）腎細胞がん

Sorafenib単独療法

Sorafenib　1回400 mg　1日2回　経口　連日投与　PD（増悪）まで

基本事項

【適　応】

根治切除不能または転移性の腎細胞がん

【奏効率[1]】

Response	患者数（n＝451）	％（95％信頼区間）
完全奏効	1	＜1（0～1）
部分奏効	43	10（7～13）
安定[※1]	333	74（70～78）
進行	56	12（10～16）
評価不能	18	4（2～6）
Disease control rate[※2]	279	62（57～66）

評価はResponse Evaluation Criteria in Solid Tumors（RECIST）による．
95％信頼区間はCochran-Mantel-Haenszel testに基づく．
※1　安定：少なくとも28日間，病気が同じ状態にとどまっていたことと定義
※2　Disease control rate：完全奏効＋部分奏効＋安定（少なくとも2サイクル）

無増悪生存期間（中央値）
5.5カ月

【副作用】

	海外第Ⅲ相試験[1] [※1] Grade 3以上	国内第Ⅱ相試験[2] [※2]
下痢	2％	34％
倦怠感	5％	―
手掌・足底発赤知覚不全症候群	6％	55％
高血圧	4％	27％
虚血性心疾患	3％	―
貧血	3％	69％
リンパ球減少	13％	61％

次ページへ続く

前ページの続き

	海外第Ⅲ相試験[1] ※1 Grade 3 以上	国内第Ⅱ相試験[2] ※2
好中球減少	—	15 %
血小板減少	—	31 %
脱毛	—	39 %
発疹・落屑	—	37 %
低リン血症	13 %	—
リパーゼ上昇	12 %	56 %
アミラーゼ上昇	—	38 %

※1　副作用発現率は 83.1 %（375 / 451 例）
※2　副作用発現率は 96.9 %（127 / 131 例），Grade 3 以上の副作用発現率は
　　61 %（81 / 131 例）

■ レジメンチェックポイント

① 休薬，減量，中止基準の確認

＜減量基準[3]＞

通常投与量	1 回 400 mg を 1 日 2 回 連日投与
1 段階減量	1 回 400 mg を 1 日 1 回 連日投与
2 段階減量	1 回 400 mg を 1 日 1 回 隔日投与

＜皮膚毒性[3]＞

Grade	発現回数	投与継続の可否	用量調節
Grade 1	回数問わず	投与継続	変更なし 局所療法を考慮
Grade 2	1 回目	投与継続	変更なし 局所療法を考慮
	1 回目（7 日以内に改善がみられない）2 回目，3 回目	Grade 0～1 に改善するまで休薬	1 段階減量
	4 回目	投与中止	投与中止
Grade 3	1 回目，2 回目	Grade 0～1 に改善するまで休薬	1 段階減量
	3 回目	投与中止	投与中止

Grade 1：手足の皮膚の感覚障害，刺痛，痛みを伴わない腫脹や紅斑，日常生活に支障を来さない程度の不快な症状
Grade 2：手足の皮膚の痛みを伴う紅斑や腫脹，日常生活に支障を来す不快な症状
Grade 3：手足の皮膚の湿性落屑，潰瘍形成，水疱形成，激しい痛み，仕事や日常生活が不可能になる重度の不快な症状

8 泌尿器がん　4 腎細胞がん

● 改訂第8版 がん化学療法レジメンハンドブック

＜血液毒性[3]＞

Grade	投与継続の可否	用量調節
Grade 0～2	投与継続	変更なし
Grade 3	投与継続	1段階減量[c]
Grade 4	Grade 0～2に軽快するまで休薬[b]	1段階減量[c]

＜非血液毒性[3] [a]＞

Grade	投与継続の可否	用量調節
Grade 0～2	投与継続	変更なし
Grade 3	Grade 0～2に軽快するまで休薬[b]	1段階減量[c]
Grade 4	投与中止	投与中止

a 薬物治療を行っていない嘔気/嘔吐または下痢は除く.
b 30日を超える休薬が必要となり,投与の継続について臨床的に意義がないと判断された場合,投与中止とする.
c 2段階を超える減量が必要な場合,投与中止とする.

＜肝機能障害[4]＞

AST,ALT,T-Bilの急激な上昇やAST,ALT＞200 IU/L,T-Bil＞3.0 mg/dL,劇症肝炎の場合は直ちに休薬する.また,重度の肝機能障害（Child-Pugh分類C）の患者への投与は推奨されていない.

② 併用薬の確認

・CYP3A4誘導薬（リファンピシン,フェノバルビタール,フェニトイン,カルバマゼピンなど）およびセイヨウオトギリソウ（St. John's Wort）含有食品によりSorafenibの血中濃度が低下することがある.

・ワルファリン併用症例において,プロトロンビン時間の延長（INR値の上昇）の報告がある.ワルファリン併用時には,定期的なプロトロンビン時間またはINR値のモニタリングが必要となる.

▌副作用対策と服薬指導のポイント

① 手足皮膚反応：投与前からの手足のケアが推奨されている.特に過重がかかる部位は発生の危険因子となっており,スニーカーなどを履くようにするとともに,角質ケアには,尿素配合クリームなどによる保湿が有効である.Grade 2の場合,減量とともにステロイド外用薬（very strong）を開始する.

928

② 高血圧：投与開始から12週までが好発時期で，その多数はGrade 1または2である．高血圧治療ガイドラインに準じた治療を実施する．

③ 急性肺障害，間質性肺炎：致死的な転帰をたどることがある．具体的な初期症状（息切れ，呼吸困難，咳，発熱など）について説明し[5]，発現早期での医療機関への受診を促す．

④ 皮膚症状：強くあらわれることがあるため，あらかじめ発疹，発熱，皮膚の広範囲に赤い斑点が出る，水ぶくれ，粘膜のびらん，ただれなどの症状を説明する．重篤あるいは症状が長引くようであれば，必要に応じて皮膚科受診を指示されることがあることも説明しておく．

⑤ 脂肪分の多い食事をする場合，食事の1時間前から食後2時間までの間の内服は避けることを確認（AUCの変動の可能性がある）．

⑥ 飲み忘れた場合の対応について，あらかじめ確認を行っておく（飲み忘れた場合は，2回分を一度に飲まないこと．飲み忘れに気がついた場合には，次の決められた時間に内服する）．

⑦ 肝機能障害：肝不全，肝性脳症があらわれることがあるので，定期的に肝機能検査を行う．

⑧ 出血：消化管出血，気道出血，脳出血があらわれることがあるので観察を十分行う．

⑨ 白血球減少，好中球減少，リンパ球減少，血小板減少，貧血：投与前と投与中の定期的な血液検査が必要となる．

⑩ 膵酵素の上昇：血清アミラーゼ，血清リパーゼ上昇を認めることがあり，定期的な血液検査が必要となる．

【文　献】

1) Escudier B, et al : Sorafenib in advanced clear-cell renal-cell carcinoma. N Engl J Med, 356 : 125-134, 2007

2) Akaza H, et al : Phase II study to investigate the efficacy, safety, and pharmacokinetics of sorafenib in Japanese patients with advanced renal cell carcinoma. Jpn J Clin Oncol, 37 : 755-762, 2007

3) ネクサバール®錠200 mg　インタビューフォーム

4) ネクサバール®錠200 mg　適正使用ガイド

5) ネクサバール®錠200 mg　患者向医薬品ガイド

〈今井千晶〉

8. 泌尿器がん　4）腎細胞がん

Everolimus 単独療法

Everolimus　1回10 mg　1日1回　経口　連日投与　PD（増悪）まで

基本事項

【適　応】
根治切除不能または転移性の腎細胞がん

【奏効率[1]】

奏効率		無増悪生存期間
部分奏効（PR）	安定（SD）	（中央値）
1 %	63 %	4.0 カ月

【副作用[1]】

	All Grade	Grade 3以上
口内炎	40 %	3 %
感染症	10 %	3 %
非感染性肺臓炎	8 %	3 %
高コレステロール血症	76 %	3 %
高血糖	50 %	12 %
リンパ球減少	42 %	15 %
低リン血症	32 %	4 %
発疹	25 %	＜1 %
貧血	91 %	10 %
疲労	20 %	3 %

レジメンチェックポイント

① 減量，休薬，中止基準の確認[2]

　＜間質性肺疾患＞

　　間質性肺疾患が発現した場合は，症状，重症度などに応じて，
　以下の基準を考慮して，減量，休薬または中止すること．

Everolimus単独療法 ●

Grade	投与継続の可否
Grade 1 （無症候性の画像所見）	投与継続
Grade 2 （症候性：日常生活に支障なし）	症状が改善するまで休薬する．投与を再開する場合は，1日1回5mgの投与とする．
Grade 3 （症候性：日常生活に支障あり，酸素療法を要する）	投与を中止し，原則として再開しない．ただし，症状が改善し，かつ治療上の有益性が危険性を上回ると判断された場合のみ，1日1回5mgで投与再開可能とする．
Grade 4 （生命を脅かす：人工呼吸を要する）	投与中止

＜高血糖，糖尿病，脂質異常[3]＞

Grade	投与継続の可否
Grade 3	一時的に休薬する．再開する場合は，1日1回5mgで投与開始する．
Grade 4	投与中止

＜血小板減少[3]＞

Grade	投与継続の可否
Grade 2	Grade 1以下（血小板数≧75,000/mm³）に回復するまで休薬後，同じ用量で投与再開． 投与再開後に再度Grade 2（血小板数＜75,000〜50,000/mm³）となった場合は，Grade 1以下に回復するまで休薬後，1日1回5mgに減量して投与再開．
Grade 3	Grade 1以下（血小板数≧75,000/mm³）に回復するまで休薬後，1日1回5mgに減量して投与再開． Grade 3（血小板数＜50,000〜25,000/mm³）が再度発現した場合は投与中止．
Grade 4	投与中止

8

泌尿器がん

4

腎細胞がん

● 改訂第8版 がん化学療法レジメンハンドブック

＜好中球減少[3]＞

Grade	投与継続の可否
Grade 3	Grade 1 以下（好中球数≧1,500/mm³）に回復するまで休薬後，同じ用量で投与再開． 投与再開後に再度 Grade 3（好中球数＜1,000～500/mm³）となった場合は 1,500/mm³ 以上に回復するまで休薬後，1 日 1 回 5 mg に減量して投与再開． Grade 3 の 3 回目の発現が認められた場合は投与中止．
Grade 4	Grade 1 以下（好中球数≧1,500/mm³）に回復するまで休薬後，1 日 1 回 5 mg に減量して投与再開． 減量にもかかわらず Grade 3 または 4（好中球数＜500/mm³）が発現した場合は投与中止．

＜発熱性好中球減少症[3]＞

Grade	投与継続の可否
Grade 3	好中球数が 1,500/mm³ 以上になり，なおかつ発熱が消失するまで休薬後，1 日 1 回 5 mg に減量して投与再開． 発熱性好中球減少症が再発した場合は投与中止．
Grade 4	投与中止

＜その他の副作用[3]＞

Grade	投与継続の可否
Grade 2※	［許容可能］投与継続 ［許容不可］Grade 1 以下に回復するまで休薬． ・投与再開の場合は 1 日 1 回 10 mg で開始． ・2 回目以降の場合は 1 日 1 回 5 mg に減量して投与再開．
Grade 3	Grade 1 以下に回復するまで休薬． 投与再開の場合は 1 日 1 回 5 mg で投与開始．
Grade 4	投与中止

※ 口内炎は許容不可として対応する．

＜肝障害＞

軽度（Child-Pugh 分類 A）の患者では減量を考慮し，中等度（Child-Pugh 分類 B）の患者では治療上の有益性が危険性を上回ると判断された場合のみ減量しての投与を検討する．重度（Child-Pugh 分類 C）の患者では可能な限り投与は避ける．

Everolimus単独療法 ●

② 併用薬の確認

・生ワクチンとの併用は禁忌である（Everolimusにより免疫抑制が生じた状態で生ワクチンを接種すると発症するおそれがある）.

・Everolimusは主にCYP3A4により代謝され，P糖蛋白の基質となる．併用薬剤に，CYP3A4またはP糖蛋白に影響（阻害または誘導）を及ぼす薬剤がないかチェックを行う．あればほかの類薬に変更，または当該薬剤の休薬を考慮し，併用は可能な限り避ける.

副作用対策と服薬指導のポイント

① 間質性肺炎：Everolimusは臨床試験において18％の患者に間質性肺炎がみられた．そのうちGrade 3/4は3.5％であった．本剤服用中に，咳嗽，呼吸困難，発熱などが認められた場合は，すぐに医療機関に連絡するように伝える.

② 口内炎：Everolimusは臨床試験において64％の患者に口内炎の症状が発現している．開始前に，口内炎の予防対策の事前処方を医師に依頼し，自宅での口腔内の清潔，清掃，保湿を行うように事前に説明する.

③ 飲み忘れた場合の対応について，あらかじめ確認を行っておく．2日分を一度に内服しない．飲み忘れに気づいたのがいつもの投与時間より6時間以内であればすぐに内服する．ただし，次に内服するまでの時間が近い場合は飲み忘れた分をとばして，次の日に1日分を内服する.

④ 食事の影響を避けるために空腹時に内服するよう指導を行う（高脂肪食，低脂肪食の食後投与C_{max}，AUCの低下が報告されている）.

⑤ グレープフルーツやグレープフルーツジュースにより，薬効が強くあらわれる可能性があることを伝え，飲食を避けるように説明する.

⑥ セイヨウオトギリソウ（St. John's Wort）を含有する健康食品によって，薬効が弱まる可能性があることを伝え，摂取を避けるよう説明する．また，服薬指導時に健康食品の使用の有無を確認する.

⑦ 患者に薬物間相互作用の多い薬剤であることを伝え，ほかの医

8

泌尿器がん

4

腎細胞がん

療機関を受診する場合や，薬局で薬を購入する場合は Everolimus（アフィニトール®錠）を内服中であることを医師または薬剤師に伝えるよう説明する．

⑧ 易感染状態となることがあり，感染症にかかりやすくなることを説明する．人ごみを避けること，外出後の手洗い，うがいなどの具体的な感染予防対策について確認を行う．

⑨ 内服による治療のため通院で行われることが多い．そのため特に注意が必要な自覚症状を説明しておく[4]．以下の症状がみられた場合はただちに受診の必要がある．

a. 咳，発熱，息切れなど（間質性肺疾患の症状）

b. 風邪のような症状，からだがだるい，発熱など（易感染による感染症）

c. 体がだるい，吐き気，嘔吐，食欲不振，発熱，白目が黄色くなる，意識の低下（劇症肝炎や，肝炎の増悪，肝不全の症状）

⑩ 使用前の空腹時血糖値の測定，血液検査，腎機能検査などの確認を行う．

⑪ 肝炎ウイルスキャリアでは肝不全があらわれる場合があり，死亡に至った例が報告されている．定期的な肝機能検査が必要となる．B型肝炎ウイルス再活性化対策については p.1207 参照．

【文　献】

1) Motzer RJ, et al : Efficacy of everolimus in advanced renal cell carcinoma : a double-blind, randomized, placebo-controlled phase Ⅲ trial. Lancet, 372 : 449, 2008

2) アフィニトール®錠5 mg　インタビューフォーム

3) アフィニトール®錠　適正使用ガイド

4) アフィニトール®錠5 mg　患者向医薬品ガイド

＜今井千晶＞

8. 泌尿器がん 4）腎細胞がん

Temsirolimus 単独療法

		Day	1	7
Temsirolimus 25 mg 点滴静注（30〜60分）			⬇	

＊患者の状態により適宜減量　　　　　　　1週間ごと　PD（増悪）まで

【前投薬】
抗ヒスタミン薬（d-クロルフェニラミン，ジフェンヒドラミンなど）
【制吐対策】
デキサメタゾン 6.6 mg IV（Day 1）

基本事項

【適　応】

根治切除不能または転移性の腎細胞がん

★ 第Ⅲ相試験の結果より，ほかの薬剤と比べMSKCCのリスク分類における高リスク分類に該当する症例に対する有効性が期待できることが示されている．

【奏効率[1]】

奏効率		無増悪生存期間（中央値）	全生存期間（中央値）
CR＋PR	臨床的利益率（CR＋PR＋24週以上のSD）		
8.6 %	33 %	3.8カ月	10.9カ月

CR：完全奏効，PR：部分奏効，SD：安定

【副作用[1]】海外第Ⅲ相試験（n = 208）

	All Grade	Grade 3 〜 4
無力症	51 %	11 %
発疹	47 %	4 %
貧血	45 %	20 %
悪心	37 %	2 %
呼吸困難	28 %	9 %

次ページへ続く

●改訂第8版 がん化学療法レジメンハンドブック

前ページの続き

	All Grade	Grade 3 〜 4
高脂血症	27 %	3 %
食欲不振	32 %	3 %
感染	27 %	3 %
高コレステロール血症	24 %	1 %
口内炎	20 %	1 %
ALT上昇	8 %	1 %
高血糖	26 %	11 %

★ 臨床試験において1コースでも減量が必要だったのは23 %，有害事象による治療中止は7 %と報告されている．

★ 致命的な転帰をたどることがある間質性肺疾患の発現が報告されている．重症度は症例により異なり，国内を含む国際共同（アジア）第Ⅱ相臨床試験および海外第Ⅲ相臨床試験では，死亡に至った症例が報告されている．国際共同（アジア）第Ⅱ相臨床試験において間質性肺疾患（17.1 %），そのうち3例（3.7 %）がGrade 3以上であった[2]．海外第Ⅲ相臨床試験における間質性肺疾患は208例中4例（1.9 %）の発現が認められ，そのうち2例（1.0 %）がGrade 3以上，死亡が1例（0.5 %）であった．また，CT画像による評価が可能であった178例を対象としたレトロスペクティブな同定において178例中52例（29.2 %）に画像上の間質性肺疾患所見が認められ，そのうち36例は無症候性の症例であった[3]．

レジメンチェックポイント

① 減量，休薬，中止基準

＜間質性肺疾患に対する休薬，中止の目安[2]＞

症状	投与の可否など
無症候性で画像所見の異常のみ	投与継続
軽度の臨床症状（呼吸困難・咳嗽など）を認める（日常生活に支障なし）	症状が回復するまで休薬すること
重度の臨床症状（呼吸困難・咳嗽など）を認める（日常生活に支障があり，酸素療法を要する）	投与中止
臨床症状に増悪傾向を認め，肺拡散能の低下を認める	
肺の基礎疾患があり，臨床上または画像所見上の変化を認める	

Temsirolimus単独療法 ●

＜間質性肺疾患以外の重度（Grade 3以上）の副作用[3]＞

Grade 0〜2	Grade 3〜4	
	休薬	
	回復[※1, 2]	未回復[※1]
同一投与量を継続	5 mg/週ずつ減量し，投与再開	投与中止

※1　休薬前の最終投与日から3週間以内
※2　〈回復基準〉
・絶対好中球数　　1,000/mm³以上
・血小板数　　　　75,000/mm³以上
・NCI-CTCAE　　Grade 2以下

＜減量方法＞

初回投与量	1段階減量	2段階減量	3段階減量
25 mg/週	20 mg/週	15 mg/週	10 mg/週

・1度減量を行った場合は，再増量は行わない
・10 mg/週未満への減量が必要な場合は投与中止

② 重度の肝障害を有する患者では，軽度肝障害患者と比べTemsirolimusの平均血中濃度が高値であったことから，減量を考慮する．

③ 前投薬の確認

Infusion reactionが発現することがある．投与前に抗ヒスタミン薬（*d*-クロルフェニラミン，ジフェンヒドラミンなど）を投与する．2回目以降の投与においても重度のInfusion reactionが発現することがあり，投与中は毎回患者状態を十分に観察する．

④ 間質性肺疾患に関する検査

投与前に胸部CT検査，胸部X線検査，KL-6などの間質性肺炎マーカーの確認を行う．肺に間質性陰影を認める患者に投与する場合，間質性肺炎が発症，重症化するおそれがあるため特に注意を要する．

⑤ 感染症の合併・既往歴の確認

感染症を合併している患者に対する投与では，免疫抑制作用により感染症悪化のおそれがある．また肝炎ウイルス，結核などの既感染者では投与により再活性化する可能性がある．投与前に既往歴のチェックを行う．

8

泌尿器がん

4

腎細胞がん

● 改訂第8版 がん化学療法レジメンハンドブック

> ★ B型肝炎ウイルスの再活性化により，肝不全から死亡に至る可能性がある．B型肝炎感染歴の確認およびTemsirolimus 投与中のモニタリングについては「B型肝炎治療ガイドライン」[4] および本書p.1207を参照する．

⑥ 併用薬の確認

・CYP3A4誘導薬（カルバマゼピン，フェニトイン，バルビツール酸系製剤，リファブチン，リファンピシン，St. John's Wort 含有食品）との併用によりTemsirolimusおよび代謝物であるシロリムスの血中濃度を低下させ有効性を減弱させる可能性がある．

・CYP3A4阻害薬（プロテアーゼ阻害薬：リトナビルなど／抗真菌薬：イトラコナゾール，ボリコナゾールなど／マクロライド系抗菌薬：エリスロマイシン，クラリスロマイシンなど／グレープフルーツジュース／ベラパミル／アプレピタントなど）との併用によりTemsirolimusおよび代謝物であるシロリムスの血中濃度を上昇させるおそれがあるため，副作用の発現に十分注意する．以上の該当薬剤があれば，可能な範囲でほかの類薬に変更または休薬を考慮する．

・生ワクチンは免疫抑制下での投与により病原性をあらわす可能性があり，Temsirolimusとの併用は禁忌である．Temsirolimus 投与前に生ワクチンの接種の有無を聴取すること．

▌副作用対策と服薬指導のポイント

① 間質性肺炎：咳，発熱，呼吸困難などが発現，あるいは悪化した場合には，直ちに連絡するよう指導する．発現時期は投与開始早期であることが多いが，発現までに時間がかかる症例もあり，定期的なモニタリングが必要となる．

② Infusion reaction：具体的な症状（悪寒，発熱，吐き気，頭痛，血圧低下，めまい，脱力，呼吸困難，短時間の呼吸停止，口渇，多飲・多尿，咳・痰）を説明し，投与が終了した後（外来での治療の場合は帰宅後）に症状が生じた場合でも医療機関に連絡するなどの対応が必要であることを説明する．

③ 高血糖症状：過度の口渇，尿量および排尿回数の増加があらわれた場合は連絡するよう指導する．特に糖尿病の既往がある症例の場合は，高血糖が発現しやすいため注意を要する．投与開

938

始前，投与開始後の定期的な空腹時血糖値の測定などの十分なモニタリングを行い，血糖コントロールを目的とした薬剤（経口血糖降下薬，インスリンなど）の開始，用量の調節が必要となることがあることを説明する．

④ 不活化ワクチンの接種では，Temsirolimusによる免疫抑制作用によりワクチンに対する免疫が得られない可能性がある旨を説明する．

⑤ CYP3A4を誘導・阻害する食品（St. John's Wort含有食品，グレープフルーツジュースなど）の摂取を避けるよう指導する．また，薬物間相互作用の多い薬剤であることを説明し，ほかの医療機関を受診する場合や薬局で薬を購入する場合には，Temsirolimus（トーリセル®点滴静注液）での治療を受けていることを医師または薬剤師に伝えるよう指導する．

⑥ 国内を含む国際共同（アジア）第Ⅱ相臨床試験と海外第Ⅲ相臨床試験で，各副作用の発現頻度が異なる〔口内炎，高コレステロール血症，高トリグリセリド血症，高血糖などは，国内を含む国際共同（アジア）第Ⅱ相臨床試験での発現頻度が高い傾向にある〕．アジア人と欧米人とでは副作用の発現頻度に差がある可能性を考慮し，副作用モニタリングを行う必要がある．

【文 献】

1) Hudes G, et al : Temsirolimus, interferon alfa, or both for advanced renal-cell carcinoma. N Engl J Med, 356 : 2271-2281, 2007
2) トーリセル®点滴静注液25 mg インタビューフォーム
3) トーリセル®点滴静注液25 mg 適正使用ガイド
4) 「B型肝炎治療ガイドライン（第4版）」（日本肝臓学会 肝炎診療ガイドライン作成委員会／編），2022年6月

＜今井千晶＞

8. 泌尿器がん 4）腎細胞がん

IFN-α単独療法

一定の基準がない．一般的な投与法は下記のとおり		
IFN-α	300万〜1,000万単位/dayを3〜5回/週 皮下または筋肉内投与	

基本事項

【適応】
進行性腎細胞がん

【奏効率[1]】

奏効率	完全奏効	部分奏効	全生存期間（中央値）
16%	2%	14%	8.5カ月

【副作用[1]】

	4週間後	12週間後
食欲不振	54%	39%
倦怠感	73%	59%
悪心	28%	12%
無気力	68%	62%
悪寒	22%	12%
口腔内乾燥	38%	38%

レジメンチェックポイント

① 併用薬の確認：小柴胡湯との併用は間質性肺炎があらわれることがあり，禁忌である．IFN-αで治療を行う前に，持参薬や現内服薬のなかに小柴胡湯が含まれていないかチェックが必要となる．

② 投与開始前のヘモグロビン濃度が14 g/dL未満，好中球数2,500/mm³未満あるいは血小板数120,000/mm³未満の患者および女性の場合，減量を要する頻度が高くなる傾向がある．

③ 心疾患の既往の有無：心疾患が重篤化することがあり，定期的

なモニターが必要となる.
④ 骨髄抑制, 肝機能障害：投与前の臨床検査値のチェックを行い, 治療開始後は定期的な臨床検査値のモニターが必要となる.

■ 副作用対策と服薬指導のポイント

① 感冒様症状（発熱, 悪寒, 倦怠感など）：半数以上に認められる. 必要に応じNSAIDsやアセトアミノフェンなどを投与する.
② 間質性肺炎：間質性肺炎を起こすことがあることを説明し, 自覚症状（発熱, 空咳, 息苦しいなどの症状）を前もって確認しておく.
③ 抑うつ症状：頻度は少ないが, 抑うつ症状にも留意が必要で, 発現時は休薬または中止が必要となる. 患者やその家族の方に, 治療により抑うつ気分になることや, 自殺企図が生じることがあることを十分に説明する必要がある. 症状として, 気分が高ぶる, 攻撃的になる, 他人に対して危害を加える, 不眠, 不安, いらいらする, あせる, 興奮しやすい, 攻撃的になる, ちょっとした刺激で気持ちや体の変調をきたすなど.
④ 医療機関において, 適切な在宅自己注射教育を受けた患者, または家族の方は自己注射による治療継続が可能である. そのため, 自己判断で使用を中止, または量を加減するなどがないよう説明する.
⑤ 投与し忘れた場合の対応について, あらかじめ確認を行っておく. 投与し忘れた場合は2回分をまとめて1度に投与しない. 気付いたときに1回分投与する. ただし, 1日1回を超えて使用しない.
⑥ 使用初期には一般に発熱があらわれ, 高熱になることもある. 対処として電解質を含む水分の補給などを行うよう伝える.

【文　献】
1) Medical Research Council Renal Cancer Collaborators : Interferon-alpha and survival in metastatic renal carcinoma : early results of a randomized controlled trial. Lancet, 353 : 14-17, 1999
・ スミフェロン®注DS インタビューフォーム
・ スミフェロン®注DS 患者向医薬品ガイド

<今井千晶>

9. 造血器腫瘍

化学療法の概要

　造血器腫瘍とは，白血病，多発性骨髄腫や悪性リンパ腫などの総称であり，造血幹細胞が悪性化したものを白血病，形質細胞が悪性化したものを多発性骨髄腫，リンパ球が悪性化したものを悪性リンパ腫と大別される.

慢性骨髄性白血病

一次治療
Bosutinib単独療法
Imatinib単独療法
Dasatinib単独療法
Nilotinib単独療法

二次治療以降
➡ 一次治療で使用しなかったいずれかの薬剤，または
Ponatinib単独療法
Asciminib単独療法（2剤抵抗性不耐容の場合）

骨髄異形成症候群

低リスクおよび中間-1リスクかつ5番染色体長腕部欠失を伴う骨髄異形成症候群
Lenalidomide単独療法
高リスク
Azacitidine単独療法

多発性骨髄腫

移植適応：導入療法
BLd療法　　　　Bd療法
VDC療法　　　　BAD療法

　　　⬇
（移植考慮）
　　　⬇

移植非適応
DMPB療法
DLd療法
MPB療法
Lenalidomide単独療法

再発または難治性/救援療法
Lenalidomide抵抗例：
　　DBd療法，PBd療法，PAN-Bd療法
　　Bd療法，Kd療法
Bortezomib抵抗例：
　　DLd療法，ELd療法，KLd（KRd）療法，ILd（IRd）療法
　　Ld療法，Kd療法，Td療法
LenalidomideとBortezomibに抵抗例：
　　DKd（DCd）療法，DPd療法，ISA-Kd療法，ISA-Pd（IPd）療法
　　Epd療法，Kd療法，Pd療法，CPd療法

次ページへ続く

化学療法の概要 ●

前ページの続き

びまん性大細胞型B細胞リンパ腫進行期（Ⅲ～Ⅳ期）

一次治療

R-CHOP療法
Pola-R-CHP療法

➡

二次治療（救援療法）

ESHAP±R療法
ICE±R療法
DA-EPOCH±R療法
R-GDP療法
CHASE±R療法
Polatuzumab Vedotin＋Bendamustine＋Rituximab療法

ホジキンリンパ腫

一次治療

ABVD療法

➡

二次治療

Brentuximab Vedotin単独療法
Nivolumab単独療法

濾胞性リンパ腫進行期（Ⅲ～Ⅳ期）

一次治療

R-CHOP療法
Bendamustine±Rituximab療法
Obinutuzumab＋Bendamustine療法
Obinutuzumab＋CHOP療法

➡

二次治療以降

Lenalidomide＋Rituximab療法
一次治療で使用しなかった
いずれかのレジメン

末梢性T細胞リンパ腫

BV-CHP療法
CHOP療法
Pralatrexate単独療法
Romidepsin単独療法

・抗CD20モノクローナル抗体製剤を含む少なくとも2つの標準的な治療が無効または治療後に再発したびまん性大細胞型B細胞リンパ腫
・高悪性度B細胞リンパ腫
・原発性縦隔大細胞型B細胞リンパ腫またはGrade 3Bと診断された濾胞性リンパ腫

Epcoritamab単独療法

● **図　造血器腫瘍の治療アルゴリズム**
　青字は本章で紹介するレジメンである.
　文献1を参考に作成

9
造血器腫瘍

　各病型の治療は，予後因子や移植適応可否により細分化されるため，本書で取り上げるレジメンは標準的治療のごく一部である. 図に主な造血器腫瘍の治療アルゴリズムを示す.

【文　献】

1) 「造血器腫瘍診療ガイドライン 2023年版（2023年7月）」（日本血液学会／編），金原出版，2023

＜櫻井洋臣＞

9. 造血器腫瘍　1）慢性骨髄性白血病

Imatinib 単独療法

<慢性期>
Imatinib　1回400～600 mg　1日1回　経口　連日投与
　PD（増悪）まで

<移行期または急性期>
Imatinib　600～800 mg/日　1日1回※　経口　連日投与
　PD（増悪）まで
※800 mg/日のときは400 mgを1日2回

基本事項

【適　応】

・慢性期慢性骨髄性白血病
・過去にImatinibが使用されていない移行期・急性期慢性骨髄性
　白血病
・フィラデルフィア染色体陽性急性リンパ性白血病※
　※用法・用量は，1回600 mg 1日1回

【奏効率[1]】

奏効率	5年生存率	10年生存率[2]
96 %	89 %	83.3 %

【副作用[1] [3]】

	All Grade	Grade 3～4
好中球減少	60.8 %	14.3 %
血小板減少	56.6 %	7.8 %
貧血	44.6 %	3.1 %
悪心	43.7 %	0.7 %
嘔吐	16.9 %	1.5 %
下痢	32.8 %	1.8 %
便秘	8.5 %	0.7 %
脱毛	4.4 %	0 %
発疹	33.9 %	2.0 %
筋肉痛	21.4 %	1.5 %

次ページへ続く

前ページの続き

	All Grade	Grade 3〜4
筋痙攣	38.3 %	1.3 %
口内炎	2.9 %	0 %
うつ病	10.2 %	0.4 %

■ レジメンチェックポイント

① 投与量の確認
- 慢性期：1日1回 400 mg を食後に経口投与する．血液所見，年齢・症状により適宜増減するが，1日1回 600 mg まで増量できる．
- 移行期または急性期：1日1回 600 mg を食後に経口投与する．血液所見，年齢・症状により適宜増減するが，1日 800 mg（400 mg を1日2回）まで増量できる．
- 重篤な有害事象がなく，白血病に関連がない重篤な好中球減少や血小板減少が認められず，下記に該当する場合，増量することができる．
  ○病状が進行した場合
  ○少なくとも3カ月以上投与しても，十分な血液学的効果が認められない場合
  ○これまで認められていた血液学的効果がみられなくなった場合

＜肝機能検査値上昇時の投与量の調節[4]＞

慢性期，移行期，急性期	T-Bil＞3×ULN または AST，ALT 値＞5×ULN	① T-Bil 値が1.5倍未満に，AST，ALT 値は2.5倍未満に低下するまで休薬する． ② 減量して治療を再開する．

9

造血器腫瘍

1

慢性骨髄性白血病

● 改訂第8版 がん化学療法レジメンハンドブック

<好中球減少，血小板減少時の投与量の調節[4]>

慢性期	好中球数＜1,000/mm³ または 血小板数＜50,000/mm³	① 好中球数1,500/mm³以上および血小板数75,000/mm³以上に回復するまで休薬する. ② 400 mg/日で治療を再開する. ③ 再び好中球数が1,000/mm³を下回るか，または血小板数が50,000/mm³を下回った場合は①へ戻り，300 mg/日で治療を再開する.
移行期,急性期	好中球数＜500 /mm³ または 血小板数＜10,000/mm³※	① 血球減少が白血病に関連しているか否かを確認（骨髄穿刺）する. ② 白血病に関連しない場合は400 mg/日に減量する. ③ 血球減少が2週間続く場合はさらに300 mg/日に減量する. ④ 白血病に関連しない血球減少が4週間続く場合は好中球数が1,000/mm³以上，および血小板数が20,000/mm³以上に回復するまで休薬し，その後300 mg/日で治療を再開する.

※ 原則として，少なくとも1カ月以上治療を継続後

② 相互作用
  ・CYP3A4阻害薬，CYP3A4誘導薬，CYP2D6およびCYP2C9により代謝される薬剤との併用に注意する.
  ・ロミタピドは併用禁忌.

副作用対策と服薬指導のポイント

① 消化管刺激作用（悪心，嘔吐）：食後に多めの水で服用.
② 体液貯留：体重を定期的に測定. 体重増加，眼の周り，太ももなどにむくみが発現した場合は速やかに申し出ることを伝える.
③ 皮膚の発疹：皮膚に発疹が出ることがあることを伝える.
④ 筋肉痛，筋痙攣：筋肉痛，筋痙攣が起こることがあることを伝える.
⑤ グレープフルーツジュースで服用するとCYP3A4による代謝阻害により血中濃度が上昇し，副作用が強くあらわれることを伝える.
⑥ めまい，眠気：自覚症状があらわれた場合には，自動車の運転など危険を伴う機械の操作は行わないよう注意する.

946

⑦ B型肝炎ウイルスの再活性化：B型肝炎ウイルスキャリアの患者または既感染者においてB型肝炎ウイルスの再活性化があらわれることがある．B型肝炎感染歴の確認およびモニタリングについては「B型肝炎治療ガイドライン（第4版）」および本書 p.1207を参照．

【文　献】

1) Druker BJ, et al：Five-year follow-up of patients receiving imatinib for chronic myeloid leukemia. N Engl J Med, 355：2408-2417, 2006

2) Hochhaus A, et al：Long-term outcomes of imatinib treatment for chronic myeloid leukemia. N Engl J Med, 376：917-927, 2017

3) O'Brien SG, et al：Imatinib compared with interferon and low-dose cytarabine for newly diagnosed chronic-phase chronic myeloid leukemia. N Engl J Med, 348：994-1004, 2003

4) グリベック®錠 添付文書

＜櫻井洋臣＞

9. 造血器腫瘍　1）慢性骨髄性白血病

Dasatinib 単独療法

<慢性期>
Dasatinib　1回100～140 mg　1日1回　経口　連日投与
　PD（増悪）まで

<移行期または急性期>
Dasatinib　1回70～90 mg　1日2回　経口　連日投与
　PD（増悪）まで

基本事項

【適　応】

・慢性骨髄性白血病（CML）

・再発または難治性のフィラデルフィア染色体陽性急性リンパ性
白血病（用法・用量は「慢性骨髄性白血病の移行期または急性期」に準じる）

【奏効率】

初発の慢性期慢性骨髄性白血病（1日1回100 mg 投与）[1]

効果判定	（観察期間：12カ月）
細胞遺伝学的完全寛解	77％
分子遺伝学的寛解	46％

Imatinib 耐性または不耐容の慢性期慢性骨髄性白血病
（1日1回100 mg 投与）[2]

効果判定	（観察期間：24カ月）
血液学的完全寛解	92％
細胞遺伝学的完全寛解	50％
分子遺伝学的寛解	37％

【副作用】

初発の慢性期慢性骨髄性白血病（1日1回100 mg 投与）[1]

	All Grade	Grade 3～4
好中球減少	65％	21％
血小板減少	70％	19％
貧血	90％	10％
下痢	17％	＜1％

次ページへ続く

前ページの続き

	All Grade	Grade 3 〜 4
頭痛	12 %	0 %
発疹	11 %	0 %
疲労	8 %	< 1 %
悪心	8 %	0 %
嘔吐	5 %	0 %

Imatinib耐性または不耐容の慢性期慢性骨髄性白血病
（1日1回100 mg投与）[2]

	All Grade	Grade 3 〜 4
好中球減少	64 %	35 %
血小板減少	65 %	23 %
貧血	91 %	13 %
頭痛	33 %	1 %
下痢	25 %	1 %
便秘	9 %	1 %
悪心	18 %	1 %
嘔吐	7 %	1 %
疲労	24 %	2 %
発疹	17 %	2 %
出血	11 %	1 %
掻痒感	10 %	1 %

▌レジメンチェックポイント

① 投与量の確認

慢性期：1日1回100 mgを経口投与する．血液所見，年齢・症状により適宜増減するが，1日1回140 mgまで増量できる．

移行期または急性期：1回70 mgを1日2回経口投与する．血液所見，年齢・症状により適宜増減するが，1日180 mg（90 mgを1日2回）まで増量できる．

重篤な有害事象がなく，白血病に関連がない重篤な好中球減少や血小板減少が認められず，下記に該当する場合，増量することができる．

○病状が進行した場合

○少なくとも1カ月以上投与しても，十分な血液学的効果が認められない場合

● 改訂第8版 がん化学療法レジメンハンドブック

＜好中球減少，血小板減少時の投与量の調節³⁾＞

慢性期 （初回用量 100 mg/日）	好中球数 ＜1,000/mm³ または 血小板数 ＜50,000/mm³	① 好中球数1,000/mm³以上および血小板数50,000/mm³以上に回復するまで休薬 ② 100 mg/日で治療を再開する ③ 再び好中球数が7日間を超えて1,000/mm³を下回るか，または血小板数が25,000/mm³を下回った場合は①へ戻り，80 mg/日で治療を再開する ④ 再び発現した場合，初発の慢性期CML患者では①へ戻り50 mg/日で治療を再開，Imatinibに効果不十分または忍容性のない慢性期CML患者では投与を中止する
移行期, 急性期 （初回用量 140 mg/日）	好中球数 ＜500/mm³ または 血小板数 ＜10,000/mm³ ※	① 血球減少が白血病に関連しているかを確認（骨髄穿刺または生検）する ② 白血病に関連しない場合は，好中球数1,000/mm³以上および血小板数20,000/mm³以上に回復するまで休薬する ③ 140 mg/日（70 mgを1日2回）で治療を再開する ④ 再び発現した場合は①へ戻り，2回目は100 mg/日（50 mgを1日2回），3回目は80 mg/日（40 mgを1日2回）で治療を再開する ⑤ 白血病に関連する場合は，180 mg/日（90 mgを1日2回）までの増量を考慮する

※ 原則として，少なくとも2週間以上治療を継続後

＜Grade 3または4の非血液系副作用発現時の投与量の調節³⁾＞

慢性期 （初回用量 100 mg/日）	① Grade 1以下またはベースラインに回復するまで休薬 ② 80 mg/日で治療を再開する ③ 再びGrade 3または4の同じ副作用が発現した場合，初発の慢性期CML患者では①へ戻り，50 mg/日で治療を再開．Imatinibに効果不十分または忍容性のない慢性期CML患者では原則として投与を中止する

次ページへ続く

950

前ページの続き

移行期, 急性期 (初回用量 140 mg/日)	① Grade 1 以下またはベースラインに回復するまで休薬 ② 100 mg/日（50 mg を 1 日 2 回）で治療を再開する ③ 再び Grade 3 または 4 の同じ副作用が発現した場合は，原則として投与を中止する

② 相互作用

CYP3A4 阻害薬や誘導薬との併用に注意する．本剤とプロトンポンプ阻害薬や H_2 ブロッカーの併用は，本剤の吸収が抑制され C_{max} および AUC が大幅に減少するため推奨されない．本剤と制酸薬の併用は，同時投与で本剤の吸収が抑制されるため，必要な場合には本剤投与の少なくとも 2 時間前または 2 時間後に制酸薬を投与する[3]．

副作用対策と服薬指導のポイント

① 体液貯留：体重を定期的に測定．体重増加，眼の周り，太ももなどにむくみが発現した場合は，速やかに申し出ることを伝える．
② 皮膚の発疹：皮膚に発疹が出ることがあることを伝える．
③ 筋肉痛，筋痙攣：筋肉痛や筋痙攣などが起こることがあることを伝える．
④ 肺障害：呼吸困難や咳などの症状が発現した場合は，速やかに申し出ることを伝える．
⑤ グレープフルーツジュースで服用すると CYP3A4 による代謝阻害により血中濃度が上昇し，副作用が強く現れることを伝える．
⑥ B 型肝炎ウイルスの再活性化：B 型肝炎ウイルスキャリアの患者または既感染者において B 型肝炎ウイルスの再活性化があらわれることがある．B 型肝炎感染歴の確認およびモニタリングについては「B 型肝炎治療ガイドライン（第 4 版）」および本書 p.1207 を参照．

【文 献】

1) Kantarjian H, et al : Dasatinib versus imatinib in newly diagnosed chronic-phase chronic myeloid leukemia. N Engl J Med, 362 : 2260-2270, 2010
2) Shah NP, et al : Potent, transient inhibition of BCR-ABL with dasatinib 100 mg daily achieves rapid and durable cytogenetic responses and high transformation-free survival rates in chronic phase chronic myeloid leukemia patients with resistance, suboptimal response or intolerance to imatinib. Haematologica, 95 : 232-240, 2010
3) スプリセル®錠 添付文書

<櫻井洋臣>

9. 造血器腫瘍　1）慢性骨髄性白血病

Nilotinib単独療法

＜初発の慢性期＞
Nilotinib　1回300 mg　1日2回※　経口　連日投与　PD（増悪）まで

＜Imatinib抵抗性の慢性期または移行期＞
Nilotinib　1回400 mg　1日2回※　経口　連日投与　PD（増悪）まで

※食事の1時間以上前または食後2時間以降，12時間ごとを目安に投与．

基本事項

【適応】

・初発の慢性期慢性骨髄性白血病
・Imatinib抵抗性の慢性期または移行期の慢性骨髄性白血病

【奏効率】

初発の慢性期慢性骨髄性白血病[1]

（観察期間：12カ月）	600 mg/日	800 mg/日
細胞遺伝学的完全寛解	80 %	78 %
分子遺伝学的寛解	44 %	43 %

Imatinib耐性または不耐容の慢性期慢性骨髄性白血病
（1回400 mg 1日2回 投与）[2] [3]

（観察期間：24カ月）	Imatinib耐性	Imatinib不耐容
細胞遺伝学的大寛解	56 %	66 %
細胞遺伝学的完全寛解	41 %	51 %

観察期間	無増悪生存率	全生存率
24カ月	64 %	87 %
48カ月	57 %	78 %

【副作用】

初発の慢性期慢性骨髄性白血病[1]

	600 mg/日		800 mg/日	
	All Grade	Grade 3〜4	All Grade	Grade 3〜4
好中球減少	43 %	12 %	38 %	10 %

次ページへ続く

前ページの続き

	600 mg/日		800 mg/日	
	All Grade	Grade 3〜4	All Grade	Grade 3〜4
血小板減少	48 %	10 %	49 %	12 %
貧血	38 %	38 %	3 %	3 %
T-Bil 上昇	53 %	4 %	62 %	8 %
血糖上昇	32 %	5 %	34 %	5 %
リパーゼ上昇	24 %	6 %	29 %	6 %
アミラーゼ上昇	15 %	< 1 %	18 %	1 %
発疹	31 %	< 1 %	36 %	3 %
掻痒感	15 %	< 1 %	13 %	< 1 %
頭痛	14 %	1 %	21 %	1 %
疲労	11 %	0 %	9 %	1 %
悪心	11 %	< 1 %	19 %	1 %
嘔吐	5 %	0 %	9 %	1 %
脱毛	8 %	—	13 %	—
下痢	8 %	1 %	6 %	0 %

Imatinib 耐性または不耐容の慢性期慢性骨髄性白血病

(1回 400 mg 1日2回 投与)[2]

	All Grade	Grade 3〜4
好中球減少	53 %	31 %
血小板減少	58 %	30 %
貧血	53 %	11 %
T-Bil 上昇	72 %	7 %
血糖上昇	70 %	12 %
リパーゼ上昇	47 %	18 %
発疹	31 %	2 %
掻痒感	26 %	< 1 %
悪心	25 %	< 1 %
嘔吐	13 %	< 1 %
疲労	20 %	1 %
頭痛	18 %	2 %
下痢	12 %	2 %
便秘	13 %	< 1 %

● 改訂第8版 がん化学療法レジメンハンドブック

レジメンチェックポイント

① 投与量の確認

・初発の慢性期：1回300 mgを食事の1時間以上前または食後2時間以降に1日2回経口投与する. 血液所見, 年齢・症状により適宜減量する.

・Imatinib抵抗性の慢性期または移行期：1回400 mgを食事の1時間以上前または食後2時間以降に1日2回経口投与する. 血液所見, 年齢・症状により適宜減量する.

<好中球減少, 血小板減少, ヘモグロビン低下時の投与量の調節[4]>

初発の慢性期（600 mg/日）	好中球数<1,000/mm^{3}または血小板数<50,000/mm^{3}またはヘモグロビン<8.0 g/dL	① 好中球数1,500/mm^{3}以上または血小板数75,000/mm^{3}以上またはヘモグロビン10.0 g/dL以上に回復するまで休薬 ② 2週間以内に回復した場合は, 600 mg/日（300 mgを1日2回）で再開する ③ 15日以降に回復した場合は, 患者の状態により400 mg 1日1回に減量する
Imatinib抵抗性の慢性期（800 mg/日）	好中球数<1,000/mm^{3}または血小板数<50,000/mm^3	① 好中球数1,000/mm^{3}以上または血小板数50,000/mm^{3}以上に回復するまで休薬 ② 2週間以内に回復した場合は, 800 mg/日（400 mgを1日2回）で再開する ③ 15日以降に回復した場合は, 患者の状態により400 mg 1日1回に減量する
Imatinib抵抗性の移行期（800 mg/日）	好中球数<500/mm^{3}または血小板数<10,000/mm^3	① 好中球数1,000/mm^{3}以上または血小板数20,000/mm^{3}以上に回復するまで休薬 ② 2週間以内に回復した場合は, 800 mg/日（400 mgを1日2回）で再開する ③ 15日以降に回復した場合は, 患者の状態により400 mg 1日1回に減量する

Nilotinib単独療法 ●

<肝機能検査値上昇時の投与量の調節[4]>

初発の慢性期	1.5 × ULN < ビリルビン値 ≦ 3.0 × ULN または 2.5 × ULN < AST，ALT値 ≦ 5.0 × ULN	① ビリルビン値がULNの1.5倍未満に，AST，ALT値が2.5倍未満に低下するまで休薬する ② 600 mg/ 日（300 mgを1日2回）で再開する
	3.0 × ULN < ビリルビン値 または 5.0 × ULN < AST，ALT値	① ビリルビン値がULNの1.5倍未満に，AST，ALT値が2.5倍未満に低下するまで休薬する ② 400 mgを1日1回に減量して再開する
Imatinib抵抗性の慢性期，移行期	3.0 × ULN < ビリルビン値 または 5.0 × ULN < AST，ALT値	① ビリルビン値がULNの1.5倍未満に，AST，ALT値が2.5倍未満に低下するまで休薬する ② 400 mgを1日1回に減量して再開する

< QT間隔延長時の投与量の調節[4]>

初発の慢性期	480 msec以上の延長	① 休薬する ② 2週間以内に450 msec未満かつベースライン値からの延長が20 msec以内に回復した場合は600 mg/ 日（300 mgを1日2回）で再開する．2週間の休薬以降も450 msec以上の場合は投与を中止する ③ 投与を再開した後に，再度450 msec以上の延長が認められた場合は投与を中止する
Imatinib抵抗性の慢性期，移行期	480 msec以上の延長	① 休薬する ② 2週間以内に450 msec未満かつベースライン値からの延長が20 msec以内に回復した場合は800 mg/ 日（400 mgを1日2回）で再開する．2週間の休薬以降も450 msec以上480 msec未満の場合は400 mgを1日1回に減量して再開する ③ 400 mgを1日1回で再開した後に，再度480 msec以上の延長が認められた場合は投与を中止する

9 造血器腫瘍

1 慢性骨髄性白血病

● 改訂第8版 がん化学療法レジメンハンドブック

<膵機能検査値上昇時の投与量の調節[4]>

初発の慢性期／Imatinib抵抗性の慢性期，移行期	リパーゼ値＞2×ULN	① リパーゼ値がULNの1.5倍未満に低下するまで休薬する ② 400 mg 1日1回に減量して再開する

<その他の非血液系副作用発現時の投与量の調節[4]>

初発の慢性期	Grade 2の副作用が発現した場合，Grade 1以下に回復するまで休薬する → 600 mg/日（300 mgを1日2回）で再開 Grade 3以上の副作用が発現した場合，Grade 1以下に回復するまで休薬する → 400 mgを1日1回に減量するなど注意して再開
Imatinib抵抗性の慢性期，移行期	Grade 3以上の副作用が発現した場合，Grade 1以下に回復するまで休薬する → 400 mgを1日1回に減量するなど注意して再開

② 相互作用

CYP3A4阻害薬，CYP3A4誘導薬，CYP2C8およびP糖蛋白により代謝される薬剤との併用に注意する．

プロトンポンプ阻害薬であるエソメプラゾールの併用により，本剤の溶解度がpHの上昇により低下し，C_{max}およびAUCはそれぞれ27％および34％減少したとの報告がある．なお，H_2ブロッカーであるファモチジンや制酸薬については，本剤と服用時間をずらすことでC_{max}およびAUCに影響はなかったとの報告がある．H_2ブロッカーを併用する場合は，本剤投与10時間前および2時間後に投与，制酸薬を併用する場合は本剤投与2時間前または2時間後に投与する[4]．

副作用対策と服薬指導のポイント

① 膵炎：みぞおちや背部の痛みなどを自覚した場合は，速やかに申し出ることを伝える．
② 体液貯留：体重を定期的に測定する．体重増加，眼の周り，太ももなどにむくみが発現した場合は，速やかに申し出ることを伝える．

③ **皮膚の発疹**：皮膚に発疹が出ることがあることを伝える.

④ **筋肉痛，筋痙攣**：筋肉痛や筋痙攣などが起こることがあることを伝える.

⑤ **心障害**：心障害の既往や症状の危険因子の確認をする.

⑥ グレープフルーツジュースで服用するとCYP3A4阻害により血中濃度が上昇し，副作用が強くあらわれることを伝える.

⑦ **めまい，眠気**：自覚症状があらわれた場合には，自動車の運転など危険を伴う機械の操作は行わないよう注意する.

⑧ 飲み忘れた場合は，次の服用時間まで服用せず，次の服用時に1回分を服用する.

⑨ **B型肝炎ウイルスの再活性化**：B型肝炎ウイルスキャリアの患者または既感染者においてB型肝炎ウイルスの再活性化があらわれることがある．B型肝炎感染歴の確認およびモニタリングについては「B型肝炎治療ガイドライン（第4版）」および本書p.1207を参照.

【文　献】

1) Saglio G, et al : Nilotinib versus imatinib for newly diagnosed chronic myeloid leukemia. N Engl J Med, 362 : 2251-2259, 2010

2) Kantarjian HM, et al : Nilotinib is effective in patients with chronic myeloid leukemia in chronic phase following imatinib resistance or intolerance : 24-month follow-up results. Blood, 117 : 1141-1145, 2011

3) Giles FJ : Nilotinib in imatinib-resistant or imatinib-intolerant patients with chronic myeloid leukemia in chronic phase : 48-month follow-up results of a phase II study. Leukemia, 27 : 107-112, 2013

4) タシグナ®カプセル 添付文書

<櫻井洋臣>

9. 造血器腫瘍　1）慢性骨髄性白血病

Bosutinib 単独療法

<初発の慢性期>
Bosutinib　1回400〜600 mg　1日1回　経口（食後）連日投与
　PD（増悪）まで

<二次治療以降>
Bosutinib　1回500〜600 mg　1日1回　経口（食後）連日投与
　PD（増悪）まで

基本事項

【適　応】

慢性骨髄性白血病

【奏効率】

<初発の慢性期慢性骨髄性白血病[1]>

効果判定	観察期間：12カ月
分子遺伝学的大寛解（MMR）	47.2%
細胞遺伝学的完全寛解（CCyR）	77.2%

<二次治療以降の慢性骨髄性白血病[2] [3]>

評価項目：24週までの累積細胞遺伝学的大寛解[※]

病期	割合
慢性期	35.7%
移行期または急性転化期	42.9%
慢性期，移行期または急性転化期	18.2%

※ 細胞遺伝学的大寛解：細胞遺伝学的完全寛解と細胞遺伝学的部分寛解の両方を含む

【副作用】

<初発の慢性期慢性骨髄性白血病[1]>

	All Grade	Grade 3〜4
下痢	70.1%	7.8%
血小板減少	35.1%	13.8%
悪心	35.1%	0%
ALT上昇	30.6%	19.0%

次ページへ続く

Bosutinib単独療法 ●

前ページの続き

	All Grade	Grade 3〜4
AST上昇	22.8 %	9.7 %
発疹	19.8 %	0.4 %
疲労	19.4 %	0.4 %
貧血	18.7 %	3.4 %
頭痛	18.7 %	1.1 %
嘔吐	17.9 %	1.1 %
リパーゼ増加	13.4 %	9.7 %
発熱	13.1 %	0.7 %
好中球減少	11.2 %	6.7 %
食欲不振	10.1 %	0.4 %
上気道感染	8.6 %	0.4 %

＜二次治療以降の慢性骨髄性白血病[2]＞

	All Grade	Grade 3〜4
下痢	95.2 %	12.7 %
発疹	57.1 %	11.1 %
鼻咽頭炎	50.8 %	0 %
ALT上昇	38.1 %	17.5 %
悪心	38.1 %	0 %
嘔吐	38.1 %	1.6 %
AST上昇	34.9 %	20.6 %
リンパ球減少	30.2 %	7.9 %
血小板減少	30.2 %	17.5 %
食欲不振	23.8 %	0 %
リパーゼ増加	22.2 %	19.0 %
好中球減少	22.2 %	17.5 %
貧血	20.6 %	7.9 %
低リン酸血症	20.6 %	7.9 %
白血球減少	20.6 %	7.9 %
発熱	17.5 %	0 %

● 改訂第8版 がん化学療法レジメンハンドブック

▌レジメンチェックポイント

① 投与量の確認

＜初発の慢性期慢性骨髄性白血病＞

1日1回400 mgを食後に経口投与する．血液所見，年齢・症状により適宜増減するが，下記の3項目をすべて満たす場合，1日1回500 mgおよび600 mgに100 mgずつ増量できる．

・本剤投与3カ月までに十分な治療効果が得られていない
・本剤増量時にGrade 3/4以上の有害事象が認められず，過去に発現したGrade 3/4の有害事象がGrade 1/2に回復している
・すべてのGrade 2の非血液学的毒性がGrade 1以下に回復している

＜二次治療以降の慢性骨髄性白血病＞

1日1回500 mgを食後に経口投与する．血液所見，年齢・症状により適宜増減するが，重篤な有害事象がなく，下記のいずれかに該当する場合，1日1回600 mgまで増量できる．

・本剤を8週間投与しても，十分な血液学的効果がみられない
・本剤を12週間投与しても，十分な細胞遺伝学的効果がみられない

② 腎機能障害[4]

血中濃度上昇のおそれがあるため，腎機能障害を有する患者では開始用量は以下のとおり減量を考慮する．

	初発の慢性期	二次治療以降
Ccr 30～50 mL/min	1日1回 300 mg	1日1回 400 mg
Ccr 30 mL/min未満	1日1回 200 mg	1日1回 300 mg

③ 肝機能障害[4]

血中濃度上昇のおそれがあるため，肝機能障害を有する患者では初発，二次治療いずれも1日1回200 mgに減量することを考慮する．

④ 定期的な肝機能のモニタリング[3]

投与開始後，最初の2カ月間は2週間ごと，3カ月目は1回，また，患者の状態に応じて肝機能検査を行い，患者の状態を十分に観察する．

⑤ 定期的な血液毒性のモニタリング[3]

投与開始前および投与後最初の1カ月間は1週間ごと，その後

Bosutinib単独療法 ●

は1カ月ごと，また，患者の状態に応じて血液検査を行い，患者の状態を十分に観察する．

＜好中球減少，血小板減少時の投与量の調節[3]＞

副作用	処置
好中球数 ＜1,000/mm³ または 血小板数 ＜50,000/mm³	① 好中球数1,000/mm³以上および血小板数50,000/mm³以上に回復するまで休薬 ② 休薬後2週間以内に回復した場合は，回復後は休薬前と同一投与量で再開する ③ 2週間以降に回復した場合は，1回量を100mg減量したうえで再開する ④ これらの血球減少症が再発した場合，回復後1回量を100mg減量したうえで再開する

＜非血液系副作用発現時の投与量の調節[3][4]＞

副作用	処置
AST，ALT＞5×ULN	① ULNの2.5倍以下に回復するまで休薬する ② 回復後は1日1回400mgで再開する ③ 休薬後4週間以内に回復しない場合は投与を中止する
AST，ALT≧3×ULN かつ T-Bil＞2×ULN および ALP＜2×ULN	投与を中止する
Grade 3または4の下痢，悪心・嘔吐	① Grade 1以下に回復するまで休薬する ② 回復後は，下痢：400mgで再開，悪心・嘔吐：100mg減量して再開，必要に応じて開始用量へ増量 ③ 回復しない場合は中止を検討

次ページへ続く

9
造血器腫瘍

1
慢性骨髄性白血病

961

● 改訂第8版 がん化学療法レジメンハンドブック

前ページの続き

副作用		処置
体液貯留	無症候性 （Grade 1）	①投与継続し，改善傾向がみられない場合は 100 mg 減量 ②減量後も改善傾向がみられない場合は投与中止を考慮 ③減量後，改善傾向がみられる場合は減量前と同一投与量に増量
	症候性 （Grade 2～4）	①回復するまで休薬 ②休薬後も改善傾向がみられない場合は投与中止を考慮 ③改善傾向がみられる場合は 100 mg 減量して投与再開，必要に応じて開始用量に増量
QTc 延長	QTc 480 msec 以上または投与前より 60 msec 以上の延長	①回復するまで休薬 ②休薬後，正常化した場合は 100 mg 減量して再開 ③休薬後も改善しない場合は投与中止
上記以外の非血液系中等度または重度の副作用		① 回復するまで休薬する ② 回復後は，1 回量を 100 mg 減量した上で再開する ③ 必要に応じて開始用量へ増量する

⑥ 相互作用

CYP3A4 阻害薬や誘導薬との併用に注意する．また，H_2 ブロッカーやプロトンポンプ阻害薬との併用は，本剤の吸収が胃内 pH 上昇により低下し，血中濃度が低下する可能性があるため可能な限り避ける．

副作用対策と服薬指導のポイント

① 下痢：下痢により脱水症状があらわれる可能性があるため，下痢になった場合は，ぬるま湯などで水分補給を行うよう伝える．特にひどい場合は申し出るように伝える．

② 発疹：皮膚に発疹が出ることがあることを伝える．

③ 体液貯留：体重を定期的に測定する．体重増加，目の周り，太ももなどにむくみが発現した場合は，速やかに申し出ることを伝える．

④ 骨髄抑制：手洗い・うがい，マスクの着用などの感染予防対策

962

の指導を行う.

⑤ 感染症（敗血症，間質性肺炎）：38℃以上の発熱，咽頭炎，咳などの自覚症状が発現した場合は速やかに申し出ることを伝える.

⑥ 膵炎：みぞおちや背部の痛みなどを自覚した場合は，速やかに申し出ることを伝える.

⑦ 心障害：心障害の既往や症状の危険因子の確認をする.

⑧ 浮動性めまい，視力障害など：自覚症状があらわれた場合には，自動車の運転など危険を伴う機械の操作は行わないよう注意する.

⑨ B型肝炎ウイルスの再活性化：B型肝炎ウイルスキャリアの患者または既感染者においてB型肝炎ウイルスの再活性化があらわれることがある．B型肝炎感染歴の確認およびモニタリングについては「B型肝炎治療ガイドライン（第4版）」および本書p.1207を参照.

【文　献】

1) Cortes JE, et al：Bosutinib versus imatinib for newly diagnosed chronic myeloid leukemia：results from the randomized BFORE Trial. J Clin Oncol, 36：231-237, 2018

2) Nakaseko C, et al：A phase 1/2 study of bosutinib in Japanese adults with Philadelphia chromosome-positive chronic myeloid leukemia. Int J Hematol, 101：154-164, 2015

3) ボシュリフ®錠 添付文書

4) ボシュリフ®錠 適正使用ガイド

＜櫻井洋臣＞

9. 造血器腫瘍　1）慢性骨髄性白血病

Ponatinib 単独療法

Ponatinib　1回 45 mg　1日1回　経口　連日投与　PD（増悪）まで

基本事項

【適　応】

・前治療薬に抵抗性または不耐容の慢性骨髄性白血病
・再発または難治性のフィラデルフィア染色体陽性急性リンパ性白血病

【奏効率[1]】

5年間の推定全生存率：73％

（追跡調査の中央値：56.8カ月）

効果判定	観察期間：12カ月
細胞遺伝学的大寛解※	59.6％
分子遺伝学的大奏効	40.4％

※ 細胞遺伝学的大寛解：細胞遺伝学的完全寛解と細胞遺伝学的部分寛解の両方を含む

【副作用[1]】

	All Grade	Grade 3〜4
腹痛	46.3％	10.4％
発疹	47.0％	3.7％
便秘	41.5％	2.6％
頭痛	43.0％	3.3％
皮膚乾燥	42.2％	3.3％
疲労	30.0％	2.2％
高血圧	36.7％	13.7％
発熱	25.9％	1.1％
関節痛	33.3％	3.0％
悪心	29.3％	0.7％
下痢	20.0％	0.7％
リパーゼ上昇	27.0％	12.6％
嘔吐	18.5％	1.5％
筋肉痛	24.1％	1.1％

次ページへ続く

前ページの続き

	All Grade	Grade 3 〜 4
四肢の痛み	24.1 %	3.0 %
血小板減少	45.6 %	35.2 %
好中球減少	19.6 %	16.7 %
貧血	19.6 %	10.4 %

■ レジメンチェックポイント

① 投与量の確認

1回45 mgを食事にかかわらず1日1回，経口投与する．定期的な血液検査および副作用モニタリングを行い，患者の状態により適宜減量を検討する．

＜血管閉塞性事象またはGrade 3以上の心不全＞
直ちに投与中止．

＜好中球減少または血小板減少による投与量の調節[2]＞

重症度	処置
好中球数が1,000/mm^{3}未満または血小板数が50,000/mm^{3}未満	＜45 mg投与時の最初の発現＞ 好中球数が1,500/mm^{3}以上および血小板数が75,000/mm^{3}以上に回復するまで休薬する．回復後は45 mgで再開する． ＜45 mg投与時の再発＞ 好中球数が1,500/mm^{3}以上および血小板数が75,000/mm^{3}以上に回復するまで休薬する．回復後は30 mgで再開する． ＜発現時の用量が30 mg＞ 好中球数が1,500/mm^{3}以上および血小板数が75,000/mm^{3}以上に回復するまで休薬する．回復後は15 mgで再開する． ＜発現時の用量が15 mg＞ 投与を中止する．

● 改訂第8版 がん化学療法レジメンハンドブック

<肝機能障害による投与量の調節[2]>

重症度	処置
AST，ALT＞3×ULN（Grade 2以上）	<発現時の用量が45 mg> ULNの3倍未満（Grade 1以下）に回復するまで休薬する．回復後は30 mgで再開する． <発現時の用量が30 mg> ULNの3倍未満（Grade 1以下）に回復するまで休薬する．回復後は15 mgで再開する． <発現時の用量が15 mg> 投与を中止する．
以下の3つを満たす場合 ・AST，ALT≧3×ULN ・ビリルビン＞2×ULN ・ALP＜2×ULN	投与を中止する．

<膵炎：リパーゼおよびアミラーゼの増加による投与量の調節[2]>

重症度	処置
無症候性のGrade 3または4のリパーゼまたはアミラーゼ増加（ULNの2倍超）のみ	<発現時の用量が45 mg> ULNの1.5倍以下（Grade 1以下）に回復するまで休薬する．回復後は30 mgで再開する． <発現時の用量が30 mg> ULNの1.5倍以下（Grade 1以下）に回復するまで休薬する．回復後は15 mgで再開する． <発現時の用量が15 mg> 投与を中止する．
Grade 3の膵炎	<発現時の用量が45 mg> Grade 1以下に回復するまで休薬する．回復後は30 mgで再開する． <発現時の用量が30 mg> Grade 1以下に回復するまで休薬する．回復後は15 mgで再開する． <発現時の用量が15 mg> 投与を中止する．
Grade 4の膵炎	投与を中止する．

Ponatinib単独療法 ●

<心不全による投与量の調節[2]>

重症度	処置
Grade 2	<45 mg投与時の最初の発現> Grade 1以下に回復するまで休薬する. 回復後は45 mgで再開する. <45 mg投与時の再発> Grade 1以下に回復するまで休薬する. 回復後は30 mgで再開する. <発現時の用量が30 mg> Grade 1以下に回復するまで休薬する. 回復後は15 mgで再開する. <発現時の用量が15 mg> 投与を中止する.
Grade 3以上	直ちに中止する.

<その他の非血液系副作用による投与量の調節[2]>

重症度	処置
7日間を超えて持続するGrade 2	<45 mg投与時の最初の発現> Grade 1以下に回復するまで休薬する. 回復後は45 mgで再開する. <45 mg投与時の再発> Grade 1以下に回復するまで休薬する. 回復後は30 mgで再開する. <発現時の用量が30 mg> Grade 1以下に回復するまで休薬する. 回復後は15 mgで再開する. <発現時の用量が15 mg> 投与を中止する.
Grade 3または4	<発現時の用量が45 mg> Grade 1以下に回復するまで休薬する. 回復後は30 mgで再開する. <発現時の用量が30 mg> Grade 1以下に回復するまで休薬する. 回復後は15 mgで再開する. <発現時の用量が15 mg> 投与を中止する.

② 相互作用
・アゾール系抗真菌薬, マクロライド系抗菌薬など, CYP3A4阻害薬の併用によりPonatinibの代謝が阻害され, Ponatinib

9 造血器腫瘍

1 慢性骨髄性白血病

の血中濃度が増加することがある（海外において経口ケトコナゾールとの併用でAUCが約78％，C_{max}が47％増加した報告がある）.

・フェニトイン，カルバマゼピン，リファンピシン，バルビツール酸系薬物，セイヨウオトギリソウ（St. John's Wort）など，CYP3A4誘導薬の併用によりPonatinibの代謝が亢進され，Ponatinibの血中濃度が減少することがある（リファンピシンとの併用でAUCが約63％減少した報告がある）.

▍副作用対策と服薬指導のポイント

① **心筋梗塞，脳梗塞，網膜動脈閉塞症，末梢動脈閉塞性疾患，静脈血栓塞栓症などの重篤な血管閉塞性事象**

投与開始前に，虚血性疾患（心筋梗塞，末梢動脈閉塞性疾患など），静脈血栓塞栓症などの既往歴の有無や心血管系疾患の危険因子（高血圧，糖尿病，脂質異常症など）の有無などを確認して投与の可否を確認する．また，本剤投与中は患者の状態を十分に観察し，胸痛，腹痛，四肢痛，片麻痺，視力低下，息切れ，しびれなどの血管閉塞性事象が疑われる徴候や症状の発現に注意し，自覚症状が発現した場合は申し出ることを伝える．

なお，動脈の血管閉塞性事象は，65歳以上の高齢者や虚血性疾患の既往歴を有する患者で有意に発現頻度が高いことが示されているため，高血圧，糖尿病，脂質異常症などの危険因子の確認および積極的な症状管理を行う[3]．

② **高血圧**：投与開始前および投与中は定期的に血圧測定を行い，必要に応じて降圧薬の投与などの適切な処置を行う．

③ **体液貯留**：体重を定期的に測定する．体重増加，目の周り，太ももなどにむくみが発現した場合は，速やかに申し出ることを伝える．

④ **骨髄抑制**：手洗い・うがい，マスクの着用などの感染予防対策の指導を行う．

⑤ **感染症（敗血症，間質性肺炎）**：38℃以上の発熱，咽頭炎，咳などの自覚症状が発現した場合は，速やかに申し出ることを伝える．

⑥ **B型肝炎ウイルスの再活性化**：肝炎ウイルスキャリアでは肝不全があらわれる場合があり，定期的な肝機能検査が必要となる．

B型肝炎ウイルス再活性化対策については p.1207 参照.

⑦ 膵炎：みぞおちや背部の痛みなどを自覚した場合は，速やかに申し出ることを伝える.

⑧ 眼障害：眼乾燥，霧視，眼痛，結膜出血などの自覚症状が発現した場合は申し出ることを伝える.

⑨ グレープフルーツジュースで服用すると CYP3A4 阻害により血中濃度が上昇し，副作用が強くあらわれることを伝える.

【文 献】

1) Cortes JE, et al：Ponatinib efficacy and safety in Philadelphia chromosome-positive leukemia：final 5-year results of the phase 2 PACE trial. Blood, 132：393-404, 2018

2) アイクルシグ® 錠 添付文書

3) アイクルシグ® 錠 適正使用ガイド

＜櫻井洋臣＞

9. 造血器腫瘍　1）慢性骨髄性白血病

Asciminib 単独療法

Asciminib　1回40 mg　1日2回　経口（空腹時）※　連日投与
PD（増悪）まで
※ 食事の1時間前から食後2時間までの間の服用は避ける.

基本事項

【適　応】

前治療薬（2つ以上のチロシンキナーゼ阻害薬）に抵抗性または不
耐容の慢性骨髄性白血病

【奏効率[1) 2)]】

2年間の推定無増悪生存率	2年間の推定全生存率
94.4 %	97.3 %

効果判定	24週時点	96週時点
分子遺伝学的大奏効	25.5 %	37.6 %

【副作用[2)]】

	All Grade	Grade 3以上
血小板減少	29.5 %	22.4 %
好中球減少	23.1 %	18.6 %
頭痛	19.9 %	1.9 %
倦怠感	14.7 %	0.6 %
高血圧	13.5 %	6.4 %
関節痛	12.8 %	0.6 %
下痢	12.8 %	0 %
悪心	11.5 %	0.6 %
鼻咽頭炎	10.9 %	0 %
貧血	10.3 %	1.3 %
腹痛	9.0 %	0 %
四肢の痛み	9.0 %	0.6 %
発疹	9.0 %	0 %

Asciminib単独療法 ●

レジメンチェックポイント

① 投与量の確認

1回40 mgを空腹時（食事の1時間前から食後2時間までの間の服用は避ける）に1日2回，経口投与する．定期的な血液検査および副作用モニタリングを行い，患者の状態により適宜減量する．

★ 本剤40 mgを空腹時，低脂肪食および高脂肪食摂取後に単回経口投与したとき，空腹時に対するC_{max}およびAUC_{inf}の比は，低脂肪食摂取後ではそれぞれ0.652および0.700，高脂肪食摂取後では0.318および0.377に減少した報告がある．

<副作用発現時の休薬，減量，中止基準[3]>

減量した投与量で忍容性が認められた場合には1回のみ開始用量まで再増量できる．

重症度	処置
好中球数が1,000/mm³未満または血小板数が50,000/mm³未満	好中球数が1,000/mm³以上および血小板数が50,000/mm³以上に回復するまで休薬する．2週間以内に回復した場合は，開始時の投与量で再開できる．2週間を超えて回復した場合は，1回20 mgを1日2回に減量して再開できる．再開した後に再び発現した場合，好中球数が1,000/mm³以上および血小板数が50,000/mm³以上に回復するまで休薬する．回復後は1回20 mgを1日2回に減量して再開できる．
無症候性で血清リパーゼまたは血清アミラーゼがULNの2倍超	ULNの1.5倍未満に回復するまで休薬する．回復後は1回20 mgを1日2回に減量して再開できる．再開後に再発した場合は投与を中止する．
上記以外のGrade 3以上の非血液学的副作用（臨床的意義のない無症候性の検査値異常を除く）	Grade 1以下に回復するまで休薬する．回復後は1回20 mgを1日2回に減量して再開できる．

② 併用薬の確認

・CYP2C9阻害作用を有するため，CYP2C9の基質となる薬剤

9

造血器腫瘍

1

慢性骨髄性白血病

（ワルファリン，フェニトイン，セレコキシブなど）の血中濃度を上昇させて副作用を増強させる可能性がある.
・イトラコナゾール（内用液）に含まれるヒドロキシプロピル－β－シクロデキストリンが消化管内で本剤を包接することにより本剤の吸収が低下し，有効性が減弱するおそれがあるため，内用液以外のイトラコナゾール製剤への代替を考慮する.
・QT間隔延長を起こす薬剤（クラリスロマイシン，ハロペリドールなど）との併用によりQT間隔延長を増強させるおそれがあるため，患者の状態を慎重に観察する.

副作用対策と服薬指導のポイント

① 心筋梗塞や脳梗塞などの重篤な血管閉塞性事象：投与開始前に虚血性疾患（心筋梗塞など）や脳梗塞などの既往歴や危険因子（高血圧，糖尿病，脂質異常症など）の有無を確認する.

② QT延長：QT延長を引き起こす可能性があるため，定期的に心電図や電解質検査を実施しているか確認する. 特にQT延長を引き起こしやすい薬剤を併用している場合には，注意が必要である.

③ 骨髄毒性：手洗い・うがい，マスクの着用などの感染予防対策の指導を行う.

④ 膵炎：みぞおちや背部の痛みなどを自覚した場合は，速やかに申し出ることを伝える.

⑤ 感染症（敗血症，間質性肺炎）：38℃以上の発熱，咽頭炎，咳などの自覚症状が発現した場合は速やかに申し出ることを伝える.

⑥ 光線過敏症：既往歴を確認し，必要に応じて晴天時に外出するときには日焼け止めを使うなどの指導を行う.

⑦ 高血圧：投与開始前および投与中は定期的に血圧測定を行い，必要に応じて降圧薬の投与などの適切な処置を行う.

⑧ 発疹：皮膚に発疹が出ることがあることを伝える.

⑨ B型肝炎ウイルスの再活性化：B型肝炎ウイルスキャリアの患者または既感染者においてB型肝炎ウイルスの再活性化があらわれることがある. B型肝炎感染歴の確認およびモニタリングについては「B型肝炎治療ガイドライン（第4版）」および本書p.1207を参照.

⑩ 飲み忘れた場合，予定投与時間から6時間以内の場合はすぐに

服用する．6時間を過ぎている場合は服用せず，次の回の投与時間に1回分だけ服用する．

【文　献】

1) Réa D, et al：A phase 3, open-label, randomized study of asciminib, a STAMP inhibitor, vs bosutinib in CML after 2 or more prior TKIs. Blood, 138：2031-2041, 2021

2) Hochhaus A, et al：Asciminib vs bosutinib in chronic-phase chronic myeloid leukemia previously treated with at least two tyrosine kinase inhibitors: longer-term follow-up of ASCEMBL. Leukemia, 37：617-626, 2023

3) セムブリックス®錠 添付文書

＜櫻井洋臣＞

9. 造血器腫瘍　2）骨髄異形成症候群

Azacitidine 単独療法

	Day 1 2 3 4 5 6 7　28
Azacitidine　75 mg/m² 皮下投与または点滴静注（10分）	7日間
	4週間ごと（1週間投与，3週間休薬）　PD（増悪）まで

【制吐対策】
① 5-HT₃受容体拮抗薬（Day 1～7）　② デキサメタゾン6.6～9.9 mg IV（Day 1～7）

基本事項

【適　応】

骨髄異形成症候群

【奏効率[1]】

完全奏効（CR）	部分奏効（PR）	安定（SD）	全生存期間（中央値）
17％	12％	42％	24.5カ月

【副作用[1] [2]】

	All Grade	Grade 3～4
好中球減少	88.7％	91％
血小板減少	86.8％	85％
貧血	73.6％	57％
便秘	69.8％	
注射部位反応	67.9％	
疲労	50.9％	
発熱	41.5％	
食欲不振	37.7％	
肺炎	13.2％	
敗血症	3.8％	

Azacitidine単独療法 ●

■レジメンチェックポイント

① 投与日の確認

外来化学療法として治療する場合，低リスク骨髄異形成症候群を対象に土日を休薬して平日にAzacitidineを計7日間投与したスケジュールが報告されている[3]．

② 原則として皮下投与を行い，安定性が低下するため調製から1時間以内に投与を終了すること．

③ 投与量の確認

<好中球減少，血小板減少時の投与量の調節[2]>

a）治療開始前値が白血球数≧3,000/mm^3，好中球数≧1,500/mm^{3}かつ血小板数≧75,000/mm^{3}のすべてを満たす場合

当該コースの最低値	次コースの治療
好中球数<1,000/mm^3 または 血小板数<50,000/mm^3	① 回復※した後，次コースを開始する ② 14日以内に回復※しない場合，次コース投与量を50％量に減量する

※ 回復：血球数≧最低値＋[0.5×(治療開始前値−最低値)]

b）治療開始前値が白血球数<3,000/mm^3，好中球数<1,500/mm^{3}または血小板数<75,000/mm^{3}のいずれかに該当する場合

当該コースの最低値	次コースの治療		
白血球数，好中球数または血小板数のいずれかが治療開始前値の50％以下に減少 （ただし，同時にいずれかに輸血等の処置なしで当該コース開始時よりも増加が認められる場合は該当しない）	① 回復※した後，次コースを開始する． ② 14日以内に回復※しない場合は，下記に従う		
	骨髄細胞密度	次コース投与量	
	>50％	100％量で継続する	
	15〜50％	21日以内に回復※しない場合，50％量に減量する	
	<15％	21日以内に回復※しない場合，33％量に減量する	

※ 回復：血球数≧最低値＋[0.5×(治療開始前値−最低値)]

● 改訂第8版 がん化学療法レジメンハンドブック

＜血清電解質および腎機能による投与量の調節[2]＞

当該コース	次コースの治療
血清重炭酸塩＜20 mEq/L（静脈血）	次コースの投与量を50％に減量する
BUNまたは血清クレアチニンがULNを超え，治療開始前値の2倍以上に上昇	施設基準値または治療開始前値に回復するまで休薬した後，次コース投与量を50％量に減量する

＜Grade 3以上の非血液系副作用発現時の投与量の調節[2]＞
治療開始前の状態に回復するまで休薬する．次コース開始予定日から21日以内に回復しない場合，または当該毒性が重篤化した場合は投与を中止する．

■ 副作用対策と服薬指導のポイント
① 骨髄抑制：手洗い・うがい，マスクの着用などの感染予防対策の指導を行う．
② 感染症（敗血症，間質性肺炎）：発熱，咳などの症状が発現した場合は速やかに申し出ることを伝える．
③ 皮下投与の場合，注射部位反応として皮膚発疹や掻痒感が出ることを伝える．
④ 腎障害：水分の摂取を心がけるよう伝える．

【文 献】
1) Fenaux P, et al : Efficacy of azacitidine compared with that of conventional care regimens in the treatment of higher-risk myelodysplastic syndromes : a randomised, open-label, phase III study. Lancet Oncol, 10 : 223-232, 2009
2) ビダーザ®注射用 添付文書
3) Lyons RM, et al : Hematologic response to three alternative dosing schedules of azacitidine in patients with myelodysplastic syndromes. J Clin Oncol, 27 : 1850-1856, 2009

＜櫻井洋臣＞

9. 造血器腫瘍 2) 骨髄異形成症候群

Lenalidomide単独療法

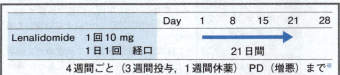

※ 治療開始後16週をめどに治療効果の判定を行い，無効な場合は治療変更を考慮.

基本事項

【適 応】
5番染色体長腕部欠失を伴う骨髄異形成症候群

【臨床成績[1) 2)]】
赤血球輸血依存から連続182日（26週）以上離脱した患者の割合

プラセボ群	5.9%
Lenalidomide群	56.1%

【副作用[1)]】

	Grade 3〜4
好中球減少	75.4%
血小板減少	40.6%
白血球減少	8.7%
貧血	2.9%
深部静脈血栓症	5.8%

レジメンチェックポイント

◇ 投与量の確認

1回10 mgを1日1回，21日間連日経口投与した後，7日間休薬する．定期的な血液検査および副作用モニタリングを行い，患者の状態により適宜減量を検討する．

＜休薬，中止基準＞
Grade 3または4の副作用（血小板減少または好中球減少を除く）が発現した場合，休薬か中止を考慮する．

● 改訂第8版 がん化学療法レジメンハンドブック

<血小板減少 / 好中球減少による投与量の調節[2]>

症状	処置
血小板数が25,000/mm³未満に減少	休薬する. 次のいずれかの場合には,休薬前の用量から1用量レベル※下げた用量で再開する. ・測定値が50,000/mm³以上に回復した場合 ・7日以上の間隔をあけて測定値が2回以上25,000〜50,000/mm³であった場合
好中球数が500/mm³未満に減少	休薬する. 測定値が500/mm³以上に回復した場合は,休薬前の用量から1用量レベル※下げた用量で再開する.

※再開時の用量レベル

用量レベル	用法・用量
開始用量	1日1回10 mgを21日間連日経口投与した後,7日間休薬する. これを1コースとして投与をくり返す.
用量レベル1	1日1回5 mgを連日経口投与する.
用量レベル2	2日に1回5 mgを経口投与する.
用量レベル3	1週間に2回5 mgを経口投与する.

<腎機能障害時の開始用量の目安[3]>

腎機能	投与量の調節
中等症腎機能障害: 30 ≦ Ccr < 60 mL/min	5 mgを1日1回
重症腎機能障害(透析不要): Ccr < 30 mL/min	2.5 mgを1日1回または 5 mgを2日に1回
重症腎機能障害(透析必要): Ccr < 30 mL/min	2.5 mgを1日1回または 5 mgを週3回 (透析日は透析後に投与)

副作用対策と服薬指導のポイント

① 妊娠回避の徹底:催奇形性のリスクがある.本剤の使用については,胎児への曝露を避けるため,医師や薬剤師などの医療関係者,患者やその家族などがRevMate®(レナリドミド・ポマリドミド適正管理手順)を遵守するように伝える.

②B型肝炎ウイルスの再活性化：B型肝炎ウイルスキャリアの患者または既往感染者において，Lenalidomideの投与によりB型肝炎ウイルスの再活性化があらわれることがある．B型肝炎感染歴の確認およびLenalidomide投与中のモニタリングについては「B型肝炎治療ガイドライン（第4版）」および本書p.1207を参照．

③皮膚障害：皮膚に発疹が発現した場合は速やかに申し出ることを伝える．

④深部静脈血栓症，肺塞栓症：Lenalidomideによる静脈血栓塞栓症の薬物的予防法として未分画ヘパリン，ワルファリン，エドキサバン，リバーロキサバン，アピキサバンなどの投与を考慮する[4]．

⑤高脂肪食摂取後の投与回避：高脂肪食摂取後の投与によりAUCやC_{max}の低下が認められているため，薬剤の服用の際には高脂肪食摂取前後を避けるよう指導する．

⑥腫瘍崩壊症候群：Lenalidomideは，腫瘍崩壊症候群（TLS）の発症頻度が比較的高いことが報告されている．TLSの評価に必要な血清尿酸値，リン値，カリウム値やクレアチニン値などの項目は確認しつつ，TLS予防目的として大量補液やフェブキソスタットの予防投与などを考慮する[5]．

⑦服用を忘れた場合，通常の服用時間から12時間以上経過しているときは，服用しないで次の分から服用する．

【文　献】

1) Fenaux P, et al：A randomized phase 3 study of lenalidomide versus placebo in RBC transfusion-dependent patients with Low-/Intermediate-1-risk myelo-dysplastic syndromes with del5q. Blood, 118：3765-3776, 2011

2) レブラミド® カプセル 添付文書

3) レブラミド® カプセル インタビューフォーム

4) 「肺血栓塞栓症および深部静脈血栓症の診断，治療，予防に関するガイドライン」（2017年改訂版）

5) 「腫瘍崩壊症候群（TLS）診療ガイダンス（第2版）」（日本臨床腫瘍学会／編），金原出版，2021

〈櫻井洋臣〉

9. 造血器腫瘍 3）多発性骨髄腫

BLd（Bortezomib + Lenalidomide + Dexamethasone）療法

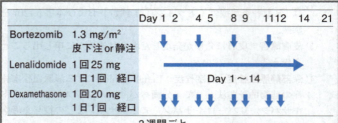

4コースまでは造血幹細胞移植も考慮．導入療法にて非奏効の場合は，導入療法の変更，あるいは再発・難治例に対する治療を選択．

基本事項

【適　応】

未治療の多発性骨髄腫

【奏効率[1]】

無増悪生存期間（中央値）	全生存期間（中央値）
43カ月	75カ月

完全奏効（CR）	最良部分奏効（VGPR）	部分奏効（PR）	全奏効（PR以上）
15.7%	27.8%	38%	81.5%

【副作用[1]】

	All Grade	Grade 3以上
血液または骨髄系	78.8%	47.3%
神経系※	80.5%	33.2%
感染症	28.2%	14.5%
心疾患系	21.2%	7.5%
皮膚障害	41.1%	2.9%
胃腸障害	83.8%	22.0%
筋骨格系	29.5%	9.5%
視覚系	24.5%	2.5%

※ Bortezomib静注時の割合であり，皮下注に変更することで軽減が期待される．

BLd（Bortezomib ＋ Lenalidomide ＋ Dexamethasone）療法 ●

▌レジメンチェックポイント

① 投与量の確認

＜ Bortezomib：Grade 3 〜 4 の副作用に対する減量の目安[2] ＞

Grade 3 以上の非血液毒性（末梢性ニューロパチー・神経障害性疼痛を除く）または Grade 4 の血液毒性に該当する副作用が発現した場合は，回復するまで休薬する．投与を再開する場合には，以下を目安に減量．

副作用発現時の投与量	減量の目安
1.3 mg/m^2	1.0 mg/m^2
1.0 mg/m^2	0.7 mg/m^2
0.7 mg/m^2	投与中止

＜ Bortezomib：末梢性ニューロパチーまたは神経障害性疼痛に対する用法・用量変更の目安[2] ＞

Grade	用法・用量変更の目安
疼痛または機能消失を伴わない Grade 1（症状がない：深部腱反射の低下または知覚異常）	なし
疼痛を伴う Grade 1 または Grade 2（中等度の症状がある：身の回り以外の日常生活動作の制限）	1.3 mg/m^2 の場合は 1.0 mg/m^2 へ，1.0 mg/m^2 の場合は 0.7 mg/m^2 へ，0.7 mg/m^2 の場合は投与中止
疼痛を伴う Grade 2 または Grade 3（高度の症状がある：身の回りの日常生活動作の制限）	回復するまで休薬，回復した場合は 0.7 mg/m^2，週 1 回に変更
Grade 4（生命を脅かす；緊急処置を要する）	投与中止

＜ Lenalidomide：腎機能障害患者に対する投与量の調節[3] ＞

腎機能：Ccr（mL/min）	投与量の調節
中等症腎障害：30 ≦ Ccr ＜ 60	1 日 1 回 10 mg で開始し，2 コース終了後忍容可能な場合は 15 mg に増量可能
重症腎障害（透析不要）：Ccr ＜ 30	2 日に 1 回 15 mg で開始
重症腎障害（透析必要）：Ccr ＜ 30	1 日 1 回 5 mg で開始（透析日は透析後に投与）

9

造血器腫瘍

3

多発性骨髄腫

981

● 改訂第8版 がん化学療法レジメンハンドブック

＜Lenalidomide：血液毒性に対する用量調節基準[4]＞

症状		投与量の調節
血小板減少	25,000/mm³未満	50,000/mm³以上に回復するまで休薬後，休薬前の投与量から5 mg減量して再開。なお，休薬前の投与量が5 mgの1日1回投与の場合は，2.5 mgを1日1回投与で再開.
好中球減少	500/mm³未満または発熱性好中球減少症（1,000/mm³未満に減少および体温38.5℃以上の場合）	1,000/mm³以上に回復するまで休薬後，休薬前の投与量から5 mg減量して再開。なお，休薬前の投与量が5 mgの1日1回投与の場合は，2.5 mgを1日1回投与で再開.

本剤を減量した後，医師により骨髄機能が回復したと判断される場合には用量を5 mgずつ増量（2.5 mg投与の場合は5 mgへ増量）することができる. ただし，開始用量を超えないこと.

＜Lenalidomide：休薬，中止基準[4]＞

Grade 3または4の副作用（血小板減少または好中球減少を除く）があらわれた場合，投与中止または休薬.

② 相互作用

Bortezomib：CYP3A4誘導薬（リファンピシンなど）との併用により，Bortezomibの代謝が促進されAUCが低下する可能性がある[2]. また，CYP3A4阻害薬との併用によりBortezomibの代謝が阻害されAUCが増加する可能性がある.

Dexamethasone：デスモプレシンは低ナトリウム血症発現のおそれがあるため併用禁忌. また，リルピビリンとその配合剤は本剤のCYP3A4誘導作用により，これらの薬剤の血中濃度を低下させるおそれがあるため併用禁忌.

▌副作用対策と服薬指導のポイント

Bd療法（p.990），Ld療法（p.996）を参照.

【文 献】

1) Durie BG, et al：Bortezomib with lenalidomide and dexamethasone versus lenalidomide and dexamethasone alone in patients with newly diagnosed myeloma without intent for immediate autologous stem-cell transplant (SWOG S0777)：a randomised, open-label, phase 3 trial. Lancet, 389：519–

527, 2017

2) ベルケイド®注射用 添付文書

3) レブラミド®カプセル 適正使用ガイド

4) レブラミド®カプセル 添付文書

<櫻井洋臣>

9. 造血器腫瘍 3) 多発性骨髄腫

VDC（Bortezomib + Dexamethasone + CPA）療法

		Day 1	4	8	11	15	21
Bortezomib	1.3 mg/m^2 皮下注または静注	↓	↓	↓	↓		
CPA	500 mg/m^2 点滴静注（15分以上）	↓		↓		(↓)※	
Dexamethasone	1回 40 mg 1日1回 経口	↓		↓		↓	

3週間ごと

※ VDC-mod では CPA を Day 15 にも投与

4コースまでは造血幹細胞移植も考慮．導入療法にて非奏効の場合は，導入療法の変更，あるいは再発・難治例に対する治療を選択．

【制吐対策】中等度催吐性リスクに準じる

基本事項

【適 応】

未治療の多発性骨髄腫

【奏効率[1]】

VDC 療法

完全奏効 (CR)	最良部分奏効 (VGPR) 以上	部分奏効 (PR) 以上	無増悪生存率 (1 年間)
22 %	41 %	75 %	93 %

VDC-mod 療法

完全奏効 (CR)	最良部分奏効 (VGPR) 以上	部分奏効 (PR) 以上	無増悪生存率 (1 年間)
47 %	53 %	100 %	100 %

VDC （Bortezomib + Dexamethasone + CPA）療法 ●

【副作用[1]】

	VDC 療法	VDC-mod 療法
	Grade 3 以上	Grade 3 以上
白血球減少	9.1 %	5.9 %
好中球減少	30.3 %	23.5 %
発熱性好中球減少症	6.1 %	0 %
血小板減少	12.1 %	0 %
貧血	0 %	11.8 %
肺炎	0 %	5.9 %
神経障害	9.1 %	17.6 %
疲労	3.0 %	0 %
下痢	3.0 %	5.9 %
悪心	0 %	0 %
便秘	0 %	0 %

■ レジメンチェックポイント

① 制吐薬の確認

② 投与量の確認

＜Bortezomib：Grade 3～4の副作用に対する減量の目安[2]＞
Grade 3以上の非血液毒性（末梢性ニューロパチー・神経障害性疼痛を除く）またはGrade 4の血液毒性に該当する副作用が発現した場合は，回復するまで休薬する．投与を再開する場合には，以下を目安に減量する．

副作用発現時の投与量	減量の目安
1.3 mg/m²	1.0 mg/m²
1.0 mg/m²	0.7 mg/m²
0.7 mg/m²	投与中止

＜Bortezomib：末梢性ニューロパチーまたは神経障害性疼痛に対する用法・用量変更の目安[2]＞

Grade	用法・用量変更の目安
疼痛または機能消失を伴わない Grade 1（症状がない；深部腱反射の低下または知覚異常）	なし

次ページへ続く

9

造血器腫瘍

3

多発性骨髄腫

● 改訂第8版 がん化学療法レジメンハンドブック

前ページの続き

Grade	用法・用量変更の目安
疼痛を伴う Grade 1 または Grade 2 （中等度の症状がある：身の回り以外の日常生活動作の制限）	$1.3\ mg/m^2$ の場合は $1.0\ mg/m^2$ へ，$1.0\ mg/m^2$ の場合は $0.7\ mg/m^2$ へ
疼痛を伴う Grade 2 または Grade 3 （高度の症状がある：身の回りの日常生活動作の制限）	回復するまで休薬．回復した場合は $0.7\ mg/m^2$，週1回に変更
Grade 4 （生命を脅かす：緊急処置を要する）	投与中止

＜ CPA：腎機能低下症例に対する減量の目安[3] ＞

GFR （mL/min）	＜ 10
	25％減量

＜ CPA：肝機能低下症例に対する減量の目安[4] ＞

T-Bil 3.1 ～ 5.0 mg/dL or AST ＞ 3 × ULN	T-Bil ＞ 5.0 mg/dL
25％減量	中止

③ 併用薬の確認

Bortezomib：リファンピシンなどCYP3A4誘導薬との併用により，Bortezomib の代謝が促進され血中濃度が減少することがある[2]．また，CYP3A4阻害薬との併用によりBortezomib の代謝が阻害され AUCが増加する可能性がある．

Dexamethasone：デスモプレシンは低ナトリウム血症発現のおそれがあるため併用禁忌．また，リルピビリンとその配合剤は本剤のCYP3A4誘導作用により，これらの薬剤の血中濃度を低下させるおそれがあるため併用禁忌．

CPA：ペントスタチン投与中は併用禁忌．

副作用対策と服薬指導のポイント

【Bortezomib，Dexamethasone】
p.990参照．
【CPA】
出血性膀胱炎：CPAによる発症予防として十分な水分の摂取と頻繁な排尿を心がける．

VDC（Bortezomib + Dexamethasone + CPA）療法 ●

【文 献】

1) Kumar S, et al：Randomized, multicenter, phase 2 study（EVOLUTION）of combinations of bortezomib, dexamethasone, cyclophosphamide, and lenalidomide in previously untreated multiple myeloma. Blood, 119：4375-4382, 2012

2) ベルケイド®注射用 添付文書

3) 「Drug Prescribing in Renal Failure」（Aronoff GR, et al, eds）, American College of Physicians, 2007

4) Perry MC：Chemotherapeutic agents and hepatotoxicity. Semin Oncol, 19：551-565, 1992

＜櫻井洋臣＞

9. 造血器腫瘍 3）多発性骨髄腫

Bd（Bortezomib + Dexamethasone）療法

＜移植適応のある初発の導入療法[1]＞

		Day	1	4	8	9	11	12	21
Bortezomib	1.3 mg/m^2 皮下注 or 静注		↓	↓	↓		↓		
Dexamethasone	1回 40 mg 1日1回 経口		→ Day 1〜4			→ Day 9〜12 (1, 2コース目のみ)			

3週間ごと

4コースまでは造血幹細胞移植も考慮.
導入療法にて非奏効の場合は，導入療法の変更，あるいは再発・難治例に対する治療を選択.

＜再発・再燃・難治性の救援療法[2][3]＞

		Day	1	2	4	5	8	9	11	12	21
Bortezomib	1.3 mg/m^2 皮下注 or 静注		↓		↓		↓		↓		
Dexamethasone	1回 20 mg 1日1回 経口		→ Day 1〜2		→ Day 4〜5		→ Day 8〜9		→ Day 11〜12		

3週間ごと　PD（増悪）まで

基本事項

【適　応】

多発性骨髄腫

【奏効率[1]】

導入療法

無増悪生存期間（中央値）	3年生存率
36.0カ月	81.4％

効果判定	幹細胞移植前	幹細胞移植後
CR（完全奏効）＋near CR	14.8％	35.0％
VGPR（最良部分奏効）以上	37.7％	54.3％

988

Bd（Bortezomib + Dexamethasone）療法 ●

【副作用 1)】

	All Grade	Grade 3～4
好中球減少	8.0％	5.0％
血小板減少	10.9％	2.9％
貧血	15.9％	4.2％
感染症	48.1％	8.8％
帯状疱疹	9.2％	—
血栓症	4.6％	1.7％
疲労	28.5％	—
発疹	11.7％	—
消化管症状	26.8％	—
心障害	5.9％	—
肺障害	3.4％	—
末梢神経障害	45.6％	9.2％

■レジメンチェックポイント

① 投与量の確認（Bortezomib）

＜ Grade 3～4 の副作用に対する減量の目安 4) ＞

Grade 3 以上の非血液毒性（末梢性ニューロパチー・神経障害性疼痛を除く）または Grade 4 の血液毒性に該当する副作用が発現した場合は，回復するまで休薬する．投与を再開する場合には，以下を目安に減量する．

副作用発現時の投与量	減量の目安
1.3 mg/m²	1.0 mg/m²
1.0 mg/m²	0.7 mg/m²
0.7 mg/m²	投与中止

＜末梢性ニューロパチーまたは神経障害性疼痛に対する用法・用量変更の目安 4) ＞

Grade	用法・用量変更の目安
疼痛または機能消失を伴わない Grade 1（症状がない：深部腱反射の低下または知覚異常）	なし

次ページへ続く

9

造血器腫瘍

3

多発性骨髄腫

● 改訂第8版 がん化学療法レジメンハンドブック

前ページの続き

Grade	用法・用量変更の目安
疼痛を伴う Grade 1 または Grade 2（中等度の症状がある：身の回り以外の日常生活動作の制限）	1.3 mg/m^2 の場合は 1.0 mg/m^2 へ，1.0 mg/m^2 の場合は 0.7 mg/m^2 へ，0.7 mg/m^2 の場合は投与中止
疼痛を伴う Grade 2 または Grade 3（高度の症状がある：身の回りの日常生活動作の制限）	回復するまで休薬．回復した場合は 0.7 mg/m^2，週1回に変更
Grade 4（生命を脅かす；緊急処置を要する）	投与中止

② 相互作用

Bortezomib：CYP3A4 誘導薬（リファンピシンなど）との併用により，Bortezomib の代謝が促進され AUC が低下する可能性がある[4]．また，CYP3A4 阻害薬との併用により Bortezomib の代謝が阻害され AUC が増加する可能性がある．

Dexamethasone：デスモプレシンは低ナトリウム血症発現のおそれがあるため併用禁忌．また，リルピビリンとその配合剤は本剤の CYP3A4 誘導作用により，これらの薬剤の血中濃度を低下させるおそれがあるため併用禁忌．

副作用対策と服薬指導のポイント

① 肺障害：Bortezomib により息切れ，呼吸困難，胸水，咳，発熱などの症状が発現した場合は速やかに申し出るよう伝える．

② 心障害：Bortezomib により心障害を発現することがある．心障害の既往や症状の危険因子の確認をする．

③ 末梢性ニューロパチー：Bortezomib により感覚減退，末梢性感覚ニューロパチー，末梢性運動ニューロパチー，神経障害性疼痛，錯感覚，灼熱感が発現することがあると伝える．
末梢神経障害の頻度や重症度は，薬剤を皮下投与することで静脈内投与時と比較して軽くなり，また治療効果や生存率には差がないことが明らかになっている[2][3]．静脈内投与において症状管理が不十分と考えられる場合は，皮下投与への変更を考慮する（ただし，外来で皮下投与した場合は，外来化学療法加算を算定することはできない）．

990

Bd（Bortezomib + Dexamethasone）療法 ●

＜末梢神経障害の副作用出現率[2]＞

	静注投与	皮下投与
All Grade	53 %	38 %
Grade ≧ 2	41 %	24 %
Grade ≧ 3	16 %	6 %

④ 低血圧：Bortezomib により起立性低血圧，低血圧が発現することがあると伝える．

⑤ 腫瘍崩壊症候群：Bortezomib は，腫瘍崩壊症候群（TLS）の発症頻度が比較的高いことが報告されている．TLS の評価に必要な血清尿酸値，リン値，カリウム値やクレアチニン値などの項目は確認しつつ，TLS 予防目的として大量補液やフェブキソスタットの予防投与などを考慮する[5]．

⑥ 発熱：Bortezomib では投与日から翌日にかけて発熱があることを伝える．発熱が持続する場合や呼吸器症状を伴う場合には，肺障害の可能性についても注意する．

⑦ ステロイド投与：Dexamethasone 投与により不眠，胃部不快感，高血糖などの副作用が出現する可能性があることを伝える．

★ 高血糖を起こす可能性があるので間食を控えるよう伝える．
★ 胃部不快感に対しては，H_2 ブロッカーなどの胃酸分泌抑制薬が投与される．

⑧ B 型肝炎ウイルスの再活性化：B 型肝炎ウイルスキャリアの患者または既感染者において B 型肝炎ウイルスの再活性化があらわれることがある．B 型肝炎感染歴の確認およびモニタリングについては「B 型肝炎治療ガイドライン（第4版）」および本書 p.1207 を参照．

【文　献】

1) Harousseau JL, et al：Bortezomib plus dexamethasone is superior to vincristine plus doxorubicin plus dexamethasone as induction treatment prior to autologous stem-cell transplantation in newly diagnosed multiple myeloma: results of the IFM 2005-01 phase Ⅲ trial. J Clin Oncol, 28：4621-4629, 2010

2) Moreau P, et al：Subcutaneous versus intravenous administration of bortezomib in patients with relapsed multiple myeloma: a randomised, phase 3, non-inferiority study. Lancet Oncol, 12：431-440, 2011

3) Arnulf B, et al：Updated survival analysis of a randomized phase Ⅲ study of subcutaneous versus intravenous bortezomib in patients with relapsed mul-

tiple myeloma. Haematologica, 97：1925-1928, 2012

4) ベルケイド®注射用 添付文書
5) 「腫瘍崩壊症候群（TLS）診療ガイダンス（第2版）」（日本臨床腫瘍学会／編），金原出版，2021

<櫻井洋臣>

9. 造血器腫瘍 3）多発性骨髄腫

Ld（Lenalidomide + Dexamethasone）療法

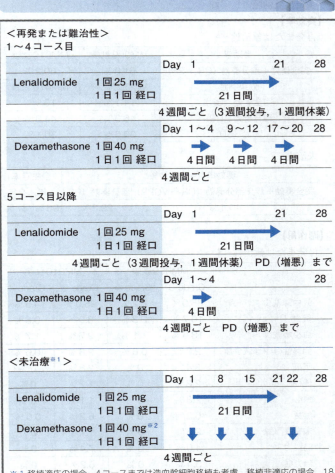

※1 移植適応の場合，4コースまでは造血幹細胞移植も考慮．移植非適応の場合，18コース以上継続．導入療法にて非奏効の場合は導入療法の変更，あるいは再発・難治例に対する治療を選択．
※2 76歳以上の患者では 20 mg への減量を考慮．

● 改訂第8版 がん化学療法レジメンハンドブック

基本事項

【適 応】

多発性骨髄腫

【奏効率】

再発または難治性[1] [2]

奏効率	MM009 試験	MM010 試験
完全奏効＋部分奏効（CR＋PR）	61.0 %	60.2 %
効果判定	MM009 試験	MM010 試験
完全奏効（CR）	14.1 %	15.9 %
部分奏効（PR）	46.9 %	44.3 %
安定（SD）	30.5 %	30.1 %

未治療[3]

奏効率（4 コース後）		全生存率	
完全奏効＋最良部分奏効（CR＋VGPR）	部分奏効（PR）	1 年	2 年
40.4 %	29.8 %	96 %	87 %

【副作用】

再発または難治性[1] [2]

	MM009 試験		MM010 試験	
	Grade 3	Grade 4	Grade 3	Grade 4
好中球減少	35.0 %	6.2 %	25.0 %	4.5 %
貧血	10.7 %	2.3 %	8.0 %	0.6 %
血小板減少	13.6 %	1.1 %	9.7 %	1.7 %
発熱性好中球減少症	2.8 %	0.6 %	2.8 %	0.6 %
下痢	3.4 %	0 %	2.8 %	0 %
便秘	2.8 %	0 %	1.7 %	0 %
悪心	2.8 %	0 %	1.1 %	0 %
疲労	6.2 %	0 %	6.2 %	0.6 %
末梢性浮腫	2.3 %	0 %	1.1 %	0 %
筋脱力	4.0 %	0 %	7.4 %	0 %
無力症	3.4 %	0 %	6.2 %	0 %
深部静脈血栓症	11.9 %	0 %	3.4 %	0.6 %
肺塞栓	0.6 %	2.8 %	1.1 %	3.4 %
静脈血栓塞栓症	11.9 %	2.8 %	7.4 %	4.0 %

Ld（Lenalidomide + Dexamethasone）療法 ●

未治療 [3]

	Grade 3以上
好中球減少	20.0％
深部静脈血栓症または肺塞栓症	12.3％
感染症	9.1％
疲労	9.1％
ヘモグロビン減少	6.8％
高血糖	6.4％
血小板減少	5.0％
非神経障害性衰弱	4.1％
神経障害	1.8％

レジメンチェックポイント

① 投与量の確認

＜Lenalidomide：減量，休薬，中止基準 [4] ＞

Grade 3または4の副作用（血小板減少または好中球減少を除く）があらわれた場合，投与中止または休薬．

再発または難治性

症状		投与量の調節
血小板減少	30,000/mm^3 未満	30,000/mm^3 以上に回復するまで休薬後，1日1回15 mgで再開
	休薬2回目以降，30,000/mm^3 未満	30,000/mm^3 以上に回復するまで休薬後，前回投与量より5 mg減量して1日1回で再開
好中球減少	1,000/mm^3 未満	（副作用が好中球減少のみ）1,000/mm^3 以上に回復するまで休薬後，1日1回25 mgで再開
		（好中球減少以外の副作用も認める）1,000/mm^3 以上に回復するまで休薬後，1日1回15 mgで再開
	休薬2回目以降，1,000/mm^3 未満	1,000/mm^3 以上に回復するまで休薬後，前回投与量より5 mg減量して1日1回で再開

9

造血器腫瘍

3

多発性骨髄腫

● 改訂第8版 がん化学療法レジメンハンドブック

未治療

症状		投与量の調節
血小板減少	25,000/mm³ 未満	50,000/mm³ 以上に回復するまで休薬後, 休薬前の投与量から5 mg減量して再開. なお, 休薬前の投与量が5 mgの1日1回投与の場合は, 2.5 mgを1日1回投与で再開.
好中球減少	500/mm³ 未満 または 発熱性好中球減少症（1,000/mm³ 未満に減少および体温38.5℃以上の場合）	1,000/mm³ 以上に回復するまで休薬後, 休薬前の投与量から5 mg減量して再開. なお, 休薬前の投与量が5 mgの1日1回投与の場合は, 2.5 mgを1日1回投与で再開.

本剤を減量した後, 医師により骨髄機能が回復したと判断される場合には用量を5 mgずつ増量（2.5 mg投与の場合は5 mgへ増量）することができる. ただし, 開始用量を超えないこと.

＜ Lenalidomide：腎機能障害患者に対する投与量の調節[5] ＞

腎機能：Ccr（mL/min）	投与量の調節
中等症腎障害：30 ≦ Ccr < 60	1日1回10 mgで開始し, 2コース終了後忍容可能な場合は15 mgに増量可能
重症腎障害（透析不要）：Ccr < 30	2日に1回15 mgで開始
重症腎障害（透析必要）：Ccr < 30	1日1回5 mgで開始（透析日は透析後に投与）

② 併用薬の確認（Dexamethasone）
  ・デスモプレシンは低ナトリウム血症発現のおそれがあるため併用禁忌.
  ・リルピビリンとその配合剤は本剤のCYP3A4誘導作用により, これらの薬剤の血中濃度を低下させるおそれがあるため併用禁忌.

副作用対策と服薬指導のポイント

① 妊娠回避の徹底：催奇形性のリスクがある. Lenalidomide の使用については, 胎児への曝露を避けるため, 医師や薬剤師などの医療関係者, 患者やその家族などがRevMate®（レナリドミド・ポマリドミド適正管理手順）を遵守するように伝える.

Ld（Lenalidomide + Dexamethasone）療法 ●

② **B型肝炎ウイルスの再活性化**：B型肝炎ウイルスキャリアの患者または既往感染者において，Lenalidomide の投与によりB型肝炎ウイルスの再活性化があらわれることがある．B型肝炎感染歴の確認およびLenalidomide投与中のモニタリングについては「B型肝炎治療ガイドライン（第4版）」および本書p.1207を参照する．

③ **皮膚障害**：Lenalidomide により皮膚に発疹が発現した場合は速やかに申し出ることを伝える．

④ **深部静脈血栓症，肺塞栓症**：Lenalidomide による静脈血栓塞栓症の薬物的予防法として未分画ヘパリン，ワルファリン，エドキサバン，リバーロキサバンやアピキサバンなどの投与を考慮する[6]．

⑤ **高脂肪食摂取後の投与回避**：高脂肪食摂取後の投与によりAUCやC_{max}の低下が認められているため，Lenalidomide の服用の際には高脂肪食摂取前後を避けるよう指導する．

⑥ **めまい，眠気**：自覚症状があらわれた場合には，Lenalidomide 使用時には自動車の運転など危険を伴う機械の操作は行わないよう注意する．

⑦ **腫瘍崩壊症候群**：Lenalidomide は，腫瘍崩壊症候群（TLS）の発症頻度が比較的高いことが報告されている．TLSの評価に必要な血清尿酸値，リン値，カリウム値やクレアチニン値などの項目は確認しつつ，TLS予防目的として大量補液やフェブキソスタットの予防投与などを考慮する[7]．

⑧ **飲み忘れ時の対応**：服用を忘れた場合，通常の服用時間から12時間以上経過しているときは，服用しないで次の分から服用する．

⑨ **ステロイド投与**：Dexamethasone 投与により不眠，胃部不快感，高血糖などの副作用が出現する可能性があることを伝える．

> ★ 高血糖を起こす可能性があるので間食を控えるよう伝える．
> ★ 胃部不快感に対しては，H_2ブロッカーなどの胃酸分泌抑制薬が投与される．

【文　献】

1) Weber DM, et al：Lenalidomide plus dexamethasone for relapsed multiple myeloma in North America. N Engl J Med, 357：2133-2142, 2007

2) Dimopoulos M, et al：Lenalidomide plus dexamethasone for relapsed or refrac-

● 改訂第8版 がん化学療法レジメンハンドブック

tory multiple myeloma. N Engl J Med, 357：2123-2132, 2007

3) Rajkumar SV, et al：Lenalidomide plus high-dose dexamethasone versus lena-lidomide plus low-dose dexamethasone as initial therapy for newly diagnosed multiple myeloma：an open-label randomised controlled trial. Lancet Oncol, 11：29-37, 2010

4) レブラミド®カプセル 添付文書

5) レブラミド®カプセル 適正使用ガイド

6) 肺血栓塞栓症および深部静脈血栓症の診断，治療，予防に関するガイドライン（2017年改訂版）

7) 「腫瘍崩壊症候群（TLS）診療ガイダンス（第2版）」（日本臨床腫瘍学会／編），金原出版，2021

＜櫻井洋臣＞

9. 造血器腫瘍　3) 多発性骨髄腫

DMPB (Daratumumab + L-PAM + PSL + Bortezomib) 療法

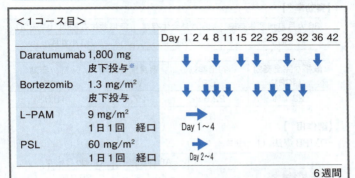

<1コース目>

		Day 1 2 4 8 11 15 22 25 29 32 36 42
Daratumumab	1,800 mg 皮下投与※	↓　　↓　↓　↓　↓　　↓
Bortezomib	1.3 mg/m² 皮下投与	↓↓↓↓　↓↓↓↓
L-PAM	9 mg/m² 1日1回 経口	→ Day 1～4
PSL	60 mg/m² 1日1回 経口	→ Day 2～4

6週間

<2～9コース目>

		Day 1 2 4 8　　22　29　　42
Daratumumab	1,800 mg 皮下投与※	↓　　　↓
Bortezomib	1.3 mg/m² 皮下投与	↓　↓　↓　↓
L-PAM	9 mg/m² 1日1回 経口	→ Day 1～4
PSL	60 mg/m² 1日1回 経口	→ Day 2～4

6週間ごと

<10コース目以降>

	Day 1　　　　　　　　28
Daratumumab 1,800 mg 皮下投与※	↓

4週間ごと　PD（増悪）まで

※ Daratumumabの皮下投与と静注投与の違いについてはp.1006参照.

【制吐対策】軽度催吐性リスクに準じる.

【Infusion reactionに対する前投薬（Daratumumab投与1～3時間前（静注の場合は1時間前）】
① アセトアミノフェン 650～1,000 mg IV or PO　② ジフェンヒドラミン 25～50 mg IV or PO　③ デキサメタゾン 20 mg IV or PO
上記に加え施設判断で1コース目Day 1にモンテルカスト 10 mg PO

● 改訂第8版 がん化学療法レジメンハンドブック

基本事項

【適 応】

造血幹細胞移植の適応とならない未治療の多発性骨髄腫

【奏効率[1]】

36カ月無増悪生存率	36カ月全生存率	無増悪生存期間（中央値）
50.7%	78.0%	36.4カ月

厳格な完全奏効 （sCR）	完全奏効 （CR）	最良部分奏効 （VGPR）	部分奏効 （PR）
23.1%	22.6%	27.1%	18.0%

【副作用[2]】

DMPB療法（1〜9コース目）

	All Grade	Grade 3〜4
好中球減少	49.7%	39.9%
血小板減少	48.8%	34.5%
貧血	27.7%	15.3%
末梢性感覚ニューロパチー	28.0%	1.4%
上気道感染	24.3%	1.7%
下痢	23.4%	2.6%
発熱	23.4%	0.6%
悪心	20.5%	0.9%
気管支炎	11.6%	2.0%
肺炎	14.5%	11.0%

Daratumumab単独療法（10コース目以降）

	All Grade	Grade 3〜4
上気道感染	19%	1%
気管支炎	15%	1%
ウイルス性上気道感染	12%	0%
咳	12%	0%
下痢	10%	0%
関節痛	9%	0%
貧血	9%	4%
肺炎	6%	4%

次ページへ続く

1000

DMPB（Daratumumab＋L-PAM＋PSL＋Bortezomib）療法 ●

前ページの続き

	All Grade	Grade 3～4
高血圧	6％	3％
好中球減少	5％	2％
血小板減少	5％	2％
疲労感	5％	1％未満
悪心	4％	0％

■レジメンチェックポイント

① 前投薬の確認：Daratumumab による Infusion reaction の軽減．
② 休薬，減量，中止基準の確認

L-PAM は白血球数 2,000/mm^3 以下または血小板数 50,000/mm^3 以下の患者は禁忌．

＜コース開始基準（2～9 コース）[2]＞

血小板数	70,000/mm^3 以上
好中球数	1,000/mm^3 以上
非血液毒性	Grade 1 またはベースラインに回復

＜L-PAM，PSL：減量の目安[2]＞

	初回投与量	1 段階減量	2 段階減量	3 段階減量
L-PAM (mg/m^2)	9	6.75	4.5	投与中止
PSL (mg/m^2)	60	45	30	投与中止

＜Bortezomib：Grade 3～4 の副作用に対する減量の目安[3]＞
Grade 3 以上の非血液毒性（末梢性ニューロパチー・神経障害性疼痛を除く）または Grade 4 の血液毒性に該当する副作用が発現した場合は，回復するまで休薬する．投与を再開する場合には，以下を目安に減量．

副作用発現時の投与量	減量の目安
1.3 mg/m^2	1.0 mg/m^2
1.0 mg/m^2	0.7 mg/m^2
0.7 mg/m^2	投与中止

9

造血器腫瘍 3

多発性骨髄腫

● 改訂第8版 がん化学療法レジメンハンドブック

< Bortezomib：末梢性ニューロパチーまたは神経障害性疼痛に
　 対する用法・用量変更の目安[3] >

Grade	用法・用量変更の目安
疼痛または機能消失を伴わない Grade 1（症状がない：深部腱反射の低下または知覚異常）	なし
疼痛を伴う Grade 1 または Grade 2（中等度の症状がある：身の回り以外の日常生活動作の制限）	1.3 mg/m² の場合は 1.0 mg/m² へ，1.0 mg/m² の場合は 0.7 mg/m² へ，0.7 mg/m² の場合は投与中止
疼痛を伴う Grade 2 または Grade 3（高度の症状がある：身の回りの日常生活動作の制限）	回復するまで休薬，回復した場合は 0.7 mg/m²，週1回に変更
Grade 4（生命を脅かす；緊急処置を要する）	投与中止

< Daratumumab：Infusion reaction 発現時[4] >

・Grade 3 の Infusion reaction が3回発現した場合は投与中止.
・Grade 4 の Infusion reaction が発現した場合は投与中止.

<参考：臨床試験時の休薬・再開基準[2] >

Daratumumab

休薬基準		再開基準
血液毒性	血液毒性：Grade 4 出血を伴う血小板減少症：Grade 3 以上 発熱性好中球減少症：全 Grade 感染症を伴う好中球減少症：全 Grade	毒性が Grade 2 以下になった時点（発熱性好中球減少症および感染症を伴う好中球減少症を除く）.
非血液毒性	Grade 3 以上（下記を除く） ・制吐治療に7日以内に反応した Grade 3 の悪心または嘔吐 ・止瀉治療に7日以内に反応した Grade 3 の下痢 ・ベースライン時に存在していた Grade 3 の疲労または無力症 ・本剤最終投与後7日未満持続する Grade 3 の疲労または無力症	

1002

DMPB（Daratumumab + L-PAM + PSL + Bortezomib）療法 ●

L-PAM，Bortezomib

症状		処置
好中球減少症	発熱（≧38.5℃）を伴うGrade 3またはGrade 4	ベースラインまたはGrade 2以下に回復するまで両剤を休薬後，Bortezomib：元の用量で再開（G-CSF投与を考慮）．L-PAM：1段階減量して再開．再発した場合はBortezomibを1段階減量．
	Bortezomib投与日の好中球数≦750/mm³	Bortezomibを休薬
血小板減少	Grade 3（合併症なし）	Bortezomib：減量なしL-PAM：1段階減量
	血小板数＜25,000/mm³（Grade 4）または出血を伴うGrade 3	ベースラインまたはGrade 2以下に回復するまで両剤を休薬後，両剤ともに1段階減量して再開．再発した場合はL-PAMをさらに1段階減量．
	Bortezomib投与日の血小板数≦30,000/mm³	Bortezomibを休薬

③ 相互作用

Bortezomib：CYP3A4誘導薬（リファンピシンなど）との併用により，Bortezomibの代謝が促進されAUCが低下する可能性がある[3]．また，CYP3A4阻害薬との併用によりBortezomibの代謝が阻害されAUCが増加する可能性がある．

PSL：デスモプレシン投与中の患者は低ナトリウム血症発現のおそれがあるため併用禁忌．

副作用対策と服薬指導のポイント

① Infusion reaction（Daratumumab）：遅発性の症状にも注意が必要である．遅発性のInfusion reactionには，必要に応じて副腎皮質ホルモンなどの経口投与を検討する．また，慢性閉塞性肺疾患もしくは気管支喘息のある患者またはそれらの既往歴のある患者には，Daratumumab投与後処置として気管支拡張薬および吸入ステロイドの投与を検討する．

9

造血器腫瘍

3

多発性骨髄腫

1003

● 改訂第8版 がん化学療法レジメンハンドブック

② B型肝炎ウイルスの再活性化：肝炎ウイルスキャリアでは肝不全があらわれる場合があり，定期的な肝機能検査が必要となる．B型肝炎ウイルス再活性化対策については p.1207 参照．

③ 肺障害：Bortezomib により息切れ，呼吸困難，胸水，咳，発熱などの症状が発現した場合は，速やかに申し出ることを伝える．

④ 心障害：Bortezomib により心障害を発現することがある．心障害の既往や症状の危険因子の確認をする．

⑤ 末梢性ニューロパチー：Bortezomib により感覚減退，末梢性感覚ニューロパチー，末梢性運動ニューロパチー，神経障害性疼痛，錯感覚，灼熱感が発現することがあると伝える．

⑥ 腫瘍崩壊症候群：Daratumumab，Bortezomib は，腫瘍崩壊症候群（TLS）の発症頻度が比較的高いことが報告されている．TLS の評価に必要な血清尿酸値，リン値，カリウム値やクレアチニン値などの項目は確認しつつ，TLS 予防目的として大量補液やフェブキソスタットの予防投与などを考慮する[5]．

⑦ 感染症（肺炎，敗血症）：治療中に 38℃ 以上の発熱，咽頭炎，咳などの自覚症状が発現した場合は速やかに申し出ることを伝える．重篤な感染症として肺炎や敗血症等が認められている．

⑧ 深部静脈血栓症，肺塞栓症：Daratumumab による静脈血栓塞栓症の薬物的予防法として未分画ヘパリン，ワルファリン，エドキサバン，リバーロキサバンやアピキサバンなどの投与を考慮する[6]．

⑨ 間接クームス試験への干渉：Daratumumab は，赤血球表面上に発現している CD38 と結合すると，不規則抗体の検出を目的とした間接クームス（間接抗グロブリン）試験において偽陽性になる可能性がある．Daratumumab 治療中および最終投与から 6 カ月後までは間接クームス試験への干渉が続く可能性があるため，治療前に一般的な輸血前検査を実施して検査結果（血液型および不規則抗体の有無）などを記載した患者 ID カードを携帯するよう指導する．

⑩ ステロイド投与：Dexamethasone や PSL の投与により不眠，胃部不快感，高血糖などの副作用が出現する可能性があることを伝える．

1004

★ 高血糖を起こす可能性があるので間食を控えるよう伝える.
★ 胃部不快感に対しては, H_2 ブロッカーなどの胃酸分泌抑制薬が投与される.

【文　献】

1) Mateos MV, et al：Overall survival with daratumumab, bortezomib, melphalan, and prednisone in newly diagnosed multiple myeloma（ALCYONE）：a randomised, open-label, phase 3 trial. Lancet, 395：132-141, 2020
2) ダラザレックス® 点滴静注 適正使用ガイド
3) ベルケイド® 注射用 添付文書
4) ダラキューロ® 配合皮下注 添付文書
5) 「腫瘍崩壊症候群（TLS）診療ガイダンス（第2版）」（日本臨床腫瘍学会／編）, 金原出版, 2021
6) 「肺血栓塞栓症および深部静脈血栓症の診断, 治療, 予防に関するガイドライン」（2017年改訂版）

＜櫻井洋臣＞

9. 造血器腫瘍 3）多発性骨髄腫

DBd（Daratumumab + Bortezomib + Dexamethasone）療法

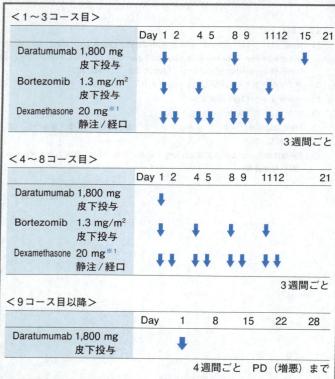

4週間ごと　PD（増悪）まで

※1 75歳を超える，過少体重（BMI：18.5 kg/m² 未満），コントロール不良の糖尿病，またはステロイドに対する忍容性がないもしくは有害事象を発現した患者には，20 mg/週で投与することを考慮.

【Daratumumabの皮下投与】
Daratumumab皮下投与は，有効性および薬物動態の点でDaratumumab点滴投与と比較して非劣性であり，Infusion reactionの発現に関しては有意な減少が報告されている．Infusion reaction以外の副作用発現頻度は類似しているものの，体重別にみた場合，体重が少ない皮下投与群（65 kg以下）では好中球減少の高い発生率が報告されているため注意する．なお，外来で皮下投与した場合は，外来化学療法加算を算定することはできない．

DBd（Daratumumab + Bortezomib + Dexamethasone）療法 ●

＜Infusion reaction の出現率＞

	皮下投与[※2]	点滴投与
All Grade	12.7 %	34.5 %
Grade 3	1.5 %	5.4 %
Grade 4 ～ 5	0 %	0 %

※ 2 注射部位反応の出現率：6.9 %（すべて Grade 1 ～ 2）

【制吐対策】軽度催吐性リスクに準じる

【Infusion reaction に対する前投薬〔Daratumumab 投与 1 ～ 3 時間前（静注の場合 1 時間前）〕】

① アセトアミノフェン 650 ～ 1,000 mg IV or PO ② ジフェンヒドラミン 25 ～ 50 mg IV or PO ③ デキサメタゾン 20 mg IV or PO（1 ～ 3 コース Day 15，9 コース以降 Day 1）

上記に加え施設判断で 1 コース目 Day 1 にモンテルカスト 10 mg PO

基本事項

【適　応】

再発または難治性の多発性骨髄腫

【奏効率[1]】

厳格な完全奏効（sCR）	完全奏効（CR）	最良部分奏効（VGPR）	部分奏効（PR）	無増悪生存率（1 年間）
4.6 %	14.6 %	40.0 %	23.8 %	60.7 %

【副作用[1]】

	All Grade	Grade 3 ～ 4
好中球減少	17.7 %	12.8 %
貧血	26.3 %	14.4 %
血小板減少	58.8 %	45.3 %
末梢性感覚ニューロパチー	47.3 %	4.5 %
下痢	31.7 %	3.7 %
疲労	21.4 %	4.5 %
上気道感染症	24.7 %	1.6 %
便秘	19.8 %	0 %
咳嗽	23.9 %	0 %
呼吸困難	18.5 %	3.7 %
筋痙縮	25.8 %	0.7 %

次ページへ続く

9

造血器腫瘍

3

多発性骨髄腫

1007

● 改訂第8版 がん化学療法レジメンハンドブック

前ページの続き

	All Grade	Grade 3〜4
不眠症	16.9%	0%
末梢浮腫	16.5%	0.4%
鼻咽頭炎	24.0%	0%
無力症	8.6%	0.8%
発熱	15.6%	1.2%
肺炎	11.9%	8.2%
高血圧	8.6%	6.6%

レジメンチェックポイント

① 前投薬の確認：Daratumumab による Infusion reaction の軽減.
② 投与量の確認

＜Bortezomib：Grade 3〜4の副作用に対する減量の目安[2]＞
Grade 3以上の非血液毒性（末梢性ニューロパチー・神経障害性疼痛を除く）またはGrade 4の血液毒性に該当する副作用が発現した場合は，回復するまで休薬する．投与を再開する場合には，以下を目安に減量する.

副作用発現時の投与量	減量の目安
1.3 mg/m^2	1.0 mg/m^2
1.0 mg/m^2	0.7 mg/m^2
0.7 mg/m^2	投与中止

＜Bortezomib：末梢性ニューロパチーまたは神経障害性疼痛に対する用法・用量変更の目安[2]＞

Grade	用法・用量変更の目安
疼痛または機能消失を伴わない Grade 1（症状がない：深部腱反射の低下または知覚異常）	なし
疼痛を伴う Grade 1 または Grade 2（中等度の症状がある：身の回り以外の日常生活動作の制限）	1.3 mg/m^2 の場合は 1.0 mg/m^2 へ，1.0 mg/m^2 の場合は 0.7 mg/m^2 へ，0.7 mg/m^2 の場合は投与中止

次ページへ続く

1008

DBd（Daratumumab + Bortezomib + Dexamethasone）療法 ●

前ページの続き

Grade	用法・用量変更の目安
疼痛を伴うGrade 2または Grade 3（高度の症状がある： 身の回りの日常生活動作の 制限）	回復するまで休薬，回復し た場合は 0.7 mg/m² ，週1 回に変更
Grade 4（生命を脅かす；緊急 処置を要する）	投与中止

< Daratumumab：Infusion reaction 発現時 [3] >

・Grade 3のInfusion reactionが3回発現した場合は投与中止．

・Grade 4のInfusion reactionが発現した場合は投与中止．

<参考：臨床試験における休薬，減量，再開基準 [4] >

Daratumumab（点滴静注）

	休薬基準	再開基準
血液 毒性	血液毒性：Grade 4 出血を伴う血小板減少症：Grade 3以上 発熱性好中球減少症：全Grade 感染症を伴う好中球減少症：全Grade	毒性がGrade 2以下になっ た時点（発熱 性好中球減少 症および感染 症を伴う好中 球減少症を除 く）．
非血液 毒性	Grade 3以上（下記を除く） ・制吐治療に7日以内に反応したGrade 3 の悪心または嘔吐 ・止瀉治療に7日以内に反応したGrade 3 の下痢 ・ベースライン時に存在していたGrade 3 の疲労または無力症 ・本剤最終投与後7日未満持続するGrade 3の疲労または無力症	

Bortezomib

症状	処置
発熱（≧38.5℃）を伴う Grade 3の好中球減少症 またはGrade 4の好中球減 少症	ベースラインまたはGrade 2以下に 回復するまで休薬後，元の用量で再 開（G-CSF投与を考慮）． 再発したら1段階減量．
血小板数＜25,000/mm³ （Grade 4）または出血を伴 うGrade 3の血小板減少症	ベースラインまたはGrade 2以下に 回復するまで休薬後，1段階減量し て再開．

9

造血器腫瘍

3

多発性骨髄腫

● 改訂第8版 がん化学療法レジメンハンドブック

③ 相互作用

Bortezomib：CYP3A4誘導薬（リファンピシンなど）との併用により，Bortezomibの代謝が促進されAUCが低下する可能性がある．また，CYP3A4阻害薬との併用によりBortezomibの代謝が阻害されAUCが増加する可能性がある．

Dexamethasone：デスモプレシンは低ナトリウム血症発現のおそれがあるため併用禁忌．また，リルピビリンとその配合剤は本剤のCYP3A4誘導作用により，これらの薬剤の血中濃度を低下させるおそれがあるため併用禁忌（静注剤使用の場合は上記に加えダクラタスビル，アスナプレビルも併用禁忌）．

▎副作用対策と服薬指導のポイント

【Daratumumab】

① Infusion reaction：遅発性の症状にも注意が必要である．遅発性のInfusion reactionには，必要に応じて副腎皮質ホルモンなどの経口投与を検討する．また，慢性閉塞性肺疾患もしくは気管支喘息のある患者またはそれらの既往歴のある患者には，投与後処置として気管支拡張薬および吸入ステロイドの投与を検討する．

② 腫瘍崩壊症候群：腫瘍崩壊症候群（TLS）の発症頻度が比較的高いことが報告されている．TLSの評価に必要な血清尿酸値，リン値，カリウム値やクレアチニン値などの項目は確認しつつ，TLS予防目的として大量補液やフェブキソスタットの予防投与などを考慮する[5]．

③ 間接クームス試験への干渉：Daratumumabは，赤血球表面上に発現しているCD38と結合すると，不規則抗体の検出を目的とした間接クームス（間接抗グロブリン）試験において偽陽性になることがある．Daratumumab治療中および最終投与から6カ月後までは間接クームス試験への干渉が続く可能性があるため，治療前に一般的な輸血前検査を実施して検査結果（血液型および不規則抗体の有無）などを記載した患者IDカードを携帯するよう指導する．

④ B型肝炎ウイルスの再活性化：B型肝炎ウイルスキャリアの患者または既感染者においてB型肝炎ウイルスの再活性化があらわれることがある．B型肝炎感染歴の確認およびモニタリング

DBd（Daratumumab + Bortezomib + Dexamethasone）療法 ●

については「B型肝炎治療ガイドライン（第4版）」および本書
p.1207を参照.

【Bortezomib, Dexamethasone】

p.990参照.

【文　献】

1) Palumbo A, et al：Daratumumab, bortezomib, and dexamethasone for multiple myeloma. N Engl J Med, 375：754-766, 2016
2) ベルケイド®注射液 添付文書
3) ダラキューロ®配合皮下注 添付文書
4) ダラザレックス®適正使用ガイド
5) 「腫瘍崩壊症候群（TLS）診療ガイダンス（第2版）」（日本臨床腫瘍学会／編）, 金原出版, 2021

＜櫻井洋臣＞

9. 造血器腫瘍 3）多発性骨髄腫

PBd（Pomalidomide + Bortezomib + Dexamethasone）療法

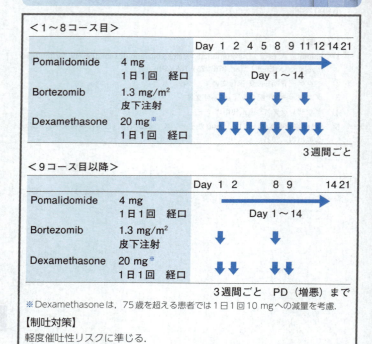

※Dexamethasoneは，75歳を超える患者では1日1回10 mgへの減量を考慮．

【制吐対策】
軽度催吐性リスクに準じる．

基本事項

【適 応】
再発または難治性の多発性骨髄腫（過去に少なくとも1つの標準的な治療が無効または治療後に再発した患者を対象）

【奏効率[1]】

厳格な完全奏効 （sCR）	完全奏効 （CR）	最良部分奏効 （VGPR）	部分奏効 （PR）	無増悪生存期間 （中央値）
3.2％	12.5％	37.0％	29.5％	11.2カ月

PBd（Pomalidomide + Bortezomib + Dexamethasone）療法 ●

【副作用[1]】

	Grade 1～2	Grade 3	Grade 4
末梢性感覚ニューロパチー	39.6％	7.9％	0.4％
便秘	34.2％	2.5％	0％
浮腫	32.0％	1.8％	0％
疲労	28.8％	8.3％	0％
下痢	26.6％	7.2％	0％
肺炎	20.9％	1.8％	0.4％
咳	20.5％	0％	0％
上気道感染	19.8％	1.1％	0％
背部痛	17.6％	1.1％	0％
悪心	17.3％	0.4％	0％
呼吸困難	17.3％	2.9％	0％
めまい	16.9％	0.4％	0％
貧血	14.4％	13.3％	0.4％
無気力	14.4％	2.9％	0％
不眠症	14.4％	1.8％	0％
筋力低下	12.6％	1.1％	0％
頭痛	10.8％	0.4％	0％
関節痛	10.8％	0.7％	0％
嘔吐	10.4％	1.1％	0％
血小板減少	9.4％	9.7％	17.6％
肺炎	7.6％	8.3％	2.9％
高血糖	5.4％	8.6％	0.4％
好中球減少	5.0％	29.5％	12.2％
失神	1.1％	5.0％	0％

▌レジメンチェックポイント

① 投与量の確認

　　＜ Bortezomib：Grade 3～4の副作用に対する減量の目安[2] ＞
　　Grade 3以上の非血液毒性（末梢性ニューロパチー・神経障害
　　性疼痛を除く）またはGrade 4の血液毒性に該当する副作用が
　　発現した場合は，回復するまで休薬する．投与を再開する場合
　　には，以下を目安に減量．

9

造血器腫瘍

3

多発性骨髄腫

副作用発現時の投与量	減量の目安
1.3 mg/m²	1.0 mg/m²
1.0 mg/m²	0.7 mg/m²
0.7 mg/m²	投与中止

< Bortezomib：末梢性ニューロパチーまたは神経障害性疼痛に対する用法・用量変更の目安[2] >

Grade	用法・用量変更の目安
疼痛または機能消失を伴わない Grade 1（症状がない：深部腱反射の低下または知覚異常）	なし
疼痛を伴う Grade 1 または Grade 2（中等度の症状がある：身の回り以外の日常生活動作の制限）	1.3 mg/m² の場合は 1.0 mg/m² へ，1.0 mg/m² の場合は 0.7 mg/m² へ，0.7 mg/m² の場合は投与中止
疼痛を伴う Grade 2 または Grade 3（高度の症状がある：身の回りの日常生活動作の制限）	回復するまで休薬，回復した場合は 0.7 mg/m²，週1回に変更
Grade 4（生命を脅かす；緊急処置を要する）	投与中止

< Pomalidomide：副作用発現時の投与量の調節[3] >

症状		投与量の調節
血小板減少	25,000/mm³ 未満に減少	50,000/mm³ 以上に回復するまで休薬後，休薬前の投与量から 1 mg 減量して再開．再開した後に再び発現した場合も同様の対応とし，1 mg に減量した後に再び副作用が発現した場合には，投与を中止する．
好中球減少	500/mm³ 未満に減少または発熱性好中球減少症（好中球数が 1,000/mm³ 未満でかつ1回でも 38.3℃ を超える，または1時間を超えて持続する 38℃以上の発熱）	1,000/mm³ 以上に回復するまで休薬後，休薬前の投与量から 1 mg 減量して再開．G-CSF 製剤を使用していない場合には，使用について考慮する．再開した後に再び発現した場合も同様の対応とし，1 mg に減量した後に再び副作用が発現した場合には，投与を中止する．

次ページへ続く

PBd（Pomalidomide + Bortezomib + Dexamethasone）療法 ●

前ページの続き

症状		投与量の調節
皮疹	Grade 3	Grade 1 以下に回復するまで休薬し，再開は休薬前の投与量から 1 mg 減量すること．なお再開は，患者の状態に応じて判断する． 再開した後に再び発現した場合も同様とし，1 mg に減量した後に再び副作用が発現した場合には，投与を中止する．
	Grade 4 または水疱形成	投与を中止する．
上記以外の副作用	Grade 3 または 4	Grade 2 以下に回復するまで休薬し，再開は休薬前の投与量から 1 mg 減量すること．なお再開は，患者の状態に応じて判断する． 再開した後に再び発現した場合も同様とし，1 mg に減量した後に再び副作用が発現した場合には，投与を中止する．

② 相互作用

Bortezomib：CYP3A4 誘導薬（リファンピシンなど）との併用により，Bortezomib の代謝が促進され AUC が低下する可能性がある．また，CYP3A4 阻害薬との併用により Bortezomib の代謝が阻害され AUC が増加する可能性がある．

Pomalidomide：CYP1A2 阻害薬または CYP3A4 阻害薬との併用により，Pomalidomide の血中濃度が増加する可能性がある．Pomalidomide とこれらの薬剤との併用は避け，代替の治療薬への変更を考慮，やむを得ず併用投与する場合には Pomalidomide の減量を考慮する[3]．

Dexamethasone：デスモプレシンは低ナトリウム血症発現のおそれがあるため併用禁忌．また，リルピビリンとその配合剤は本剤の CYP3A4 誘導作用により，これらの薬剤の血中濃度を低下させるおそれがあるため併用禁忌．

▌副作用対策と服薬指導のポイント

Pd 療法（p.1056），Bd 療法（p.990）を参照．

9

造血器腫瘍

3

多発性骨髄腫

● 改訂第8版 がん化学療法レジメンハンドブック

【文　献】

1) Richardson PG, et al：Pomalidomide, bortezomib, and dexamethasone for patients with relapsed or refractory multiple myeloma previously treated with lenalidomide（OPTIMISMM）：a randomised, open-label, phase 3 trial. Lancet Oncol, 20：781-794, 2019
2) ベルケイド® 注射用 添付文書
3) ポマリスト® カプセル 添付文書

<櫻井洋臣>

9. 造血器腫瘍 3) 多発性骨髄腫

DLd（Daratumumab + Lenalidomide + Dexamethasone）療法

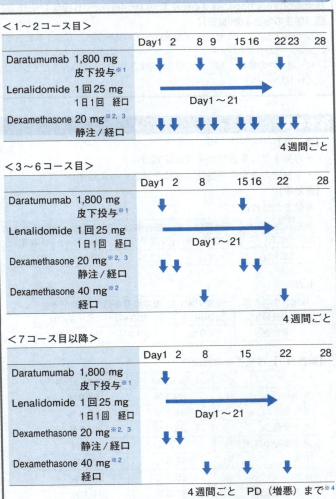

※1 Daratumumabの皮下投与と静注投与の違いについてはp.1006参照.
※2 75歳を超える，または過少体重（BMI：18.5 kg/m² 未満）の患者にはDaratumumab投与前に20 mg（20 mg/週）で投与することを考慮.

● 改訂第8版 がん化学療法レジメンハンドブック

※3 臨床試験では，再発・難治性では20 mg/日を週2回に分割して投与しているが，未治療では40 mg/日を週1回で投与している．
※4 未治療の多発性骨髄腫において導入療法にて非奏効の場合は，導入療法の変更，あるいは再発・難治例に対する治療を選択．

【Infusion reactionに対する前投薬〔Daratumumab投与1～3時間前（静注の場合1時間前）〕】
① アセトアミノフェン650～1,000 mg IV or PO　② ジフェンヒドラミン25～50 mg IV or PO
再発・難治性の場合，上記に加え施設判断で1コース目Day 1にモンテルカスト10 mg PO

基本事項

【適　応】

・再発または難治性の多発性骨髄腫

・未治療の多発性骨髄腫（移植非適応の導入療法）

【奏効率】

再発または難治性[1]

厳格な完全奏効 (sCR)	完全奏効 (CR)	最良部分奏効 (VGPR)	部分奏効 (PR)	無増悪生存率 (1年間)
18.1 %	24.9 %	32.7 %	17.1 %	83.2 %

未治療[2]

無増悪生存期間 (中央値)	全奏効率 (ORR)	最良部分奏効 (VGPR)	完全奏効 (CR)
未到達	92.9 %	79.3 %	47.6 %

【副作用[1]】再発または難治性[1]

	All Grade	Grade 3～4
好中球減少	59.4 %	51.9 %
貧血	31.1 %	12.4 %
血小板減少	26.9 %	12.7 %
発熱性好中球減少症	5.7 %	5.7 %
下痢	42.8 %	5.3 %
疲労	35.3 %	6.4 %
上気道感染症	31.8 %	1.1 %
便秘	29.3 %	1.1 %

次ページへ続く

DLd（Daratumumab + Lenalidomide + Dexamethasone）療法 ●

前ページの続き

	All Grade	Grade 3〜4
咳嗽	29.0％	0％
筋痙縮	25.8％	0.7％
鼻咽頭炎	24.0％	0％
悪心	24.0％	1.4％
発熱	20.1％	1.8％
不眠症	19.4％	0.4％
呼吸困難	18.4％	3.2％
背部痛	17.7％	1.4％
嘔吐	16.6％	1.1％
無力症	15.9％	2.8％
末梢浮腫	15.2％	0.7％
肺炎	14.1％	7.8％

■ レジメンチェックポイント

① 前投薬の確認：Daratumumab による Infusion reaction の軽減.

② 投与量の確認

＜ Lenalidomide：休薬，減量基準[3] ＞

再発または難治性

症状		処置
血小板減少	30,000/mm³ 未満	30,000/mm³ 以上に回復するまで休薬後，15 mg を1日1回で再開する.
	休薬2回目以降，再度 30,000/mm³ 未満	30,000/mm³ 以上に回復するまで休薬後，前回投与量から5 mg 減量して1日1回で再開する.
好中球減少	1,000/mm³ 未満	休薬する. 1）1,000/mm³ 以上に回復（ただし，副作用は好中球減少のみ）した場合，25 mg を1日1回で再開する. 2）1,000/mm³ 以上に回復（ただし，好中球減少以外の副作用を認める）した場合，15 mg を1日1回で再開する.
	休薬2回目以降，再度 1,000/mm³ 未満	1,000/mm³ 以上に回復するまで休薬後，前回投与量から5 mg 減量して1日1回で再開する.

● 改訂第8版 がん化学療法レジメンハンドブック

未治療

症状		投与量の調節
血小板減少	25,000/mm³未満	50,000/mm³以上に回復するまで休薬後,休薬前の投与量から5mg減量して再開. なお,休薬前の投与量が5mgの1日1回投与の場合は,2.5mgを1日1回投与で再開.
好中球減少	500/mm³未満 または 発熱性好中球減少症（1,000/mm³未満に減少および体温38.5℃以上の場合）	1,000/mm³以上に回復するまで休薬後,休薬前の投与量から5mg減量して再開. なお,休薬前の投与量が5mgの1日1回投与の場合は,2.5mgを1日1回投与で再開.

本剤を減量した後,医師により骨髄機能が回復したと判断される場合には用量を5mgずつ増量（2.5mg投与の場合は5mgへ増量）することができる.ただし,開始用量を超えないこと.

＜Lenalidomide：腎機能障害患者に対する投与量の調節[4]＞

腎機能：Ccr（mL/min）	投与量の調節
中等症腎障害：30 ≦ Ccr < 60	1日1回10mgで開始し,2コース終了後忍容可能な場合は15mgに増量可能
重症腎障害（透析不要）：Ccr < 30	2日に1回15mgで開始
重症腎障害（透析必要）：Ccr < 30	1日1回5mgで開始 （透析日は透析後に投与）

＜Lenalidomide＞

Grade 3または4の副作用（血小板減少または好中球減少を除く）が発現した場合にはLenalidomideの休薬か中止を考慮する.

＜Daratumumab：Infusion reaction発現時[5]＞

・Grade 3のInfusion reactionが3回発現した場合は投与中止.
・Grade 4のInfusion reactionが発現した場合は投与中止.

DLd（Daratumumab + Lenalidomide + Dexamethasone）療法 ●

＜参考：臨床試験における休薬，減量基準[6]）＞

Daratumumab（点滴静注）

	休薬基準	再開基準
血液毒性	血液毒性：Grade 4 出血を伴う血小板減少症：Grade 3以上 発熱性好中球減少症：全Grade 感染症を伴う好中球減少症：全Grade	毒性がGrade 2以下になった時点（発熱性好中球減少症および感染症を伴う好中球減少症を除く）．
非血液毒性	Grade 3以上（下記を除く） ・制吐治療に反応したGrade 3の悪心または嘔吐 ・止瀉治療に反応したGrade 3の下痢 ・本剤最終投与後7日未満持続するGrade 3の疲労または無力症	

Lenalidomide

	症状	処置
好中球減少	好中球数<1,000/mm³への初回減少	G-CSF投与を開始し，好中球数≧1,000/mm³に回復するまで休薬後， ・他の毒性がなければ減量なしで再開 ・他の毒性を認めれば1段階減量して再開
	好中球数<1,000/mm³への2回目以降の減少	好中球数≧1,000/mm³に回復するまで休薬後，1段階減量して再開（最低用量は5 mgとする）
血小板減少	血小板数<30,000/mm³への初回減少	血小板数≧30,000/mm³に回復するまで休薬後，1段階減量して再開
	血小板数<30,000/mm³への2回目以降の減少	血小板数≧30,000/mm³に回復するまで休薬後，1段階減量して再開（最低用量は5 mgとする）

Lenalidomide 減量方法

開始用量	25 mg
1段階減量	15 mg
2段階減量	10 mg
3段階減量	5 mg

9 造血器腫瘍

3 多発性骨髄腫

● 改訂第8版 がん化学療法レジメンハンドブック

③ 併用薬の確認（Dexamethasone）
- デスモプレシンは低ナトリウム血症発現のおそれがあるため併用禁忌.
- リルピビリンとその配合剤は本剤のCYP3A4誘導作用により，これらの薬剤の血中濃度を低下させるおそれがあるため併用禁忌（静注剤使用の場合は上記に加えダクラタスビル，アスナプレビルも併用禁忌）.

副作用対策と服薬指導のポイント

【Daratumumab】

① Infusion reaction：遅発性の症状にも注意が必要である．遅発性のInfusion reactionには，必要に応じて副腎皮質ホルモンなどの経口投与を検討する．また，慢性閉塞性肺疾患もしくは気管支喘息のある患者またはそれらの既往歴のある患者には，Daratumumab投与後処置として気管支拡張薬および吸入ステロイドの投与を検討する.

② B型肝炎ウイルスの再活性化：肝炎ウイルスキャリアでは肝不全があらわれる場合があり，定期的な肝機能検査が必要となる．B型肝炎ウイルス再活性化対策についてはp.1207参照.

③ 腫瘍崩壊症候群：Daratumumab，Lenalidomideは，腫瘍崩壊症候群（TLS）の発症頻度が比較的高いことが報告されている．TLSの評価に必要な血清尿酸値，リン値，カリウム値やクレアチニン値などの項目は確認しつつ，TLS予防目的として大量補液やフェブキソスタットの予防投与などを考慮する[7].

④ 間接クームス試験への干渉：Daratumumabは，赤血球表面上に発現しているCD38と結合すると，不規則抗体の検出を目的とした間接クームス（間接抗グロブリン）試験において偽陽性になることがある．Daratumumab治療中および最終投与から6カ月後までは間接クームス試験への干渉が続く可能性があるため，治療前に一般的な輸血前検査を実施して検査結果（血液型および不規則抗体の有無）などを記載した患者IDカードを携帯するよう指導する.

【Lenalidomide, Dexamethasone】
p.996参照.

【文　献】

1) Dimopoulos MA, et al：Daratumumab, lenalidomide, and dexamethasone for multiple myeloma. N Engl J Med, 375：1319-1331, 2016

2) Facon T, et al：Daratumumab plus Lenalidomide and Dexamethasone for Untreated Myeloma. N Engl J Med, 380：2104-2115, 2019

3) レブラミド®カプセル 添付文書

4) レブラミド®カプセル 適正使用ガイド

5) ダラキューロ®配合皮下注 添付文書

6) ダラザレックス®適正使用ガイド

7) 「腫瘍崩壊症候群（TLS）診療ガイダンス（第2版）」（日本臨床腫瘍学会／編），金原出版，2021

\<櫻井洋臣\>

9. 造血器腫瘍 3) 多発性骨髄腫

ELd (Elotuzumab + Lenalidomide + Dexamethasone) 療法

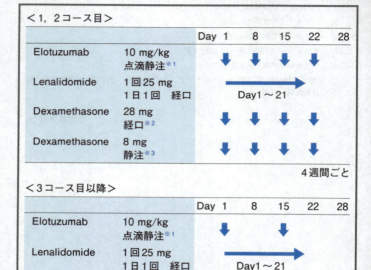

※1 Elotuzumabの投与速度はレジメンチェックポイント参照
※2 Elotuzumabの投与3〜24時間前
※3 Elotuzumabの投与45分前まで

【制吐対策】軽度催吐性リスクに準じる
【Infusion reactionに対する前投薬（Elotuzumab投与30〜90分前）】
① ジフェンヒドラミン 25〜50 mg IV or PO　② H₂ブロッカー IV or PO　③ アセトアミノフェン 300〜1,000 mg PO

ELd（Elotuzumab + Lenalidomide + Dexamethasone）療法 ●

基本事項

【適応】

再発または難治性の多発性骨髄腫

【奏効率[1]】

無増悪生存期間 （中央値）	無増悪生存率	
	1年間	2年間
19.4カ月	68％	41％

完全奏効以上 （sCR + CR）	最良部分奏効 （VGPR）	部分奏効 （PR）
4.4％	28.3％	46.0％

【副作用[1]】

	All Grade	Grade 3〜4
好中球減少	81.8％	33.6％
貧血	96.2％	18.9％
血小板減少	83.6％	19.2％
疲労	46.9％	8.5％
発熱	37.4％	2.5％
末梢浮腫	25.8％	1.3％
鼻咽頭炎	24.5％	0％
下痢	46.9％	5.0％
便秘	35.5％	1.3％
筋痙縮	29.9％	0.3％
背部痛	28.3％	5.0％
咳嗽	31.4％	0.3％
不眠症	23.0％	1.9％

▌レジメンチェックポイント

① 前投薬の確認：Elotuzumab による Infusion reaction の軽減.

9

造血器腫瘍

3

多発性骨髄腫

● 改訂第8版 がん化学療法レジメンハンドブック

② 投与量の確認

< Lenalidomide：休薬，減量基準[2] >

	症状	処置
血小板減少	30,000/mm^{3}未満	30,000/mm^{3}以上に回復するまで休薬後，15 mgを1日1回投与で再開する．
	休薬2回目以降，再度30,000/mm^{3}未満	30,000/mm^{3}以上に回復するまで休薬後，前回投与量から5 mg減量して1日1回で再開する．
好中球減少	1,000/mm^{3}未満	休薬する． 1）1,000/mm^{3}以上に回復（ただし，副作用は好中球減少のみ）した場合，25 mgを1日1回投与で再開する． 2）1,000/mm^{3}以上に回復（ただし，好中球減少以外の副作用を認める）した場合，15 mgを1日1回投与で再開する．
	休薬2回目以降，再度1,000/mm^{3}未満	1,000/mm^{3}以上に回復するまで休薬後，前回投与量から5 mg減量して1日1回で再開する．

< Lenalidomide：腎機能障害患者に対する投与量の調節[3] >

腎機能：Ccr（mL/min）	投与量の調節
中等症腎障害：30 ≦ Ccr < 60	1日1回10 mgで開始し，2コース終了後忍容可能な場合は15 mgに増量可能
重症腎障害（透析不要）：Ccr < 30	2日に1回15 mgで開始
重症腎障害（透析必要）：Ccr < 30	1日1回5 mgで開始（透析日は透析後に投与）

< Lenalidomide >

Grade 3または4の副作用（血小板減少または好中球減少を除く）が発現した場合にはLenalidomideの休薬か中止を考慮する．

③ 点滴速度の確認（Elotuzumab[4]）

0.5 mL/minの投与速度で点滴静注を開始し，患者の忍容性が良好な場合は，患者の状態を観察しながら，投与速度を以下のように段階的に上げることができる．ただし，投与速度は5 mL/minを超えないこと．

ELd（Elotuzumab＋Lenalidomide＋Dexamethasone）療法 ●

投与時期		投与速度（mL/min）		
		投与開始 0〜30分	投与開始 30〜60分	投与開始 60分以降
1コース目	初回投与	0.5	1	2
	2回目投与	3	4	
	3および 4回目投与	5		
2コース目以降		5		

・発熱，悪寒，高血圧などのInfusion reactionが発現した場合
は，以下のように投与中断，中止あるいは投与速度の変更な
どの適切な処置を行うこと.

Grade	処置
Grade 4	直ちに投与を中止する.
Grade 3	直ちに投与を中断する. 原則，再投与しない.
Grade 2	直ちに投与を中断する. Grade 1以下に回復した場合には，投与速度を0.5 mL/minとし，再投与できる. 0.5 mL/minで忍容性が 十分に確認された場合には，30分ごとに0.5 mL/min ずつ投与速度を上げることができる. ただし，Infusion reactionが発現した投与回ではInfusion reactionが発 現した投与速度を超えないこと. 再投与後に，Infusion reactionが再発現した場合には，直ちに投与を再中断 し，中断日に再投与しない.
Grade 1	回復するまで投与速度を0.5 mL/minとする. 0.5 mL/ minで忍容性が十分に確認された場合には，30分ご とに0.5 mL/minずつ投与速度を上げることができる.

④ 併用薬の確認（Dexamethasone）
・デスモプレシンは低ナトリウム血症発現のおそれがあるため
併用禁忌.
・リルピビリンとその配合剤は本剤のCYP3A4誘導作用によ
り，これらの薬剤の血中濃度を低下させるおそれがあるため
併用禁忌（静注剤使用の場合は上記に加えダクラタスビル，
アスナプレビルも併用禁忌）.

9

造血器腫瘍

3

多発性骨髄腫

● 改訂第8版 がん化学療法レジメンハンドブック

副作用対策と服薬指導のポイント

【Elotuzumab】

① Infusion reaction：Elotuzumabの投与開始直後から5分以内に生じることがあり，通常30分以内に症状があらわれることが多いといわれている．

② 白内障：Elotuzumab治療中にかすみ目や視力低下などの自覚症状を発現した場合は，速やかに申し出ることを伝える．

③ 感染症：治療中に38℃以上の発熱，咽頭炎，咳などの自覚症状を発現した場合は，速やかに申し出ることを伝える．

【Lenalidomide, Dexamethasone】

p.996参照．

【文　献】

1) Sagar L, et al：Elotuzumab therapy for relapsed or refractory multiple myeloma. N Engl J Med, 373：621-631, 2015

2) レブラミド®カプセル 添付文書

3) レブラミド®カプセル 適正使用ガイド

4) エムプリシティ®点滴静注 適正使用ガイド

＜櫻井洋臣＞

9. 造血器腫瘍 3) 多発性骨髄腫

KRd（Carfilzomib ＋ Lenalidomide ＋ Dexamethasone）療法

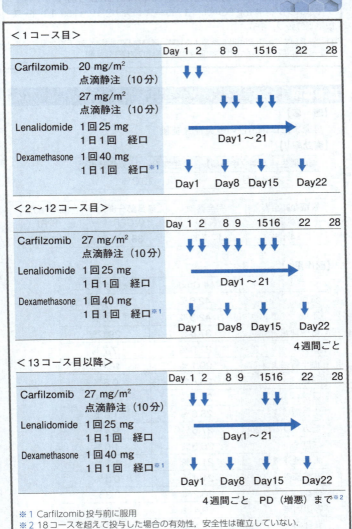

※1 Carfilzomib 投与前に服用
※2 18 コースを超えて投与した場合の有効性，安全性は確立していない．

● 改訂第8版 がん化学療法レジメンハンドブック

【制吐対策】

軽度催吐性リスクに準じる.

【Infusion reaction に対する前投薬（Carfilzomib 投与前）】

デキサメタゾン 4 mg PO（1～12コース：Day 2, 9, 16. 13コース
以降：Day 2, 16）

(1コース目でCarfilzomibに関連する発熱，悪寒などの症状が認められた場合には，
2コース目以降もDexamethasone 4 mgの継続的な投与を考慮)

基本事項

【適　応】

再発または難治性の多発性骨髄腫

【奏効率[1]】

無増悪生存期間（中央値）	全生存率（24カ月時点）
26.3カ月	73.3%

厳格な完全奏効 （sCR）	完全奏効 （CR）	最良部分奏効 （VGPR）	部分奏効 （PR）
14.1%	17.7%	38.1%	17.2%

【副作用[1]】

	All Grade	Grade 3以上
貧血	42.6%	17.9%
下痢	42.3%	3.8%
好中球減少	37.8%	29.6%
疲労	32.9%	7.7%
血小板減少	29.1%	16.6%
咳嗽	28.8%	0.3%
発熱	28.6%	1.8%
上気道感染	28.6%	1.8%
低カリウム血症	27.6%	9.4%
筋痙攣	26.5%	1.0%
末梢性浮腫	21.7%	1.3%
鼻咽頭炎	21.4%	0.3%
便秘	20.2%	0.3%
呼吸困難	19.4%	2.8%
背部痛	17.1%	1.3%

次ページへ続く

KRd（Carfilzomib + Lenalidomide + Dexamethasone）療法 ●

前ページの続き

	All Grade	Grade 3以上
末梢神経障害	17.1 %	2.6 %
高血圧	14.3 %	4.3 %
急性腎不全	8.4 %	3.3 %
心不全	6.4 %	3.8 %
深部静脈血栓	6.6 %	1.8 %
虚血性心疾患	5.9 %	3.3 %
肺塞栓症	3.6 %	3.1 %

■ レジメンチェックポイント

① 投与量の確認

Carfilzomib の投与量は，体表面積が2.2 m^2 を超える患者では，体表面積2.2 m^2 として計算されていることを確認する.

＜ Carfilzomib：減量，休薬，中止基準[2] ＞

	休薬基準	再開基準
血液毒性	・Grade 4の血小板減少 ・Grade 4のリンパ球減少 ・Grade 4の貧血 ・Grade 3以上の好中球減少	回復するまで休薬. 再開する場合は下表を目安に減量を考慮. 再び副作用が発現し休薬後に再開する場合はさらに減量または中止を考慮する.
非血液毒性	Grade 3以上（脱毛症，Grade 3の悪心・嘔吐，下痢および疲労を除く）	
腎機能障害	Ccr < 15 mL/min	休薬し，15 mL/min 以上に回復後に再開. 再開する場合は下表を目安に減量を考慮. 透析を要する場合は再開時の用量として20 mg/m^2 を超えないこととし，透析後に投与する.

＜ Carfilzomib：減量の目安＞

副作用発現時の投与量	投与再開時の投与量（目安）
27 mg/m^2	20 mg/m^2
20 mg/m^2	15 mg/m^2
15 mg/m^2	投与中止

● 改訂第8版 がん化学療法レジメンハンドブック

< Lenalidomide：減量基準[3] >

下記の用量調節基準に準じて，Lenalidomide を減量したときの用量は下記に従う．

用量	1段階	2段階	3段階
25 mg	15 mg	10 mg	5 mg

< Lenalidomide：血液毒性に対する用量調節基準[3] >

症状		投与量の調節
血小板減少	30,000/mm^{3}未満※	30,000/mm^{3}以上に回復するまで休薬後，1段階下の用量で再開．
	30,000/mm^{3}未満※（2回目以降）	30,000/mm^{3}以上に回復するまで休薬後，2段階下の用量で再開．
好中球減少	750/mm^{3}未満	G-CSF（GM-CSF）製剤を投与して750/mm^{3}以上に回復するまで休薬後，休薬前の用量で再開．
	750/mm^{3}未満（2回目以降）	G-CSF（GM-CSF）製剤を投与して750/mm^{3}以上に回復するまで休薬後，1段階下の用量で再開．

※ 骨髄腫細胞の浸潤が50％を超える患者の場合は，減量基準値を20,000/mm^{3}未満としてもよい

< Lenalidomide：腎機能に対する用量調節基準[3] >

Ccr（mL/min）	投与量の調節
30 ≦ Ccr < 50	1日1回10 mgまで減量．
15 ≦ Ccr < 30	休薬してCcrが投与前値まで回復した場合，1段階下の用量で再開する．投与再開後，顕著なCcr減少が再発した場合，15 mg/2日まで減量．
Ccr < 15	休薬してCcrが投与前値まで回復した場合，1段階下の用量で再開する．投与再開後，顕著なCcr減少が再発した場合，15 mg/2日まで減量する．透析を要する場合は，1日1回5 mg（透析当日は透析後に服用）まで減量．

上記以外にLenalidomideに起因するGrade 3以上の非血液毒性が発現した場合は休薬する．その後，Grade 2以下または投与前のGradeまで回復した場合は，1段階下の用量で再開する．

< Dexamethasone：減量基準[3] >

用量調節基準に準じて，Dexamethasoneを減量したときの用量

KRd（Carfilzomib + Lenalidomide + Dexamethasone）療法 ●

は下記に従う．

用量	1段階	2段階	3段階
40 mg	20 mg	12 mg	中止

＜ Dexamethasone との因果関係が否定できない有害事象に対する用量調節基準[3] ＞

	症状	推奨される処置
消化器系	・消化不良，胃潰瘍，十二指腸潰瘍または胃炎 ・Grade 1〜2の消化器毒性	H₂ブロッカー，スクラルファートまたはプロトンポンプ阻害薬を投与しても症状が持続する場合，1段階減量．
	Grade 3以上の消化器毒性	症状が十分コントロールされるまで休薬後，1段階下の用量で再開．H₂ブロッカー，スクラルファートまたはプロトンポンプ阻害薬を投与．これらの処置にもかかわらず症状が持続する場合，永続的中止．
	急性膵炎	永続的中止
心血管系	Grade 3以上の浮腫	必要に応じて利尿薬を投与し，1段階減量．これらの処置にもかかわらず浮腫が持続する場合，さらに1段階減量．2回目の減量後も症状が持続する場合，永続的中止．
神経系	Grade 2以上の錯乱または気分変化	症状が消失するまで休薬後，1段階下の用量で再開．これらの処置にもかかわらず症状が持続する場合，さらに1段階減量．
筋骨格系	Grade 2以上の筋力低下	1段階減量．筋力低下が持続する場合，さらに1段階減量．それでも症状が持続する場合，永続的中止．
代謝系	Grade 3以上の高血糖	必要に応じてインスリンまたは経口血糖降下薬を投与してもコントロールできない場合，十分な血糖コントロールが得られるまで1段階減量．

次ページへ続く

9

造血器腫瘍

3

多発性骨髄腫

1033

● 改訂第8版 がん化学療法レジメンハンドブック

前ページの続き

症状	推奨される処置
Grade 3以上の その他の非血液毒性	休薬後，有害事象がGrade 2以下 または投与前値まで回復した場合， 1段階下の用量で再開. 有害事象が再発した場合は永続的 中止.

② 併用薬の確認（Dexamethasone）
　・デスモプレシンは低ナトリウム血症発現のおそれがあるため
　　併用禁忌.
　・リルピビリンとその配合剤は本剤のCYP3A4誘導作用によ
　　り，これらの薬剤の血中濃度を低下させるおそれがあるため
　　併用禁忌.

副作用対策と服薬指導のポイント

【Carfilzomib】

① Infusion reaction：Carfilzomibの初回投与中または投与開始24
　時間以内に多くあらわれやすいため，Dexamethasoneを
　Carfilzomib投与前に内服することを伝える.

② 帯状疱疹：帯状疱疹が発現した場合は，速やかに申し出ること
　を伝え，抗ヘルペスウイルス薬の処方を検討する.

③ 腫瘍崩壊症候群：Carfilzomib，Lenalidomideは，腫瘍崩壊症
　候群（TLS）の発症頻度が比較的高いことが報告されている.
　TLSの評価に必要な血清尿酸値，リン値，カリウム値やクレア
　チニン値などの項目は確認しつつ，TLS予防目的として大量補
　液やフェブキソスタットの予防投与などを考慮する[4].

④ 抗血栓薬の中断：Lenalidomideによる静脈血栓塞栓症の予防と
　して抗血栓薬を投与している場合，Carfilzomibにより血小板減
　少が生じた場合は，抗血栓薬の予防的投与を中断する.

⑤ 心障害：Carfilzomibにより心障害を発現することがある. 心障
　害の既往や症状の危険因子の確認をする.

⑥ 感染症（肺炎，敗血症）：治療中に38℃以上の発熱，咽頭炎，
　咳などの自覚症状が発現した場合は速やかに申し出ることを伝
　える.

⑦ 高血圧：Carfilzomibにより高血圧が発現することがあると伝え

る．高血圧が発現した場合には，必要に応じて降圧薬の投与を検討する．

【Lenalidomide, Dexamethasone】

p.996 参照．

【文　献】

1) Stewart AK, et al：Carfilzomib, lenalidomide, and dexamethasone for relapsed multiple myeloma. N Engl J Med, 372：142-152, 2015
2) カイプロリス® 点滴静注用 添付文書
3) カイプロリス® 点滴静注用 適正使用ガイド
4) 「腫瘍崩壊症候群（TLS）診療ガイダンス（第2版）」（日本臨床腫瘍学会／編），金原出版，2021

<櫻井洋臣>

9. 造血器腫瘍 3）多発性骨髄腫

IRd（Ixazomib ＋ Lenalidomide ＋ Dexamethasone）療法

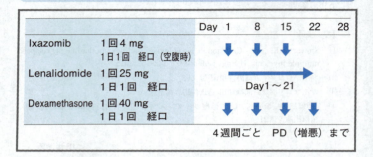

基本事項

【適　応】
再発または難治性の多発性骨髄腫

【奏効率[1]】

厳格な完全奏効 (sCR)	完全奏効 (CR)	最良部分奏効 (VGPR)	部分奏効 (PR)	無増悪生存期間 (中央値)
2.5%	9.2%	36.4%	30.3%	20.6カ月

【副作用[1,2]】

	All Grade	Grade 3～4
好中球減少	32.7%	22.4%
貧血	28.5%	9.4%
血小板減少	31.0%	19.1%
下痢	45.4%	6.4%
皮膚障害	51.2%	6.1%
便秘	34.9%	0.3%
疲労	29.4%	3.6%
悪心	28.8%	1.7%
末梢浮腫	27.9%	2.2%
末梢神経障害	26.9%	2.5%
背部痛	24.1%	0.8%

次ページへ続く

IRd（Ixazomib + Lenalidomide + Dexamethasone）療法 ●

前ページの続き

	All Grade	Grade 3～4
嘔吐	23.2 %	1.1 %
上気道感染症	23.0 %	0.6 %
鼻咽頭炎	22.4 %	0 %
不眠症	20.2 %	1.9 %
筋痙縮	18.3 %	0 %

レジメンチェックポイント

① 投与量の確認

< Ixazomib [2) 3)] >

空腹時（食事の1時間前から食後2時間までの間の服用は避ける）に経口投与する.

★ Ixazomibは，高脂肪食後に服用した場合，空腹時投与時に比べてT_{max}は延長，C_{max}，AUCはそれぞれ69 %，28 %減少する.

< Ixazomib：コース開始基準 [2) 3)] >

好中球数	1,000/mm³以上
血小板数	75,000/mm³以上
非血液毒性	ベースラインまたはGrade 1以下に回復

< Ixazomib：再開時の減量ステップ [2) 3)] >

治療開始用量	4 mg
ステップ1（1段階減量）	3 mg
ステップ2（2段階減量）	2.3 mg
ステップ3	投与中止

< Ixazomib：休薬，減量，中止基準 [2) 3)] >

	症状	処置
血小板減少	30,000/mm³未満	30,000/mm³以上に回復するまで休薬後，同一用量で投与を再開する.
	休薬再開後に再度30,000/mm³未満	30,000/mm³以上に回復するまで休薬後，前回投与量から1段階減量して再開する.

次ページへ続く

9

造血器腫瘍

3

多発性骨髄腫

1037

● 改訂第8版 がん化学療法レジメンハンドブック

前ページの続き

	症状	処置
好中球減少	500/mm³未満	500/mm³以上に回復するまで休薬後，同一用量で投与を再開する．
	休薬再開後に再度500/mm³未満	500/mm³以上に回復するまで休薬後，前回投与量から1段階減量して再開する．
皮膚障害	Grade 2	副腎皮質ステロイドや抗ヒスタミン薬による対症療法を行い，症状が忍容できるまでは投与を継続できる．忍容できない場合は，Grade 1以下に回復するまで休薬後，前回投与量から1段階減量して再開する．
	Grade 3	Grade 1以下に回復するまで休薬後，前回投与量から1段階減量して再開する．
	Grade 4	投与を中止する．
末梢神経障害	疼痛を伴うGrade 1または疼痛を伴わないGrade 2	ベースラインまたは疼痛を伴わないGrade 1以下に回復するまで休薬する．回復後，同一用量で投与を再開する．
	疼痛を伴うGrade 2またはGrade 3	ベースラインまたはGrade 1以下に回復するまで休薬する．回復後，前回投与量から1段階減量して再開する．
	Grade 4	投与を中止する．
上記以外の副作用	Grade 3の非血液毒性	ベースラインまたはGrade 1以下に回復するまで休薬する．回復後，前回投与量から1段階減量して再開する．
	Grade 4の非血液毒性	投与を中止する．

＜Lenalidomide：休薬，減量基準[4]＞

	症状	処置
血小板減少	30,000/mm³未満	30,000/mm³以上に回復するまで休薬後，15 mgを1日1回投与で再開する．
	休薬2回目以降，再度30,000/mm³未満	30,000/mm³以上に回復するまで休薬後，前回投与量から5 mg減量して1日1回で再開する．

次ページへ続く

IRd（Ixazomib + Lenalidomide + Dexamethasone）療法 ●

前ページの続き

	症状	処置
好中球減少	1,000/mm³未満	休薬する. 1）1,000/mm³以上に回復（ただし，副作用は好中球減少のみ）後，25 mgを1日1回投与で再開する. 2）1,000/mm³以上に回復（ただし，好中球減少以外の副作用を認める）後，15 mgを1日1回投与で再開する.
	休薬2回目以降，再度1,000/mm³未満	1,000/mm³以上に回復するまで休薬後，前回投与量から5 mg減量して1日1回で再開する.

＜Lenalidomide：腎機能障害患者に対する投与量の調節[5]＞

腎機能：Ccr（mL/min）	投与量の調節
中等症腎障害：30 ≦ Ccr < 60	1日1回10 mgで開始し，2コース終了後忍容可能な場合は15 mgに増量可能
重症腎障害（透析不要）：Ccr < 30	2日に1回15 mgで開始
重症腎障害（透析必要）：Ccr < 30	1日1回5 mgで開始（透析日は透析後に投与）

＜Lenalidomide[4]＞

Grade 3または4の副作用（血小板減少または好中球減少を除く）が発現した場合にはLenalidomideの休薬か中止を考慮する.

② 相互作用

Ixazomib：CYP3A誘導薬〔リファンピシン，カルバマゼピン，フェニトイン，セイヨウオトギリソウ（St. John's Wort）含有食品など〕との併用により血中濃度が低下するおそれがあるので注意する.

Dexamethasone：デスモプレシンは低ナトリウム血症発現のおそれがあるため併用禁忌．また，リルピビリンとその配合剤は本剤のCYP3A4誘導作用により，これらの薬剤の血中濃度を低下させるおそれがあるため併用禁忌.

● 改訂第8版 がん化学療法レジメンハンドブック

■ 副作用対策と服薬指導のポイント

【Ixazomib】

① **末梢神経障害**：感覚減退，末梢性感覚ニューロパチー，末梢性運動ニューロパチー，神経障害性疼痛，錯感覚，灼熱感などの自覚症状を発現した場合は，速やかに申し出ることを伝える．

② **皮膚障害**：皮膚に発疹が発現した場合は速やかに申し出ることを伝える．

③ **感染症**：治療中に38℃以上の発熱，咽頭炎，咳などの自覚症状を発現した場合は，速やかに申し出ることを伝える．

④ **高脂肪食摂取後の投与回避**：Ixazomib，Lenalidomideは高脂肪食摂取後の投与によりAUCやC_{max}の低下が認められているため，服用の際には高脂肪食摂取前後を避けるよう指導する．

⑤ 決められた日に飲み忘れた場合，次回の服用予定時間まで72時間以上ある場合は気付いたときにすぐ服用させる．次回の服用予定時間まで72時間未満の場合は，飲み忘れた分は服用せず，次に予定している服用から再開させる．

【Lenalidomide, Dexamethasone】

p.996参照.

【文 献】

1) Philippe M, et al：Oral ixazomib, lenalidomide, and dexamethasone for multiple myeloma. N Engl J Med, 374：1621-1634, 2016
2) ニンラーロ®カプセル 適正使用ガイド
3) ニンラーロ®カプセル 添付文書
4) レブラミド®カプセル 添付文書
5) レブラミド®カプセル 適正使用ガイド

<櫻井洋臣>

9. 造血器腫瘍　3) 多発性骨髄腫

DCd（Daratumumab + Carfilzomib + Dexamethasone）療法

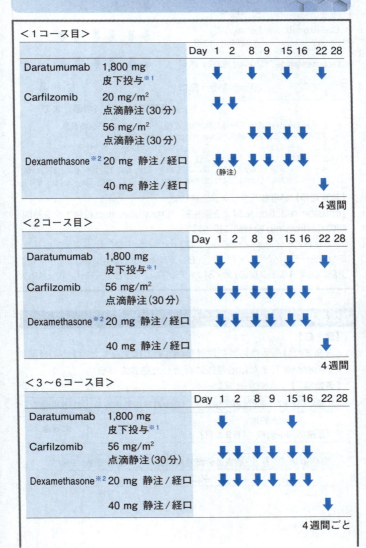

● 改訂第8版 がん化学療法レジメンハンドブック

＜7コース目以降＞

		Day 1	2	8	9	15	16	22	28
Daratumumab	1,800 mg 皮下投与※1	↓							
Carfilzomib	56 mg/m² 点滴静注（30分）	↓	↓	↓	↓	↓	↓		
Dexamethasone※2	20 mg 静注／経口	↓	↓	↓	↓	↓	↓		
	40 mg 静注／経口							↓	

4週間ごと　PD（増悪）まで

※1 Daratumumabの皮下投与と静注投与の違いについてはp.1006参照.
※2 75歳を超える患者の場合のDexamethasoneの用量[1]
　　1コース目：Day 1, 2, 8, 15, 22に20 mg, Day 9, 16に8 mg
　　2コース目：Day 1, 8, 15, 22に20 mg
　　3～6コース目：Day 1, 15, 22に20 mg, Day 8に12 mg, Day 9に8 mg
　　7コース目以降：Day 1, 22に20 mg, Day 8, 15に12 mg, Day 9, 16に8 mg

【制吐対策】軽度催吐性リスクに準じる.
【Infusion reactionに対する前投薬（Daratumumab投与1～3時間前のCarfilzomib投与前に投与）】
① アセトアミノフェン 650～1,000 mg IV or PO　② ジフェンヒドラミン 25～50 mg IV or PO　③ モンテルカスト 10 mg PO
上記に加え, 1コース目のDay 3にメチルプレドニゾロン 20 mg IV or PO

基本事項

【適　応】

再発または難治性の多発性骨髄腫（過去に少なくとも1つの標準的な治療が無効または治療後に再発した患者を対象）

【奏効率[2]】CANDOR試験

無増悪生存期間（中央値）	18カ月無増悪生存率	無増悪期間
未到達 （観察期間中央値：16.9カ月）	62 %	未到達

完全奏効（CR）	最良部分奏効（VGPR）	部分奏効（PR）
28.5 %	40.7 %	15.1 %

DCd （Daratumumab + Carfilzomib + Dexamethasone） 療法 ●

【副作用 [2]】

	Grade 1〜2	Grade 3	Grade 4	Grade 5
血小板減少症	13.0 %	15.9 %	8.4 %	0 %
貧血	16.2 %	15.6 %	1.0 %	0 %
好中球減少	5.5 %	7.8 %	0.6 %	0 %
高血圧	13.0 %	17.5 %	0 %	0 %
上気道感染	26.6 %	2.3 %	0.3 %	0 %
下痢	27.6 %	3.9 %	0 %	0 %
疲労	16.6 %	7.5 %	0.3 %	0 %
呼吸困難	15.9 %	3.9 %	0 %	0 %
肺炎	4.5 %	10.4 %	1.6 %	1.3 %
気道感染	44.2 %	25.0 %	2.3 %	1.6 %
ウイルス感染	14.3 %	6.2 %	0 %	0 %
末梢性感覚ニューロパチー	16.2 %	2.3 %	0 %	0 %
Infusion reaction	15.9 %	2.3 %	0 %	0 %
心不全	3.6 %	2.9 %	0.3 %	0.6 %
急性腎不全	2.9 %	1.6 %	1.3 %	0 %
虚血性心疾患	1.3 %	2.3 %	0.6 %	0 %

■レジメンチェックポイント

① 前投薬の確認：Daratumumab による Infusion reaction の軽減.

② 投与量の確認

Carfilzomib の投与量は，体表面積が 2.2 m^2 を超える患者では，体表面積 2.2 m^2 として計算する [3].

③ 休薬，減量，中止基準

＜Carfilzomib：減量，休薬，中止基準 [1], [3]＞

	症状	処置
肝機能障害 [1]	ベースライン時に軽度〜中等度※の肝機能障害	初回および以降の用量を 25 %減量

次ページへ続く

9

造血器腫瘍

3

多発性骨髄腫

1043

● 改訂第8版 がん化学療法レジメンハンドブック

前ページの続き

	症状	処置
血液毒性	・Grade 4の血小板減少 ・Grade 4のリンパ球減少 ・Grade 4の貧血 ・Grade 3以上の好中球減少	回復するまで休薬. 再開する場合は下表を目安に減量を考慮. 再び副作用が発現し休薬後に再開する場合はさらに減量または中止を考慮する.
非血液毒性	Grade 3以上(脱毛症,Grade 3の悪心・嘔吐,下痢および疲労を除く)	
腎機能障害	Ccr < 15 mL/min	休薬し,15 mL/min以上に回復後に再開. 透析を要する場合は再開時の用量として20 mg/m² を超えないこととし,透析後に投与する.

※ 2回の連続した測定値(間隔28日間以上)において,以下のいずれかを満たす場合
1) 総ビリルビン(直接ビリルビン> 33%):> 1 × ULN~< 3 × ULN
2) AST,ALTまたはその両方の増加かつビリルビン正常値

< Carfilzomib:減量の目安>

副作用発現時の投与量	投与再開時の投与量目安
56 mg/m²	45 mg/m²
45 mg/m²	36 mg/m²
36 mg/m²	27 mg/m²
27 mg/m²	投与中止

<参考:Carfilzomib 臨床試験における休薬,減量基準[1] >

	症状	処置
好中球減少	好中球数< 500/mm³	好中球数≧ 500/mm³ に回復するまで休薬し,1段階減量して再開.
血小板減少	出血を伴わない血小板数10,000~30,000/mm³	血小板数> 30,000/mm³ に回復するまで休薬し,元の用量で再開.
	出血を伴う血小板数< 30,000/mm³ または血小板数< 10,000/mm³	血小板数> 30,000/mm³ に回復するまで休薬し,1段階減量して再開.

DCd（Daratumumab＋Carfilzomib＋Dexamethasone）療法 ●

＜Dexamethasone との因果関係が否定できない有害事象に対する用量調節基準[4]＞

症状		推奨される処置
消化器系	消化不良，胃潰瘍，十二指腸潰瘍または胃炎 Grade 1〜2の消化器毒性	H₂ブロッカー，スクラルファートまたはプロトンポンプ阻害薬を投与しても症状が持続する場合，1段階減量.
	Grade 3以上の消化器毒性	症状が十分コントロールされるまで休薬後，1段階下の用量で再開.H₂ブロッカー，スクラルファートまたはプロトンポンプ阻害薬を投与．これらの処置にもかかわらず症状が持続する場合，永続的中止.
	急性膵炎	永続的中止
心血管系	Grade 3以上の浮腫	必要に応じて利尿薬を投与し，1段階減量.これらの処置にもかかわらず浮腫が持続する場合，さらに1段階減量.2回目の減量後も症状が持続する場合，永続的中止.
神経系	Grade 2以上の錯乱または気分変化	症状が消失するまで休薬後，1段階下の用量で再開.これらの処置にもかかわらず症状が持続する場合，さらに1段階減量.
筋骨格系	Grade 2以上の筋力低下	1段階減量．筋力低下が持続する場合，さらに1段階減量.それでも症状が持続する場合，永続的中止.
代謝系	Grade 3以上の高血糖	Grade 2以下になるまで休薬し，必要に応じてインスリンまたは経口血糖降下薬を投与してもコントロールできない場合，Grade 2以下になるまで1段階ずつ減量.
Grade 3以上のその他の非血液毒性		休薬後，Grade 2以下または投与前値まで回復した場合，1段階下の用量で再開.再発した場合は永続的中止.

9
造血器腫瘍

3
多発性骨髄腫

1045

● 改訂第8版 がん化学療法レジメンハンドブック

< Dexamethasone：減量基準 4) >

年齢	用量	1段階目	2段階目	3段階目
75歳以下	40 mg/週	20 mg/週	12 mg/週※1	8 mg/週※2
76歳以上	20 mg/週	12 mg/週※1	8 mg/週	中止

※1 2日に分けて投与する場合は，1日目に8 mg，2日目に4 mgを投与する.
※2 3回目の減量は，ステロイド不耐の75歳以下の患者が対象である.

< Daratumumab：Infusion reaction 発現時 1) >

・Grade 3のInfusion reactionが3回発現した場合は投与中止.

・Grade 4のInfusion reactionが発現した場合は投与中止.

< Daratumumab：有害事象発現時 4) >

	休薬基準	再開基準
血液毒性	血液毒性：Grade 4（リンパ球減少症を除く） 出血を伴う血小板減少症：Grade 3以上 発熱性好中球減少症：全Grade 感染症を伴う好中球減少症：全Grade	Grade 2以下またはベースライン時の値に回復した場合，投与を再開できる. Grade 2の喉頭浮腫および気管支痙攣は完全に回復するまで投与を中断する.
非血液毒性	Grade 3以上（下記を除く） ・制吐治療に7日以内に反応したGrade 3の悪心または嘔吐 ・止瀉治療に7日以内に反応したGrade 3の下痢 ・ベースライン時に存在していたGrade 3の疲労または無力症 ・本剤最終投与から症状継続が6日以下であるGrade 3の疲労または無力症	

< Daratumumab の投与再開の基準とスケジュール 4) >

コース	投与頻度	投与中止日数	投与再開
1, 2	週1回	4日以上	次の投与予定日
3～6	2週に1回	8日以上	次の投与予定日
7以上	4週に1回	15日以上	次の投与予定日

④ 併用薬の確認（Dexamethasone）

・デスモプレシンは低ナトリウム血症発現のおそれがあるため併用禁忌.

・リルピビリンとその配合剤は本剤のCYP3A4誘導作用により，これらの薬剤の血中濃度を低下させるおそれがあるため併用禁忌（静注剤使用の場合は上記に加えダクラタスビル，

1046

DCd（Daratumumab + Carfilzomib + Dexamethasone）療法 ●

アスナプレビルも併用禁忌）.

■ 副作用対策と服薬指導のポイント

① Infusion reaction：Carfilzomab では初回投与中または投与開始24時間以内に多くあらわれやすい. また，Daratumumab の遅発性の症状にも注意が必要である. 遅発性の Infusion reaction には，必要に応じて副腎皮質ホルモン等の経口投与を検討する. また，慢性閉塞性肺疾患もしくは気管支喘息のある患者またはそれらの既往歴のある患者には，Daratumumab 投与後処置として気管支拡張薬および吸入ステロイドの投与を検討する.

② B型肝炎ウイルスの再活性化：B型肝炎ウイルスキャリアの患者または既往感染者において，Daratumumab の投与によりB型肝炎ウイルスの再活性化があらわれることがある. B型肝炎感染歴の確認および Daratumumab 投与中のモニタリングについては「B型肝炎治療ガイドライン（第4版）」[5] および本書 p.1207 を参照する.

③ 帯状疱疹：Carfilzomab により帯状疱疹が発現した場合は，速やかに申し出ることを伝え，抗ヘルペスウイルス薬の投与を検討する.

④ 心障害：Carfilzomab により心障害を発現することがある. 心障害の既往や症状の危険因子の確認をする.

⑤ 高血圧：Carfilzomab により，高血圧が発現することがあると伝える. 高血圧が発現した場合には，必要に応じて降圧薬の投与を検討する.

⑥ 腫瘍崩壊症候群：Daratumumab，Carfilzomab は，腫瘍崩壊症候群（TLS）の発症頻度が比較的高いことが報告されている. TLSの評価に必要な血清尿酸値，リン値，カリウム値やクレアチニン値などの項目は確認しつつ，TLS予防目的として大量補液やフェブキソスタットの予防投与などを考慮する[6].

⑦ 感染症（肺炎・敗血症）：治療中に38℃以上の発熱，咽頭炎，咳などの自覚症状が発現した場合は速やかに申し出ることを伝える. 重篤な感染症として肺炎や敗血症等が認められている.

⑧ 深部静脈血栓症，肺塞栓症：Daratumumab，Carfilzomab による静脈血栓塞栓症の薬物的予防法として未分画ヘパリン，ワルファリン，エドキサバン，リバーロキサバンやアピキサバンな

9

造血器腫瘍

3

多発性骨髄腫

1047

どの投与を考慮する[7].

⑨ **間接クームス試験への干渉**：Daratumumabは，赤血球表面上に発現しているCD38と結合すると，不規則抗体の検出を目的とした間接クームス（間接抗グロブリン）試験において偽陽性になる可能性がある．Daratumumab治療中および最終投与から6カ月後までは間接クームス試験への干渉が続く可能性があるため，治療前に一般的な輸血前検査を実施して検査結果（血液型および不規則抗体の有無）などを記載した患者IDカードを携帯するよう指導する．

⑩ **ステロイド投与**：Dexamethasone投与により不眠，胃部不快感，高血糖などの副作用が出現する可能性があることを伝える．

> ★ 高血糖を起こす可能性があるので間食を控えるよう伝える．
> ★ 胃部不快感に対しては，H_2ブロッカーなどの胃酸分泌抑制薬が投与される．

【文　献】

1) ダラキューロ®配合皮下注 適正使用ガイド
2) Dimopoulos M, et al：Carfilzomib, dexamethasone, and daratumumab versus carfilzomib and dexamethasone for patients with relapsed or refractory multiple myeloma（CANDOR）：results from a randomised, multicentre, open-label, phase 3 study. Lancet, 396：186-197, 2020
3) カイプロリス®点滴静注 添付文書
4) カイプロリス®点滴静注 適正使用ガイド
5) 「B型肝炎治療ガイドライン（第4版）」（日本肝臓学会肝炎診療ガイドライン作成委員会／編），2022年6月
6) 「腫瘍崩壊症候群（TLS）診療ガイダンス（第2版）」（日本臨床腫瘍学会／編），金原出版，2021
7) 肺血栓塞栓症および深部静脈血栓症の診断，治療，予防に関するガイドライン（2017年改訂版）

＜櫻井洋臣＞

9. 造血器腫瘍 3) 多発性骨髄腫

IPd（Isatuximab + Pomalidomide + Dexamethasone）療法

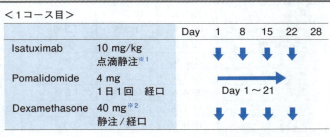

※1 投与速度はレジメンチェックポイント参照
※2 75歳以上は20 mg

【制吐対策】軽度催吐性リスクに準じる．

【Infusion reactionに対する前投薬（Isatuximab投与15～60分前）】
① アセトアミノフェン 650～1,000 mg PO or IV ② ジフェンヒドラミン 25～50 mg PO or IV ③ H₂ブロッカー PO or IV

基本事項

【適 応】
再発または難治性の多発性骨髄腫（過去に少なくとも2つの標準的な治療が無効または治療後に再発した患者を対象）

【奏効率[1]】

完全奏効 （CR）	最良部分奏効 （VGPR）	部分奏効 （PR）	無増悪生存期間 （中央値）
4.5 %	27.3 %	28.6 %	11.5カ月

● 改訂第8版 がん化学療法レジメンハンドブック

【副作用[1]】

	All Grade	Grade 3	Grade 4
好中球減少	96.1 %	24.3 %	60.5 %
血小板減少	83.6 %	14.5 %	16.4 %
貧血	99.3 %	31.6 %	0 %
Infusion reaction	36.8 %	1.3 %	1.3 %
上気道感染	28.3 %	3.3 %	0 %
下痢	25.7 %	2.0 %	0 %
気管支炎	23.7 %	3.3 %	0 %
肺炎	20.4 %	15.1 %	1.3 %
疲労	17.1 %	3.9 %	0 %
背部痛	16.4 %	2.0 %	0 %
便秘	15.8 %	0 %	0 %
無力症	15.1 %	3.3 %	0 %
呼吸困難	15.1 %	3.7 %	0 %
悪心	15.1 %	0 %	0 %

■レジメンチェックポイント

① 前投薬の確認：Isatuximab による Infusion reaction の軽減.

② 点滴速度の確認（Isatuximab [2]）

・総量 250 mL として，175 mg/hr の投与速度で点滴静注を開始する．Infusion reaction が認められなかった場合には，患者の状態を観察しながら，投与速度を以下のように段階的に上げることができる．ただし，投与速度は 400 mg/hr を超えないこと.

投与時期	投与速度 (mg/hr)	
	初回投与	2回目投与以降
投与開始　0〜60分	175	175
投与開始　60〜90分	225	275
投与開始　90〜120分	275	375
投与開始　120〜150分	325	400
投与開始　150〜180分	375	
投与開始　180分以降	400	

IPd（Isatuximab + Pomalidomide + Dexamethasone）療法 ●

・Infusion reaction が発現した場合は，以下のように投与中断，中止あるいは投与速度の変更などの適切な処置を行うこと．

Grade 2	Grade 1 以下に回復するまで休薬する．回復後，87.5 mg/hr の投与速度で投与を再開することができる． Infusion reaction の再発が認められなかった場合には，30分ごとに 50 mg/hr ずつ最大 400 mg/hr まで投与速度を上げることができる．
Grade 3 以上	投与を中止し，再投与しない．

③ 投与量の確認

＜3剤併用療法時に血液学的毒性が発現した場合の減量，休薬，中止基準[2]＞

症状	減量，休薬，中止に関する処置		
	Isatuximab	Dexamethasone	Pomalidomide
好中球減少症 Grade 3	コースのDay 1：1,000/mm³以上に回復するまで延期した後，前コースと同じ用量で投与する． コース内：規定通りの用量を維持する．		
好中球減少症 Grade 4		コースのDay 1：1,000/mm³以上に回復するまで延期した後，前コースと同じ用量で投与する． コース内：規定通りの用量を維持する．	コースのDay 1：1,000/mm³以上に回復するまで延期した後，休薬前の投与量から1 mg減量した用量で再開する．またはG-CSF製剤を使用し同用量を維持する． コース内：500/mm³以上に回復するまで休薬した後，休薬前の投与量から1 mg減量した用量で再開しDay 21まで継続，次コースもこの減量した用量で継続する．またはG-CSF製剤を使用し同用量を維持する． 2回目の発現：上記と同様の対応とし，用量は休薬前の投与量からさらに1mg減量する． 3回目の発現：中止する．

次ページへ続く

9
造血器腫瘍 3 多発性骨髄腫

1051

● 改訂第8版 がん化学療法レジメンハンドブック

前ページの続き

症状	減量，休薬，中止に関する処置		
	Isatuximab	Dexamethasone	Pomalidomide
発熱性好中球減少症または好中球減少性感染			コースのDay 1：発熱および感染が回復するまでDay 1の投与を延期，好中球数が1,000/mm³を超えるまでG-CSF製剤を投与する．次コースのDay 1は，IsatuximabおよびDexamethasoneを同じ用量レベル，Pomalidomideは以下に推奨する用量で開始する． コース内：発熱および感染が回復するまで休薬，好中球数が1,000/mm³を超えるまでG-CSF製剤を投与する．その後，IsatuximabおよびDexamethasoneは予定投与日に同じ用量レベル，Pomalidomideは予定されたDay 21まで以下に推奨する用量で再開する： ・1回目の発現：G-CSF製剤と併用して同用量のPomalidomideを再開，または1 mg減量して再開する． ・2回目の発現：1回目の発現で実施されなかった方の推奨措置で再開する． ・3回目の発現：Pomalidomideを1 mg減量して再開する． ・4回目の発現：Pomalidomideを中止する．

< Pomalidomideによる副作用発現時の減量，休薬，中止基準3) >

症状	処置
血小板数が25,000/mm³未満に減少	50,000/mm³以上に回復するまで休薬，再開は休薬前の投与量から1 mg減量する．再開した後に再び発現した場合も同様とし，1 mgに減量した後に再び副作用が発現した場合には，投与を中止する．
皮疹	Grade 3：Grade 1以下に回復するまで休薬，再開は休薬前の投与量から1 mg減量する．再開した後に再び発現した場合も同様とし，1 mgに減量した後に再び副作用が発現した場合には，投与を中止する． Grade 4または水疱形成：投与を中止する．
好中球減少・血小板減少・皮疹以外の副作用	Grade 3または4：Grade 2以下に回復するまで休薬，再開は休薬前の投与量から1 mg減量する．再開した後に再び発現した場合も同様とし，1 mgに減量した後に再び副作用が発現した場合には，投与を中止する．

④ 相互作用

Pomalidomide：CYP1A2阻害薬またはCYP3A4阻害薬との併用により，Pomalidomideの血中濃度が増加する可能性がある．

IPd（Isatuximab + Pomalidomide + Dexamethasone）療法 ●

これらの薬剤との併用は避け，代替の治療薬への変更を考慮，やむを得ず併用投与する場合はPomalidomideの減量を考慮する[3]．Dexamethasone：デスモプレシンは低ナトリウム血症発現のおそれがあるため併用禁忌．また，リルピビリンとその配合剤は本剤のCYP3A4誘導作用により，これらの薬剤の血中濃度を低下させるおそれがあるため併用禁忌（静注剤使用の場合は上記に加えダクラタスビル，アスナプレビルも併用禁忌）．

▌副作用対策と服薬指導のポイント

【Isatuximab】

① Infusion reaction：多くの場合は，Isatuximab初回投与時に発現が認められるが，2回目以降の投与時にも発現が認められるため注意が必要である．

② 感染症（肺炎，敗血症）：治療中に38℃以上の発熱，咽頭炎，咳などの自覚症状が発現した場合は速やかに申し出ることを伝える．重篤な感染症として肺炎や敗血症等が認められている．B型肝炎ウイルスやサイトメガロウイルスなどの感染症に対してリスクを有する患者には，各施設基準に準じて予防投与を検討する．

③ 間接クームス試験への干渉：Isatuximabは，赤血球表面上に発現しているCD38と結合すると，不規則抗体の検出を目的とした間接クームス（間接抗グロブリン）試験において偽陽性になる可能性がある．赤血球輸血に関して問題が起こる可能性を避けるため，Isatuximab治療開始前の輸血前検査結果（血液型および不規則抗体の有無）などを記載した「サークリサ®治療連絡カード」を携帯するよう指導する．

【Pomalidomide，Dexamethasone】

p.1056参照．

【文　献】

1) Michel A, et al：Isatuximab plus pomalidomide and low-dose dexamethasone versus pomalidomide and low-dose dexamethasone in patients with relapsed and refractory multiple myeloma（ICARIA-MM）：a randomised, multicentre, open-label, phase 3 study. Lancet, 394：2096-2107, 2019

2) サークリサ®点滴静注 適正使用ガイド

3) ポマリスト®カプセル 添付文書

＜櫻井洋臣＞

9 造血器腫瘍

3 多発性骨髄腫

9. 造血器腫瘍 3) 多発性骨髄腫

Pd (Pomalidomide + Dexamethasone) 療法

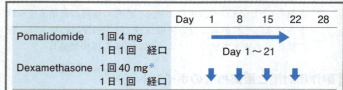

※ 75歳を超える患者では20 mgへ減量を考慮する.

基本事項

【適 応】
再発または難治性の多発性骨髄腫

【奏効率[1]】

無増悪生存期間（中央値）	全生存期間（中央値）
4.0カ月	12.7カ月

【副作用[1]】

	All Grade	Grade 3	Grade 4
貧血	52.3%	31.0%	2.0%
好中球減少	50.6%	25.7%	22.0%
疲労	34.3%	5.3%	0%
血小板減少	30.0%	9.0%	13.3%
発熱	26.7%	2.7%	0.3%
下痢	22.0%	1.0%	0%
便秘	21.7%	2.3%	0%
背部痛	19.7%	4.3%	0.7%
呼吸困難	19.7%	4.3%	0.7%
末梢性浮腫	17.3%	1.3%	0%
上気道感染	16.0%	1.7%	0%
無力症	16.0%	3.3%	0.3%
筋痙縮	15.7%	0.3%	0%

次ページへ続く

Pd（Pomalidomide + Dexamethasone）療法 ●

前ページの続き

	All Grade	Grade 3	Grade 4
肺炎	15.3 %	10.0 %	2.7 %
悪心	15.0 %	0.7 %	0 %
白血球減少	12.7 %	6.7 %	2.0 %
発熱性好中球減少症	9.7 %	7.7 %	1.7 %
鼻出血	9.3 %	0.7 %	0.3 %

▋レジメンチェックポイント

① 投与量の確認

＜ Pomalidomide：副作用発現時の投与量の調節[2]＞

症状		投与量の調節
血小板減少	25,000/mm^{3}未満に減少	50,000/mm^{3}以上に回復するまで休薬後，休薬前の投与量から1 mg減量して再開．再開した後に再び発現した場合も同様の対応とし，1 mgに減量した後に再び副作用が発現した場合には，投与を中止する．
好中球減少	500/mm^{3}未満に減少または発熱性好中球減少症（好中球数が1,000/mm^{3}未満でかつ1回でも38.3℃を超える，または1時間を超えて持続する38℃以上の発熱）	1,000/mm^{3}以上に回復するまで休薬後，休薬前の投与量から1 mg減量して再開．G-CSF製剤を使用していない場合には，使用について考慮する．再開した後に再び発現した場合も同様の対応とし，1 mgに減量した後に再び副作用が発現した場合には，投与を中止する．
皮疹	Grade 3	Grade 1以下に回復するまで休薬し，再開は休薬前の投与量から1 mg減量する．なお再開は，患者の状態に応じて判断する．再開した後に再び発現した場合も同様とし，1 mgに減量した後に再び副作用が発現した場合には，投与を中止する．
	Grade 4または水疱形成	投与を中止する．

次ページへ続く

9

造血器腫瘍

3

多発性骨髄腫

1055

● 改訂第8版 がん化学療法レジメンハンドブック

前ページの続き

症状		投与量の調節
上記以外の副作用	Grade 3または4	Grade 2以下に回復するまで休薬し，再開は休薬前の投与量から1 mg減量する．なお再開は，患者の状態に応じて判断する． 再開した後に再び発現した場合も同様とし，1 mgに減量した後に再び副作用が発現した場合には，投与を中止する．

② 相互作用

Pomalidomide：CYP1A2阻害薬やCYP3A4阻害薬との併用により，Pomalidomideの代謝が阻害され，血中濃度が上昇するおそれがあるため注意する．

Dexamethasone：デスモプレシンは低ナトリウム血症発現のおそれがあるため併用禁忌．また，リルピビリンとその配合剤は本剤のCYP3A4誘導作用により，これらの薬剤の血中濃度を低下させるおそれがあるため併用禁忌．

副作用対策と服薬指導のポイント

① 妊娠回避の徹底：催奇形性のリスクがある．Pomalidomideの使用については，胎児への曝露を避けるため，医師や薬剤師などの医療関係者，患者やその家族などがRevMate®（レナリドミド・ポマリドミド適正管理手順）を遵守するように伝える．

② 心障害：Pomalidomideにより心不全，心房細動や頻脈性不整脈などがあらわれることがあるので，心障害の既往歴や定期的な心機能検査が実施されていることを確認する．

③ 深部静脈血栓症，肺塞栓症：Pomalidomideによる静脈血栓塞栓症の薬物的予防法として未分画ヘパリン，ワルファリン，エドキサバン，リバーロキサバンやアピキサバンなどの投与を考慮する[3]．

④ 骨髄抑制：Pomalidomide使用時には手洗い・うがい，マスクの着用などの感染予防対策の指導を行う．

⑤ 感染症（肺炎，敗血症）：Pomalidomideにより38℃以上の発熱，咽頭炎，咳などの自覚症状が発現した場合は速やかに申し出ることを伝える．

⑥ 疲労，無力症など：自覚症状があらわれた場合には，Pomalidomide 使用時には自動車の運転など危険を伴う機械の操作は行わないよう注意する．

⑦ 腫瘍崩壊症候群：Pomalidomide は，腫瘍崩壊症候群（TLS）の発症頻度が比較的高いことが報告されている．TLS の評価に必要な血清尿酸値，リン値，カリウム値やクレアチニン値などの項目は確認しつつ，TLS 予防目的として大量補液やフェブキソスタットの予防投与などを考慮する[4]．

⑧ 体液貯留：体重を定期的に測定する．Dexamethasone により体重増加，目の周り，太ももなどにむくみが発現した場合は，速やかに申し出ることを伝える．

⑨ 皮膚障害：Pomalidomide により皮膚に発疹が発現した場合は速やかに申し出るように伝える．

⑩ ステロイド投与：Dexamethasone 投与により不眠，胃部不快感，高血糖などの副作用が出現する可能性があることを伝える．

★ 高血糖を起こす可能性があるので間食を控えるよう伝える．
★ 胃部不快感に対しては，H_2 ブロッカーなどの胃酸分泌抑制薬が投与される．

【文　献】

1) San Miguel J, et al：Pomalidomide plus low-dose dexamethasone versus high-dose dexamethasone alone for patients with relapsed and refractory multiple myeloma（MM-003）：a randomised, open-label, phase 3 trial. Lancet Oncol, 14：1055-1066, 2013

2) ポマリスト® カプセル 添付文書

3) 肺血栓塞栓症および深部静脈血栓症の診断，治療，予防に関するガイドライン（2017 年改訂版）

4) 「腫瘍崩壊症候群（TLS）診療ガイダンス（第 2 版）」（日本臨床腫瘍学会／編），金原出版，2021

＜櫻井洋臣＞

9. 造血器腫瘍　4）悪性リンパ腫

R-CHOP（Rituximab + CPA + DXR + VCR + PSL）療法

		Day 1 2 3 4 5　　21
CPA	750 mg/m^2 点滴静注（2時間）	⬇
DXR	50 mg/m^2 点滴静注（30分）	⬇
VCR	1.4 mg/m^2 [1] 静注（1〜5分）	⬇
Rituximab [2]	375 mg/m^2 点滴静注 [3]	⬇
PSL	100 mg 経口	⬇ ⬇ ⬇ ⬇ ⬇

3週間ごと　　限局期：3コース＋放射線療法または6コース
進行期：6〜8コース
（Rituximab は最大8コースまで）

※1 最大投与量は 2 mg/日
※2 腫瘍細胞の CD20 発現が確認されている場合に考慮.
※3 Rituximab の投与速度はレジメンチェックポイントを参照.

【制吐対策】
高度催吐性リスクに準じる.

【Infusion reaction に対する前投薬（Rituximab 投与時）】
Rituximab 投与30分前に ① 抗ヒスタミン薬　② 解熱鎮痛薬

基本事項

【適　応】
限局期（Ⅰ〜Ⅱ期）および進行期（Ⅲ〜Ⅳ期）びまん性大細胞型B細胞リンパ腫

【奏効率 [1]〜[4]】
限局期

2年生存率	4年生存率
95 %	92 %

R-CHOP（Rituximab＋CPA＋DXR＋VCR＋PSL）療法 ●

進行期

完全奏効率	2年生存率	5年生存率	10年生存率
76 %	70 %	58 %	43.5 %

【副作用[1] [2]】

限局期

	All Grade	Grade 3以上
消化器毒性	96.7 %	16.7 %
Infusion reaction	91.7 %	8.3 %
好中球減少	90.0 %	65.0 %
皮膚障害	86.7 %	1.7 %
貧血	65.0 %	1.7 %
末梢神経障害	53.3 %	1.7 %
疼痛	50.0 %	8.3 %
感染症	43.3 %	26.7 %
肺障害	41.7 %	1.7 %
心毒性	33.3 %	8.3 %
血小板減少	25.0 %	3.3 %
泌尿器（腎・膀胱）系毒性	18.3 %	0 %
発熱性好中球減少症	15.0 %	15.0 %

進行期

	All Grade	Grade 3～4
悪心，嘔吐	42 %	4 %
便秘	38 %	2 %
神経障害	51 %	5 %
脱毛	97 %	39 %
発熱	64 %	2 %
感染症	65 %	12 %
粘膜炎	27 %	3 %
肝障害	46 %	3 %
心血管障害	47 %	8 %
腎障害	11 %	1 %
肺障害	33 %	8 %

9

造血器腫瘍

4

悪性リンパ腫

● 改訂第8版 がん化学療法レジメンハンドブック

レジメンチェックポイント

① 前投薬の確認

Rituximab による Infusion reaction の軽減，制吐薬.

② 投与量の確認

Rituximab：最大投与回数は8回とする.

【CHOP療法】

< CPA：腎機能低下症例に対する減量の目安[5] >

GFR（mL/min）	10 >
	25％減量

< CPA：肝機能低下症例に対する減量の目安[6] >

T-Bil（mg/dL）or	AST	投与量
3.1〜5.0	> 3 × ULN	25％減量
> 5.0		中止

DXR：アントラサイクリン系薬剤の総投与量が 500 mg/m^2 を超えると重篤な心筋障害を起こすことが多くなる．アントラサイクリン系の換算比は，p.303参照.

< DXR：肝機能低下症例に対する減量の目安 >

T-Bil（mg/dL）or AST（IU/L）	投与量
1.5〜3.0 or 60〜180	50％減量
3.1〜5.0 or > 180	75％減量
> 5.0	中止

文献7

または

T-Bil（mg/dL）	投与量
1.2〜3.0	50％減量
3.1〜5.0	75％減量
> 5.0	中止

文献6

< VCR >最大投与量 2 mg/日

< VCR：肝機能障害に対する減量の目安[8] >

T-Bil（mg/dL）		AST（IU/L）	投与量
T-Bil < 1.5	かつ	AST < 60	減量しない
1.5〜3.0	かつ	60〜180	50％減量
3.0 < T-Bil	または	180 < AST	投与中止

R-CHOP（Rituximab + CPA + DXR + VCR + PSL）療法 ●

③ 点滴速度の確認（Rituximab）

・初回投与時：最初の30分は50 mg/hrで開始し，患者の状態を十分観察しながら，その後30分ごとに50 mg/hrずつ上げて最大400 mg/hrまで上げることができる．

・2回目以降：初回投与時に発現した副作用が軽微であった場合，100 mg/hrまで上げて開始することができる．その後30分ごとに100 mg/hrずつ上げて，最大400 mg/hrまで上げることができる．

・血圧降下，気管支痙攣，血管浮腫などの症状が発現した場合（注入速度を上げた直後から30分以内に発現しやすい）は，注入速度を緩めるか中止する．重篤な症状の場合は直ちに投与を中止し，適切な処置を行う．投与を再開する場合は症状が完全に消失した後，中止時点の半分以下の速度で開始する．

★ Rituximabの90分間投与について

B細胞性非ホジキンリンパ腫では，以下の条件において，上記の投与方法のほかに90分間投与を選択することができる．
臨床的に重篤な心疾患がなく，初回投与時に発現した副作用が軽微であり，かつ投与前の末梢血リンパ球数が5,000/mm^{3}未満である場合，最初の30分でRituximab投与量の20％を投与し，その後60分で投与量の80％を投与する．

④ 特徴的禁忌

VCR：脱髄性Charcot-Marie-Tooth病の患者（VCRの用量規制因子は神経毒性であり，用量依存的に重篤な末梢神経障害および筋障害が起こるため）．

CPA：ペントスタチンを投与中の患者（造血幹細胞移植の患者で，ペントスタチンを単回投与したところ，錯乱，呼吸困難，低血圧，肺水腫などが認められ，心毒性による死亡例があるため）．

DXR：心機能異常またはその既往歴のある患者．

PSL：デスモプレシンを投与中の患者（低ナトリウム血症が発現するおそれがあるため）．

副作用対策と服薬指導のポイント

【Rituximab】

① Infusion reaction：Rituximabの初回投与中または投与開始24時間以内に多くあらわれる．

9

造血器腫瘍

4

悪性リンパ腫

1061

●改訂第8版 がん化学療法レジメンハンドブック

② B型肝炎ウイルス感染の確認：Rituximab の投与後，肝炎が再燃する可能性があるため（B型肝炎ウイルス再活性化対策については p.1207 参照）．

③ 腫瘍崩壊症候群：腫瘍量の指標として LDH 値が基準値上限を超えている場合には，腫瘍崩壊症候群（TLS）の発症頻度が比較的高いことが報告されている．TLS の評価に必要な血清尿酸値，リン値，カリウム値やクレアチニン値などの項目を確認しつつ，TLS 予防目的として大量補液やフェブキソスタットの予防投与などを考慮する[9]．

【CHOP療法】

① 出血性膀胱炎：CPA による発症予防として十分な水分の摂取と頻繁な排尿を心がける．

② 口内炎：CPA，DXR，VCR では口腔内を清潔に保つことを心がける．

③ 間質性肺炎：CPA，VCR により発熱，咳などの症状が発現した場合は速やかに申し出ることを伝える．

④ イレウス：CPA，VCR により食欲不振，悪心・嘔吐，著しい便秘，腹痛，腹部膨満あるいは腹部弛緩および腸内容物のうっ滞などの症状が発現した場合は速やかに申し出ることを伝える．

⑤ 心機能に関する問診：DXR により不整脈，頻脈，労作時呼吸困難などが発現した場合は申し出ることを伝える．
また，ほかのアントラサイクリン系薬剤など心毒性を有する薬剤による前治療歴の確認を行う．

★ DXR の心毒性の発現はアントラサイクリン系薬剤の累積投与量と相関するため（p.303 参照）．

⑥ 尿の着色（赤色）：DXR により尿が赤くなることを伝える．

⑦ 末梢神経障害：VCR により運動性ニューロパチー，感覚性ニューロパチー，自律神経性ニューロパチーなどが出現した場合は速やかに申し出ることを伝える．

⑧ 錯乱，昏睡：VCR により倦怠感，錯乱，昏睡，神経過敏，抑うつ，意識障害などがあらわれることがあることを伝える．

⑨ 消化管出血，消化管穿孔：VCR により消化管出血を認めた場合は速やかに申し出ることを伝える．

⑩ 難聴：VCR により一過性または永続的な難聴があらわれることがあることを伝える．

1062

R-CHOP（Rituximab＋CPA＋DXR＋VCR＋PSL）療法 ●

⑪ 脱毛：CPA，DXR，VCRにより，治療後1〜3週間で抜け始め，全治療後は回復する．

⑫ ステロイド投与：PSL投与により不眠，胃部不快感，高血糖などの副作用が発現する可能性があることを伝える．

> ★ 高血糖を起こす可能性があるので間食を避けるように伝える．
> ★ 胃部不快感に対しては，H_2ブロッカーなどの胃酸分泌抑制薬が投与される．

⑬ 血管外漏出：DXRは起壊死性抗がん剤であるため，血管から薬液が漏れている場合はすぐに申し出ることを伝える．血管外漏出時は治療薬デクスラゾキサンの投与を検討する（p.305参照）．

【文　献】

1) Persky DO, et al：Phase Ⅱ study of rituximab plus three cycles of CHOP and involved-field radiotherapy for patients with limited-stage aggressive B-cell lymphoma：Southwest Oncology Group Study 0014. J Clin Oncol, 26：2258-2263, 2008

2) Coiffier B, et al：CHOP chemotherapy plus rituximab compared with CHOP alone in elderly patients with diffuse large-B-cell lymphons. N Engl J Med, 346：235-242, 2002

3) Feugier P, et al：Long-term results of the R-CHOP study in the treatment of elderly patients with diffuse large B-cell lymphoma：a study by the Groupe d'Etude des Lymphomes de l'Adulte. J Clin Oncol, 23：4117-4126, 2005

4) Coiffier B, et al：Long-term outcome of patients in the LNH-98.5 trial, the first randomized study comparing rituximab-CHOP to standard CHOP chemotherapy in DLBCL patients：a study by the Groupe d'Etudes des Lymphomes de l'Adulte. Blood, 116：2040-2045, 2010

5) 「Drug Prescribing in Renal Failure」（Aronoff GR, et al, eds）, American College of Physicians, 2007

6) Floyd J, et al：Hepatotoxicity of chemotherapy. Semin oncol, 33：50-67, 2006

7) アドリアシン®注用 インタビューフォーム

8) オンコビン®注射用 インタビューフォーム

9) 「腫瘍崩壊症候群（TLS）診療ガイダンス（第2版）」（日本臨床腫瘍学会／編），金原出版，2021

<櫻井洋臣>

9 造血器腫瘍

4 悪性リンパ腫

9. 造血器腫瘍 4）悪性リンパ腫

Pola-R-CHP（Polatuzumab Vedotin + Rituximab + CPA + DXR + PSL）療法

		Day	1	2	3	4	5	21
Rituximab[※1]	375 mg/m^2 点滴静注[※2]		⬇					
Polatuzumab Vedotin	1.8 mg/kg 点滴静注（90分）[※3]		⬇					
CPA	750 mg/m^2 点滴静注（2時間）		⬇					
DXR	50 mg/m^2 点滴静注（30分）		⬇					
PSL	100 mg 経口		⬇	⬇	⬇	⬇	⬇	

3週間ごと　最大6コース
Rituximab のみ8コースまで投与

※1 Rituximab は Day 2 も可.
※2 Rituximab の投与速度は R-CHOP 療法（p.1061）を参照.
※3 初回投与時の忍容性が良好であれば30分まで短縮可.

【制吐対策】
高度催吐性リスクに準じる.

【Infusion Reaction に対する前投薬】
Rituximab，Polatuzumab Vedotin 投与30分～1時間前に抗ヒスタミン薬，解熱鎮痛薬

基本事項

【適　応】
　CD20 陽性の未治療のびまん性大細胞型 B 細胞リンパ腫

【奏効率[1]】

2年無増悪生存率	臨床的完全奏効
76.7%	78.0%

【副作用[1]】

	All Grade	Grade 3～4
末梢性ニューロパチー	52.9%	1.6%

次ページへ続く

Pola-R-CHP（Polatuzumab Vedotin + Rituximab + CPA + DXR + PSL）療法 ●

前ページの続き

	All Grade	Grade 3〜4
悪心	41.6 %	1.1 %
好中球減少症	30.8 %	28.3 %
下痢	30.8 %	3.9 %
貧血	28.7 %	12.0 %
便秘	28.7 %	1.1 %
倦怠感	25.7 %	0.9 %
脱毛症	24.4 %	0 %
食欲低下	16.3 %	1.1 %
発熱	15.6 %	1.4 %
嘔吐	14.9 %	1.1 %
発熱性好中球減少症	14.3 %	13.8 %
頭痛	12.9 %	0.2 %
体重減少	12.6 %	0.9 %
味覚障害	11.3 %	0 %

■ レジメンチェックポイント

① 前投薬の確認：Rituximab，Polatuzumab Vedotinによる
Infusion reactionの軽減．制吐薬

② 点滴速度の確認

Rituximabの投与速度については，R-CHOP療法（p.1061）参照．

Polatuzumab Vedotin[2]：Infusion reactionが発現した場合は，以下のように投与中断，中止あるいは投与速度の変更などの適切な処置を行うこと．

程度	処置
Grade 1 または2	Grade 1 またはベースラインに回復するまで休薬または投与速度を下げる．症状が回復した場合には，元の投与速度にて再開する．
Grade 3	Grade 1 またはベースラインに回復するまで休薬する．症状が回復した場合には，休薬前の1/2の投与速度にて投与を再開する．再開後，Infusion reactionが認められない場合には，投与速度を30分ごとに50 mg/hr ずつ上げることができる．
Grade 4	投与を中止する．

9

造血器腫瘍

4

悪性リンパ腫

1065

● 改訂第8版 がん化学療法レジメンハンドブック

③ 投与量の確認

＜Pola-R-CHP療法で副作用が発現した場合，用法・用量の変更または中止基準の目安[2][3]＞

症状	程度	処置
好中球減少	Grade 3 または4	好中球数が1,000/mm^{3}以上に回復するまで休薬する ＜1回目の再発時＞ 次回投与予定日の7日目までに回復した場合は，休薬前の用量で再開する．8日目以降に回復した場合は，CPAおよび／またはDXRの用量を75％に減量して再開する． ＜2回目以降の再発時＞ 次回投与予定日の7日目までに好中球数が1,000/mm^{3}以上に回復した場合は，休薬前の用量で再開する．8日目以降に回復した場合は，CPAおよびDXRの用量を75％に減量して再開する．すでに75％まで減量している場合は50％に減量して再開する．すでに50％まで減量している場合はCPAおよびDXRの投与を中止する．
血小板減少	Grade 3 または4	血小板数が75,000/mm^{3}以上に回復するまで休薬する． ＜1回目の発現時＞ 次回投与予定日の7日目までに回復した場合は，休薬前の用量で再開する．8日目以降に回復した場合は，CPAおよび／またはDXRの用量を75％に減量して再開する． ＜2回目以降の再発時＞ 次回投与予定日の7日目までに血小板数が75,000/mm^{3}以上に回復した場合は，休薬前の用量で再開する．8日目以降に回復した場合は，CPAおよびDXRの用量を75％に減量して再開する．すでに75％まで減量している場合は50％に減量して再開する．すでに50％まで減量している場合はCPAおよびDXRの投与を中止する．

次ページへ続く

Pola-R-CHP（Polatuzumab Vedotin + Rituximab + CPA + DXR + PSL）療法 ●

前ページの続き

症状	程度	処置
末梢性ニューロパチー（Polatuzumab Vedotinのみ）	Grade 2の感覚性	1.4 mg/kgに減量する．すでに1.4 mg/kgで，次回投与日までにGrade 2が持続または再発した場合，1.0 mg/kgに減量する．すでに1.0 mg/kgの場合，投与を中止する．
	Grade 3の感覚性	Grade 2以下に回復するまで休薬する．回復後に投与を再開する場合，1.4 mg/kgに減量する．すでに1.4 mg/kgの場合，1.0 mg/kgに減量する．すでに1.0 mg/kgの場合，投与を中止する．
	Grade 2～3の運動性	Grade 1以下に回復するまで休薬する．回復後に投与を再開する場合，1.4 mg/kgに減量する．すでに1.4 mg/kgの場合，1.0 mg/kgに減量する．すでに1.0 mg/kgの場合，投与を中止する．
	Grade 4	投与を中止する．
総ビリルビン	＞3.0 mg/dL	Grade 1に回復するまでPolatuzumab Vedotinを休薬する．
非血液毒性（悪心，嘔吐，下痢を除く）	Grade 2以上	休薬する． ・2回目以降の再発時は1つまたは複数の薬剤を1段階減量（Polatuzumab Vedotin 1.4 mg/kg，CPAまたはDXR 75％）する．2回を超える減量は許容されない． ・14日を超える休薬に至る場合は関連が疑われる薬剤を中止する．

＜CHP療法の減量，中止基準＞

BV-CHP療法（p.1120）参照．

④ 相互作用

Polatuzumab Vedotinを構成するモノメチルアウリスタチンEと強いCYP3A阻害薬との併用により，モノメチルアウリスタチンEの血中濃度が上昇する可能性がある．

⑤ 特徴的禁忌

CPA：ペントスタチンを投与中の患者（造血幹細胞移植の患者でペントスタチンを単回投与したところ，錯乱，呼吸困難，低血圧，肺水腫などが認められ，心毒性による死亡例があるため）．

● 改訂第8版 がん化学療法レジメンハンドブック

DXR：心機能異常またはその既往歴のある患者.

PSL：デスモプレシン投与中の患者（低ナトリウム血症が発現するおそれがあるため）.

■副作用対策と服薬指導のポイント

【CHP療法】

BV-CHP療法（p.1122）参照.

【Rituximab，Polatuzumab Vedotin】

① Infusion reaction：Rituximab，Polatuzumab Vedotinにより，嘔吐，発疹，発熱，悪寒，潮紅，呼吸困難，低血圧などを含む症状があらわれることがある. 多くの場合は，初回投与時に発現が認められるが，2回目以降の投与時にも発現が認められるため注意が必要である.

② B型肝炎ウイルス感染の確認：B型肝炎ウイルスの再活性化があらわれることがある. B型肝炎再活性化対策についてはp.1207参照.

③ 腫瘍崩壊症候群：腫瘍量の指標としてLDH値が基準値上限を超えている場合には，腫瘍崩壊症候群（TLS）の発症頻度が比較的高いことが報告されている. TLSの評価に必要な血清尿酸値，リン値，カリウム値やクレアチニン値などの項目を確認しつつ，TLS予防目的として大量補液やフェブキソスタットの予防投与などを考慮する[4].

④ 末梢性ニューロパチー：Polatuzumab Vedotinにより感覚鈍麻，筋力低下，錯感覚，知覚過敏，異常感覚，神経障害性疼痛，灼熱感，脱力，歩行障害などの症状があらわれた場合は，休薬や減量などを考慮することを伝える.

⑤ 感染症（肺炎，敗血症）：治療中に38℃以上の発熱，咽頭炎，咳などの自覚症状が発現した場合は速やかに申し出ることを伝える. 重篤な感染症として肺炎や敗血症などが認められている. B型肝炎ウイルスやサイトメガロウイルスなどの感染症に対してリスクを有する患者には，各施設基準に準じて予防投与を検討する.

⑥ 進行性多巣性白質脳症：Polatuzumab Vedotinにより意識障害，認知機能障害，麻痺症状（片麻痺，四肢麻痺），構音障害，失語などの症状があらわれた場合には，速やかに申し出ること

を伝える.

【文　献】

1) Tilly H, et al：Polatuzumab Vedotin in Previously Untreated Diffuse Large B-Cell Lymphoma. N Engl J Med, 386：351-363, 2022
2) ポライビー®点滴静注用 添付文書
3) ポライビー®点滴静注用 適正使用ガイド
4) 「腫瘍崩壊症候群（TLS）診療ガイダンス（第2版）」（日本臨床腫瘍学会／編），金原出版，2021

<櫻井洋臣>

9. 造血器腫瘍　4）悪性リンパ腫

ESHAP（VP-16 ＋ mPSL ＋ Ara-C ＋ CDDP）± Rituximab 療法

＜ ESHAP 療法＞

		Day	1	2	3	4	5	21（28）
VP-16	40 mg/m^2 点滴静注（1 時間）		↓	↓	↓	↓		
mPSL	250 〜 500 mg 点滴静注（15 分）		↓	↓	↓	↓	↓	
Ara-C	2 g/m^2 点滴静注（2 〜 3 時間）						↓	
CDDP	25 mg/m^2/day 24 時間持続点滴静注		↓	↓	↓	↓		

3 〜 4 週間ごと　6 〜 8 コース，あるいは PD（増悪）まで

＜ ESHAP ＋ Rituximab 療法＞
ESHAP 療法の Day 1 に Rituximab 375 mg/m^2 を点滴静注（最大 8 コースまで併用可）
・腫瘍細胞の CD20 発現が確認されている場合，Rituximab 併用を考慮.
・Rituximab の投与速度は R-CHOP 療法（p.1061）を参照.

【投与前】
1,000 〜 2,000 mL の輸液（CDDP 投与日）
Rituximab 投与 30 分前に ① 抗ヒスタミン薬　② 解熱鎮痛薬

【制吐対策】
高度催吐性リスクに準じる.

【投与後（CDDP 投与日）】
① 1,000 〜 2,000 mL の輸液　② 20 ％マンニトール 200 〜 300 mL,
フロセミド注 10 mg（必要に応じて）

基本事項

【適　応】
再発または難治性のびまん性大細胞型 B 細胞リンパ腫. 再発例や初回治療不応例に対する救援化学療法

【奏効率[1]】

奏効率	全生存期間（中央値）	3 年生存率
64 ％	14 カ月	31 ％

ESHAP（VP-16 + mPSL + Ara-C + CDDP）± Rituximab 療法 ●

【副作用[1]】

白血球減少に伴う発熱	30 %
悪心，嘔吐	Grade 1〜2：49 %，Grade 3：6 %
腎障害	可逆的：18 %，永続的：4 %
治療関連死	5 %

■ レジメンチェックポイント

① 前投薬の確認：制吐薬．ステロイド点眼液により Ara-C による
結膜炎・角膜炎予防．Rituximab による Infusion reaction の軽減．

② 投与量の確認

＜ VP-16：腎機能低下症例に対する減量の目安＞

血清クレアチニン（mg/dL）	投与量
＞ 1.4	30 % 減量

文献 2

または

Ccr（mL/min）	投与量
15〜50	25 % 減量
＜ 15	さらなる減量調節が必要

米国添付文書

＜ VP-16：肝機能低下症例に対する減量の目安[3]＞

T-Bil（mg/dL）	or　AST	投与量
1.5〜3.0	＞ 3 × ULN	50 % 減量
＞ 3.0		中止

＜ Ara-C：腎機能低下症例に対する減量の目安[4]＞

Ccr（mL/min）	45〜60	30〜45	30 ＞
	40 % 減量	50 % 減量	中止

＜ CDDP ＞

1 日投与量 80 mg/m^2 以上で，総投与量が 300 mg/m^2 を超える
と聴力低下の傾向は顕著となる．

9

造血器腫瘍

4

悪性リンパ腫

1071

● 改訂第8版 がん化学療法レジメンハンドブック

＜CDDP：腎機能低下症例に対する減量の目安＞

GFR または Ccr (mL/min)	60～30	30～15	15＞
	25％減量	禁忌（添付文書）	
		50％減量	推奨されない．必要な場合には50～75％減量

文献5

または

Ccr （mL/min）	60～46	45～31	30≧
	25％減量	50％減量	使用中止

文献3

③ 点滴速度の確認

Rituximab 投与時の投与速度は R-CHOP 療法（p.1061）参照．
Ara-C：2～3時間かけて点滴静注．

> ★ Ara-C の点滴時間は有効性および安全性に関与しており，時間の短縮は血中濃度の上昇により中枢神経系毒性の増加につながるおそれがある．
>
> ★ 時間の延長は患者の負担も大きく，薬剤の曝露時間増加により骨髄抑制の遷延に伴う感染症・敗血症の増加につながるおそれがある．

④ 相互作用（CDDP）

アミノグリコシド系抗菌薬，バンコマイシン，フロセミドとの併用で腎障害，聴器障害リスク増大．
注射用アムホテリシンBとの併用で腎障害リスク増大．
フェニトインとの併用でフェニトインの血漿中濃度が低下したとの報告がある．

⑤ 特徴的禁忌

mPSL：デスモプレシン投与中の患者（低ナトリウム血症を発現するおそれがある）．生ワクチンまたは弱毒生ワクチン（免疫抑制により毒性があらわれるおそれがある）．

▌副作用対策と服薬指導のポイント

① Infusion reaction：Rituximab の初回投与中または投与開始24時間以内に多くあらわれる．

② 間質性肺炎：VP-16により発熱，咳などの症状が発現した場合は速やかに申し出ることを伝える．

ESHAP（VP-16＋mPSL＋Ara-C＋CDDP）± Rituximab 療法 ●

③ 骨髄抑制：手洗い・うがい，マスクの着用などの感染予防対策の指導を行う．

④ 結膜・角膜炎：Ara-C による発症予防のためステロイド点眼液を6時間ごとに点眼する．

⑤ 中枢神経系障害：Ara-C により言語障害，運動失調，傾眠，昏睡などが発現した場合は速やかに申し出ることを伝える．一般に可逆的である．

⑥ シタラビン症候群：Ara-C により発熱，筋肉痛，骨痛，時に斑状丘疹性皮疹，胸痛，結膜炎および倦怠感などが発現した場合は速やかに申し出ることを伝える．通常投与後6～12時間で発現する．

⑦ 口内炎：Ara-C では口腔内を清潔に保つことを心がける．予防あるいは治療のための薬剤（粘膜保護薬，鎮痛薬）が投与されることを伝える．

⑧ 脱毛：CDDP，VP-16 により治療後1～3週間で抜け始め，全治療後は回復する．

⑨ 急性腎不全：CDDP により急性腎不全などの重篤な腎障害があらわれることがある．予防として十分な水分の摂取と頻繁な排尿を心がける．

⑩ 神経障害：CDDP では手足のしびれなどの末梢神経障害と4,000～8,000 Hz 付近の高音域聴力障害が問題とされている．一般的に CDDP の総投与量が300～500 mg/m² 以上になると聴器障害の頻度が高くなると報告されており，軽度なものは投与中止により軽減することもあるが，不可逆的な場合も少なくない．

⑪ ステロイド投与：mPSL 投与により不眠，胃部不快感，高血糖などの副作用が発現する可能性があることを伝える．

> ★ 高血糖を起こす可能性があるので間食を避けるように伝える．
> ★ 胃部不快感に対しては，H_2 ブロッカーなどの胃酸分泌抑制薬が投与される．

⑫ B型肝炎ウイルスの再活性化：Rituximab 投与後B型肝炎ウイルスの再活性化があらわれることがある．B型肝炎感染歴の確認およびモニタリングについては「B型肝炎治療ガイドライン（第4版）」および本書 p.1207 を参照．

⑬ 腫瘍崩壊症候群：腫瘍量の指標として LDH 値が基準値上限を超えている場合には，腫瘍崩壊症候群（TLS）の発症頻度が比

9

造血器腫瘍

4

悪性リンパ腫

1073

● 改訂第8版 がん化学療法レジメンハンドブック

較的高いことが報告されている．TLSの評価に必要な血清尿酸値，リン値，カリウム値やクレアチニン値などの項目を確認しつつ，TLS予防目的として大量補液やフェブキソスタットの予防投与などを考慮する[6]．

【文　献】

1) Velasquez WS, et al：ESHAP-an effective chemotherapy regimen in refractory and relapsing lymphoma.：A 4-year follow up study. J Clin Oncol, 12：1169-1176, 1994

2) Pflüger KH, et al：Pharmacokinetics of etoposide: correlation of pharmacokinetic parameters with clinical conditions. Cancer Chemother Pharmacol, 31：350-356, 1993

3) 「改訂第2版ハイリスクがん患者の化学療法ナビゲーター」（高野利実，尾崎由記範／編），メジカルビュー社，2017

4) 「がん化学療法ワークシート 第4版」（大石了三，他／編），じほう，2012

5) 「腎機能別薬剤投与量POCKET BOOK第5版」（日本腎臓病薬物療法学会／編），じほう，2024

6) 「腫瘍崩壊症候群（TLS）診療ガイダンス（第2版）」（日本臨床腫瘍学会／編），金原出版，2021

<櫻井洋臣>

9. 造血器腫瘍　4）悪性リンパ腫

ICE（IFM＋CBDCA＋VP-16）± Rituximab療法

＜ICE療法＞

		Day	1	2	3	21
IFM ＋ Mesna	5 g/m²/day 24時間持続点滴静注			⬇		
CBDCA	AUC 5 点滴静注（2～3時間）			⬇		
VP-16	100 mg/m² 点滴静注（2～3時間）		⬇	⬇	⬇	

3週間ごと　3～4コース，あるいはPD（増悪）まで

＜ICE＋Rituximab療法＞
ICE療法のDay 1にRituximab 375 mg/m²を点滴静注（最大8コースまで併用可）
・腫瘍細胞のCD20発現が確認されている場合，Rituximab併用を考慮.
・Rituximabの投与速度はR-CHOP療法（p.1061）を参照.

【Infusion reactionに対する前投薬（Rituximab投与時）】
Rituximab投与30分前に　① 抗ヒスタミン薬　② 解熱鎮痛薬
【制吐対策】
高度催吐性リスクに準じる.
【出血性膀胱炎の予防（IFM）】
メスナ　IFMの1日投与量の20％相当量を1日3回（IFM投与時，4時間後，8時間後）
【投与後】
2,000～3,000 mLの輸液（Day 2）

基本事項

【適　応】
再発または難治性のびまん性大細胞型B細胞リンパ腫．再発例や初回治療不応例に対する救援化学療法

【奏効率[1]】

奏効率	40カ月無病生存率	40カ月生存率
66.3％	25％	33％

● 改訂第8版 がん化学療法レジメンハンドブック

【副作用1)】

	Grade 2	Grade 3	Grade 4
好中球減少	7.1 %	7.9 %	12.9 %
血小板減少	10.8 %	14.2 %	15.2 %
ヘモグロビン減少	32.0 %	22.6 %	3.9 %
神経障害	3 %	－	－
心障害	0.1 %	－	－

■ レジメンチェックポイント

① 前投薬の確認

制吐薬，メスナ（IFMに起因する出血性膀胱炎の予防），
RituximabによるInfusion reactionの軽減.

② 投与量の確認

CBDCA：Calvertの式より算出する（p.33参照）

＜VP-16：腎機能低下症例に対する減量の目安＞

血清クレアチニン（mg/dL）	投与量
＞1.4	30 %減量

文献2

または

Ccr（mL/min）	投与量
15〜50	25 %減量
15＞	さらなる減量調節が必要

米国添付文書

＜VP-16：肝機能低下症例に対する減量の目安3) ＞

T-Bil（mg/dL）	or　　AST	投与量
1.5〜3.0	＞3×ULN	50 %減量
＞3.0		中止

③ 点滴速度の確認

Rituximab投与時の投与速度はR-CHOP療法（p.1061）参照.

④ 特徴的禁忌（IFM）

ペントスタチン投与中の患者（類縁薬であるCPA投与中にペ
ントスタチンを単回投与したところ，錯乱，呼吸困難，低血圧，
肺水腫などが認められ，心毒性により死亡したとの報告がある
ため）.

ICE（IFM + CBDCA + VP-16）± Rituximab 療法 ●

⑤ 相互作用（CBDCA）
腎毒性および聴器毒性を有する薬剤（アミノグリコシド系抗菌薬など）との併用で腎障害および聴器障害のリスク増大.

副作用対策と服薬指導のポイント

① 出血性膀胱炎：IFM による発症予防としてメスナが投与される. 予防として十分な水分の摂取と頻繁な排尿を心がける.
② 腎障害：CBDCA による発症予防として水分の摂取を心がける.
③ 難聴：CBDCA により難聴, 耳鳴などが出現した場合は速やかに申し出ることを伝える.
④ 脱毛：CBDCA, VP-16 により治療後1～3週間で抜け始め, 全治療後は回復する.
⑤ B型肝炎ウイルスの再活性化：Rituximab 投与後B型肝炎ウイルスの再活性化があらわれることがある. B型肝炎感染歴の確認およびモニタリングについては「B型肝炎治療ガイドライン（第4版）」および本書p.1207を参照.
⑥ 腫瘍崩壊候群：腫瘍量の指標としてLDH値が基準値上限を超えている場合には, 腫瘍崩壊症候群（TLS）の発症頻度が比較的高いことが報告されている. TLSの評価に必要な血清尿酸値, リン値, カリウム値やクレアチニン値などの項目を確認しつつ, TLS予防目的として大量補液やフェブキソスタットの予防投与などを考慮する[4].
⑦ Infusion reaction：Rituximab の初回投与中または投与開始24時間以内に多くあらわれる.

【文 献】

1) Moskowitz CH, et al : Ifosfamide, carboplatin, and etoposide : A highly effective cytoreduction and peripheral-blood progenitor-cell mobilization regimen for transplant-eligible patients with non-hodgkin's lymphoma. J Clin Oncol, 17 : 3776-3785, 1999

2) Pflüger KH, et al : Pharmacokinetics of etoposide: correlation of pharmacokinetic parameters with clinical conditions. Cancer Chemother Pharmacol, 31 : 350-356, 1993

3) 「改訂第2版ハイリスクがん患者の化学療法ナビゲーター」（高野利実, 尾崎由記範／編）, メジカルビュー社, 2017

4) 「腫瘍崩壊症候群（TLS）診療ガイダンス（第2版）」（日本臨床腫瘍学会／編）, 金原出版, 2021

＜櫻井洋臣＞

9
造血器腫瘍
4
悪性リンパ腫

9. 造血器腫瘍　4）悪性リンパ腫

DA-EPOCH（VP-16 ＋ PSL ＋ VCR ＋ CPA ＋ DXR）± Rituximab 療法

＜ DA-EPOCH 療法＞

		Day	1	2	3	4	5		21
VP-16	50 mg/m²/day 24 時間持続点滴静注		↓	↓	↓	↓			
VCR	0.4 mg/m²/day[※1] 24 時間持続点滴静注		↓	↓	↓	↓			
DXR	10 mg/m²/day 24 時間持続点滴静注		↓	↓	↓	↓			
CPA	750 mg/m² 点滴静注（2 時間以上）						↓		
PSL	1 回 60 mg/m² 1 日 2 回 経口／静注		↓	↓	↓	↓	↓		

3 週間ごと　PD（増悪）まで

Day 6 以降，G-CSF 製剤を好中球数が 5,000/mm³ 以上に増加するまでを目安に投与を考慮.

※1 最大投与量は 2 mg/日

＜ DA-EPOCH ＋ Rituximab 療法＞
DA-EPOCH 療法の Day 1 に Rituximab 375 mg/m² を点滴静注（Rituximab は最大 8 コースまで）
・腫瘍細胞の CD20 発現が確認されている場合，Rituximab 併用を考慮.
・Rituximab の投与速度は R-CHOP 療法（p.1061）を参照.

【Infusion reaction に対する前投薬（Rituximab 投与時）】
Rituximab 投与 30 分前に　① 抗ヒスタミン薬　② 解熱鎮痛薬
【制吐対策】
高度催吐性リスクに準じる.

基本事項

【適　応】
再発または難治性のびまん性大細胞型 B 細胞リンパ腫．再発例や初回治療不応例に対する救援化学療法.

DA-EPOCH（VP-16 + PSL + VCR + CPA + DXR）± Rituximab療法 ●

【奏効率[1]】

無増悪生存率	全生存率
95 %	100 %

追跡調査の中央値：86カ月

【副作用[1]】

好中球数＜500/mm^3	51.7 %
好中球数＜100/mm^3	17.2 %
発熱性好中球減少症	22.4 %
血小板数＜50,000/mm^3	6.0 %
血小板数＜25,000/mm^3	1.7 %
口腔粘膜炎	6.0 %
神経性感覚障害	21.1 %
神経性運動障害	10.5 %
便秘	0 %
イレウス	1.7 %

■ レジメンチェックポイント

① 前投薬の確認

制吐薬．Rituximab による Infusion reaction の軽減．

② 投与量の確認

＜ VP-16，DXR，CPA の投与量調節の目安[1] ＞

前コース治療期間における好中球数あるいは血小板数の最も低かった値（nadir）に基づいて，次コースのVP-16，DXR，CPA投与量レベルを調節・検討する．

前コースのnadir	次コースのVP-16，DXR，CPA の投与量
好中球数が500/mm^{3}以上	1段階レベルを上げることを検討
好中球数が500/mm^{3}未満	前コースと同じレベルで継続
血小板数が25,000/mm^{3}未満	1段階レベルを下げることを検討

9

造血器腫瘍

4

悪性リンパ腫

1079

VP-16, DXR, CPA の投与量レベル
（初回投与時はレベル1とする）

投与量 レベル	−2	−1	1	2	3	4	5	6
DXR (mg/m²)	10	10	10	12	14.4	17.3	20.7	24.8
VP-16 (mg/m²)	50	50	50	60	72	86.4	103.7	124.4
CPA (mg/m²)	480	600	750	900	1,080	1,296	1,555	1,866

< VP-16：腎機能低下症例に対する減量の目安>

血清クレアチニン（mg/dL）	投与量
＞1.4	30％減量

文献2

または

Ccr（mL/min）	投与量
15〜50	25％減量
＜15	さらなる減量調節が必要

米国添付文書

< VP-16：肝機能低下症例に対する減量の目安[3]>

T-Bil（mg/dL）	or	AST	投与量
1.5〜3.0		＞3×ULN	50％減量
＞3.0			中止

< VCR >
最大投与量2 mg/日

< VCR：肝機能障害に対する減量の目安>

T-Bil（mg/dL）		AST（IU/L）	投与量
T-Bil＜1.5	かつ	AST＜60	減量しない
1.5〜3.0	かつ	60〜180	50％減量
3.0＜T-Bil	または	180＜AST	投与中止

文献4

< DXR >
アントラサイクリン系薬剤の総投与量が 500 mg/m² を超える
と重篤な心筋障害を起こすことが多くなる．アントラサイクリ
ン系の換算比は，p.303参照．

DA-EPOCH（VP-16＋PSL＋VCR＋CPA＋DXR）±Rituximab療法 ●

＜DXR：肝機能低下症例に対する減量の目安＞

T-Bil（mg/dL）or　AST（IU/L）	投与量
1.5〜3.0　or　60〜180	50％減量
3.1〜5.0　or　＞180	75％減量
＞5.0	中止

文献5

または

T-Bil（mg/dL）	投与量
1.2〜3.0	50％減量
3.1〜5.0	75％減量
＞5.0	中止

文献6

＜CPA：腎機能低下症例に対する減量の目安[7]＞

GFR（mL/min）	10＞
	25％減量

＜CPA：肝機能低下症例に対する減量の目安[8]＞

T-Bil（mg/dL）　or　AST		投与量
3.1〜5.0	＞3×ULN	25％減量
＞5.0		中止

③ 点滴速度の確認

Rituximab投与時の投与速度はR-CHOP療法（p.1061）参照.

④ 特徴的禁忌

VCR：脱髄性Charcot-Marie-Tooth病の患者（VCRの用量規制因子は神経毒性であり，用量依存的に重篤な末梢神経障害および筋障害が起こるため）.

CPA：ペントスタチンを投与中の患者（造血幹細胞移植の患者でペントスタチンを単回投与したところ，錯乱，呼吸困難，低血圧，肺水腫などが認められ，心毒性による死亡例があるため）.

DXR：心機能異常またはその既往歴のある患者.

PSL：デスモプレシン投与中の患者（低ナトリウム血症が発現するおそれがあるため）.

副作用対策と服薬指導のポイント

① 血管外漏出：DXRは起壊死性抗がん剤であるため，血管から薬液が漏れている場合はすぐに申し出ることを伝える．血管外漏

● 改訂第8版 がん化学療法レジメンハンドブック

出時は治療薬デクスラゾキサンの投与を検討する（p.305参照）.

② **間質性肺炎**：VP-16, VCR, CPAにより発熱, 咳などの症状が出現した場合は速やかに申し出ることを伝える.

③ **口内炎**：VCR, DXR, CPAでは口腔内を清潔に保つことを心がける. 予防あるいは治療のための薬剤（粘膜保護薬, 鎮痛薬）が投与されることを伝える.

④ **末梢性ニューロパチー**：VCRにより運動性ニューロパチー, 感覚性ニューロパチー, 自律神経性ニューロパチーなどが発現した場合は速やかに申し出ることを伝える.

⑤ **錯乱, 昏睡**：VCRにより倦怠感, 錯乱, 昏睡, 神経過敏, 抑うつ, 意識障害などがあらわれることがあることを伝える.

⑥ **イレウス**：VCR, CPAにより食欲不振, 悪心・嘔吐, 著しい便秘, 腹痛, 腹部膨満あるいは腹部弛緩および腸内容物のうっ滞などの症状が発現した場合は速やかに申し出ることを伝える.

⑦ **消化管出血, 消化管穿孔**：VCRにより消化管出血を認めた場合は速やかに申し出ることを伝える.

⑧ **難聴**：VCRにより一過性または永続的な難聴があらわれることがある.

⑨ **心機能に関する問診**：DXRにより不整脈, 頻脈, 労作時呼吸困難などが発現した場合は申し出ることを伝える.
また, ほかのアントラサイクリン系薬剤など心毒性を有する薬剤による前治療歴の確認を行う.

> ★ DXRの心毒性の発現はアントラサイクリン系薬剤の累積投与量と相関するため（p.303参照）.

⑩ **出血性膀胱炎**：CPAによる発症予防として十分な水分の摂取と頻繁な排尿を心がける.

⑪ **脱毛**：PSL以外の4剤すべてにより治療後1〜3週間で抜け始め, 全治療後は回復する.

⑫ **腫瘍崩壊症候群**：腫瘍量の指標としてLDH値が基準値上限を超えている場合には, 腫瘍崩壊症候群（TLS）の発症頻度が比較的高いことが報告されている. TLSの評価に必要な血清尿酸値, リン値, カリウム値やクレアチニン値などの項目を確認しつつ, TLS予防目的として大量補液やフェブキソスタットの予防投与などを考慮する[9].

⑬ **ステロイド投与**：PSL投与により不眠, 胃部不快感, 高血糖な

1082

DA-EPOCH（VP-16 + PSL + VCR + CPA + DXR）± Rituximab療法 ●

どの副作用が発現する可能性があることを伝える.

★ 高血糖を起こす可能性があるので間食を避けるように伝える.
★ 胃部不快感に対しては，H_2ブロッカーなどの胃酸分泌抑制薬が投与される.

⑭ B型肝炎ウイルスの再活性化：Rituximab投与後B型肝炎ウイルスの再活性化があらわれることがある．B型肝炎感染歴の確認およびモニタリングについては「B型肝炎治療ガイドライン（第4版）」および本書p.1207を参照.

⑮ Infusion reaction：Rituximabの初回投与中または投与開始24時間以内に多くあらわれる.

【文　献】

1) Dunleavy K, et al：Low-intensity therapy in adult burkitt lymphoma. N Engl J Med, 369：1915-1920, 2013

2) Pflüger KH, et al：Pharmacokinetics of etoposide: correlation of pharmacokinetic parameters with clinical conditions. Cancer Chemother Pharmacol, 31：350-356, 1993

3) 「改訂第2版ハイリスクがん患者の化学療法ナビゲーター」（高野利実，尾崎由記範／編），メジカルビュー社，2017

4) オンコビン®注射用インタビューフォーム

5) アドリアシン®注用 インタビューフォーム

6) Floyd J, et al：Hepatotoxicity of chemotherapy. Semin Oncol, 33：50-67, 2006

7) 「Drug Prescribing in Renal Failure」（Aronoff GR, et al, eds），American College of Physicians, 2007

8) Perry MC：Chemotherapeutic agents and hepatotoxicity. Semin Oncol, 19：551-565, 1992

9) 「腫瘍崩壊症候群（TLS）診療ガイダンス（第2版）」（日本臨床腫瘍学会／編），金原出版，2021

＜櫻井洋臣＞

9 造血器腫瘍

4 悪性リンパ腫

9. 造血器腫瘍　4）悪性リンパ腫

Pola-BR（Polatuzumab Vedotin + Bendamustine + Rituximab）療法

＜1コース目＞

		Day	1	2	3	21
Rituximab	375 mg/m² 点滴静注※1		↓			
Polatuzumab Vedotin	1.8 mg/kg 点滴静注（90分）			↓		
Bendamustine	90 mg/m² 点滴静注（1時間）			↓	↓	

3週間

＜2〜6コース目＞

		Day	1	2	21
Rituximab	375 mg/m² 点滴静注※1		↓		
Polatuzumab Vedotin	1.8 mg/kg 点滴静注（30分※2）		↓		
Bendamustine	90 mg/m² 点滴静注（1時間）		↓	↓	

3週間ごと　最大6コースまで

※1 Rituximabの投与速度はR-CHOP療法（p.1061）を参照.
※2 初回投与時の忍容性が良好であれば30分まで短縮可.

【制吐対策】
中等度催吐性リスク（Bendamustine）に準じる.

【Infusion reactionに対する前投薬1)】
Rituximab，Polatuzumab Vedotin投与30分〜1時間前に抗ヒスタミン薬，解熱鎮痛薬または副腎皮質ホルモン

基本事項

【適　応】
再発または難治性のびまん性大細胞型B細胞リンパ腫

【奏効率2)】

無増悪生存期間（中央値）	全生存期間（中央値）
9.5カ月	12.4カ月

Pola-BR（Polatuzumab Vedotin + Bendamustine + Rituximab）療法 ●

完全奏効（CR）	部分奏効（PR）
40％	5％

【副作用 2) 3)】

	All Grade	Grade 3〜4	Grade 5
好中球減少	53.8％	46.2％	0％
貧血	53.8％	28.2％	0％
感染症	53.8％	23.1％	10.3％
血小板減少	48.7％	41.0％	0％
Infusion reaction	43.6％	10.3％	0％
末梢性ニューロパチー	43.6％	0％	0％
下痢	38.5％	2.6％	0％
疲労	35.9％	2.6％	0％
悪心	30.8％	0％	0％
食欲不振	25.6％	2.6％	0％
肝障害	17.9％	5.1％	0％
便秘	17.9％	0％	0％
腫瘍崩壊症候群	15.4％	5.1％	0％
リンパ球減少	12.8％	12.8％	0％
発熱性好中球減少症	10.3％	10.3％	0％

■ レジメンチェックポイント

① 前投薬の確認：Rituximab，Polatuzumab Vedotinによる
Infusion reactionの軽減．制吐薬．

② 点滴速度の確認

Rituximabの投与速度についてはR-CHOP療法（p.1061）参照．
Polatuzumab Vedotin 4)：Infusion reactionが発現した場合は，
以下のように投与中断，中止あるいは投与速度の変更などの適
切な処置を行うこと．

程度	処置
Grade 1 または 2	Grade 1またはベースラインに回復するまで休薬または投与速度を下げる．症状が回復した場合には，元の投与速度にて再開する．

次ページへ続く

●改訂第8版 がん化学療法レジメンハンドブック

前ページの続き

程度	処置
Grade 3	Grade 1 またはベースラインに回復するまで休薬する.症状が回復した場合には,休薬前の 1/2 の投与速度にて投与を再開する.再開後,Infusion reaction が認められない場合には,投与速度を 30 分ごとに 50 mg/hr ずつ上げることができる.
Grade 4	投与を中止する.

③ 投与量の確認

＜Bendamustine：休薬基準[5]＞

次コース投与開始にあたり,下記の指標に回復するまでは休薬する.

・好中球数 1,000/mm^3 以上および血小板数 75,000/mm^3 以上
・非血液毒性：Grade 2 以下
・総ビリルビン：2.0 mg/dL 未満
・血清クレアチニン：2.0 mg/dL 未満

＜3剤併用療法時に副作用が発現した場合の用法・用量の変更または中止基準の目安[1]＞

症状	程度	処置
好中球減少	Grade 3 または 4	好中球数が 1,000/mm^3 以上に回復するまで休薬する.次回投与予定日の 7 日目までに回復した場合は,休薬前の用量で再開する.次回コース 8 日目以降に回復した場合は,Bendamustine を 70 mg/m^2 に減量して再開する. 2 回目以降の再発時に,次回コース 8 日目以降まで回復を要し,Bendamustine をすでに 1 回減量している場合は,Bendamustine を 50 mg/m^2 に減量して再開する. すでに 50 mg/m^2 まで減量している場合はすべての薬剤を中止する.

次ページへ続く

1086

Pola-BR（Polatuzumab Vedotin + Bendamustine + Rituximab）療法 ●

前ページの続き

症状	程度	処置
血小板減少	Grade 3 または 4	血小板数が 75,000/mm^3 以上に回復するまで休薬する．次回投与予定日の 7 日目までに回復した場合は，休薬前の用量で再開する．次回コース 8 日目以降に回復した場合は，Bendamustine を 70 mg/m^2 に減量して再開する． 2 回目以降の再発時に，次回コース 8 日目以降まで回復を要し，Bendamustine をすでに 1 回減量している場合は，Bendamustine を 50 mg/m^2 に減量して再開する． すでに 50 mg/m^2 まで減量している場合はすべての薬剤を中止する．
末梢性ニューロパチー	Grade 2 または 3	症状が回復するまで休薬する．次回投与予定日の 14 日目までに Grade 1 以下に回復した場合は，Polatuzumab Vedotin を 1.4 mg/kg に減量して再開する．14 日目までに Grade 1 以下に回復しなかった場合には，永続的に投与を中止する． 2 回目以降の再発時に Polatuzumab Vedotin をすでに 1 回減量している場合は，投与を永続的に中止する．
	Grade 4	永続的に投与を中止する．
総ビリルビン	＞3.0 mg/dL	1.5 mg/dL 以下に回復するまで最大 14 日休薬する． （薬剤性肝障害が疑われる場合は中止）
非血液毒性（脱毛，悪心，嘔吐を除く）	Grade 2 以上	Grade 1 以下またはベースラインに回復するまで休薬する． 14 日を超えても回復しない場合は投与を中止する．

④ 相互作用：Polatuzumab Vedotin を構成するモノメチルアウリスタチンEとCYP3A阻害薬との併用により，モノメチルアウリスタチンEの血中濃度が上昇する可能性がある．

▌副作用対策と服薬指導のポイント

① Infusion reaction：Rituximab，Polatuzumab Vedotin により，嘔吐，発疹，発熱，悪寒，潮紅，呼吸困難，低血圧などを含む

● 改訂第8版 がん化学療法レジメンハンドブック

症状があらわれることがある．多くの場合は，初回投与時に発現が認められるが，2回目以降の投与時にも発現が認められるため注意が必要である．

② B型肝炎ウイルス感染の確認：B型肝炎ウイルスの再活性化があらわれることがある．B型肝炎再活性化対策についてはp.1207参照．

③ 腫瘍崩壊症候群：腫瘍量の指標としてLDH値が基準値上限を超えている場合には，腫瘍崩壊症候群（TLS）の発症頻度が比較的高いことが報告されている．TLSの評価に必要な血清尿酸値，リン値，カリウム値やクレアチニン値などの項目を確認しつつ，TLS予防目的として大量補液やフェブキソスタットの予防投与などを考慮する[6]．

④ 末梢性ニューロパチー：Polatuzumab Vedotinにより感覚鈍麻，筋力低下，錯感覚，知覚過敏，異常感覚，神経障害性疼痛，灼熱感，脱力，歩行障害などの症状があらわれた場合は，休薬や減量などを考慮することを伝える．

⑤ 感染症（肺炎，敗血症）：治療中に38℃以上の発熱，咽頭炎，咳などの自覚症状が発現した場合は速やかに申し出ることを伝える．重篤な感染症として肺炎や敗血症などが認められている．B型肝炎ウイルスやサイトメガロウイルスなどの感染症に対してリスクを有する患者には，各施設基準に準じて予防投与を検討する．

⑥ 進行性多巣性白質脳症：Polatuzumab Vedotinにより意識障害，認知機能障害，麻痺症状（片麻痺，四肢麻痺），構音障害，失語などの症状があらわれた場合には，速やかに申し出ることを伝える．

【文　献】
1) ボライビー®点滴静注用 適正使用ガイド
2) Sehn LH, et al：Polatuzumab vedotin in relapsed or refractory diffuse large B-cell lymphoma. J Clin Oncol, 38：155-165, 2020
3) ボライビー®点滴静注用 インタビューフォーム
4) ボライビー®点滴静注用 添付文書
5) トレアキシン®点滴静注用 添付文書
6) 「腫瘍崩壊症候群（TLS）診療ガイダンス（第2版）」（日本臨床腫瘍学会／編），金原出版，2021

＜櫻井洋臣＞

9. 造血器腫瘍 4) 悪性リンパ腫

Epcoritamab 単独療法

<1コース目>

			Day	1	8	15	22	28
Epcoritamab	0.16 mg	皮下注		↓				
	0.8 mg	皮下注			↓			
	48 mg	皮下注				↓	↓	

4週間

<2~3コース目>

			Day	1	8	15	22	28
Epcoritamab	48 mg	皮下注		↓	↓	↓	↓	

4週間ごと

<4~9コース目>

			Day	1	8	15	22	28
Epcoritamab	48 mg	皮下注		↓		↓		

4週間ごと

<10コース以降>

			Day	1	8	15	22	28
Epcoritamab	48 mg	皮下注		↓				

4週間ごと PD(増悪)まで

【サイトカイン放出症候群に対する支持療法】

コース	対象患者	薬剤	投与スケジュール
1コース目 (1, 8, 15, 22日目)	すべての患者	副腎皮質ホルモン	週1回投与ごと: ・投与30~120分前 ・投与後1~3日目
		抗ヒスタミン薬 解熱鎮痛薬	週1回投与ごと: ・投与30~120分前

次ページへ続く

● 改訂第8版 がん化学療法レジメンハンドブック

前ページの続き

コース	対象患者	薬剤	投与スケジュール
2コース目以降	前回投与後にGrade 2または3のサイトカイン放出症候群があらわれた患者	副腎皮質ホルモン	サイトカイン放出症候群発現後、次の投与時：・投与30～120分前・投与後1～3日目Epcoritamab 投与後にGrade 2以上のサイトカイン放出症候群があらわれなくなるまで投与

基本事項

【適　応】

抗CD20モノクローナル抗体製剤を含む少なくとも2つの標準的な治療が無効または治療後に再発した以下の患者.
- ・びまん性大細胞型B細胞リンパ腫
- ・高悪性度B細胞リンパ腫
- ・原発性縦隔大細胞型B細胞リンパ腫
- ・Grade 3Bと診断された濾胞性リンパ腫

【奏効率[1) 2)]】

奏効率〔CR（完全奏効）＋PR（部分奏効）〕：63.1％

組織型	例数	CR率	PR率
びまん性大細胞型B細胞リンパ腫	139	38.8％	23.0％
高悪性度B細胞リンパ腫	9	22.2％	22.2％
原発性縦隔大細胞型B細胞リンパ腫	4	50.0％	50.0％
濾胞性リンパ腫	5	60.0％	40.0％
合計	157	38.9％	24.2％

【副作用[1)]】

	All Grade	Grade 3以上
サイトカイン放出症候群	49.7％	2.5％
発熱	23.6％	0％
疲労	22.9％	1.9％
好中球減少症	21.7％	14.6％
下痢	20.4％	0％

次ページへ続く

Epcoritamab 単独療法 ●

前ページの続き

	All Grade	Grade 3以上
悪心	19.7 %	1.3 %
注射部位反応	19.7 %	0 %
貧血	17.8 %	10.2 %
腹痛	14.0 %	1.9 %
血小板減少症	13.4 %	5.7 %
頭痛	13.4 %	0.6 %
便秘	12.7 %	0 %
食欲不振	12.1 %	0.6 %
嘔吐	12.1 %	0.6 %

■ レジメンチェックポイント

① 前投薬の確認：副腎皮質ホルモン，抗ヒスタミン薬，解熱鎮痛薬

② サイトカイン放出症候群および腫瘍崩壊症候群を予防するため，投与時は水分補給を十分に行う．

③ 治療スケジュールの確認

以下のいずれかに該当する投与遅延があった場合は，サイトカイン放出症候群を軽減するために，1コース目の投与方法に戻して再び投与を開始する．

・0.16 mg と 0.8 mg の投与間隔が8日を超えた場合

・0.8 mg と 48 mg の投与間隔が14日を超えた場合

・48 mg の投与間隔が6週間を超えた場合

その後は，予定されていた次の投与コース（投与を延期したコースの次の投与コース）の1日目から投与を再開する．

④ 投与量の確認

＜副作用の発現に伴う休薬または中止基準[2]＞

副作用	程度	処置
サイトカイン放出症候群	Grade 3以下	回復するまで休薬
	Grade 4	投与中止
免疫エフェクター細胞関連神経毒性症候群	Grade 2以下	回復するまで休薬
	Grade 3	回復するまで休薬 再発した場合，投与中止
	Grade 4	投与中止

次ページへ続く

9

造血器腫瘍

4

悪性リンパ腫

● 改訂第8版 がん化学療法レジメンハンドブック

前ページの続き

副作用	程度	処置
血小板減少	50,000/mm³未満	50,000/mm³以上になるまで休薬
好中球減少	500/mm³未満	500/mm³以上になるまで休薬
腫瘍崩壊症候群	―	回復するまで休薬

⑤ 併用注意

生ワクチンまたは弱毒生ワクチンとの併用に注意する（Epcoritamab のBリンパ球傷害作用により接種した生ワクチンの原病に基づく症状が発現するおそれがある）.

副作用対策と服薬指導のポイント

① サイトカイン放出症候群：投与中は発熱，低血圧，低酸素症，悪寒，頻脈，頭痛，呼吸困難などについて，観察を十分に行う. これらの症状は，投与初期に多く認められることから，第1コースの各投与後には入院管理を検討し，少なくとも第1コースの初回の48 mg投与後48時間は必ず入院管理とする. 異常が認められた場合には，p.1212を参考に適切な処置を行う.

② 免疫エフェクター細胞関連神経毒性症候群：投与中は，失語症，意識レベルの変化，認知能力の障害，筋力低下，痙攣発作，脳浮腫などについて，観察を十分に行う. 異常が認められた場合には，p.1215を参考に適切な処置を行う.

③ 骨髄抑制：手洗い・うがい，マスクの着用などの感染予防対策の指導を行う.

④ 感染症（敗血症など）：治療中に38℃以上の発熱，咽頭炎，咳などの自覚症状が発現した場合は速やかに申し出ることを伝える. 重篤な感染症として肺炎や敗血症などが認められている. B型肝炎ウイルスやサイトメガロウイルスなどの感染症に対してリスクを有する患者には，各施設基準に準じて予防投与を検討する.

⑤ 腫瘍崩壊症候群：腫瘍量の指標としてLDH値が基準値上限を超えている場合には，腫瘍崩壊症候群（TLS）の発症に注意する. TLSの評価に必要な血清尿酸値，リン値，カリウム値やクレアチニン値などの項目を確認しつつ，TLS予防目的として大量補液やフェブキソスタットの予防投与などを考慮する[3].

Epcoritamab 単独療法 ●

⑥ **進行性多巣性白質脳症**：投与中および投与終了後は患者の状態を十分に観察し，意識障害，認知機能障害，麻痺症状（片麻痺，四肢麻痺），構音障害，失語などの症状があらわれた場合には，MRIによる画像診断および脳脊髄液検査を行うとともに，投与を中止し，適切な処置を行うこと．

⑦ エブキンリ® 連絡カードを所持していることを確認する．

【文　献】

1) Thieblemont C, et al.: Epcoritamab, a Novel, Subcutaneous CD3xCD20 Bispecific T-Cell-Engaging Antibody, in Relapsed or Refractory Large B-Cell Lymphoma: Dose Expansion in a Phase I/II Trial. J Clin Oncol, 41 : 2238-2247, 2023

2) エブキンリ® 皮下注 添付文書

3) 「腫瘍崩壊症候群（TLS）診療ガイダンス（第2版）」（日本臨床腫瘍学会／編），金原出版，2021

＜櫻井洋臣＞

9

造血器腫瘍

4

悪性リンパ腫

9. 造血器腫瘍　4）悪性リンパ腫

ABVD
（DXR＋BLM＋VLB＋DTIC）療法

		Day	1	8	15	22	28
DXR	25 mg/m^2 点滴静注（30分）		⬇		⬇		
BLM	10 mg/m^{2}[※1] 静注（1〜5分）		⬇		⬇		
VLB	6 mg/m^{2}[※2] 静注（1〜5分）		⬇		⬇		
DTIC	375 mg/m^2 点滴静注（1時間）		⬇		⬇		

4週間ごと（限局期：4コース＋浸潤リンパ節領域の放射線療法，
進行期：6〜8コース）

※1 最大投与量は 15 mg/日
※2 最大投与量は 10 mg/日

【制吐対策】
高度催吐性リスクに準じる.

基本事項

【適　応】

限局期（non-bulky Stage Ⅰ A，Ⅱ A）および進行期（Stage Ⅲ，Ⅳ）ホジキンリンパ腫

【奏効率[1) 2)]】

限局期

完全奏効率	12年生存率
97 %	94 %

進行期

完全奏効率	1年生存率	2年生存率	5年生存率
76.4 %	95 %	90 %	82 %

ABVD（DXR＋BLM＋VLB＋DTIC）療法 ●

【副作用 2)】

	Grade 3 以上
血液毒性	63.6％
肺毒性	24.5％
心毒性	6.6％
食欲不振	0.2％
疲労	1.7％

レジメンチェックポイント

① 前投薬の確認：制吐薬

② 投与量の確認

DXR：アントラサイクリン系薬剤の総投与量が 500 mg/m^2 を超えると重篤な心筋障害を起こすことが多くなる．アントラサイクリン系の換算比は，p.303 参照．

＜DXR：肝機能低下症例に対する減量の目安＞

T-Bil（mg/dL）or　AST（IU/L）	投与量
1.5～3.0　or　60～180	50％減量
3.1～5.0　or　＞180	75％減量
＞5.0	中止

文献3

または

T-Bil（mg/dL）	投与量
1.2～3.0	50％減量
3.1～5.0	75％減量
＞5.0	中止

文献4

BLM：総投与量は 300 mg（力価）を超えないようにすること．

＜BLM：腎機能低下症例に対する減量の目安 5)＞

Ccr（mL/min）	投与量
＞50	調節不要
40～50	30％減量
30～40	40％減量
20～30	45％減量
10～20	55％減量
5～10	60％減量

9

造血器腫瘍

4

悪性リンパ腫

●改訂第8版 がん化学療法レジメンハンドブック

VLB：白血球数が 3,000/mm^3 まで低下した場合は 4,000/mm^3 以上に回復するまでは投与を延期すること．

DTIC：副作用がみられた場合は，その副作用が消失するまで休薬すること．

③ 特徴的禁忌

BLM：重篤な肺障害，胸部 X 線写真上びまん性の線維化病変および著明な病変を呈する患者，重篤な腎障害のある患者，重篤な心疾患のある患者，胸部およびその周辺部への放射線照射を受けている患者．

副作用対策と服薬指導のポイント

① 心機能に関する問診：DXR による不整脈，頻脈，労作時呼吸困難などが発現した場合は速やかに申し出ることを伝える．

> ★ DXR は心機能異常またはその既往歴のある患者には禁忌である．

また，ほかのアントラサイクリン系薬剤など心毒性を有する薬剤による前治療歴の確認を行う．

> ★ DXR の心毒性の発現はアントラサイクリン系薬剤の累積投与量と相関するため（p.303 参照）．

② 着色尿：DXR により 1〜2 日間尿が赤色に着色することがある．

③ 口内炎：DXR，BLM，VLB では口腔内を清潔に保つことを心がける．予防あるいは治療のための薬剤（粘膜保護薬や鎮痛薬）が投与されることを伝える．

④ 間質性肺炎，肺線維症：BLM，VLB により発熱，咳，労作性呼吸困難などが発現した場合はすぐに申し出ることを伝える．肺障害は，遅れて発現するので注意．

⑤ 知覚異常，末梢神経炎，痙攣，錯乱，昏睡，昏蒙：VLB により知覚異常，末梢神経炎，痙攣，錯乱，昏睡，昏蒙が発現した場合はすぐに申し出ることを伝える．

⑥ 皮膚障害：DXR，BLM により皮膚肥厚，色素沈着，爪の変形・変色，皮膚の強皮症様変化があらわれることがあることを伝える．

⑦ 末梢神経障害：DXR，VLB により手指のしびれなどがあらわれることがあることを伝える．

⑧ 脱毛：DXR，BLM により治療後 1〜3 週間で抜け始め，全治療

1096

後は回復する.

⑨ **血管痛**：DTIC 投与により血管痛が起こることがあることを伝える.

⑩ **血管外漏出**：DXR は起壊死性抗がん剤であるため, 血管から薬液が漏れている場合はすぐに申し出ることを伝える. 血管外漏出時は治療薬デクスラゾキサンの投与を検討する（p.305 参照）.

【文　献】

1) Bonadonna G, et al：ABVD plus subtotal nodal versus involved-field radiotherapy in early-stage Hodgkin's disease：long-term results. J Clin Oncol, 22：2835-2841, 2004

2) Duggan DB, et al：Randomized comparison of ABVD and MOPP/ABV hybrid for the treatment of advanced Hodgkin's disease：report of an intergroup trial. J Clin Oncol, 21：607-614, 2003

3) アドリアシン®注用 インタビューフォーム

4) Floyd J, et al：Hepatotoxicity of chemotherapy. Semin oncol, 33：50-67, 2006

5) 「Drug Prescribing in Renal Failure」（Aronoff GR, et al, eds）, American College of Physicians, 2007

　　　　　　　　　　　　　　　　　　　　　　　＜櫻井洋臣＞

9. 造血器腫瘍　4）悪性リンパ腫

Brentuximab Vedotin 単独療法

	Day	1	8	15	21
Brentuximab Vedotin　1.8 mg/kg※ 点滴静注（30分以上）					
		3週間ごと　PD（増悪）まで			

※ 最大投与量は180 mg

【制吐対策】
軽度催吐性リスクに準じる．

基本事項

【適　応】

再発または難治性のCD30陽性のホジキンリンパ腫および末梢性T細胞リンパ腫

【奏効率[1]】

奏効期間 （中央値）	無増悪生存期間 （中央値）	全生存期間 （中央値）
6.7カ月（CR症例においては20.5カ月）	5.6カ月	22.4カ月

効果判定	(n＝102)
完全奏効（CR）	34.3％
部分奏効（PR）	40.2％
安定（SD）	21.6％

【副作用[1]】

	All Grade	Grade 3	Grade 4
末梢性感覚ニューロパチー	42.2％	7.8％	0％
末梢性運動ニューロパチー	10.8％	1.0％	0％
悪心	35.3％	0％	―
嘔吐	12.7％	0％	0％
疲労	34.3％	2.0％	―
好中球減少	18.6％	13.7％	5.9％

次ページへ続く

Brentuximab Vedotin 単独療法 ●

前ページの続き

	All Grade	Grade 3	Grade 4
下痢	17.6 %	1.0 %	0 %
発熱	13.7 %	2.0 %	0 %
搔痒症	11.8 %	0 %	—
関節痛	11.8 %	0 %	—
筋肉痛	10.8 %	0 %	—
脱毛	9.8 %	—	—

■ レジメンチェックポイント

① 休薬，減量，中止基準の確認[2]

末梢神経障害

Grade	処置
Grade 1（機能障害はなく，知覚障害，反射消失のみ）	同一用法・用量で投与を継続.
Grade 2（機能障害はあるが，日常生活に支障はない）	ベースラインまたは Grade 1 以下に回復するまで休薬. 回復した場合は，1.2 mg/kg に減量して投与を再開.
Grade 3（日常生活に支障がある）	
Grade 4（障害をきたす感覚ニューロパチー，生命を脅かすまたは麻痺をきたす運動ニューロパチー）	投与中止

好中球減少

好中球数	処置
1,000/mm^3 以上	同一用法・用量で投与を継続する.
1,000/mm^3 未満	ベースラインまたは 1,000/mm^3 以上に回復するまで休薬する.

② 併用注意

CYP3A4 阻害薬との併用に注意する〔Brentuximab Vedotin の構成成分で微小管阻害作用をもつ低分子薬剤（モノメチルアウリスタチンE：MMAE）の代謝が阻害され血中濃度が増加し副作用が増強する可能性がある〕.

③ 併用禁忌

肺毒性が発現するおそれがあるため，ブレオマイシンとは併用

9

造血器腫瘍

4

悪性リンパ腫

1099

● 改訂第8版 がん化学療法レジメンハンドブック

禁忌.

副作用対策と服薬指導のポイント

① Infusion reaction：初期症状（めまい，頭がぼーっとする感じ，皮膚のかゆみ，頭痛，呼吸苦など）を伝え，点滴中に症状が出た場合は点滴速度を遅くしたり，いったん中止後時間を空けてから遅い点滴速度で再開するが，症状が強ければ中止となる場合もあることを伝える.

② 骨髄抑制：手洗い・うがい，マスクの着用などの感染予防対策の指導を行う.

③ 感染症（敗血症），間質性肺炎：38℃以上の発熱，咳などの自覚症状が発現した場合は速やかに申し出ることを伝える.

④ 末梢神経障害：手足の先がしびれる，痛くなる，感覚が鈍くなる，熱さや冷たさを感じにくくなるなどの自覚症状があらわれることがあると伝える.

【文 献】

1) Younes A, et al：Results of a pivotal phase Ⅱ study of brentuximab vedotin for patients with relapsed or refractory Hodgkin's lymphoma. J Clin Oncol, 30：2183-2189, 2012

2) アドセトリス®点滴静注用 添付文書

〈櫻井洋臣〉

9. 造血器腫瘍　4）悪性リンパ腫

Nivolumab 単独療法

	Day	1	8	14
Nivolumab 240 mg 点滴静注（30分以上）		↓		
	2週間ごと　PD（増悪）まで			

または

	Day	1	8	15	22	28
Nivolumab 480 mg 点滴静注（30分以上）		↓				
	4週間ごと　PD（増悪）まで					

基本事項

【適　応】

再発または難治性の古典的ホジキンリンパ腫

【奏効率[1]】

完全奏効（CR）	部分奏効（PR）
8.8 %	57.5 %

International Working Group（IWG）criteria（2007）に基づく中央判定

【副作用[1]】

	Grade 1～2	Grade 3以上
疲労	25 %	0 %
発熱	13.8 %	0 %
下痢	10 %	0 %
悪心	12.5 %	0 %
搔痒症	10 %	0 %
発疹	15 %	1.3 %
関節痛	13.8 %	0 %
Infusion reaction	20 %	0 %
嘔吐	7.5 %	0 %

次ページへ続く

● 改訂第8版 がん化学療法レジメンハンドブック

前ページの続き

	Grade 1～2	Grade 3以上
便秘	6.3％	0％
呼吸困難	2.5％	1.3％
腹痛	5.0％	2.5％
筋肉痛	7.5％	0％
リパーゼ上昇	2.5％	5.0％
好中球減少	3.8％	5.0％

▋レジメンチェックポイント

① 投与量，投与スケジュールの確認

Nivolumab の投与量・投与スケジュールは，1回240 mg を2週間間隔または1回480 mg を4週間間隔の2つの投与方法が承認されているため，投与前に治療計画を熟知してチェックすること.

② 相互作用

ワクチン接種：生ワクチン，弱毒生ワクチン，不活化ワクチンの接種により過度の免疫反応が起こる可能性があるため注意する.

▋副作用対策と服薬指導のポイント

p.182 参照.

【文　献】

1) Younes A, et al：Nivolumab for classical Hodgkin's lymphoma after failure of both autologous stem-cell transplantation and brentuximab vedotin：a multi-centre, multicohort, single-arm phase 2 trial. Lancet Oncol, 17：1283-1294, 2016
・ オプジーボ®点滴静注用 添付文書

＜櫻井洋臣＞

9. 造血器腫瘍 4）悪性リンパ腫

Bendamustine ± Rituximab療法

＜Bendamustine単独療法＞

		Day	1	2		21
Bendamustine	120 mg/m² 点滴静注（1時間）		⬇	⬇		

3週間ごと（投与後19日間休薬） 6コースあるいはPD（増悪）まで

＜Bendamustine＋Rituximab療法[1]＞

		Day	1	2		28
Rituximab	375 mg/m² 点滴静注[2]		⬇			
Bendamustine	90 mg/m² 点滴静注（1時間）		⬇	⬇		

4週間ごと 最大6コース

※1 CD20陽性の場合に考慮.
※2 Rituximabの投与速度はR-CHOP療法（p.1061）参照.

【制吐対策】
中等度催吐性リスク（Bendamustine）に準じる.

【Infusion reactionに対する前投薬（Rituximab投与30分前）】
① 抗ヒスタミン薬（Day 1） ② 解熱鎮痛薬（Day 1）

基本事項

【適 応】

・低悪性度B細胞性非ホジキンリンパ腫（Bendamustine単独療法は再発または難治性の場合に限る）

・マントル細胞リンパ腫（未治療：Bendamustine＋Rituximab療法，再発または難治性：Bendamustine単独療法）

【奏効率】

Bendamustine単独療法[1]

	奏効率
低悪性度B細胞性非ホジキンリンパ腫（CR＋CRu※＋PR）	89.7％
マントル細胞リンパ腫（CR＋PR）	100％

● 改訂第 8 版 がん化学療法レジメンハンドブック

	完全奏効 (CR)	不確定完全奏効 (CRu)	部分奏効 (PR)	安定 (SD)
低悪性度 B 細胞性 非ホジキンリンパ腫 (n = 58)	20	18	14	6
マントル細胞リンパ腫 (n = 11)	8	—	3	0

Bendamustine + Rituximab 療法[2]

無増悪生存期間（中央値）
69.5 カ月

【副作用[1) 2)]】

	Bendamustine[1]		Bendamustine + Rituximab[2]	
Grade	1 ～ 2	3 ～ 4	All Grade	3 ～ 4
白血球減少	32 %	65 %	88.1 %	37.5 %
好中球減少	18 %	72 %	64.4 %	29.5 %
血小板減少	59 %	16 %	53.6 %	6.5 %
貧血	61 %	6 %	59.0 %	3.1 %
悪心	86 %	0 %	—	—
疲労	62 %	0 %	—	—
便秘	46 %	0 %	—	—
発疹	45 %	1 %	—	—
アレルギー性皮膚反応	—	—	15.3 %	—
嘔吐	38 %	4 %	—	—
発熱	30 %	0 %	—	—
静脈炎	27 %	3 %	—	—
感覚障害	—	—	6.9 %	—
下痢	23 %	0 %	—	—
口内炎	17 %	0 %	6.1 %	—
感染症	9 %	7 %	36.8 %	—

▌レジメンチェックポイント

① 前投薬の確認

Rituximab による Infusion reaction の軽減．制吐薬

Bendamustine ± Rituximab 療法 ●

② 投与量の確認

＜ Bendamustine：減量，中止基準[3] ＞

以下に該当する副作用が認められた場合，下表のとおり減量ま
たは中止を考慮する．

・好中球数500/mm³未満または血小板数25,000/mm³未満
・Grade 3以上の非血液毒性

前コースの投与量	投与量の調節
120 mg/m²	90 mg/m²に減量する
90 mg/m²	60 mg/m²に減量する
60 mg/m²	投与中止

＜ Bendamustine：休薬基準[3] ＞

次コース投与開始にあたり，下記の指標に回復するまでは休薬
する．

・好中球数1,000/mm³以上および血小板数75,000/mm³以上
・非血液毒性：Grade 2以下
・総ビリルビン：2.0 mg/dL未満
・血清クレアチニン：2.0 mg/dL未満

③ 点滴速度の確認

Rituximabの投与速度についてはR-CHOP療法（p.1061）参照．

副作用対策と服薬指導のポイント

① Infusion reaction：Rituximabの初回投与中または投与開始24
時間以内に多くあらわれる．

② B型肝炎ウイルス感染の確認：Rituximabの投与後，肝炎が再
燃する可能性があるため（B型肝炎ウイルス再活性化対策につ
いてはp.1207参照）．

③ 骨髄抑制：手洗い・うがい，マスクの着用などの感染予防対策
の指導を行う．また発熱時の対策として，経口抗菌薬の内服を
開始できるようあらかじめ処方されていることが望ましい．

④ 皮膚障害：皮膚に発疹が発現した場合は速やかに申し出ること
を伝える．

⑤ 間質性肺炎：発熱，咳などの症状が発現した場合は速やかに申
し出ることを伝える．

⑥ 腫瘍崩壊症候群：腫瘍量の指標としてLDH値が基準値上限を
超えている場合には，腫瘍崩壊症候群（TLS）の発症頻度が比

9

造血器腫瘍

4

悪性リンパ腫

1105

● 改訂第8版 がん化学療法レジメンハンドブック

較的高いことが報告されている．TLSの評価に必要な血清尿酸値，リン値，カリウム値やクレアチニン値などの項目を確認しつつ，TLS予防目的として大量補液やフェブキソスタットの予防投与などを考慮する[4]．

【文　献】

1) Ohmachi K, et al : Multicenter phase Ⅱ study bendamustine for relapsed or refractory indolent B-cell non-Hodgkin lymphoma and mantle cell lymphoma. Cancer Sci, 101 : 2059-2064, 2010

2) Rummel MJ, et al : Bendamustine plus rituximab versus CHOP plus rituximab as first-line treatment for patients with indolent and mantle-cell lymphomas : an open-label, multicentre, randomised, phase 3 non-inferiority trial. Lancet, 381 : 1203-1210, 2013

3) トレアキシン®点滴静注用 添付文書

4) 「腫瘍崩壊症候群（TLS）診療ガイダンス（第2版）」（日本臨床腫瘍学会／編），金原出版，2021

<櫻井洋臣>

9. 造血器腫瘍　4）悪性リンパ腫

Obinutuzumab ＋ Bendamustine 療法

＜1コース目＞

		Day 1	2	8	15	22	28
Bendamustine	90 mg/m^2 点滴静注（1時間）	↓	↓				
Obinutuzumab	1,000 mg 点滴静注※	↓		↓	↓		

＜2～6コース目＞

		Day 1	2	8	15	22	28
Bendamustine	90 mg/m^2 点滴静注（1時間）	↓	↓				
Obinutuzumab	1,000 mg 点滴静注※	↓					

4週間ごと

＜7コース目以降＞

維持療法として Obinutuzumab 単独療法（1,000 mg 点滴静注）を2カ月に1回，最長2年間 PD（増悪）まで投与をくり返す.

※ Obinutuzumab の投与速度はレジメンチェックポイントを参照.

【制吐対策（1～6コース目）】
中等度催吐性リスク（Bendamustine）に準じる.

【Infusion reaction に対する前投薬（Obinutuzumab 投与30分～1時間前）】
① 副腎皮質ホルモン（Obinutuzumab 投与1～12時間前）　② 解熱鎮痛薬　③ 抗ヒスタミン薬

基本事項

【適　応】
　Rituximab 治療抵抗性または未治療の CD20 陽性の濾胞性リンパ腫

【奏効率】
　未治療の CD20 陽性の濾胞性リンパ腫（GALLIUM 試験[1]）

1年生存率
93.9 %

● 改訂第8版 がん化学療法レジメンハンドブック

Rituximab 治療抵抗性の CD20 陽性の濾胞性リンパ腫（GADOLIN 試験[2]）

無増悪生存期間（中央値）
25.8 カ月

【副作用】

GALLIUM 試験[1]：治療経過における Grade 3 以上

	導入期	維持・観察期	Follow up 期
好中球減少症	21.6 %	15.7 %	2.2 %
感染症	8.0 %	16.7 %	9.3 %
二次新生物	0 %	6.7 %	5.2 %

GADOLIN 試験[2]

	Grade 1〜2	Grade 3〜4
Infusion reaction	57.7 %	10.8 %
悪心	52.6 %	1.0 %
疲労	37.6 %	1.5 %
好中球減少	2.1 %	33.0 %
発熱	26.8 %	1.0 %
下痢	26.3 %	1.0 %
嘔吐	20.1 %	2.1 %
便秘	21.1 %	0 %
食欲不振	16.0 %	1.5 %
血小板減少	4.1 %	10.8 %
上気道感染症	10.8 %	2.1 %
貧血	4.6 %	7.7 %
皮疹	11.3 %	1.0 %
関節痛	11.9 %	0 %

■ レジメンチェックポイント

① 前投薬の確認

　Obinutuzumab による Infusion reaction の軽減．制吐薬．

② 投与量の確認（Bendamustine）

　＜減量，中止基準[3]＞

　以下に該当する副作用が認められた場合，減量または中止を考慮する．

Obinutuzumab + Bendamustine 療法 ●

・好中球数 500/mm³ 未満または血小板数 25,000/mm³ 未満
・Grade 3 以上の非血液毒性

前コースの投与量	投与量の調節
90 mg/m²	60 mg/m² に減量する
60 mg/m²	投与中止

<休薬基準[3]>

次コース開始にあたり，下記の指標に回復するまで休薬する．
・好中球数 1,000/mm³ 以上および血小板数 75,000/mm³ 以上
・非血液毒性：Grade 2 以下
・総ビリルビン：2.0 mg/dL 未満
・血清クレアチニン：2.0 mg/dL 未満

③ 点滴速度の確認（Obinutuzumab[4]）

1コース目	
初回投与	50 mg/hr で開始し，30分ごとに 50 mg/hr ずつ，最大 400 mg/hr まで上げることができる．
2回目以降	前回の投与で Grade 2 以上の Infusion reaction が発現しなかった場合は，100 mg/hr で投与を開始し，30分ごとに 100 mg/hr ずつ，最大 400 mg/hr まで上げることができる．

2コース目以降
1コース目の投与で Grade 3 以上の Infusion reaction が発現しなかった場合は最初の 30分は 100 mg/hr で開始し，その後最大 900 mg/hr まで上げることができる．なお，前回の投与で Grade 3 の Infusion reaction が発現した場合は初回投与時の速度で行うこと．

・発熱，悪寒，悪心や咽頭刺激感などの Infusion reaction が発現した場合は，以下のように投与中断，中止あるいは投与速度の変更などの適切な処置を行うこと．

9

造血器腫瘍

4

悪性リンパ腫

● 改訂第8版 がん化学療法レジメンハンドブック

Grade	処置	投与再開時の投与速度
Grade 2 以下	投与を中断するか投与速度を下げて適切な処置を行う. 投与を中断した場合, Infusion reaction が回復後, 投与を再開できる.	投与中断前の半分以下の速度とする. その後, Infusion reaction が認められなかった場合は, 以下のように投与速度を上げることができる. ・Infusion reaction 発現時, 1コース目の投与方法で投与していた場合は, 30分ごとに50 mg/hr ずつ最大400 mg/hr まで投与速度を上げることができる. ・Infusion reaction 発現時, 投与時間短縮投与方法※で投与していた場合は, 最大900 mg/hr まで上げることができる.
Grade 3	投与を中断して適切な処置を行う. Infusion reaction が回復後, 投与を再開できる. ただし, Grade 3のInfusion reaction が再発した場合は, 投与を直ちに中止し, 再投与しない.	投与中断前の半分以下かつ400 mg/hr 以下の速度とする. その後, Infusion reaction が認められなかった場合は, 30分ごとに50 mg/hr ずつ最大400 mg/hr まで投与速度を上げることができる.
Grade 4	投与を直ちに中止し, 適切な処置を行う. また, 再投与しない.	—

※投与時間短縮投与方法：1コース目の投与でGrade 3以上のInfusion reaction が発現しなかった場合は, 2コース目以降, 最初の30分は100 mg/hr で開始し, その後最大900 mg/hr まで上げることができる投与方法

④ 併用注意

Obinutuzumab は生ワクチン, 弱毒生ワクチンとは併用注意である.

副作用対策と服薬指導のポイント

① Infusion reaction（Obinutuzumab）：初回投与時の投与中または投与開始24時間以内に症状が発現することが多いといわれている.

1110

Obinutuzumab + Bendamustine療法

② **B型肝炎ウイルス感染の確認（Obinutuzumab）**：投与後，肝炎が再燃する可能性があるため（B型肝炎ウイルス再活性化対策についてはp.1207参照）．

③ **感染症**：治療中に38℃以上の発熱，咽頭炎，咳などの自覚症状を発現した場合は，速やかに申し出ることを伝える．

④ **腫瘍崩壊症候群（Obinutuzumab）**：腫瘍量の指標としてLDH値が基準値上限を超えている場合には，腫瘍崩壊症候群（TLS）の発症頻度が比較的高いことが報告されている．TLSの評価に必要な血清尿酸値，リン値，カリウム値やクレアチニン値などの項目を確認しつつ，TLS予防目的として大量補液やフェブキソスタットの予防投与などを考慮する[5]．

【文 献】

1) Marcus R, et al：Obinutuzumab for the first-line treatment of follicular lymphoma. N Engl J Med, 377：1331-1344, 2017

2) Sehn LH, et al：Obinutuzumab plus bendamustine versus bendamustine monotherapy in patients with rituximab-refractory indolent non-Hodgkin lymphoma （GADOLIN）：a randomised, controlled, open-label, multicentre, phase 3 trial. Lancet Oncol, 17：1081-1093, 2016

3) トレアキシン®点滴静注用 添付文書

4) ガザイバ®点滴静注 添付文書

5) 「腫瘍崩壊症候群（TLS）診療ガイダンス（第2版）」（日本臨床腫瘍学会／編），金原出版，2021

<櫻井洋臣>

9. 造血器腫瘍　4）悪性リンパ腫

Obinutuzumab ＋ CHOP（CPA ＋ DXR ＋ VCR ＋ PSL）療法

＜1コース目＞

		Day 1 2 3 4 5 8 15 21
Obinutuzumab[※1]	1,000 mg 点滴静注[※2]	
CPA	750 mg/m^2 点滴静注（2時間）	
DXR	50 mg/m^2 点滴静注（30分）	
VCR	1.4 mg/m^2[※3] 静注（1～5分）	
PSL	100 mg 経口	

3週間ごと

＜2～6コース目＞

		Day 1 2 3 4 5 21
Obinutuzumab[※1]	1,000 mg 点滴静注[※2]	
CPA	750 mg/m^2 点滴静注（2時間）	
DXR	50 mg/m^2 点滴静注（30分）	
VCR	1.4 mg/m^2[※3] 静注（1～5分）	
PSL	100 mg 経口	

3週間ごと

＜7～8コース目＞

		Day 1 8 15 21
Obinutuzumab	1,000 mg 点滴静注[※2]	

3週間ごと

導入療法として24週間実施後に効果判定.

1112

Obinutuzumab＋CHOP（CPA＋DXR＋VCR＋PSL）療法 ●

＜9コース目以降＞
維持療法としてObinutuzumab単独療法（1,000 mg点滴静注）を2カ月に1回，最長2年間あるいはPD（増悪）まで投与をくり返す.

※1 CHOP療法の1日前にObinutuzumabを投与してもよい.
※2 Obinutuzumabの投与速度はp.1109を参照.
※3 最大投与量は2 mg/日

【制吐対策（1～6コース目）】
高度催吐性リスクに準じる.

【Infusion reactionに対する前投薬（Obinutuzumab投与30分～1時間前）】
①副腎皮質ホルモン（Obinutuzumab投与1～12時間前. PSL投与日は不要） ②解熱鎮痛薬 ③抗ヒスタミン薬

基本事項

【適 応】
未治療のCD20陽性の濾胞性リンパ腫

【奏効率[1] [2]】
3年無増悪生存率

	Obinutuzumab＋化学療法	Rituximab＋化学療法
GALLIUM試験に登録された患者全体[1]	80.0％[※1]	73.3％
GALLIUM試験に登録された日本人サブグループ[2]	89.9％[※2]	74.7％

※1 化学療法として複数の選択可能な治療レジメンのうち，33.1％の患者がObinutuzumab＋CHOP療法を受けている.
※2 化学療法として複数の選択可能な治療レジメンのうち，82.9％の日本人がObinutuzumab＋CHOP療法を受けている.

【副作用[3]】

	Grade 3以上
好中球減少	71.0％
白血球減少	20.2％
発熱性好中球減少症	11.4％
Infusion reaction	8.8％
血小板減少	7.8％
貧血	7.8％

次ページへ続く

9

造血器腫瘍

4

悪性リンパ腫

1113

● 改訂第8版 がん化学療法レジメンハンドブック

前ページの続き

	Grade 3以上
感染症	12%
呼吸困難	4.1%
心筋梗塞	3.1%
肺炎	2.6%

レジメンチェックポイント

CHOP療法についてはR-CHOP療法（p.1060），Obinutuzumabについては Obinutuzumab + Bendamustine療法（p.1108）①③④を参照.

副作用対策と服薬指導のポイント

CHOP療法については，R-CHOP療法（p.1062），Obinutuzumabについては，Obinutuzumab + Bendamustine療法（p.1110）を参照.

【文　献】

1) Marcus R, et al : Obinutuzumab for the first-line treatment of follicular lymphoma. N Engl J Med, 377 : 1331-1344, 2017

2) Ohmachi K, et al : Efficacy and safety of obinutuzumab in patients with previously untreated follicular lymphoma: a subgroup analysis of patients enrolled in Japan in the randomized phase Ⅲ GALLIUM trial. Int J Hematol, 108 : 499-509, 2018

3) Hiddemann W, et al : Immunochemotherapy with obinutuzumab or rituximab for previously untreated follicular lymphoma in the GALLIUM Study : Influence of chemotherapy on efficacy and safety. J Clin Oncol, 36 : 2395-2404, 2018

＜櫻井洋臣＞

1114

9. 造血器腫瘍 4）悪性リンパ腫

Rituximab + Lenalidomide 療法

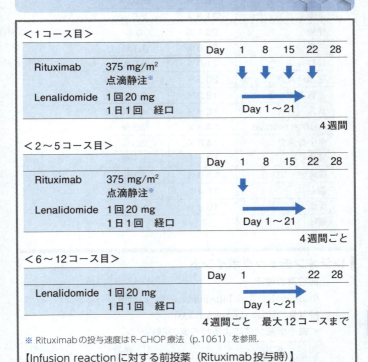

※ Rituximab の投与速度は R-CHOP 療法（p.1061）を参照．

【Infusion reaction に対する前投薬（Rituximab 投与時）】
Rituximab 投与 30 分前に ① 抗ヒスタミン薬 ② 解熱鎮痛薬

基本事項

【適　応】
　CD20 陽性の再発または難治性の濾胞性リンパ腫および辺縁帯リンパ腫

【奏効率[1]】

無増悪生存期間 （中央値）	推定 2年生存率	完全奏効 （CR）	部分奏効 （PR）
39.4 カ月	93 %	33.7 %	43.8 %

● 改訂第8版 がん化学療法レジメンハンドブック

【副作用¹⁾】

	All Grade	Grade 3～4
好中球減少	58.0 %	50.0 %
下痢	31.3 %	2.8 %
便秘	26.1 %	0 %
疲労	21.6 %	1.1 %
発熱	21.0 %	0.6 %
白血球減少	20.5 %	6.8 %
上気道感染症	18.2 %	1.1 %
貧血	15.9 %	4.5 %
Infusion reaction	14.8 %	2.3 %
血小板減少	14.8 %	2.3 %
食欲不振	13.1 %	1.1 %
搔痒症	11.9 %	1.1 %
悪心	11.4 %	0 %
発疹	10.8 %	1.1 %
嘔吐	9.7 %	0 %

▌レジメンチェックポイント

① 前投薬の確認

　Rituximab による Infusion reaction の軽減.

② 投与量の確認（Lenalidomide）

　＜血小板減少症による投与量の調節²⁾＞

症状	処置
50,000/mm³ 未満に減少	50,000/mm³ 以上に回復するまで休薬後，15 mg を1日1回投与で再開する.
休薬2回目以降，再度 50,000/mm³ 未満に減少	50,000/mm³ 以上に回復するまで休薬後，前回投与量から5 mg 減量して1日1回で再開する.

　＜好中球減少症による投与量の調節²⁾＞

症状	処置
1,000/mm³ 未満が7日以上持続または発熱性好中球減少症または 500/mm³ 未満に減少	1,000/mm³ 以上に回復するまで休薬後，15 mg を1日1回投与で再開する.

次ページへ続く＜

1116

Rituximab + Lenalidomide療法 ●

前ページの続き

症状	処置
休薬2回目以降に上記の事象が発現	1,000/mm³以上に回復するまで休薬後,前回投与量から5mg減量して1日1回で再開する.

＜腎機能（Ccr）による投与量の調節²⁾＞

症状	処置
30 ≦ Ccr < 60 mL/min	10mgを1日1回投与で開始し,2コース終了後に忍容可能な場合は15mgに増量可能.
Ccr < 30 mL/min （透析不要）	5mgを1日1回投与
Ccr < 30 mL/min （透析必要）	5mgを1日1回投与（透析日は透析後に投与する）.

Grade 3または4の副作用（血小板減少または好中球減少を除く）が発現した場合には休薬か中止を考慮する.

③ 点滴速度の確認

Rituximabの投与速度についてはR-CHOP療法（p.1061）参照.

副作用対策と服薬指導のポイント

① 妊娠回避の徹底：催奇形性のリスクがある. Lenalidomideの使用については,胎児への曝露を避けるため,医師や薬剤師などの医療関係者,患者やその家族などがRevMate®（レナリドミド・ポマリドミド適正管理手順）を遵守するように伝える.

② Infusion reaction：Rituximabの初回投与中または投与開始24時間以内に多くあらわれる.

③ B型肝炎ウイルスの再活性化：肝炎ウイルスキャリアでは肝不全があらわれる場合があり,定期的な肝機能検査が必要となる. B型肝炎ウイルス再活性化対策についてはp.1207参照.

④ 皮膚障害：Lenalidomideにより皮膚に発疹が発現した場合は速やかに申し出ることを伝える.

⑤ 心不全,不整脈：Lenalidomideにより心不全,心房細動や頻脈性不整脈などがあらわれることがあるので,既往歴や定期的な心機能検査が実施されていることを確認する.

9

造血器腫瘍

4

悪性リンパ腫

1117

● 改訂第8版 がん化学療法レジメンハンドブック

⑥ **感染症（肺炎・敗血症）**：治療中に38℃以上の発熱，咽頭炎，咳などの自覚症状が発現した場合は速やかに申し出ることを伝える．重篤な感染症として肺炎や敗血症などが認められている．

⑦ **深部静脈血栓症，肺塞栓症**：Lenalidomideによる静脈血栓塞栓症の薬物的予防法として未分画ヘパリン，ワルファリン，エドキサバン，リバーロキサバンやアピキサバンなどの投与を考慮する[3]．

⑧ **高脂肪食摂取後の投与回避**：Lenalidomideは高脂肪食摂取後の投与によりAUCやC$_{max}$の低下が認められているため，薬剤の服用の際には高脂肪食摂取前後を避けるよう指導する．

⑨ **めまい，眠気**：Lenalidomide使用時には，自動車の運転など危険を伴う機械の操作は行わないよう注意する．

⑩ **腫瘍崩壊症候群**：腫瘍量の指標としてLDH値が基準値上限を超えている場合には，腫瘍崩壊症候群（TLS）の発症頻度が比較的高いことが報告されている．TLSの評価に必要な血清尿酸値，リン値，カリウム値やクレアチニン値などの項目を確認しつつ，TLS予防目的として大量補液やフェブキソスタットの予防投与などを考慮する[4]．

⑪ 服用を忘れた場合，通常の服用時間から12時間以上経過しているときは服用しないで次の分から服用する．

【文　献】

1) Leonard JP, et al：AUGMENT：A phase Ⅲ study of lenalidomide plus rituximab versus placebo plus rituximab in relapsed or refractory indolent lymphoma. J Clin Oncol, 37：1188-1199, 2019
2) レブラミド® カプセル 適正使用ガイド
3) 肺血栓塞栓症および深部静脈血栓症の診断，治療，予防に関するガイドライン（2017年改訂版）
4) 「腫瘍崩壊症候群（TLS）診療ガイダンス（第2版）」（日本臨床腫瘍学会／編），金原出版，2021

＜櫻井洋臣＞

9. 造血器腫瘍 4）悪性リンパ腫

BV-CHP（Brentuximab Vedotin + CPA + DXR + PSL）療法

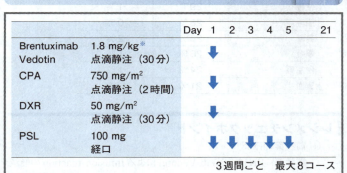

※ 最大投与量は 180 mg

【制吐対策】
高度催吐性リスクに準じる．

【Infusion Reaction に対する前投薬（Brentuximab Vedotin 投与30分〜1時間前）】
①抗ヒスタミン薬 ②解熱鎮痛薬

基本事項

【適応】
未治療の CD30 陽性の末梢性 T 細胞リンパ腫

【奏効率[1]】

	完全奏効 （CR）	部分奏効 （PR）	無増悪生存期間 （中央値）
BV-CHP 群	68 %	15 %	48.2 カ月
CHOP 群	56 %	16 %	20.8 カ月

【副作用[1]】

	All Grade	Grade 3 以上
悪心	46 %	2 %
末梢神経障害	45 %	4 %
好中球減少症	38 %	35 %

次ページへ続く

● 改訂第8版 がん化学療法レジメンハンドブック

前ページの続き

	All Grade	Grade 3以上
下痢	38%	6%
便秘	29%	1%
脱毛症	26%	0%
発熱	26%	2%
嘔吐	26%	1%
倦怠感	24%	1%
貧血	21%	13%

■レジメンチェックポイント

① 前投薬の確認

制吐薬，Brentuximab Vedotin による Infusion reaction の軽減.

② 投与量の確認

【CHP療法】

< CPA：腎機能低下症例に対する減量の目安[2)] >

GFR（mL/min）	10＞
	25%減量

< CPA：肝機能低下症例に対する減量の目安[3)] >

T-Bil（mg/dL） or	AST	投与量
3.1～5.0	＞3×ULN	25%減量
＞5.0		中止

DXR：アントラサイクリン系薬剤の総投与量が500 mg/m^2 を超えると重篤な心筋障害を引き起こすことが多くなる. アントラサイクリン系の換算比はp.303参照.

< DXR：肝機能低下症例に対する減量の目安[4)] >

T-Bil（mg/dL） or	AST（IU/L）	投与量
1.5～3.0 or	60～180	50%減量
3.1～5.0 or	＞180	75%減量
＞5.0		中止

または

1120

BV-CHP（Brentuximab Vedotin + CPA + DXR + PSL）療法 ●

T-Bil（mg/dL）	投与量
1.2〜3.0	50％減量
3.1〜5.0	75％減量
＞5.0	中止

文献3

【Brentuximab Vedotin[5]】

末梢神経障害

Grade	処置
Grade 1（機能障害はなく，知覚障害，反射消失のみ）	同一用法・用量で投与を継続
Grade 2（機能障害はあるが，日常生活に支障はない）	感覚ニューロパチー：同一用法・用量で投与を継続
	運動ニューロパチー：1.2 mg/kgに減量して投与を継続
Grade 3（日常生活に支障がある）	感覚ニューロパチー：1.2 mg/kgに減量して投与を継続
	運動ニューロパチー：投与中止
Grade 4（障害をきたす感覚ニューロパチー，生命を脅かすまたは麻痺をきたす運動ニューロパチー）	投与中止

好中球減少

好中球数	処置
1,000/mm³以上	同一用法・用量で投与を継続
1,000/mm³未満	ベースラインまたは1,000/mm³以上に回復するまで休薬する．

③ 併用注意（Brentuximab Vedotin）：CYP3A4阻害薬との併用に注意する〔Brentuximab Vedotinの構成成分で微小管阻害作用をもつ低分子薬剤（モノメチルアウリスタチンE：MMAE）の代謝が阻害され血中濃度が上昇し，副作用が増強する可能性がある〕．

④ 特徴的禁忌

Brentuximab Vedotin：肺毒性が発現するおそれがあるため，ブレオマイシンとは併用禁忌．

CPA：ペントスタチンを投与中の患者（造血幹細胞移植の患者

9
造血器腫瘍

4
悪性リンパ腫

1121

● 改訂第8版 がん化学療法レジメンハンドブック

で，ペントスタチンを単回投与したところ，錯乱，呼吸困難，低血圧，肺水腫などが認められ，心毒性による死亡例があるため）．

DXR：心機能異常またはその既往歴のある患者．

PSL：デスモプレシン投与中の患者（低ナトリウム血症が発現するおそれがあるため）．

■副作用対策と服薬指導のポイント

【Brentuximab Vedotin】

① Infusion reaction：初期症状（めまい，頭がぼーっとする感じ，皮膚のかゆみ，頭痛，呼吸苦など）を伝え，点滴中に症状が出た場合は点滴速度を遅くしたり，いったん中止後時間を空けてから遅い点滴速度で再開するが，症状が強ければ中止となる場合もあることを伝える．

② 骨髄抑制：手洗い・うがい，マスクの着用などの感染予防対策の指導を行う．

③ 感染症（敗血症），間質性肺炎：38℃以上の発熱，咳などの自覚症状が発現した場合は速やかに申し出ることを伝える．

④ 末梢神経障害：手足の先がしびれる，痛くなる，感覚が鈍くなる，熱さや冷たさを感じにくくなるなどの自覚症状があらわれることがあると伝える．

【CHP療法】

① 出血性膀胱炎：CPAによる発症予防として十分な水分の摂取と頻繁な排尿を心がける．

② 口内炎：CPA，DXRでは口腔内を清潔に保つことを心がける．

③ 心機能に関する問診：DXRにより不整脈，頻脈，労作時呼吸困難などが発現した場合は申し出ることを伝える．また，ほかのアントラサイクリン系薬剤など心毒性を有する薬剤による前治療歴の確認を行う．

> ★ DXRの心毒性の発現はアントラサイクリン系薬剤の累積投与量と相関するため（p.303参照）．

④ 尿の着色（赤色）：DXRにより尿が赤くなることを伝える．

⑤ 脱毛：CPA，DXRにより，治療後1～3週間で抜け始め，全治療後は回復する．

⑥ ステロイド投与：PSL投与により不眠，胃部不快感，高血糖な

1122

BV-CHP（Brentuximab Vedotin + CPA + DXR + PSL）療法 ●

どの副作用が発現する可能性があることを伝える.

> ★ 高血糖を起こす可能性があるので間食を避けるように伝える.
> ★ 胃部不快感に対しては，H_2ブロッカーなどの胃酸分泌抑制薬が投与される.

⑦ **血管外漏出**：DXR は起壊死性抗がん剤であるため，血管から薬液が漏れている場合はすぐに申し出ることを伝える. 血管外漏出時は治療薬デクスラゾキサンの投与を検討する（p.305 参照）.

【文 献】

1) Horwitz S, et al：Brentuximab vedotin with chemotherapy for CD30-positive peripheral T-cell lymphoma（ECHELON-2）：a global, double-blind, randomised, phase 3 trial. Lancet, 393：229-240, 2019
2) 「Drug Prescribing in Renal Failure」（Aronoff GR, et al, eds）, American College of Physicians, 2007
3) Floyd J, et al：Hepatotoxicity of chemotherapy. Semin oncol, 33：50-67, 2006
4) アドリアシン®注用 インタビューフォーム
5) アドセトリス®点滴静注用 添付文書

＜櫻井洋臣＞

9

造血器腫瘍

4

悪性リンパ腫

1123

9. 造血器腫瘍 4）悪性リンパ腫

Pralatrexate単独療法

	Day 1 8 15 22 29 36 43 49
Pralatrexate 30 mg/m² 静注（3〜5分）	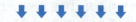

7週間ごと　PD（増悪）まで

【葉酸】本剤初回投与日の10日以上前から，葉酸として1日1回1.0〜1.25 mgを連日経口投与する．本剤の投与終了日から30日間は投与を継続する．

【ビタミンB₁₂】本剤初回投与日の10日以上前から，ビタミンB₁₂として1回1 mgを8〜10週ごとに筋肉内投与する．本剤投与中は投与を継続する．

基本事項

【適　応】
再発または難治性の末梢性T細胞リンパ腫

【奏効率[1]】

完全奏効（CR）	不確定完全奏効（CRu）	部分奏効（PR）
10.1 %	0.9 %	18.3 %

奏効期間（中央値）	無増悪生存期間（中央値）	全生存期間（中央値）
10.1カ月	3.5カ月	14.5カ月

International Working Group (IWG) criteria (1999) に基づく中央判定

【副作用[1]】

	All Grade	Grade 3以上
粘膜炎	71.2 %	21.6 %
疲労	36.0 %	7.2 %
発熱	34.2 %	1.8 %
血小板減少	40.5 %	32.4 %
貧血	34.2 %	18.0 %
好中球減少	25.2 %	21.6 %
悪心	41.4 %	3.6 %
嘔吐	25.2 %	1.8 %

次ページへ続く

前ページの続き

	All Grade	Grade 3 以上
鼻出血	26.1 %	0 %
呼吸困難	18.9 %	7.2 %
搔痒症	14.4 %	1.8 %
上気道感染	10.8 %	0.9 %
低カリウム血症	16.2 %	4.5 %
食欲不振	16.2 %	2.7 %
肝機能障害	12.6 %	5.4 %

■ レジメンチェックポイント

① 副作用を軽減するため，葉酸およびビタミンB_{12}が投与されていることを確認する.

② 投与前に下記の基準を満たすことを確認する[2].

症状	程度
粘膜炎	Grade 1 以下
血小板数	初回投与時は 100,000/mm^3 以上， 2 回目投与時以降は 50,000/mm^3 以上
好中球数	1,000/mm^3 以上

③ 投与量の確認

＜粘膜炎による投与量の調節[2]＞

症状	処置
Grade 2	・Grade 1 以下に回復するまで休薬し，再開する場合の用量は 30 mg/m^2 とする. ・30 mg/m^2 で再開後に再発した場合には，Grade 1 に回復するまで休薬し，再度再開する場合の用量は 20 mg/m^2 とする. ・20 mg/m^2 で再開後に再発した場合には，投与を中止する.
Grade 3	・Grade 1 以下に回復するまで休薬し，再開する場合の用量は 20 mg/m^2 とする. ・20 mg/m^2 で再開後に再発した場合には，投与を中止する.
Grade 4	投与を中止する.

● 改訂第8版 がん化学療法レジメンハンドブック

＜血小板減少による投与量の調節[2]＞

症状	処置
50,000/mm³未満に減少	50,000/mm³以上に回復するまで休薬し，再開する場合の用量は以下の用量とする. ・持続期間が2週間未満の場合：休薬前と同一用量 ・持続期間が2週間以上（1回目）の場合：20 mg/m² ・持続期間が3週間以上の場合または持続期間2週間以上（2回目）の場合には，投与を中止する.

＜好中球減少による投与量の調節[2]＞

症状	処置
500/mm³以上1,000/mm³未満（発熱なし）	・1,000/mm³以上に回復するまで休薬し，再開する場合の用量は休薬前と同一用量とする. ・持続期間が3週間以上の場合には，投与を中止する.
500/mm³以上1,000/mm³未満（発熱あり）または500/mm³未満	1,000/mm³以上に回復するまで休薬し，再開する場合の用量は以下の用量とする. ・持続期間が2週間未満の場合：休薬前と同一用量 ・持続期間が2週間以上（1回目）の場合：20 mg/m² ・持続期間が3週間以上の場合または持続期間2週間以上（2回目）の場合には，投与を中止する.

＜上記以外による投与量の調節[2]＞

症状	処置
Grade 3	・Grade 1以下に回復するまで休薬し，再開する場合の用量は20 mg/m²とする. ・20 mg/m²で再開後に再発した場合には，投与を中止する.
Grade 4	投与を中止する.

④ 併用注意：プロベネシドとの併用により，機序は不明であるがPralatrexateの血中濃度が上昇する可能性があるため，併用を避けて代替の治療薬への変更を考慮すること[2].

1126

副作用対策と服薬指導のポイント

① 粘膜炎：口内炎の発現率が高いため，投与前に口腔ケアの必要性を伝える．また，投与時にはクライオセラピーなどの予防的処置をとり，自覚症状が発現した場合には速やかに申し出ることを伝える．また副作用を軽減するためホリナートの経口投与を考慮する（ホリナートを経口投与する場合，葉酸，ビタミンB_{12}は本剤初回投与の7日以上前からとすることができる）．

> ★ クライオセラピーとは，薬剤投与前（注射開始5分前）から氷片を口に含み口腔内を冷却する方法であり，冷却により口腔内の血管が収縮し，血流が一時的に減少することで，口腔粘膜への薬剤の移行を抑える．

② 感染症（肺炎・敗血症）：治療中に38℃以上の発熱，咽頭炎，咳などの自覚症状が発現した場合は速やかに申し出ることを伝える．

③ 骨髄抑制：手洗い・うがい，マスクの着用などの感染予防対策の指導を行う．

④ 体液貯留：体重を定期的に測定する．体重増加，目の周り，太ももなどにむくみが発現した場合は速やかに申し出ることを伝える．

⑤ 皮膚障害：皮膚に発疹が出ることを伝える．

⑥ 腫瘍崩壊症候群：腫瘍量の指標としてLDH値が基準値上限を超えている場合には，腫瘍崩壊症候群（TLS）の発症頻度が比較的高いことが報告されている．TLSの評価に必要な血清尿酸値，リン値，カリウム値やクレアチニン値などの項目を確認しつつ，TLS予防目的として大量補液やフェブキソスタットの予防投与などを考慮する[3]．

⑦ 間質性肺炎：患者に初期症状（息切れ，呼吸困難，咳嗽，発熱など）を伝え，自覚症状が発現した場合は速やかに医療機関を受診するように指導する．

【文　献】

1) O'Connor OA, et al：Pralatrexate in patients with relapsed or refractory peripheral T-cell lymphoma：results from the pivotal PROPEL study. J Clin Oncol, 29：1182-1189, 2011

2) ジフォルタ®注射液 添付文書

3) 「腫瘍崩壊症候群（TLS）診療ガイダンス（第2版）」（日本臨床腫瘍学会／編），金原出版，2021

<櫻井洋臣>

9. 造血器腫瘍　4）悪性リンパ腫

Romidepsin 単独療法

		Day	1	8	15	22	28
Romidepsin	14 mg/m² 点滴静注（4時間）		↓	↓	↓		

4週間ごと　PD（増悪）まで

【制吐対策】
中等度催吐性リスクに準じる.

基本事項

【適　応】
　再発または難治性の末梢性 T 細胞リンパ腫

【奏効率[1]】

完全奏効 (CR)	不確定完全奏効 (CRu)	部分奏効 (PR)	無増悪生存期間 (中央値)
10.0 %	4.6 %	10.8 %	4カ月

独立判定委員会による判定

【副作用[1]】

	All Grade	Grade 3 以上
悪心	54.2 %	1.5 %
感染症	18.3 %	6.1 %
疲労	51.9 %	5.3 %
血小板減少	39.7 %	22.9 %
嘔吐	33.6 %	3.8 %
下痢	22.9 %	1.5 %
発熱	16.8 %	3.8 %
好中球減少	29.0 %	18.3 %
便秘	14.5 %	0 %
食欲不振	26.0 %	1.5 %
貧血	20.6 %	5.3 %
味覚障害	20.6 %	0 %
頭痛	10.7 %	0 %

次ページへ続く

Romidepsin単独療法 ●

前ページの続き

	All Grade	Grade 3以上
呼吸困難	5.3%	0.8%
低カリウム血症	5.3%	1.5%

■ レジメンチェックポイント

① 投与量の確認

＜血小板減少による投与量の調節[2]＞

症状	処置
50,000/mm³未満に減少	75,000/mm³以上またはベースラインに回復するまで休薬する．回復後は同一用量で再開してもよい．
50,000/mm³未満に再び減少または25,000/mm³未満に減少し，血小板輸血が必要	75,000/mm³以上またはベースラインに回復するまで休薬する．回復後に再開する場合の用量は10 mg/m²とする．減量後再発した場合には，投与を中止する．

＜好中球減少による投与量の調節[2]＞

症状	処置
1,000/mm³未満に減少	1,500/mm³以上またはベースラインに回復するまで休薬する．回復後は同一用量で再開してもよい．
1,000/mm³未満に再び減少または500/mm³未満に減少し，かつ38.5℃以上の発熱を伴う	1,500/mm³以上またはベースラインに回復するまで休薬する．回復後に再開する場合の用量は10 mg/m²とする．減量後再発した場合には，投与を中止する．

＜非血液毒性による投与量の調節[2]＞

症状	処置
Grade 3	Grade 1以下またはベースラインに回復するまで休薬する．回復後は同一用量で再開してもよい．

次ページへ続く

9
造血器腫瘍

4
悪性リンパ腫

1129

● 改訂第8版 がん化学療法レジメンハンドブック

前ページの続き

症状	処置
Grade 3（再発）または Grade 4	Grade 1以下またはベースラインに回復するまで休薬する．回復後に再開する場合の用量は10 mg/m^{2}とする．減量後再発した場合には，投与を中止する．

＜QTc間隔延長／不整脈による投与量の調節[2]＞

症状	処置
QTc間隔が500 msを超える	休薬する．回復後に再開する場合の用量は10 mg/m^{2}とする．減量後再発した場合には，投与を中止する．
不整脈の症状として洞性頻脈（140/分を超える），心房性律動異常（上室性頻脈，心房細動，心房粗動），心拍数（120/分を超え，かつ前回評価時から20/分を超えて増加），心室頻脈（3連発以上）	

② 併用注意

アゾール系抗真菌薬などCYP3A阻害薬との併用により，Romidepsinの代謝が阻害され血中濃度が上昇することがある．またリファンピシンとの併用により，Romidepsinの血中濃度が上昇する可能性がある．さらに抗不整脈薬やQT間隔延長を起こす薬剤との併用により，QT間隔延長などの重篤な心電図異常を起こす可能性がある[2]．

副作用対策と服薬指導のポイント

① 心障害：QT間隔延長などの心電図異常があらわれることがあるので，投与開始前および投与中は定期的に心電図検査および電解質検査（カリウム，マグネシウム，カルシウム）を行う．また，心障害の既往や症状の危険因子の確認をする．

② 感染症（肺炎，敗血症）：治療中に38℃以上の発熱，咽頭炎，咳などの自覚症状が発現した場合は速やかに申し出るよう伝える．

③ 腫瘍崩壊症候群：腫瘍量の指標としてLDH値が基準値上限を超えている場合には，腫瘍崩壊症候群（TLS）の発症頻度が比較的高いことが報告されている．TLSの評価に必要な血清尿酸値，リン値，カリウム値やクレアチニン値などの項目を確認し

1130

つつ，TLS予防目的として大量補液やフェブキソスタットの予防投与などを考慮する[3].

④ **B型肝炎ウイルスの再活性化**：B型肝炎ウイルスの再活性化があらわれることがある．B型肝炎ウイルス再活性化対策については p.1207 を参照.

【文　献】

1) Coiffier B, et al：Results from a pivotal, open-label, phase Ⅱ study of romidepsin in relapsed or refractory peripheral T-cell lymphoma after prior systemic therapy. J Clin Oncol, 30：631-636, 2012

2) イストダックス®点滴静注用 添付文書

3) 「腫瘍崩壊症候群（TLS）診療ガイダンス（第2版）」（日本臨床腫瘍学会／編），金原出版，2021

<櫻井洋臣>

10. 頭頸部がん（甲状腺がんを含む）

化学療法の概要

1）頭頸部扁平上皮がん

　頭頸部がんの90％が扁平上皮がんで，口腔・中下咽頭・喉頭が頭頸部扁平上皮がんとまとめられて臨床試験が行われるため，エビデンスが確立している．腺がん，未分化がんなどの組織型は稀であるために治療が確立していない．上咽頭がんは切除ができない部位にあるため放射線主体の治療が開発されている．

　頭頸部扁平上皮がんの治療は，切除可能かどうか，機能温存するかが考慮され，外科的切除，放射線療法（RT），化学放射線療法（CRT），導入化学療法（IC）により治療される．

● 頭頸部扁平上皮がんの標準治療

Stage	切除可能・不能	機能温存	外科的治療	非外科的治療	
I			単純切除	放射線療法	
II			機能温存手術		
III／IV	切除可能	あり		導入化学療法〔DCF（日本：PCE）〕	化学放射線療法（CDDP＋RT）
		なし	根治手術再建術 →（再発ハイリスク症例の場合） 術後補助化学放射線療法 〔CDDP＋RT（日本：Weekly CDDP＋RT）〕		
再発	切除不能			導入化学療法〔DCF（日本：PCE）〕	化学放射線療法（CDDP＋RT）
				放射線療法またはプラチナ系抗がん剤を含む化学療法に抵抗性，かつ化学放射線療法などの標準的な治療が困難な局所再発の患者 光免疫療法 （Cetuximab Sarotalocan）	

次ページへ続く

化学療法の概要 ●

前ページの続き

	病態		一次治療	二次治療	三次治療以降
再発転移	CPS ＞ 1		Pembrolizumab	Cetuximab + CDDP or CBDCA + 5-FU PCE	前治療を考慮してS-1, PTX, DTX などを選択
		病勢進行早い症状あり	Pembrolizumab + CDDP or CBDCA + 5-FU	PTX + Cetuximab	
			Pembrolizumab + CDDP or CBDCA + 5-FU		
	CPS 1 未満		Cetuximab + CDDP or CBDCA + 5-FU PCE	Nivolumab Pembrolizumab	
		プラチナ不応, 不適	PTX ± Cetuximab		

CPS：腫瘍細胞だけではなく，リンパ球，マクロファージなどの免疫細胞のPD-L1発現率

(1) 切除可能，不能例に対する根治治療

① 切除可能，機能温存希望例への根治治療

喉頭温存例を対象としたRTOG91-11試験でCDDP + RTとともに5-FU + CDDP（FP）療法による導入化学療法が標準治療となった．導入化学療法については，その後のGORTEC 2000-01試験でDTX + CDDP + 5-FU（DCF）がFPよりも優れることが示されている．

② 術後ハイリスク例に対するアジュバント

EORTC22931試験，RTOG95-01試験の統合解析からCDDP + RTが標準治療となった．日本ではJCOG1008試験の結果から，Weekly CDDP + RTも標準的治療と考えられている．

③ 切除不能例への根治治療

INT0126試験でCDDP + RTが標準治療となった．また，NCCNガイドラインではOther Recommended RegimensにWeekly

10

頭頸部がん（甲状腺がんを含む）

1133

● 改訂第8版 がん化学療法レジメンハンドブック

CDDP + RTが挙げられている．Cetuximab + RTはRT単独より
も優れるが，HPV陽性中咽頭がんを対象としたRTOG10-16試験，
De-ESCALaTE試験においてはCDDP + RTよりも劣ることが示
された．

TAX323試験，TAX324試験で放射線治療ないしCBDCA併用
放射線治療に先行する導入化学療法レジメンが評価され，FPより
もDCFが優れていた．しかし，その後に実施されたCDDP + RT
にDCFを先行する複数の臨床試験ではその意義が証明されず，
DCFによる導入化学療法とそれに引き続くCDDP + RTは未だ試
験的治療とされる．

ほかにDCFと比較して軽微な毒性ながら良好な抗腫瘍効果を維
持したPTX + CBDCA + Cetuximab（PCE）導入化学療法の多施
設前向き試験のエビデンスがあり，新たな導入化学療法レジメン
として期待される．

④ 手術，放射線治療，プラチナ製剤による化学療法が困難な局所
再発への治療

米国における第Ⅱ相（RM-1929-101）試験で光免疫療法の有効
性が示され，現在，国際第Ⅲ相（LUZERA-301）試験が実施され
ている．日本は第Ⅰ相（RM-1929-102）試験で世界に先駆けて条
件付き承認を2020年9月に得た．

(2) 再発・転移症例に対する緩和的化学療法

KEYNOTE-048試験でPembrolizumab単独もしくは
Pembrolizumab + CDDP or CBDCA + 5-FUがCetuximab +
CDDP or CBDCA + 5-FUのそれよりも優れた結果を示し，一次
治療における標準治療となった．しかし，自己免疫疾患がある症
例やCPSが1未満の症例においてはCetuximab + CDDP or
CBDCA + 5-FUは未だ重要なレジメンとされる．このほか，外来
治療が可能なPCEも選択肢として挙げられる．

プラチナ製剤耐性例では，CheckMate-141試験でNivolumabが
標準治療であるが，その他にPTX + Cetuximab療法とS-1単独療
法が用いられる．いずれのセッティングにおいても，後治療は原
則として前治療に使用していない薬剤が用いられる．なお，
Pembrolizumab単独療法もプラチナ不応の二次治療における第Ⅲ
相試験（KEYNOTE-040試験）のエビデンスがある．

化学療法の概要 ●

2) 甲状腺がん

甲状腺がんは，濾胞がんと乳頭がんを合わせた分化型がん（DTC：differentiated thyroid cancer），髄様がん（MTC：medullary thyroid cancer），未分化がん（ATC：anaplastic thyroid cancer）の組織に分類され，9割がDTCである．

全体の5年生存率は90％以上であるが，ATCは全生存期間中央値3.9カ月，1年生存率が16％と予後が非常に悪い.

甲状腺がんの治療

標準治療はいずれもまず外科切除であり，切除不能な分化がんにおいては放射性ヨウ素内用療法が行われる．いずれも不応となり病勢進行がある症例に血管内皮細胞増殖因子受容体（VEGFR）阻害薬などの経口抗がん薬が治療に用いられる．

DECISION試験でSorafenib，SELECT試験でLenvatinib，LIBRETTO試験で*RET*融合遺伝子陽性の甲状腺がんおよび*RET*遺伝子変異陽性のMTCに対するSelpercatinib，ZETA試験でVandetanibのエビデンスがある．

他には，*BRAF*遺伝子変異を有する甲状腺がんにはEncorafenib + Binimetinib併用あるいはDabrafenib + Trametinib併用が，*NTRK*融合遺伝子陽性の甲状腺がんにはEntrectinibおよびLarotrectinibが使用できる．

＜鈴木真也＞

10

頭頸部がん（甲状腺がんを含む）

1135

10. 頭頸部がん（甲状腺がんを含む）

DCF（DTX＋CDDP＋5-FU）導入化学療法

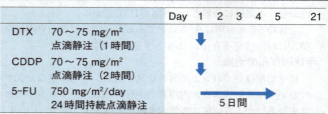

導入化学療法として，化学放射線療法の前に3週間ごと　最大3コース

【制吐対策】
高度催吐性リスクに準じる．
① 5-HT$_3$受容体拮抗薬（Day 1）　② アプレピタント[※1]125 mg（Day 1），80 mg（Day 2～3）　③ デキサメタゾン 9.9 mg IV（Day 1），8 mg POもしくは6.6 mg IV（Day 2～4）　④ オランザピン 5 mg（Day 1～4）（糖尿病患者には禁忌）　※1 静注のNK$_1$受容体拮抗薬使用の場合はp.24参照

【投与前】
輸液 1,000～2,000 mL（Day 1）

【投与後】
① 利尿薬として20％マンニトール200～300 mLもしくはフロセミド注10 mgのいずれかを投与（Day 1）　② 尿量・体重変動に応じてフロセミド注　③ 輸液 1,000～2,000 mL（Day 1～4）

基本事項

【適　応】

- 局所進行頭頸部がんの導入化学療法
- 導入化学療法は遠隔転移を有しない症例への根治治療を行う際の①根治性の低いN2b以上の遠隔転移リスクの高いN2c，N3，鎖骨上窩リンパ節転移を有する症例などに対する予後改善，②喉頭温存，を目的とする．

DCF（DTX＋CDDP＋5-FU）導入化学療法 ●

【奏効率】

	無増悪生存期間 （中央値）	全生存期間 （中央値）	フォロー期間
TAX323試験[1]	11.0カ月	18.8カ月	中央値32.5カ月
TAX324試験[2]	36カ月	71カ月	最低2年間 （69％が3年生存）

【副作用】

	TAX323[1]	TAX324[2]
血液毒性（Grade 3, 4）		
好中球減少	83％	76.9％
貧血	12％	9.2％
血小板減少	4％	5.2％
白血球減少	—	41.6％
非血液毒性（Grade 3, 4）		
悪心	14％	0.6％
粘膜炎	21％	4.6％
下痢	7％	2.9％
嘔吐	8％	0.6％
神経障害	—	0.6％
食欲不振	12％	0.6％
感染	6％	6.9％
発熱性好中球減少症	12％	5.2％

■ レジメンチェックポイント

① 前投薬の確認：輸液負荷，制吐薬

② 臓器機能・並存疾患の確認

3剤併用の強力な化学療法であることから肝・腎機能はもちろん，ほかの臓器機能が確実に保たれている症例に実施する.

③ 投与量の確認

以下に示すような重篤な有害事象を発症した場合，1レベル（20％）減量する. 有害事象が重なった場合，次コースは1レベルのみ減量する.

> ★ 前のコースで発熱性好中球減少症，Grade 4の骨髄毒性（白血球減少，好中球減少，血小板減少）をきたした場合，3剤とも1レベル（20％）減量する.

10

頭頸部がん（甲状腺がんを含む）

● 改訂第8版 がん化学療法レジメンハンドブック

＜CDDP：腎障害時の減量の目安＞[3)]

Ccr(mL/min)	＞60	50〜60	40〜50	40＞
	減量なし （1レベル）	80％用量 （0レベル）	60％用量 （−1レベル）	中止

＜DTXおよび5-FUの減量の目安＞

【肝障害】

T-Bil＞1.5 mg/dL，AST＞60 IU/LまたはALP＞2.5×UL
もしくは

T-Bil＞3.0 mg/dL，AST＞200 IU/L，ALT＞200 IU/L
で中止.

上記に該当する場合，次コースは，DTX，5-FUともに1レベ
ル（20％）ずつ減量する.

【粘膜炎（Grade 3）】

DTX，5-FUともに1レベル（20％）ずつ減量する.

【下痢（Grade 3）】

4日間持続する場合，DTX，5-FUともに1レベル（20％）ず
つ減量する.

＜DTX＞

投与当日の好中球数が2,000/mm^{3}未満であれば投与の延期を考
慮する.

④ 併用薬の確認

＜5-FU＞

併用禁忌：5-FUと成分が重複するため，テガフール・ギメラ
シル・オテラシルカリウム配合剤（ティーエスワン®など）.

併用注意：フェニトイン（フェニトインの血中濃度を上昇させ
る），ワルファリン（ワルファリンの作用を増強させることが
あるので，凝固能の変動に注意）.

＜CDDP＞

アミノグリコシド系抗菌薬，バンコマイシン，フロセミドとの
併用で腎障害，聴器障害リスク増大. 注射用アムホテリシンB
との併用で腎障害リスク増大. フェニトインとの併用でフェニ
トインの血漿中濃度が低下したとの報告がある.

＜DTX＞

アゾール系抗真菌薬（ミコナゾールなど）やエリスロマイシン，
クラリスロマイシン，シクロスポリン，ミダゾラムとの併用に

DCF（DTX + CDDP + 5-FU）導入化学療法 ●

よりCYP3A4が阻害されDTXの血中濃度が上昇し副作用が強くあらわれることがある.

⑤ アルコール過敏症の確認

DTX（タキソテール®など）の添付溶解液にはエタノールが含まれているので，アルコールに過敏な患者に投与する場合は，添付溶解液を使用せずに生理食塩液または5％ブドウ糖液で溶解すること．アルコールで希釈された製剤では，アルコールを抜くことはできないため注意する．なお現在はプレミックス製剤でも，アルコールを含有しない製剤も発売されている（p.160参照）.

★ DTX製剤について
　現在本邦においては，アルコールを含む添付溶解液にて希釈後使用する製剤と，すでにアルコールなどで希釈された製剤，およびアルコールを含有しない液体製剤などが販売されており，濃度，アルコール含有量が異なるため注意が必要である.

⑥ 予防的抗菌薬の確認

発熱性好中球減少症が高頻度で発症するので，必ず予防的抗菌薬を内服する．臨床試験においてはシプロフロキサシン錠100 mgを1回1〜2錠 1日3回　Day 5から11日間内服が規定された．これは発熱性好中球減少症をきたしやすいリスクの高い期間をカバーすることが目的である．実臨床ではレボフロキサシン錠500 mgを1回1錠 1日1回にて行われることもある．また，ほかの手段として，G-CSFを使用する方法が活用されている.

副作用対策と服薬指導のポイント

① アルコールに関する問診：DTXの添付溶解液にはビールコップ半分（50 mL）程度に相当するアルコールが含まれているため，アルコールに過敏な患者ではアルコールを使用しない調製方法を実施する．自動車の運転など危険を伴う機械の操作に従事しないように注意すること.

② 腎障害：CDDPによる発症予防として水分摂取をすすめる（1日目安：1.5〜2 L程度）．尿量の確保（100 mL/hr, 1日3 L程度），体重の測定を行い，適宜利尿薬を併用する.

③ 悪心，嘔吐：CDDPは高度催吐性リスクであるので，適宜制吐薬を使用する.

10

頭頸部がん（甲状腺がんを含む）

● 改訂第8版 がん化学療法レジメンハンドブック

④ **過敏反応**：DTXは添加剤としてポリソルベート80を含有しているため，重篤な過敏症の報告がある．皮膚の異常（蕁麻疹），顔面潮紅，息苦しさ，動悸などが発現した場合はすぐに申し出ることを伝える．投与開始後は頻回に観察を行う．

⑤ **白血球（主に好中球）減少，発熱性好中球減少症**：発熱性好中球減少症のリスクが高いため，予防的抗菌薬の内服の必要性を説明する．また，シプロフロキサシン，レボフロキサシン錠はマグネシウム製剤などの金属イオンを含む薬剤と併用すると効果が減弱するため，併用して内服する際には2時間あけて金属イオンを含む薬剤を内服することを説明する．服薬のアドヒアランスに不安がある症例の場合，レボフロキサシン錠のように1日1回でよい薬を選択するとよい．

⑥ **末梢神経障害**：CDDPにより数週間〜数カ月で下肢にしびれなどが発現する．総投与量が300〜400 mg/m²を超えると発現頻度が高くなる．不可逆的になることもある．

⑦ **聴器障害**：CDDPの1日投与量80 mg/m²以上，総投与量300 mg/m²以上になると発現頻度が高くなる．初期には耳鳴，耳閉塞感があり，聴力低下（特に4,000〜8,000 Hzの高音域）は数週間後に起こる．軽微なものは軽快するが，不可逆的な障害となることもある．

⑧ **脱毛**：DTXにより必然的に発現するため必ず説明を実施する．治療後2〜3週間で抜け始め，脱毛は頭髪のみではなく，全身の体毛にも及ぶが脱毛の部位は個人差があること，DTXを使用しなくなったら改善することを説明する．

⑨ **関節痛，筋肉痛**：DTXにより頻度は高くないが投与開始後2〜3日の間にあらわれ，数日間持続する．早期（1〜3コース目）から発現する傾向にある．通常は軽度の痛みであり，次の投与日までに改善するが，NSAIDsなど鎮痛薬を使用して対症的に治療する．医療用麻薬までは必要とならない．非蓄積毒性であり次コースには発症しないことが多い．

⑩ **下痢（5-FU）**：通常よりも4回多い排便がある場合，ロペラミド1回2 mgを内服．内服2時間後にまだ下痢が継続するようであればロペラミドをさらにもう1回内服する（保険適用にある通常の使用と異なるが，この用法用量が使用される）．改善しない場合は病院に連絡する．下痢により体内の電解質を失うため，水分補給を実施する．発熱を伴う場合，致命的な転帰に陥

ることも報告されているため，下痢の随伴症状を聞き取る．

⑪ **色素沈着**：5-FUにより手足あるいは全身の皮膚，爪などにみられる．直射日光でさらに強まる傾向があるため避ける．生じた場合には痛みがあるかを確認し，ない場合は特に重篤な有害事象につながらないことを説明し不安を解く．

⑫ **浮腫**：当該レジメンはDTX 75 mg/m²かつ，CDDPを用いることからすでにデキサメタゾン9.9 mg（アプレピタントを併用することでさらに血中濃度が上昇している）を使用するが，それでも浮腫をきたすことがある．

⑬ **口内炎**：5-FUを併用する3剤併用療法であるので口内炎リスクが高い．ブラッシング，うがい（アズレンスルホン酸ナトリウムなど）を治療前より歯科と協力して実施し口腔内を清潔にすることを心がける．口内炎の痛みについては鎮痛薬とリドカインうがい（p.1152）もしくはエピシル®を活用する．限局する口内炎にやむをえずステロイド口腔内外用薬（オルテクサー®，デキサメタゾン口腔用軟膏，アフタッチ®）を使用する際にはカンジダ口内炎に注意する．

【文 献】

1) Vermorken JB, et al：Cisplatin, fluorouracil, and docetaxel in unresectable head and neck cancer. N Engl J Med, 357：1695-1704, 2007

2) Posner MR, et al：Cisplatin and fluorouracil alone or with docetaxel in head and neck cancer. N Engl J Med, 357：1705-1715, 2007

3) 門脇重憲：腎障害（シスプラチンの減量を含む）．「頭頸部がん化学療法ハンドブック」（藤井正人／監，田原 信，清田尚臣／編），中外医学社，2014

<鈴木真也>

10. 頭頸部がん（甲状腺がんを含む）

PCE（PTX＋CBDCA＋Cetuximab）療法

＜IC-PCE療法〔導入化学療法（Induction）〕＞

		Day	1	8	15	22	28
Cetuximab	初回投与：400 mg/m² 点滴静注（2時間）		↓				
	2回目以降：250 mg/m² 点滴静注（1時間）			↓	↓	↓	
CBDCA	AUC 1.5 点滴静注（30分）		↓	↓	↓	↓	
PTX	80 mg/m² 点滴静注（1時間）		↓	↓	↓	↓	

4週間ごと　2コース

＜R/M-PCE療法〔再発・転移（Recurrent or Metastatic）〕＞

		Day	1	8	15	21
Cetuximab	初回投与：400 mg/m² 点滴静注（2時間）		↓			
	2回目以降：250 mg/m² 点滴静注（1時間）			↓	↓	
CBDCA	AUC 2.5 点滴静注（30分）		↓	↓	↓	
PTX	100 mg/m² 点滴静注（1時間）		↓	↓		

3週間ごと　最大6コースまで
Cetuximab は PCE 6コース後も PD（増悪）まで単独で継続

【前投薬】
［PTX投与時のアレルギー予防，Cetuximab投与時のInfusion reaction予防］
① デキサメタゾン 9.9 mg IV（次回以降減量可）　② ジフェンヒドラミン 50 mg PO もしくはクロルフェニラミン 5 mg IV　③ ファモチジン 20 mg IV：いずれもPTX投与30分前まで（Cetuximab が先に投与される場合は Cetuximab 投与の30分前まで）

【制吐対策】
中等度催吐性リスクに準じる.

PCE（PTX + CBDCA + Cetuximab）療法 ●

基本事項

【適　応】

・IC-PCE：局所進行頭頸部扁平上皮がんにおける導入化学療法[※1,2]
・R/M-PCE：再発または遠隔転移を有する頭頸部がん[※1,3]

※1　5-FUの持続点滴静注がないため外来通院で実施できるメリットがある.
※2　DCF療法に比較してPCE療法は発熱性好中球減少症のリスクが低く，完遂率が高いうえに，CDDP投与不適症例にも使用できる.
※3　Pembrolizumab，CDDP不適症例における一次治療，もしくはPembrolizumab不応後における二次治療以降の治療.

IC-PCEとIC-DCFの比較

	CDDP不適症例	完遂率	治療セッティング
IC-PCE	使用可能	9割以上	外来でも可能
IC-DCF	使用不可	85～75％	入院必要

【奏効率】

IC-PCE療法[1]

奏効率	3年生存率	治療完遂率
88.6％	83.5％	96.9％

R/M-PCE療法（緩和的化学療法の一次治療）[2]

奏効率	無増悪生存期間（中央値）	全生存期間（中央値）
40％	5.2カ月	14.7カ月

【副作用】

All Gradeが30％以上もしくはGrade 3以上が5％以上の有害事象
IC-PCE療法[1]

	All Grade	Grade 3以上
白血球減少	91％	9％
好中球減少	80％	11％
貧血	69％	6％
粘膜炎	31％	0％
倦怠感	54％	3％
便秘	37％	0％
末梢神経障害	40％	3％
脱毛	77％	—
皮疹	91％	6％
爪囲炎	34％	0％

次ページへ続く

● 改訂第8版 がん化学療法レジメンハンドブック

前ページの続き

	All Grade	Grade 3以上
その他の皮膚障害	66 %	0 %
低マグネシウム血症	34 %	0 %
ALT上昇	60 %	0 %

R/M-PCE療法[2]

	All Grade	Grade 3以上
好中球減少	91 %	68 %
ざ瘡様皮疹	83 %	4 %
ざ瘡様皮疹を除く皮膚反応	83 %	15 %
発熱性好中球減少症	9 %	9 %
貧血	98 %	6 %
食欲不振	53 %	6 %
低ナトリウム血症	38 %	4 %
低マグネシウム血症	62 %	4 %
悪心	30 %	2 %
末梢神経障害	55 %	2 %
粘膜炎	40 %	2 %
低アルブミン	79 %	2 %
ALT上昇	34 %	2 %
脱毛	81 %	—
便秘	49 %	0 %
血小板減少	62 %	0 %
AST上昇	49 %	0 %

▌レジメンチェックポイント

① 前投薬の確認
- ・PTXによる過敏症の予防およびCetuximabによるInfusion reaction予防：デキサメタゾン，抗ヒスタミン薬の確認.
- ・予防的制吐薬の確認.

PCE（PTX + CBDCA + Cetuximab）療法 ●

② 投与量の確認

< Cetuximab [3] >

Grade 3以上の皮膚症状の発現回数	本剤の投与	投与延期後の状態	本剤の用量調節
初回発現時	投与延期	Grade 2以下に回復	250 mg/m^2 で投与継続
		回復せず	投与中止
2回目の発現時	投与延期	Grade 2以下に回復	200 mg/m^2 で投与継続
		回復せず	投与中止
3回目の発現時	投与延期	Grade 2以下に回復	150 mg/m^2 で投与継続
		回復せず	投与中止
4回目の発現時	投与中止	—	—

< PTX >

白血球数3,000/mm^3 未満または好中球数1,500/mm^3 未満であれば，投与を延期する．同一クール内では投与前に白血球数2,000/mm^3 未満または好中球数1,000/mm^3 未満であれば，投与を延期する．投与後，白血球数が1,000/mm^3 未満になった場合，または重篤な末梢神経障害が発生した場合には，次回の投与量を減量する．

< PTX：減量の目安 [4] >

	通常投与量	1段階減量	2段階減量
R/M-PCE	100 mg/m^2	80 mg/m^2	60 mg/m^2
IC-PCE	80 mg/m^2	64 mg/m^2	48 mg/m^2

< PTX：肝機能低下症例に対する減量の目安 >

AST・ALT		T-Bil	PTX投与量
10 × ULN 未満	かつ	1.26 〜 2.0 × ULN	25 %減量
10 × ULN 未満	かつ	2.01 〜 5.0 × ULN	50 %減量
10 × ULN 以上	または	5.0 × ULN を超える	中止

米国添付文書より

< CBDCA >

Calvert式（p.33）を用いてCBDCA用量を計算するが，特に導入化学療法を受ける症例は腎機能がよい場合があるため，GFR

● 改訂第8版 がん化学療法レジメンハンドブック

は125 mL/minを上限として計算し過量にならないように注意する.

③ 点滴速度の確認

Cetuximab：初回投与（400 mg/m²）は2時間かけて点滴静注.
2回目以降（250 mg/m²）は1時間かけて点滴静注. 投与速度は
10 mg/min以下とし, 急速静注により投与しないこと.

④ 併用薬の確認

＜PTX＞

・併用禁忌：ジスルフィラム, シアナミド, プロカルバジン（顔
面潮紅, 血圧降下, 悪心, 頻脈などのアルコール反応を起こ
すおそれがあるため）.

・併用注意：ビタミンA, アゾール系抗真菌薬, マクロライド
系抗菌薬, ニフェジピン, キニジン, シクロスポリン, ベラ
パミル, ミダゾラム（PTXの代謝酵素がCYP2C8, CYP3A4
であるためPTXの血中濃度が上昇）

＜CBDCA＞

併用注意：アミノグリコシド系抗菌薬, バンコマイシンなどの
腎排泄型の抗菌薬との併用で腎障害・聴器障害リスクが増大する.

副作用対策と服薬指導のポイント

【Cetuximab】

p.1157参照.

> ★ IC-PCE療法は最大8回の投与であるが, R/M-PCE療法は
> Cetuximabによる皮膚毒性・爪囲炎や低マグネシウム血症,
> PTXによる末梢神経障害などの有害事象が継続とともに強く発
> 現する.

【PTX, CBDCA】

① アルコールに関する問診（アルコールに過敏な患者は慎重投
与）：PTXにはビール瓶中瓶1/2本程度のアルコールが含まれ
ているため自動車の運転など危険を伴う機械の操作に従事しな
いように注意すること.

② アレルギー症状：皮膚の異常（蕁麻疹）, 顔面潮紅, 息苦しさ,
動悸などが発現した場合はすぐに申し出ることを伝える.

PCE（PTX＋CBDCA＋Cetuximab）療法 ●

> ★ PTXと溶解補助剤のポリオキシエチレンヒマシ油（クレモホール®EL）による過敏症およびショック.

③ **末梢神経障害**：用量規制因子. PTXによる末梢神経障害は高頻度に起こり，適切に減量，休薬などを行う. 症状は一般に投与3〜5日後にあらわれ，また，使用が長期間にわたると発現頻度が高くなる傾向にある.

④ **関節痛，筋肉痛**：頻度は高くないがPTX投与開始後2〜3日の間にあらわれ，数日間持続する. 早期（1〜3コース目）から発現する傾向にある. 通常は軽度の痛みであり，次の投与日までに改善するが，NSAIDsなど鎮痛薬を使用して対症的に治療する. 非蓄積毒性であり次コースには発症しないことが多い.

⑤ **脱毛**：治療後2〜3週間で抜け始め，脱毛は頭髪のみではなく，全身の体毛にも及ぶが脱毛の部位は個人差があること，PTXを使用しなくなったら改善することを説明する.

⑥ **腎障害**：CBDCAは大量の補液を実施することはないが腎障害のリスクはあるため，予防のために水分の摂取を心がける.

⑦ **口内炎**：局所的な口内炎による痛みであればエピシル®やリドカインを加えたうがい液（p.1152参照），口腔乾燥が強ければグリセリン液をうがい液に加える.

⑧ **血小板減少（CBDCA）**：手足をぶつけた際に青あざなどの症状が起こる可能性があることを説明し，症状があらわれたら速やかに連絡するように伝える.

【文 献】

1) Enokida T, et al：A multicenter phase II trial of paclitaxel, carboplatin, and cetuximab followed by chemoradiotherapy in patients with unresectable locally advanced squamous cell carcinoma of the head and neck. Cancer Med, 9：1671-1682, 2020

2) Tahara M, et al：Phase II trial of combination treatment with paclitaxel, carboplatin and cetuximab（PCE）as first-line treatment in patients with recurrent and/or metastatic squamous cell carcinoma of the head and neck（CSPOR-HN02）. Ann Oncol, 29：1004-1009, 2018

3) アービタックス®注射液 添付文書

4) タキソール®注 インタビューフォーム

〈鈴木真也〉

10. 頭頸部がん（甲状腺がんを含む）

CDDP＋RT（放射線）療法

＜CDDP＋RT療法＞

	Day	1	8	15	21
CDDP 80～100 mg/m² 点滴静注（2時間）		↓			

3週間ごと　3コース

標準治療は100 mg/m²を3週間ごとに使用するレジメンであるが、これは臨床試験に登録される状態の良い症例に対するレジメンであり、医師の判断で実臨床では80 mg/m²に減量もしくは以下のWeekly療法や分割療法で投与されることが多いが、最近Weekly療法の前向き試験のエビデンスが報告されている.

＜Weekly CDDP＋RT療法＞

	Day	1	7
CDDP 30～40 mg/m² 点滴静注（2時間）		↓	

1週間ごと　6～7コース

＜CDDP（分割）＋RT療法＞

	Day	1	2	3	4	8	15	21
CDDP 20 mg/m² 点滴静注（2時間）		↓	↓	↓	↓			

3週間ごと　3コース

放射線照射は週5回、2 Gy/dayずつ実施される. 根治治療に対しては70 Gy、術後補助化学療法としては60～66 Gy照射される.

【制吐対策】
高用量CDDP投与（50 mg/m²以上）の場合：高度催吐性リスクに準じる：① 5-HT₃受容体拮抗薬（Day 1）　② アプレピタント※ 125 mg（Day 1），80 mg（Day 2～3）　③デキサメタゾン 9.9 mg IV（Day 1），6.6 mg IV または8 mg PO（Day 2～4）　④ オランザピン 5 mg（Day 1～4）（糖尿病患者には禁忌）
※静注のNK₁受容体拮抗薬使用の場合はp.24参照

分割もしくは低用量投与の場合：中等度催吐性リスクもしくは高度催吐性リスクに準じる：① 5-HT₃受容体拮抗薬（CDDP投与日）　② デキサメ

CDDP＋RT（放射線）療法 ●

タゾン 6.6 mg IV または 8 mg PO（Day 2〜4）（注意：分割療法の場合，CDDP 最終投与の Day 4 より以後 3 日間デキサメタゾンを投与する）

【投与前】
①輸液 1,000〜2,000 mL

【投与後】
①利尿薬として 20％マンニトール 200〜300 mL もしくはフロセミド注 10 mg　②尿量・体重変動に応じてフロセミド注　③輸液 1,000〜2,000 mL（CDDP 分割の場合は CDDP 最終投与日の Day 4 より 4 日間投与）

基本事項

【適　応】
・局所進行頭頸部がん［CDDP＋RT 療法，Weekly CDDP＋RT 療法，CDDP（分割）＋RT 療法］
・術後再発ハイリスク例（切除断端陽性，リンパ節節外浸潤陽性，2 つ以上のリンパ節転移）への術後治療（日本：Weekly CDDP＋RT，Global：CDDP＋RT）

【奏効率】

セッティング	試験	効果	CDDP ＋RT	RT	
切除可能 Stage Ⅲ／Ⅳ	RTOG91-11[1]	2 年喉頭温存率	88％	70％	
		2 年生存率	74％	75％	
術後再発ハイリスク症例	EORTC22931[2]	5 年無病生存率	47％	36％	
		5 年生存率	53％	40％	
	RTOG95-01[3]	5 年無病生存率	47％	36％	Weekly CDDP＋RT
		5 年生存率	56％	47％	
	JCOG1008[4]	3 年生存率	59％	—	71％
切除不能 Stage Ⅲ／Ⅳ	INT0126[5]	完全奏効（CR）率	40％	27％	
		3 年生存率	37％	23％	

● 改訂第8版 がん化学療法レジメンハンドブック

【副作用】 JCOG1008[4]

	CDDP + RT		Weekly CDDP + RT	
	All Grade	Grade 3, 4	All Grade	Grade 3, 4
白血球減少	95 %	55 %	93 %	61 %
好中球減少	91 %	48 %	86 %	35 %
貧血	100 %	14 %	100 %	13 %
血小板減少	65 %	2 %	83 %	3 %
発熱性好中球減少症	5 %	5 %	4 %	4 %
粘膜炎	91 %	23 %	92 %	27 %
嚥下障害	58 %	18 %	48 %	11 %
皮膚炎	91 %	14 %	91 %	11 %
悪心	67 %	13 %	46 %	4 %
感染	19 %	11 %	14 %	6 %
低ナトリウム血症	92 %	10 %	82 %	10 %
腎障害	39 %	0 %	29 %	0 %
聴覚障害	17 %	3 %	7 %	1 %
末梢神経障害	5 %	0 %	1 %	0 %

▌レジメンチェックポイント

① 前投薬の確認：輸液負荷，制吐薬

② 投与量の確認

＜腎障害時のCDDP投与量変更例＞（CDDPは主に尿中排泄）

Ccr（mL/min）	≧60	60未満〜50	50未満〜40	40未満〜30	30未満
CDDP + RT	減量なし	80 %用量	60 %用量	中止	
Weekly CDDP + RT	減量なし		30mg/m²	20mg/m²	中止

③ 併用薬の確認（CDDP）

アミノグリコシド系抗菌薬，バンコマイシン，フロセミドとの併用で腎障害，聴器障害リスク増大．注射用アムホテリシンBとの併用で腎障害リスク増大．フェニトインとの併用でフェニトインの血漿中濃度が低下したとの報告がある．

▌副作用対策と服薬指導のポイント

化学放射線療法ではCDDPによる有害事象対策やCDDPのdose

CDDP + RT（放射線）療法

intensity（単位期間あたりの投与量）や標準治療にこだわりがちであるが，重要なのはRTの継続であり，RTが休止してしまうと再発率が上がる[6]．CDDPは分割であってもWeekly投与であっても計300 mg/m²のうち200 mg/m²，つまり2/3程度が投与されるならば治療効果は担保されることが共通認識として存在する[7]ため，RTの休止のない完遂をめざす支持療法を実施する．

【胃瘻】

・多くの症例で放射線照射に伴う咽頭の粘膜炎がGrade 3に至るため経口摂取困難となり，食事摂取，薬剤使用のために放射線治療前に予防的な胃瘻造設が推奨されている．なお，放射線照射完遂後において，不要になった際には外来で胃瘻抜去ができる．

・胃瘻造設後のトラブルとして，出血，胃瘻漏れ，感染などがあり，対応に難渋すると医療従事者，患者ともにストレスを感じるため注意して対応する．

【CDDP】

用量規制因子：腎障害，悪心・嘔吐，骨髄毒性

① 悪心・嘔吐，食欲不振：CDDPは高度催吐性リスクであるので適宜制吐薬を使用する．

② 腎障害：CDDPによる発症予防として水分摂取をすすめる（1日目安：1.5～2 L程度）．尿量の確保（100 mL/hr，1日3 L程度），体重の測定を行い，適宜利尿薬を併用する．2コース目以降は痛みがあり飲水できないこともあるので配慮する．

③ 末梢神経障害：CDDPにより数週間～数カ月で発現．下肢にしびれなどが発現する．総投与量が300～400 mg/m²を超えると発現頻度が高くなる．

④ 聴器障害：1日投与量80 mg/m²以上，総投与量300 mg/m²以上になると発現頻度が高くなる．初期には耳鳴，耳閉塞感があり，聴力低下（特に4,000～8,000 Hzの高音域）は数週間後に起こる．

【RT】

① 放射線皮膚炎：放射線照射20 Gy付近で皮膚乾燥，発赤，40 Gy付近で顕著な発赤，掻痒感，疼痛をきたす．50 Gy以上では皮膚のびらん，水疱，時には出血をきたし，症状は照射終了後1週間程度継続し徐々に改善する．放射線皮膚炎への対応は，洗浄，軟膏による保湿，創傷被覆剤による刺激からの保護が重要．

10

頭頸部がん（甲状腺がんを含む）

● 改訂第8版 がん化学療法レジメンハンドブック

> ★ 放射線皮膚炎へのステロイド外用と白色ワセリンの効果を評価したJ-SUPPORT1602試験では，ステロイド外用に皮膚炎を軽減する傾向が確認され（Grade 2：73％ vs 80％，有意差なし，Grade 3：13％ vs 25％，p = 0.034），感染には統計学的有意差はなかった[8]．

② **口腔粘膜炎**：治療開始前から歯科の介入，口腔ケアが望ましい．ブラッシング，うがい（アズレンスルホン酸ナトリウムなど）を行い，口腔内を清潔にする．口腔カンジダをきたしやすいので注意する．放射線照射開始から10 Gyで口腔乾燥や味覚障害が起こり，15 Gy付近にて口腔粘膜炎による嚥下困難が生じ[9]，20 Gy程度で徐々に口腔粘膜炎の影響で疼痛を伴い摂食に影響する．特に治療の後半（60 Gy付近）では嚥下時の疼痛を伴い摂食困難となる．放射線治療終了後から1〜2週間は症状が継続するが徐々に改善する．化学放射線治療前に胃瘻を造設するのが望ましい．簡易懸濁を行う場合は内服薬の剤形，胃瘻の通過性などの検討を行う．痛みが強ければリドカイン液を，口腔乾燥が強ければグリセリン液をうがい薬に加える．経口が困難となると水分摂取が落ちてしまうが，胃瘻からでも1 L程度を摂取するようにする．

> ★ **＜リドカインうがい液の例[10]＞**
> ・アズレンスルホン酸ナトリウム顆粒5包または液25滴
> ・グリセリン液　60 mL
> ・塩酸リドカイン液　5〜10 mL
> 精製水を加えた計500 mLをペットボトルなどで作成．

③ **疼痛**：痛みの感じ方は患者により異なるので，粘膜炎の状況，主訴，NRS（numerical rating scale）の変化などを評価して疼痛コントロールを実施する．放射線治療による口内炎の痛みにはリドカインうがい液，咽頭痛にはOpioid based pain control program（図）[11]に従い実施する．痛みは最大でもモルヒネ換算で100 mg/日程度のオピオイドで対応できる．口腔カンジダによる疼痛の場合もあるため注意して口腔内を観察し，白苔や肥厚が認められた場合は医師に診てもらう．

> ★ 放射線治療中は（免疫抑制作用により）カンジダ性口内炎の誘因となる可能性があるため，ステロイド口腔用軟膏を使用しない．

1152

CDDP + RT（放射線）療法

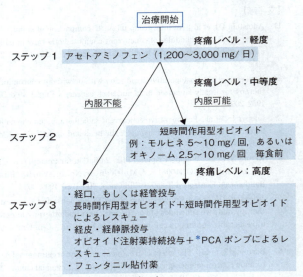

*PCA: patient controlled analgesia

● 図　Opioid based pain control program
文献12より転載

④ 発熱，感染，誤嚥性肺炎：発熱は誤嚥性肺炎，口腔・咽頭粘膜炎，感染（胃瘻，PICC），発熱性好中球減少症，腫瘍熱などできたされることがある．放射線治療に伴う口腔乾燥は唾液分泌の低下，粘膜障害による自浄作用の低下により口腔内感染をきたし，誤嚥性肺炎につながることから日々の口腔ケアは重要となる．放射線治療完遂後においても嚥下機能低下や口腔環境変化に伴う晩期毒性として誤嚥性肺炎は予後に影響する．

⑤ 悪心：頭頸部への照射は軽度〜中等度の催吐性リスクとされている．5-HT$_3$受容体拮抗薬，メトクロプラミドもしくはデキサメタゾンで対応する．

⑥ 脱毛：放射線照射部位に治療開始後2〜3週間で脱毛が起こる．

⑦ 下痢：RTによるものではないが，嚥下困難にて経腸栄養中心の食事となった場合に頻回に起こる．胃瘻から投与している場合は投与速度を緩めたり，半固形の経腸栄養剤を活用する．

● 改訂第8版 がん化学療法レジメンハンドブック

【文 献】

1) Adelstein DJ, et al : An intergroup phase Ⅲ comparison of standard radiation therapy and two schedules of concurrent chemoradiotherapy in patients with unresectable squamous cell head and neck cancer. J Clin Oncol, 21 : 92-98, 2003

2) Bernier J, et al : Postoperative irradiation with or without concomitant chemotherapy for locally advanced head and neck cancer. N Engl J Med, 350 : 1945-1952, 2004

3) Cooper JS, et al : Postoperative concurrent radiotherapy and chemotherapy for high-risk squamous-cell carcinoma of the head and neck. N Engl J Med, 350 : 1937-1944, 2004

4) Kiyota N, et al : Weekly Cisplatin Plus Radiation for Postoperative Head and Neck Cancer (JCOG1008) : A Multicenter, Noninferiority, Phase Ⅱ/Ⅲ Randomized Controlled Trial. J Clin Oncol, 40 : 1980-1990, 2022

5) Adelstein DJ, et al : An intergroup phase Ⅲ comparison of standard radiation therapy and two schedules of concurrent chemoradiotherapy in patients with unresectable squamous cell head and neck cancer. J Clin Oncol, 21 : 92-98, 2003

6) Barton MB, et al : The effect of treatment time and treatment interruption on tumour control following radical radiotherapy of laryngeal cancer. Radiother Oncol, 23 : 137-143, 1992

7) Ang KK : Concurrent radiation chemotherapy for locally advanced head and neck carcinoma: are we addressing burning subjects? J Clin Oncol, 22 : 4657-4659, 2004

8) Yokota T, et al : Phase 3 randomized trial of topical steroid versus placebo for prevention of radiation dermatitis in patients with head and neck cancer receiving chemoradiation. Int J Radiat Oncol Biol Phys, 111 : 794-803, 2021

9) Sonis ST : A biological approach to mucositis. J Support Oncol, 2 : 21-32, 2004

10) 「頭頸部がん化学放射線療法をサポートする口腔ケアと嚥下リハビリテーション」（浅井昌大，他/編），オーラルケア，2009

11) Zenda S, et al : Multicenter phase Ⅱ study of an opioid-based pain control program for head and neck cancer patients receiving chemoradiotherapy. Radiother Oncol, 101 : 410-414, 2011

12) 「頭頸部がん薬物療法ガイダンス第2版」（日本臨床腫瘍学会/編），p43，金原出版，2018

<鈴木真也>

10. 頭頸部がん（甲状腺がんを含む）

Cetuximab ＋ RT（放射線）療法

		Day 1	7
Cetuximab	初回投与：400 mg/m^2 点滴静注（2時間） 2回目以降：250 mg/m^2 点滴静注（1時間）	↓	

1週間ごと　8コース（RT開始1週間前よりはじめ毎週投与）

放射線照射は週5回，2 Gy/dayずつ実施される（総線量66〜70 Gy）.

【Infusion reaction予防】

① 抗ヒスタミン薬（ポララミン®注5 mg点滴など）　② 副腎皮質ステロイド（デキサメタゾン注6.6 mg点滴など）をいずれもCetuximab投与30〜60分前に投与する.

基本事項

【適　応】

・局所進行頭頸部扁平上皮がん：腎障害，高齢，全身状態不良などのCDDPの使用に不適格な場合に選択.

・上咽頭がんはエビデンスが少ないので推奨されない.

・大腸がんではk-ras遺伝子変異を確認するが，頭頸部がんでは変異の頻度がかなり低いため検査をしなくても使用できる[1].

【奏効率】

試験	奏効率	局所病勢 コントロール （中央値）	無増悪 生存期間 （中央値）	全生存期間 （中央値）	5年 生存率
海外第Ⅲ相試験 （Bonner試験）[2][3]	73.5 %	24.4カ月	17.1カ月	49.0カ月	45.6 %
国内第Ⅱ相試験[4][5]	81.8 %	—	—	—	—

● 改訂第8版 がん化学療法レジメンハンドブック

【副作用】

	Bonner試験[2]	国内第II相試験[4][5]
Infusion reaction	15%（3%）	4%（0%）
ざ瘡様皮疹	87%（17%）	63%
皮膚乾燥	—	68%
掻痒症	16%（0%）	40%
爪囲炎	—	22%
下痢	19%（2%）	18%
疲労	56%（4%）	9%
口内炎	93%（56%）	9%
低Mg血症	—	18%

（　）内はGrade 3，4の有害事象を示す

■レジメンチェックポイント

① 投与前の確認：Infusion reaction予防薬の確認.

② 減量，休薬，中止基準

重度（Grade 3以上）の皮膚症状があらわれた場合[5]

Grade 3以上の皮膚症状の発現回数	本剤の投与	投与延期後の状態	本剤の用量調節
初回発現時	投与延期	Grade 2以下に回復	200 mg/m² で投与継続
		回復せず	投与中止
2回目の発現時	投与延期	Grade 2以下に回復	150 mg/m² で投与継続
		回復せず	投与中止
3回目の発現時	投与延期	Grade 2以下に回復	投与中止
		回復せず	投与中止
4回目の発現時	投与中止	—	—

③ 点滴速度の確認

初回投与（400 mg/m²）は2時間かけて点滴静注. 2回目以降（250 mg/m²）は1時間かけて点滴静注. 投与速度は10 mg/min以下とし，急速静注により投与しないこと.

★ 投与終了後はCetuximabと同じ投与速度でラインを生理食塩液にてフラッシュすること.

Cetuximab + RT（放射線）療法 ●

④ 初回負荷は初回のみであるので，次回以降に処方ミスで初回負荷量が処方されないように注意する．

副作用対策と服薬指導のポイント

【Cetuximab】

① Infusion reaction[5]：Cetuximab投与時にあらわれることがある．多くはCetuximab初回投与中または投与3時間以内に発現するが，投与数時間後，あるいはその後の投与時に発現することもある．投与後1時間は患者観察を行う．本邦のレジメンは経過観察を目的としてCetuximab後に生理食塩液などを30分～1時間程度点滴静注することが多い．軽度～中等度（Grade 1～2）のInfusion reactionが発現した場合は，投与速度を10 mg/minから5 mg/minに減速するなど適切な対応をとる．

> ＜Infusion reaction発現時の対応＞
> ★ 重度（Grade 3以上）：直ちにCetuximabの投与を中止し，症状に応じた薬物療法（エピネフリン，副腎皮質ステロイド，抗ヒスタミン薬，気管支拡張薬）などを行う．症状が回復しても再投与はしない．
> ★ 軽度～中等度（Grade 1～2）：Cetuximabの投与速度を減速し，その後のすべての投与においても減速した速度で投与を行う．再度Infusion reactionが発現した場合は投与を中止する．

② 皮膚症状：ざ瘡様皮疹（1～2週で発症，5～6週で改善），掻痒症（1～4週目）が初期に起こる．ざ瘡様皮疹に脂漏性皮膚炎が併発することもある．続いて，皮膚乾燥・皮膚亀裂（3～5週目），落屑，爪囲炎（4～8週目，半年程度）などがみられる．Cetuximabの皮疹は治療効果，予後に相関するとの報告があるため，その管理は重要である[3]．皮疹は顔面，胸部，背部，腕などに好発する．皮膚亀裂で問題になるのは指先である．投与後1週間以内よりかゆみなどの症状の発現が多いことを伝え，予防的な処方（テトラサイクリン系抗菌薬の内服，保湿剤）について説明する．皮疹が出始めたら早期の段階で副腎皮質ステロイド外用薬の使用が必要であることを説明する．重症例においては減量休薬基準に従い（レジメンチェックポイント参照），皮膚科の受診を考慮する．

10

頭頸部がん（甲状腺がんを含む）

1157

● 改訂第8版 がん化学療法レジメンハンドブック

＜Cetuximabへの支持療法薬の処方例＞

・ざ瘡様皮疹：

    ⓐ 副腎皮質ステロイド（顔：ロコイド®クリーム；medium クラス，体幹：マイザー®軟膏；very strongクラス，頭皮：デルモベート®スカルプローションもしくはリンデロン®VGローション）原則1日2回とし，皮疹発現時から皮疹部のみに塗布．

    ⓑ ミノマイシン®カプセル（1回100 mg 1日1～2回，Cetuximab投与開始と同時に予防的に開始）；抗炎症作用目的であるが，肝機能障害，眩暈などの副作用に注意．

・皮膚乾燥：ヒルドイド®ローション（保湿剤）

・掻痒感：アレグラ®（抗ヒスタミン薬）

③ 低マグネシウム血症，低カルシウム血症，低カリウム血症：CetuximabのEGFR阻害はマグネシウムの再取り込みを阻害するため，マグネシウム値は低下する．Cetuximabの投与回数が多くなると頻度は高くなる．低マグネシウム血症の初期症状として疲労，手足のしびれ，こわばり，こむらがえり，傾眠がみられ，重症例では頻脈や難治性不整脈を起こす．症状のない場合は経口でマグネシウムの補充を行うが，下痢をきたすことがあるので注意する．症状を伴う場合は点滴静注の中に硫酸マグネシウムを追加して投与する（20 mEq/hが限度）．Cetuximabの投与開始前，治療中および治療終了後は血清中電解質をモニタリングする[5]．

④ 間質性肺炎：頻度は低いが起こり得る重大な副作用であることを必ず説明する．乾性咳嗽，呼吸困難，発熱に注意する．

【RT】

CDDP＋RT療法（p.1151）を参照．

・Cetuximab＋RTはCDDPと異なり，腎機能障害，末梢神経障害，聴器障害，骨髄毒性などがないが，広範囲にわたる白色コーティングで覆われる粘膜炎を開始初期より生じることがあり，積極的な支持療法が必要になる．

・放射線皮膚炎はCDDP＋RT療法に比較して症状が強く出ることも報告されているため，注意を要する．

1158

【文 献】

1) Bissada E, et al：Prevalence of K-RAS codons 12 and 13 mutations in locally advanced head and neck squamous cell carcinoma and impact on clinical outcomes. Int J Otolaryngol, 848021：1-6, 2013
2) Bonner JA, et al：Radiotherapy plus cetuximab for squamous-cell carcinoma of the head and neck. N Engl J Med, 354：567-578, 2006
3) Bonner JA, et al：Radiotherapy plus cetuximab for locoregionally advanced head and neck cancer：5-year survival data from a phase 3 randomised trial, and relation between cetuximab-induced rash and survival. Lancet Oncol, 11：21-28, 2010
4) Okano S, et al：Phase Ⅱ study of cetuximab plus concomitant boost radiotherapy in Japanese patients with locally advanced squamous cell carcinoma of the head and neck. Jpn J Clin Oncol, 43：476-482, 2013
5) アービタックス®注射液 インタビューフォーム

<鈴木真也>

10. 頭頸部がん（甲状腺がんを含む）

Cetuximab Sarotalocan 単独療法

		Day	1	8	15	22	28
Cetuximab Sarotalocan	640 mg/m² 点滴静注（2時間以上）						

4週間ごと　1〜4コース※

※完全奏効が得られない場合には，4週間以上の間隔をあけて，最大4回まで点滴静注およびレーザ光を病巣部位に照射することができる．
・この治療は，本剤の点滴静注終了20〜28時間後に医療機器のBioBlade®レーザ（PDT半導体レーザ）システムを使用しレーザ光を病巣部位に照射する局所治療である．

【Infusion reaction 予防】
①抗ヒスタミン薬（ポララミン®注5 mg点滴など）　②副腎皮質ステロイド（デキサメタゾン注3.3 mg点滴など）を30〜60分前に投与する．

基本事項

【適　応】

切除不能な局所進行または局所再発の頭頸部がん
・放射線療法またはプラチナ系抗がん薬を含む化学療法に抵抗性，かつ化学放射線療法などの標準的な治療が困難な局所再発の患者．

【奏効率[1]】

海外第Ⅰ/Ⅱa相試験（RM-1929-101試験）第Ⅱa相パート（n = 30）

奏効率	無増悪生存期間（中央値）	全生存期間（中央値）	生存率（12カ月）
43.30%（CR率13.3%）	5.1カ月	9.3カ月	46.7%

【副作用[1]】

海外第Ⅰ/Ⅱa相および国内第Ⅰ相試験における640 mg/m²の併合解析（n = 36）のうち，全Gradeで10%以上，もしくはGrade 3以上のイベントがあったもの．

	All Grade	Grade 3以上		All Grade	Grade 3以上
適用部位疼痛	22%	11%	口内炎	8%	2%
顔面浮腫	16%	2%	紅斑	13%	0%

次ページへ続く

Cetuximab Sarotalocan単独療法 ●

前ページの続き

	All Grade	Grade 3以上		All Grade	Grade 3以上
疲労	16％	0％	口腔咽頭痛	11％	0％
適用部位浮腫	13％	0％	発疹	11％	0％
顔面痛	11％	0％	閉塞性気道障害	2％	2％
限局性浮腫	11％	5％	腫瘍疼痛	11％	5％
末梢性浮腫	11％	0％	腫瘍出血	5％	2％
粘膜の炎症	2％	2％	壊疽	2％	2％
嚥下障害	13％	5％	貧血	8％	2％
口腔内痛	8％	5％	眼窩周囲浮腫	2％	2％
舌浮腫	11％	0％			

■ レジメンチェックポイント

① 禁忌疾患の確認

腫瘍縮小・壊死に伴う頸動脈出血，腫瘍出血があらわれることがあることから，頸動脈への腫瘍浸潤は禁忌．なお，頸静脈への腫瘍浸潤は有効性および危険性を考慮したうえでの慎重投与．

② 前投薬の確認：Infusion reaction予防薬の確認．

③ 点滴速度，投与スケジュールの確認

・2時間以上かけて点滴静注する．

・点滴静注終了20～28時間後に波長690 nmのレーザ光を照射する必要がある．照射は手術室にて全身麻酔のうえ実施されることから初日における時間遵守が重要になる．翌日の朝に照射を予定する場合，医師の確定や薬剤部における調製のスケジュールが非常にタイトになるので注意する（例：レーザ光照射をDay 2の9時30分に予定するのであれば，その20時間前のDay 1の13時30分に点滴を終えなければならないので11時30分には点滴を開始しなければならない）．

■ 副作用対策と服薬指導のポイント[2]

① 光線過敏症

・光線過敏症を起こすことがあるので，本剤投与後7日目以降に腕の一部に対して直射日光等を照射し，皮膚反応の消失が確認できるまでの間，または本剤投与後4週間は直射日光を

10

頭頸部がん（甲状腺がんを含む）

1161

● 改訂第8版 がん化学療法レジメンハンドブック

避けるように指導する.

・投与中および投与後は, 帽子, スカーフ類, サングラス, 長袖, 長ズボン, 手袋, 靴下等を着用し肌の露出を避けるように指導する. 紫外線用の日焼け止めでは, 光線過敏症の保護にはならないことを説明する (ごく薄手の生地や目の粗い生地では強い光からの保護にならないため, 暗い色で目の詰まった生地の衣服を着用する). 日没後の外出は可能であるが強い光は避けるように説明を行う.

・室内照明は蛍光灯または60W以下の白熱灯を使用する. 光強度は可能な限り小さくする (120ルクス以下を目安. 読書灯は使用しないようにするが, パソコンやテレビ, スマートフォンは使用してよい). 投与後4週間は赤色光を発する暖房器具 (赤外線ヒーター, 赤外線ストーブ, こたつ等) の使用は避ける.

・皮膚過敏性反応の確認方法について適正使用ガイドに記載があるが, このテストは必須ではない.

・パルスオキシメーター等の光を測定原理とする検査測定機器を長時間継続的に装着した場合, 装着部位に水疱等の反応が生じることがあるので2時間ごとに付け替え, 同じ指に2時間以上続けて装着しない.

・眼科, 口腔鏡, 腹腔鏡のような強い光を使用する検査・診察を受ける際は, 相談するように説明する.

② Infusion reaction：本剤はCetuximabに光感受性物質である色素IR700を結合させた抗体–光感受性物質複合体薬剤であるためCetuximab同様にリスクがある (p.1157参照). 症状をきたし投与終了時間がずれた場合, 翌日のレーザ光照射スケジュールにも影響をきたすため注意する.

③ 疼痛：治験においてGrade 3以上の有害事象は63.4％に発現し, そのうち適用部位疼痛12.2％, 口腔内痛9.8％が主たるものに挙げられている. 照射後より早期に発現し, 患者の主訴が強いのが特徴であり, 患者のQOLに大きく影響することからオピオイド等により迅速に鎮痛する. 上咽頭がんは頭痛や頭皮の痛み, 違和感として表現されることがある.

④ 出血：臨床試験において26.7％に認められ死亡例も報告されている. 初回発現時期の中央値 (範囲) は19日 (1～34日) であり, リスクがある場合はリスクを説明のうえ注意深く確認を行う.

Cetuximab Sarotalocan単独療法

⑤ 皮疹：28日ごとの投与であるため，皮膚毒性のリスクは低く，通常のCetuximab療法のような皮膚障害対策の支持療法セットは不要.

【調製時の注意点】

・一般名が類似しているCetuximabとの取り違えに注意する.
・光に不安定であるので，安全キャビネット内の照明を消し，室内照明（蛍光灯，120ルクス以下を目安）の間接光のもとで15分以内を目安に調製する.
・希釈もしくは他の薬剤との混注はしない.

【投与時の注意点】

・個室の場合は窓からの直射日光を遮るために遮光カーテン，ブラインドを閉める．複数室の場合は通路側の部屋にするとよいが，窓側である場合は，遮光カーテンが必要．病室の推奨照度は100ルクスであるため，消灯して真っ暗にする必要はないが，室内照明（蛍光灯）は薄暗く感じる程度の明るさにし，照度の高いものは使用しない.
・本薬剤は投与に時間指定がされるため，薬剤部による調製完了時間が遅れたり完全遮光の作業に時間を費やすと規定投与時間に間に合わなくなるリスクがあるため注意する.

【文 献】

1) アキャルックス® インタビューフォーム
2) アキャルックス® 適正使用ガイド

＜鈴木真也＞

10. 頭頸部がん（甲状腺がんを含む）

Pembrolizumab 単独療法

		Day	1	8	15	21
Pembrolizumab 200 mg 点滴静注（30分）		↓				
		3週間ごと　PD（増悪）まで				

または

	Day	1	8	15	22	29	36	42
Pembrolizumab 400 mg 点滴静注（30分）	↓							
	6週間ごと　PD（増悪）まで							

基本事項

【適　応】

再発または遠隔転移を有する頭頸部がん

- CPS（腫瘍細胞だけではなく，リンパ球，マクロファージなどの免疫細胞のPD-L1発現率）が1以上の一次治療.
- 腫瘍量が多い，病勢進行が早い，随伴症状が強い症例はPembrolizumab単独療法ではなくPembrolizumab + CDDP or CBDCA + 5-FU療法（p.1167）を使用する.
- プラチナ製剤不応例に対する二次治療のエビデンスもある.

【奏効率】

一次治療[1]

KEYNOTE-048試験	全症例 （n＝301）	CPS≧1 （n＝257）	CPS≧20 （n＝133）
全生存期間（中央値）	11.6カ月	12.3カ月	14.9カ月
生存期間の 統計学的検定	非劣性証明	優越性証明	優越性証明
奏効率	16.9％	—	—
無増悪生存期間（中央値）	2.3カ月	—	—
6カ月無増悪生存率	26.0％	—	—
12カ月生存率	49.2％	51.0％	56.9％
18カ月生存率	36.6％	39.5％	46.1％

CPSごとにおける有効性の探索的解析

KEYNOTE-048試験	CPS＜1 （n＝44）	1≦CPS＜20 （n＝124）	CPS≧20 （n＝133）
全生存期間（中央値）	7.9カ月	10.8カ月	14.9カ月

プラチナ製剤不応例に対する二次治療[2]

KEYNOTE-040試験	全症例	CPS＜1	CPS≧1
全生存期間（中央値）	8.4カ月	6.3カ月	8.7カ月
生存期間の 統計学的検定	優越性証明	有意差なし	優越性証明

【副作用[1]】（n＝300）

	All Grade	Grade 3以上
貧血	21％	5％
好中球減少	2％	＜1％
血小板減少	2％	＜1％
甲状腺機能低下症	18％	0％
便秘	20％	＜1％
下痢	15％	＜1％
悪心	16％	0％
口内炎	3％	0％
嘔吐	11％	＜1％
倦怠感	28％	3％
粘膜炎	4％	1％
食欲不振	15％	1％
低カリウム血症	8％	2％
低マグネシウム血症	4％	0％
咳	13％	0％
ざ瘡様皮疹	3％	0％
発疹	10％	＜1％

● 改訂第8版 がん化学療法レジメンハンドブック

■ レジメンチェックポイント

① PD-L1発現状況の確認

・頭頸部がん領域では，KEYNOTE-012試験[3]の結果よりTPSよりもCPS〔PD-L1を発現した細胞数（腫瘍細胞，マクロファージおよびリンパ球）を総腫瘍細胞数で除し，100を乗じた値〕により治療効果が異なる傾向が示唆されたことからCPSを確認した上で本剤投与の可否を判断することが望ましい[4]．

・CPSが1未満であることが確認された患者においては，本剤以外の治療選択肢を考慮する[5]．

② 合併症の確認

間質性肺疾患，自己免疫疾患，臓器移植（造血幹細胞移植歴を含む），結核の感染または既往を有する患者については本剤以外の治療選択肢を考慮する．

③ 投与量・投与スケジュールの確認

1回200 mgを3週間間隔または1回400 mgを6週間間隔の2つの投与方法が承認されているため，投与前に治療計画を熟知してチェックすること．

④ 副作用に対する休薬，中止基準の確認

p.832参照．

■ 副作用対策と服薬指導のポイント

p.142参照．

【文　献】

1) Burtness B, et al：Pembrolizumab alone or with chemotherapy versus cetuximab with chemotherapy for recurrent or metastatic squamous cell carcinoma of the head and neck（KEYNOTE-048）：a randomised, open-label, phase 3 study. Lancet, 394：1915-1928, 2019

2) Cohen EEW, et al：Pembrolizumab versus methotrexate, docetaxel, or cetuximab for recurrent or metastatic head-and-neck squamous cell carcinoma（KEYNOTE-040）：a randomised, open-label, phase 3 study. Lancet, 393：156-167, 2019

3) Mehra R, et al：Efficacy and safety of pembrolizumab in recurrent/metastatic head and neck squamous cell carcinoma：pooled analyses after long-term follow-up in KEYNOTE-012. Br J Cancer, 119：153-159, 2018

4) キイトルーダ® 点滴静注100 mg 添付文書

5) 最適使用推進ガイドライン ペムブロリズマブ（頭頸部癌）

<鈴木真也>

10. 頭頸部がん（甲状腺がんを含む）

Pembrolizumab ＋ CDDP or CBDCA ＋ 5-FU療法

＜Pembrolizumab ＋ FP（5-FU ＋ CDDP）療法[※1]＞

		Day	1	4	21
Pembrolizumab	200 mg 点滴静注（30分）		↓		
CDDP	80～100 mg/m² 点滴静注（2時間）		↓		
5-FU	800～1,000 mg/m²/day 24時間持続点滴静注		→4日間		

3週間ごと　FPは最大6コースまで
Pembrolizumab は FP 6コース後も PD（増悪）まで単独で継続

【制吐対策（1〜6コース）】
高度催吐性リスクに準じる.
① 5-HT$_3$受容体拮抗薬（Day 1）　② アプレピタント[※2]125 mg（Day 1），80 mg（Day 2〜3）　③ デキサメタゾン 9.9 mg IV（Day 1），8 mg PO もしくは6.6 mg IV（Day 2〜4）　④ オランザピン 5 mg（Day 1〜4）（糖尿病患者には禁忌）

【投与前（1〜6コース）】
輸液1,000〜2,000 mL（Day 1）

【投与後（1〜6コース）】
① 利尿薬として20%マンニトール200〜300 mL もしくはフロセミド注 10 mg いずれかを投与（Day 1）　② 尿量・体重変動に応じてフロセミド注　③ 輸液1,000〜2,000 mL（Day 1〜4）

＜Pembrolizumab ＋ CBDCA ＋ 5-FU療法[※1]＞

		Day	1	4	21
Pembrolizumab	200 mg 点滴静注（30分）		↓		
CBDCA	AUC 5 点滴静注（1時間）		↓		
5-FU	800～1,000 mg/m²/day 24時間持続点滴静注		→4日間		

3週間ごと　CBDCA ＋ 5-FU は最大6コースまで
Pembrolizumab は CBDCA ＋ 5-FU 6コース後も
PD（増悪）まで単独で継続

●改訂第8版 がん化学療法レジメンハンドブック

【制吐対策（1〜6コース）】
①5-HT$_3$受容体拮抗薬（Day 1）②アプレピタント※2 125 mg（Day 1），
80 mg（Day 2〜3）③デキサメタゾン 4.95 mg IV（Day 1），4 mg
PO（Day 2〜3）

※1 頭頸部がん領域では，呼吸器がん領域のようにCBDCAがCDDPと同等であると
いった前向き臨床試験はないことから，腎機能が低いもしくは合併症からCDDP
が使用できない場合にCBDCAを用いる.
※2 静注のNK$_1$受容体拮抗薬使用の場合はp.24参照.

基本事項

【適 応】

再発または遠隔転移を有する頭頸部がん

・CPS（腫瘍細胞だけではなく，リンパ球，マクロファージなどの
免疫細胞のPD-L1発現率）が1未満，腫瘍量が多い，病勢進行
が早い，随伴症状が強い症例はPembrolizumab単独療法ではな
く本レジメンを使用する.

【奏効率[1) 2)※]】

KEYNOTE-048 試験	全症例 （n＝281）	CPS≧1 （n＝242）	CPS≧20 （n＝126）
全生存期間（中央値）	13.0カ月	13.6カ月	14.7カ月
生存期間の 統計学的検定	優越性証明	優越性証明	優越性証明
奏効率	35.6％	36.4％	42.9％
無増悪生存期間 （中央値）	4.9カ月	―	―
6カ月無増悪生存率	44.6％	―	―
12カ月生存率	53.0％	55.0％	57.1％
18カ月生存率	37.6％	39.1％	43.5％

CPSごとにおける有効性の探索的解析

KEYNOTE-048 試験	CPS＜1 （n＝39）	1≦CPS＜20 （n＝116）	CPS≧20 （n＝126）
全生存期間（中央値）	11.3カ月	12.7カ月	14.7カ月

【副作用[1) 2)※]】（n＝276）

Pembrolizumab単独療法よりも骨髄毒性，消化器毒性，電解質異
常などが強い.

Pembrolizumab + CDDP or CBDCA + 5-FU療法 ●

	All Grade	Grade 3以上
貧血	58 %	25 %
好中球減少	34 %	18 %
血小板減少	29 %	9 %
甲状腺機能低下症	16 %	0 %
便秘	37 %	0 %
下痢	28 %	3 %
悪心	51 %	6 %
口内炎	27 %	8 %
嘔吐	33 %	4 %
倦怠感	34 %	7 %
粘膜炎	31 %	10 %
食欲不振	29 %	5 %
低カリウム血症	12 %	7 %
低マグネシウム血症	16 %	2 %
咳	19 %	0 %
ざ瘡様皮疹	＜1 %	0 %
発疹	11 %	＜1 %

※ KEYNOTE-048試験[1] ではPembrolizumab + CDDP + 5-FUとPembrolizumab + CBDCA + 5-FUについて併せて示され, それぞれのデータがないため, 併せたデータを記載.

レジメンチェックポイント

【Pembrolizumab】

p.832参照.

【CDDP, CBDCA, 5-FU】

① 前投薬の確認：輸液負荷, 制吐薬

② 投与量の確認

＜CDDP＞

腎障害時の投与量変更例[3]

Ccr（mL/min）	＞60	50〜60	40〜50	40＞
	減量なし	80 ％用量	60 ％用量	中止

＜CBDCA＞

通常, AUC 5を用いてCalvertの式（p.33）より算出（1レベル減量する際にはAUC 4を用いる. それは80 ％用量を意味する）.

10

頭頸部がん（甲状腺がんを含む）

1169

●改訂第8版 がん化学療法レジメンハンドブック

＜5-FU＞

肝障害時の投与量変更例（5-FUは主に肝代謝，腎・胆汁・呼気排泄）：T-Bilが5.0 mg/dL以上の場合，中止

③ 併用薬の確認

CDDP：アミノグリコシド系抗菌薬，バンコマイシン，フロセミドとの併用で腎障害，聴器障害リスク増大．注射用アムホテリシンBとの併用で腎障害リスク増大．フェニトインとの併用でフェニトインの血漿中濃度が低下したとの報告がある．

CBDCA：アミノグリコシド系抗菌薬，バンコマイシンなどとの併用で腎障害，聴器障害リスク増大．

＜5-FU＞

併用禁忌：テガフール・ギメラシル・オテラシルカリウム配合剤（S-1）をはじめとする5-FUと成分が重複する薬剤は併用禁忌．

併用注意：フェニトイン（フェニトインの血中濃度を上昇させる），ワルファリン（ワルファリンの作用を増強させることがあるので，凝固能の変動に注意）

■ 副作用対策と服薬指導のポイント

【Pembrolizumab】

p.142参照.

【CDDP，CBDCA，5-FU】

CBDCA + 5-FU療法を併用する場合は，以下のうち腎障害，末梢神経障害，聴器障害などが軽減されるが，血小板減少をきたしやすい．

① **腎障害**：CDDPによる発症予防として水分摂取をすすめる（1日目安：1.5〜2 L程度）．尿量の確保（100 mL/hr，1日3 L程度），体重の測定を行い，適宜利尿薬を併用する．CBDCAはCDDPのように大量の補液を実施することはないが腎障害のリスクはあるため，予防のためにも水分の摂取を心がける．

② **末梢神経障害**：頻度は高くないが，CDDPにより数週間〜数カ月で，下肢にしびれなどが発現する．総投与量が300〜400 mg/m^2を超えると発現頻度が高くなる．

③ **聴器障害**：CDDPの1日投与量80 mg/m^2以上，総投与量300 mg/m^2以上になると発現頻度が高くなる．初期には耳鳴，耳閉塞感があり，聴力低下（特に4,000〜8,000 Hzの高音域）は数週間後に起こる．軽微なものは軽快するが不可逆的な障害とな

1170

ることもある.

④ 悪心, 嘔吐：CDDPは高度催吐性リスクであるので, 適宜制吐薬を使用する.

⑤ 口内炎：局所的な口内炎による痛みであれば, リドカインを加えたうがい液やエピシル®を使用する. Pembrolizumabによる口内炎が疑われる場合には, ステロイド口腔用軟膏やデキサメタゾンエリキシルうがいも使用されることがある.

⑥ 白血球減少, 発熱性好中球減少症：患者には感染予防（手洗い, うがい, マスクの着用など）を指導する.

⑦ 色素沈着：5-FUにより手足あるいは全身の皮膚, 爪などにみられる. 直射日光でさらに強まる傾向があるため避ける.

⑧ 手掌・足底発赤知覚不全症候群：5-FUにより灼熱感, 刺痛感, 圧痛感を伴う手足底の皮膚紅斑, 腫張, 落屑などの皮膚症状をきたす. 生じた場合は悪化する前に加療が必要である.

⑨ 下痢：通常よりも4回多い排便がある場合, ロペラミドは1回2mgを内服, 内服2時間後に下痢が継続する場合はさらにもう1回内服する. 下痢により体内の電解質を失うため, 水分補給を実施する. 発熱を伴う場合, 致死的な転帰に陥ることも報告されているため, 下痢の随伴症状を聞き取る.

⑩ 吃逆：高頻度にきたすため, 事前に説明を実施し, 症状をきたした場合はコントミン®錠などを用いて対応する.

⑪ 血栓：CDDP併用レジメンでは血栓リスクが高くなるため, 心窩部痛や腹痛, 下肢の痛みなどがある場合はCT検査で精査し抗血栓療法を行う.

⑫ アレルギー症状：CDDPは4コース以上, CBDCAは6コース以上になるとアレルギー症状をきたしやすくなる.

⑬ 5-FU脳症：急性高アンモニア血症を伴う意識障害（5-FU脳症）を稀にきたす. 治療は肝性脳症に準じる.

⑭ 心発作：稀に心筋虚血などをきたす. 急な発作時には血管拡張薬を中心とした狭心症治療薬を使用し, 循環器の専門医にコンサルトする.

⑮ 骨髄毒性：CBDCA, 5-FUにより特に血小板減少をきたしやすい傾向があるため, 手足をぶつけた際に青あざなどの症状が起こる可能性があることを説明し, 症状があらわれたら速やかに連絡するよう伝える.

10

頭頸部がん（甲状腺がんを含む）

1171

【文 献】

1) Burtness B, et al：Pembrolizumab alone or with chemotherapy versus cetuximab with chemotherapy for recurrent or metastatic squamous cell carcinoma of the head and neck（KEYNOTE-048）：a randomised, open-label, phase 3 study. Lancet, 394：1915-1928, 2019

2) キイトルーダ® インタビューフォーム

3) 門脇重憲：腎障害（シスプラチンの減量を含む）．「頭頸部がん化学療法ハンドブック」（藤井正人／監，田原信，清田尚臣／編），pp117-119，中外医学社，2014

\<鈴木真也\>

10. 頭頸部がん（甲状腺がんを含む）

Cetuximab ＋ CDDP or CBDCA ＋ 5-FU 療法

＜ Cetuximab ＋ FP（5-FU ＋ CDDP）療法[※1] ＞		Day	1	4	8	15	21
Cetuximab	初回投与：400 mg/m² 点滴静注（2時間）		↓				
	2回目以降：250 mg/m² 点滴静注（1時間）				↓	↓	
CDDP	80 ～ 100 mg/m² 点滴静注（2時間）		↓				
5-FU	800 ～ 1,000 mg/m²/day 24時間持続点滴静注		→ 4日間				

3週間ごと　FP は最大6コースまで
Cetuximab は FP 6コース後も PD（増悪）まで単独で継続[※2]

【制吐対策（1～6コース）】
高度催吐性リスクに準じる.
① 5-HT₃受容体拮抗薬（Day 1）　② アプレピタント[※3]125 mg（Day 1），80 mg（Day 2～3）　③ デキサメタゾン 9.9 mg IV（Day 1），8 mg PO もしくは6.6 mg IV（Day 2～4）　④ オランザピン 5 mg（Day 1～4）（糖尿病患者には禁忌）　※3静注のNK₁受容体拮抗薬使用の場合はp.24参照

【Infusion reaction 予防】
①抗ヒスタミン薬（ポララミン®注5 mg点滴など）②副腎皮質ステロイド（デキサメタゾン注点滴など）をいずれも Cetuximab 投与30～60分前に投与する.

【投与前（1～6コース）】
輸液 1,000 ～ 2,000 mL（Day 1）

【投与後（1～6コース）】
①利尿薬として 20％マンニトール 200 ～ 300 mL もしくはフロセミド注 10 mg いずれかを投与（Day 1）　②尿量・体重変動に応じてフロセミド注　③輸液 1,000 ～ 2,000 mL（Day 1～4）

● 改訂第8版 がん化学療法レジメンハンドブック

＜ Cetuximab ＋ CBDCA ＋ 5-FU 療法[※1] ＞

		Day	1	4	8	15	21
Cetuximab	初回投与：400 mg/m² 点滴静注（2時間）		↓				
	2回目以降：250 mg/m² 点滴静注（1時間）				↓	↓	
CBDCA	AUC 5 点滴静注（1時間）		↓				
5-FU	800〜1,000 mg/m²/day 24時間持続点滴静注		→4日間				

3週間ごと　CBDCA ＋ 5-FU は最大6コースまで
Cetuximab は CBDCA ＋ 5-FU 6コース後も PD（増悪）まで単独で継続[※2]

[※1] CDDP が使用できない腎機能低下症例や併存疾患を有する症例に対して Cetuximab ＋ CBDCA ＋ 5-FU 療法を用いる.

[※2] Cetuximab 単剤を維持療法で使用する場合，500 mg/m² による2週間ごとの投与スケジュールのエビデンスもある[1].

＊ Cetuximab ＋ FP（1,000/100）は臨床試験の対象となる症例に対する治療であるため，実臨床では患者を評価して FP を減量した Cetuximab ＋ FP（800/80）を用いることがある.

【Infusion reaction 予防】
①抗ヒスタミン薬（ポララミン® 注5 mg 点滴など）②副腎皮質ステロイド（デキサメタゾン注点滴など）をいずれも Cetuximab 投与30〜60分前に投与する.

【制吐対策（1〜6コース）】
① 5-HT₃ 受容体拮抗薬（Day 1）　② アプレピタント[※3] 125 mg（Day 1），80 mg（Day 2〜3）　③ デキサメタゾン 4.95 mg IV（Day 1），4 mg PO（Day 2〜3）

$5-HT_3$ 受容体拮抗薬（Day 1）　② アプレピタント[※3] 125 mg（Day 1），80 mg（Day 2〜3）　③ デキサメタゾン 4.95 mg IV（Day 1），4 mg PO（Day 2〜3）

[※3] 静注の NK_1 受容体拮抗薬使用の場合は p.24 参照

基本事項

【適　応】

再発または遠隔転移を有する頭頸部がん

・自己免疫疾患などを有する Pembrolizumab が使用できない症例における一次治療.

・頭頸部がん領域では，呼吸器がん領域のように CBDCA が CDDP と同等であるといった前向き臨床試験はないことから，腎機能が低いもしくは合併症から CDDP が使用できない症例にのみ

CBDCA を用いる．実際，国際第Ⅲ相試験[2] ではそのような試験デザインとなっている．

【奏効率[2]】EXTREME 試験

	奏効率	無増悪生存期間（中央値）	全生存期間（中央値）
Cetuximab ＋プラチナ製剤＋ 5-FU※	35.6 %	5.6 カ月	10.1 カ月
プラチナ製剤＋ 5-FU※	19.5 %	3.3 カ月	7.4 カ月

※ プラチナ製剤＋ 5-FU：FP もしくは CBDCA ＋ 5-FU

【副作用[2]】

・EXTREME 試験[2] で Infusion reaction は 10 %（Grade 3 以上は 2.3 %）発現し，その 9 割以上が初回投与であった．ざ瘡様皮疹は特徴的な有害事象であり，72.1 %（Grade 3 以上は 9.1 %）に発現し，投与から 3 週間以内に発現したのはその 72.8 % であった．間質性肺炎は 1 例（0.5 %）に発現があった．

＜Grade 3 以上の有害事象で 5 % 以上の頻度のもの＞

	Cetuximab ＋化学療法併用
好中球減少	22 %
貧血	13 %
血小板減少	11 %
白血球減少	9 %
皮膚反応	9 %
低カリウム血症	7 %
心イベント	7 %
嘔吐	5 %
無力症	5 %
食欲不振	5 %
低マグネシウム血症	5 %
発熱性好中球減少症	5 %

・MedDRA により，ざ瘡様皮疹や皮膚乾燥，爪囲炎など多様な皮膚症状が報告された有害事象が皮膚反応と定義された．
・Cetuximab 単剤による維持療法の 70 例に Grade 2 の皮膚反応が認められた．

■ レジメンチェックポイント

【CDDP，CBDCA，5-FU】

p.1169 参照．

●改訂第8版 がん化学療法レジメンハンドブック

【Cetuximab】

① 投与前の確認：Infusion reaction予防薬の確認.

② 減量，休薬，中止基準

重度（Grade 3以上）の皮膚症状があらわれた場合[3]

Grade 3以上の皮膚症状の発現回数	本剤の投与	投与延期後の状態	本剤の用量調節
初回発現時	投与延期	Grade 2以下に回復	$250\ mg/m^2$で投与継続
		回復せず	投与中止
2回目の発現時	投与延期	Grade 2以下に回復	$200\ mg/m^2$で投与継続
		回復せず	投与中止
3回目の発現時	投与延期	Grade 2以下に回復	$150\ mg/m^2$で投与継続
		回復せず	投与中止
4回目の発現時	投与中止	—	—

③ 点滴速度の確認

初回投与（$400\ mg/m^2$）は2時間かけて点滴静注. 2回目以降（$250\ mg/m^2$）は1時間かけて点滴静注. 投与速度は$10\ mg/min$以下とし，急速静注により投与しないこと.

★ 投与終了後はCetuximabと同じ投与速度でラインを生理食塩液にてフラッシュすること.

④ 初回負荷は初回のみであるので，次回以降に処方ミスで初回負荷量が処方されないように注意する.

⑤ Cetuximabの維持療法時に$500\ mg/m^2$による2週間ごとの投与スケジュールも使用する場合，インターバルを確認する.

副作用対策と服薬指導のポイント

【Cetuximab】

p.1157参照.

【CDDP，CBDCA，5-FU】

p.1170参照.

① 当該レジメンはCetuximabを病勢進行まで長期にわたり継続し

て使用することがあるため，Cetuximabによる皮膚毒性ととも
に，それに使用するステロイドによる皮膚障害を皮膚科に相談
しながらの対応が必要となる．

② 長期にわたる場合は，Infusion reactionのリスクが低くなるた
め，Infusion reaction予防は添付文書で規定された抗ヒスタミ
ン薬のみで対応することがある．

③ CetuximabとCDDPの併用により低マグネシウム血症をきたし
やすいため注意が必要である．

【文　献】
1) Addeo R, et al：Maintenance therapy with biweekly cetuximab: optimizing
   schedule can preserve activity and improves compliance in advanced head and
   neck cancer. Oncology, 95：353-359, 2018
2) Vermorken JB, et al：Platinum-based chemotherapy plus cetuximab in head
   and neck cancer. N Engl J Med, 359：1116-1127, 2008
3) アービタックス®注射液 添付文書

<鈴木真也>

10. 頭頸部がん（甲状腺がんを含む）

PTX ± Cetuximab 療法

＜ PTX ＋ Cetuximab 療法＞

		Day	1	7
Cetuximab	初回投与：400 mg/m² 点滴静注（2時間）		⬇	
	2回目以降：250 mg/m² 点滴静注（1時間）			
PTX	80 mg/m² 点滴静注（1時間以上）		⬇	

1週間ごと　PD（増悪）まで

＜ Weekly PTX 単独療法＞

	Day	1	8	15	22	29	36	43	49
PTX　100 mg/m² 点滴静注（1時間以上）		⬇	⬇	⬇	⬇	⬇	⬇		

7週間ごと　PD（増悪）まで

【前投薬】

＜ PTX ＋ Cetuximab 療法＞

[PTX 投与時のアレルギー予防，Cetuximab 投与時の Infusion reaction 予防]

①デキサメタゾン 9.9 mg IV（次回以降減量可）　②ジフェンヒドラミン 50 mg PO もしくはクロルフェニラミン 5 mg IV　③ファモチジン 20 mg IV：いずれも PTX 投与 30 分前まで（Cetuximab が先に投与される場合は Cetuximab 投与の 30 分前まで）

[Cetuximab 単剤投与時の Infusion reaction 予防薬]

PTX のアレルギー予防の前投薬ですでに Cetuximab の Infusion reaction 予防に必要な薬剤は投与できているが，Cetuximab 単剤投与の際には，抗ヒスタミン薬とデキサメタゾンが投与されているか注意して確認する．

＜ Weekly PTX 単独療法＞

①デキサメタゾン 9.9 mg IV（次回以降減量可）　②ジフェンヒドラミン 50 mg PO もしくはクロルフェニラミン 5 mg IV　③ファモチジン 20 mg IV：いずれも PTX 投与 30 分前まで

PTX ± Cetuximab 療法 ●

基本事項

【適 応】

転移・再発頭頸部がんに対する緩和的化学療法.

PTX + Cetuximab 療法：状態が悪く，プラチナ製剤を用いること
ができない症例もしくはプラチナ製剤使用後6カ月以内の再発症例
への一次治療.

Weekly PTX 単独療法：二次治療以降における緩和的化学療法.

【奏効率】

	報告者	奏効率	無増悪生存期間 （中央値）	全生存期間 （中央値）
PTX + Cetuximab	Hitt, et al[1]	54 %	4.2 カ月	8.1 カ月
Weekly PTX 単独療法	Grau, et al[2]	43 %	6.2 カ月	8.5 カ月
	Tahara, et al[3]	29 %	7.4 カ月	14.3 カ月

【副作用】 Grade 3, 4の有害事象

	PTX + Cetuximab療法[1]	Weekly PTX 単独療法[3]
Infusion reaction	4 %	—
ざ瘡様皮疹	65 %	—
好中球減少	13 %	30 %
発熱性好中球減少症	—	2 %
末梢神経障害	11 %	5 %
下痢	1 %	—
貧血	—	12 %
白血球減少	—	30 %
食欲不振	—	5 %
悪心	—	2 %
便秘	—	8 %
肺炎	—	5 %

レジメンチェックポイント

① 前投薬（デキサメタゾン，抗ヒスタミン薬）の確認：PTXによ
る過敏症の予防およびCetuximabによるInfusion reaction予防.

② 投与量の確認

Cetuximab：p.1145参照.

10

頭頸部がん（甲状腺がんを含む）

1179

PTX：白血球 3,000/mm³ 未満または好中球 1,500/mm³ 未満であれば，投与を延期する．同一クール内では投与前に白血球 2,000/mm³ 未満または好中球 1,000/mm³ 未満で投与延期．投与後，白血球 1,000/mm³ 未満となった場合，また重篤な末梢神経障害が発生した場合には次回の投与量を減量する．

＜PTX：減量の目安[4]＞

通常投与量	1段階減量	2段階減量
100 mg/m²	80 mg/m²	60 mg/m²

通常投与量が 80 mg/m² の場合は 64 mg/m²，48 mg/m² のように 2 割ずつ減量．

＜PTX：肝機能低下症例に対する減量の目安＞

AST・ALT	T-Bil	PTX投与量
10×ULN未満 かつ	1.26～2.0×ULN	25％減量
10×ULN未満 かつ	2.01～5.0×ULN	50％減量
10×ULN以上 または	5.0×ULN を超える	中止

米国添付文書より

③ 点滴速度の確認（Cetuximab）

初回投与（400 mg/m²）は 2 時間かけて点滴静注．2 回目以降（250 mg/m²）は 1 時間かけて点滴静注．投与速度は 10 mg/min 以下とし，急速静注により投与しないこと．

④ 併用薬の確認（PTX）

・併用禁忌：ジスルフィラム，シアナミド，プロカルバジン（顔面潮紅，血圧降下，悪心，頻脈などのアルコール反応を起こすおそれがあるため）．

・併用注意：ビタミン A，アゾール系抗真菌薬，マクロライド系抗菌薬，ニフェジピン，シクロスポリン，ベラパミル，ミダゾラム（PTX の代謝酵素が CYP2C8，CYP3A4 であるため PTX の血中濃度が上昇）．

副作用対策と服薬指導のポイント

【Cetuximab】

p.1157 参照．

【PTX】

① アルコールに関する問診（アルコールに過敏な患者は慎重投与）：PTX にはビール瓶中瓶 1/2 本程度のアルコールが含まれ

ているため自動車の運転など危険を伴う機械の操作に従事しないように注意すること.

② **アレルギー症状**：PTXにより皮膚の異常（蕁麻疹），顔面潮紅，息苦しさ，動悸などが発現した場合はすぐに申し出ることを伝える.

> ★ PTXと溶解補助剤のポリオキシエチレンヒマシ油（クレモホール®EL）による過敏症およびショック.

③ **末梢神経障害**：PTXの用量規制因子.手足のしびれ，刺痛，焼けるような痛みが発現した場合はすぐに申し出ることを伝える.PTXによる末梢神経障害は高頻度に起こり，適切に減量，休薬などを行う.症状は一般に投与3〜5日後にあらわれ，また使用が長期間にわたると発現頻度が高くなる傾向にある.

④ **関節痛，筋肉痛**：頻度は高くないがPTX投与開始後2〜3日の間にあらわれ，数日間持続する.早期（1〜3コース目）から発現する傾向にある.通常は軽度の痛みであり，次の投与日までに改善するが，NSAIDsなど鎮痛薬を使用して対症的に治療する.医療用麻薬までは必要とならない.非蓄積毒性であり次コースには発症しないことが多い.

⑤ **脱毛**：PTXでは国内第Ⅱ相試験[3]において94％と報告されているように，必然的に発現するため必ず説明を実施する.治療後2〜3週間で抜け始め，脱毛は頭髪のみではなく，全身の体毛にも及ぶが脱毛の部位は個人差があること，PTXを使用しなくなったら改善することを説明する.

【文 献】

1) Hitt R, et al：Phase II study of the combination of cetuximab and weekly paclitaxel in the first-line treatment of patients with recurrent and/or metastatic squamous cell carcinoma of head and neck. Ann Oncol, 23：1016-1022, 2012

2) Grau JJ, et al：Weekly paclitaxel for platin-resistant stage IV head and neck cancer patients. Acta Otolaryngol, 129：1294-1299, 2009

3) Tahara M, et al：Weekly paclitaxel in patients with recurrent or metastatic head and neck cancer. Cancer Chemother Pharmacol, 68：769-776, 2011

4) タキソール®注射液 インタビューフォーム

<鈴木真也>

10. 頭頸部がん（甲状腺がんを含む）

Nivolumab 単独療法

		Day	1	8	14
Nivolumab	240 mg 点滴静注（30分以上）		⬇		
		2週間ごと　PD（増悪）まで			

または

		Day	1	8	15	22	28
Nivolumab	480 mg 点滴静注（30分以上）		⬇				
		4週間ごと　PD（増悪）まで					

基本事項

【適　応】

プラチナ製剤抵抗性の転移・再発頭頸部がん

★ CheckMate 141 試験[1] におけるPD-L1発現と治療効果についての解析では，PD-L1発現は免疫チェックポイント阻害薬の効果予測因子として確立されず，この発現率のみで適応を判断すべきではないとしている.

【奏効率[1]】CheckMate 141 試験

奏効率	無増悪生存期間（中央値）	全生存期間（中央値）
13.3%	2.0カ月	7.5カ月

【副作用[1]】CheckMate 141 試験

	All Grade	Grade 3〜4
疲労	14.0%	2.1%
悪心	8.5%	0%
発疹	7.6%	0%
食欲不振	7.2%	0%
掻痒症	7.2%	0%
下痢	6.8%	0%

次ページへ続く

前ページの続き

	All Grade	Grade 3 ～ 4
貧血	5.1 %	1.3 %
無力症	4.2 %	0.4 %
嘔吐	3.4 %	0 %
皮膚乾燥	3.0 %	0 %
口内炎	2.1 %	0.4 %
体重減少	1.7 %	0 %
粘膜炎症	1.3 %	0 %

レジメンチェックポイント

① 投与量，投与スケジュールの確認

Nivolumab の投与量・投与スケジュールは，1回240 mg を2週間間隔または1回480 mg を4週間間隔の2つの投与方法が承認されているため，投与前に治療計画を熟知してチェックすること．

② 相互作用

ワクチン接種：生ワクチン，弱毒生ワクチン，不活化ワクチンの接種により過度の免疫反応が起こる可能性があるため注意する．

副作用対策と服薬指導のポイント

p.182 参照.

【文　献】

1) Ferris RL, et al：Nivolumab for recurrent squamous-cell carcinoma of the head and neck. N Engl J Med, 375：1856-1867, 2016

＜鈴木真也＞

10

頭頸部がん（甲状腺がんを含む）

10. 頭頸部がん（甲状腺がんを含む）

DTX 単独療法

	Day	1	8	15	21	(28)
DTX 60 mg/m² 点滴静注（1時間以上）		↓				
	3〜4週間ごと　PD（増悪）まで					

頭頸部がんにおいても75 mg/m²の用量が承認されたが，治療には60 mg/m²が用いられる．

【制吐対策】デキサメタゾン 6.6 mg IV（Day 1）

基本事項

【適応】

転移・再発頭頸部がん

【奏効率[1]】

部分奏効	部分奏効＋安定	全生存期間（中央値）
10％	25％	4.6カ月

【副作用[2]】記載様式は「固形がん化学療法直接効果判定基準」に従い集計

	All Grade	Grade 3〜4
ヘモグロビン減少	40.3％	1.6％
白血球減少	95.2％	59.7％
好中球減少	90.3％	79.0％
血小板減少	8.1％	3.2％
AST 上昇	30.6％	1.6％
ALT 上昇	32.3％	—
ALP 上昇	8.5％	—
食欲不振	62.9％	9.7％
悪心，嘔吐	43.5％	3.2％
下痢	25.8％	3.2％
全身倦怠感	66.1％	3.2％
発熱	59.7％	1.6％
浮腫	14.5％	1.6％
脱毛	80.6％	3.2％

DTX単独療法 ●

レジメンチェックポイント

p.541 参照.

副作用対策と服薬指導のポイント

p.542 参照.

【文　献】

1) Zenda S, et al：Single-agent Docetaxel in patients with piatinum-refractory metastatic or recurrent cell carcinoma of squamous the head and neck (SCCHN). Jpn J Clin Oncol, 37：477-481, 2007

2) 犬山征夫, 他：進行・再発頭頸部癌に対する RP56976 (Docetaxel) の後期第Ⅱ相臨床試験：多施設共同研究. 癌と化学療法, 26：107-116, 1999

<鈴木真也>

10. 頭頸部がん（甲状腺がんを含む）

Lenvatinib単独療法

Lenvatinib　1回24 mg　1日1回　経口　連日投与　PD（増悪）まで

基本事項

【適　応】

根治切除不能な甲状腺がん

・Lenvatinibは甲状腺未分化がんを含む切除不能甲状腺がんのすべての組織型の治療に用いることができる.

・外科的対応, アブレーションの実施, ヨード不応などの治療がない場合においてVEGFR阻害薬が治療に用いられるが, この段階であっても無症状や病勢進行が緩やかな場合があるため治療開始のタイミングを適切に評価することが重要とされている.

【奏効率】

国際共同第Ⅲ相試験（SELECT試験）[1]

SELECT試験の無増悪生存期間は18.3カ月であり, その後の報告でも全生存期間が40.7カ月であると報告されている.

無増悪生存期間（日本人）[2]	16.5カ月
全生存期間（日本人）[2]	20.4（14.2-NE）カ月
奏効率	65％
安定（SD）	15％
病勢進行（PD）	7％

国内第Ⅱ相試験[3]

	分化型甲状腺がん（n＝23）	甲状腺髄様がん（n＝8）	甲状腺未分化がん（n＝11）
完全奏効（CR）	0	0	0
部分奏効（PR）	16（69.6％）	1（12.5％）	3（27.3％）
安定（SD）	7（30.4％）	7（87.5％）	7（63.6％）
病勢進行（PD）	0	0	1（9.1％）

予定休薬投与法[4]

	n	1年治療成功率	1年無増悪生存率
予定休薬投与法	73	87％	94％
通常投与のみ	180	69％	83％

【副作用】

SELECT 試験[1) 2)] における有害事象

	All Grade		Grade 3以上	
	全体 （n＝261）	日本人 （n＝30）	全体 （n＝261）	日本人 （n＝30）
高血圧	68％	87％	42％	80％
下痢	59％	60％	8％	0％
倦怠感，無力症	59％	60％	9％	13％
食欲減退	50％	57％	5％	13％
悪心，嘔吐	46％	50％	3％	0％
体重減少	46％	33％	10％	3％
口内炎	36％	50％	4％	0％
手掌・足底発赤 知覚不全症候群	32％	70％	3％	3％
蛋白尿	31％	63％	10％	20％
頭痛	28％	13％	3％	0％
発声困難	24％	27％	1％	0％

▌レジメンチェックポイント

① 投与量の確認
- 初回は24 mgを用いる．減量して開始することはない．
- 減量して投与を継続する場合には，1日1回20 mg，14 mg，10 mg，8 mg，4 mgと減量する．
- 18 mgの設定がないので注意する．
- 有害事象を把握し，患者個々の有害事象が出るタイミングで予定の休薬を設ける予定休薬投与法のエビデンスが国内の多施設試験[4)] により明らかとなったため実臨床で実施されていることが多い（効果については奏効率の表を参照）．

② 併用薬の確認（併用注意[3)]）
- P糖蛋白阻害薬（イトラコナゾール，リファンピシン，アミオダロン，クラリスロマイシン，シクロスポリン，キニジン，ベラパミルなど）：これらの薬剤が消化管のP糖蛋白活性を阻害することにより，Lenvatinibの血中濃度が上昇する可能性がある．
- CYP3A，P糖蛋白誘導薬〔リファンピシン，フェニトイン，

カルバマゼピン，セイヨウオトギリソウ（St. John's Wort）〕がCYP3A，P糖蛋白を誘導することにより，Lenvatinibの血中濃度が低下する可能性がある.

③ 肝機能障害，腎機能障害[3]

減量規定はないが，重度（Child-Pugh分類C）の肝機能障害患者でLenvatinibの血中濃度が上昇するとの報告があるため，減量を考慮するとともに，患者の状態をより慎重に観察し，有害事象の発現に十分注意する.

腎機能障害に関連して，投与開始前の腎機能で開始用量を減量することはないが，Lenvatinibの継続治療において，蛋白尿のGrade 3により減量することが多いため定期的に尿蛋白検査を確認する.

④ 甲状腺機能検査が定期的に実施されていることを確認する.

⑤ 休薬，減量，中止基準[3]

副作用	程度	処置
高血圧	収縮期血圧140 mmHg以上または拡張期血圧90 mmHg以上	投与を継続し，降圧薬の投与を行う.
	降圧治療にもかかわらず，収縮期血圧160 mmHg以上または拡張期血圧100 mmHg以上	収縮期血圧150 mmHg以下および拡張期血圧95 mmHg以下になるまで休薬し，降圧薬による治療を行う. 投与を再開する場合，投与量を1段階減量する.
	Grade 4	投与を中止する.
その他の副作用	忍容性がないGrade 2またはGrade 3	投与開始前の状態またはGrade 1以下に回復するまで休薬する（悪心・嘔吐・下痢に対しては休薬の前に適切な処置を行い，コントロールできない場合に休薬すること）. 投与を再開する場合，1段階減量する.
	Grade 4（生命を脅かさない臨床検査値異常の場合は，Grade 3の副作用と同じ処置とする）	投与を中止する.

Lenvatinib単独療法 ●

■副作用対策と服薬指導のポイント

① 飲み間違い：Lenvatinibは10 mgと4 mgの2タイプのカプセルがあるため，カプセルを混同する場合があるので十分に説明が必要である．PTPシートではカプセルの特徴がわかりにくいので注意する．海外第Ⅲ相試験で過量内服の際には，手掌・足底発赤知覚不全症候群の悪化，口腔乾燥および口内炎が認められた．解毒薬はないので経過観察となる．

② 高血圧：Lenvatinibの高血圧の発症中央値はSELECT試験で16日，日本人データでは8日と比較的早く起こるため初期の対応が重要である．定期的に血圧測定を行うことを指導し，記録を残しておいてもらう．カルシウム拮抗薬，ARB，ACE阻害薬を中心にして140/80 mmHgを目標に降圧をはかる．血圧が高値で，嘔気や頭痛，胸・呼吸苦，めまいなどの症状を伴う場合，あるいは収縮期血圧180 mmHg以上，拡張期血圧110 mmHg以上の場合には，すぐに病院に連絡するように伝える．

③ 蛋白尿：Lenvatinibの蛋白尿の有害事象は他のVEGFR阻害薬に比較して高い（日本人：全Grade 63 %，Grade 3 20 %）．蛋白尿の原因は主にVEGF阻害によるものであり，検査値に一喜一憂せずに腎機能や全身状態を評価していく．尿蛋白3＋はGrade 3とならないので，蓄尿による測定が評価に必要であり，安易に減量・休薬しない．休薬で蛋白尿は改善する[5]．

④ 食欲減退，倦怠感：倦怠感の発症までの中央値はSELECT試験で21日，日本人で16日であり，2週間以降に生じてくるが，いずれも50 %以上の症例で発症し，その13 %がGrade 3以上に至る．服薬のアドヒアランスを保つように指導とモニタリングを実施し，適切に休薬と減量を実施する．日本人において減量の理由の33.3 %が食欲減退で，26.7 %が疲労である．

⑤ 手掌・足底発赤知覚不全症候群：皮膚症状（手のひらや足の裏の感覚が鈍くなる・過敏になる，赤くはれ上がる，痛み，皮がむける，水ぶくれ，ただれなど）があらわれた場合は相談するように説明する．摩擦，圧力，温度がリスクであることがわかっているので，それらを避けるように日常生活の過ごし方を指導する．

⑥ 下痢：下痢はLenvatinibの減量・休薬の理由となった最も頻度の高い有害事象である．通常よりも4回多い排便がある場合，

10

頭頸部がん（甲状腺がんを含む）

1189

● 改訂第8版 がん化学療法レジメンハンドブック

ロペラミド1回2mgを内服する．内服2時間後にまだ下痢が継続するようであれば，ロペラミドをさらにもう1回内服する．改善しない場合は病院に連絡する．下痢により体内の電解質を失うため水分補給を実施する．

⑦ **出血，創傷治癒遅延**：甲状腺がんが動脈に近い場合，放射線照射歴がある場合，皮膚浸潤，自壊部分がある場合は出血リスクが高いため慎重に症例を選択する必要がある．出血リスクがあるため，やむを得ず処置を実施する場合はLenvatinibの半減期を考慮する．特に未分化がん患者では，頸動脈・静脈への腫瘍浸潤例が多く，市販後調査における出血死亡例の多くは未分化がんだったので注意する．

⑧ **血栓，塞栓**：血栓症が生じることがあるため意識消失，麻痺，ろれつが回らない，めまい，胸痛，足のむくみや痛み，突然の息切れなどの症状があれば，すぐに連絡するように伝える．

⑨ **嗄声**：声が出にくくなることがあるが，それ以上の症状には進展しない．患者の不安を解くために説明をする．

【文　献】

1) Schlumberger M, et al：Lenvatinib versus placebo in radioiodine-refractory thyroid cancer. N Engl J Med, 372：621-630, 2015

2) Kiyota N, et al：Subgroup analysis of Japanese patients in a phase 3 study of lenvatinib in radioiodine-refractory differentiated thyroid cancer. Cancer Sci, 106：1714-1721, 2015

3) レンビマ®カプセル インタビューフォーム

4) Tahara M, et al：Planned drug holiday in a cohort study exploring the effect of lenvatinib on differentiated thyroid cancer. J Clin Oncol, 39：6070, 2021

5) Perkovic V, et al：The relationship between proteinuria and coronary risk：a systematic review and meta-analysis. PLoS Med, 5：e207, 2008

＜鈴木真也＞

付録1　調製時の注意点

APPENDIX

5-FU（フルオロウラシル）　250 mg/5 mL，1,000 mg/20 mL

調製方法	5％ブドウ糖注射液，生理食塩液，電解質維持液などで希釈する．

Aflibercept Beta（アフリベルセプト　ベータ）
100 mg/4 mL，200 mg/8 mL

調製方法	必要量を抜き取り，生理食塩液または5％ブドウ糖注射液で希釈し，0.6～8 mg/mLの濃度になるように調製する．
投与時の注意点	・DEHPを含むポリ塩化ビニル（PVC）製あるいはポリオレフィン（ポリエチレン，ポリプロピレンなど）製の輸液バッグを使用する． ・0.2 μmのポリエーテルスルホン製フィルターを使用する． ・ポリフッ化ビニリデン（PVDF）製またはナイロン製のフィルターは使用しない．

Amivantamab（アミバンタマブ）　350 mg/7 mL

調製方法	必要量を抜き取り，5％ブドウ糖注射液または生理食塩液に加え，全量を250 mLとする． ★ 輸液バッグは，ポリ塩化ビニル，ポリプロピレン，ポリエチレンまたはポリオレフィン混合物製を用いる． ★ 添加後は穏やかに混和し，振盪しない．
投与時の注意点	滅菌されたパイロジェンフリー（エンドトキシンフリー）の低蛋白結合性のポリエーテルスルホン製インラインフィルターまたはナイロン製インラインフィルター（孔径0.2 μmまたは0.22 μm）を備えたポリウレタン，ポリブタジエン，ポリ塩化ビニル，ポリプロピレンまたはポリエチレン製の輸液セットを用いる．

AMR（アムルビシン）　20 mg/V，50 mg/V

調製方法	約20 mLの生理食塩液あるいは5％ブドウ糖注射液に溶解する．
投与時の注意点	溶解時のpHにより力価の低下および濁りを生じることがある．ほかの薬剤との混注を避けること．

Ara-C（シタラビン）　20 mg/1 mL，40 mg/2 mL，60 mg/3 mL，
100 mg/5 mL，200 mg/10 mL，400 mg/20 mL，1 g/50 mL

調製方法	【悪性リンパ腫の場合】300～500 mLの5％ブドウ糖注射液あるいは生理食塩液に混合する（点滴静脈内投与）

1191

● 改訂第8版 がん化学療法レジメンハンドブック

Atezolizumab（アテゾリズマブ） 840 mg/14 mL，1,200 mg/20 mL	
調製方法	本剤を抜き取り，生理食塩液に添加し，最終濃度を3.2～12 mg/mLとする. ★ 調製時は静かに転倒混和する.
投与時の注意点	0.2または0.22 μmのインラインフィルターを使用する.

Avelumab（アベルマブ） 200 mg/10 mL	
調製方法	必要量を抜き取り，通常250 mLの生理食塩液に希釈する. ★ 泡立たないように，静かに転倒混和し，激しく撹拌しない.
投与時の注意点	0.2 μmのインラインフィルターを通して投与する.

Azacitidine（アザシチジン） 100 mg/V，150 mg/V	
調製方法	【皮下投与】1バイアルにつき100 mg製剤は4 mL，150 mg製剤は6 mLの注射用水を注入し，バイアルを激しく振り混ぜて均一に懸濁させる. 【点滴静注】1バイアルにつき100 mg製剤は10 mL，150 mg製剤は15 mLの注射用水を注入し，バイアルを激しく振り混ぜて完全に溶解する.溶解液の必要量を生理食塩液または乳酸リンゲル液50 mLに混合する. ★ 分解を促進する可能性があるため，5％ブドウ糖注射液，ヘタスターチおよび重炭酸塩を含む溶液とは配合禁忌.
投与時の注意点	【皮下投与】投与直前に再度均一な懸濁液とすること.投与量に応じて，複数箇所に分けて投与すること.

Bendamustine（ベンダムスチン） 25 mg/V，100 mg/V	
調製方法	100 mgの場合には1バイアルあたり40 mL，25 mgの場合には1バイアルあたり10 mLの注射用水で溶解し，生理食塩液で希釈し，最終投与液を250 mLに調製する. ★ 揮発性が高いため閉鎖式薬物移送システム（CSTD）を用いた調製が望ましい.

Bendamustine（ベンダムスチン） 25 mg/1 mL，100 mg/4 mL	
調製方法	必要量を抜き取り，10分かけて投与する場合は50 mLの生理食塩液に，1時間かけて投与する場合は生理食塩液で最終投与液を250 mLに調製する.

付録1　調製時の注意点 ●

APPENDIX

BLM（ブレオマイシン）　5 mg/V，15 mg/V	
調製方法	【静脈内投与】生理食塩液またはブドウ糖注射液約5〜20 mLに溶解する. 【筋肉内投与，皮下投与】生理食塩液約5 mLに溶解する.

Bortezomib（ボルテゾミブ）　1 mg/V，2 mg/V，3 mg/V	
調製方法	【皮下投与】1 mgは0.4 mL，2 mgは0.8 mL，3 mgは1.2 mLの生理食塩液に溶解する.
	【静脈内投与】1 mgは1 mL，2 mgは2 mL，3 mgは3 mLの生理食塩液に溶解する.
投与時の注意点	【静脈内投与】ほかの薬剤の混入を避けるため，本剤投与のためのルートを留置して実施する. 延長チューブを使用した際は，投与後速やかに生理食塩液でフラッシングを行う.

Brentuximab Vedotin（ブレンツキシマブ ベドチン）　50 mg/V	
調製方法	1バイアルを注射用水10.5 mLで溶解した後，必要量を0.4〜1.2 mg/mLとなるように生理食塩液または5％ブドウ糖注射液で希釈する. ★ 溶解の際には，注射用水をゆっくりとバイアル内に注入し，泡立てないよう静かに回転させて混和する. ★ 溶解後の液は無色澄明〜わずかに乳白色であることを確認する. 変色や粒子が認められた場合は使用しない.

BV（ベバシズマブ）　100 mg/4 mL，400 mg/16 mL	
調製方法	必要量を抜き取り，生理食塩液で全量を約100 mLとする（ブドウ糖注射液を混合した場合，力価の減弱が生じるおそれがあるため）. ★ 調製時泡立ちやすいため注意する.

● 改訂第8版 がん化学療法レジメンハンドブック

Cabazitaxel（カバジタキセル）　60 mg/1.5 mL	
調製方法	添付溶解液全量に溶解して10 mg/mLの濃度とした後，最終濃度が0.10〜0.26 mg/mLとなるよう必要量を抜き取り，直ちに生理食塩液または5％ブドウ糖注射液と混和する．
投与時の注意点	・輸液に混和後の投与液は過飽和の状態であり，結晶が析出している場合は使用しない． ・0.2または0.22 μmのインラインフィルターを通して投与する． ・Cabazitaxel含量の低下および可塑剤のDEHPの溶出（ポリ塩化ビニル製），またCabazitaxelの吸着（ポリウレタン製）が認められるため，ポリ塩化ビニル製の輸液バッグおよびポリウレタン製の輸液セットの使用は避けること．

Carfilzomib（カルフィルゾミブ）　10 mg/V，40 mg/V	
調製方法	溶解時は泡立つため，注射用水をバイアルの内壁に当てながら緩徐に注入する．10 mg製剤の場合は5 mL，40 mg製剤の場合は20 mLの注射用水で2 mg/mLの濃度にて溶解する． ★ バイアルを緩やかに転倒混和し，泡立ちが生じた場合には，泡が消えるまで約2〜5分間バイアルを静置する． ★ 体表面積から計算した必要量を5％ブドウ糖注射液にて希釈する．

CBDCA（カルボプラチン） 50 mg/5 mL，150 mg/15 mL，450 mg/45 mL	
調製方法	250 mL以上のブドウ糖注射液または生理食塩液に混和する． ★ メチオニン，シスチンなどイオウを含むアミノ酸輸液中で分解が起こるため，これらのアミノ酸輸液との混合を避ける． ★ アルミニウムと反応して活性が低下するのでアルミニウムを含む医療器具を使用しない．

CDDP（シスプラチン）　10 mg/20 mL，25 mg/50 mL，50 mg/100 mL	
調製方法	500〜1,000 mLの生理食塩液またはブドウ糖−食塩液に混和する． ★ クロールイオン濃度が低い輸液を用いる場合には，活性が低下するので必ず生理食塩液と混和する． ★ アルミニウムと反応して活性が低下するので，アルミニウムを含む医療器具を使用しない．
投与時の注意点	光により分解するので，点滴時間が長時間に及ぶ場合には遮光して投与する．

1194

付録1　調製時の注意点 ●

APPENDIX

Cemiplimab（セミプリマブ）　350 mg/7 mL	
調製方法	必要量（7 mL）をバイアルから抜き取り，生理食塩液または5％ブドウ糖注射液の点滴バッグに注入し，最終濃度を1〜20 mg/mLとする． 点滴バッグをゆっくり反転させて混和し，激しく撹拌しない．
投与時の注意点	0.2〜5 μmのインラインフィルターを使用する．

Cetuximab（セツキシマブ）　100 mg/20 mL，500 mg/100 mL	
調製方法	必要量を抜き取り，点滴バッグなどを用い生理食塩液で希釈してあるいは希釈せずに投与する．

Cetuximab sarotalocan sodium（セツキシマブ　サロタロカンナトリウム）250 mg/50 mL	
調製方法	希釈せず原液で使用する． ★ 光に不安定なので，直接照明，直接昼光，あるいは間接昼光を避けて調製する．
投与時の注意点	・0.2または0.22 μmのインラインフィルターを通して投与する． ・点滴静注バッグは，常に遮光カバーで被覆するとともに，投与を行う部屋の窓はカーテンやブラインドなどで覆う．投与を中断する際は遮光カバーでインラインフィルター，チューブなどを被覆する．

CPA（シクロホスファミド）　100 mg/V，500 mg/V	
調製方法	シクロホスファミド（無水物換算）100 mgあたり5 mLの生理食塩液，注射用水などを加えて溶解する．点滴静注の場合には，溶解後適当な補液で希釈する． ★ 静脈内などへのワンショット投与の場合には，溶液が低張となるため注射用水を使用しない． ★ 23℃で揮発し，変異原性を示したことが報告されており，閉鎖式薬物移送システム（CSTD）を用いた調製が望ましい．

CPT-11（イリノテカン）　40 mg/2 mL，100 mg/5 mL	
調製方法	生理食塩液，ブドウ糖注射液または電解質維持液に混和する．
投与時の注意点	光に不安定なので点滴時間が長時間に及ぶ場合には，遮光して投与する．

1195

● 改訂第8版 がん化学療法レジメンハンドブック

Daratumumab・Vorhyaluronidase Alfa（ダラツムマブ・ボルヒアルロニダーゼ アルファ） 15 mL/V

調製方法	ポリプロピレン，ポリエチレンまたはポリ塩化ビニル（PVC）の皮下投与セットとステンレス鋼製の注射針を用いる．調製前に冷蔵庫から取り出し15〜30℃に戻してから，無菌環境下にて15 mLを抜き取る． ★ 注射針の詰まりを避けるために，投与直前に皮下注射針または皮下投与セットをシリンジに取り付ける．
投与時の注意点	投与前に粒子や変色の有無を目視で確認し，不透明粒子や変色または異物が認められた場合は使用しない．

DTIC（ダカルバジン） 100 mg/V

調製方法	ダカルバジン100 mgに，注射用水10 mLを加えて溶解する．溶解後，さらに希釈する場合には生理食塩液または5％ブドウ糖注射液を用いる． ★ ヘパリン，ヒドロコルチゾンコハク酸エステルなどの他剤と混合すると結晶析出あるいは外観変化を生じることがあるので，混合同時投与を避ける． ★ アルカリの添加により主薬が析出するおそれがある．
投与時の注意点	静脈炎や血管痛を防止するために，溶解後は点滴経路全般を遮光して投与する．

DTX（ドセタキセル：タキソテール®）
20 mg/0.5 mL，80 mg/2 mL（添付溶解液付）

調製方法	添付溶解液全量（80 mgバイアル；約7 mL，20 mgバイアル；約1.8 mL）を加え，澄明で均一になるまでゆっくり泡立てないように転倒混和する（約45秒間）．DTX 10 mg/mLの溶液に調製後，必要量を秤取し，250または500 mLの生理食塩液，または5％ブドウ糖注射液に混和する．
調製方法（アルコール過敏患者）	80 mgバイアルには7 mL，20 mgバイアルには1.8 mLの生理食塩液または5％ブドウ糖注射液を加え，液が澄明で均一になるまで激しく振り混ぜ，ある程度泡が消えるまでバイアルを倒立させて放置（約10分間），DTX 10 mg/mLの溶液に調製後，必要量を採取し250または500 mLの生理食塩液，または5％ブドウ糖注射液に混和する．

DTX（ドセタキセル） 20 mg/1 mL，80 mg/4 mL，20 mg/2 mL，
80 mg/8 mL，120 mg/12 mL

調製方法	必要量を採取し，250 mLまたは500 mLの生理食塩液，または5％ブドウ糖注射液に希釈する．

付録1　調製時の注意点 ●

APPENDIX

Durvalumab（デュルバルマブ）　120 mg/2.4 mL，500 mg/10 mL	
調製方法	必要量を抜き取り，生理食塩液または5％ブドウ糖注射液の点滴バッグに注入し，最終濃度を1～15 mg/mLとする. ★ 点滴バッグをゆっくり反転させて混和する. ★ 希釈液を凍結または振盪させない.
投与時の注意点	無菌の蛋白結合性の低い0.2または0.22 μmインラインフィルター（ポリエーテルスルホン製など）を使用する.

DXR（ドキソルビシン）　10 mg/V，50 mg/V	
調製方法	注射用水または生理食塩液に溶解し，必要に応じて輸液により希釈する. ★ 生理食塩液で溶解する場合は，ドキソルビシン塩酸塩として10 mg（力価）あたり1 mL以上で速やかに行う. 微量の生理食塩液で溶解を開始すると溶けにくくなることがある.

DXR（ドキソルビシン）　10 mg/5 mL，50 mg/25 mL	
調製方法	必要により輸液により希釈する.

Elotuzumab（エロツズマブ）　300 mg/V，400 mg/V	
調製方法	18 G以下の注射針を用いて300 mg製剤の場合は13 mL，400 mg製剤の場合は17 mLの注射用水で溶解し，25 mg/mLの濃度とした後，必要量を体重50 kg未満で150 mL，50～90 kgで250 mL，90 kg超で350 mLの生理食塩液または5％ブドウ糖注射液で希釈する. ★ バイアルを立てた状態でゆっくりと溶液を回転させて溶解し，穏やかに数回反転させる. バイアルは振盪せず，激しく撹拌しない. ★ 完全に溶解した後，5～10分間静置し，外観を確認する.
投与時の注意点	0.22 μm以下のメンブランフィルターを用いたインラインフィルターを使用する.

Enfortumab Vedotin（エンホルツマブ　ベドチン）　20 mg/V，30 mg/V	
調製方法	注射用水（20 mg：2.3 mL，30 mg：3.3 mL）により溶解し，10 mg/mLの濃度とする. 必要量をバイアルから抜き取り，希釈後の濃度が0.3～4.0 mg/mLとなるように5％ブドウ糖注射液，生理食塩液または乳酸リンゲル液の輸液バッグに加え，溶液が泡立たないよう輸液バッグを静かに回転させ混和する. ★ 溶解する時は振らずに緩徐に撹拌し，気泡がなくなるまで静置する.

1197

● 改訂第8版 がん化学療法レジメンハンドブック

Epcoritamab（エプコリタマブ）　4 mg/0.8 mL，48 mg/0.8 mL	
調製方法	・0.8 mg投与時：4 mgバイアルより0.8 mLを抜き取り，生理食塩液4.2 mLで希釈し，0.8 mg/mLの溶液とする． ・0.16 mg投与時：希釈した0.8 mg/mLの2.0 mLを生理食塩液8.0 mLでさらに希釈し，0.16 mg/mLの溶液とする． ★ 調製時は静かに容器を回転させて混和する．
投与時の注意点	くり返し皮下投与する場合，特に週1回投与（1〜3コース目）では，左右の大腿部，腹部などに交互に投与するなど同一注射部位を避ける．

EPI（エピルビシン）　10 mg/V，50 mg/V	
調製方法	注射用水または生理食塩液に溶解し，必要に応じて輸液により希釈する． ★ 溶解時のpHにより安定性が低下することがある．

EPI（エピルビシン）　10 mg/5 mL，50 mg/25 mL	
調製方法	必要に応じて輸液により希釈する． ★ 冷所保存によりエピルビシン塩酸塩が自己会合を起こし，粘性が増すことがあるので，使用前20〜30分間常温に放置するか，またはゆるやかに振り混ぜてから使用すること．

Eribulin（エリブリン）　1 mg/2 mL	
調製方法	希釈する場合は生理食塩液を使用する（5％ブドウ糖注射液で希釈した場合，反応生成物が検出されるため）．また，0.01 mg/mL未満の濃度に希釈しない．

ETP（VP-16）（エトポシド）　100 mg/5 mL	
調製方法	溶解時の濃度により，結晶が析出することがあるので0.4 mg/mL濃度以下になるよう100 mgあたり250 mL以上の生理食塩液などの輸液に混和する．
投与時の注意点	・1.0 mg/mL以上の高濃度の場合，ポリウレタン製のカテーテルでは，亀裂を生じ漏出する． ・可塑剤としてDEHPを含むポリ塩化ビニル製の点滴セット，カテーテルなどを使用した場合，DEHPが溶出する． ・1.0 mg/mL以上の高濃度の場合，セルロース系のフィルターを溶解するためセルロース系フィルターの使用を避ける． ・希釈せずに用いると，アクリルまたはABS樹脂（アクリロニトリル・ブタジエン・スチレンの重合体）製のプラスチック器具に，ひび割れが発生し漏出する．

1198

付録1　調製時の注意点 ●

APPENDIX

・ポリカーボネート製の三方活栓や延長チューブなどを使用した場合，そのコネクター部分にひび割れが発生し，血液および薬液漏れ，空気混入などの可能性があるので注意する．

GEM（ゲムシタビン）　200 mg/V，1 g/V	
調製方法	200 mgバイアルは5 mL以上，1 gバイアルは25 mL以上の生理食塩液に溶解する．

GEM（ゲムシタビン）　200 mg/5 mL，1 g/25 mL	
調製方法	50〜100 mL程度の生理食塩液，5％ブドウ糖注射液などに希釈する．

IFM（イホスファミド）1 g/V	
調製方法	1バイアルあたり生理食塩液または注射用水25 mLで溶解する． ★ 揮発性が高いため，閉鎖式薬物移送システム（CSTD）を用いた調製が望ましい．
投与時の注意点	★ポリカーボネート製の三方活栓や延長チューブなどを使用した場合，コネクター部分にひび割れが発生し，血液および薬液漏れ，空気混入などの可能性があるので注意する．

Ipilimumab（イピリムマブ）　20 mg/4 mL，50 mg/10 mL	
調製方法	必要量を抜き取り，そのまま，もしくは1〜4 mg/mLの濃度になるように生理食塩液または5％ブドウ糖注射液で希釈する．
投与時の注意点	0.2〜1.2 μmのインラインフィルターを通して投与する．

Isatuximab（イサツキシマブ）　100 mg/5 mL，500 mg/25 mL	
調製方法	250 mLの生理食塩液または5％ブドウ糖注射液の点滴バッグから本剤の必要量（mL）と同量を抜き取り，本剤を加えて総量250 mLの希釈液を調製する．本剤の投与量が2,000 mgを超える場合は，希釈液の濃度が8 mg/mLを超えない範囲で2バッグに分けて調製する． ★ 点滴バッグはポリオレフィン（ポリエチレン，ポリプロピレンなど）製，DEHPを含むポリ塩化ビニル製あるいはエチレン-酢酸ビニル製を使用する． ★ 点滴バッグを反転させて希釈液を穏やかに混和する．
投与時の注意点	希釈液を投与する際は，ポリエーテルスルホン，ポリスルホンまたはナイロン製のインラインフィルター（孔径：0.2または0.22 μm）を用いて投与する．また，ポリウレタン，ポリブタジエン，ポリ塩化ビニル（DEHPの有無は問わない）またはポリエチレン製の投与セットを用いる．

1199

● 改訂第8版 がん化学療法レジメンハンドブック

PLD（リポソーム化ドキソルビシン） 20 mg/10 mL	
調製方法	投与量が90 mg未満の場合250 mLの5％ブドウ糖注射液で，90 mg以上の場合500 mLの5％ブドウ糖注射液で希釈する．
投与時の注意点	本剤投与の際は，インラインフィルターを使用しない．

ℓ-LV（レボホリナートカルシウム）25 mg/V，50 mg/V，100 mg/V	
調製方法	25 mg製剤の場合は3〜5 mL，50 mg製剤の場合は5〜10 mL，100 mg製剤の場合は10〜15 mLの5％ブドウ糖注射液，生理食塩液または電解質維持液などで溶解・採取した後，同一の溶解液を用いて全量を200〜500 mL（レボホリナートとして約0.75 mg/mL）に希釈する．

L-OHP（オキサリプラチン） 50 mg/10 mL，100 mg/20 mL，200 mg/40 mL	
調製方法	5％ブドウ糖注射液に注入し，250〜500 mLとする（塩化物含有溶液や塩基性溶液により分解するため，生理食塩液などの塩化物を含む輸液や塩基性溶液との配合，同じ点滴ラインを用いた同時投与を避ける）． ★ アルミニウムとの接触により分解することが報告されているため，本剤の調製時あるいは投与時にアルミニウムが用いられている機器（注射針など）は使用しない． ★ 15℃以下で保存した場合，結晶が析出することがある．析出した場合は振盪するなどして，溶解させた後に使用する．

MTX（メトトレキサート） 50 mg/V，5 mg/V	
調製方法	＜CMF療法の場合＞ 生理食塩液または5％ブドウ糖注射液20 mLに溶解する．

付録1　調製時の注意点 ●

APPENDIX

nab-PTX（アルブミン懸濁型パクリタキセル：アブラキサン®）100 mg/V

調製方法	1バイアルあたり20 mLの生理食塩液で溶解した後，必要量を抜き取り，事前に用意した空の点滴バッグなどに注入する（生理食塩液に入れて希釈しない） ★ 非常に泡立ちやすく，調製時に泡立ちすぎると必要量を秤取できなくなる可能性があるため，溶解時は内壁を伝わらせてゆっくり注入した後しばらく静置する（5分間以上）． ★ 内容物が十分に濡れたら，均一な白色ないし黄色の懸濁液になるまで，静かに円弧を描くように回したり，緩やかに上下に転倒をくり返して混和する（泡立ちに注意する）．
投与時の注意点	・特定生物由来製品 ・インラインフィルターは使用しない．

nal-IRI（ナノリポソーム型イリノテカン）　43 mg/10 mL

調製方法	必要量を抜き取り，500 mLの生理食塩液または5％ブドウ糖注射液で希釈する． ★ 穏やかに反転させて混和する．

Necitumumab（ネシツムマブ）　800 mg/50 mL

調製方法	必要量（通常800 mg）を抜き取り，生理食塩液200 mLで希釈する．ブドウ糖注射液との配合を避ける．

Nedaplatin（ネダプラチン）　10 mg/V，50 mg/V，100 mg/V

調製方法	300 mL以上の生理食塩液または5％キシリトール注射液に溶解する． ★ アミノ酸輸液，pH5以下の酸性輸液（電解質補液，高カロリー輸液用基本液，5％果糖注射液など）を用いると分解が起こるので避ける． ★ アルミニウムと反応して沈殿物を形成し，活性が低下するのでアルミニウムを含む医療器具を用いない．

1201

● 改訂第8版 がん化学療法レジメンハンドブック

Nivolumab（ニボルマブ）
20 mg/2 mL, 100 mg/10 mL, 120 mg/12 mL, 240 mg/24 mL

調製方法	必要量を抜き取り, 生理食塩液または5％ブドウ糖注射液に混和し, 1回240 mg, 360 mgまたは480 mg投与時の総液量は体重30 kg以上の患者には150 mL以下, 体重30 kg未満の患者には100 mL以下とする. 3 mg/kg投与時は最終濃度が0.35 mg/mL以上となるように希釈する（最終濃度0.35 mg/mL未満では, Nivolumabの点滴溶液中の安定性が確認されていない）. ★ 急激な振盪は避ける.
投与時の注意点	インラインフィルター（0.2または0.22 μm）を使用する.

Obinutuzumab（オビヌツズマブ） 1,000 mg/40 mL

調製方法	必要量を抜き取り, 投与量が100 mgの場合は総量100 mL, 900 mgまたは1,000 mgの場合は総量250 mLになるよう生理食塩液に希釈する. ★ 調製時は静かに転倒混和する.
投与時の注意点	0.2または0.22 μmのインラインフィルターを使用する.

Panitumumab（パニツムマブ） 100 mg/5 mL, 400 mg/20 mL

調製方法	6 mg/kgとなるよう必要量を抜き取り, 生理食塩液に添加して全量を約100 mLとする. なお, 生理食塩液で希釈後の点滴溶液中の本剤の最終濃度は10 mg/mLを超えない（Panitumumabの力価の減弱が生じるおそれがあるため, ブドウ糖注射液との混合および同じ点滴ラインを用いた同時投与は行わないこと）. ★ 1回投与量として1,000 mgを超える場合は, 生理食塩液で希釈し約150 mLとする. ★ 泡立ちやすいので, 抜き取り, 補液への充填の際に注意する. ★ 静かに混和し, 急激な振盪は避ける.
投与時の注意点	インラインフィルター（0.2または0.22 μm）を使用する.

付録1　調製時の注意点 ●

APPENDIX

Pembrolizumab（ペムブロリズマブ）　100 mg/4 mL	
調製方法	必要量を抜き取り，生理食塩液または5％ブドウ糖注射液の点滴バッグに注入し，ゆっくり反転させて混和し，最終濃度を1～10 mg/mLとする．
投与時の注意点	インラインフィルター（0.2～5 μm）を使用する．

Pemetrexed（ペメトレキセド）　100 mg/V，500 mg/V，800 mg/V	
調製方法	100 mgの場合4.2 mL，500 mgの場合20 mL，800 mgの場合32 mLの生理食塩液を注入して十分に溶解する．溶解後のペメトレキセド濃度は25 mg/mL（実測値）である．必要量を抜き取り，生理食塩液に混和して100 mLとする． ★ カルシウムを含有する溶液との混合により濁りまたは沈殿が確認されているので，乳酸リンゲル液，リンゲル液などとの配合を避ける．

Pemetrexed（ペメトレキセド）　100 mg/4 mL，500 mg/20 mL，800 mg/32 mL	
調製方法	必要量を抜き取り，生理食塩液に混和して100 mLとする． ★ カルシウムを含有する溶液との混合により濁りまたは沈殿が確認されているので，乳酸リンゲル液，リンゲル液などとの配合を避ける．

Pertuzumab（ペルツズマブ）　420 mg/14 mL	
調製方法	バイアルから本剤溶液を14 mL抜き取り，生理食塩液250 mLに希釈する． ★ 調製時は静かに転倒混和する．

Polatuzumab Vedotin（ポラツズマブ ベドチン）　30 mg/V，140 mg/V	
調製方法	注射用水（30 mg：1.8 mL，140 mg：7.2 mL）で溶解して20 mg/mLの濃度にした後，静かにバイアルを回転させ，完全に溶解させる．溶解液から必要量を抜き取り，希釈後の濃度が0.72～2.70 mg/mLになるように，生理食塩液または5％ブドウ糖注射液を用いて希釈する． ★ 抗体タンパクが凝集するおそれがあるので，希釈後に決して激しい振動を加えない．
投与時の注意点	0.2または0.22 μmインラインフィルターを使用する．

● 改訂第8版 がん化学療法レジメンハンドブック

Pralatrexate（プララトレキサート） 20 mg/1 mL

調製方法	必要量を無菌的に注射筒で吸引し，速やかに使用する．

PTX（パクリタキセル） 30 mg/5 mL, 100 mg/16.7 mL, 150 mg/25 mL

調製方法	生理食塩液または5％ブドウ糖注射液500 mL（A法）または250 mL（B, C, E法）に希釈する．D法では半量を250 mLの生理食塩液または5％ブドウ糖注射液に希釈し，これを1回分として12時間ごとに2回に分けて調製する．
投与時の注意点	・希釈液は，過飽和状態にあるためPTXが結晶として析出する可能性があるので，本剤投与時には，0.22 μm以下のメンブランフィルターを用いたインラインフィルターを通して投与する． ・点滴用セットなどで，可塑剤としてDEHPを含有しているものの使用を避ける．

Ramucirumab（ラムシルマブ） 100 mg/10 mL, 500 mg/50 mL

調製方法	必要量を抜き取り，生理食塩液に混和して全量250 mLに調製する．ブドウ糖注射液との配合を避ける．
投与時の注意点	蛋白質透過型のフィルター（0.2または0.22 μm）を使用する．

Rituximab（リツキシマブ） 100 mg/10 mL, 500 mg/50 mL

調製方法	生理食塩液または5％ブドウ糖注射液にて1〜4 mg/mLに希釈調製し使用する． ★ 抗体が凝集するおそれがあるので，希釈時および希釈後に泡立つような激しい振動を加えない．

Romidepsin（ロミデプシン） 10 mg/V

調製方法	専用溶解用液を2.2 mL抜き取り（専用溶解用液2.2 mLで溶解したときに5 mg/mLとなる），その全量をゆっくりとバイアル内に注入する．専用溶解用液を注入した後，直ちにバイアルを澄明で均一になるまで，ゆっくりと泡立てないように静かに円を描くように回して十分に溶解させ（振り混ぜない），必要量を抜き取り，生理食塩液500 mLで希釈する．

STZ（ストレプトゾシン） 1 g/V

調製方法	1バイアルあたり生理食塩液9.5 mLを加え，十分転倒混和させた後，澄明で均一な溶液となるまで数分間静置する．この溶液1 mL中には100 mgのSTZを含有する．必要量を抜き取り生理食塩液などで希釈する．

付録1　調製時の注意点 ●

APPENDIX

Temsirolimus（テムシロリムス）　25 mg/1 mL	
調製方法	1バイアルに添付希釈用液1.8 mLを加え，バイアルをよく振り混和する．気泡がおさまるまで待ち，微粒子がないことを目視により確認する．希釈した液から2.5 mLを抜き取り，生理食塩液250 mLに速やかに混和する．混和する際は激しく振盪しない． ★ 調製は過剰な室光および日光を避ける．
投与時の 注意点	・DEHPを含む輸液セットなどを使用しない． ・5 μm以下のインラインフィルターを使用する．

Trastuzumab（トラスツズマブ）　60 mg/V，150 mg/V	
調製方法	添付の注射用水（注射用60：3.0 mL，注射用150：7.2 mL）により溶解して21 mg/mLの濃度とした後，必要量を抜き取り，生理食塩液250 mLに希釈する． ★ 溶解時は静かに転倒混和し，ほぼ泡が消えるまで数分間放置する（本剤はポリソルベートを含有しているので，泡立ちやすい）． ★ ブドウ糖注射液との混合を避け，本剤とブドウ糖注射液の同じ点滴ラインを用いた同時投与は行わない（本剤と5％ブドウ糖注射液を混合した場合，蛋白凝集が起こる）．

Trastuzumab Deruxtecan（トラスツズマブ デルクステカン）　100 mg/V	
調製方法	注射用水5 mLで溶解して20 mg/mLの濃度とした後，必要量を抜き取り，5％ブドウ糖注射液100 mLに希釈する． ★ 静かにバイアルを回転させて混和する． ★ 生理食塩液との混合を避け，本剤と生理食塩液の同じ点滴ラインを用いた同時投与は行わない．
投与時の 注意点	・0.2 μmのインラインフィルター（ポリエーテルスルホン，ポリスルホンまたは正電荷ナイロン製）を通して投与する． ・点滴バッグを遮光して投与する．

● 改訂第8版 がん化学療法レジメンハンドブック

Trastuzumab Emtansine（トラスツズマブ エムタンシン） 100 mg/V，160 mg/V	
調製方法	注射用水（点滴静注用100 mg：5 mL，点滴静注用160 mg：8 mL）により溶解して20 mg/mLの濃度にした後，必要量を抜き取り，生理食塩液250 mLに希釈する. ★ 調製時には，注射用水，生理食塩液以外は使用しない. ★ 溶解時は静かにバイアルを回転させ，完全に溶解する. ★ ブドウ糖注射液との混合を避け，本剤とブドウ糖注射液の同じ点滴ラインを用いた同時投与は行わない（本剤と5％ブドウ糖注射液を混合した場合，蛋白凝集が起こる）.
投与時の 注意点	0.2または0.22 μmインラインフィルター（ポリエーテルスルホン製またはポリスルホン製）を通して投与する.

Tremelimumab（トレメリムマブ） 25 mg/1.25 mL，300 mg/15 mL	
調製方法	必要量をバイアルから抜き取り，生理食塩液または5％ブドウ糖注射液の点滴バッグに注入し，最終濃度を0.1〜10 mg/mLとする.点滴バッグをゆっくり反転させて混和する.希釈液を凍結または振盪させない.
投与時の 注意点	無菌の蛋白結合性の低い0.2または0.22 μmインラインフィルターを使用して点滴静注する.

VCR（ビンクリスチン） 1 mg/V	
調製方法	1バイアルに，注射用水，生理食塩液または5％ブドウ糖注射液10 mLを加えて溶解する.

VLB（ビンブラスチン） 10 mg/V	
調製方法	1 mgあたり1 mLの割合に注射用水または生理食塩液を加えて溶解する.

VNR（ビノレルビン） 10 mg/1 mL，40 mg/4 mL	
調製方法	必要量を秤取し，約50 mLの生理食塩液，5％ブドウ糖注射液，リンゲル液または乳酸リンゲル液で希釈する.
投与時の 注意点	・投与は開始から10分以内に終了することが望ましい（静脈炎の予防のため）. ・投与後は補液などにより，薬液を十分洗い流す.

＜加藤裕芳＞

付録2　HBV再活性化の対策

APPENDIX

1）B型肝炎ウイルス（HBV）再活性化

- HBs抗原陽性例に加えて，HBs抗原陰性例の一部（HBc抗体陽性またはHBs抗体陽性）においてもHBV再活性化が起こることがある．
- HBV再活性化による肝炎は重症化しやすく予後不良である．
- 免疫抑制・化学療法を行う際のHBV再活性化対策の指針については，日本肝臓学会の「B型肝炎治療ガイドライン[1]」などがある．

2）リスクを有する群の同定

- 免疫チェックポイント阻害薬を含む化学療法を行うすべての患者において，治療前にHBs抗原，HBc抗体，HBs抗体を系統的に測定し，HBV再活性化のリスクを有する群を同定する（図1）．令和2年度より，HBs抗原，HBs抗体およびHBc抗体を患者1人につき1回に限り同時に算定可能となった．
- HBs抗原陽性例は日本人の約1％，既往感染（HBs抗原陰性，かつHBc抗体またはHBs抗体陽性）は約20～25％の頻度でみられる．

3）HBV DNAの測定 （図1）

- 高リスク群では，HBV DNA定量検査を治療開始前，および治療中・治療終了後定期的に行う．肝障害に先立ちHBV DNAが上昇することが知られている．
- 免疫抑制・化学療法の内容を考慮してモニタリングの間隔および期間を検討する．

4）核酸アナログの予防投与

- 高リスク群では核酸アナログの予防投与を行う．ただし，既往感染者で治療開始前のHBV DNAが20 IU/mL（1.3 log IU/mL）未満だった場合は，治療中および治療終了後のHBV DNAのモニタリングで20 IU/mL（1.3 log IU/mL）以上となった時点で開始する．また，予防投与を行っていても再活性化を完全に防ぐ保証はない．
- ラミブジン長期投与は高率に耐性ウイルスが出現するため，エ

1207

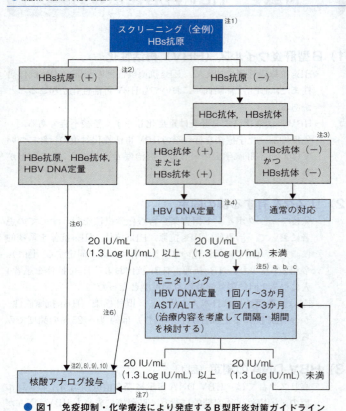

● **図1 免疫抑制・化学療法により発症するB型肝炎対策ガイドライン**
注1〜10) については稿末にガイドラインの脚注を引用する
日本肝臓学会 肝炎診療ガイドライン作成委員会 編「B型肝炎治療ガイドライン（第4版）」2022年6月, p98-100
https://www.jsh.or.jp/medical/guidelines/jsh_guidlines/hepatitis_b.html（2024年1月参照）
より転載

ンテカビル，TDF（テノホビル・ジソプロキシルフマル酸塩），TAF（テノホビル・アラフェナミド）が推奨されている．
・HBV再活性化による肝炎は，化学療法を中止した後も発症する．核酸アナログの投与期間におけるエビデンスはないが，化学療法終了後12カ月は核酸アナログ投与を継続し，核酸アナログ投与終了後においてもHBV DNAモニタリングを含めた経過観察を行う．

5) HBV再活性化がみられた場合 (図2)

日本肝臓学会の「B型肝炎治療ガイドライン[1]」では「免疫抑制作用のある抗腫瘍薬や免疫抑制薬は直ちに中止するのではなく,対応を肝臓専門医と相談する」とされている.

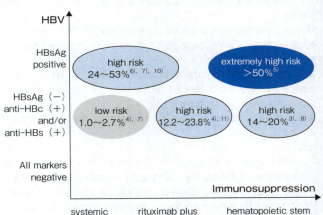

● 図2　感染状態と化学療法別の再活性化リスク
文献2より引用
注)図中の文献番号は文献2中のもの. 詳細は文献2を参照されたい

※ 図1の脚注を以下に示す[1]
【補足】
　血液悪性疾患に対する強力な化学療法中あるいは終了後に,HBs抗原陽性あるいはHBs抗原陰性例の一部においてHBV再活性化によりB型肝炎が発症し,その中には劇症化する症例があり,注意が必要である. また,血液悪性疾患または固形癌に対する通常の化学療法およびリウマチ性疾患・膠原病などの自己免疫疾患に対する免疫抑制療法においてもHBV再活性化のリスクを考慮して対応する必要がある. 通常の化学療法および免疫抑制療法においては,HBV再活性化,肝炎の発症,劇症化の頻度は明らかでなく,ガイドラインに関するエビデンスは十分ではない. また,核酸アナログ投与による劇症化予防効果を完全に保証するものではない.
注1) 免疫抑制・化学療法前に,HBVキャリアおよび既往感染者をスクリーニ

● 改訂第8版 がん化学療法レジメンハンドブック

ングする．HBs抗原，HBc抗体およびHBs抗体を測定し，HBs抗原が陽性の
キャリアか，HBs抗原が陰性でHBs抗体，HBc抗体のいずれか，あるいは両者
が陽性の既往感染かを判断する．HBs抗原・HBc抗体およびHBs抗体の測定は，
高感度の測定法を用いて検査することが望ましい．また，HBs抗体単独陽性
（HBs抗原陰性かつHBc抗体陰性）例においても，HBV再活性化は報告されて
おり，ワクチン接種歴が明らかである場合を除き，ガイドラインに従った対応
が望ましい．

注2) HBs抗原陽性例は肝臓専門医にコンサルトすること．また，すべての症
例において核酸アナログの投与開始ならびに終了にあたって肝臓専門医にコン
サルトするのが望ましい．

注3) 初回化学療法開始時にHBc抗体，HBs抗体未測定の再治療例および既に
免疫抑制療法が開始されている例では，抗体価が低下している場合があり，HBV
DNA定量検査などによる精査が望ましい．

注4) 既往感染者の場合は，リアルタイムPCR法によりHBV DNAをスクリー
ニングする．

注5)

a. リツキシマブ・オビヌツズマブ（±ステロイド），フルダラビンを用いる
化学療法および造血幹細胞移植：既往感染者からのHBV再活性化の高リスク
であり，注意が必要である．治療中および治療終了後少なくとも12か月の間，
HBV DNAを月1回モニタリングする．造血幹細胞移植例は，移植後長期間
のモニタリングが必要である．

b. 通常の化学療法および免疫作用を有する分子標的薬を併用する場合：頻
度は少ないながら，HBV再活性化のリスクがある．HBV DNA量のモニタリ
ングは1～3か月ごとを目安とし，治療内容を考慮して間隔および期間を検
討する．血液悪性疾患においては慎重な対応が望ましい．

c. 副腎皮質ステロイド薬，免疫抑制薬，免疫抑制作用あるいは免疫修飾作用
を有する分子標的治療薬による免疫抑制療法：HBV再活性化のリスクがあ
る．免疫抑制療法では，治療開始後および治療内容の変更後（中止を含む）
少なくとも6か月間は，月1回のHBV DNA量のモニタリングが望ましい．な
お，6か月以降は3か月ごとのHBV DNA量測定を推奨するが，治療内容に
応じて迅速診断に対応可能な高感度HBs抗原測定（感度0.005 IU/mL）あ
るいは高感度HBコア関連抗原測定（感度2.1 logU/mL）で代用することは可能
である．

注6) 免疫抑制・化学療法を開始する前に，できるだけ早期に核酸アナログ投与
を開始する．ことに，ウイルス量が多いHBs抗原陽性例においては，核酸アナ
ログ予防投与中であっても劇症肝炎による死亡例が報告されており，免疫抑制・
化学療法を開始する前にウイルス量を低下させておくことが望ましい．

注7) 免疫抑制・化学療法中あるいは治療終了後に，HBV DNAが20 IU/mL
（1.3 Log IU/mL）以上になった時点で直ちに核酸アナログ投与を開始する（20
IU/mL未満陽性の場合は，別のポイントでの再検査を推奨する）．また，高感

1210

度HBs抗原モニタリングにおいて1 IU/mL未満陽性（低値陽性）あるいは高感度HBコア関連抗原陽性の場合は，HBV DNAを追加測定して20 IU/mL以上であることを確認した上で核酸アナログ投与を開始する．免疫抑制・化学療法中の場合，免疫抑制薬や免疫抑制作用のある抗腫瘍薬は直ちに投与を中止するのではなく，対応を肝臓専門医と相談する．

注8） 核酸アナログは薬剤耐性の少ないETV，TDF，TAFの使用を推奨する．

注9） 下記の①か②の条件を満たす場合には核酸アナログ投与の終了が可能であるが，その決定については肝臓専門医と相談した上で行う．

①スクリーニング時にHBs抗原陽性だった症例では，B型慢性肝炎における核酸アナログ投与終了基準を満たしていること．②スクリーニング時にHBc抗体陽性またはHBs抗体陽性だった症例では，(1)免疫抑制・化学療法終了後，少なくとも12か月間は投与を継続すること．(2)この継続期間中にALT（GPT）が正常化していること（ただしHBV以外にALT異常の原因がある場合は除く）．(3)この継続期間中にHBV DNAが持続陰性化していること．(4)HBs抗原およびHBコア関連抗原も持続陰性化することが望ましい．

注10） 核酸アナログ投与終了後少なくとも12か月間は，HBV DNAモニタリングを含めて厳重に経過観察する．経過観察方法は各核酸アナログの使用上の注意に基づく．経過観察中にHBV DNA量が20 IU/mL（1.3 Log IU/mL）以上になった時点で直ちに投与を再開する．

【文　献】

1) 「B型肝炎治療ガイドライン（第4版）」（日本肝臓学会　肝炎診療ガイドライン作成委員会／編），2022年6月
   https://www.jsh.or.jp/medical/guidelines/jsh_guidlines/hepatitis_b.html
   （2024年1月参照）

2) Kusumoto S, et al：Reactivation of hepatitis B virus following systemic chemotherapy for malignant lymphoma. Int J Hematol, 90：13-23, 2009

＜竹野美沙樹＞

付録3　サイトカイン放出症候群（CRS）：Grade分類および管理ガイダンス

CRS : Cytokine Release Syndrome

サイトカイン放出症候群

抗体医薬品の静脈投与中あるいはその直後に体内の免疫応答が必要以上に活性化され，インターロイキンやインターフェロンなどの血中サイトカインの放出にて引き起こされる症状の総称．免疫応答が活性化された場合には発熱，低血圧，低酸素症，悪寒，頻脈，頭痛および呼吸困難などの種々の症状を呈し，場合によっては重篤な生命を脅かす強力なサイトカイン放出（サイトカインストーム）を引き起こす．

● Grade 1

発熱（38.0℃以上），低血圧なし，低酸素症なし

＜対処法＞

【抗サイトカイン療法】

高齢，高腫瘍量，循環腫瘍細胞，解熱薬で回復しない発熱などの特定の状況である場合には，トシリズマブ8 mg/kgを1時間かけて静脈内投与（1回800 mgを超えないこと）．8時間以上経過後にトシリズマブの再投与（24時間以内に最大2回投与）を考慮．

【ステロイド療法】

デキサメタゾン10～20 mg/日（または同等薬）投与を考慮する．免疫エフェクター細胞関連神経毒性症候群を合併している場合は，副腎皮質ホルモンを投与開始することを強く推奨．

＜支持療法＞

- 医師による対面評価を行う（CRS管理経験のある施設やセンターでの実施が望ましい）．
- 感染症の有無を調べ，速やかに広域抗菌薬の投与を開始する．発熱および好中球減少症が回復するまで抗菌薬投与の継続を推奨．
- 施設の標準療法に基づき支持療法（解熱薬投与および補液など）を行う．
- 神経学的状態の綿密なモニタリング

＜処置＞

CRSが回復するまで休薬．

付録3　サイトカイン放出症候群（CRS）

●Grade 2
発熱（38.0℃以上），低血圧あり（昇圧薬を必要としない），低酸素症あり（6 L/分以下の低流量経鼻酸素または吹き流しを必要とする）

＜対処法＞

【抗サイトカイン療法】
- トシリズマブ8 mg/kgを1時間かけて静脈内投与（1回800 mgを超えないこと）．8時間以上経過後にトシリズマブを再投与（24時間以内に最大2回投与）．
- 最初の抗サイトカイン療法で効果がない場合：ステロイド療法（Grade 1の用法・用量参照）を開始または増量．

＜支持療法＞

Grade 1の対応に準じつつ下記を追加．
- 心電図モニターおよび酸素飽和度測定を必要に応じて継続．
- 低血圧の場合は，0.5〜1.0 Lの等張電解質輸液（細胞外液補充液）で補液急速静注．
- 必要に応じて酸素補給．

＜処置＞

CRSが回復するまで休薬．

●Grade 3
発熱（38.0℃以上），低血圧あり（1種類の昇圧薬を必要とする），低酸素症あり（6 L/分を超える高流量経鼻酸素，フェイスマスク，非再呼吸マスクまたはベンチュリマスクを必要とする）

＜対処法＞

【抗サイトカイン療法】

Grade 2と同様の対応．

【ステロイド療法】

デキサメタゾン（例：6時間ごとに10〜20 mg静脈内投与）．効果がない場合は，メチルプレドニゾロン1,000 mg/日を開始．

＜支持療法＞
- 医師による対面評価を行う（CRS管理経験のある施設やセンターでの実施が望ましい）．
- 感染症の有無を調べ，速やかに広域抗菌薬の投与を開始する．発

1213

熱および好中球減少症が回復するまで抗菌薬投与の継続を推奨．
・集中治療室で管理．
・昇圧薬投与および／または酸素補給．
・心エコーの実施を検討．
・必要に応じて補液静注．

<処置>

CRSが回復するまで休薬．

● Grade 4

発熱（38.0℃以上），低血圧あり（2種類以上の昇圧薬を必要とする），低酸素症あり（CPAP，BiPAP，挿管，および機械的換気などの陽圧換気を必要とする）

<対処法>

【抗サイトカイン療法】

・トシリズマブ8 mg/kgを1時間かけて静脈内投与（1回800 mgを超えないこと）．8時間以上経過後にトシリズマブを再投与し，24時間以内に最大2回投与する．
・最初の抗サイトカイン療法に抵抗性の場合：ステロイド療法（Grade 3の用法・用量参照）を開始／増量．

<支持療法>

Grade 3の対応に準じつつ下記を追加．

・機械的換気および／または腎代替療法を必要とする場合がある．
・マクロファージ活性化症候群／血球貪食性リンパ組織球症発現の可能性を検討し，評価する（フィブリノーゲンやトリグリセリド値のモニタリングなど）．

<処置>

投与を中止．

【文　献】
・エブキンリ®皮下注 適正使用ガイド

<櫻井洋臣>

付録4 免疫エフェクター細胞関連神経毒性症候群（ICANS）：管理ガイダンス

ICANS：Immune effector Cell-Associated Neurotoxicity Syndrome

免疫エフェクター細胞関連神経毒性症候群

抗体医薬品の投与に伴い活性化または誘導された免疫エフェクター細胞（T細胞を含む）にて引き起こされた失語症，意識レベルの変化，認知能力の障害，筋力低下，痙攣発作，脳浮腫など中枢神経系に関連した病理学的特徴を有する症状の総称．サイトカイン放出症候群が遷延した場合に起こりやすいとされる．

● Grade 1

＜対処法＞
- デキサメタゾン10 mgを12時間ごとに静脈内投与．
- ICANSが回復するまで，非鎮静性抗痙攣薬（レベチラセタムなど）の使用を考慮．

＜支持療法＞
- 各施設の標準療法に基づき支持療法を行う．
- 神経学的状態の綿密なモニタリング．
- 非鎮静性抗痙攣薬の予防的投与を開始し，ICANSが回復するまで継続することを推奨．
- 誤嚥に注意．
- 各施設のガイドラインに基づく脳画像検査および脳波検査の実施を推奨．

＜処置＞
回復するまで休薬．

● Grade 2

＜対処法＞
デキサメタゾン10〜20 mgを12時間ごとに静脈内投与．

＜支持療法＞
Grade 1の対応に準じつつ下記を追加．
- 心電図モニターおよび酸素飽和度測定を必要に応じて継続．
- 神経学的検査（眼底検査を含む）を実施し，神経科への相談を検討．

1215

● 改訂第8版 がん化学療法レジメンハンドブック

・禁忌がない場合は，脳画像検査（MRIなど），脳波検査および腰椎穿刺（開放圧も測定）を実施．

＜処置＞

回復するまで休薬．

● Grade 3

＜対処法＞

デキサメタゾン10〜20 mgを6時間ごとに静脈内投与．効果がない場合は，メチルプレドニゾロン1,000 mg/日を開始．

＜支持療法＞

Grade 2の対応に準じつつ下記を追加．

・モニタリング下または集中治療室で管理．
・痙攣発作がある場合は，レベチラセタム/非鎮静性抗てんかん薬を投与．

＜処置＞

初回発現時は回復するまで休薬，2回目の発現時には投与を中止．

● Grade 4

＜対処法＞

Grade 3と同様の対応．

＜支持療法＞

Grade 3の対応に準じつつ下記を追加．

・機械的換気を必要とする場合あり．
・局在性運動麻痺の可能性を考慮し，脊椎の画像診断を検討．
・脳浮腫がある場合は，過換気による頭蓋内圧の低下，マンニトール/高張生理食塩液による高浸透圧療法，および/または脳室腹腔シャントに関する神経外科への相談を検討．
・標準療法に加えて積極的な頭蓋内圧管理を行う．

＜処置＞

投与を中止．

【免疫エフェクター細胞関連神経毒性症候群のGrade判定基準（成人）】

Grade判定は，他の原因に起因しない最も重篤な事象（ICEスコア，意識レベル，痙攣発作，運動所見，頭蓋内圧上昇/脳浮腫）に基づき判定される．

付録4　免疫エフェクター細胞関連神経毒性症候群（ICANS）●

APPENDIX

神経毒性	Grade 1	Grade 2	Grade 3	Grade 4	Grade 5
ICE スコア	7〜9	3〜6	0〜2	0（覚醒不能のため実施不可）	ICANSによる死亡（他の原因がこの転帰に至る主な要因でない場合）
意識レベルの低下	あり 自発的に覚醒	あり 呼びかけで覚醒	あり 触刺激でのみ覚醒	あり 覚醒不能，または激しいもしくはくり返しの触刺激を必要とする．昏迷または昏睡．	
痙攣発作	なし	なし	あり 速やかに回復する局所もしくは全身性の臨床的発作，または治療介入により回復する脳波検査上の非痙攣発作	あり 致死的な長時間（5分超）の発作，または反復性の臨床的もしくは電気的発作（各エピソード間でベースラインに戻らない）	
運動所見	なし	なし	なし	あり 不全片麻痺または不全対麻痺などの重度の局在性運動麻痺	
頭蓋内圧上昇／脳浮腫	なし	なし	あり 神経画像上の局在／局所浮腫	あり 神経画像上のびまん性脳浮腫，除脳姿勢もしくは除皮質姿勢，または脳神経VI麻痺もしくは視神経乳頭浮腫もしくはクッシングの三徴候	

ICE：Immune effector Cell-associated Encephalopathy，免疫エフェクター細胞関連脳症
文献1より引用

1217

● 改訂第8版 がん化学療法レジメンハンドブック

● **免疫エフェクター細胞関連脳症（ICE：Immune effector Cell-associated Encephalopathy）スコア**

5つのチェック項目（計10点）でスコア化した神経毒性の評価手法

チェック項目	点数
現在の年，現在の月，現在お住いの都市，病院名を言える	4点（各1点）
物の名前を3つ言える（例：時計，ペン，ボタンなど）	3点（各1点）
簡単な指示に従える（例：指を2本立ててください）	1点
標準的な文章を書くことができる（例：今日は晴れです，など）	1点
100から10ずつ引き算ができる	1点
満点	10点

<スコアの分類>
7～9点：Grade 1
3～6点：Grade 2
0～2点：Grade 3
意識レベルが低く評価ができない場合は0点：Grade 4
文献1より引用

【文　献】
1) エブキンリ®皮下注　適正使用ガイド

<櫻井洋臣>

memo

付録5　体表面積換算表

cm / kg	140	141	142	143	144	145	146	147	148	149	150	151
30	1.097	1.102	1.108	1.114	1.119	1.125	1.131	1.136	1.142	1.147	1.153	1.159
31	1.112	1.118	1.124	1.129	1.135	1.141	1.146	1.152	1.158	1.163	1.169	1.175
32	1.127	1.133	1.139	1.145	1.150	1.156	1.162	1.168	1.174	1.179	1.185	1.191
33	1.142	1.148	1.154	1.160	1.166	1.171	1.177	1.183	1.189	1.195	1.201	1.206
34	1.157	1.163	1.169	1.175	1.180	1.186	1.192	1.198	1.204	1.210	1.216	1.222
35	1.171	1.177	1.183	1.189	1.195	1.201	1.207	1.213	1.219	1.225	1.231	1.237
36	1.185	1.191	1.197	1.203	1.210	1.216	1.222	1.228	1.234	1.240	1.246	1.252
37	1.199	1.205	1.211	1.218	1.224	1.230	1.236	1.242	1.248	1.254	1.260	1.267
38	1.213	1.219	1.225	1.231	1.238	1.244	1.250	1.256	1.262	1.269	1.275	1.281
39	1.226	1.232	1.239	1.245	1.251	1.258	1.264	1.270	1.276	1.283	1.289	1.295
40	1.239	1.246	1.252	1.259	1.265	1.271	1.278	1.284	1.290	1.297	1.303	1.309
41	1.252	1.259	1.265	1.272	1.278	1.285	1.291	1.297	1.304	1.310	1.317	1.323
42	1.265	1.272	1.278	1.285	1.291	1.298	1.304	1.311	1.317	1.324	1.330	1.337
43	1.278	1.285	1.291	1.298	1.304	1.311	1.317	1.324	1.331	1.337	1.344	1.350
44	1.291	1.297	1.304	1.311	1.317	1.324	1.330	1.337	1.344	1.350	1.357	1.363
45	1.303	1.310	1.316	1.323	1.330	1.337	1.343	1.350	1.357	1.363	1.370	1.376
46	1.315	1.322	1.329	1.336	1.342	1.349	1.356	1.363	1.369	1.376	1.383	1.389
47	1.327	1.334	1.341	1.348	1.355	1.361	1.368	1.375	1.382	1.389	1.395	1.402
48	1.339	1.346	1.353	1.360	1.367	1.374	1.381	1.387	1.394	1.401	1.408	1.415
49	1.351	1.358	1.365	1.372	1.379	1.386	1.393	1.400	1.406	1.413	1.420	1.427
50	1.363	1.370	1.377	1.384	1.391	1.398	1.405	1.412	1.419	1.426	1.433	1.439
51	1.374	1.381	1.388	1.395	1.402	1.410	1.417	1.424	1.431	1.438	1.445	1.452
52	1.386	1.393	1.400	1.407	1.414	1.421	1.428	1.435	1.442	1.450	1.457	1.464
53	1.397	1.404	1.411	1.418	1.426	1.433	1.440	1.447	1.454	1.461	1.468	1.476
54	1.408	1.415	1.422	1.430	1.437	1.444	1.451	1.459	1.466	1.473	1.480	1.487
55	1.419	1.426	1.434	1.441	1.448	1.456	1.463	1.470	1.477	1.485	1.492	1.499
56	1.430	1.437	1.445	1.452	1.459	1.467	1.474	1.481	1.489	1.496	1.503	1.510
57	1.441	1.448	1.456	1.463	1.470	1.478	1.485	1.493	1.500	1.507	1.515	1.522
58	1.451	1.459	1.466	1.474	1.481	1.489	1.496	1.504	1.511	1.518	1.526	1.533
59	1.462	1.469	1.477	1.485	1.492	1.500	1.507	1.515	1.522	1.529	1.537	1.544
60	1.472	1.480	1.488	1.495	1.503	1.510	1.518	1.525	1.533	1.540	1.548	1.555
61	1.483	1.490	1.498	1.506	1.513	1.521	1.529	1.536	1.544	1.551	1.559	1.566
62	1.493	1.501	1.508	1.516	1.524	1.532	1.539	1.547	1.554	1.562	1.570	1.577
63	1.503	1.511	1.519	1.527	1.534	1.542	1.550	1.557	1.565	1.573	1.580	1.588
64	1.513	1.521	1.529	1.537	1.545	1.552	1.560	1.568	1.576	1.583	1.591	1.599
65	1.523	1.531	1.539	1.547	1.555	1.563	1.570	1.578	1.586	1.594	1.601	1.609
66	1.533	1.541	1.549	1.557	1.565	1.573	1.581	1.588	1.596	1.604	1.612	1.620
67	1.543	1.551	1.559	1.567	1.575	1.583	1.591	1.599	1.607	1.614	1.622	1.630
68	1.553	1.561	1.569	1.577	1.585	1.593	1.601	1.609	1.617	1.625	1.632	1.640
69	1.562	1.571	1.579	1.587	1.595	1.603	1.611	1.619	1.627	1.635	1.643	1.651
70	1.572	1.580	1.588	1.596	1.605	1.613	1.621	1.629	1.637	1.645	1.653	1.661
71	1.582	1.590	1.598	1.606	1.614	1.622	1.630	1.639	1.647	1.655	1.663	1.671
72	1.591	1.599	1.607	1.616	1.624	1.632	1.640	1.648	1.656	1.665	1.673	1.681
73	1.600	1.609	1.617	1.625	1.633	1.642	1.650	1.658	1.666	1.674	1.682	1.691
74	1.610	1.618	1.626	1.635	1.643	1.651	1.659	1.668	1.676	1.684	1.692	1.700
75	1.619	1.627	1.636	1.644	1.652	1.661	1.669	1.677	1.685	1.694	1.702	1.710
76	1.628	1.636	1.645	1.653	1.662	1.670	1.678	1.687	1.695	1.703	1.712	1.720
77	1.637	1.646	1.654	1.662	1.671	1.679	1.688	1.696	1.704	1.713	1.721	1.729
78	1.646	1.655	1.663	1.672	1.680	1.688	1.697	1.705	1.714	1.722	1.731	1.739
79	1.655	1.664	1.672	1.681	1.689	1.698	1.706	1.715	1.723	1.731	1.740	1.748
80	1.664	1.672	1.681	1.690	1.698	1.707	1.715	1.724	1.732	1.741	1.749	1.758
81	1.673	1.681	1.690	1.699	1.707	1.716	1.724	1.733	1.741	1.750	1.758	1.767
82	1.681	1.690	1.699	1.707	1.716	1.725	1.733	1.742	1.751	1.759	1.768	1.776
83	1.690	1.699	1.708	1.716	1.725	1.734	1.742	1.751	1.760	1.768	1.777	1.785
84	1.699	1.708	1.716	1.725	1.734	1.743	1.751	1.760	1.769	1.777	1.786	1.794
85	1.707	1.716	1.725	1.734	1.743	1.751	1.760	1.769	1.777	1.786	1.795	1.804
86	1.716	1.725	1.734	1.742	1.751	1.760	1.769	1.778	1.786	1.795	1.804	1.813
87	1.724	1.733	1.742	1.751	1.760	1.769	1.778	1.786	1.795	1.804	1.813	1.821
88	1.733	1.742	1.751	1.760	1.768	1.777	1.786	1.795	1.804	1.813	1.822	1.830
89	1.741	1.750	1.759	1.768	1.777	1.786	1.795	1.804	1.813	1.821	1.830	1.839
90	1.749	1.758	1.767	1.776	1.785	1.794	1.803	1.812	1.821	1.830	1.839	1.848

付録5　体表面積換算表

APPENDIX

kg＼cm	152	153	154	155	156	157	158	159	160	161	162	163	164
30	1.164	1.170	1.175	1.181	1.186	1.192	1.197	1.203	1.208	1.214	1.219	1.225	1.230
31	1.180	1.186	1.192	1.197	1.203	1.208	1.214	1.220	1.225	1.231	1.236	1.242	1.247
32	1.196	1.202	1.208	1.214	1.219	1.225	1.230	1.236	1.242	1.247	1.253	1.259	1.264
33	1.212	1.218	1.224	1.229	1.235	1.241	1.247	1.252	1.258	1.264	1.270	1.275	1.281
34	1.228	1.234	1.239	1.245	1.251	1.257	1.263	1.268	1.274	1.280	1.286	1.291	1.297
35	1.243	1.249	1.255	1.261	1.267	1.272	1.278	1.284	1.290	1.296	1.302	1.307	1.313
36	1.258	1.264	1.270	1.276	1.282	1.288	1.294	1.300	1.306	1.311	1.317	1.323	1.329
37	1.273	1.279	1.285	1.291	1.297	1.303	1.309	1.315	1.321	1.327	1.333	1.339	1.345
38	1.287	1.293	1.299	1.305	1.312	1.318	1.324	1.330	1.336	1.342	1.348	1.354	1.360
39	1.301	1.308	1.314	1.320	1.326	1.332	1.338	1.345	1.351	1.357	1.363	1.369	1.375
40	1.315	1.322	1.328	1.334	1.340	1.347	1.353	1.359	1.365	1.371	1.378	1.384	1.390
41	1.329	1.336	1.342	1.348	1.355	1.361	1.367	1.373	1.380	1.386	1.392	1.398	1.405
42	1.343	1.349	1.356	1.362	1.369	1.375	1.381	1.388	1.394	1.400	1.407	1.413	1.419
43	1.357	1.363	1.370	1.376	1.382	1.389	1.395	1.402	1.408	1.414	1.421	1.427	1.433
44	1.370	1.376	1.383	1.389	1.396	1.402	1.409	1.415	1.422	1.428	1.435	1.441	1.447
45	1.383	1.390	1.396	1.403	1.409	1.416	1.422	1.429	1.435	1.442	1.448	1.455	1.461
46	1.396	1.403	1.409	1.416	1.423	1.429	1.436	1.442	1.449	1.455	1.462	1.469	1.475
47	1.409	1.415	1.422	1.429	1.436	1.442	1.449	1.456	1.462	1.469	1.475	1.482	1.489
48	1.421	1.428	1.435	1.442	1.448	1.455	1.462	1.469	1.475	1.482	1.489	1.495	1.502
49	1.434	1.441	1.448	1.454	1.461	1.468	1.475	1.482	1.488	1.495	1.502	1.508	1.515
50	1.446	1.453	1.460	1.467	1.474	1.481	1.487	1.494	1.501	1.508	1.515	1.521	1.528
51	1.459	1.465	1.472	1.479	1.486	1.493	1.500	1.507	1.514	1.521	1.528	1.534	1.541
52	1.471	1.478	1.485	1.492	1.499	1.506	1.512	1.519	1.526	1.533	1.540	1.547	1.554
53	1.483	1.490	1.497	1.504	1.511	1.518	1.525	1.532	1.539	1.546	1.553	1.560	1.567
54	1.494	1.502	1.509	1.516	1.523	1.530	1.537	1.544	1.551	1.558	1.565	1.572	1.579
55	1.506	1.513	1.520	1.528	1.535	1.542	1.549	1.556	1.563	1.570	1.577	1.584	1.591
56	1.518	1.525	1.532	1.539	1.547	1.554	1.561	1.568	1.575	1.582	1.589	1.597	1.604
57	1.529	1.536	1.544	1.551	1.558	1.565	1.573	1.580	1.587	1.594	1.601	1.609	1.616
58	1.540	1.548	1.555	1.562	1.570	1.577	1.584	1.592	1.599	1.606	1.613	1.621	1.628
59	1.552	1.559	1.567	1.574	1.581	1.589	1.596	1.603	1.611	1.618	1.625	1.632	1.640
60	1.563	1.570	1.578	1.585	1.593	1.600	1.607	1.615	1.622	1.629	1.637	1.644	1.651
61	1.574	1.581	1.589	1.596	1.604	1.611	1.619	1.626	1.633	1.641	1.648	1.656	1.663
62	1.585	1.592	1.600	1.607	1.615	1.622	1.630	1.637	1.645	1.652	1.660	1.667	1.675
63	1.596	1.603	1.611	1.618	1.626	1.633	1.641	1.649	1.656	1.664	1.671	1.679	1.686
64	1.606	1.614	1.622	1.629	1.637	1.644	1.652	1.660	1.667	1.675	1.682	1.690	1.697
65	1.617	1.625	1.632	1.640	1.648	1.655	1.663	1.671	1.678	1.686	1.693	1.701	1.709
66	1.627	1.635	1.643	1.651	1.658	1.666	1.674	1.681	1.689	1.697	1.704	1.712	1.720
67	1.638	1.646	1.653	1.661	1.669	1.677	1.685	1.692	1.700	1.708	1.715	1.723	1.731
68	1.648	1.656	1.664	1.672	1.680	1.687	1.695	1.703	1.711	1.718	1.726	1.734	1.742
69	1.658	1.666	1.674	1.682	1.690	1.698	1.706	1.714	1.721	1.729	1.737	1.745	1.752
70	1.669	1.677	1.685	1.692	1.700	1.708	1.716	1.724	1.732	1.740	1.748	1.755	1.763
71	1.679	1.687	1.695	1.703	1.711	1.719	1.727	1.734	1.742	1.750	1.758	1.766	1.774
72	1.689	1.697	1.705	1.713	1.721	1.729	1.737	1.745	1.753	1.761	1.769	1.777	1.784
73	1.699	1.707	1.715	1.723	1.731	1.739	1.747	1.755	1.763	1.771	1.779	1.787	1.795
74	1.709	1.717	1.725	1.733	1.741	1.749	1.757	1.765	1.773	1.781	1.789	1.797	1.805
75	1.718	1.727	1.735	1.743	1.751	1.759	1.767	1.775	1.783	1.791	1.800	1.808	1.816
76	1.728	1.736	1.744	1.753	1.761	1.769	1.777	1.785	1.793	1.802	1.810	1.818	1.826
77	1.738	1.746	1.754	1.762	1.771	1.779	1.787	1.795	1.803	1.812	1.820	1.828	1.836
78	1.747	1.756	1.764	1.772	1.780	1.789	1.797	1.805	1.813	1.822	1.830	1.838	1.846
79	1.757	1.765	1.773	1.782	1.790	1.798	1.807	1.815	1.823	1.831	1.840	1.848	1.856
80	1.766	1.775	1.783	1.791	1.800	1.808	1.816	1.825	1.833	1.841	1.850	1.858	1.866
81	1.775	1.784	1.792	1.801	1.809	1.818	1.826	1.834	1.843	1.851	1.859	1.868	1.876
82	1.785	1.793	1.802	1.810	1.819	1.827	1.836	1.844	1.852	1.861	1.869	1.877	1.886
83	1.794	1.803	1.811	1.820	1.828	1.837	1.845	1.853	1.862	1.870	1.879	1.887	1.896
84	1.803	1.812	1.820	1.829	1.837	1.846	1.854	1.863	1.871	1.880	1.888	1.897	1.905
85	1.812	1.821	1.829	1.838	1.847	1.855	1.864	1.872	1.881	1.889	1.898	1.906	1.915
86	1.821	1.830	1.839	1.847	1.856	1.864	1.873	1.882	1.890	1.899	1.907	1.916	1.924
87	1.830	1.839	1.848	1.856	1.865	1.874	1.882	1.891	1.900	1.908	1.917	1.925	1.934
88	1.839	1.848	1.857	1.865	1.874	1.883	1.891	1.900	1.909	1.917	1.926	1.935	1.943
89	1.848	1.857	1.866	1.874	1.883	1.892	1.901	1.909	1.918	1.927	1.935	1.944	1.953
90	1.857	1.866	1.874	1.883	1.892	1.901	1.910	1.918	1.927	1.936	1.945	1.953	1.962

DuBois の公式：体表面積（m²）= 0.007184 × 身長（cm）$^{0.725}$ × 体重（kg）$^{0.425}$

（Arch. Intern. Med. 17, 863, 1916，小社発行「肝胆膵診療エキスパートマニュアル」資料1より転載）

【次ページに続く】

1221

● 改訂第8版 がん化学療法レジメンハンドブック

【体表面積換算表（続き）】

kg\cm	165	166	167	168	169	170	171	172	173	174	175	176	177
30	1.235	1.241	1.246	1.252	1.257	1.262	1.268	1.273	1.279	1.284	1.289	1.295	1.300
31	1.253	1.258	1.264	1.269	1.275	1.280	1.286	1.291	1.297	1.302	1.307	1.313	1.318
32	1.270	1.275	1.281	1.286	1.292	1.298	1.303	1.309	1.314	1.320	1.325	1.331	1.336
33	1.287	1.292	1.298	1.303	1.309	1.315	1.320	1.326	1.331	1.337	1.343	1.348	1.354
34	1.303	1.309	1.314	1.320	1.326	1.331	1.337	1.343	1.348	1.354	1.360	1.365	1.371
35	1.319	1.325	1.331	1.336	1.342	1.348	1.354	1.359	1.365	1.371	1.377	1.382	1.388
36	1.335	1.341	1.347	1.353	1.358	1.364	1.370	1.376	1.382	1.387	1.393	1.399	1.405
37	1.351	1.357	1.362	1.368	1.374	1.380	1.386	1.392	1.398	1.404	1.409	1.415	1.421
38	1.366	1.372	1.378	1.384	1.390	1.396	1.402	1.408	1.414	1.420	1.426	1.431	1.437
39	1.381	1.387	1.393	1.399	1.405	1.411	1.417	1.423	1.429	1.435	1.441	1.447	1.453
40	1.396	1.402	1.408	1.414	1.421	1.427	1.433	1.439	1.445	1.451	1.457	1.463	1.469
41	1.411	1.417	1.423	1.429	1.436	1.442	1.448	1.454	1.460	1.466	1.472	1.478	1.484
42	1.425	1.432	1.438	1.444	1.450	1.457	1.463	1.469	1.475	1.481	1.487	1.494	1.500
43	1.440	1.446	1.452	1.459	1.465	1.471	1.477	1.484	1.490	1.496	1.502	1.509	1.515
44	1.454	1.460	1.467	1.473	1.479	1.486	1.492	1.498	1.505	1.511	1.517	1.523	1.530
45	1.468	1.474	1.481	1.487	1.493	1.500	1.506	1.513	1.519	1.525	1.532	1.538	1.544
46	1.482	1.488	1.495	1.501	1.507	1.514	1.520	1.527	1.533	1.540	1.546	1.553	1.559
47	1.495	1.502	1.508	1.515	1.521	1.528	1.534	1.541	1.547	1.554	1.560	1.567	1.573
48	1.509	1.515	1.522	1.528	1.535	1.542	1.548	1.555	1.561	1.568	1.574	1.581	1.587
49	1.522	1.529	1.535	1.542	1.549	1.555	1.562	1.568	1.575	1.582	1.588	1.595	1.601
50	1.535	1.542	1.548	1.555	1.562	1.569	1.575	1.582	1.589	1.595	1.602	1.609	1.615
51	1.548	1.555	1.562	1.568	1.575	1.582	1.589	1.595	1.602	1.609	1.615	1.622	1.629
52	1.561	1.568	1.574	1.581	1.588	1.595	1.602	1.609	1.615	1.622	1.629	1.636	1.642
53	1.573	1.580	1.587	1.594	1.601	1.608	1.615	1.622	1.628	1.635	1.642	1.649	1.656
54	1.586	1.593	1.600	1.607	1.614	1.621	1.628	1.635	1.641	1.648	1.655	1.662	1.669
55	1.598	1.605	1.612	1.619	1.626	1.633	1.640	1.647	1.654	1.661	1.668	1.675	1.682
56	1.611	1.618	1.625	1.632	1.639	1.646	1.653	1.660	1.667	1.674	1.681	1.688	1.695
57	1.623	1.630	1.637	1.644	1.651	1.658	1.665	1.673	1.680	1.687	1.694	1.701	1.708
58	1.635	1.642	1.649	1.656	1.664	1.671	1.678	1.685	1.692	1.699	1.706	1.713	1.720
59	1.647	1.654	1.661	1.669	1.676	1.683	1.690	1.697	1.704	1.711	1.719	1.726	1.733
60	1.659	1.666	1.673	1.680	1.688	1.695	1.702	1.709	1.717	1.724	1.731	1.738	1.745
61	1.670	1.678	1.685	1.692	1.700	1.707	1.714	1.721	1.729	1.736	1.743	1.750	1.758
62	1.682	1.689	1.697	1.704	1.711	1.719	1.726	1.733	1.741	1.748	1.755	1.763	1.770
63	1.693	1.701	1.708	1.716	1.723	1.730	1.738	1.745	1.753	1.760	1.767	1.775	1.782
64	1.705	1.712	1.720	1.727	1.735	1.742	1.750	1.757	1.764	1.772	1.779	1.786	1.794
65	1.716	1.724	1.731	1.739	1.746	1.754	1.761	1.769	1.776	1.783	1.791	1.798	1.806
66	1.727	1.735	1.742	1.750	1.757	1.765	1.773	1.780	1.788	1.795	1.802	1.810	1.817
67	1.738	1.746	1.754	1.761	1.769	1.776	1.784	1.791	1.799	1.807	1.814	1.822	1.829
68	1.749	1.757	1.765	1.772	1.780	1.788	1.795	1.803	1.810	1.818	1.826	1.833	1.841
69	1.760	1.768	1.776	1.783	1.791	1.799	1.806	1.814	1.822	1.829	1.837	1.844	1.852
70	1.771	1.779	1.786	1.794	1.802	1.810	1.817	1.825	1.833	1.840	1.848	1.856	1.863
71	1.782	1.789	1.797	1.805	1.813	1.821	1.828	1.836	1.844	1.852	1.859	1.867	1.875
72	1.792	1.800	1.808	1.816	1.824	1.832	1.839	1.847	1.855	1.863	1.870	1.878	1.886
73	1.803	1.811	1.819	1.827	1.834	1.842	1.850	1.858	1.866	1.874	1.881	1.889	1.897
74	1.813	1.821	1.829	1.837	1.845	1.853	1.861	1.869	1.877	1.884	1.892	1.900	1.908
75	1.824	1.832	1.840	1.848	1.856	1.864	1.871	1.879	1.887	1.895	1.903	1.911	1.919
76	1.834	1.842	1.850	1.858	1.866	1.874	1.882	1.890	1.898	1.906	1.914	1.922	1.930
77	1.844	1.852	1.860	1.868	1.876	1.885	1.893	1.901	1.909	1.917	1.925	1.933	1.940
78	1.854	1.862	1.871	1.879	1.887	1.895	1.903	1.911	1.919	1.927	1.935	1.943	1.951
79	1.864	1.873	1.881	1.889	1.897	1.905	1.913	1.921	1.929	1.938	1.946	1.954	1.962
80	1.874	1.883	1.891	1.899	1.907	1.915	1.924	1.932	1.940	1.948	1.956	1.964	1.972
81	1.884	1.893	1.901	1.909	1.917	1.926	1.934	1.942	1.950	1.958	1.966	1.975	1.983
82	1.894	1.902	1.911	1.919	1.927	1.936	1.944	1.952	1.960	1.968	1.977	1.985	1.993
83	1.904	1.912	1.921	1.929	1.937	1.946	1.954	1.962	1.970	1.979	1.987	1.995	2.003
84	1.914	1.922	1.930	1.939	1.947	1.956	1.964	1.972	1.980	1.989	1.997	2.005	2.014
85	1.923	1.932	1.940	1.949	1.957	1.965	1.974	1.982	1.990	1.999	2.007	2.015	2.024
86	1.933	1.941	1.950	1.958	1.967	1.975	1.984	1.992	2.000	2.009	2.017	2.025	2.034
87	1.942	1.951	1.959	1.968	1.976	1.985	1.993	2.002	2.010	2.019	2.027	2.035	2.044
88	1.952	1.960	1.969	1.978	1.986	1.995	2.003	2.012	2.020	2.028	2.037	2.045	2.054
89	1.961	1.970	1.978	1.987	1.996	2.004	2.013	2.021	2.030	2.038	2.047	2.055	2.064
90	1.971	1.979	1.988	1.996	2.005	2.014	2.022	2.031	2.039	2.048	2.056	2.065	2.073

付録5 体表面積換算表

APPENDIX

cm/kg	178	179	180	181	182	183	184	185	186	187	188	189	190
30	1.305	1.311	1.316	1.321	1.326	1.332	1.337	1.342	1.348	1.353	1.358	1.363	1.368
31	1.324	1.329	1.334	1.340	1.345	1.350	1.356	1.361	1.366	1.372	1.377	1.382	1.388
32	1.342	1.347	1.352	1.358	1.363	1.369	1.374	1.380	1.385	1.390	1.396	1.401	1.407
33	1.359	1.365	1.370	1.376	1.381	1.387	1.392	1.398	1.403	1.409	1.414	1.420	1.425
34	1.377	1.382	1.388	1.393	1.399	1.405	1.410	1.416	1.421	1.427	1.432	1.438	1.443
35	1.394	1.399	1.405	1.411	1.416	1.422	1.428	1.433	1.439	1.444	1.450	1.456	1.461
36	1.410	1.416	1.422	1.428	1.433	1.439	1.445	1.450	1.456	1.462	1.467	1.473	1.479
37	1.427	1.433	1.439	1.444	1.450	1.456	1.462	1.467	1.473	1.479	1.485	1.490	1.496
38	1.443	1.449	1.455	1.461	1.467	1.472	1.478	1.484	1.490	1.496	1.502	1.507	1.513
39	1.459	1.465	1.471	1.477	1.483	1.489	1.495	1.501	1.506	1.512	1.518	1.524	1.530
40	1.475	1.481	1.487	1.493	1.499	1.505	1.511	1.517	1.523	1.529	1.535	1.541	1.546
41	1.491	1.497	1.503	1.509	1.515	1.521	1.527	1.533	1.539	1.545	1.551	1.557	1.563
42	1.506	1.512	1.518	1.524	1.530	1.536	1.543	1.549	1.555	1.561	1.567	1.573	1.579
43	1.521	1.527	1.533	1.540	1.546	1.552	1.558	1.564	1.570	1.576	1.583	1.589	1.595
44	1.536	1.542	1.548	1.555	1.561	1.567	1.573	1.580	1.586	1.592	1.598	1.604	1.610
45	1.551	1.557	1.563	1.570	1.576	1.582	1.588	1.595	1.601	1.607	1.613	1.620	1.626
46	1.565	1.572	1.578	1.584	1.591	1.597	1.603	1.610	1.616	1.622	1.629	1.635	1.641
47	1.580	1.586	1.593	1.599	1.605	1.612	1.618	1.624	1.631	1.637	1.644	1.650	1.656
48	1.594	1.600	1.607	1.613	1.620	1.626	1.633	1.639	1.645	1.652	1.658	1.665	1.671
49	1.608	1.614	1.621	1.627	1.634	1.641	1.647	1.653	1.660	1.666	1.673	1.679	1.686
50	1.622	1.628	1.635	1.642	1.648	1.655	1.661	1.668	1.674	1.681	1.687	1.694	1.700
51	1.635	1.642	1.649	1.655	1.662	1.669	1.675	1.682	1.688	1.695	1.702	1.708	1.715
52	1.649	1.656	1.662	1.669	1.676	1.682	1.689	1.696	1.702	1.709	1.716	1.722	1.729
53	1.662	1.669	1.676	1.683	1.689	1.696	1.703	1.710	1.716	1.723	1.730	1.736	1.743
54	1.676	1.682	1.689	1.696	1.703	1.710	1.716	1.723	1.730	1.737	1.743	1.750	1.757
55	1.689	1.696	1.703	1.709	1.716	1.723	1.730	1.737	1.743	1.750	1.757	1.764	1.771
56	1.702	1.709	1.716	1.723	1.729	1.736	1.743	1.750	1.757	1.764	1.771	1.777	1.784
57	1.715	1.722	1.729	1.736	1.742	1.749	1.756	1.763	1.770	1.777	1.784	1.791	1.798
58	1.727	1.734	1.741	1.748	1.755	1.762	1.769	1.776	1.783	1.790	1.797	1.804	1.811
59	1.740	1.747	1.754	1.761	1.768	1.775	1.782	1.789	1.796	1.803	1.810	1.817	1.824
60	1.752	1.760	1.767	1.774	1.781	1.788	1.795	1.802	1.809	1.816	1.823	1.830	1.837
61	1.765	1.772	1.779	1.786	1.793	1.801	1.808	1.815	1.822	1.829	1.836	1.843	1.850
62	1.777	1.784	1.791	1.799	1.806	1.813	1.820	1.827	1.835	1.842	1.849	1.856	1.863
63	1.789	1.796	1.804	1.811	1.818	1.825	1.833	1.840	1.847	1.854	1.861	1.869	1.876
64	1.801	1.808	1.816	1.823	1.830	1.838	1.845	1.852	1.859	1.867	1.874	1.881	1.888
65	1.813	1.820	1.828	1.835	1.842	1.850	1.857	1.864	1.872	1.879	1.886	1.894	1.901
66	1.825	1.832	1.840	1.847	1.854	1.862	1.869	1.877	1.884	1.891	1.899	1.906	1.913
67	1.837	1.844	1.851	1.859	1.866	1.874	1.881	1.889	1.896	1.903	1.911	1.918	1.926
68	1.848	1.856	1.863	1.871	1.878	1.886	1.893	1.901	1.908	1.915	1.923	1.930	1.938
69	1.860	1.867	1.875	1.882	1.890	1.897	1.905	1.912	1.920	1.927	1.935	1.942	1.950
70	1.871	1.879	1.886	1.894	1.901	1.909	1.917	1.924	1.932	1.939	1.947	1.954	1.962
71	1.882	1.890	1.898	1.905	1.913	1.921	1.928	1.936	1.943	1.951	1.958	1.966	1.974
72	1.894	1.901	1.909	1.917	1.924	1.932	1.940	1.947	1.955	1.963	1.970	1.978	1.985
73	1.905	1.912	1.920	1.928	1.936	1.943	1.951	1.959	1.966	1.974	1.982	1.989	1.997
74	1.916	1.924	1.931	1.939	1.947	1.955	1.962	1.970	1.978	1.986	1.993	2.001	2.009
75	1.927	1.935	1.942	1.950	1.958	1.966	1.974	1.981	1.989	1.997	2.005	2.012	2.020
76	1.938	1.945	1.953	1.961	1.969	1.977	1.985	1.993	2.000	2.008	2.016	2.024	2.031
77	1.948	1.956	1.964	1.972	1.980	1.988	1.996	2.004	2.012	2.019	2.027	2.035	2.043
78	1.959	1.967	1.975	1.983	1.991	1.999	2.007	2.015	2.023	2.030	2.038	2.046	2.054
79	1.970	1.978	1.986	1.994	2.002	2.010	2.018	2.026	2.034	2.041	2.049	2.057	2.065
80	1.980	1.988	1.996	2.004	2.012	2.020	2.028	2.036	2.044	2.052	2.060	2.068	2.076
81	1.991	1.999	2.007	2.015	2.023	2.031	2.039	2.047	2.055	2.063	2.071	2.079	2.087
82	2.001	2.009	2.017	2.026	2.034	2.042	2.050	2.058	2.066	2.074	2.082	2.090	2.098
83	2.012	2.020	2.028	2.036	2.044	2.052	2.060	2.069	2.077	2.085	2.093	2.101	2.109
84	2.022	2.030	2.038	2.046	2.055	2.063	2.071	2.079	2.087	2.095	2.104	2.112	2.120
85	2.032	2.040	2.049	2.057	2.065	2.073	2.081	2.090	2.098	2.106	2.114	2.122	2.130
86	2.042	2.050	2.059	2.067	2.075	2.084	2.092	2.100	2.108	2.116	2.125	2.133	2.141
87	2.052	2.061	2.069	2.077	2.086	2.094	2.102	2.110	2.119	2.127	2.135	2.143	2.152
88	2.062	2.071	2.079	2.087	2.096	2.104	2.112	2.121	2.129	2.137	2.146	2.154	2.162
89	2.072	2.081	2.089	2.097	2.106	2.114	2.123	2.131	2.139	2.148	2.156	2.164	2.172
90	2.082	2.090	2.099	2.107	2.116	2.124	2.133	2.141	2.149	2.158	2.166	2.174	2.183

DuBois の公式：体表面積（m²）= 0.007184 × 身長（cm）$^{0.725}$ × 体重（kg）$^{0.425}$
(Arch. Intern. Med. 17, 863, 1916. 小社発行「肝胆膵診療エキスパートマニュアル」資料1より転載)

1223

付録6　抗悪性腫瘍薬一覧表

略号／本書内表記	一般名	商品名
5-FU	フルオロウラシル	5-FU
Abemaciclib	アベマシクリブ	ベージニオ
Abiraterone	アビラテロン	ザイティガ
Afatinib	アファチニブ	ジオトリフ
Aflibercept	アフリベルセプトベータ	ザルトラップ
AI（アロマターゼ阻害薬）	アナストロゾールエキセメスタンレトロゾール	アリミデックスアロマシンフェマーラ
Alectinib	アレクチニブ	アレセンサ
Amivantamab	アミバンタマブ	ライブリバント
AMR	アムルビシン	カルセド
Apalutamide	アパルタミド	アーリーダ
Ara-C	シタラビン	キロサイド
Asciminib	アシミニブ	セムブリックス
Atezolizumab	アテゾリズマブ	テセントリク
Avelumab	アベルマブ	バベンチオ
Axitinib	アキシチニブ	インライタ
Azacitidine	アザシチジン	ビダーザ
Bendamustine	ベンダムスチン	トレアキシン
Binimetinib	ビニメチニブ	メクトビ
BLM	ブレオマイシン	ブレオ
Bortezomib	ボルテゾミブ	ベルケイド
Bosutinib	ボスチニブ	ボシュリフ
Brentuximab Vedotin	ブレンツキシマブ・ベドチン	アドセトリス
Brigatinib	ブリグチニブ	アルンブリグ
BV	ベバシズマブ	アバスチン
Cabazitaxel	カバジタキセル	ジェブタナ
Cabozantinib	カボザンチニブ	カボメティクス
Capecitabine	カペシタビン	ゼローダ

付録6　抗悪性腫瘍薬一覧表

APPENDIX

※本書で取り上げたレジメンに含まれる抗悪性腫瘍薬の一覧表です．
薬剤名索引としてもご活用ください（商品名は先発医薬品を中心に掲載）．

掲載頁
332, 470, 513, 518, 529, 534, 552, 571, 582, 592, 596, 601, 606, 710, 716, 733, 1136, 1167, 1173
339
847, 853
214
596
335, 339, 381
227
196
50
866
1070
970
35, 76, 82, 88, 145, 416, 648
826, 892
886, 892, 921
974
1084, 1103, 1107
628
870, 1094
980, 984, 988, 999, 1006, 1012
958
1098, 1119
231
82, 107, 153, 204, 361, 552, 557, 566, 571, 575, 582, 587, 620, 648, 747, 756, 777, 784, 787, 790, 805
843
670, 896, 917
353, 396, 474, 557, 563, 587

● 改訂第8版 がん化学療法レジメンハンドブック

【付録6　抗悪性腫瘍薬一覧表（続き）】

略号／本書内表記	一般名	商品名
Capmatinib	カプマチニブ	タブレクタ
Carfilzomib	カルフィルゾミブ	カイプロリス
CBDCA	カルボプラチン	パラプラチン
CDDP	シスプラチン	ランダ
Cemiplimab	セミプリマブ	リブタヨ
Ceritinib	セリチニブ	ジカディア
Cetuximab	セツキシマブ	アービタックス
Cetuximab Sarotalocan	セツキシマブ サロタロカン	アキャルックス
CPA	シクロホスファミド	エンドキサン
CPT-11	イリノテカン	トポテシン／カンプト
Crizotinib	クリゾチニブ	ザーコリ
Dabrafenib	ダブラフェニブ	タフィンラー
Daratumumab	ダラツムマブ	ダラザレックス（点滴静注） ダラキューロ（皮下注）
Darolutamide	ダロルタミド	ニュベクオ
Dasatinib	ダサチニブ	スプリセル
Dexamethasone	デキサメタゾン	デカドロン
DTIC	ダカルバジン	ダカルバジン
DTX	ドセタキセル	タキソテール／ ワンタキソテール
Durvalumab	デュルバルマブ	イミフィンジ
DXR	ドキソルビシン	アドリアシン
Elotuzumab	エロツズマブ	エムプリシティ
Encorafenib	エンコラフェニブ	ビラフトビ
Enfortumab Vedotin	エンホルツマブ ベドチン	パドセブ
Entrectinib	エヌトレクチニブ	ロズリートレク
Enzalutamide	エンザルタミド	イクスタンジ

1226

付録6　抗悪性腫瘍薬一覧表 ●

APPENDIX

掲載頁
261
1029, 1041
32, 35, 44, 52, 55, 60, 70, 76, 82, 88, 97, 103, 107, 111, 117, 122, 132, 136, 153, 187, 191, 196, 311, 318, 431, 752, 756, 771, 774, 777, 781, 787, 790, 1075, 1142, 1167, 1173
24, 28, 44, 55, 60, 66, 76, 97, 122, 136, 148, 162, 280, 464, 474, 513, 518, 674, 683, 744, 747, 764, 823, 870, 875, 879, 883, 1070, 1136, 1148, 1167, 1173
759
236
606, 611, 618, 628, 1142, 1155, 1173, 1178
1160
301, 323, 328, 332, 984, 1058, 1064, 1078, 1112, 1119
28, 571, 575, 582, 587, 592, 596, 601, 606, 611, 615, 710, 802
240
251
999, 1006, 1017, 1041
860, 864
948
980, 984, 988, 993, 1006, 1012, 1017, 1024, 1029, 1036, 1041, 1049, 1054
1094
158, 172, 311, 328, 365, 447, 513, 541, 781, 840, 860, 1136, 1184
44, 72, 122, 132, 136, 654, 663, 674
301, 323, 729, 764, 1058, 1064, 1078, 1094, 1112, 1119
1024
628
835
243
850

1227

● 改訂第8版 がん化学療法レジメンハンドブック

【付録6 抗悪性腫瘍薬一覧表（続き）】

略号／本書内表記	一般名	商品名
Epcoritamab	エプコリタマブ	エプキンリ
Eribulin	エリブリン	ハラヴェン
Erlotinib	エルロチニブ	タルセバ
ETP（VP-16）	エトポシド	ベプシド／ラステット
Everolimus	エベロリムス	アフィニトール
Exemestane	エキセメスタン	アロマシン
Fulvestrant	フルベストラント	フェソロデックス
Futibatinib	フチバチニブ	リトゴビ
Gefitinib	ゲフィチニブ	イレッサ
GEM	ゲムシタビン	ジェムザール
Gumarontinib	グマロンチニブ	ハイイータン
IFM	イホスファミド	イホマイド
IFN-α	インターフェロンα	スミフェロン
Imatinib	イマチニブ	グリベック
Ipilimumab	イピリムマブ	ヤーボイ
Isatuximab	イサツキシマブ	サークリサ
Ixazomib	イキサゾミブ	ニンラーロ
Lapatinib	ラパチニブ	タイケルブ
Larotrectinib	ラロトレクチニブ	ヴァイトラックビ
Lenalidomide	レナリドミド	レブラミド
Lenvatinib	レンバチニブ	レンビマ
Letrozole	レトロゾール	フェマーラ
ℓ-LV	レボホリナート	アイソボリン
L-OHP	オキサリプラチン	エルプラット
Lorlatinib	ロルラチニブ	ローブレナ
L-PAM	メルファラン	アルケラン
Lutetium-oxodot-reotide（^{177}Lu）	ルテチウムオキソドトレオチド（^{177}Lu）	ルタテラ
mPSL	メチルプレドニゾロン	ソル・メドロール
MTX	メトトレキサート	メソトレキセート
nab-PTX	パクリタキセル（アルブミン懸濁型）	アブラキサン

掲載頁

掲載頁
1089
402
204, 208
24, 32, 35, 44, 812
349, 723, 930
349
339, 345
693
185, 187
55, 136, 162, 407, 431, 674, 678, 683, 697, 703, 706, 787, 809, 823
265
879, 883, 1075
940
944
93, 97, 103, 278, 527, 638, 905
1049
1036
381, 396
255
977, 980, 993, 1017, 1024, 1029, 1036, 1115
284, 658, 768, 901, 1186
345
470, 529, 552, 571, 582, 592, 596, 601, 606, 710, 716
454, 459, 470, 529, 552, 557, 566, 582, 601, 606, 710
221
999
737
1070
332
88, 117, 132, 178, 358, 416, 423, 486, 492, 706

● 改訂第8版 がん化学療法レジメンハンドブック

【付録6 抗悪性腫瘍薬一覧表（続き）】

略号／本書内表記	一般名	商品名
nal-IRI	イリノテカンリポソーム製剤	オニバイド
Necitumumab	ネシツムマブ	ポートラーザ
Nedaplatin	ネダプラチン	アクプラ
Nilotinib	ニロチニブ	タシグナ
Niraparib	ニラパリブ	ゼジューラ
Nivolumab	ニボルマブ	オプジーボ
Obinutuzumab	オビヌツズマブ	ガザイバ
Olaparib	オラパリブ	リムパーザ
Osimertinib	オシメルチニブ	タグリッソ
Palbociclib	パルボシクリブ	イブランス
Panitumumab	パニツムマブ	ベクティビックス
Pazopanib	パゾパニブ	ヴォトリエント
Pembrolizumab	ペムブロリズマブ	キイトルーダ
Pemetrexed	ペメトレキセド	アリムタ
Pemigatinib	ペミガチニブ	ペマジール
Pertuzumab	ペルツズマブ	パージェタ
Pertuzumab Trastuzumab Vorhyaluronidase Alfa	ペルツズマブ・トラスツズマブ・ボルヒアルロニダーゼ アルファ	フェスゴ
PLD	リポソーム化ドキソルビシン	ドキシル
Polatuzumab Vedotin	ポラツズマブベドチン	ポライビー
Pomalidomide	ポマリドミド	ポマリスト
Ponatinib	ポナチニブ	アイクルシグ
Pralatrexate	プララトレキサート	ジフォルタ
PSL	プレドニゾロン	プレドニゾロン／プレドニン
PTX	パクリタキセル	タキソール
Ramucirumab	ラムシルマブ	サイラムザ

1230

付録6　抗悪性腫瘍薬一覧表

APPENDIX

掲載頁
716
162
158, 534
952
798
52, 55, 60, 93, 97, 103, 107, 181, 278, 282, 459, 501, 518, 527, 544, 636, 638, 896, 905, 919, 1101, 1182
1107, 1112
434, 720, 784, 794, 853, 857
191, 217
345
601, 615
911
111, 117, 141, 318, 323, 326, 423, 427, 431, 518, 546, 756, 768, 831, 886, 901, 1164, 1167
60, 76, 97, 111, 122, 148, 169, 187, 191, 196, 280
690
311, 365, 374, 402, 407, 412, 641
311, 365, 374, 402, 407, 412, 641
790, 805
1064, 1084
1012, 1049, 1054
964
1124
840, 843, 847, 853, 999, 1058, 1064, 1078, 1112, 1119
52, 82, 103, 107, 117, 153, 301, 318, 361, 374, 427, 481, 537, 747, 752, 756, 771, 774, 777, 1142, 1178
172, 208, 481, 486, 592, 667

● 改訂第8版 がん化学療法レジメンハンドブック

【付録6 抗悪性腫瘍薬一覧表（続き）】

略号／本書内表記	一般名	商品名
Regorafenib	レゴラフェニブ	スチバーガ
Repotrectinib	レポトレクチニブ	オータイロ
Rituximab	リツキシマブ	リツキサン
Romidepsin	ロミデプシン	イストダックス
S-1	テガフール・ギメラシル・オテラシル	ティーエスワン
Selpercatinib	セルペルカチニブ	レットヴィモ
Sorafenib	ソラフェニブ	ネクサバール
Sotorasib	ソトラシブ	ルマケラス
STZ	ストレプトゾシン	ザノサー
Sunitinib	スニチニブ	スーテント
TAM	タモキシフェン	ノルバデックス
Temsirolimus	テムシロリムス	トーリセル
Tepotinib	テポチニブ	テプミトコ
Trametinib	トラメチニブ	メキニスト
Trastuzumab	トラスツズマブ	ハーセプチン
Trastuzumab Deruxtecan（T-DXd）	トラスツズマブ デルクステカン	エンハーツ
Trastuzumab Emtansine（T-DM1）	トラスツズマブ エムタンシン	カドサイラ
Tremelimumab	トレメリムマブ	イジュド
Trifluridine Tipiracil（FTD/TPI, TAS-102）	トリフルリジン・チピラシル	ロンサーフ
VCR	ビンクリスチン	オンコビン
VLB	ビンブラスチン	エクザール
VNR	ビノレルビン	ロゼウス
VP-16（ETP）	エトポシド	ベプシド／ラステット

付録6　抗悪性腫瘍薬一覧表

掲載頁
624, 665
247
1058, 1064, 1070, 1075, 1078, 1084, 1103, 1115
1128
335, 351, 442, 447, 454, 459, 464, 566, 575, 678, 683, 688, 697, 701
268
656, 926
273
729, 733
725, 908
335, 339
935
258
251
307, 311, 365, 374, 402, 407, 412, 474, 641
276, 385, 503
391
122, 132, 136, 654
497, 620
1058, 1078, 1112
883, 1094
66, 412
870, 875, 879, 1070, 1075, 1078

索 引

※薬剤名を検索する際はp.1224-1233の抗悪性腫瘍薬一覧表をご利用ください.

欧　文

A

Abemaciclib＋内分泌（Fulvestrant or AI or TAM）療法 ……… 339

Abiraterone＋PSL療法 ……… 847

ABVD（DXR＋BLM＋VLB＋DTIC）療法 ……… 1094

AC（DXR＋CPA）療法 ……… 301

Afatinib単独療法 ……… 214

Alectinib単独療法 ……… 227

*ALK*融合遺伝子 ……… 21

Amivantamab＋CBDCA＋Pemetrexed療法 ……… 196

AMR単独療法 ……… 50

AP（DXR＋CDDP）療法 ……… 764

Apalutamide単独療法 ……… 866

Asciminib単独療法 ……… 970

Atezolizumab＋BV療法 ……… 648

Atezolizumab＋BV＋CBDCA＋PTX療法 ……… 82

Atezolizumab＋CBDCA＋ETP療法 ……… 35

Atezolizumab＋CBDCA＋nab-PTX療法 ……… 88

Atezolizumab＋CBDCA or CDDP＋Pemetrexed療法 ……… 76

Atezolizumab＋nab-PTX療法 … 416

Atezolizumab単独療法 ……… 145

Avelumab＋Axitinib療法 ……… 892

Avelumab単独療法 ……… 826

Axitinib単独療法 ……… 921

Azacitidine単独療法 ……… 974

B

B型肝炎ウイルス ……… 1207

Bd（Bortezomib＋Dexamethasone）療法 ……… 988

Bendamustine±Rituximab療法 ……… 1103

BEP（CDDP＋VP-16＋BLM）療法 ……… 870

BLd（Bortezomib＋Lenalidomide＋Dexamethasone）療法 … 980

Bosutinib単独療法 ……… 958

*BRAF*遺伝子 ……… 21

Brentuximab Vedotin単独療法 1098

Brigatinib単独療法 ……… 231

BV-CHP（Brentuximab Vedotin＋CPA＋DXR＋PSL）療法 … 1119

BV＋PTX療法 ……… 361

C

Cabazitaxel＋PSL療法 ……… 843

Cabozantinib単独療法 …… 670, 917

Capecitabine＋RT（放射線）療法 … 563

Capecitabine単独療法 ……… 353

CAPIRI（Capecitabine＋CPT-11）＋BV療法 ……… 587

Capmatinib単独療法 ……… 261

CAPOX（Capecitabine＋L-OHP）±BV療法 ……… 557

CBDCA＋ETP療法 ……… 32

CBDCA＋RT（放射線）療法 ……… 70

CDDP＋GEM＋Necitumumab療法 ……… 162

CDDP＋Pemetrexed療法 … 148, 280

CDDP＋RT（放射線）療法　744, 1148

Cemiplimab単独療法 ……… 759

Ceritinib単独療法 ……… 236

索引 ●

INDEX

Cetuximab + CDDP or CBDCA + 5-FU 療法 ·········· 1173

Cetuximab + Encorafenib + Binimetinib 療法 ·········· 628

Cetuximab + mFOLFOX6 or FOLFIRI 療法 ·········· 606

Cetuximab + RT（放射線）療法 ···· 1155

Cetuximab Sarotalocan 単独療法 ···· 1160

Cetuximab 単独療法 ·········· 618

CMF（CPA + MTX + 5-FU）療法 ···· 332

CPT-11 + Cetuximab 療法 ·········· 611

CPT-11 + Panitumumab 療法 ····· 615

CPT-11 単独療法 ·········· 802

Crizotinib 単独療法 ·········· 240

CRPC ·········· 840

CRS ·········· 1212

D

Dabrafenib + Trametinib 療法 ··· 251

DA-EPOCH（VP-16 + PSL + VCR + CPA + DXR）± Rituximab 療法 ·········· 1078

Darolutamide + DTX 療法 ·········· 860

Darolutamide 単独療法 ·········· 864

Dasatinib 単独療法 ·········· 948

DBd（Daratumumab + Bortezomib + Dexamethasone）療法 ·········· 1006

DCd（Daratumumab + Carfilzomib + Dexamethasone）療法 ·········· 1041

DC（DTX + CBDCA）療法 ·········· 781

DCF（DTX + CDDP + 5-FU）導入化学療法 ·········· 1136

DCF（DTX + CDDP + 5-FU）療法 ·· 513

DLd（Daratumumab + Lenalidomide + Dexamethasone）療法 ·········· 1017

DMPB（Daratumumab + L-PAM + PSL + Bortezomib）療法 ·········· 999

dose-dense AC followed by PTX 療法 ·········· 301

dose-dense TC（Weekly PTX + CBDCA）療法 ·········· 774

DP（DTX + PSL）療法 ·········· 840

DTX 単独療法 ·········· 365, 541, 1184

Durvalumab + CDDP or CBDCA + ETP 療法 ·········· 44

Durvalumab + Tremelimumab + CBDCA + nab-PTX 療法 ·········· 132

Durvalumab + Tremelimumab + CBDCA or CDDP + GEM 療法 ··· 136

Durvalumab + Tremelimumab + CBDCA or CDDP + Pemetrexed 療法 ·········· 122

Durvalumab + Tremelimumab 療法 ·········· 654

Durvalumab 単独療法 ·········· 72, 663

E

EGFR 遺伝子 ·········· 21

ELd（Elotuzumab + Lenalidomide + Dexamethasone）療法 ·········· 1024

Enfortumab Vedotin 単独療法 ··· 835

Entrectinib 単独療法 ·········· 243

Enzalutamide 単独療法 ·········· 850

EP（CDDP + VP-16）療法 ·········· 875

Epcoritamab 単独療法 ·········· 1089

Eribulin 単独療法 ·········· 402

Erlotinib ± BV 療法 ·········· 204

Erlotinib + Ramucirumab 療法 ··· 208

ESHAP（VP-16 + mPSL + Ara-C + CDDP）± Rituximab 療法 ·········· 1070

ETP 単独療法 ·········· 812

Everolimus + Exemestane 療法 ··· 349

Everolimus 単独療法 ·········· 723, 930

F

FOLFIRI（5-FU + ℓ -LV + CPT-11）+ Aflibercept 療法 ·········· 596

1235

FOLFIRI (5-FU + ℓ-LV + CPT-11)
± BV 療法 ………………………… 571

FOLFIRI (5-FU + ℓ-LV + CPT-11)
+ Ramucirumab 療法 ……… 592

FOLFIRINOX (5-FU + ℓ-LV +
CPT-11 + L-OHP) 療法 …… 710

FOLFOX (5-FU + ℓ-LV + L-OHP) ±
RT (放射線) 療法 …………… 529

FOLFOXIRI (5-FU + ℓ-LV + L-OHP
+ CPT-11) ± BV 療法 ……… 582

FP (5-FU + CDDP) ± RT (放射線)
療法 ……………………………… 518

FP + Pembrolizumab or Nivolumab
療法 ……………………………… 518

Futibatinib 単独療法 …………… 693

G

GCD (GEM + CDDP + Durvalumab)
療法 ……………………………… 674

GC (GEM + CBDCA) + BV 療法 787

GC (GEM + CDDP) 療法 ……… 823

GCS (GEM + CDDP + S-1) 療法 683

Gefitinib + CBDCA + Pemetrexed 療法
……………………………………… 187

Gefitinib 単独療法 ……………… 185

GEM + nab-PTX 療法 ………… 706

GEM + S-1 療法 ………………… 697

GEM 単独療法 ……… 407, 703, 809

GS (GEM + S-1) 療法 ………… 678

Gumarontinib 単独療法 ……… 265

H

HBV 再活性化 …………………… 1207

HER2 enriched ……………… 294, 296

HER2 陰性胃がん ……………… 439

HER2 低発現 …………………… 290

HER2 陽性胃がん ……………… 441

HER2 陽性乳がん ……………… 289

HRD ……………………………… 801

I

ICANS ………………………… 1215

ICE (IFM + CBDCA + VP-16) ±
Rituximab 療法 …………… 1075

IFN-α 単独療法 ………………… 940

Imatinib 単独療法 ……………… 944

IPd (Isatuximab + Pomalidomide +
Dexamethasone) 療法 …… 1049

IRd (Ixazomib + Lenalidomide +
Dexamethasone) 療法 …… 1036

IRIS (CPT-11 + S-1) ± BV 療法 575

K

KRd (Carfilzomib + Lenalidomide +
Dexamethasone) 療法 …… 1029

L

Lapatinib + AI 療法 …………… 381

Lapatinib + Capecitabine 療法 396

Larotrectinib 単独療法 ……… 255

Ld (Lenalidomide + Dexamethasone)
療法 ……………………………… 993

Lenalidomide 単独療法 ……… 977

Lenvatinib 単独療法 284, 658, 1186

Lorlatinib 単独療法 …………… 221

^{177}Lu ……………………………… 737

^{177}Lu-DOTATATE ……………… 737

Luminal A-Like ………… 289, 292, 295

Luminal B-Like ………… 289, 293, 295

Luminal B-Like HER2 + … 293, 296

Lutetium-oxodotreotide ……… 737

M

MET 遺伝子 ……………………… 21

mFOLFOX6 (5-FU + ℓ-LV +
L-OHP) 療法 ………………… 470

mFOLFOX6 (5-FU + ℓ-LV +
L-OHP) ± BV 療法 ………… 552

索引●

N

nab-PTX 単独療法 178, 358

nal-IRI + 5-FU + ℓ -LV 療法 716

Nedaplatin + 5-FU 療法 534

Nedaplatin + DTX 療法 158

Nilotinib 単独療法 952

Niraparib 単独療法 798

Nivolumab + Cabozantinib 療法 896

Nivolumab + CBDCA + PTX + BV 療法 107

Nivolumab + CBDCA + PTX 療法 52

Nivolumab + CDDP or CBDCA + GEM 療法 55

Nivolumab + CDDP or CBDCA + Pemetrexed 療法 60

Nivolumab + Ipilimumab + CBDCA or CDDP + Pemetrexed 療法 97

Nivolumab + Ipilimumab + CBDCA + PTX 療法 103

Nivolumab + Ipilimumab 療法 93, 278, 527, 905

Nivolumab + Ipilimumab 療法（MSI-High） 638

Nivolumab + SOX (S-1 + L-OHP) 療法 459

Nivolumab 単独療法 181, 282, 501, 544, 919, 1101, 1182

Nivolumab 単独療法（MSI-High） 636

NP (VNR + CDDP) 療法 66

NTRK 融合遺伝子 21

O

Obinutuzumab + Bendamustine 療法 1107

Obinutuzumab + CHOP (CPA + DXR + VCR + PSL) 療法 1112

Olaparib + Abiraterone + PSL 療法 853

Olaparib + BV 療法 784

Olaparib 単独療法 434, 720, 794, 857

Osimertinib + CBDCA + Pemetrexed 療法 191

Osimertinib 単独療法 217

P

Palbociclib + Letrozole or Fulvestrant 療法 345

Panitumumab ± mFOLFOX6 or FOLFIRI 療法 601

Pazopanib 単独療法 911

PBd (Pomalidomide + Bortezomib + Dexamethasone) 療法 1012

PCE (PTX + CBDCA + Cetuximab) 療法 1142

Pd (Pomalidomide + Dexamethasone) 療法 1054

PE (CDDP + ETP) 療法 24

Pembrolizumab + AC (DXR + CPA) 療法 323

Pembrolizumab + Axitinib 療法 886

Pembrolizumab + CBDCA + GEM 療法 431

Pembrolizumab + CBDCA + nab-PTX or PTX 療法 117

Pembrolizumab + CBDCA + Pemetrexed 療法 111

Pembrolizumab + CBDCA + PTX 療法 318

Pembrolizumab + CDDP or CBDCA + 5-FU 療法 1167

Pembrolizumab + Lenvatinib 療法 768, 901

Pembrolizumab + nab-PTX 療法 423

Pembrolizumab + Weekly PTX 療法 427

Pembrolizumab 単独療法 141, 326, 546, 831, 1164

1237

Pemetrexed 単独療法 …… 169
Pemigatinib 単独療法 …… 690
Pertuzumab + Trastuzumab + DTX 療法 …… 365
Pertuzumab + Trastuzumab + Eribulin 療法 …… 402
Pertuzumab + Trastuzumab + GEM 療法 …… 407
Pertuzumab + Trastuzumab + VNR 療法 …… 412
Pertuzumab Trastuzumab Vorhyaluronidase Alfa …… 311, 365, 374, 402, 407, 412, 641
Pertuzumab + Trastuzumab + Weekly PTX 療法 …… 374
Pertuzumab + Trastuzumab 療法 …… 641
PI (CDDP + CPT-11) 療法 …… 28
PLD + BV 療法 …… 805
PLD + CBDCA + BV 療法 …… 790
Pola-BR (Polatuzumab Vedotin + Bendamustine + Rituximab) 療法 …… 1084
Pola-R-CHP (Polatuzumab Vedotin + Rituximab + CPA + DXR + PSL) 療法 …… 1064
Ponatinib 単独療法 …… 964
Pralatrexate 単独療法 …… 1124
PTX ± Cetuximab 療法 …… 1178

R

Ramucirumab + DTX 療法 …… 172
Ramucirumab ± PTX 療法 …… 481
Ramucirumab + Weekly nab-PTX 療法 …… 486
Ramucirumab 単独療法 …… 667
R-CHOP (Rituximab + CPA + DXR + VCR + PSL) 療法 …… 1058
Regorafenib 単独療法 …… 624, 665

Repotrectinib 単独療法 …… 247
RET 融合遺伝子 …… 21
Rituximab + Lenalidomide 療法 … 1115
Romidepsin 単独療法 …… 1128
ROS1 融合遺伝子 …… 21

S

S-1 + CDDP 療法 …… 464
S-1 + DTX 療法 …… 447
S-1 単独療法 …… 351, 442, 688, 701
S-1 + 内分泌 (AI or TAM) 療法 … 335
Selpercatinib 単独療法 …… 268
Sorafenib 単独療法 …… 656, 926
Sotorasib 単独療法 …… 273
SOX (S-1 + L-OHP) + BV 療法 … 566
SOX (S-1 + L-OHP) 療法 …… 454
STZ ± 5-FU 療法 …… 733
STZ ± DXR 療法 …… 729
Sunitinib 単独療法 …… 725, 908

T

TC (DTX + CPA) 療法 …… 328
TC (PTX + CBDCA) ± BV 療法 … 153
TC (PTX + CBDCA) + BV 療法 …… 777
TC (PTX + CBDCA) + Pembrolizumab + BV 療法 …… 756
TC (PTX + CBDCA) 療法 … 752, 771
Temsirolimus 単独療法 …… 935
Tepotinib 単独療法 …… 258
TP (PTX + CDDP) ± BV 療法 … 747
Trastuzumab Deruxtecan (T-DXd) 単独療法 …… 276, 385, 503
Trastuzumab + DTX + CBDCA ± Pertuzumab 療法 …… 311
Trastuzumab Emtansine (T-DM1) 単独療法 …… 391
Trastuzumab 単独療法 …… 307

索引 ●

INDEX

Trifluridine/Tipiracil（FTD/TPI）
　単独療法 ················· 497

Trifluridine/Tipiracil（TAS-102）±
　BV療法 ················· 620

Triple Negative ········· 294, 289, 296

V

VDC（Bortezomib＋Dexamethasone＋
　CPA）療法 ················· 984

VeIP（CDDP＋IFM＋VLB）療法 ··· 883

VIP（CDDP＋VP-16＋IFM）療法 ··· 879

VNR単独療法 ················· 412

W

Weekly nab-PTX療法 / Tri-weekly
　nab-PTX療法 ················· 492

Weekly PTX単独療法 ······· 374, 537

X

XP（Capecitabine＋CDDP）±
　Trastuzumab療法 ················· 474

和　文

あ行

アントラサイクリン系薬剤換算比 ··· 303

か行

肝細胞がん ················· 645

去勢抵抗性前立腺がん ················· 840

骨髄異形成症候群 ················· 942

さ行

サイトカイン放出症候群 ················· 1212

腎細胞がん ················· 818

膵NET ················· 647

膵がん ················· 646

膵神経内分泌腫瘍 ················· 647

前立腺がん ················· 815

ソマトスタチン ················· 647

ソマトスタチンアナログ ················· 647

ソマトスタチン受容体 ················· 737

た行

多発性骨髄腫 ················· 942

胆道がん ················· 645

ドライバー遺伝子変異 ················· 21

な行

内分泌療法 ················· 297

乳がんサブタイプ分類 ················· 290

は行

胚細胞腫瘍 ················· 818

びまん性大細胞型B細胞リンパ腫
················· 943

閉経後乳がん ················· 297

閉経前乳がん ················· 297

膀胱がん ················· 814

放射性核種標識ペプチド ················· 647

ホジキンリンパ腫 ················· 943

ホルモン陽性乳がん ················· 289

ま行

末梢性T細胞リンパ腫 ················· 943

慢性骨髄性白血病 ················· 942

免疫エフェクター細胞関連神経毒性
　症候群 ················· 1215

網膜障害 ················· 696

ら行

濾胞性リンパ腫 ················· 943

改訂第8版 がん化学療法レジメンハンドブック
治療現場で活かせる知識・注意点から服薬指導・副作用対策まで

2009年 1 月 1 日 第 1 版第 1 刷発行
2009年10月30日 第 1 版第 4 刷発行
2011年 3 月 1 日 第 2 版第 1 刷発行
2012年 3 月 1 日 第 2 版第 2 刷発行
2013年 4 月 1 日 第 3 版第 1 刷発行
2014年 5 月30日 第 3 版第 4 刷発行
2015年 4 月 5 日 第 4 版第 1 刷発行
2016年11月10日 第 4 版第 4 刷発行
2017年 3 月10日 第 5 版第 1 刷発行
2018年 4 月20日 第 5 版第 3 刷発行
2019年 3 月25日 第 6 版第 1 刷発行
2021年 3 月25日 第 6 版第 4 刷発行
2022年 4 月 1 日 第 7 版第 1 刷発行
2023年12月25日 第 7 版第 4 刷発行
2025年 4 月 1 日 第 8 版第 1 刷発行

© YODOSHA CO., LTD. 2025
　Printed in Japan

ISBN978-4-7581-2430-0

監　修　一般社団法人日本臨床腫瘍薬学会
編　集　遠藤一司，加藤裕芳，松井礼子
発行人　一戸裕子
発行所　株式会社 羊 土 社
　　　　〒101-0052
　　　　東京都千代田区神田小川町2-5-1
　　　　TEL　03（5282）1211
　　　　FAX　03（5282）1212
　　　　E-mail　eigyo@yodosha.co.jp
　　　　URL　www.yodosha.co.jp/
装　幀　日下充典
印刷所　広研印刷株式会社

本書に掲載する著作物の複製権，上映権，譲渡権，公衆送信権（送信可能化権を含む）は（株）羊土社が保有します．

本書を無断で複製する行為（コピー，スキャン，デジタルデータ化など）は，著作権法上での限られた例外（「私的使用のための複製」など）を除き禁じられています．研究活動，診療を含み業務上使用する目的で上記の行為を行うことは大学，病院，企業などにおける内部的な利用であっても，私的使用には該当せず，違法です．また私的使用のためであっても，代行業者等の第三者に依頼して上記の行為を行うことは違法となります．

JCOPY ＜（社）出版者著作権管理機構 委託出版物＞

本書の無断複写は著作権法上での例外を除き禁じられています．複写される場合は，そのつど事前に，（社）出版者著作権管理機構（TEL 03-5244-5088，FAX 03-5244-5089，e-mail：info@jcopy.or.jp）の許諾を得てください．

乱丁，落丁，印刷の不具合はお取り替えいたします．小社までご連絡ください．

有害事象	Grade				
	1	2	3	4	5
リンパ球数減少	< LLN-800/mm³；< LLN-0.8-0.5×10e9/L	< 800-500/mm³；< 0.8-0.5×10e9/L	< 500-200/mm³；< 0.5-0.2×10e9/L	< 200/mm³；< 0.2×10e9/L	—
好中球数減少	< LLN-1,500/mm³；< LLN-1.5×10e9/L	< 1,500-1,000/mm³；< 1.5-1.0×10e9/L	< 1,000-500/mm³；< 1.0-0.5×10e9/L	< 500/mm³；< 0.5×10e9/L	—
血小板数減少	< LLN-75,000/mm³；< LLN-75.0×10e9/L	< 75,000-50,000/mm³；< 75.0-50.0×10e9/L	< 50,000-25,000/mm³；< 50.0-25.0×10e9/L	< 25,000/mm³；< 25.0×10e9/L	—
体重増加	ベースラインより5-＜10%増加	ベースラインより10-＜20%増加	ベースラインより≧20%増加	—	—
体重減少	ベースラインより5-＜10%減少：治療を要さない	ベースラインより10-＜20%減少：栄養補給を要する	ベースラインより≧20%減少：経管栄養またはTPNを要する	—	—
代謝および栄養障害 Metabolism and nutrition disorders					
食欲不振	摂食習慣の変化を伴わない食欲低下	顕著な体重減少や栄養失調を伴わない摂食量の変化：経口栄養剤による補充を要する	顕著な体重減少または栄養失調を伴う(例：カロリーや水分の経口摂取が不十分)：静脈内輸液／経管栄養／TPNを要する	生命を脅かす；緊急処置を要する	死亡
脱水	経口水分補給の増加を要する；粘膜の乾燥：皮膚ツルゴールの低下	静脈内輸液を要する	入院を要する	生命を脅かす；緊急処置を要する	死亡
高血糖	血糖値がベースラインを超える，内科的治療を要さない	糖尿病に対する日常管理の変更を要する：経口血糖降下薬を要する：糖尿病の精密検査を要する	インスリン療法を要する：入院を要する	生命を脅かす；緊急処置を要する	死亡
高カリウム血症	＞ULN-5.5mmol/L	＞5.5-6.0mmol/L：治療を要する	＞6.0-7.0mmol/L：入院を要する	＞7.0mmol/L：生命を脅かす	死亡
低アルブミン血症	< LLN-3g/dL；< LLN-30g/L	< 3-2g/dL；< 30-20g/L	< 2g/dL；< 20g/L	生命を脅かす；緊急処置を要する	死亡
低血糖	< LLN-55mg/dL；< LLN-3.0mmol/L	< 55-40mg/dL；< 3.0-2.2mmol/L	< 40-30mg/dL；< 2.2-1.7mmol/L	< 30mg/dL；< 1.7mmol/L：生命を脅かす：発作	死亡
低カリウム血症	< LLN-3.0mmol/Lで症状がない	< LLN-3.0mmol/Lで症状がある：治療を要する	< 3.0-2.5mmol/L：入院を要する	< 2.5mmol/L：生命を脅かす	死亡
低マグネシウム血症	< LLN-1.2mg/dL；< LLN-0.5mmol/L	< 1.2-0.9mg/dL；< 0.5-0.4mmol/L	< 0.9-0.7mg/dL；< 0.4-0.3mmol/L	< 0.7mg/dL；< 0.3mmol/L：生命を脅かす	死亡
低ナトリウム血症	< LLN-130mmol/L	125-129mmol/Lで症状がない	125-129mmol/Lで症状がある：120-124mmol/Lで症状の有無は問わない	< 120mmol/L：生命を脅かす	死亡
低リン血症	検査値異常のみで治療を要さない	経口補充療法を要する	重症または医学的に重大であるが，ただちに生命を脅かすものではない：入院または入院期間の延長を要する	生命を脅かす	死亡
筋骨格系および結合組織障害 Musculoskeletal and connective tissue disorders					
関節痛	軽度の疼痛	中等度の疼痛：身の回り以外の日常生活動作の制限	高度の疼痛：身の回りの日常生活動作の制限	—	—
筋肉痛	軽度の疼痛	中等度の疼痛：身の回り以外の日常生活動作の制限	高度の疼痛：身の回りの日常生活動作の制限	—	—
神経系障害 Nervous system disorders					
浮動性めまい	軽度の浮遊感または身体が動く感覚	中等度の浮遊感または身体が動く感覚：身の回り以外の日常生活動作の制限	高度の浮遊感または身体が動く感覚：身の回りの日常生活動作の制限	—	—
味覚不全	食生活の変化を伴わない味覚変化	食生活の変化を伴う味覚変化(例：経口サプリメント)；不快な味：味の消失	—	—	—
頭痛	軽度の疼痛	中等度の疼痛：身の回り以外の日常生活動作の制限	高度の疼痛：身の回りの日常生活動作の制限	—	—
末梢性運動ニューロパチー	症状がない；臨床所見または検査所見のみ	中等度の症状：身の回り以外の日常生活動作の制限	高度の症状：身の回りの日常生活動作の制限	生命を脅かす：緊急処置を要する	死亡
末梢性感覚ニューロパチー	症状がない	中等度の症状：身の回り以外の日常生活動作の制限	高度の症状：身の回りの日常生活動作の制限	生命を脅かす：緊急処置を要する	死亡
傾眠	普段より傾眠／眠気があるが軽度	中等度の鎮静：身の回り以外の日常生活動作の制限	昏迷／混迷	生命を脅かす：緊急処置を要する	死亡